人工膝关节置换要略荟萃

主　审　曹　力

主　编　陈百成

副主编　史春宝　邵德成　王　飞　黄晓丹

编　委（按姓名汉语拼音排序）

崔　勇　董江涛　李　晗　牛海云

石守娟　孙　然　王建朝　王青田

王晓峰　肖相令　杨　光　张晓阳

北京大学医学出版社

RENGONG XIGUANJIE ZHIHUAN YAOLÜE HUICUI

图书在版编目（CIP）数据

人工膝关节置换要略荟萃 / 陈百成主编. -- 北京 : 北京大学医学出版社, 2025. 6. -- ISBN 978-7-5659-3413-1

Ⅰ. R687.4

中国国家版本馆CIP数据核字第2025BM1106号

人工膝关节置换要略荟萃

主　　编：陈百成
出版发行：北京大学医学出版社
地　　址：（100191）北京市海淀区学院路38号　北京大学医学部院内
电　　话：发行部 010-82802230；图书邮购 010-82802495
网　　址：http：//www.pumpress.com.cn
E-mail：booksale@bjmu.edu.cn
印　　刷：北京信彩瑞禾印刷厂
经　　销：新华书店
责任编辑：王　楠　**责任校对**：靳新强　**责任印制**：李　啸
开　　本：787 mm × 1092 mm　1/16　**印张**：30　**字数**：760千字
版　　次：2025年6月第1版　2025年6月第1次印刷
书　　号：ISBN 978-7-5659-3413-1
定　　价：288.00元

主编简介

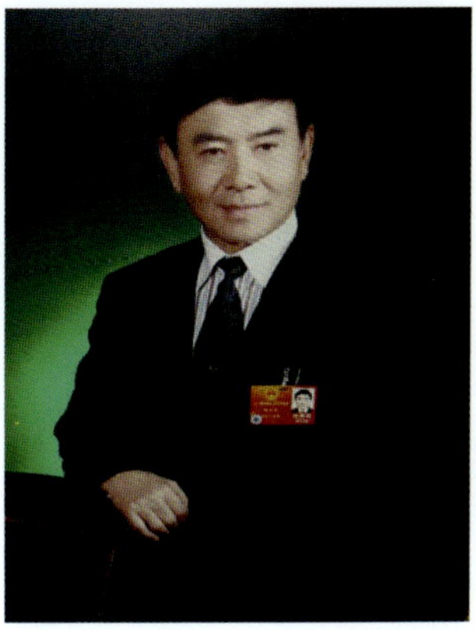

陈百成，教授，主任医师，博士生导师，河北医科大学第三医院关节外科主任，河北省有突出贡献中青年专家，享受国务院政府特殊津贴。现任中华医学会骨科学分会第十一届委员会知名专家委员会常务委员，中国老年学和老年医学学会老年骨科分会关节学组委员，中国老年医学学会骨科分会特约顾问，中国医师协会骨科医师分会关节外科工作委员会顾问，中华医学会运动医疗分会顾问，中华医学会骨科学分会关节镜学组顾问，国际关节镜、膝关节外科与骨科运动医学学会（International Society of Arthroscopy，Knee Surgery and Orthopaedic Sports Medicine；ISAKOS）中国部委员。曾任中华医学会骨科学分会常务委员，中华医学会骨科学分会关节镜外科学组主任委员，中华医学会骨科学分会关节外科学组委员。

多年来从事关节外科及运动医学的临床、科研、教学工作，积累了丰富的临床治疗经验，在关节置换与运动医学专业领域颇有建树。曾任《中华骨科杂志》《中华外科杂志》等15家专业杂志的常务委员及编委。曾任第八届、第九届河北省石家庄市政协副主席，第十届河北省政协常务委员，当选第十一届全国人民代表大会代表。

曾荣获中华医学会骨科学分会第十一届委员会“杰出贡献奖”，先后获得省部级科技进步奖6次，发表论文100余篇，主编《骨关节炎的诊断与治疗》等7部著作，参编著作12部。

序

近年来，人类社会经历了前所未有的变革，当代科学技术的发展突飞猛进，知识爆炸式增长，促使医疗卫生领域发生了翻天覆地的变化，开拓了卫生事业的新纪元。

众所周知，随着人口的老龄化，骨关节炎发病率与日俱增，严重影响了患者的健康与生活质量。如今，六七十岁的老年人已不满足于久坐、长期卧床或少动的“静态”生活方式，他们提出“高龄”和“老年”并不完全等同于“衰老”和“退化”的新理念。随着时代的变迁、理念的改变，他们对关节的功能要求更高，因此，治疗骨关节炎是摆在关节外科医生面前的一项责无旁贷的艰巨任务。功夫不负有心人，专家学者们经过几年来的拼搏与奋进，在治疗骨关节炎方面取得了令人赞许的成就。骨关节炎“金字塔”治疗方案（非药物、药物、手术治疗等）已给全世界的医生提出了治疗途径。保膝治疗作为一条新开辟之路，可以更加合理客观地治疗那些不需要全膝置换的骨关节炎患者，让他们病态的关节重新回归健康状态，恢复其运动的完美功能。更令人震撼的是，人工膝关节置换发展到今天，通过材料学的更新、假体设计理念的进步、手术器具的换代以及手术操作熟练程度的提高，特别是机器人导航人工膝关节置换技术的问世，大大提高了人工膝关节置换的效果与假体使用年限，让置换的膝关节活力倍增，使患者膝关节恢复正常的功能。

纵观世界，人工膝关节置换的病例人数以惊人的速度展示在世人面前。2023 年，约 3.35 亿人口的美国共完成了 100 多万例人工膝关节置换。同时，人工膝关节置换后的效果比以前有了很大改变，患者术后能够自由蹲起、灵活上下楼梯，还能够参加一些体育活动，使人工关节的运动学、生物学更接近自己原来的关节，其优良的效果可以让患者忘记曾经的关节疾患。然而，置换的人工膝关节存在一些并发症，如疼痛、功能不良、感染等令人苦恼的结果，仍有 20% 的患者对术后效果不满意。因此，关节外科医生要继续努力、潜心钻研，要了解材料学、原理学，提高手术技术，采取合理有效的围手术期处理，用崭新的治疗理念对待每一例人工膝关节置换患者，使其获得完美的结果，进一步展现人工关节的先进性、科学性与实用性，让患者重新体验健康美好的生活。

为了协助关节外科医生快速获取新技术、新知识、新设备的相关信息，陈百成教授主持撰写了本书，书中不仅包括世界各地假体设计和材料学的新进展，还涵盖关节外科领域的新观点、前沿手术方法及相关热点问题国际共识，并且对临床工作中手术技巧、经验及重要注意事项等做了全面深刻的总结，以问答的形式展现给读者。相信本书能够辅助广大关节外科医生更好地掌握人工膝关节置换前沿研究成果，提升对膝关节置换的理解，更好地完善膝关节置换的效果，让患者术后恢复美好的运动人生。相信本书的出版将对国内关节外科事业起到巨大的推动作用。

張英泽

中国工程院院士

中华医学会骨科学分会主任委员

中国医师协会骨科医师分会会长

前　言

人工膝关节置换技术自创立以来经过不断发展与创新，其优良的疗效使广大患者的关节疾患得以恢复，并重新展现关节运动功能，让他们重新享受美好的运动人生。

目前人工膝关节置换在世界范围内已被广泛应用，相关手术数量也随之迅速增加。随着科技的高速发展，人工膝关节置换获得了长足的进步，特别是人工膝关节置换发展到今天，假体的设计理念得到了巨大更新，设计的关节假体更加接近人体膝关节运动学、生物学，使其能与功能复杂的人体原生膝关节相媲美。关节假体的使用寿命是目前尚未解决的难题，现在80%的关节假体寿命可达到20年或25年，如何让患者终身使用是摆在学者面前难以攻克的堡垒。尽管如此，近年来在材料学及固定方式等方面已取得了令人瞩目的进展，如何避免假体的无菌性松动已有了有效的方法。控制感染的国际共识为全世界广大关节外科医生在临床工作中提供了明确的方向，使其能够更好地运用先进技术进行人工膝关节置换，使患者术后获得理想的效果。

近年来，人工膝关节置换领域的发展速度令人惊叹。创新成就层出不穷，手术智能化、微创化，仿生学假体及新材料不断问世，手术方法也在不断更新，可以说人工膝关节置换在全世界范围内取得了辉煌的成就。

与发达国家相比，我国人工膝关节置换事业虽然发展迅速，但毕竟起步较晚，而且现在面临的问题是需要膝关节置换的患者数量骤增。2023年，约3.35亿人口的美国全年完成了100多万例膝关节置换，若按此比例估算，我国14亿人口每年可能需要完成400多万例置换手术，面对如此惊人的数字，需要培养庞大的关节外科医生队伍，这也成为我国关节外科事业发展的重中之重。县级医院的关节外科急需发展壮大，提高广大关节外科医生的临床诊治水平是目前的战略要素。有些医生对膝关节置换手术“只知其然，不知其所以然”的现象仍然存在。他们虽然已经能够掌握初次置换的手术操作，但不了解各种假体的特点，对假体种类分型缺乏认识，无法根据患者关节状况采用合理的假体，特别是对术后出现的一些并发症无法处理。

人工膝关节置换不同于人工髋关节置换，前者的术后满意度仅为75%~80%，而后者的满意度可高达95%，这是由于髋关节与膝关节的解剖结构差异导致术后效果不同。因此，医生要有更高的临床诊疗水平，要充分学习掌握人工膝关节置换的相关知识，要将新观点、新技术、新设备运用到临床工作中，为关节外科事业的发展做出新的贡献。为此，我们总结了多年来临床实践成功与失败的经验，搜集整理了有关人工膝关节置换领域的近440个问题，以接受知识快、简明方便的问答形式展现给广大关节外科同道。本书分为以下四个部分。

第一部分：人工膝关节置换假体种类及特点 下肢对线探讨 人工膝关节置换国际新动向。

第二部分：人工膝关节置换临床技术手术操作知识的考量。

第三部分：人工膝关节置换热点问题国际研讨。

第四部分：人工膝关节置换术后假体周围感染临床共识的变迁。

理论永远是在实践中不断改进与发展的，衷心希望广大读者对本书不足之处给予批评指正，在此万分感谢！

陈百成

2025 年 5 月

目　录

第一部分　人工膝关节置换假体种类及特点 下肢对线探讨 人工膝关节置换国际新动向

第二部分 人工膝关节置换临床技术手术操作知识的考量

第三部分　人工膝关节置换热点问题国际研讨

第四部分　人工膝关节置换术后假体周围感染临床共识的变迁

第一部分　人工膝关节置换假体种类及特点 下肢对线探讨 人工膝关节置换国际新动向

1.1　膝关节有哪些重要轴线？

解剖轴线

膝关节的解剖轴线是指股骨、胫骨的中心纵轴，分为股骨解剖轴、胫骨解剖轴（图 1-1）。

机械轴线

机械轴线指膝伸直位髋关节、膝关节、踝关节中点的连线，但实际上，机械轴或负重线并不通过膝关节中心，而是偏内，因此，机械轴线通常用股骨头中心与踝关节中心的连线表示。机械轴线不与地面垂直，而是与垂直线约呈 3°（2.5°~3.5°）夹角，女性骨盆宽，此角较大[1-2]。机械轴线进一步分为股骨机械轴、胫骨机械轴。股骨机械轴是股骨头中心与膝关节中心的连线。胫骨机械轴是膝关节中心与踝关节中心的连线。股骨机械轴与解剖轴呈 6° 夹角，胫骨机械轴与解剖轴基本一致[1]。

膝关节置换术中，下肢冠状面的轴和关节线如图 1-2 所示。

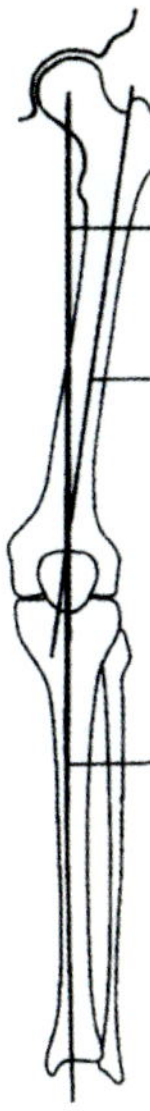

图 1-1　股骨解剖轴、胫骨解剖轴

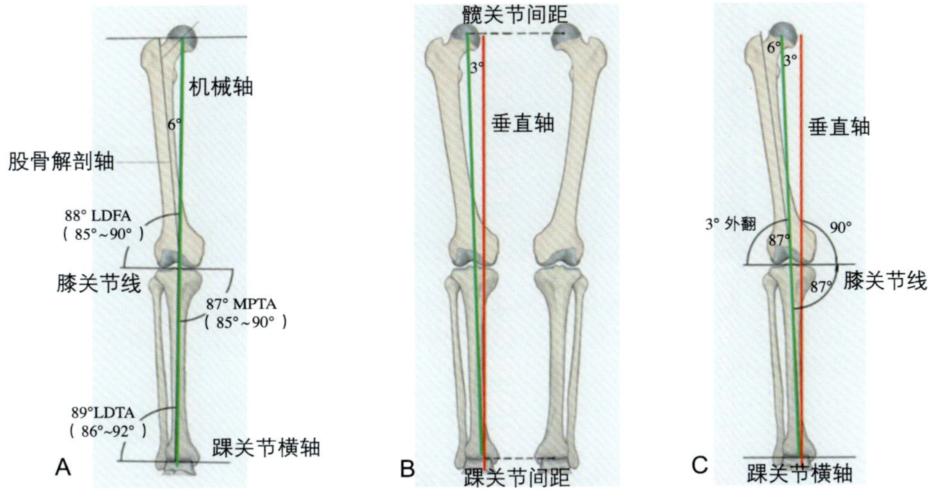

图 1-2　膝关节置换术相关下肢冠状面的轴和关节线示意图

A. 膝关节线与机械轴（绿线）并不垂直（平均倾斜3°）；B. 行走时，因踝关节间距小于髋关节间距，机械轴与垂直轴呈3°夹角；C. 行走时，向中间倾斜3°的膝关节线与地面平行。LDFA（lateral distal femoral angle）：股骨远端外侧角；MPTA（medial proximal tibial angle）：胫骨近端内侧角；LDTA（lateral distal tibial angle）：胫骨远端外侧角

1.2 何谓适应性机械对线?

机械对线（mechanical alignment，MA）

1973 年，Freeman 等[3]提出垂直股骨、胫骨机械轴截骨的概念，不久后，Insall 等[4]强调了全膝关节置换术（total knee arthroplasty，TKA）间隙平衡的重要性，自此，机械对线（也称机械力学对线）便成为膝关节置换的“金标准”。机械对线强调垂直于股骨及胫骨各自的机械轴进行截骨，由此得到一个中性对线的膝关节，关节内外侧间室的压力均匀分布，从而将假体磨损及松动的风险降至最低（图 1-3）。偏离中性机械对线，可造成聚乙烯衬垫磨损加速、骨溶解及假体下沉，进而影响假体的使用寿命。临床证据表明，该技术能够保证良好的假体远期存活率和可接受的功能活动[5]。此后人们逐渐形成共识：TKA 术后下肢机械轴偏离值应控制在 ±3° 范围内，即髋 - 膝 - 踝（hip-knee-ankle，HKA）角应小于 ±3°，以防止中长期的假体失败风险。

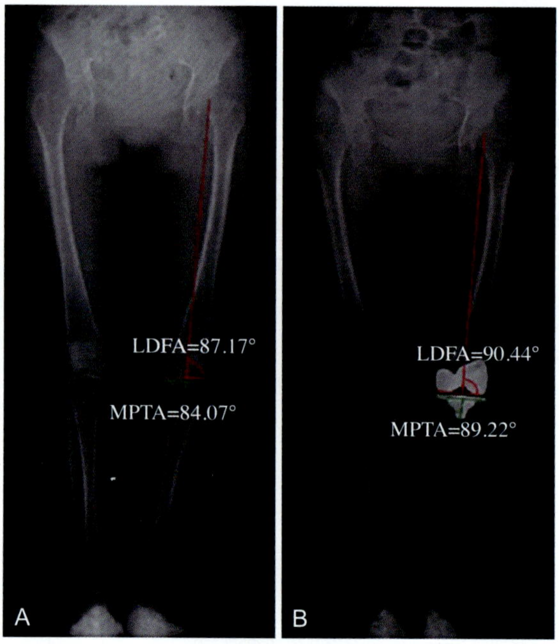

图 1-3 MA-TKA 患者双下肢站立位全长 X 线片
A.术前X线片；B.术后X线片，患者股骨及胫骨排列被矫正至90°中立位。LDFA：股骨远端外侧角；MPTA：胫骨近端内侧角

但 MA 技术存在先天的局限性，它通过改变固有解剖结构、生理性韧带平衡和运动学特点来制造非生理性膝关节，改变了软组织原本的张力、打破了原有的运动平衡，因而导致患者功能及症状的改善程度不高[6]。

机械对线促进了两种技术的出现：①韧带平衡，也称为“胫骨优先”或“间隙平衡”；②骨参考（解剖），也称为“股骨优先”或“测量切除”的微小变异。

适应性机械对线（adjusted mechanical alignment，aMA）

适应性机械对线（也称调整后的机械对线）是对 MA 的改进，由 Vanlommel 等[7]提出。该理念的倡导者认为胫骨侧稳定性对假体远期生存率起决定性作用，因此，该技术在胫骨侧截骨目标与中性机械对线技术相同，即垂直胫骨机械轴截骨，而在股骨侧，截骨则需进行调整，最终使髋 - 膝 - 踝角（HKA 角）维持在 ±3° 的安全范围内。该技术保留了部分结构畸形，减少了软组织松解的需要，且不影响胫骨侧假体的稳定性。遗憾的是，目前关于 aMA 技术的临床研究较少。

1.3　何谓运动学对线?

运动学对线（kinematic alignment，KA）

运动学对线最主要的目标是确认股骨、胫骨截骨水平及假体安放角度，使膝关节恢复至患病前的状态，而不是单纯寻求下肢力线的中立。KA 由 Howell 等提出，该理念要求将假体与膝关节 3 条运动轴匹配，即髌骨矢状面旋转轴、胫骨矢状面旋转轴和胫骨水平面旋转轴，3 条运动轴与膝关节炎患者患病前的关节线或平行，或垂直，因此，通过平行关节面进行截骨便可实现该目标[8-10]。对于截骨量，Howell 提出，通过游标卡尺对其进行精确测量，可将误差控制在 0.5 mm 范围内，最终达到在安装假体后完全还原患者患病前解剖形态的目的（截骨量＝假体厚度 – 锯片厚度 – 磨损软骨厚度）。KA 通过重建患病前的 HKA 角、关节线倾斜以及韧带自然张力来植入全膝关节假体，是真正的膝关节表面置换技术，旨在通过重建患者特有的生理结构而创造一个解剖友好型膝关节，降低对软组织松解的需求（图 1-4），理论上不需要进行软组织松解，但需要去除骨赘，恢复内侧副韧带张力，采用软骨补偿截骨，根据等量替换原则实现间隙平衡。

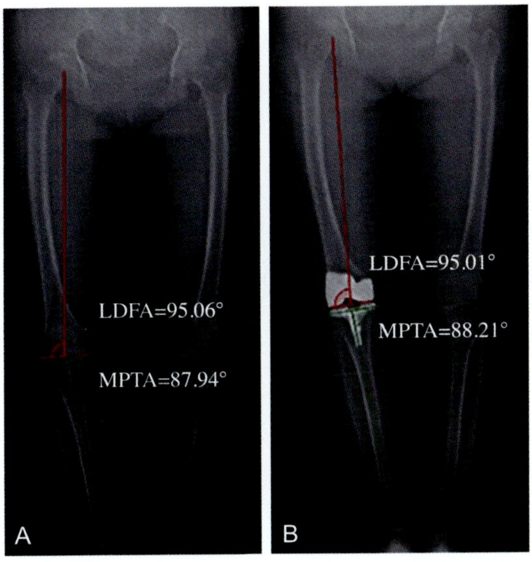

图 1-4　KA-TKA 患者双下肢站立位全长 X 线片
A.术前X线片；B.术后X线片。LDFA：股骨远端外侧角；MPTA：胫骨近端内侧角

已有研究证明 KA 技术定位假体组件的准确性[11]，其恢复患者下肢原始运动学结构及关节周围软组织张力的有效性也相继得到证明[12-13]。与 MA-TKA 相比，KA-TKA 在短期内并不会增加胫骨侧假体松动率[14]。由于 KA 完全复制患者患病前的膝关节解剖结构，许多学者担心某些极端解剖会影响膝关节假体的远期生存率。目前关于此问题最令人信服的证据来自 Howell 团队[15]，他们对 217 名 KA-TKA 患者（222 个膝关节）进行了 10 年随访，术后胫骨假体在离群范围内（±3°，下同）对线的百分比为 78%，胫股角在离群范围内对线的百分比为 36%；HKA 角在离群范围内对线的百分比为 28%。结果显示，以任何原因导致的翻修为终点，KA-TKA 患者 10 年假体生存率为 97.5%，与 MA-TKA 结果相似，且肢体对线在内翻离群组、外翻离群组和安全区组的患者具有相似的植入物存活率和功能评分。

目前已有十余个随机对照试验比较了 KA-TKA 与 MA-TKA 的有效性，多数研究肯定了 KA-TKA 相较于 MA-TKA 能更好地恢复膝关节炎患者患病前的下肢运动模式，然而，该优势能否提高患者术后的功能及满意度还存在争论。中期随访（5~9 年）显示，KA-TKA 虽在某些功能及满意度评分上略优于 MA-TKA，但二者差异并没有统计学意义[16-17]，新近荟萃分析也显示出相似的结果[18-20]。

反向运动学对线（inverse kinematic alignment，iKA）

最近，Winnock de Grave 等[21]描述了反向运动学对线，目的是重建胫骨近端（“真正的胫骨表面置换”），采用相同的内侧和外侧切除，保持自然胫骨关节线倾斜。如果胫骨内侧平台存在一定数量的骨磨损或骨缺损，应考虑其磨损量，并从计划的相对胫骨外侧平台的截骨总量中去除，以避免过度的胫骨内翻切除和极端的关节线倾斜。因此，通过调整股骨截骨，不松解软组织或最小股骨松解来平衡屈曲和伸直间隙[22-23]。通过机器人手术可实现更准确的切除，以恢复患病前的胫骨近端内侧角（MPTA），使其保持在 84°（内翻）至 92°（外翻）的“限制性”安全区域内。胫骨的倾斜也被设置为与自然胫骨内侧倾斜相等。iKA 技术是一种混合技术，因为其目的是在 174°~183° 的 HKA 角安全区域内保持原来的冠状面对线。

iKA 是 KA 的演变技术，具有减少胫骨假体内翻位置的优点。事实上，在某些情况下，KA 涉及复杂的算法来平衡屈曲间隙和伸直间隙，这可能导致更斜的胫骨内翻切除，并有较高的失败风险。与 KA 相比，iKA 术后胫骨关节线内翻率可降低至 3°±2°。

但是这种对线技术只有早期结果，需要进一步研究来验证该技术相较于其他类型对线技术的临床优势和长期结果[24]。

1.4 何谓限制性运动学对线?

限制性运动学对线（restricted kinematic alignment，rKA）

KA 旨在完全恢复患者关节炎发病前的解剖结构，而有些谨慎的外科医生对此提出了不同看法：由于部分患者膝关节存在先天或后天畸形（如创伤、肿瘤、手术等），导致这类人群的膝关节力学稳定性本身就较差，这些异常解剖结构通过运动学对线技术重建后，可能对假体寿命产生潜在的不利影响。因此，Vendittoli 等[25]提出了限制性运动学对线的理念，该理念对下肢对线限定了安全区，即术后 HKA 角应小于 ±3°，胫骨近端内侧角（MPTA）及股骨远端外侧角（LDFA）偏离值应小于 ±5°。他们搜集了 14 个国家 4884 位进行 TKA 患者的术前下肢 CT 数据，分别模拟 MA-TKA 及 rKA-TKA 技术截骨，结果显示，运用 rKA-TKA 技术的患者中，51% 可按 KA 方式手术，不需要进行调整，而剩余患者的截骨量也显著小于 MA-TKA 患者。rKA 技术是 KA 技术与 MA 技术的结合形式，它在理论上提高了患者的功能及满意度，同时又避免了可能影响假体使用寿命的极端情况。与 aMA 技术相反，rKA 技术遵循 KA 技术的主要原理，仅在必要情况下才做出调整。rKA 技术提供了一个令人满意的调整方案，在大多数情况下重建了患者的解剖结构，忽略了 MA 通常需要的广泛矫正和软组织松解的需要。此外，它排除了采用 KA 可能遇到的极端情况。已有短期（1 年）随机对照研究显示，rKA 技术相较于 MA 技术可以更好地恢复膝关节平衡[26]。

1.5 何谓功能学对线?

功能学对线（functional alignment，FA）

功能学对线旨在恢复自然关节线的高度及倾斜角，其首要目标是达到软组织平衡。传统上，需要先进行截骨，再评估膝关节伸直间隙及屈曲间隙，随后根据间隙平衡的需要进行软组织松解。而现在，随着机器人辅助和计算机导航技术的发展，外科医生可在术中对截骨厚度、关节间隙宽度及肢体对线情况进行实时评估，并可在计算机中模拟截骨的同时获得关节间隙及肢体对线情况的即时反馈数据，这极大地改变了膝关节置换手术操作方式。因此，Haddad 等[27]提出了 FA 的概念，旨在借助机器人辅助或计算机导航技术，在 0° ± 3° 的下肢对线安全区域内，根据间隙平衡的需求，调整假体的安装位置，从而将对软组织的干扰降到最低，关节线高度及倾斜度得到恢复。FA 技术与其他对线技术的显著区别在于，前者可通过间隙平衡提前设计截骨量。

采用 FA 技术时，借助机器人等先进技术，先调整截骨量和微调植入物定位来恢复关节线高度，保持自然倾斜度，并实现屈伸间隙平衡和内侧软组织张力相等，再进行截骨，随后调整假体位置。FA 技术相对于 KA 和 MA 技术的关键区别在于，FA 技术不仅试图在伸展时在冠状面对膝关节进行重新排列，而且会在屈曲时进行同样的排列，同时还考虑了关节线的整体高度、倾斜度和髌股关节形态，以弥补 KA 对患者冠状面下肢力线对线的忽略，避免严重畸形患者面临对线相关早期失败的风险。

FA 提供了比 MA 或 KA 更平衡的 TKA，而不需要改变膝关节软组织。如果超过 2 mm 的失衡需要通过松解软组织来充分平衡 TKA，那么 FA 需要的软组织松解相对较少。

1.6 何谓解剖学对线?

解剖学对线（anatomic alignment，AA）

解剖学对线最初于20世纪80年代由Hungerford和Krackow提出[28]，其理论基础是正常人股骨远端关节线平均有3°外翻，而胫骨近端关节线平均有3°内翻。他们认为，截骨时需保留两侧3°的内（外）翻角，从而恢复“正常”的解剖关节面。AA有利于胫骨假体上更好的力学分布以及更好的髌骨轨迹，因为它降低了膝关节屈曲时髌骨外侧支持带的张力。然而，与AA相关的假体植入系统被证明与聚乙烯加速磨损相关（后来发现这本质上是由聚乙烯的质量问题所致）；另外，由于当时无法实现精确截骨，AA偶尔会出现胫骨的过度内翻（>3°）截骨，为平衡屈曲间隙，股骨假体需过度内旋，继而增加了髌骨相关并发症的风险。鉴于以上原因，AA在当时并没有被普遍采用，但因该理念首次强调了恢复患者固有解剖的重要性，为运动学对线理念的出现打下了基础。随着聚乙烯制作工艺的进步及术中导航系统、机器人辅助技术的兴起，阻碍AA发展的瓶颈得以解决，该技术重新引起部分骨科医师的兴趣[6]。

1.7 膝关节冠状面上不同对线技术各有何特点?

膝关节冠状面上各种对线技术对比如图1-5、图1-6所示。

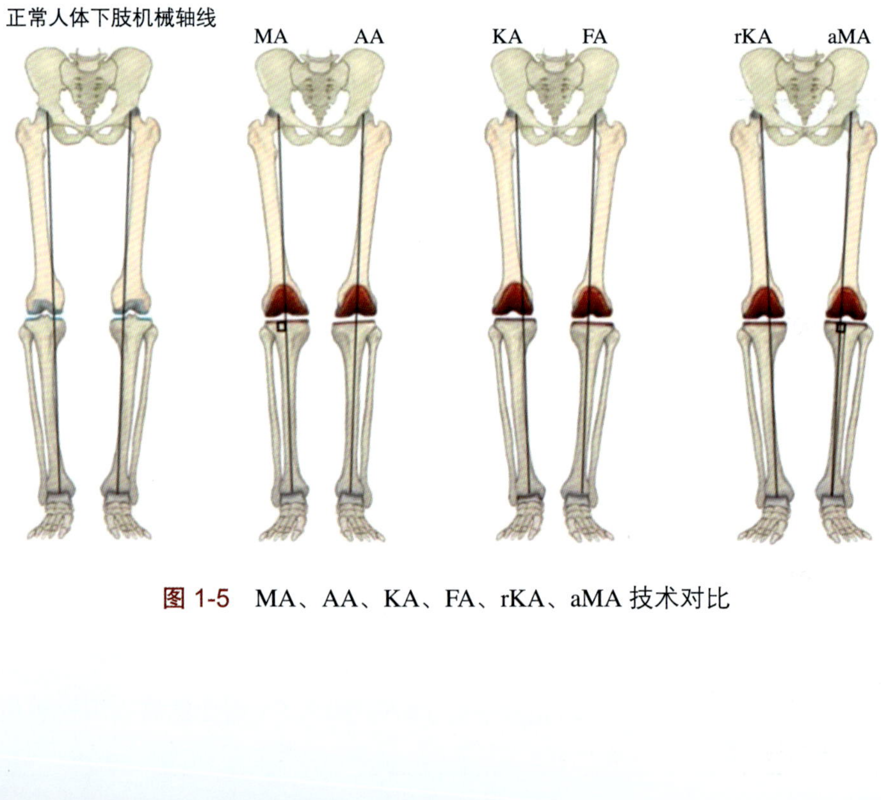

图1-5 MA、AA、KA、FA、rKA、aMA技术对比

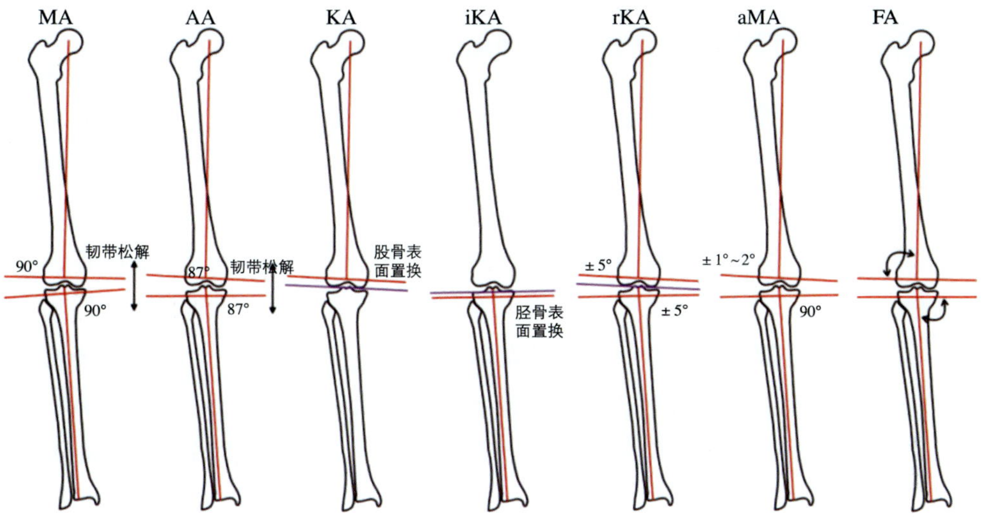

图 1-6　MA、AA、KA、iKA、rKA、aMA、FA 技术对比

到目前为止，对于最佳冠状面对线技术还没有共识。TKA 是一个复杂的手术过程，冠状面只代表了一个可能影响临床结果的三维平面。矢状面和旋转对线在很大程度上影响了术后运动学和临床结果，其重要性不容忽视。胫骨或股骨假体内部或外部旋转对线异常容易导致髌股关节运动不良，膝关节对合时韧带张力异常可导致不明原因的 TKA 术后疼痛。外科医生的手术技术对实现正确的股骨和胫骨旋转对线影响较大。手术技术是影响手术结果的一个重要因素，同一类型的对线中可能存在不同的结果 [29-32]（表 1-1）。

表1-1　不同对线技术的要点

	MA	AA	KA	iKA	rKA	aMA	FA
股骨远端切除	90°	93°	股骨表面置换术	根据伸直间隙	90° ± 5°	90° ± 2°	根据伸直间隙（± 3°）
胫骨近端切除	90°	87°	根据伸直间隙	胫骨表面置换仅限于 84°（内翻）至 92°（外翻）	90° ± 5°	90°	根据伸直间隙（± 3°）
股骨外旋到 PCA（后髁线）	3°	0°	股骨表面置换术	根据屈曲间隙	根据屈曲间隙	3°	根据屈曲间隙
整体对准（HKA 角）	0°	0°	对线	轻微矫正不足，安全区 +6° 内翻至 -3° 外翻	轻微矫正不足，安全区 +6° 内翻至 -3° 外翻	轻微欠矫正	轻微欠矫正
韧带松解	是	是	不用	极小	极小	极小	极小
类型	系统的	系统的	根据患者	混合	混合	混合	混合

1.8 根据手术过程中是否保留交叉韧带，人工膝关节有哪些分类?

根据是否保留前后交叉韧带，人工膝关节分为以下四类。

（1）前后交叉韧带保留型全膝关节假体（bi-cruciate retaining total knee joint prosthesis），也称 BCR 假体。

（2）后交叉韧带保留型全膝关节假体（cruciate retaining total knee joint prosthesis），也称 CR 假体。

（3）后交叉韧带替代型假体，包括：后稳定型全膝关节假体（posterior stabilized total knee joint prosthesis），也称 PS 假体；前稳定型全膝关节假体（anterior stabilized total knee joint prosthesis），也称 AS 假体；后交叉韧带替代型全膝关节假体（cruciate substituting total knee joint prosthesis），也称 CS 假体；深盘型膝关节假体（deep dish knee joint prosthesis），也称 DD 假体。

（4）前后交叉韧带替代型全膝关节假体（bi-cruciate substituting total knee joint prosthesis），也称 BCS 假体。

1.9 何谓后交叉韧带保留型全膝关节假体？有何特点?

后交叉韧带保留型全膝关节假体即 cruciate retaining total knee joint prosthesis，通常称为 CR 假体。

CR 假体的基本原理

人工膝关节置换术中保留膝关节后交叉韧带，通过后交叉韧带的制导作用来发挥膝关节的后滚机制，从而改善膝关节的活动度。

CR 假体的特点

CR 假体的股骨部件包括股胫关节面和股髌关节面。股骨的内外侧髁连接部位相对偏上，能为后交叉韧带股骨止点部位留出必要空间；胫骨平台衬垫以及金属托后方重要区域的马蹄形槽的尺寸较大，以便容纳后交叉韧带胫骨侧止点；胫骨平台衬垫后方较平坦，可减少膝关节的限制，无立柱结构，胫骨平台为两侧凹面设计，伸直时与髁的形合度高，不允许轴向旋转，屈曲时与髁的形合度降低，允许一定程度的旋转和滑动；平台凹面间设计了髁间嵴，以防止脱位；股骨髁间无凸轮结构[33]。CR 假体与 PS 假体结构形式如图 1-7 所示。

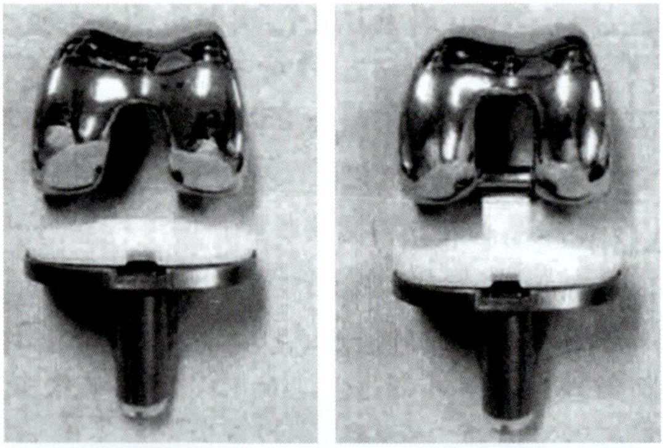

CR 假体　　PS 假体

图 1-7 CR 假体和 PS 假体结构对比

临床上设计 CR 假体是为了恢复膝关节正常生理功能及其生物力学性能。胫骨平台的深盘状设计起到了后交叉韧带作用，而后交叉韧带的保留使股骨可以再现后滚运动，从而实现更大角度的屈曲，平台后方的低唇设计降低了屈曲时撞击的发生率，可使关节活动度大于 135°。

CR 假体的优势

（1）在保留后交叉韧带的同时维系膝关节的中央稳定线，使关节力线处于正常或接近正常水平，并维持膝关节后方稳定性。

（2）保留后交叉韧带的本体感觉和应力传导功能，可以避免向假体固定界面传递不良剪切应力的风险，减少假体 - 骨水泥 - 骨组织界面应力集中现象。

（3）降低胫骨平台后部凸起与股骨后髁撞击的发生率，为设计屈曲度更大的膝关节假体提供新的研究方向。

（4）保留了髁间窝骨量，可减少髁间窝自体骨损失，减少对患者的创伤，有利于将来可能需要的翻修术。

（5）假体要求等量截骨，恢复正常关节线位置和股骨后髁偏心距，更接近术前的自然状态。

（6）后交叉韧带符合生理和运动的需要，可降低胫骨表面的摩擦力，减少胫骨假体的松动和磨损。

（7）后交叉韧带在膝关节屈曲运动时能够保证股骨髁后移，在关节屈曲的同时使膝关节能够少许内外旋。

（8）可有效降低髌骨弹响综合征的发生率，患者术后步态表现更为对称、协调。

（9）避免因 PS 假体凸轮结构处聚乙烯磨损或立柱断裂等导致手术失败的风险。

（10）当膝骨关节炎合并膝外翻畸形，进行 CR 假体置换时，保留的后交叉韧带可辅助内侧副韧带平衡膝关节内侧间隙，维持关节稳定性 [34]。

CR 假体的劣势

（1）CR 假体要求等量截骨，同时后交叉韧带的功能保留需要平整的胫骨关节面，以允许胫骨恢复，手术难度较高，对恢复关节线的要求高。

（2）若术后康复锻炼欠佳，则会加重术前未发现的后交叉韧带挛缩。

（3）CR 假体置换时，术中过度松解以及术后韧带断裂均可引起膝关节屈曲不稳，导致膝关节半脱位。

（4）对于屈曲挛缩或存在明显外翻畸形的患者，保留后交叉韧带会使软组织平衡更加困难。

（5）易导致关节屈曲挛缩畸形，膝关节屈曲活动受限。

（6）术野暴露有限，假体植入的精确度降低。

（7）若术后后交叉韧带张力增加，股骨外髁相对 CR 假体的衬垫向后脱出，会增加衬垫脱出的概率 [34]。

1.10 何谓后交叉韧带替代型全膝关节假体？有何特点？

后交叉韧带替代型全膝关节假体有以下几种：①后稳定型全膝关节假体（PS 假体）；②前稳定型全膝关节假体（AS 假体）；③后交叉替代型全膝关节假体（CS 假体）；④深盘型膝关节假体（DD 假体）。

其中比较常见的是后稳定型全膝关节假体，即 PS 假体。

PS 假体的基本原理

通过胫骨平台中央棘突与股骨假体髁间的凸轮相匹配，部分替代后交叉韧带，形成人工膝关节的后滚，胫骨衬垫与股骨髁的匹配度较高[33]。

PS 假体的特点

股骨部件包含一个凸轮，该凸轮在屈曲时与胫骨聚乙烯立柱啮合，这一结构被称为凸轮 - 立柱（cam-post）结构。

Insall 最初开发出的全髁式膝关节假体为后交叉韧带保留型假体[35]。这种全髁式假体更接近现代膝关节假体，但如果牺牲了后交叉韧带则会出现膝关节后向不稳定。因此，Insall 与工程师 Albert Burstein 博士合作，推出了 Insall-Burstein 后稳定型假体，采用了凸轮 - 立柱机制的设计，从此确立了现代后稳定型假体的形态[36]。

PS 假体的设计主要是通过改变假体形状来提高前后方向的限制性，聚乙烯衬垫与平台基座固定，可有效抵抗界面间的相互作用，降低聚乙烯衬垫的磨损速率，延长假体寿命，假体的立柱设计还能有效防止股骨髁过度前移，增加关节间隙及膝关节的屈曲活动度。有研究者认为，膝骨关节炎不仅会引起骨的病变，也伴有韧带病变，采用 CR 假体在膝关节置换术后建立软组织平衡困难，同时交叉韧带已失去了应有的功能，韧带较大的应力可加速胫骨后方聚乙烯假体的磨损，而 PS 假体应用范围广泛，手术操作简单，可有效矫正关节畸形[37-38]。

PS 假体的髌股滑槽使得髌股间的接触面积增大，髌骨轨迹得到改善，术后膝前痛及髌骨轨迹异常的发生率降低，聚乙烯衬垫与平台基座通过双柱和防脱位螺钉进行三点固定，可有效抵抗界面间的相互作用，降低聚乙烯衬垫的磨损速率，延长假体寿命，假体的立柱设计还能有效防止股骨髁过度前移，增加关节间隙及膝关节的屈曲活动度。

PS 假体的优势

（1）交叉韧带的切除使术野暴露广泛，建立软组织间的平衡更为容易，有利于进行截骨操作，且对胫骨截骨的深度无限制。

（2）假体置换方便清除股骨髁后方的骨赘病变滑膜及残余骨水泥，简化了间隙平衡过程。

（3）PS 假体的设计使假体与聚乙烯衬垫的吻合性更好，避免了术后胫骨平台的前移，有利于纠正严重的冠状面和矢状面畸形，即内外翻畸形。

1.15 何谓 CCK 假体？何谓 RK 假体？各有何特点？

CCK 假体即髁限制性膝关节假体（constrained condylar knee joint prosthesis），又名内外翻限制性假体，即 VVC（varus-valgus control）假体。RK 假体即旋转铰链式膝关节假体（constrained rotating hinged knee prosthesis）。CCK 假体和 RK 假体是限制性假体的两个亚型。

先来介绍人工膝关节“限制”的概念。自然膝关节胫骨与股骨之间有屈曲或伸展、内旋或外旋、内翻或外翻、近端或远端伸缩等自由活动范围。所谓“限制”，是人工膝关节运动度与自然膝关节自有运动度相比较而言。在 TKA 中通过增加约束限制来替换缺损或缺失的韧带功能，从而稳定膝关节[1, 61]，原有韧带越能保持其原始功能，所需的限制就越小。

在人工膝关节中，没有活动限制的人工膝关节称为非限制性（nonconstrained）假体；铰链式或完全密接关节面的人工膝关节称为完全限制性（fullconstrained）假体；两者之间有程度不同的半限制性、半密接性（semiconstrained）假体。

非限制性假体包括双交叉韧带保留型（BCR）假体、单间室置换（UKR）假体、后交叉韧带保留型（CR）假体；低限制性假体包括后交叉韧带替代型（CS）假体、后稳定型（PS）假体；半限制性假体主要指 CCK 假体；完全限制性假体主要指 RK 假体[62]。各种类型假体如图 1-10 所示。

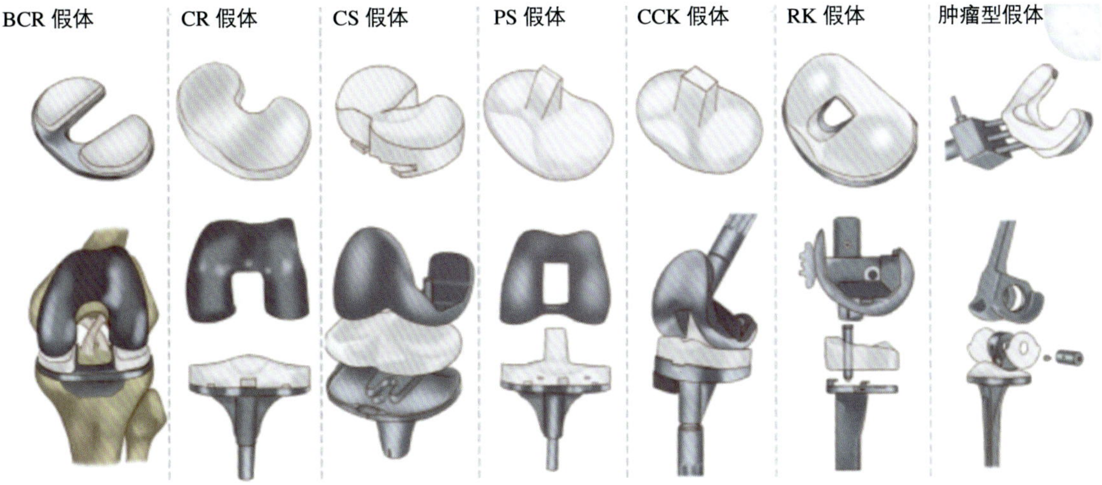

图 1-10　各种类型假体

CCK 假体的特点

CCK 假体股骨侧有盒状凸轮，胫骨侧有增高的衬垫凸起柱，一般允许有 < 2° 的内外旋或内外翻运动，可部分限制假体内外翻及旋转活动。股骨和胫骨设计有延长杆，可分散

假体界面应力，增加假体固定强度[63]。CCK 假体限制性介于普通假体和铰链假体之间，可代偿内外侧副韧带功能不良引起关节不稳定情况下的韧带功能[64]。

CCK 假体可以帮助外科医生提高植入物的稳定性，主要在翻修膝关节置换中应用，对于中度骨缺损程度的病例，它是铰链式假体的绝佳替代，在复杂初次膝关节置换中也有广泛应用。主要适应证有：严重骨缺损；严重类风湿性关节炎；脊髓灰质炎后关节炎；沙尔科关节（Charcot joint）；血友病性关节病；创伤后关节炎；严重膝内翻、膝外翻畸形；神经性病变导致关节不稳定；合并胫骨近端陈旧骨折；严重膝关节屈曲，经软组织平衡后无法达到稳定；术中损伤内侧副韧带致关节不稳定；膝关节强直导致周围韧带废用性萎缩等复杂情况[65-67]。

CCK 假体的劣势

这种限制性更高的假体，胫骨衬垫凸起柱承受较大应力，可导致聚乙烯变形和磨损，还会造成衬垫向后微动，导致产生聚乙烯及金属磨屑；这种应力还会传导到骨水泥或假体与骨之间界面，导致假体松动。即使 CCK 假体提高了关节稳定性，但是屈伸间隙过大可能会导致假体脱位。初次膝关节置换中，与非限制性假体相比，髁限制性假体和铰链式假体的感染率增加[68]。

RK 假体的特点

RK 假体包括带膨大髁间窝的股骨假体、T 型轴、带短凸榫状的聚乙烯衬垫。股骨假体连接在胫骨假体凸起的旋转轴上，并依靠衬垫将股骨假体与胫骨假体连成一体。这种假体设计核心在于人工股骨和胫骨在髁间窝处借 T 型关节连接，在膨大的髁间窝处有一个短横轴和一个朝向远端内含聚乙烯衬垫套的空心套，空心套和位于胫骨假体上凸榫旋转轴形成关节，借助这个中央偏后的交叉 T 型关节进行关节屈伸和旋转，屈伸发生在空心套和两侧内外髁的关节之间，旋转则发生在人工胫骨凸榫与人工股空心套之间，这样既保证膝关节假体具有良好的屈伸功能，又允许部分旋转运动。通过屈伸和旋转运动的实现，使假体的二维运动变为三维运动，更符合膝关节生物力学特点[69-72]。

RK 假体有良好的内在稳定性，不依赖膝关节的韧带和软组织，不需要进行软组织平衡，术中可切除内外侧副韧带。通常用于韧带完全断裂（缺失）伴有中度（2 型）或重度（3 型）骨质流失的情况。主要适应证有：严重膝内翻、膝外翻畸形；严重膝关节屈曲挛缩畸形；严重膝关节不稳定；强直膝；有严重骨缺损或侧副韧带功能缺陷的膝关节翻修病例；膝关节恶性肿瘤；假体周围骨折；关节融合术的转化；神经肌肉疾病；特别适用于内外侧副韧带均受损或无法平衡屈伸间隙的患者[73]。

RK 假体的劣势

股骨髁假体和聚乙烯平台之间的接触面积小，局部压应力负荷增加，会加重聚乙烯垫的磨损；截骨量较多，且不易进行固定；对手术操作的要求较高，一旦手术失败很难进行补救；置换后假体与骨连接界面承受应力更大，再次翻修很困难；铰链式假体极大地提高了假体稳定性，但也会增加假体的松动率；近期、中期效果非常好，但长期仍不乐观；并发症较多，包括感染、无菌性松动、聚乙烯衬垫磨损、脱位、假体断裂、髌骨不稳等[74-76]。

1.16　何谓单半径假体？何谓多半径假体？何谓渐变半径假体？

组件设计会影响界面应力并决定膝关节运动学，根据人工膝关节股骨假体的设计类型，主要分为多半径（multiple-radius，MR）和单半径（single-radius，SR）两种设计形式[77]。

多半径假体（MR 假体）

多半径假体设计的理论基础是“J”形瞬时旋转中心理论，它由 Frankel[78] 在 1971 年提出，该理论认为，在矢状面，膝关节的伸屈运动并非围绕着同一个旋转中心，而是根据运动的过程产生多个瞬时旋转中心。在膝关节由伸直到屈曲的过程中，连续标出每个运动的瞬时旋转中心，其屈曲轴线不断由股骨髁的前上方向股骨髁的后下方移动，即膝关节的瞬时旋转中心呈反写的“J”形轨迹[79]（图 1-11）。

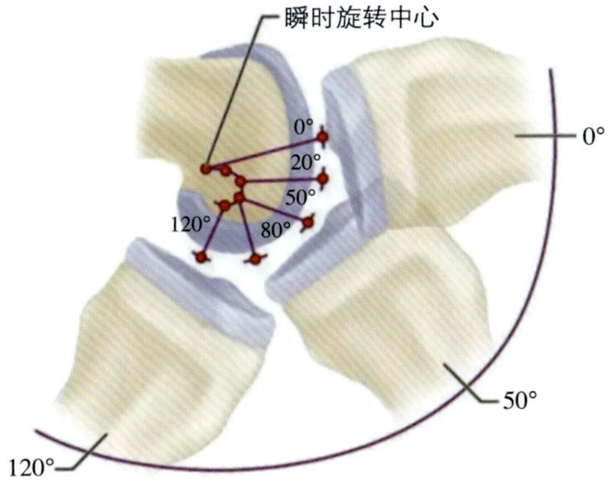

图 1-11　膝关节的瞬时旋转中心

基于这一理论设计的多半径膝关节假体，随着膝关节不断屈曲，股骨后髁的曲率半径不断减小，膝关节屈曲过程中胫股关节的接触点必须不断后移，即膝关节的“后滚”[33]。

多半径假体前侧有相对较大弯曲半径，屈曲后半径缩小，但术后股四头肌等部分伸膝装置恢复相对较慢，且侧副韧带紧张度随屈曲期间半径变化发生改变，会增加术后关节不稳定的可能性，导致膝关节正常活动受限，引起膝关节疼痛与行走无力感[80-81]（图 1-12）。

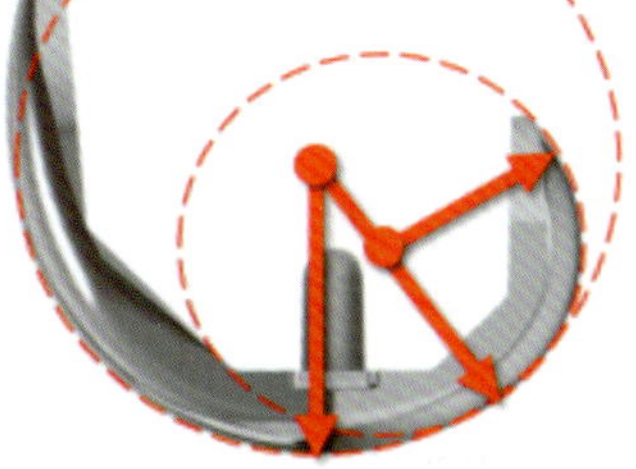

图 1-12　多半径假体

单半径假体 (SR 假体）

有研究发现，在通过垂直于股骨通髁轴的磁共振成像显示，股骨髁近似于圆形，外侧髁和内侧髁都呈现出圆形的结构，膝关节的伸屈运动沿单一屈曲轴线进行[82-83]。因此在 2000 年左右，“现代膝关节运动理论”被提出，以该理论为基础设计的假体为单半径假体。

从单半径假体的设计理念来看，无论何种屈曲位置、何种屈曲角度，假体对于膝关节内外侧副韧带的张力相等，这样就不会造成因张力不足导致的股骨髁假体反向前移，从而在根本上解决了膝关节在中段屈曲位时不稳定的问题，医生也不用考虑切割股骨前方皮质对后髁偏心距缩短的影响[84]（图 1-13）。

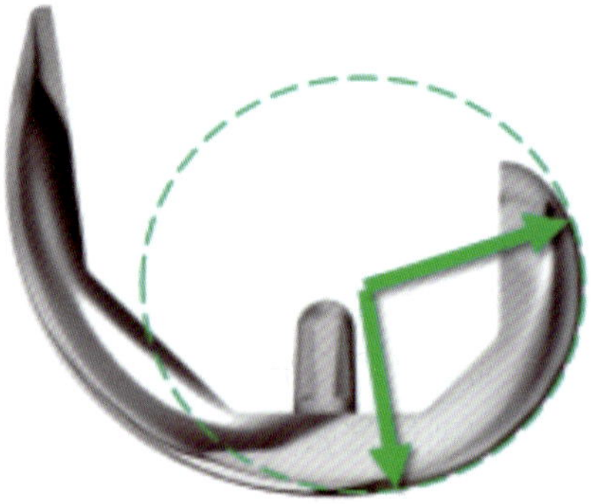

图 1-13 单半径假体

MR 假体与 SR 假体的对比

（1）生物力学特性

有研究发现，在屈曲 0°~60° 内，两种假体设计并无明显差异，而当膝关节的屈曲角度处于 90° 时，相比于 MR 假体，SR 假体可减小屈曲所致的内外翻偏差，稳定性略优于 MR 假体[85]。但也有学者提出，MR 假体置换术后可能会出现屈曲中段不稳定的表现，但这种不稳定是由术中无法识别韧带松弛引起的，与植入假体的设计特征并无相关性。

（2）临床功能评分

多项研究表明，使用 MR 假体与 SR 假体的患者，术后 2 年在膝关节活动度（ROM）、膝关节 KSS 评分（knee society score）、牛津膝关节评分（Oxford knee score，OKS）以及健康调查量表 SF-36（short form 36 questionnaire）评分方面，两组均未表现出显著差异[77, 86]。

（3）术后运动学

根据爬楼梯时的膝关节 HSS 评分（美国特种外科医院评分）、WOMAC 评分（骨关节炎指数评分）及 VAS 评分（视觉模拟评分），结果表明两种假体设计在临床功能评分上并没有显著差异[87-88]。

（4）长期生存率

相比于 MR 假体，SR 假体除了在术后出现膝前区疼痛的情况较少以外，两者在各项临床评分、影像学结果，特别是在患者满意度及假体生存率等方面并无差别。

与 MR 假体相比，SR 假体具有一定的理论优势，但是两种假体的术后临床效果仍存在争议[89]，多项研究表明，两种假体在功能评分、生存率方面无明显差异，SR 假体在中度屈曲不稳定、减轻术后疼痛方面有一定优势，重度膝骨关节炎患者使用 SR 假体可以明显减轻患者术后疼痛，促进膝关节功能康复[90-95]。但也有研究认为两者长期术后结果差异不大[96]。关于使用两种假体人群术后效果的研究仍然很少。有研究认为，亚洲黄种人稳定型 SR 假体全膝关节置换术的长期临床满意度和影像学结果优于欧美人群[97]。期待进一步的研究发现更适用于中国人的假体类型。

渐变半径假体

渐变半径假体的设计理念是恢复膝关节自然的旋转中心。在屈曲过程中，以接触点为切点所形成圆的圆心随着屈曲过程逐渐变化，圆心形成一个连续的曲线，连续曲线的设计贴近本身的后髁生理曲线，从而还原患者的本体感受[98]。

从屈曲 5° 开始到 70° 左右（CR 膝关节屈曲 5°~65°，PS 膝关节屈曲 5°~70°），股骨髁后方的形状是一个渐变的圆弧曲线，相邻圆之间半径不会出现较大突变，而是平稳递减的。这样设计的好处是不会造成屈曲过程中膝关节间隙的改变，并获得一个相对稳定的内外侧副韧带张力，达到膝关节内部受力的平衡，从而提高关节系统整体的稳定性。

在屈曲 70° 以后，为了更好地实现屈曲功能，股骨髁后髁部分的半径继续减小，这时关节两侧副韧带张力会出现递减的情况，但这时股骨髁凸轮和胫骨垫立柱开始完成关节的屈曲动作，通过固定的立柱和股骨髁假体的配合，完成膝关节后滚的运动。由于股骨髁假体在设计上避免了关节反向前移的问题，所以为整个关节的转动提供了一个相对稳定的支点和相对稳定的髌骨作用力力臂，提高了股四头肌的效率，很大程度上提高了膝关节屈曲的效果，更好地恢复了患者的术后功能，同时也避免了一些髌骨并发症的发生。单从屈曲功能和患者感受上来说，渐变半径设计的膝关节假体更有优势（图 1-14）。

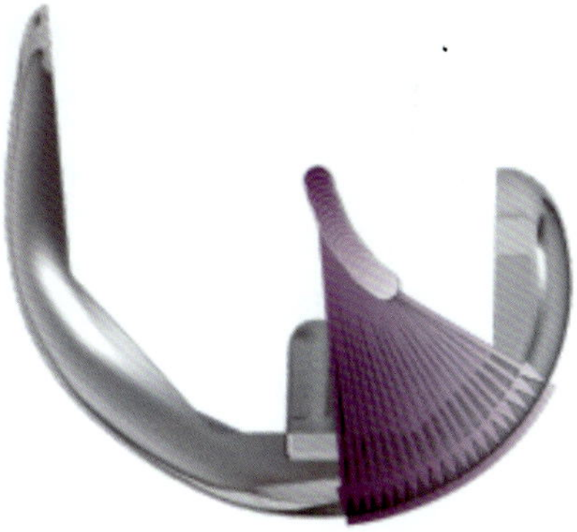

图 1-14　渐变半径假体

1.17　何谓 MP 假体?

MP 假体即内轴型全膝关节假体，简称内轴膝（medial pivot knee，MPK）。该假体基于人体膝关节稳定性及运动模式的内轴理论而设计。内轴膝的内外侧股骨髁均为单半径球形设计，垫片为解剖型，非对称设计，内侧垫片呈深碟形，与球形股骨髁形成高形合度的球窝关节面，同时前后唇抬高，外侧呈浅盘状，限制性较低。该关节系统高度模拟正常膝关节内侧稳定，外侧以内侧为轴做旋转运动的内轴运动模式（图 1-15）。

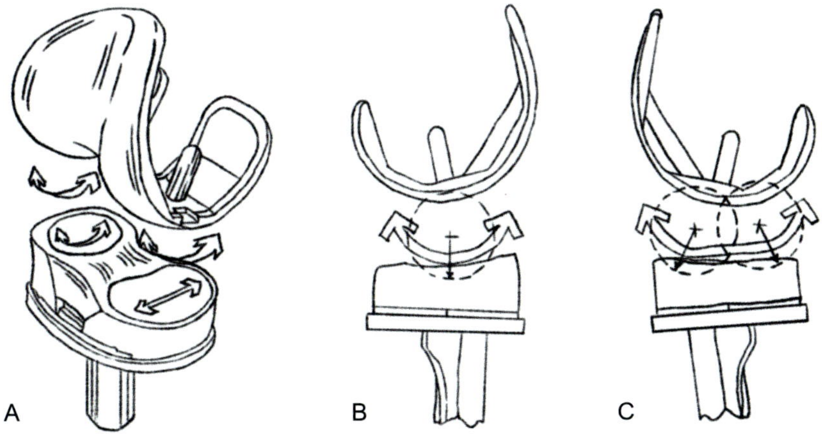

图 1-15　内轴型膝关节假体的运动

A. 股骨髁在胫骨假体上做前后运动；B. 股骨髁假体以内侧为轴做旋转运动；C. 股骨髁假体在胫骨假体上做旋转与前后联合运动

MP 假体的特点

（1）MP 假体设计接近正常膝关节，该系统可分为 CS、CR、PS 三种胫骨垫片，均采用内轴型解剖型设计；

（2）能够恢复膝关节的正常运动力学，降低磨损；

（3）后髁厚度增加，后髁偏心距增大，股骨髁和胫骨垫片接触点后移 2~3 mm；

（4）球窝关节面可增加股骨髁与胫骨垫片接触面积；

（5）内外侧股骨髁均为单曲率半径；

（6）CS 假体取消传统垫片立柱，无须髁间窝截骨；

（7）胫骨垫片为解剖型非对称性设计，内侧呈深碟形，与球形股骨髁形成高形合度的球窝关节面，同时前方唇缘抬高，使膝关节伸屈全程内侧保持稳定，尽管垫片外侧呈浅盘状，限制性较低，但外侧以内侧为轴做旋转运动的内轴运动模式，可以始终保持膝关节在伸屈活动中的稳定性；

（8）CS 假体系前后交叉韧带替代型假体，是新型第二代内轴膝，其垫片设计代替了前后交叉韧带的功能，具有理想的稳定性。

1.18 新一代内轴膝假体有哪些改良？

目前应用于初次 TKA 的假体主要有 PS 假体和 CR 假体。这两类假体的设计遵从“四杆相连”理论和“J 形瞬时旋转中心”理论，这些假体的设计初衷是为了模拟股骨髁的后滚，然而 TKA 术后膝关节运动学经常出现与自然膝关节运动轨迹不同的前滚或反向前移，这种反向前移导致患者产生多种不适，如屈曲时髌骨撞击导致的疼痛等，降低了患者对于 TKA 的满意度和关节功能评分[99]。

1998 年，美国 Wright（瑞毅）公司推出第一代 Advance 内轴膝假体，该假体设计遵从“球窝关节”理论，即聚乙烯垫片的非对称设计控制了股骨内侧髁的前后滚动，但对外侧无限制。由于股骨假体的内侧设计为球形，在屈伸的各个角度均像球一样在球窝中滚动，股骨假体的外侧在屈曲的过程中可以出现正常膝关节的后滚运动，所以称为内轴型膝关节假体，这种假体被认为是运动学上最接近人体膝关节自然状态的假体[100]。由于受到这一设计概念的影响，此后有不同公司推出了内轴膝系统。目前，有两种类型的 TKA 试图复制自然膝关节的内侧枢轴运动模式：一种是从一开始就设计为内侧轴膝（MatOrtho、Medacta、Microport、Kyocera），另一种是通过专门设计的聚乙烯垫片改装为内轴膝[101]（Zimmer Biomet、Smith & Nephew、Johnson & Johnson）。

内轴膝的设计特点

模仿生理上的“内侧旋转”模式，在胫骨衬垫和股骨髁之间的内侧更贴合，而在外侧一致性较低。胫骨插入物内侧隔室上的凹面提供了更大的内侧一致性，前唇通过深度屈曲稳定膝关节的完全伸展，从而限制了前滑，具有更大的前约束和半脱位阻力。这样股骨假体不会像凸轮机制的 PS 假体一样出现回滚，股四头肌的力量得以改善，特别是在早期伸展时，与 PS 假体相比，内轴膝显示出更好的预后[102]。

内轴膝股骨髁冠状半径等于矢状半径。这一特性提供了球窝关节设计中的“球”，再加上胫骨平台内侧的“球窝”，避免了矛盾运动，也保持了接触面积，并能够防止在整个活动范围内的点状接触[103]。

内轴型膝关节假体髌骨沟曲线在屈膝 90° 时，矢状面为单一曲率半径，更接近膝关节的正常解剖结构。通过加深股骨假体组件的滑车沟，恢复了正常髌骨沟的深度，可以避免前方过度填塞，有利于伸膝装置发挥正常功能。同时前外侧缘抬高，能有效防止髌骨外侧半脱位。另外，滑车沟向外侧倾斜可减少假体对外侧韧带组织的压迫，有效避免外侧韧带松解[104-105]。

因 Advance 内轴膝的使用时间最长且应用较为广泛，故文献研究多数是以 Advance 内轴膝为研究对象[99]。

相比于 Advance 内轴膝的前参考设计，新一代 Evolution 内轴膝假体的股骨髁固定立柱居中，采取中央参考模式设计，以减少更换假体的影响。为了容纳垫片抬高的前唇，股骨髁内侧前斜设计凹陷，避免伸直时撞击的风险，更容易完成伸直；髌骨滑车沟设计致力于恢复正常的髌骨轨迹，更有利于屈曲稳定；前外侧髁抬高，避免髌骨半脱位，保持屈曲早期良好的髌骨轨迹。髌骨滑车带 6° 前倾，不易产生前方皮质切迹。股骨前髁减薄设计有利于减少前方填塞[106-107]（图 1-16）。

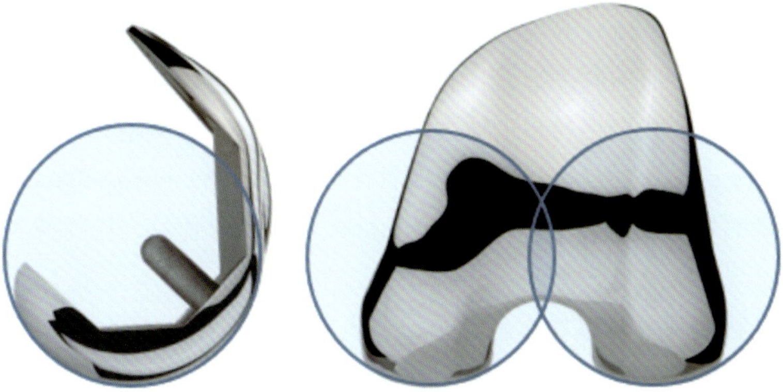

图 1-16　内轴型膝关节假体

内轴膝的优点是前后稳定性好、接触面积大、接触应力低，中期临床和放射学结果令人满意[108-109]，存活率高，无严重的种植体相关失败，因此为解决关节不稳、髌前疼痛、功能受限等问题提供了可靠的解决方案。

1.19　近年来膝关节置换假体的材料有何变化?

用来制造膝关节假体的材料一般是可以取代人体元素或能够与人体组织和体液相互作用的生物材料。材料需要最大限度地提高机械性能，如耐磨性和疲劳强度，最大限度地减少材料的腐蚀和降解，并使植入物可以长期使用[110]。

早期的人工膝关节模型只由一个金属组件组成，随着设计进展，目前人工膝关节多由三个部分组成：股骨组件、胫骨组件和半月板衬垫。股骨组件附着在股骨末端，一般是金属部件。胫骨组件一般由一个嵌入胫骨内的金属平台和一个塑料衬垫组成。

最常用于制造膝关节的非金属材料是超高分子量聚乙烯（ultra-high molecular weight polyethylene，UHMWPE）。随着对聚乙烯材料的不断研究[111]，人们研发出了高度交联聚乙烯（highly crosslinked polyethylene，HXLPE）和维生素 E 高度交联聚乙烯（vitamin E highly crosslinked polyethylene，VE-HXLPE）。第二代 HXLPE 正在开发使用中，具体方法是使用不同的方式来控制自由基和提高氧化稳定性。其中一种方法是连续三次辐照，然后进行退火。目的是保持退火后 HXLPE 的力学性能，并通过减少每个循环中的自由基来提高抗氧化性能。与传统 UHMWPE 相比，该方法可将自由基负荷降低至 1%。还有一种对 UHMWPE 的创新研究，通过在 UHMWPE 中加入 0.1%~2.1% 的碳纳米管（carbon nanotube，CNT），增强 UHMWPE 胫骨衬垫的耐磨性[112]。

与其他材料相比，聚醚醚酮（polyether ether ketone，PEEK）和碳纤维增强聚醚醚酮（carbon fiber reinforced polyether ether ketone，CFR-PEEK）具有耐磨性，在应力屏蔽方面表现出先进的生物力学效应，由于这些特性，PEEK 也被用作置换关节承载材料。研究表明，与 UHMWPE 或其他聚合物相比，CFR-PEEK 具有更好的耐磨性[113]。由于金属的力学性能，不锈钢、钛、合金等材料被用于制造植入物。不锈钢具有良好的疲劳强度，可以用于生物组织。因具备良好的生物相容性以及低密度、低弹性模量等特性，钛合金、氮化钛、钴合金主要用于制造膝关节股骨假体[114-116]。

具有独特属性的形状记忆材料也被尝试用于膝关节垫片的制造，一般包括形状记忆合金（shape memory alloy，SMA）和形状记忆聚合物（shape memory polymers，SMP）两种。作为对外部刺激的一种反应，SMA 具有记忆和恢复形状的潜力，用作膝关节假体材料可以减少假体变形[117]。

针对金属过敏的膝关节置换术患者，研究人员专门设计开发了带涂层的植入物组件。另外，对于金属膝关节部件设计了不同涂层，其中防腐涂层可防止部件氧化和防潮，抗菌涂层可防止关节感染。

1.20 假体延长杆有几种固定方式？哪种固定方式会出现胫骨股骨侧延长杆“末端痛”现象？原因是什么？哪种延长杆末端设计会导致“末端痛”？

膝关节置换术中常使用延长杆进行应力传导，以降低骨 - 假体界面应力，降低由植入物限制性带来的松动风险。

应用延长杆的情况包括：①患者骨质较差，通过延长杆使应力绕过受损的关节和干骺端骨，保护近端松质骨，增强假体固定效果；②患者韧带功能不足，可能存在内外翻限制性，选择性使用髓内延长杆以提供抗弯曲应力，可使载荷传递到胫骨远端；③复杂初次或翻修关节置换术，使用旋转铰链膝关节假体，延长杆的使用可以降低铰链膝关节假体无菌性松动的可能性，并在大量骨丢失的情况下提供远端固定；④体重指数（body mass index，BMI）过大的患者（国外标准是BMI＞35），应用延长杆可预防假体早期松动下沉。

使用延长杆的优点：①增加假体机械力学稳定性；②降低胫骨假体的剪切应力；③降低胫骨假体抬离（lift-off）；④减少假体微动。

使用延长杆的缺点：①胫骨近端应力遮挡（可降低20%~60%胫骨近端的应力）可能导致骨质疏松、假体松动下沉、假体周围骨折等；②延长杆末端痛。

延长杆根据固定方式不同可分为骨水泥固定和非骨水泥固定（生物固定）[118-119]。

骨水泥固定

优点：延长杆无须压配，可增加植入物放置的灵活性，有利于避免假体一侧偏离、假体力线异常以及伸屈间隙失衡等现象（因为可以在矢状面和冠状面进行微小调整）；可提供初始的机械固定；可提供局部抗生素负荷的能力。几乎很少发生延长杆末端痛。

缺点：不能提供长期的生物植入物固定；胫骨近端或股骨远端的应力屏蔽；再次手术时假体取出困难。

非骨水泥固定

优点：延长杆置入固定相对简单，与髓腔的压配合能显著改善假体固定的稳定性。非骨水泥固定有助于股骨和胫骨假体的准确对齐。

缺点：易发生假体一侧偏离和延长杆末端痛，降低患者满意度。

非骨水泥固定发生末端痛的原因：设计较长、直径较大、压配较强，无槽形状设计的延长杆会增加末端应力，从而出现末端痛现象。使用远端音叉样设计的延长杆可避免延长杆末端痛。

1.21　对称性胫骨平台假体与非对称性胫骨平台假体各有何优缺点？对称性胫骨平台假体后内侧及后外侧可以悬出吗？

对称性胫骨平台假体是指内外侧胫骨平台尺寸相同、保持对称的假体。非对称性胫骨平台假体则是指内外侧胫骨平台尺寸不同、不对称的假体，又称解剖型假体（图1-17）。

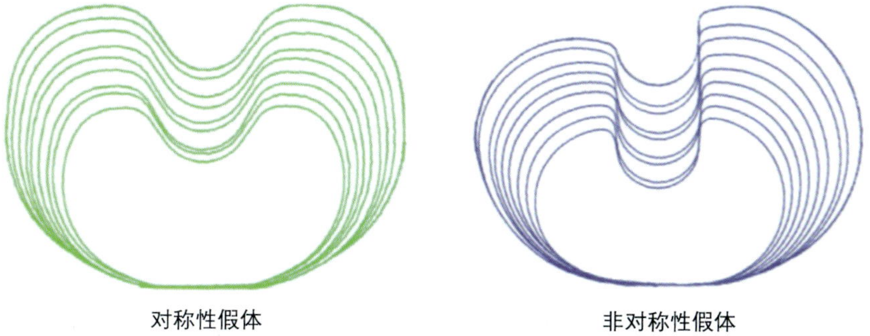

图1-17　对称性假体和非对称性假体轮廓形状

人体自身胫骨平台的形状在结构上是不对称的，胫骨内侧平台比外侧平台大。对称性胫骨假体的设计没有考虑到胫骨平台的骨性解剖结构，单纯强调胫骨内侧平台覆盖，而忽视了胫骨外侧平台假体的悬挂。在人体胫骨截骨面上使用一个对称性假体存在的问题是：胫骨外侧平台假体悬挂、胫骨内侧平台覆盖面少、旋转对线不良。具体体现在：①当使用对称性假体适合内侧平台时，可能出现胫骨假体外侧悬挂，股骨假体的外侧髁可能碰撞胫骨平台假体悬挂的外侧部分，导致胫骨假体内旋。②当使用对称性假体适合外侧平台时，胫骨内侧平台覆盖不够。这将导致胫骨平台假体的内侧边缘位于松质骨上，而不是皮质骨上，使胫骨平台假体潜在下沉，导致内翻对线。③当试图在较小外侧平台上对线一个对称性胫骨平台假体的后侧方时，结果会导致胫骨假体内旋。胫骨假体的内旋会伴随边缘负荷增加，可引起旋转半脱位和胫骨平台聚乙烯的早期磨损。而胫骨平台假体的不良旋转伴随髌骨假体磨损可能导致髌骨假体不均匀的髌骨轨迹，甚至髌骨半脱位、脱位[33]。

有研究发现，非对称性假体的设计能够减少金属假体传递到骨组织上的应力，这有助于减轻患者在运动时产生的疼痛感，同时，胫骨假体上的应力减小能够避免假体松动[120]。在许多假体设计中，胫骨假体与衬垫之间常用各种锁扣机制进行连接，较大的应力会使衬垫的锁扣部位容易发生断裂，当衬垫无法紧固在胫骨假体平台上时，假体就会因衬垫松动和位移而失效。而非对称性假体设计能够减小胫骨假体上的应力，避免断裂失效的发生。另外，传统的对称衬垫设计限制了股骨假体的可移动性，无法兼顾内外侧不同的活动方式，而非对称性胫骨假体衬垫的双侧表面更适配股骨内外侧髁的活动轨迹，给予更大范围的活动空间，提高膝关节的活动度。

非对称性假体提供了高胫骨覆盖范围，但其相对和绝对的后外侧和后内侧凸出率也最高，48% 的胫骨假体后外侧凸出长度 ≥ 1 mm，这可能导致腘肌腱撞击。通过不对称设计改善胫骨覆盖的优势可能会被后悬出率的增加所抵消[121]。也有研究发现，可旋转半月板非对称性假体比对称性假体更易发生前内侧悬出[122-123]。或许选择的假体尺寸比胫骨假体的形状更重要。

1.22 PS 假体与 CR 假体的国际应用状况如何?

PS 假体与 CR 假体在后滚程度、磨损形式以及手术难易程度方面存在差异，目前对于是否保留 PCL，在理论上仍然存在争议。现代流行的膝关节设计中，两种不同设计理念的假体均有典型代表。临床上对于哪种假体设计更优仍未达成共识，但两者均有临床随访良好的假体一直沿用至今，目前两种假体的国际应用状况也不断变化。

2022 年，美国关节置换登记处（American Joint Replacement Registry，AJRR）的年报收集了 2012—2022 年髋关节和膝关节置换术病例。年报显示[124]，CR 假体的使用率继续增加，而 PS 假体的受欢迎程度有所下降。造成这一趋势的原因可能是，与 PS 假体相比，CR 假体的累计翻修率显著降低（图 1-18）。

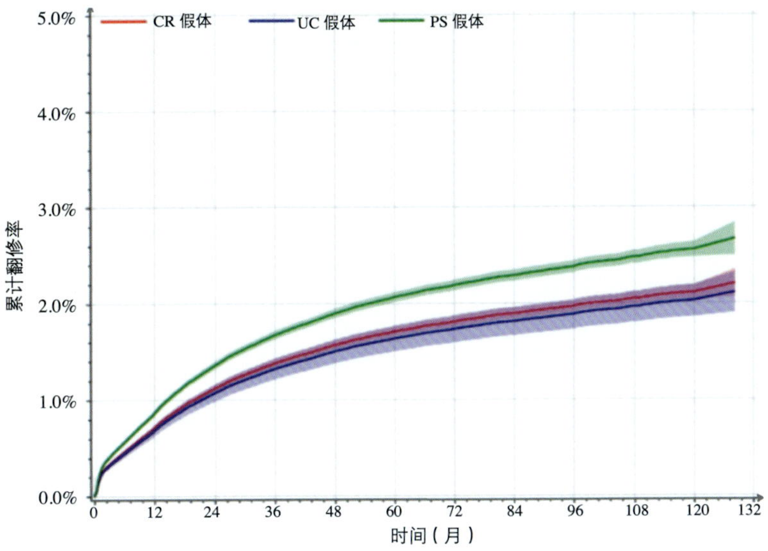

图 1-18　2012—2022 年，65 岁及以上人群初次全膝关节置换术不同假体设计的累计翻修率

2023 年 AJRR 年报显示[125]，在 2019 年之前，超过一半的初次全膝关节置换术患者使用 PS 假体，直到 2019 年，这一比例降至 50% 以下。而 CR 假体的使用率自 2017 年以来每年增加，到 2022 年达到 56.1%，PS 假体使用率则继续下降（图 1-19）。

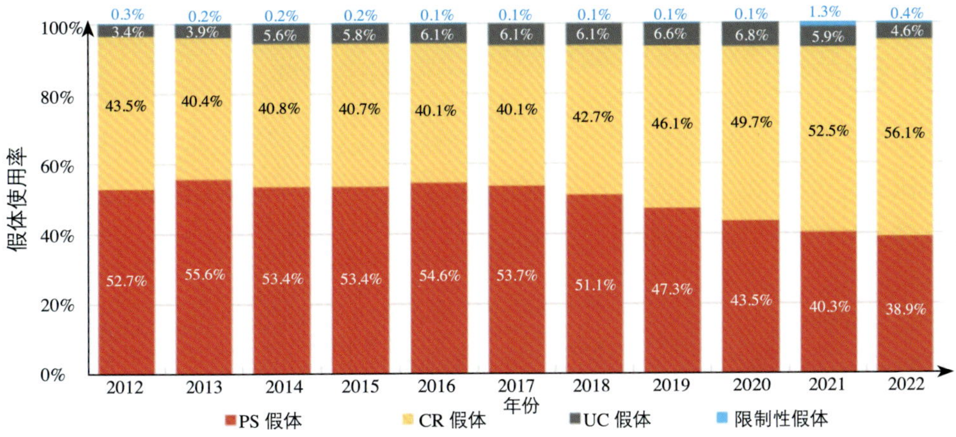

图 1-19　2012—2022 年，初次全膝关节置换术不同假体设计的使用率

澳大利亚骨科协会关节登记中心年报显示[126]，一直以来，CR 假体的使用量比 PS 假体高很多，在 2022 年，最常用的 CR 假体产品是 Triathlon CR 假体、Persona CR 假体和 Attune CR 假体（图 1-20）。

2003 年		2019 年		2020 年		2021 年		2022 年	
数量	型号	数量	型号	数量	型号	数量	型号	数量	型号
2251	LCS CR	13408	Triathlon CR	13772	Triathlon CR	16429	Triathlon CR	16933	Triathlon CR
2150	Nexgen CR	5666	Persona CR	8441	Persona CR	11578	Persona CR	12883	Persona CR
1158	PFD Sigma CR	4305	Nexgen CR Fles	3256	GMK Sphere Primary	4210	Attune CR	4329	Attune CR
965	Genesis II CR	3403	Attune CR	3150	Attune CR	3671	GMK Sphere Primary	3753	GMK Sphere Primary
901	Nexgen LPS	2747	GMK Sphere Primary	2390	Nexgen LPS Flex	2235	Attune PS	2029	Attune PS
693	Nexgen LPS Flex	1795	Attune PS	1783	Attune PS	1690	Nexgen LPS Flex	1499	Apes Knee CR
622	Active Knee	1550	Vanguard CR	1606	Apes Knee CR	1624	Apes Knee CR	1242	Legion Oxinium CR
536	Genesis II Oxinium CR	1541	Evolution	1367	Legion Oxinium CR	1598	Legion Oxinium CR	1085	Legion Oxinium PS
470	PFC Sigma PS	1477	Apes Knee CR	1218	Evolution	1226	Legion Oxinium PS	1066	Columbus
456	Genesis II PS	1466	LCS CR	1114	Columbus	1113	Legion CR	1046	Evolution
10 种型号使用量合计及占比									
10202	（93.2%）	37358	（66.4%）	38097	（71.1%）	45374	（76.3%）	15865	（81.2%）
其他型号使用量及占比									
746	（10 种，6.8%）	18924	（57 种，33.6%）	15454	（60 种，28.9%）	14116	（63 种，23.7%）	10638	（66 种，18.8%）
总计									
10948	（20 种）	56282	（67 种）	53551	（70 种）	59490	（73 种）	56503	（76 种）

图 1-20　2003—2022 年，澳大利亚初次全膝关节置换术不同股骨假体的使用数量

2023 年，英国关节登记中心收集了 2003—2022 年登记的初次全膝关节置换术结果，年报显示，超过一半的初次全膝关节置换术使用固定平台 CR 假体（58.2%），其次是固定平台 PS 假体（19.4%）[127]。

1.23　PS 假体的 cam-post 机制中，其立柱形态及前后位置与关节伸屈活动有何相关?

研究表明，膝关节屈曲时，股骨在胫骨上的后移（股骨回滚）是提供高膝关节屈曲的最重要机制之一[128]。PS 假体的设计依赖于 cam-post（凸轮 - 立柱）机制来产生股骨回滚，试图复制膝关节的自然运动学（图 1-21）。

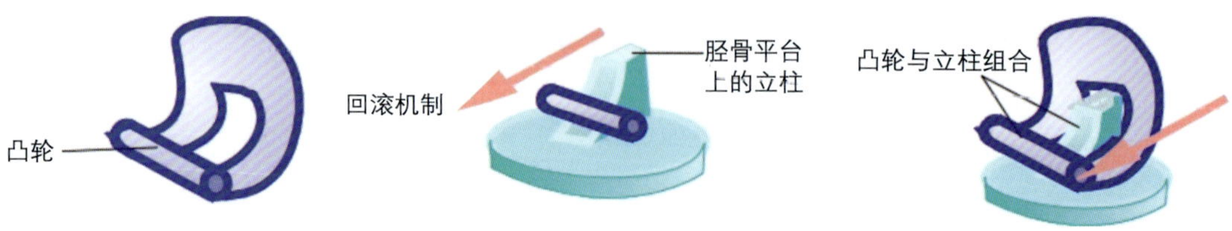

图 1-21　cam-post 机制

不同形态设计的 cam-post 机制可产生不同的关节活动运动，有学者以三维模型的模拟形式研究了不同凸轮 - 立柱几何组合对股骨回滚、滚动、滑动运动的影响[129]。研究中以三种不同立柱形状（凸、凹、直）的胫骨组件以及三种不同凸轮形状（三角形、圆形和椭圆形）的股骨组件进行排列组合作为模型（图 1-22）。

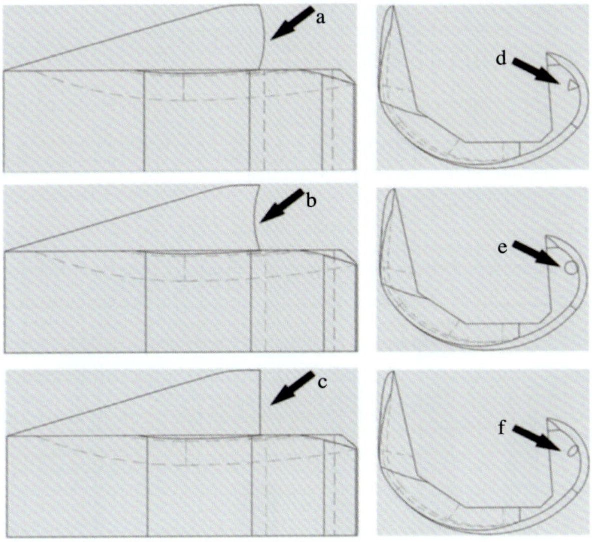

图 1-22　三种不同立柱形状（a. 凸；b. 凹；c. 直）的胫骨组件及三种不同凸轮形状（d. 三角形；e. 圆形；f. 椭圆形）的股骨组件

研究发现，当膝关节屈曲 50° 以上时，三角凸轮 - 凹立柱、椭圆凸轮 - 凹立柱组合膝关节屈曲较差，其余 7 种组合呈现出不同的运动形态；当膝关节屈曲角度小于 50° 时，7 种组合均未观察到胫骨前平移。

膝关节屈曲 50°~155° 时，7 种组合的胫骨前平移量如图 1-23 所示。屈曲 50°~80° 时，圆凸轮 - 凹立柱组合的胫骨前平移量最低（3.1 mm），然后在屈曲 155° 时达到峰值（15.6 mm）；屈曲 80°~120° 时，三角凸轮 - 直立柱组合显示胫骨前平移量最低；屈曲 120°~155° 时，椭圆凸轮 - 直立柱组合显示胫骨前平移量最低。

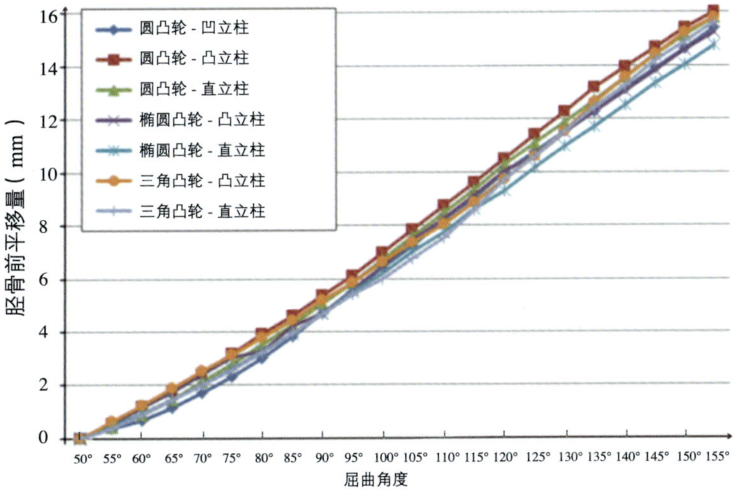

图 1-23　膝关节屈曲 50°~155° 时，7 种凸轮 - 立柱机制组合的胫骨前平移量

在膝关节屈曲 113° 和 136° 时，椭圆凸轮 - 凸柱组合发现两个胫骨后移，分别为 0.6 mm 和 0.7 mm，说明在这个屈曲角度时有股骨前滑动。

在膝关节屈曲 155° 时，圆凸轮 - 凸立柱组合的胫骨前平移量最高（16.1 mm），椭圆凸轮 - 直立柱组合的胫骨前平移量最低（15.0 mm）。7 种凸轮 - 立柱组合在膝关节屈曲 155° 时的胫骨前平移量如图 1-24 所示。

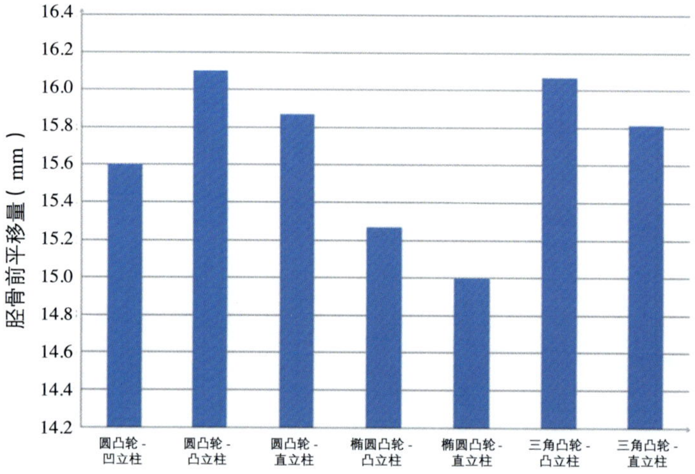

图 1-24 膝关节屈曲 155° 时，7 种凸轮 - 立柱机制组合的胫骨前平移量

膝关节屈曲 50°~60° 时，圆凸轮 - 凹立柱组合滚动运动最低（0.6 mm）；屈曲 110°~120° 时，三角凸轮 - 直立柱组合显示滚动运动最高（2.0 mm）；三角凸轮 - 凸立柱组合在屈曲 130°~140° 时也表现出较高的滚动运动（1.9 mm）。膝关节每屈曲 10°，7 种凸轮 - 立柱组合的滚动运动如图 1-25 所示。

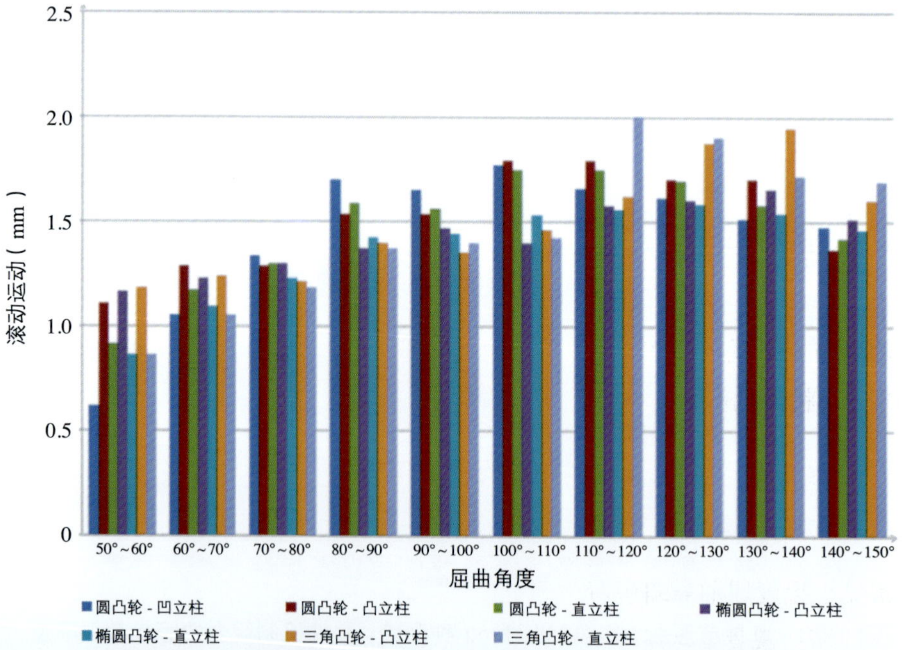

图 1-25 膝关节每屈曲 10°，7 种凸轮 - 立柱组合的滚动运动

膝关节每屈曲 10°，7 种凸轮 - 立柱组合的滑动运动如图 1-26 所示。

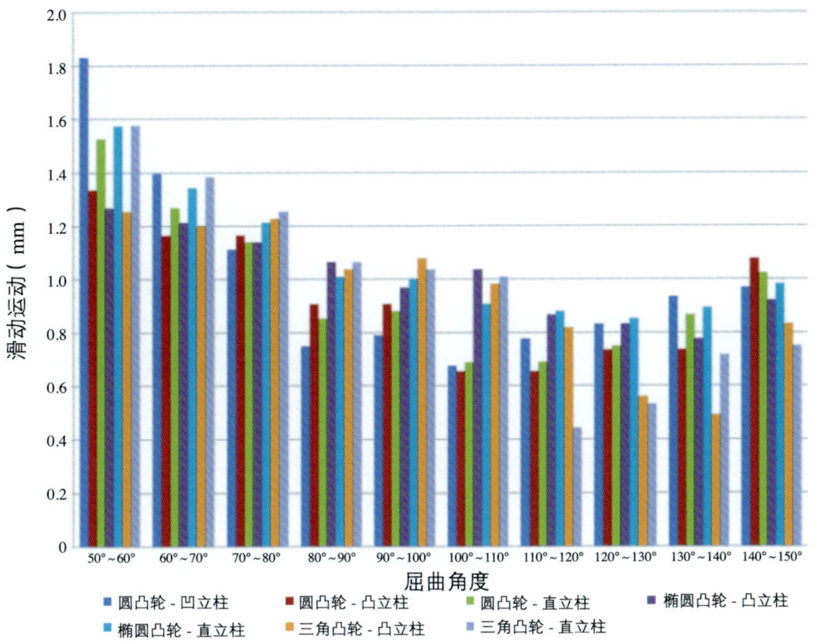

图 1-26　每种组合在 10° 屈曲间隔内测量的滑动运动

圆凸轮 - 凹立柱组合在膝关节屈曲 50°~70° 时，产生了最高的滑动运动；此外，在屈曲 130°~140° 时，这种组合滑动运动也是最高的（0.9 mm）；当膝关节屈曲 80°~100° 时，这种组合的滑动运动最低。

在膝关节屈曲 140°~150° 时，圆凸轮 - 凸立柱组合的滑动运动最高（1.1 mm），而在屈曲 60°~70° 时，这种组合的滑动运动最低（1.2 mm）。

圆凸轮 - 直立柱组合的滑动运动呈现不稳定性，它从屈曲 50°~60° 时的 1.5 mm 适度下降到屈曲 80°~90° 时的 0.8 mm，然后在屈曲 90°~100° 时略微增加到 0.9 mm，但在接下来的 100°~110° 屈曲时下降到 0.7 mm。在椭圆凸轮 - 直立柱和三角凸轮 - 直立柱上也观察到类似情况。

TKA 的术后活动范围取决于许多因素，除 cam-post 机制外，患者术前活动范围、假体几何形状同样重要。然而，cam-post 机制的研究有利于医生选择更适合患者的膝关节假体，使患者的日常活动不再受到限制，尤其是对于需要完成更大屈曲角度动作（如蹲、跪等）的人群，这将为他们的生活带来巨大改变。

1.24　使用 PS 假体易发生屈曲间隙大于伸直间隙，应如何调整？

易发生屈曲间隙大于伸直间隙的情形

（1）常见于重度屈曲挛缩患者

当股骨远端加截骨依然不能获得满意的伸直间隙时，就会迫不得已采用胫骨加截骨，从而使伸直间隙增大，但与此同时也增加了屈曲间隙，所以导致屈曲间隙大于伸直间隙。

（2）选择小号股骨假体

当患者膝关节左右径较小，而前后径较大时，为了适应左右径，可能会迫不得已选择一个小号假体，所以在使用前参考截骨时，最容易出现股骨后髁多截骨，从而导致屈曲间隙变大。

屈曲间隙大于伸直间隙的后果

屈曲间隙与伸直间隙相差 1~2 mm 也许不会有太严重的后果，但是如果大于 2 mm，患者在术后的日常生活中，尤其在上下楼梯、蹲、跪、上下汽车时，可能会出现膝关节使不上劲、打闪、打软腿的情况，会极大影响患者对膝关节术后疗效满意度的评价，而且这种不稳定会增加聚乙烯垫片的磨损，甚至导致胫骨或股骨假体的早期松动和失败。所以目前的主流观点认为，屈曲间隙应尽可能等于伸直间隙[130]。

术中发现屈曲间隙大于伸直间隙时应如何调整

膝关节置换术中出现屈曲间隙大于伸直间隙的情况时有发生，会对患者愈后膝关节功能产生不利影响。为避免这种情况，我们可以通过改用大号股骨假体、后移股骨假体、减小胫骨平台后倾角、股骨远端加截骨、股骨安装或截骨时稍屈曲位安装等技巧来获得良好的效果。

（1）改用大号股骨假体

如果左右径可以适应，或者相差不超过 2 mm，是可以接受的。用大号股骨假体时，股骨后髁尽量少截骨。

（2）后移股骨假体

即平行将股骨假体后移安装，甚至可以接受一点前方骨皮质切迹（notch），使整个股骨假体后移安装以减小屈曲间隙。

（3）减小胫骨平台后倾角

后倾胫骨截骨甚至可以截到 0°，但是不可以截成前倾。另外，大多数聚乙烯垫片会有 3°~4° 的后倾，所以不用担心胫骨截骨截成 0°。如果胫骨已经截成后倾，可以把前方再做一定的截骨，使之变成 90° 的截骨，再用稍厚的垫进行伸直间隙和屈曲间隙的匹配。

（4）股骨远端加截骨

这是最简单的方法。在股骨远端加截 2 mm 就可以使得伸直间隙变大，再用一个稍厚的垫来适应过大的屈曲间隙，使伸直间隙和屈曲间隙尽可能地接近平衡。

（5）股骨安装或截骨时稍屈曲位安装

屈曲位截骨的好处在于就算用小号股骨假体，前方也不容易出现骨皮质切迹。而且有学者认为，当股骨假体屈曲位安装时，股骨假体屈曲安装 2°~3°，屈曲间隙会减小 1~2 mm，当然，这种改变是很有限的，在使用时要慎重[130]。

1.25 在膝关节活动度方面，哪种假体的活动度更好？

全膝关节置换术（TKA）的术后活动范围是影响许多日常活动的重要临床结果。许多报告已经描述了影响 TKA 术后活动范围的因素。其中重要因素包括术前膝关节活动范围、胫股内翻或外翻角、疾病类型、患者年龄、术前膝关节功能评分、使用手术技术、假体设计、术后治疗等 [131-132]。

关于假体设计形式对关节活动度（ROM）的影响，对后交叉韧带（PCL）保留、PCL 牺牲、PCL 替代、双交叉韧带保留或替代的 TKA 术后活动范围的研究 [133] 较多。

Hirsch 等 [134] 对 242 例初次 TKA 的回顾中发现，PCL 替代的 TKA 患者术后活动范围（112°）优于 PCL 牺牲（103°）或 PCL 保留（104°）的患者。

Becker 等 [135] 研究发现，PCL 牺牲的 TKA 术前活动度较差，但相对于 PCL 保留型假体却有更好的术后屈曲范围。

尽管一些荟萃分析表明，PS-TKA 在 ROM 方面优于 CR-TKA[136-137]，但随访时间的差异可能会影响其结果，因为 ROM 会随着时间的推移而改善。在一项关于 PCL 替代（PS）、PCL 保留（CR）、双交叉韧带替代（BCS）、双交叉韧带保留（BCR）TKA 的早期随访中 [133]，PS 假体和 BCS 假体在 ROM 方面的表现显著优于 CR 假体。但在长期随访中，任何一种膝关节假体与其他假体相比，ROM 都没有统计学上的显著差异。

对于高屈曲假体术后效果，研究存在不同意见。Huang 等 [138] 对 NexGen LPS 和 NexGen LPS-Flex 两种假体进行了比较研究，结果发现 NexGen LPS-Flex 假体术后屈曲度明显较大（138° *vs.* 126°）。而 Kim 等 [139] 对这两种假体比较研究后认为，两种假体术后屈曲度没有区别（136° *vs.* 139°）。Gupta 等 [140] 对 PFC Sigma RP-F 和 PFC Sigma RP 两种假体进行了配对比较研究，结果显示，Sigma RP-F 组术后屈曲度增加 17°，而 Sigma RP 组仅增加 6°。

1.26 哪种假体容易产生髌股关节的摩擦声及弹响？

髌骨周围软组织撞击膝关节假体髁间盒的前缘形成髌骨周围结节导致弹响，这种症状被称为髌骨撞击综合征（patellar clunk syndrome，PCS）。这种症状的产生原因是：髌骨上极与股四头肌肌腱连接部形成纤维结节，此结节在屈膝时卡在髁间盒中，伸膝时会从中弹跳出来，因而出现弹响。研究表示，膝关节置换术后髌骨撞击综合征与多种因素相关，比如股骨假体类型、手术创伤以及手术技术相关因素如关节线的改变、髌骨高度、髌骨厚度、髌骨轨迹等 [141-144]。其中，股骨假体类型是引起术后关节摩擦音或弹响的主要原因。

研究发现，与术后发生关节摩擦音或弹响有关的假体特点包括以下几方面 [145-147]。

（1）股骨滑车沟设计：股骨假体侧缘越高，股骨滑车沟就越深，假体关节面就越符合解剖设计，髌骨滑动轨迹会越稳定，也就越少导致纤维结节的形成和症状的发生；

（2）髁间盒的相对位置及设计：髁间盒的设计越靠后，越靠近端，关节伸直过程中软组织卡压的可能性就越小；

（3）髁间盒的转换平滑程度：当髁间盒向股骨假体前缘转换越平滑时，纤维结节在此卡压的可能性也就越小。

对于假体设计形式，PS 假体相较于 CR 假体发生髌骨弹响综合征的概率更高。原因是 PS 假体在膝关节屈伸活动时，髁间窝上方髌骨易出现骑跨现象从而刺激周围滑膜增生，导致 PCS 的出现。与固定平台相比，活动平台膝关节假体发生 PCS 的概率明显增高。活动的股骨髁其髁间盒比例较大，更有可能诱发髌骨附近的纤维结节，导致 PCS。

有些公司生产的股骨假体前方向远端移行的部分较为锐利，被形象地称为“盒子形设计”，有报道称其术后髌骨弹响发生率可高达 7.5% [148-151]。

解剖型膝关节、低接触应力旋转平台和 NexGen LPS 型股骨组件具有更深、向远端延伸的沟，以及更窄、更位于后方的髁间盒，这些设计有助于降低 PCS 的发生率 [152]。

Advanced PS 系统改进了具有凸起侧缘的股骨假体设计，加深了具有解剖斜向的髌骨沟，降低了 PCS 的发生率。NexGen LPS 系统更改了 cam-post 机制，使滑车具有更大的活动性，并使髌骨沟倾斜，从而导致 PCS 很小甚至没有 [153-154]。有研究发现与固定的 NexGen LPS 膝关节系统相比，Sigma 旋转平台膝关节系统的 PCS 发生率较高（9.7%）[155]。

1.27 与 CR 假体相比，PS 假体去除后交叉韧带，本体感觉会受影响吗？

本体感觉是指肌肉、肌腱、关节等运动器官本身在不同状态（运动或静止）时产生的感觉，它对于维持膝关节平衡功能具有重要作用。膝关节本体感觉的减退将导致关节稳定性下降及运动控制力减弱，因此本体感觉同样也是评估膝关节置换术后疗效的重要指标。对于 CR 假体和 PS 假体置换术后膝关节本体感觉有无区别，目前仍存在较大争议 [156]。有研究认为，膝关节置换时保留后交叉韧带与否对膝关节本体感觉无明显影响 [157]。而有的研究则表明，CR 假体置换术后膝关节被动角度再生试验更加精确，本体感觉恢复更好，患者满意度更高 [158-160]。后者认为，CR 假体置换术后患者本体感觉评估值优于 PS 假体的原因在于：① CR 假体保留了后交叉韧带及其本体感受器，更好地保护了膝关节本体感觉的输入及反馈功能；② CR 假体不需要行髁间窝截骨，骨量丢失更少，出血可能较少，患者恢复更快。

1.28 PS 假体与 CR 假体哪种假体生存率高？

CR 假体能够恢复正常的膝关节动力学，同时能够在解剖上起到连接股骨和胫骨的作用，PS 假体则是通过加强胫骨和胫骨共同结合而达到关节稳定度，对于这两种假体的短期效果学者们持有不同看法。CR 假体的术后生存率较高，而 PS 假体有更好的关节活动度。Abdel 等 [161] 研究分组报道，5389 例 CR 假体的术后 15 年生存率更高，该研究选取膝关节畸形患者，膝关节呈屈曲状态，并且内外翻畸形大于 15°，术后进行分析观察，其结果显示 CR 假体的术后生存率为 90%，PS 假体的术后生存率为 78%，该研究小组又对

16 584 例初次 TKA 患者进行综合研究，对应用假体类型进行分析显示，CR 假体的术后 10 年和 15 年生存率在所有应用类型假体中显示最高水平。由此可见，CR 假体的术后生存率比 PS 假体高，但 PS 假体术后活动度要好于 CR 假体。

1.29　保留后交叉韧带的假体对关节稳定性有何作用？

对于重度骨关节炎患者，术中发现前交叉韧带完好者仅有 25%~53%，而后交叉韧带尚存者可达 99%，换言之，99% 的患者可使用保留后交叉韧带的假体。保留后交叉韧带的假体有利于屈曲膝关节时胫骨旋转与股骨向后滚动，从而模拟膝关节运动的生理学机制，避免了股骨假体后端与胫骨假体后端的撞击，减少假体 - 骨水泥 - 骨界面的剪切应力，有利于假体稳定，减少松动，从而延长假体的使用寿命。保留后交叉韧带假体的本体感觉及张力感受对膝关节周围相关肌肉的自体调节控制以及稳定膝关节的功能均有作用。

在无前交叉韧带的膝关节中，股胫关节几何关系已发生改变。实际上后交叉韧带的主要功能不在于人工膝的滚动，而是屈膝时的稳定作用。后交叉韧带还可以防止膝关节过伸及股胫半脱位。使用保留后交叉韧带的假体，术后膝关节步态要优于不保留后叉韧带的假体。尤其是在上下楼梯或在不平整地面行走时更能显示出不同效果。Simon 等 [162] 报道，保留后交叉韧带假体术后患者上下楼梯的膝关节步态与健康关节非常相似。

1.30　对于后交叉韧带保留型假体，后交叉韧带张力对膝关节有何影响?

在临床实践中人们已经发现，后交叉韧带保留型假体的后交叉韧带张力与置换术后临床效果密切相关，术后后交叉韧带张力过高的患者，可出现屈曲疼痛，伸屈活动也会受到影响。Arima 等 [163] 研究发现，后交叉韧带张力增高会影响膝关节最大屈曲度，后交叉韧带过紧可造成病态后滚增加，从而使高分子聚乙烯衬垫磨损增加，有研究团队曾指出，术中可采用拉出 - 抬离（pull-out，lift-off）检测法（POLO test）判断后交叉韧带的松紧度 [164]。

在截骨等操作完成后装入假体试模，屈曲 90° 时假体试模及衬垫完全接触，如果后交叉韧带太紧，屈曲 90° 时胫骨侧假体及衬垫前方可出现抬离（lift-off）现象。Scott 等 [164] 提出后交叉韧带“可控松解延长”的概念，适当程度地松解延长后交叉韧带，可保证膝关节置换术后符合单膝关节生理性运动学的要求。松解部分主要是后交叉韧带前外侧纤维，上方达到股骨止点，下方达到胫骨附着点。部分松解后，后交叉韧带仍有连续性，具有一定张力，但绝对不能离断。一但松懈过度，失去韧带的全部张力，应改用不保留后交叉韧带的假体，但屈伸间隙需要重新调整。

对于后叉韧带过紧，松解后可保持膝关节运动学机制，患者术后的功能可达到满意程度。

1.31　TKA 保留后交叉韧带有何优点？

TKA 保留后交叉韧带的优点包括：①膝关节在做各方位活动时，后交叉韧带可吸收应力，对于外力可起到缓冲作用，以避免这些应力传导到假体 - 骨界面上；②后交叉韧带可以控制股骨髁在胫骨平台上的后滚运动，增加膝关节屈曲角度；③后交叉韧带对上楼时维持膝关节稳定和运动起到非常重要的作用；④后交叉韧带上存在本体感觉的神经结构，从而具备本体感觉的功能，对位置觉、方向感、运动等方面均有很好的调控作用。

1.32 TKA 应用后交叉韧带保留型假体，胫骨平台后倾角度偏小或偏大有何影响?

对于后交叉韧带保留型假体，其胫骨平台要有一定的后倾角度，大部分公司设计为5°~7°。如果胫骨平台没有后倾或后倾角度过小，则屈曲间隙过紧，就会产生杠杆作用，从而导致胫股关节之间接触应力过大，加速聚乙烯衬垫的磨损，同时由于后交叉韧带张力过大会影响屈曲，特别是上述杠杆作用，可使胫骨金属托与界面松动，固定的假体在位率降低。相反，若后交叉韧带保留型假体胫骨平台后倾角度过大或后交叉韧带松弛，甚至功能丧失，会导致伸膝时胫骨发生前侧半脱位，屈曲时发生胫骨后侧半脱位，即使不发生半脱位，也会导致屈曲不稳。胫骨过度后滚被认为是聚乙烯加速磨损的一个因素。

1.33 膝内（外）翻达到多少度时应选择 PS 假体? 膝关节屈曲挛缩达到多少度时应选择 PS 假体?

膝外翻畸形分为 3 个等级：Ⅰ级畸形，偏差小于 10°，可被矫正，伴有外侧软组织挛缩但内侧副韧带（medial collateral ligament，MCL）无伸长（80% 的病例）；Ⅱ级畸形，轴向偏差在 10°~20°，侧向结构收缩，内侧副韧带伸长但功能正常（15% 的病例）；Ⅲ级畸形，轴向畸形大于 20°，侧向结构紧密，内侧副韧带不起作用（5% 的病例）。

关于外翻膝关节置换术中应使用假体的约束程度尚未达成共识。膝关节假体的选择还要依据关节不稳定的程度和骨缺损程度。

对于Ⅰ级膝外翻畸形，可以使用 CR 假体，但适当的骨量切除术和足够的软组织平衡对于 TKA 的长期生存非常重要。

当冠状平面松弛时，由于内侧副韧带功能不全，应使用约束程度更大的假体，如 PS 假体、CCK 假体或铰链式膝关节假体，以达到适当的稳定性和畸形矫正。当冠状畸形轻微（＜10°）但内侧副韧带张力不足时，可以使用 PS 假体。然而，在畸形更严重的情况下，聚乙烯凸轮吸收的机械应力会导致假体过早磨损和过早松动，出于这个原因，许多外科医生会使用 CCK 假体。而在畸形最严重的情况下，则会使用旋转铰链式假体。

医生通常在Ⅰ级畸形中使用 PS 假体。在Ⅱ级畸形中，可根据内侧副韧带的完整性和功能来决定手术区域的约束程度。如果存在内侧残余不稳定性，通常不会进行内侧收紧，但更倾向于切换为约束程度更高的假体。在Ⅲ级畸形中，通常使用髁突约束，或者在最严重的情况下使用旋转铰链式假体。

据 Baldini 等 [165-166] 报道，在冠状畸形 ＞15° 的患者中进行的 CR-TKA 与疼痛和翻修的发生率增加有关。此外，在存在固定屈曲挛缩的情况下，PS-TKA 是首选手术，尤其是在固定屈曲挛缩 >20° 的膝关节中，因为在切除 PCL 时很容易获得对称的屈伸间隙。

相关研究表明，严重的屈曲挛缩或较大的后倾角及较小的股骨尺寸是 CR 假体转为 PS 假体的危险因素[167-169]。对于一般屈曲挛缩的患者来说，可以通过充分去除骨赘、后关节囊松解及增加股骨侧截骨、减小胫骨截骨后倾来解决。但如果依然无法解决，就有必要转换为 PS 假体。相关研究显示，在严重屈曲挛缩（>20°）的患者中，其需要转换为 PS 假体的概率是一般屈曲挛缩（<5°）患者的两倍（14.3% *vs.* 7.8%）[170]。

因此，建议在膝内（外）翻畸形大于 15°、屈曲挛缩大于 20° 时选用 PS 假体。

1.34 人工膝关节置换有哪些创新研究?

全膝关节置换术（TKA）是治疗严重骨关节炎的有效方法。尽管假体存活率很高，但仍然存在患者不满意的情况。近年来，研究人员进行了多种膝关节置换术的创新研究用以改善术后功能结果[171-172]。

导航在 TKA 中的应用

在传统的全膝关节置换术前，医生会根据经验进行手术模拟，确定手术步骤和术中可能遇到的问题，手术技术水平依赖医生的经验，如果术后患者下肢机械力线不良以及间隙平衡不理想，会导致假体早期松动，磨损加快，后期将影响假体寿命，最终会出现膝关节功能严重障碍[173]。

随着计算机及图像技术的迅猛发展，计算机辅助导航系统（computer assisted navigation system，CANS）应运而生，术中可以数字化定位，自动选出尺寸最合适的关节假体，手术医生据此可精确放置人工关节。该系统能显示及跟踪手术过程，可以帮助医生更精确、安全地进行多种复杂手术，因此，计算机辅助导航已经在骨科各个领域展现出许多不可替代的优越性[174]。研究认为，计算机辅助导航在下肢力线的正确重建、假体选择和准确置入、等距屈伸间隙和韧带平衡等方面达到了传统手术难以达到的水平，可以有效提升患者的满意度并降低手术风险[175]。

（1）计算机辅助导航的原理

导航系统是由连接在计算机上的信号发射及感应装置和固定在骨骼上的示踪器组成的三维空间定位系统。根据手术中录入的患者解剖标志（髋、膝、踝三个关节中心点），结合系统内数据资料，计算出下肢生物力线和膝关节结构，并确定截骨量、截骨方向和假体安放位置。显示屏可实时显示截骨高度、角度、力线和间隙信息，为医生提供截骨规划及假体选择的初步建议[176]。

（2）计算机辅助导航的构成

计算机辅助导航系统由 4 个部分构成：①手术导航工具，通过发射光电信号，从而确定手术工具的位置；②位置跟踪仪，用于接收光电信号，以监测及追踪手术器械的位置；③显示屏，术中实时反映手术器械的位置及患者的影响数据；④工作站，将虚拟坐标系与实际坐标系通过计算匹配[177]。

（3）计算机辅助导航 TKA 的结果

导航系统已具备在 TKA 中准确评估膝关节运动轨迹和运动范围的能力，且具有良好的早期临床结果。导航系统可在截骨完成后，膝关节被动牵拉及屈伸活动时，同步记录并显示膝关节内外侧间隙及屈曲伸直间隙的数据，帮助主刀医生直观了解内外侧副韧带与后方关节囊张力情况，达到更好的膝关节软组织平衡。在膝关节功能方面，一些早期随访研究表明，使用计算机辅助导航 TKA 的患者术后膝关节功能结果较常规 TKA 患者有明显改善[178-180]。

计算机辅助导航作为一种新型技术，也存在一定的不足。导航系统的精确性很大程度上取决于术者初始的定位注册准确度，因此术者应熟悉导航系统原理，准确定位并注册髋、膝、踝关节中心点，才能最大限度发挥导航技术的优势。导航系统定位主要依据髋、膝、踝关节中心点，因此，当髋关节或踝关节合并严重病变、存在畸形或僵直时，可能会导致术中定位不准。导航系统与常规手术技术的不同之处在于它们利用机械轴而不是股骨前皮质来确定假体的尺寸和方向，没有考虑股骨前弓角，所以在矢状位股骨假体角度方面与常规手术相比无明显优势。另外，相较于常规手术，患者花费、术者学习曲线等也限制了导航系统在关节外科中的推广。

机器人在 TKA 中的应用

机器人辅助系统是计算机辅助导航系统的进一步创新研究，这一技术提供的主要优势是准确且可重复地进行截骨[181-182]。机器人辅助系统可以根据手术过程中的截骨和假体位置评估韧带平衡。这种韧带平衡基于外科医生给出的外翻或内翻应力，机器人辅助系统的目的不是取代外科医生，而是提升医生的手术效果（图 1-27）。

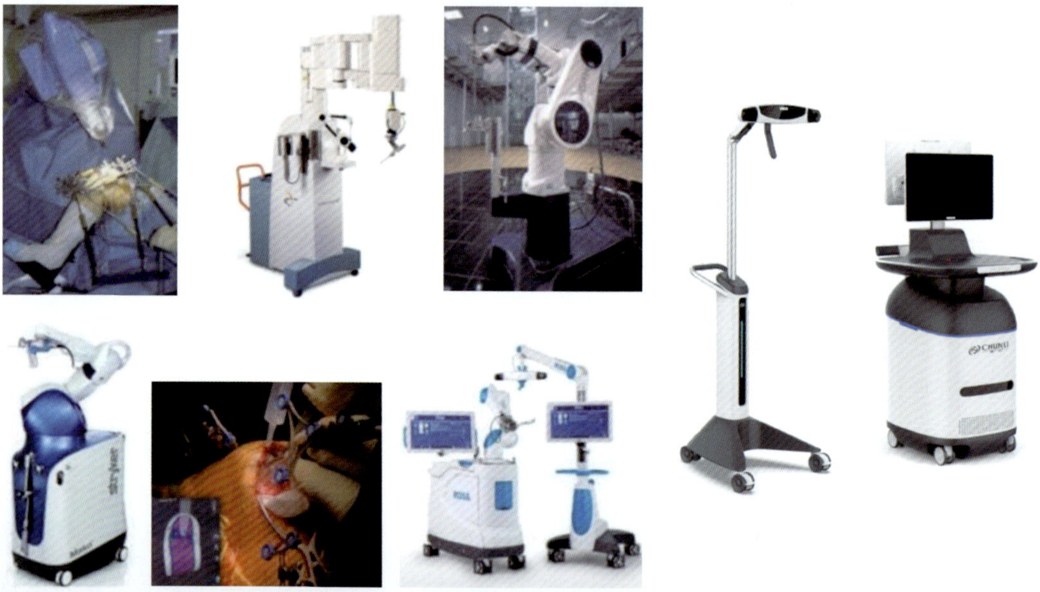

图 1-27　机器人辅助系统

（1）手术计划

机器人辅助系统根据手术计划可分为图像引导的机器人辅助系统和无图像机器人辅助系统。

图像引导的机器人辅助系统需要根据术中骨形态映射或术前CT成像建模。术前CT成像包括踝关节和髋关节以及膝关节上的扫描，以确定机械股胫轴。手术计划在术前完成。在手术过程中，机械臂会根据手术计划协助进行精确截骨。其缺点包括术前影像学检查费用高、患者检查不便以及辐射暴露量多。

无图像机器人辅助系统需要手动对解剖表面进行术中注册。然后创建一个3D虚拟模型，并在手术期间进行计划。术前无须进行3D成像及特定计划。其缺点是术中登记依赖外科医生输入正确数据点的精确度，容易出现人为错误。

（2）机器人辅助系统分类

用于膝关节置换术的机器人辅助系统分为三类：被动、半自主和自主机器人辅助系统。

被动机器人辅助系统可提供3D虚拟模型，实现准确的术前计划，但是没有截骨系统。被动系统是计算机辅助或导航系统，可执行准确的手术计划并指导工具定位，但截骨动作仅由外科医生执行。

应用自主机器人辅助系统时，外科医生执行手术计划（截骨、植入物定位和尺寸）、初始入路和膝关节暴露。然后，自主系统有能力在没有外科医生输入的情况下完成剩余的手术操作。不过外科医生可以控制紧急开关以停止手术或调整计划。

半自主机器人辅助系统结合了被动系统和自主系统的优点。手术计划由外科医生根据术前3D成像或术中骨表面映射执行。半自主机器人由外科医生控制。但是，外科医生的控制由机器人进行调节，以限制手术计划中的骨骼准备。借助反馈回路，可以控制截骨或者定位切割导轨。外科医生不能执行偏离计划的骨切除术。这种控制提高了外科医生的准确性并降低了出错的风险。

（3）机器人辅助TKA的韧带平衡

TKA中韧带平衡对于获得良好的功能结果和维持正常的膝关节运动学至关重要。机器人辅助系统可以在术前、术中及手术结束时记录并评估韧带平衡。在手术的所有步骤中，外科医生都可以评估韧带平衡并进行调整。根据机器人辅助系统的不同，可以在膝关节90°伸展、屈曲或所有运动范围内评估韧带平衡。目前的机器人系统在膝关节单髁置换术（unicompartmental knee arthroplasty，UKA）和TKA的规划和程序中采用了软组织平衡算法。该系统非常有帮助，特别是对于中屈曲（30°~60°）平衡，这在传统手术中很难评估。然而，韧带平衡的评估始终是手动的。机器人系统仅记录外科医生施加的内翻和外翻应力。这些值并不完全客观，同样取决于外科医生、患者及其他术中因素。

（4）手术结果

UKA术中使用机器人辅助系统，假体的定位得到了显著改善。虽然有些研究显示使用机器人辅助系统并不总是显著改善平均种植体定位，但异常值的减少非常显著[183-188]。研究还表明，机器人辅助系统可以改善韧带平衡、减少术后疼痛、更快地恢复日常生活和运动，并提高功能评分[189-192]。

关于机器人辅助 UKA 的研究显示，短期和中期假体存活率均令人满意[193-194]，然而对于机器人辅助 UKA 的存活率是否更高仍缺少研究。

关于机器人辅助 TKA 的研究很少。这些研究基本上是初步研究[195]，没有对照组或长期随访。目前，只有自主机器人辅助系统有较长的随访。Kim 等[196]使用 Robodoc 系统并进行了至少 10 年的随访，发现机器人辅助 TKA 与传统 TKA 在功能结局评分、无菌松动、总体存活率和并发症方面没有差异。

与传统的 TKA 相比，基于图像的机器人辅助 TKA 提高了假体植入位置的准确性、矢状面和冠状面对齐与关节线修复的准确性，并可减少骨骼和关节周围软组织损伤。

几项研究对照评估了机器人辅助 TKA 组和传统 TKA 组的短期功能性术后评分及早期并发症[197-200]，结果尚无定论，有必要进行更多的中长期研究。

保留前交叉韧带假体的 TKA

前交叉韧带对于在整个运动范围内提供正常稳定性和运动力学以及本体感觉至关重要。但无论是后交叉韧带保留型假体还是后稳定型假体，在植入时都需要切除前交叉韧带，这会导致膝关节前部松弛和胫股关节定位异常。外科医生希望患者有更自然的膝关节感觉，以恢复膝关节高水平活动能力，进而提高术后满意度。因此，最大限度模拟自然膝关节运动力学的前后交叉韧带保留型假体（BCR 假体）得到广泛关注。

BCR-TKA 保留了前后交叉韧带，不仅能完整保留膝关节在屈伸过程中的“螺旋 - 旋回”机制，还能够保留前交叉韧带的本体感觉，从而使膝关节置换术后关节的稳定性大大提高。然而，由于前交叉韧带的保留，胫骨髁间骨岛也必须保留，因此留给胫骨假体固定的面积十分有限，这可能造成胫骨假体早期不稳定甚至松动。

此外，BCR-TKA 对医生的手术操作技术要求较高，术者学习曲线长，初学者对韧带平衡、关节线高度的精确重建相对较难，若医生缺乏经验可能导致并发症的出现。BCR 假体翻修最常见的原因是聚乙烯磨损，其次是松动和感染。另外，BCR-TKA 的适应证及禁忌证也没有统一的标准及相关研究或共识。

双间室膝关节单髁置换术

在膝骨关节炎（KOA）的治疗中，TKA 长期被视为“金标准”。然而，随着医疗技术的发展，双间室膝关节单髁置换术（BI-UKA）作为一种新兴的手术方法，正逐渐展现出其独特的优势和潜在的临床应用价值[201]。

随着 UKA 在单间室 KOA 治疗中取得良好疗效，BI-UKA 逐渐受到重视。特别是 UKA 应用于外侧间室 KOA 取得成功，为 BI-UKA 的发展奠定了基础。近年来，BI-UKA 再次受到关注，尤其在获得良好的临床疗效后。BI-UKA 假体的设计改进为双间室 KOA

的治疗提供了更多选择。新技术的应用（如计算机辅助导航系统和机器人辅助系统）提高了 BI-UKA 的精确性和成功率。这使得 BI-UKA 成为 TKA 的有力补充，尤其是对于年轻的双间室 KOA 患者。

相较于 TKA，BI-UKA 治疗双间室 KOA 具有明显的潜在优势。首先，BI-UKA 保留了前后交叉韧带，能更好地保持膝关节本体感觉，而患者术后满意度和功能评价与膝关节本体感觉密切相关。BI-UKA 可以更精确地恢复韧带张力，避免膝关节不稳定。其次，BI-UKA 的临床疗效不劣于 TKA，并能保留更多的膝关节解剖结构。Fuchs 等[202]研究表明，BI-UKA 通过保留前后交叉韧带，可得到和 TKA 一样的手术效果，并且对侧肢体的并发症更少。在运动学方面，BI-UKA 术后膝关节更接近正常关节的生物力学，运动学更接近正常，患者能拥有更正常的步态。此外，BI-UKA 提供了多种尺寸的假体组合选择，属于微创手术，可为二次翻修保留更多的骨量和更好的稳定条件，并有利于快速康复。这些潜在优势使得 BI-UKA 在治疗双间室 KOA 方面具有较好的应用前景，但仍需更多高质量的临床研究来进一步验证。

研究显示，一期 BI-UKA 治疗 KOA 的疗效满意，与 TKA 相比，BI-UKA 具有植入物更小、手术时间更短、能保留前后交叉韧带和截骨量更小的优点，特别是对于年轻患者，更推荐采用该术式治疗[203]。

BI-UKA 治疗双间室 KOA 的患者选择与技术挑战包括：适应证的选择、手术技术要求高、学习曲线长、存在术后并发症风险、康复过程需要个体化、中长期临床疗效仍需随访观察。这些挑战需要临床医生在手术技术和患者选择上严格把握，积累更多临床经验，以提高 BI-UKA 治疗双间室 KOA 的成功率。

传感器辅助 TKA

膝关节置换术的创新研究提高了假体定位、肢体对准、植入物尺寸的准确性，并减少了软组织损伤。然而，要实现令人满意的 TKA，还需要达到一定的软组织平衡。软组织平衡在 TKA 中至关重要，有经验的外科医生通过主观感觉而非科学角度来获得软组织平衡。这种“感觉”受许多因素的影响，如患者体形（肥胖）、性别、关节挛缩程度以及医生手术经验等。韧带平衡不良会导致关节不稳定、僵硬、疼痛、翻修或患者不满[204-206]。

传感器技术的引入有利于在 TKA 中提供有关软组织平衡的客观数据。通过传感器设备将无线数据传送到术中监护仪，以促进有关假体位置和软组织松解的有效决策，从而通过全方位运动改善平衡和稳定性（图 1-28）。

一些研究已经描述和评估了传感器技术对 TKA 韧带平衡的结果。研究显示，传感器辅助 TKA（sensor-assisted TKA）可改善术中软组织平衡，术后的临床评分和关节活动度明显高于传统手术，可显著降低关节纤维化发生率[207-208]。

然而，传感器辅助 TKA 仍有一些局限性，首先，手术的费用较高；其次，达到软组织平衡时的关节间压力标准仍需进一步研究。另外，目前对于传感器辅助 TKA 与传统

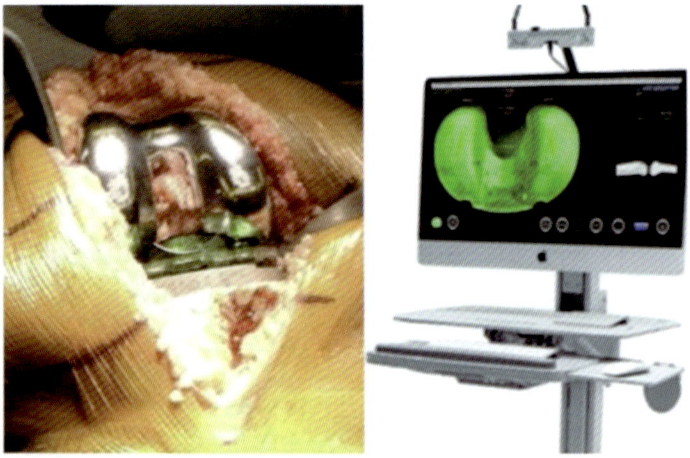

图 1-28 传感器辅助 TKA

TKA 的对比研究较少，且临床随访时间较短，尚无研究显示使用这些装置可显著提高术后患者满意度。

患者个性化截骨工具

患者个性化截骨工具（patient specific instrumentation，PSI）是根据患者术前的影像学数据如计算机断层扫描（computed tomography，CT）或磁共振成像（magnetic resonance imaging，MRI）建立模型，通过现代快速原型技术（3D 打印机）定制而成。它能帮助医生在手术中更精准地进行截骨操作，确保假体的安装位置和角度符合患者的个体解剖结构（图 1-29）。例如，对于膝关节畸形较为严重的患者，使用个性化截骨导板可以根据畸形特点进行特殊设计，提高手术的准确性和治疗效果。

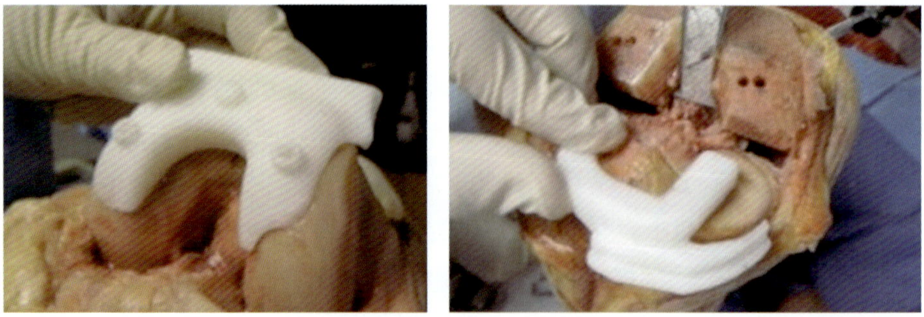

图 1-29 3D 打印 PSI 导板

PSI 的目标是根据 3D 成像规划精确的截骨导向，从而改善假体定位。为了实现精确切割导航的优势，经常将该技术与另一种技术配合使用，例如使用传感器技术联合 PSI 手术。

研究显示，使用 PSI 可提高种植体定位的准确性[209-210]，然而另有研究发现，PSI 对放射学结果、临床功能、手术时间的影响无统计学意义，PSI 对间隙平衡或软组织松解没有帮助[211-214]。PSI 的定制需要使用 CT 或 MRI，这两种设备的费用都很昂贵，虽然 PSI 能够精确地实现手术规划，但目前外科医生仍然更倾向选择传统方法，因为其成本更低。

“量体裁衣”的患者专用假体

如今，外科医生可以选择多种尺寸的膝关节组件，包括标准尺寸和较窄尺寸，甚至不对称的胫骨假体。然而，人体膝关节解剖学变化不仅限于尺寸的大小或宽窄，还包括其他几个特征，例如股骨远端的梯形、股骨髁的曲率半径、关节线倾斜以及滑车和胫骨平台的形状。

患者专用假体是为患者单独设计和制造的，可以再现患病前膝关节的解剖结构。患者专用假体自 2011 年左右推出以来，已慢慢被手术室采用。其应用主要是优化假体的贴合度并避免假体凸出或覆盖不足，通过避免过度切除软组织来改善韧带平衡，通过恢复自体曲率半径来提高中屈稳定性和运动学，通过恢复自体股骨扭转和定制滑车来改善髌股追踪，并促进自体肢体对齐的恢复。

患者专用假体的设计需要外科医生和工程师之间的合作，通过转换膝关节的扫描图像制成三维模型，进而使用增材制造（3D 打印）技术定制植入物和器械。这个过程通常需要 6~8 周。所有手术参数（如植入物尺寸、定位和肢体对准）均在术前确定，旨在为患者匹配最合适的植入物，并以较低的成本获得良好的功能效果。关于患者专用假体的研究较少，但现有研究都显示出令人满意的假体定位和肢体对准结果，术后 2 年患者满意度改善更为明显[215-217]。

然而，患者专用假体也有一定不足。该假体未考虑韧带平衡，因此韧带平衡仍然取决于外科医生的术中评估。此外，术前计划时需要选择患病的膝关节进行规划，对于存在严重畸形或晚期骨关节炎的膝关节，最终可能仍然无法获得满意结果。

引导运动 BCS-TKA

尽管 TKA 取得了良好的临床效果，但许多患者在 TKA 后仍有残留症状或对结果不满意。大多数 TKA 都牺牲了前交叉韧带，这可能会导致患者满意度和功能欠佳。

引导运动 BCS-TKA 全称为 guided-motion bi-cruciate substituting total knee arthroplasty，该技术的假体设计为不对称轴承几何形状，前交叉韧带和后交叉韧带双重替换，具有 3° 胫骨内翻的聚乙烯衬垫以及内凹、外凸及双凸轮 - 立柱机制。引导运动 BCS-TKA 在屈伸过程中，通过股骨和胫骨凸轮、支撑面或其他相互作用，对前后平移和（或）内外旋转提供某种控制或指导，目标是促进最接近正常膝关节运动学的引导运动并增强前后稳定性[218-225]。与传统 TKA 相比，引导运动 BCS-TKA 可以模仿天然膝关节运动学，改善功能恢复和关节活动，并提供更自然的膝关节感觉。

1.35 人工膝关节置换股骨假体滑车的设计特点是什么？

在全膝关节置换术和髌股关节置换术中，股骨滑车的形态是髌股运动学的关键决定因素。滑车形态与术后髌股并发症有关，如膝关节前疼痛、髌骨骨折、髌骨半脱位或脱位。

然而人工关节制造商除了声明其人工膝关节股骨滑车设计是“解剖性的”，或者滑车槽可以再现机械和解剖股骨轴之间的角度外，所提供的有用信息较少[226-228]。下文将介绍股骨假体滑车设计的几个参数[229-230]，包括滑车沟角度、滑车沟方向和内侧 - 外侧偏移以及小关节面的高度和宽度（图 1-30、图 1-31）。

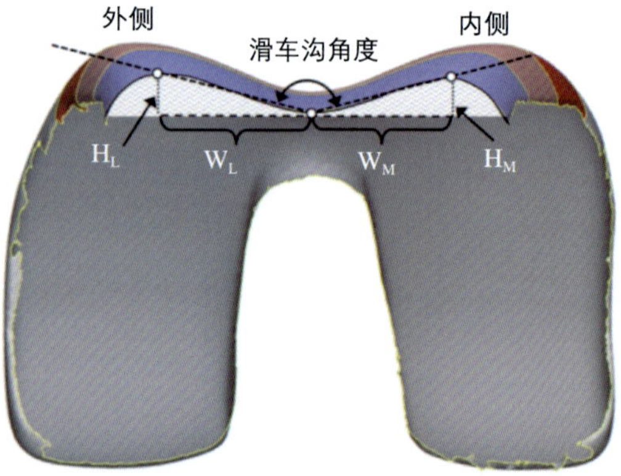

图 1-30 滑车沟角度及小关节面的高度和宽度
H_L：外侧高度；W_L：外侧宽度；H_M：内侧高度；W_M：内侧宽度

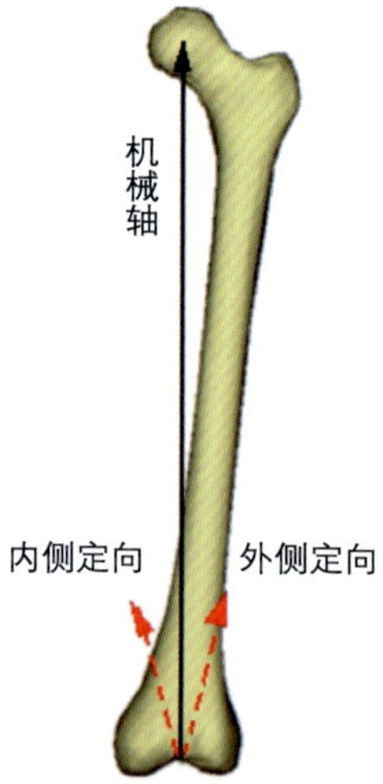

图 1-31 滑车沟方向
外侧定向：滑车相对于股骨机械轴指向外侧，也指向股骨头中心的外侧；内侧定向：滑车相对于股骨机械轴指向内侧，也指向股骨头中心的内侧

滑车沟角度

一项对 22 个人工膝关节假体滑车形态的研究显示，在屈曲 45° 时，部分假体滑车沟角度为 140°～145°，部分假体设计角度为 145°～150°，另外一半假体设计角度高于 150°[231]。研究中大多数假体设计的滑车沟角度偏高，也就意味着滑车沟较浅，假体呈现出滑车发育不良的特征，这是造成早期屈曲时髌骨外侧轨迹异常的一个主要因素。在设计时将人工膝关节假体滑车沟角度朝着更符合解剖学数值的方向优化是减少髌股并发症以及改善 TKA 术后临床结果的一条重要途径。

滑车沟方向和内侧 – 外侧偏移

解剖学研究表明，天然滑车髁间窝是双线性的，在中度屈曲时有一个拐点[232-237]，也就是说，滑车髁间窝在滑车的远端是外侧定向，而在滑车的近端是内侧定向。关于人工膝关节滑车沟相对于股骨解剖轴是外侧定向、平行定向还是内侧定向仍然存在争议[238-242]。

针对人工膝关节滑车参数的研究发现，不同厂家、不同型号假体滑车沟具有不同朝向的结构设计[243-245]。Borukhov 等[246]在一项针对 1578 个股骨假体的大规模研究中发现，在滑车沟的 0% 位置时有 0 mm ± 1.1 mm 的内侧偏移，在滑车沟的 50% 位置时增加为 1.3 mm ± 0.9 mm 的外侧偏移，然后在滑车远端又减少到 0.1 mm ± 0.6 mm 的内侧偏移。相比之下，一项针对 22 个假体滑车形态的研究显示，滑车沟沿着滑车的弧线有大约 200%

的外侧偏移量（2.7 mm ± 1.1 mm）[247]。因此，研究结果表明，全膝关节置换术设计的滑车形态并未反映出天然滑车的解剖结构。当滑车外侧偏移较大且滑车沟较浅时，由于髌骨稳定结构松弛以及滑车的约束较低，髌骨不稳定的风险可能会增加。在某种程度上，这可以解释在未进行髌骨表面置换的全膝关节置换术后出现髌股关节不稳定的情况。

小关节面的高度和宽度

小关节面（滑车内侧和外侧关节面）的高度和宽度是衡量其形态特征和功能表现的重要指标。不同的高度和宽度比例以及数值变化可能会影响关节的运动、稳定性以及与周围组织（如髌骨）的相互作用。与传统设计相比，现代设计在滑车沟角度和内外侧切面的高度上表现出更多的一致性，这可能与现代设计中全膝关节置换术后髌股并发症的减少有关（图 1-32、图 1-33）。

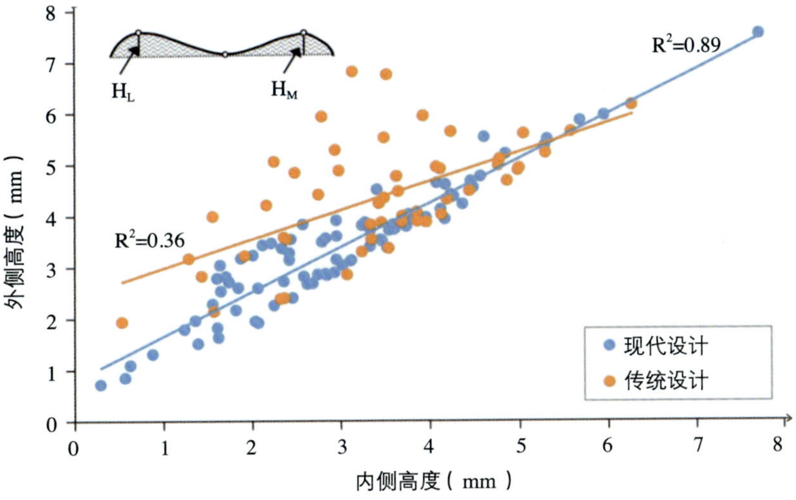

图 1-32　现代设计与传统设计内外侧高度相关性
H_L：外侧高度；H_M：内侧高度

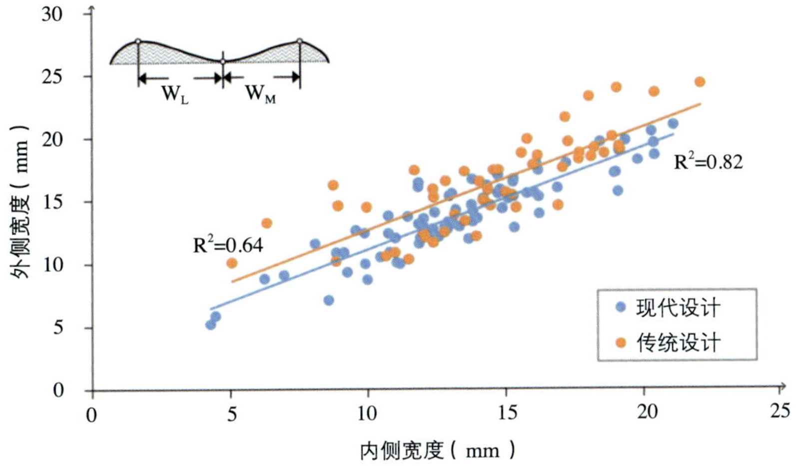

图 1-33　现代设计与传统设计内外侧宽度相关性
W_L：外侧宽度；W_M：内侧宽度

通过分析股骨假体滑车设计的参数，可以提高外科医生对常见假体不同滑车设计及其潜在缺陷的认识，从而更多地应用接近人体膝关节解剖形态的假体，改善对特定患者的假体选择，避免在有髌股关节病史的患者中植入较浅的滑车股骨假体，并在必要时调整手术技术，同时改善术后髌股关节并发症的诊断和治疗[248]。

1.36 人工膝关节重建相关的生物力学基础是什么？

膝关节必须能够运动并且足够稳定以吸收和抵抗关节受力，因此了解膝关节的生物力学对于膝关节正确重建有一定意义。膝关节的生物力学包括对膝关节运动学（动作）和膝关节动力学（力和力矩）的确立和研究。

膝关节运动学

膝关节运动学主要指膝关节的运动范围（图1-34）。膝关节在三维空间有三个方向的移动（伸缩、前后移位、内外移位）和三个方向的旋转（屈伸、内外翻、内外旋）[1, 249]。

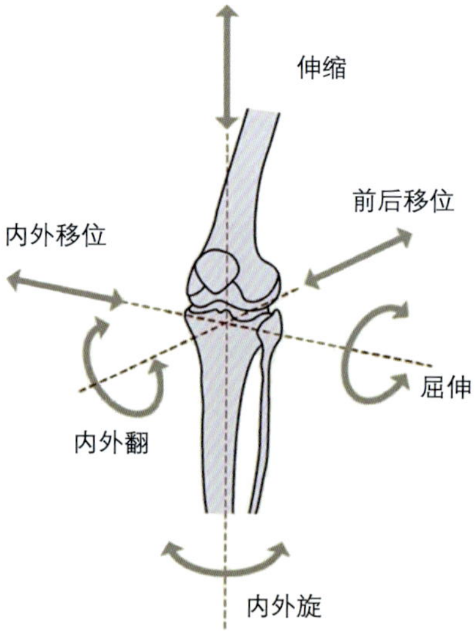

图 1-34 膝关节的运动范围

（1）屈伸运动

屈伸是膝关节最重要的运动功能。膝关节屈曲受髋关节影响，当髋关节伸直时，股直肌最有力量，膝关节屈曲可达110°~120°；髋关节屈曲时，膝关节可主动屈曲至140°~145°，被动屈曲至145°~160°。日常活动中，膝关节屈曲一般会超过90°。常见动作的屈曲角度为：行走54°~67°、跑步＜65°、上楼梯83°~104°、下楼梯90°~97°、跪或蹲＞90°。

屈伸运动中膝关节有滑动与滚动。股骨髁前后曲率半径不同，当股骨髁在胫骨平台上运动时，股骨髁与胫骨不同接触点之间的距离相等，这种运动称为膝关节的滚动；当股骨髁上许多点与胫骨平台同一点接触时，称为膝关节的滑动。一般认为膝关节从完全伸直到屈曲20°是滚动，从屈曲20°到完全屈曲主要是滑动（图1-35）。

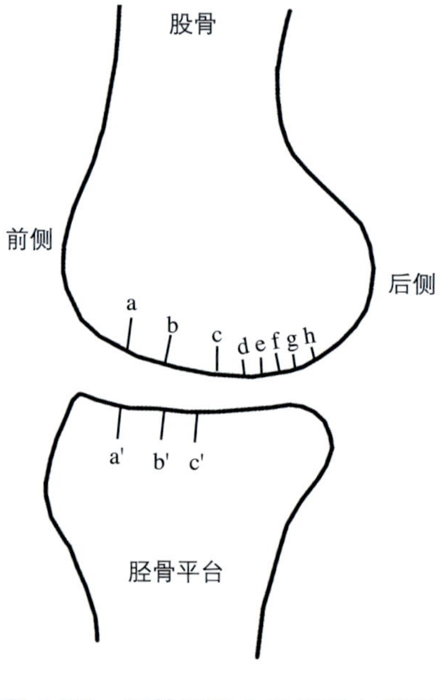

图 1-35 屈伸运动中的滚动与滑动
a~b点为滚动，a点和b点分别与a'点和b'点接触；c~h点为滑动，c~h点分别与c'点接触

（2）旋转运动

膝关节的运动以屈伸为主，除屈伸运动外，膝关节还有横向旋转运动，伸直时伴有胫骨外旋，屈

曲时伴有胫骨内旋。膝关节的旋转活动范围在屈膝 90° 时最大，外旋角度大于内旋角度，旋转活动范围为 40°~50°，其中内旋为 10°，外旋为 30°~40°。

（3）膝关节的锁扣机制

膝关节从屈曲 20° 至完全伸直（0°）时，股骨发生内旋，胫骨相对外旋，每伸直 1°，约有 0.5° 股骨内旋，当完全伸直时，这一旋转活动也最终完成，这一过程类似旋转螺丝钉的动作，被称为锁扣机制。这一机制完成后，膝关节非常稳定，这时股骨与胫骨负重最大，压力最大，膝关节不发生旋转及侧方活动。

膝关节动力学

膝关节动力学是对作用于膝关节上力和力矩的静态分析和动态分析。静态分析是在身体平衡状态时力和力矩的分析，如休息状态或恒定速度下的活动；动态分析是在身体活动时力和力矩的研究，如加速或减速状态下的活动。足跟触地与脚掌触地的静力平衡如图 1-36 所示。

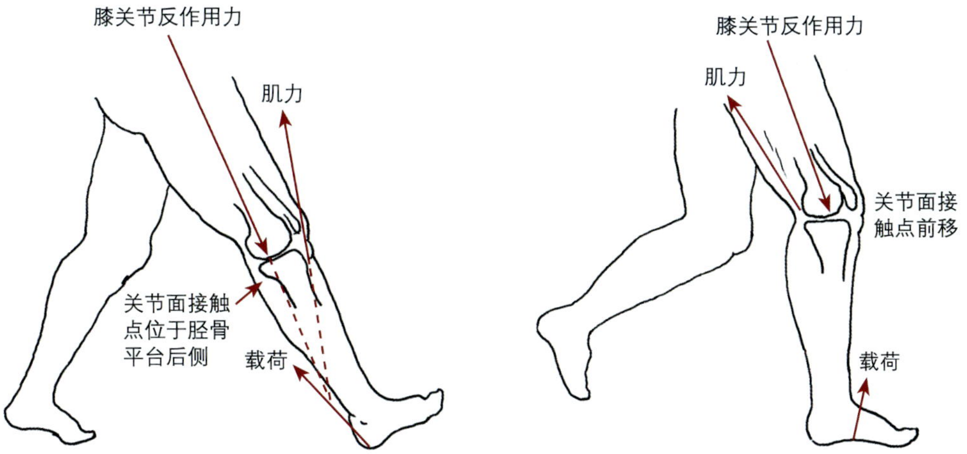

图 1-36 足跟触地和脚掌触地的静力平衡

（1）胫股关节力学特点

膝关节正常运动中，胫股关节内侧受到的力比外侧多 50%，这是由人体负重行走时膝关节内收运动引起的，所以膝骨关节炎 90% 的病变发生在内侧间室，形成膝内翻（O 型腿），仅有 10% 左右在外侧间室发病。膝内翻畸形发生时，膝关节内侧应力增加，如果存在髌下脂肪垫与滑膜内无菌性炎症刺激，则使关节软骨发生超常退变乃至破坏。膝关节运动时，胫股关节的反作用力必须与下肢外载荷和肌力平衡。如果不能平衡，将产生一个相对膝关节的附加力矩，力矩由膝关节外髁关节面和侧副韧带产生的反力矩来平衡，从而导致这些软组织的损伤。正常活动时，胫股关节反作用力可达体重的 2~5 倍，剧烈运动时可达体重的 24 倍 [250]。

（2）髌股关节力学特点

髌股关节是参与膝关节屈伸运动的重要结构，在膝关节活动中有特殊意义。髌骨除了传递股四头肌的拉力和承受髌韧带的张力外，关节面承受的应力和关节面上的应力分布是髌股关节生物力学的研究重点。研究表明，在水平地面行走时，髌股关节力是体重的 1.3 倍，在上下楼梯时是体重的 3.3 倍，在跑步时是体重的 5.6 倍，在深膝弯曲或深蹲时是体重的 7.8 倍 [251-255]。

1.37 陶瓷型膝关节假体的应用现状如何？

TKA 被认为是恢复终末期关节炎关节功能的有效且可靠的治疗方法 [256]。如今，钴铬钼（CoCrMo）合金被广泛用于 TKA 股骨部件。一些报告指出，超过 10% 的患者有金属过敏反应，可能会危及假体的长期存活，导致 TKA 失败 [257-259]。聚乙烯部件磨损产生的碎屑可诱发骨质溶解，导致 TKA 假体无菌松动，为了减少聚乙烯磨损并延长假体的使用寿命，需要解决关节表面的摩擦问题。针对以上两方面，在膝关节股骨部件中使用陶瓷代替钴铬合金可能是一种很有前景的方法 [260-261]。

陶瓷具有优异的表面一致性、高弯曲强度、高耐磨性、生物惰性，一直被用于制作髋关节假体 [262]。近年来，有几项关于陶瓷膝关节假体摩擦学统计的研究取得了令人满意的结果 [263-264]。

目前主要有两家生产陶瓷型膝关节假体的公司，一个为日本京瓷（Kyocera）公司，另一个为德国赛琅泰克（CeramTec）公司 [265]。

日本京瓷（Kyocera）

京瓷公司的陶瓷膝关节经历了四代发展：第一代陶瓷膝（1981—1985 年）为氧化铝陶瓷的股骨组件；第二代陶瓷膝（1990—1996 年）是使用陶瓷的股骨组件和钛合金的平台，以解决第一代平台破裂、下沉的问题；第三代陶瓷膝（1993—1998 年）在陶瓷股骨组件内侧增加了陶瓷的微球多空涂层，以加强与骨水泥的固定，同时在改进工艺后，提高了陶瓷假体的强度和硬度；第四代陶瓷膝（2001 年）采用四方氧化锆多晶硅（tetragonal zirconia polycrystal，TZP）陶瓷作为多相材料，制备了 KU 型氧化锆多晶硅陶瓷，其强度高于氧化铝陶瓷 [266]（图 1-37）。

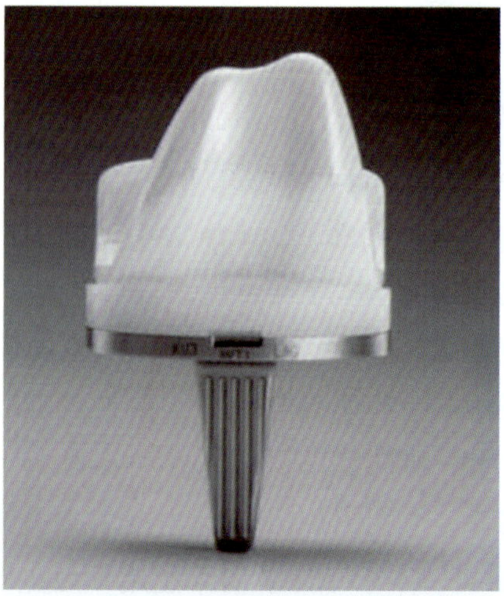

图 1-37　KU 型膝关节假体

1989 年，京瓷公司开发出了陶瓷的三髁假体（tri-condylar implant），主要成分为氧化铝，包含 7% 的钇（Y）。假体在股骨内外髁之间，还有另外一个凸出的髁，替代 PS 假体的凸轮结构，在膝关节深屈时可以起到承重的作用。这个球窝关节接触面积大，在深度屈曲时，可以诱导股骨髁的后滚，同时具有较大的旋转自由度（图 1-38）。

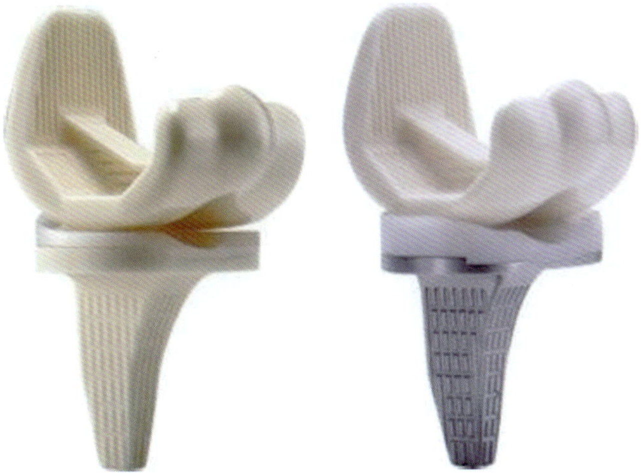

图 1-38　三髁假体

京瓷公司随后还开发出了陶瓷型内轴膝（MPK）假体[267]，它具有更大的股内外侧 / 前后（ML/AP）比值，以更好地适应东亚人的骨骼形态。股骨和胫骨部件分别由氧化铝陶瓷和钛合金组成（图 1-39）。

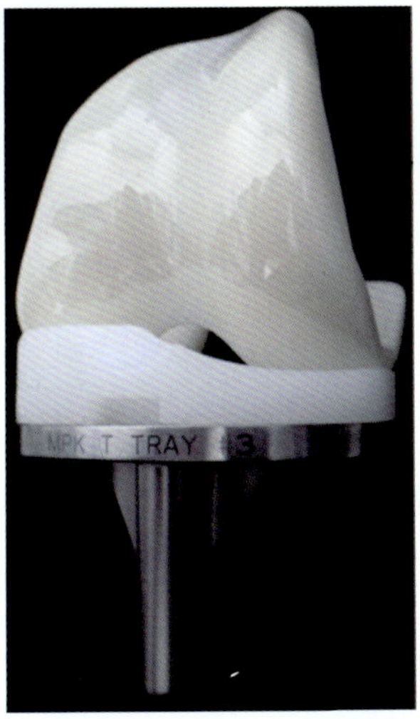

图 1-39　陶瓷型内轴膝假体

德国赛琅泰克（CeramTec）

赛琅泰克公司的陶瓷主要有四类：第一类为硅酸盐陶瓷，是最古老的类型，由天然原料（硅酸盐）与氧化铝制成；第二类为氧化物陶瓷，主要由金属氧化物组成，包括氧化铝、氧化锆、钛酸铝等；第三类为非氧化物陶瓷，主要由碳、氮、硅等元素的化合物组成，包括碳化硅、氮化硅、氮化铝；第四类为压电陶瓷（也称功能陶瓷），它可以将机械参数转换成电参数，也可以将电信号转换成机械运动。

2003 年，赛琅泰克公司研发出了第四代陶瓷——Biolox delta 陶瓷头，又称粉陶，后于 2006 年成功应用于膝关节假体。

目前，Biolox delta 主要用于两个设计不同的膝关节假体：Multigen Plus（意大利 Lima Corporate 公司，图 1-40）和 BPK-S（德国 Peter Brehm 公司，图 1-41）。Multigen Plus 膝关节假体（可用于临床使用）陶瓷股骨组件与聚乙烯胫骨组件形成关节面。在 BPK-S 假体中，股骨和胫骨组件均由 Biolox delta 组成，陶瓷胫骨平台装有半约束的聚乙烯插入物。

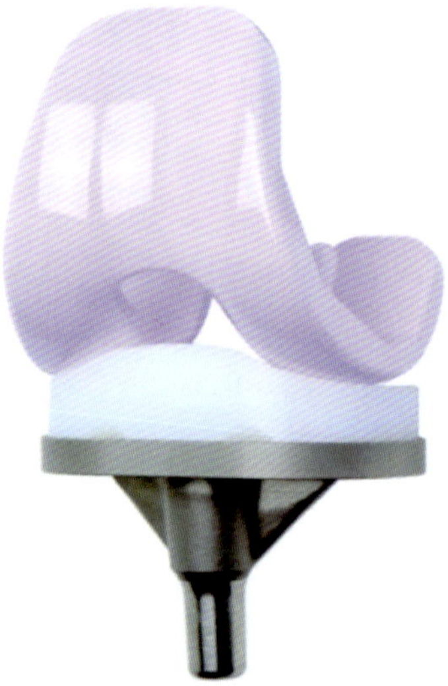

图 1-40 Multigen Plus 膝关节假体

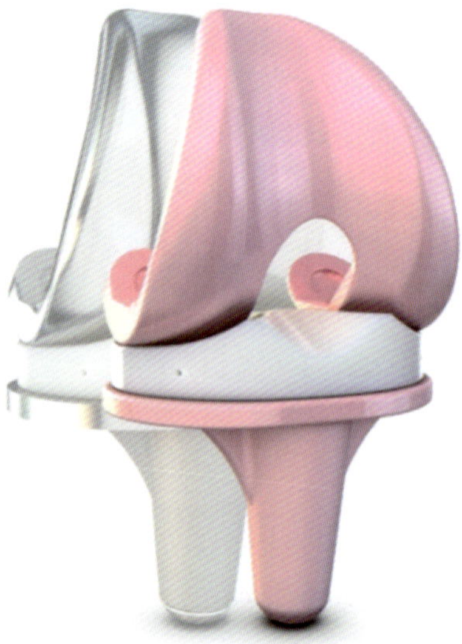

图 1-41 BPK-S 膝关节假体

BPK-S 假体的临床试验仍在进行中。

总体来看，陶瓷材料在人工膝关节中已有一些应用，但其高脆性和体内假体断裂的可能性限制了其在 TKA 中的应用。此外，由于陶瓷部件的表面光滑，骨水泥的黏附强度一直受到质疑。虽然陶瓷型膝关节的应用现状不容乐观，但其目前已经取得了肯定的临床效果。

1.38 人工膝关节表面处理技术的应用现状如何？

表面陶瓷化——黑晶膝关节假体

黑晶膝关节假体的制造工艺为 97.5% 的锆（Zr）加入 2.5% 的铌（Nb），构成合金，表面在 500℃空气中氧化形成一层厚度 5 μm 的黑色氧化层，即为黑晶（图 1-42）。黑晶 - 聚乙烯界面本身的高硬度，再加上氧化工艺形成的 5 μm 的氧化层，形成类陶瓷的表面，硬度是钴铬合金的 2 倍，磨损率极低，基本与陶瓷相当。黑晶具有良好的亲水性，保证液膜的分布，最大限度降低磨损，同时不会产生异响。黑晶有更高的金属强度，在高负荷下无形变，更不会碎裂，表面氧化层不分层。黑晶的金属相容性好，无局部组织反应，不含镍，可用于金属过敏患者。黑晶具有陶瓷的优势，又避免了陶瓷的缺点，国外几个主要关节登记中心的数据均显示黑晶 - 聚乙烯界面关节置换失败率极低。但由于黑晶层较薄，只有 5 μm，一旦黑晶层被破坏，仍会造成严

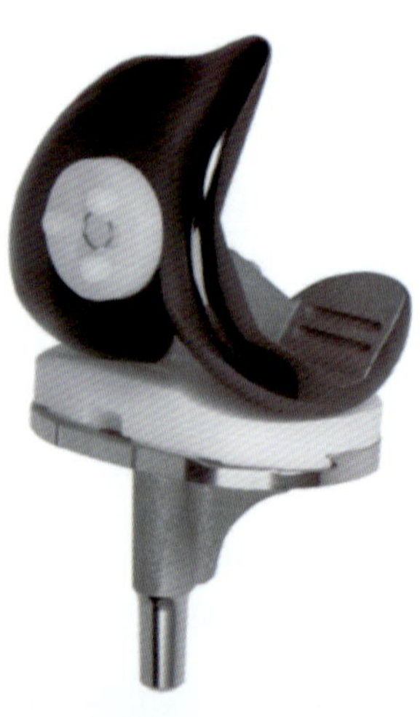

图 1-42 黑晶膝关节假体（施乐辉）

重后果。国外只有施乐辉（Smith & Nephew）在生产，可能由于专利保护的原因，其他公司未生产这种产品。2023年，国内有几家公司成功注册了锆铌合金产品，但多为人工髋关节股骨头，只有一家公司成功注册锆铌合金股骨髁[268]。

表面涂层——黄金膝关节假体

另一种膝关节表面处理的方式是在关节表面进行涂层。目前最常用的工艺方式为通过物理气相沉积（physical vapor deposition，PVD）、化学气相沉积（chemical vapor deposition，CVD）技术将TiNbN（钛铌氮）涂层融合在金属材料（一般为CoCrMo、钛合金）的表层。该技术在真空室中进行，进行处理时，电弧将目标金属（即钛）蒸发到等离子体场中，随后，蒸发的金属与指定的工艺气体发生反应，并在金属上冷凝，形成一层薄的、黏附良好的超硬陶瓷涂层，厚度一般为1～6 μm，TiNbN涂层覆盖在金属表面呈现出金黄色，这种涂层的膝关节假体一般称为黄金膝关节假体。图1-43至图1-47所示为几种常用的黄金膝关节假体。

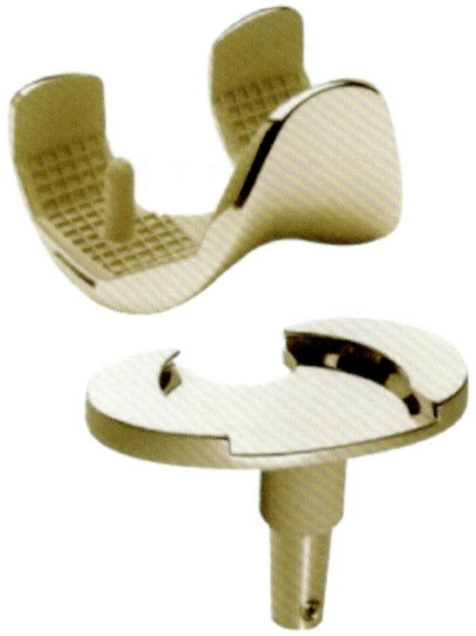

图1-43 LINK公司PorEx黄金膝关节假体

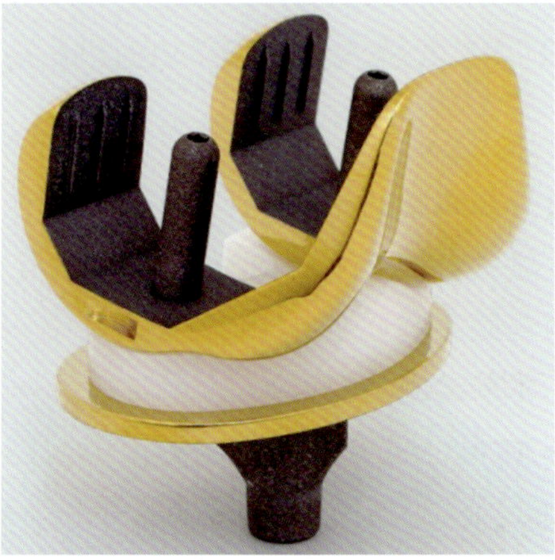

图1-44 Privelop公司黄金膝关节假体

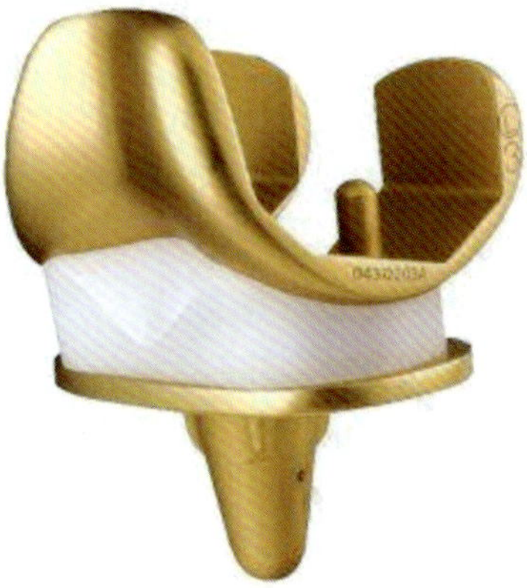

图1-45 Endotec公司BP黄金膝关节假体

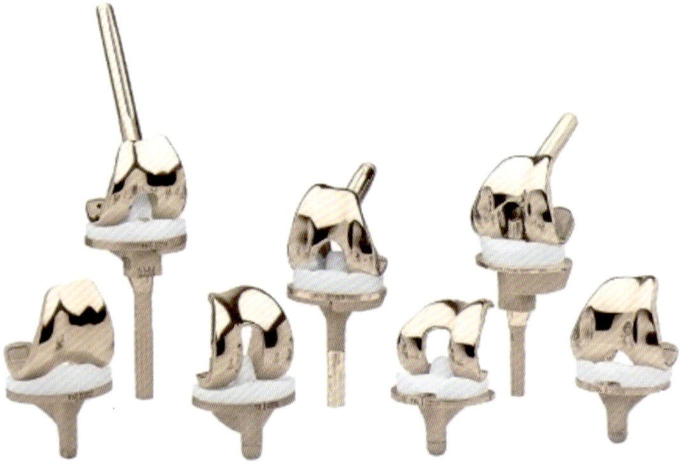

图 1-46 B-Braun 公司黄金膝关节假体

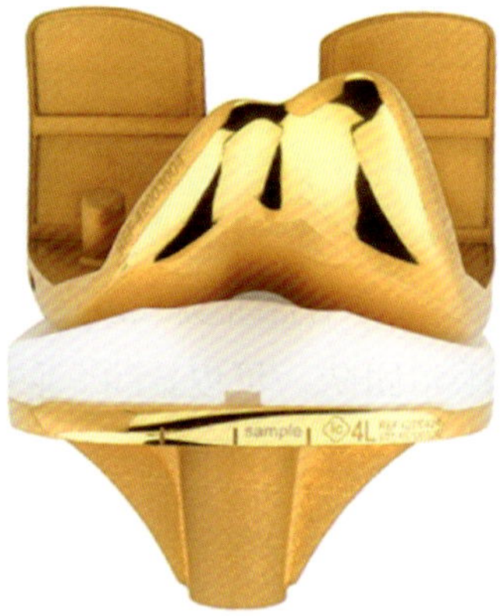

图 1-47 Implantcast 公司 ACS 黄金膝关节假体

1.39 什么是人工智能？它在膝关节置换方面有哪些优势？

人工智能（artificial intelligence，AI）是一门通过计算机模拟和扩展人类智能的学科，是计算机科学的一个广泛分支，旨在让机器具备感知、学习、推理、决策和解决问题的能力。膝关节置换术被认为是 20 世纪最成功的手术之一，如今仍在不断地创新与发展，AI 技术与膝关节置换术的结合就是其中一个亮点，其优势主要体现在以下几个方面。

术前诊断与规划

AI 可通过分析患者的影像学数据，给患者做出精确的诊断。例如，芬兰奥卢大学 Tiulpin 等 [269] 使用 AI 深度学习并对 X 线片中的膝关节骨关节炎（OA）进行自动诊断和分级。除了利用 AI 通过 X 线进行诊断外，也有学者利用 AI 进一步对 OA 严重程度进行分类。美国杜克大学 Swiecicki[270] 研究团队基于 AI 深度学习的算法架构模型对 X 线进行分析，并通过 Kellgren-Lawrence 分级系统评估膝关节 OA 的严重程度。同时，研究发现他们的结果与放射科医生的准确度相似，并且具有较高的可重复性。AI 还可以通过 3D 建模、自动测量与算法预测，提供精确的术前计划。将患者影像数据输入至特定的 AI 系统中，系统会自动识别膝关节相关生理解剖位置，并对参数进行自动测量，利用自主算法对股骨和胫骨进行识别和模拟截骨，自动标记关键解剖线，预测截骨范围并匹配最适宜的假体尺寸，最终生成术前规划和术后膝关节 X 线的模拟结果。中国学者汤发强 [271] 回顾性比较了基于 AI 的术前 3D 规划技术和常规 X 线模板测量技术，发现基于 AI 的术前 3D 规划对假体大小的把握以及术后关节力线的恢复更加具有优势，并且取得了更高的临床功能评分。

术中辅助

基于 AI 驱动的机器人系统已广泛应用于膝关节置换术，成为外科医生手术中一个重要的辅助工具，通过实时反馈回路，机器人在手术中提供动态调整方案，通过机械臂进行定量骨切除，通过实时自动反馈系统追踪和模拟膝关节运动学，从而提高截骨和假体定位的准确性，并根据术中截骨和假体定位来评估韧带的平衡，进而带来更准确的膝关节对线、更好的假体定位和韧带平衡以及更少的软组织损伤。目前大部分研究表明，与传统TKA相比，机器人辅助下的TKA在短期功能恢复方面表现更优[272-273]。

术后追踪及预后预测

AI可结合现实或虚拟设备，实时跟踪患者参与康复治疗和家庭锻炼的情况并实时回馈手术团队，可以让手术团队及时进行指导。AI与大数据的结合有助于对患者术后结果进行预测，通过术前对各项数据的收集，包括视觉模拟评分（VAS）、膝关节特异性患者报告结局指标（PROM）如KOOS评分和WOMAC评分、活动范围、生活质量（EQ-5D）和心理健康状况（通过焦虑和抑郁量表和SF-12进行评估）、合并疾病（ASA评分）、人口统计学数据（如BMI、性别、年龄）、既往膝关节手术、骨关节炎的严重程度等，预测患者可能的预后结果，并为外科医生的决策提供参考。AI还可以通过分析假体的磨损模式、患者活动水平和生物力学特征，预测术后患者长期预后结果。

综上所述，AI通过术前评估、术中辅助、术后监测等多个环节，可减少手术的翻修率，降低患者住院时间和成本，从而带来经济学效益，并提高医疗资源的利用效率。

1.40 人工智能对人工膝关节置换术后假体周围感染的诊断有哪些突破?

人工膝关节置换术被认为是20世纪最成功的手术之一，成为解决终末期骨关节炎的最佳方案。然而，初次膝关节置换术后假体周围感染（PJI）是一项灾难性的并发症，据统计，其发病率为1%~2%，这种并发症会导致治疗费用增加、住院时间延长、疼痛加剧以及发病率和死亡率增加。目前，人工智能（AI）在膝关节置换术后PJI的诊断中展现出巨大潜力，为精准医疗带来了发展机遇。通过对大数据的深度挖掘和多模态信息的整合分析，一些基于AI的机器学习模型在PJI的风险预测、精确诊断方面展现出优势。

哈佛大学医学院Yeo等[274]利用人工神经网络（artificial neural network，ANN）开发了基于机器学习（machine learning，ML）的术前感染风险预测模型，该模型纳入了约10 000例初次接受全膝关节置换术（TKA）的患者，平均随访时间约为3年。研究收集了患者的人口学信息和手术相关变量，最终认为，基于ANN的ML模型在预测TKA术后手术部位浅表或深部感染中表现最佳。同时，该模型还识别出了多个关键的预测变量，包括Charlson合并症评分、肥胖、吸烟和糖尿病。这证明了AI在整合多维数据进行术前风险评估中的强大能力，为感染的早期预防和个性化干预提供了可靠支持。

在PJI的诊断中，AI技术取得了新的突破，尤其是基于ML模型对PJI的诊断方面，台湾学者Kuo等[275]开发了一种结合了5种学习算法基于两层堆叠泛化架构的诊断模型，将该模型与2018年欧洲骨与关节感染协会标准进行比较，结果发现该模型在诊断慢性PJI方面的表现更优，准确率高达96.4%，远超国际共识会议（ICM）标准。同样，中国人民解放军总医院张国强[276]团队利用病理学数据，训练了一个基于ResNet34深度学习卷积网络的模型用于PJI诊断，将冰冻病理切片转化为电子图像，平均准确率为93.3%，展示了深度学习在病理图像分析中的重要潜力。美国托马斯·杰斐逊大学罗斯曼骨科研究所Deirmengian[277]研究团队收集了大量患者的滑液数据，开发了一种基于机器学习的AI模型用以辅助诊断PJI，该模型结合了无监督学习（k均值聚类，k-means）和监督学习（决策树算法），并且该模型经验证具有显著的诊断准确性，该团队认为将这种模型整合到PJI检测的实验室报告中，可以减少诊断感染的人为错误，从而改善患者诊疗计划，并提高治疗效果。中山大学盛璞义[278]研究团队回顾性收集了PJI和无菌性假体松动患者数据，筛选出文献中报道的“及时”诊断指标（包括影像学指标），并利用这些指标开发了一个两层机器学习模型。该模型可优化PJI的诊断，并且显著提升了诊断的准确性和敏感性。同时，该团队基于已开发的AI模型，还开发出了用于PJI诊断的网络工具，用户通过输入特定的指标数据可知晓是否存在感染以及诊断的可信度，极大地帮助了外科医生全面判断PJI患者并做出精确规划。

综上所述，AI在PJI诊断中表现出多方面的潜力和优势，未来，随着AI算法的优化，AI有望进一步提高效率，为患者提供更精准、更加个性化的治疗方案。

1.41 人工智能可否通过分析患者数据预测膝关节置换术后患者满意度?

初次全膝关节置换术（TKA）后患者满意度是目前临床医生用来评估手术效果和价值的众多结果指标之一，影响患者满意度的因素有很多，据报道，有11%~20%的患者对术后结果不满意[279]，多数患者不满意与术后持续功能受限有关。因此，准确识别TKA术后可能出现不满意的患者并及时采取相应措施非常重要。目前，大多数预测TKA术后满意度的临床评价模型都是通过传统回归分析开发出来的。人工智能（AI）有望在这一方面取得新的突破。美国学者Kunze[280]研究团队开发了5种机器学习模型，前瞻性收集了包括年龄、体重指数（BMI）、术前3个月阿片类药物使用情况、吸烟史、糖尿病史、药物过敏史、合并疾病、纤维肌痛、抑郁状态、既往同侧膝关节手术史、手术膝关节屈曲挛缩度、膝关节屈曲度，以及术前患者自我报告的健康状态（PRHS）、膝关节评分（KSS）和膝关节功能评分（KSS-F）等数据，采用多种方法的交叉验证，用以预测TKA术后患者满意度。最终该研究团队发现：基于AI的随机森林算法在预测TKA术后满意度方面表现最佳，尤其在结合年龄、术前KSS评分、健康状态和合并疾病等变量后，可提供准确的个体化预测和显著的临床净收益。这为改善术前健康优化和患者期望管理提供了科学依据。同样，美国学者Farooq[281]研究团队比较了传统统计方法和机器学习技术，收集了患者假体使用类型、炎症性疾病情况、后交叉韧带状况以及患者年龄等因素，用以预测术后患者满意度，结果发现：患者年龄和使用的假体类型是最强的满意度预测因子。机器学习模型揭示了多层次变量对满意度的影响，其中炎性疾病和术前阿片类药物使用等因素具有中等影响力，而腰椎疼痛和性别等因素的影响较小。研究团队还发现传统统计方法模型表现较差（AUC 0.60），而机器学习模型显著提高了预测性能（AUC 0.81）。

因此，AI 可通过机器学习模型，利用多重数据分析预测 TKA 术后患者满意度。未来，随着 AI 技术和临床更加深入的结合，通过整合并识别复杂变量，AI 可进行更加精准的预测，并在个性化医疗服务中进一步提升其价值。

1.42　人工智能可否调整膝关节置换中的软组织平衡?

全膝关节置换术（TKA）为全世界无数终末期骨关节炎患者提供了缓解疼痛的方法。实现最佳的软组织平衡是 TKA 成功的一个重要准则，关节周围软组织结构的损伤会对关节稳定性和植入假体的耐久性产生持久影响，传统的截骨器械可能会带来胫骨或股骨截骨的相对不准确，从而导致外科医生依靠感觉来进行软组织松解以达到平衡，但这是不可靠的。先进的技术可以实现软组织松弛的数字化表示，数字化信息可避免多余的截骨和软组织松解，并告知实现平衡所需的软组织松解度，从而带来更加精确的软组织平衡。研究人员可将术前 CT 信息导入软件，做好充分的术前规划，在提高截骨和假体放置准确性的同时，也可在术中实现机器人辅助下的软组织平衡，中国人民解放军总医院柴伟[282]研究团队在其研究中通过机器人辅助的软组织动态平衡技术进行软组织张力的预调整。术者对膝关节施加外翻应力以拉紧内侧副韧带，从而打开内侧间室的关节间隙。在膝关节屈曲至 10°、45°、90° 和 120° 时，机器人系统实时捕捉股骨与胫骨之间的相对位置。此时，术前规划的虚拟股骨假体和胫骨假体之间会呈现一个虚拟间隙。间隙的大小反映了术后软组织的松弛程度，间隙越大，软组织越松弛。通过精确调整股骨假体和胫骨假体的位置，可避免在术中进行过度的软组织松解。澳大利亚学者 Selvanathan 等[283]发现机器人辅助下 TKA 的患者中仅 29.7% 需要软组织松解。与之相似的是，Clark 等[284]研究证明，与传统 TKA 相比，机器人辅助下 TKA 因软组织松解较少而具有显著的短期益处，包括活动范围更大、第一天疼痛评分更低、第二天麻醉药物使用量减少等，有利于患者早期活动和出院，从而缩短住院时间。

虽然 AI 具备显著潜力可协助医生精确达成膝关节置换术中的软组织平衡，但其目前更多是辅助角色，不能完全取代外科医生的判断和操作。未来需要进一步的技术改进和高质量临床研究，以明确其在手术中的实际应用价值。

1.43　人工智能在膝关节置换方面有何潜在风险？如何控制此类风险?

近年来，人工智能（AI）在技术层面上取得了巨大突破，对于全膝关节置换术（TKA），AI 技术通过计算机进行数字和图像处理，分析、建模、模拟或参与手术，解决骨科基础与 TKA 中的实际问题，弥补了传统 TKA 的不足。目前，AI 数字骨科技术在 TKA 中的应用主要有 3 种[285]，分别是个性化截骨导板（patient-specific instrumentation，PSI）、计算机辅助导航（computer assisted navigation system，CANS）和机器人辅助手术（robotic assisted surgery，RAS）。尽管更加智能化、自主化和个性化是新的发展趋势，但目前也存在一定的局限性或缺陷。

相较于传统的 TKA，AI 数字骨科技术能否明确改善术后效果仍然存在争议。He 等[286]研究认为，尽管机器人在术中可以重建更精确的对线，但在 TKA 术后短期临床效果方面并未体现出机器人的优势。AI 数字骨科技术在临床实践中的应用面临诸多困难与挑战，必须有足够的硬件和软件基础设施以支持其实施，医者需要经过培训才能有效使用。Dorling 等[287]分析了 3994 例 PSI TKA 及 13 267 例传统 TKA，发现采用 PSI TKA 的总费用明显升高。而且 PSI、CANS、RAS 等数据采集、建模和手术操作仅依据骨性结构，而无法操控软组织结构，在术中可能导致截骨量不足，有报道称 30% 的患者内外侧间隙超过 3 mm[288]。另外，AI 数字骨科技术也面临数据质量、算法性能和系统可靠性等问题，AI 算法依赖高质量数据进行准确预测，数据中的任何错误或不一致都可能影响其性能，必须通过广泛的测试和实际应用验证其可靠性，以确保在临床实践中的有效性。小样本量无法应用 AI 算法并验证其结果以及进行可靠的训练，训练数据集的质量很大程度上决定了模型的性能。医学影像的收集和注释是最耗时的，需要有经验的医生进行图像注释，这将是以后模型训练和测试的黄金标准。人工智能还存在着伦理、数据隐私和安全问题，必须保护患者数据以确保其安全性和私密性，并符合相关法律法规，伦理方面需要考虑包括偏见、透明度和问责制等问题[288]。

在未来，临床医生和研究人员需不断提高参考标准与操作水平，需在提高诊断准确度方面提供更多参考数据；在操作方面，选择可重复的特征，选择适合小 n-p 数据的算法以降低错误率；同时建立合理的模型，以接近精准诊断。最后通过 AI 大模型、具身智能和场景智能提供数据驱动思想、自动化常规操作的机器人完成骨科手术。

1.44 深度学习如何应用于膝关节置换的术前假体选择?

全膝关节置换术（TKA）中合适的假体选择取决于准确的术前规划，现有膝关节术前规划方式分为两类，即二维模板测量法和三维手工规划法。二维模板测量法是通过影像学测量下肢全长 X 线片或 CT 影像，获取下肢力线及膝关节角度，测量结果误差较大，在假体型号预测方面准确性较低。三维规划软件需手动对膝关节 CT 图像进行逐层分割，操作较二维术前规划软件更加复杂，具有一定的学习曲线。

近年来，计算机导航及机器人等新技术发展迅速，TKA 手术逐渐向精准化和智能化方向发展。深度学习（deep learning，DL）是人工智能（AI）领域的一个重要子领域，通过模拟人类大脑的神经网络结构来进行学习和推理，有别于传统机器学习方式中的手动提取。无须进行耗时的手动特征提取，大大提高了图像分析的效率。根据患者术前 CT 图像，运用像素级分割网络，基于循环神经网络的边缘平滑技术对骨骼骨块进行精准分割。采用力学运动模拟技术以及包含注意力机制的神经网络，精确地对骨骼关键解剖点位进行识别，识别精度接近毫米级，且具有较高的稳健性（robustness，也称鲁棒性，即系统能够维持其功能并稳定运行的能力）。在假体放置方面，该系统将监督学习与基于强化学习的无监督学习相结合，依据假体设计理念及患者股骨、胫骨的解剖结构特点，准确、快速、个性化地放置膝关节假体，计算最适角度，个性化制订患者三维术前规划，以最大限度恢复患者股骨旋转及下肢力线，提高患者术后满意度。该系统优势体现在术前规划由 AI 在 3 分钟内自动生成，随着病例规划 - 反馈 - 学习的数据积累过程以及算法的不断改进，可以持续进行自我完善，不受限于操作者的专业水平，能够快速、准确地给出 AI 解决方案。Yue 等 [289] 发现利用 AI 对股骨假体和胫骨假体的预测准确率分别达到 88.23% 和 86.27%。Daniel 等 [290] 利用计算机导航对 TKA 进行术前规划，股骨和胫骨的准确率分别为 88.6% 和 89.1%。Stephen 等 [291] 报道利用人口统计数据，如性别、身高、体重、年龄和种族，可能更加准确预测 TKA 中假体的大小。与 X 线模板法相比，人口统计学回归模型能够更准确地预测植入假体的尺寸，回归模型准确预测股骨和胫骨假体尺寸的比例分别为 43.7% 和 43.7%，在 1 个尺寸范围内的比例分别为 90.1% 和 95.6%，在 2 个尺寸范围内的比例均为 100%。X 线摄影模板准确预测了 35.4% 和 36.5% 的病例，86.2% 和 85.1% 的时间在 1 个尺寸范围内，股骨和胫骨部件的尺寸变化高达 4 个尺寸。因此，基于人工智能的 TKA 术前规划能准确预测患者的假体型号，提高下肢对线的整体准确性并可以减少术后失血，是人工智能在骨科应用的重要补充。

1.45　虚拟现实（VR）技术在人工膝关节置换中的应用如何?

虚拟现实（virtual reality，VR）、增强现实（augmented reality，AR）、混合现实（mixed reality，MR）是基于计算机技术而兴起的概念，其核心是构建数字化环境，让体验者可以借助某些特殊设备与数字环境中的对象进行交互，使体验者产生真实的感觉。VR、AR、MR 三种技术的特点比较如图 1-48 所示。

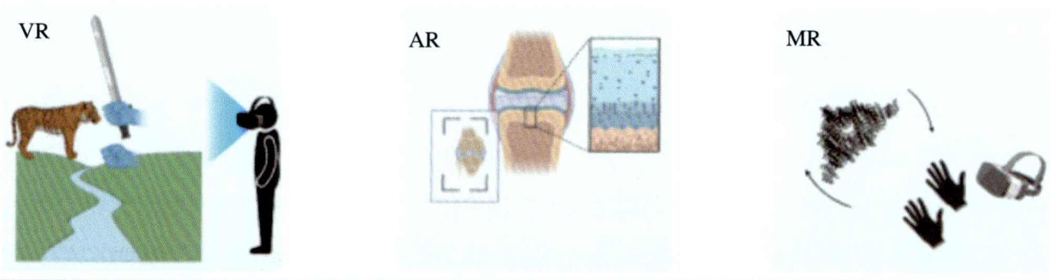

虚拟现实（VR）	增强现实（AR）	混合现实（MR）
不可见自然环境； 看起来真实的虚拟对象； 目前可供公众使用	可见自然环境； 可见的虚拟对象； 目前可供公众使用	可见自然环境； 看起来真实的虚拟对象； 目前不可供公众使用

图 1-48　VR、AR、MR 技术的特点对比

VR 又称灵境技术，是指以计算机技术为核心，结合人工智能等相关技术，借助一定运算和显示设备生成虚拟环境，用户沉浸于虚拟环境，产生身临其境的感官体验[292]。VR 的应用程序使用交互式护目镜或头戴式设备发送和接收信息，用户与现实世界隔离，沉浸在模拟现实的计算机生成的虚拟环境中，替代现实世界[293]。有人形象地将 VR 场景称为“白日梦”。在骨科领域，VR 可以模拟各种骨科疾病的场景，如骨折、关节脱位等，帮助医生更好地理解疾病的病理生理过程[294]。

由于 VR 使用户沉浸在一个完全计算机生成的环境中，而不看到现实世界，它在膝关节置换中的应用目前主要是教育培训和术前规划。

虽然 VR 技术仍处于起步阶段，但它对外科培训的影响较大。现阶段培训骨科医生的成本不断上升，要求骨科医生全面掌握所有技能已不再现实。同时传统训练方法有一定的劣势：传统的基于尸体的训练存在疾病传播风险、成本高、获取困难等问题，且学徒制在手术室训练效率低，还可能增加患者风险。以上一系列现实问题要求受训者在手术室外掌握手术技能。VR 技术能提供无风险的训练环境，帮助医生提升手术技能，减少患者损伤。VR 能够通过提供手术室外的替代培训方案来填补目前骨科医生培训计划中的空白。大多数独立的 VR 系统都是与智能手机结合使用的简单头戴式设备，而不需要大型设备。应用 VR 技术进行手术培训，用户可以产生视觉、听觉、触觉等多种感觉，还有一些特殊的手动控制器可用于增强 VR 体验，从而允许受训者与人工环境互动，辅助医生培养空间感知能力和手术操作手感，并且能评估技能水平，在手术训练方面具有很大潜力[295]。使用辅助模式时，外科医生可以获得关键步骤（规划骨切除、种植体定位、大小调整、评估虚拟活动范围和间隙平衡）的反馈，外科医生可以在没有直接监督的情况下获得学习经验，并在整个培训过程中收集数据。另外，使用 VR 虚拟环境培训不会给患者带来伤害，也不需要使用昂贵的医疗资源（例如尸体）。但 VR 培训也有一定缺点，包括图像质量有限、晕动症、触觉真实感差、成本高等因素[296]。大量研究表明，VR 可以提高手术室外的技能掌握程度，尽管很难评估医生将这些技能转化为临床实践的程度[297-298]。

此外，VR 可以支持患者特定的术前模拟。在手术前，医生可以利用 VR 技术进行手术模拟，预测手术过程中可能遇到的问题，并制订相应的解决方案。例如，在复杂的膝关节置换手术中，通过 VR 模拟可以更好地规划手术步骤和假体的放置位置。

VR 在膝关节置换的另一个应用是术后康复训练，在膝关节置换术后使用 VR 康复训练技术是一种可行的非药物治疗方式，可以缓解急性疼痛、改善功能或生活质量，但其作用较小。VR 在全膝关节置换术后患者中应用的证据非常有限[299]。应用 VR 技术可以充分调动患者的视觉、触觉、听觉等并进行联动，从而提升患者康复训练的积极性、康复理论知识掌握度以及康复过程的现场反应能力。在既往的一些临床实践中，临床医师为原有的游戏主机开发动作游戏，或使用现有的健身游戏，应用 VR 技术开展膝关节置换术后康复。使用的主机系统主要有 Xbox Kinect 系统、Hot Plus 系统、Nintendo Wii 及 Switch 系统等。Xbox Kinect 系统应用摄像头和深度传感器实现 3D 动作捕捉，用户可以使用手势或动作来操控，无须配备辅助设备。训练在物理治疗师监测下进行，在Kinect传感器帮助下，治疗师可以实时评估训练动作的同步性、患者的依从性和训练量。患者和治疗师之间可以实时沟通，保证训练过程中的问题得到及时解决。Nintendo Wii 和 Switch 系统通过动作传感器和视频相结合的方式进行训练，动作传感器包括手持遥控器、Wii Fit 平衡板及 Switch 健身环等。通过对这些 VR 系统的运用，患者可以增加下肢的运动范围和肌肉力量，提高身体平衡和协调能力；提高康复依从性，改善关节功能；减轻疼痛症状，缓解负面情绪；降低再入院率，减少再住院费用[300]。

1.46 增强现实（AR）技术在人工膝关节置换中的应用如何?

增强现实（augmented reality，AR）技术是将虚拟信息叠加在真实世界中，为用户提供实时的辅助信息。AR与VR的不同之处在于，AR被定义为“一个系统”，在这个系统中，数字图像实时叠加到真实空间上，现实世界被计算机生成的虚拟感官印象所强化，给人以较为真实的环境沉浸感。这些虚拟印象可以是视觉刺激（全息图），例如可以将虚拟的小球“真实地”放到现实存在的桌子上。有人形象地将 AR 场景称为“见到鬼”。

AR 系统基本上由三部分组成：位置跟踪系统、显示系统和系统控制软件。位置跟踪系统，顾名思义，允许监控感兴趣对象的位置和方向。显示系统在标准屏幕或头戴式半透明显示器上显示真实图像和虚拟图像。最后，控制软件的关键环节是将来自跟踪系统的数据与虚拟图像合并以在屏幕上显示。该软件必须以极快的速度处理和更新信息，以便为外科医生提供最准确和实时的图像。目前市场上有各种各样的 AR 系统，该技术正处于迅速发展阶段，但它们通常仍然需要这三个基本要素。大多数系统还需要补充传统的成像方式，例如术前获得的透视图像或 CT 扫描。系统控制软件将使用这些图像以及附加到患者和器械上的标记来确定手术区域内感兴趣物体的相对位置[301]。

AR 技术结合了数字图像和术前计划信息，术前来自 CT 或 MRI 的成像数据可以与视觉数据相结合，通过使用摄像机跟踪的基准标记将图形投影到现实世界的表面上，允许手术过程中可能被遮挡或通常不会暴露的解剖结构进行可视化。因此，VR 技术几乎只用于术前规划和培训，但 AR 技术能够将手术规划、解剖结构等信息直接显示在手术视野中，提高手术的准确性和安全性[294]。

在骨科手术领域，全膝关节置换术（TKA）是一种广泛应用的手术，但一些研究表明，高达 20% 的患者术后并不完全满意。这可能是由于多方面因素，包括假体大小、软组织平衡、假体位置异常和组件定位不当等各种问题。为避免上述术后问题，外科医生应按照自己的规划进行截骨，以准确达到手术的预期结果。为此，一些先进技术现被广泛应用，如机器人和计算机辅助导航技术。然而，这些技术往往成本较高，因而其使用受到了一定限制。AR 系统的引入是上述问题的替代解决方案[302]。在膝关节置换术中，数字内容可以通过 AR 眼镜或屏幕、平板电脑和智能手机显示。与 TKA 相关的信息包括指导准确的假体安装、间隙平衡，解读术中关节的稳定性和活动度。与机器人辅助手术相比，AR 提供了更加高效、经济的解决方案[303]。

AR 技术在 TKA 术前规划、术中导航与辅助操作、术后康复与评估、教学与培训中都有应用。

术前规划阶段

患者数据采集：通过 CT 或 MRI 扫描患者膝关节部位，这些影像数据能够提供膝关节骨骼的详细三维结构信息，包括骨骼的形状、大小、关节面的磨损情况等。将扫描数据导入到专门的医学图像处理软件中，通过软件对数据进行分割和重建。通过算法将骨骼组织从周围软组织中分离出来，只保留膝关节骨骼部分的数据，然后根据这些数据重建出膝关节的三维模型。

基于 AR 的虚拟手术规划，实现解剖结构的精准展示：通过 AR 技术，能将患者膝关节的 CT 或 MRI 扫描数据转化为三维立体模型，通过头戴式 AR 设备，医生在观察患者腿部时，能够同时看到膝关节内部骨骼结构的虚拟模型。这样医生可以更加直观地评估关节病变的程度，确定截骨的位置和角度。医生可直观、多角度地观察膝关节内部的骨骼、韧带、肌肉等结构，精准评估病变程度和范围，为手术方案制订提供更详细的信息。例如，医生可以在虚拟模型上进行手术模拟，规划假体的大小、型号和安装位置。比如，根据患者膝关节的实际尺寸和形态，从假体数据库中选择最匹配的人工膝关节假体、确定最佳的截骨位置、角度和假体型号等，提高手术精准性和成功率，并在 AR 环境中模拟植入过程，观察假体与骨骼的贴合情况，提前调整手术方案，以达到最佳的手术效果。

术中导航与操作辅助阶段

实时手术导航：外科医生佩戴 AR 设备，如 HoloLens 2、虹科 Blade 智能 AR 眼镜等，可在视野中实时看到虚拟的手术导航信息，如手术器械与膝关节解剖结构的相对位置、截骨的角度和深度等，无须频繁查看计算机屏幕，提高手术专注度和操作精度。

植入物定位与放置：AR 技术能将虚拟的假体模型与患者的实际膝关节结构进行精准匹配，帮助医生准确放置假体，确保假体的位置、角度和稳定性，降低假体位置不良等并发症的发生率。

软组织平衡监测：在手术过程中，AR 系统可以实时显示软组织的张力和平衡情况，帮助医生及时调整手术操作，实现更好的软组织平衡，提高膝关节的功能恢复效果。

AR 系统可以将计算机生成的 3D 虚拟图像叠加在用户的真实世界视图上，而无须在操作过程中操作额外的设备。通过直接覆盖原位信息，外科医生无须将视线从患者身上移开即可保持与现实世界交互的能力，并根据 3D 虚拟图像的实时引导实现准确的手术。

膝关节置换中 AR 技术的应用补充提高了手术准确性和可重复性，缩短了手术时间，减少了辐射暴露。然而，大多数 AR 系统仍未获准用于临床。在广泛用于实践之前，仍需要进一步研究来验证 AR 在骨科手术中使用的益处[301]。

以下是几种已上市的可用于人工膝关节置换的 AR 系统。

NextAR：由瑞士 Stryker（史赛克）公司开发，2020 年获得美国 FDA 批准，是美国第一个用于 TKA 的 AR 系统。其增强现实眼镜能让外科医生在手术视野中实时看到手术操作和信息，可对患者的骨形态进行精确重建，能直接追踪侧副韧带，并对手术中软组织的三维运动进行分析[304]。

NextAR 由 1 副智能眼镜、2 个小型一次性红外传感器和 1 个控制单元组成。医生在进行手术操作时，通过头戴式显示器可使相关手术信息（如截骨导板的位置和截骨厚度）叠加在手术视野中。该系统的主要优点之一是可以在术中评估内侧副韧带（MCL）和外侧副韧带（LCL）的延长情况[305]。

Sabatini 等应用 NextAR 对 1 名 67 岁女性进行膝关节置换手术。术后 1 年，患者对手术效果感到满意，膝关节活动范围完全恢复（0°~135°），膝关节在屈曲、中度屈曲和伸展状态下均稳定，关节遗忘评分（FJS）从术前的 30 分提高到术后的 81.7 分，而 WOMAC 评分则从术前的 48 分改善至术后的 13 分[306]。

Knee+：由法国 Pixee Medical 公司开发，2021 年获得美国 FDA 批准。外科医生在进行膝关节置换手术时戴上 Knee+AR 眼镜，可在视野内看到关节角度的实时测量值和计划中的切口，而不必每次移开视线查看单独的显示器时反复重新认识手术部位。该系统 2020 年 6 月在法国巴黎拉里布瓦西埃医院完成首次手术应用，2021 年 1 月在澳大利亚和欧洲推出，2021 年 11 月在美国波士顿布列根和妇女医院完成了在美国的首次手术应用。

Knee+ 系统包括外科医生佩戴的 1 副智能眼镜、连接到胫骨和股骨截骨导向器的特定标记（二维码）和 1 台中央笔记本电脑（图 1-49）。Knee+ 系统可帮助外科医生确定相对于解剖标志的参考对线，以便根据计算的机械轴精确定位截骨导向器。智能眼镜使外科医生能够在手术过程中实时可视化叠加在患者身上的胫骨轴和股骨轴，从而提供有关手术决策的信息。外科医生可以准确指定股骨远端截骨、屈曲伸直间隙、内翻 - 外翻轴和胫骨截骨的后倾角。智能眼镜可结合实际切口和术前规划差异，向医生提供截骨准确性的实时信息，允许外科医生结合实际截骨制订新的手术计划。

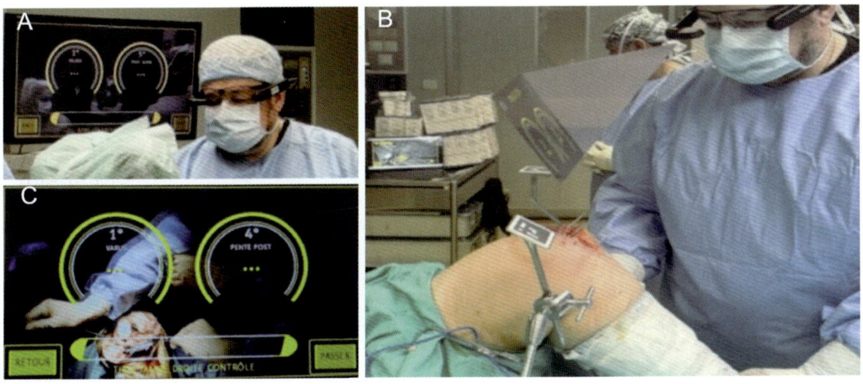

图 1-49　Knee+ 系统

ARVIS：美国 Enovis 公司旗下 Insight Medical 的产品，2022 年通过美国 FDA 批准，是专门针对髋关节和膝关节置换手术特定需求而设计的 AR 解决方案。ARVIS 系统能为膝关节置换手术提供相应的技术支持与导航等功能，帮助医生更好地完成手术操作。该系统的应用包括髋关节手术中的髋臼杯放置（包括外展和前倾）和股骨置换术，在膝关节置换术中可进行股骨远端截骨、胫骨截骨等。

现有文献数据表明，AR 系统，例如 Knee+，在常规临床实践的精度和安全性方面可与传统导航技术相媲美。AR 是一种强大的现代数字工具，能够彻底改变骨科手术领域，提供有关术中指导和决策的实质性信息。未来，AR 很可能会作为一个超然的人机界面，助力外科医生的灵巧操作，并获得卓越的手术结果。尽管如此，要实现 AR 技术的最大潜力和成本效益，还需要进一步的技术和医学研究 [307]。

Lambrechts 等 [308] 回顾性研究了 124 名患者，随访至少 1 年，在这个研究中使用了 Knee+ 系统。该系统通过 AR 眼镜为骨科医生提供植入物定位的实时指导。这些智能眼镜与机载摄像头集成，可识别和解释仪器上的快速响应代码标记，计算其三维坐标。该设备通过实时导航数据丰富了外科医生的视野，允许通过眼镜的加速度计与系统软件进行交互。这种方法规避了髓内杆或经皮销钉钻孔的必要性，允许直接视觉引导胫骨近端和股骨远端的截骨。研究发现，使用 Knee+ 系统再现胫骨内侧近端角（MPTA）、股骨外侧远端角（LDFA）、胫骨后倾角、髋膝踝轴（HKA）的计划角度值的准确性很高，证实了 Knee+ 系统的高精度，并且是一种安全、廉价、省时的辅助技术，适用于接受内轴膝 TKA（medial pivot TKA）的患者。

Bennett 等 [309] 发现，Knee+ 系统在一项 18 名患者的研究中具有可接受的准确性。他们将术中验证的截骨与术后 CT 测量的假体位置进行了比较，观察到 LDFA、MPTA、胫骨后倾角和股骨后倾的平均绝对差异分别为 1.3°、1.1°、1.6° 和 2.0°。Sakellariou 等 [310] 在 30 例患者的系列研究中发现了类似的结果。Waitzman 等 [311] 描述了 17 例接受 Knee+ 系统手术的患者的病例系列，报告了 LDFA、MPTA、HKA 和胫骨后倾角的平均绝对差异为 0.44°、1.23°、1.67° 和 1.21°。Castellarin 等 [312] 利用 Knee+ 系统引导 76 名患者的胫骨切口，并将术前计划角度与术中获得的角度进行比较，报告了 MPTA 的平均差异为 0.59°，胫骨后倾角的平均差异为 0.70°。

另外，现阶段还有很多 AR 系统正在开发和研究中。

Tsukada 等 [313] 发表了一篇关于 TKA 术中应用 AR 系统的文章，该系统使用了类似的智能手机应用程序 AR-KNEE 系统。此应用程序显示内翻 / 外翻目标角和胫骨后斜的叠加图像，以便外科医生实时调整手术。研究显示，AR-KNEE 系统可以为 TKA 术中胫骨截骨及假体植入的冠状位、矢状位和旋转对线提供可靠的准确性。

Bennett 等 [314] 进一步证实了 AR 导航可以在 TKA 中实现精确对线，冠状面力线异常的发生率很低。

Tsukada 等 [315] 开发并应用了一款 AR 系统。将带有方形二维码的树脂标记物铺设在手术区域的稳定位置。该标记物不固定在患者身上，而仅放置在稳定部位。医生将 AR-KNEE 系统专用夹具的钉子插入股骨远端中外侧宽度的中点，并将智能手机连接到夹具上。通过智能手机的摄像头查看标记，将患者的腿部从屈曲移动到伸展，并在外部和内部旋转腿部。完成配准后，医生能够在智能手机显示屏上查看股骨头中心和股骨机械轴叠加在股骨图像上的画面。研究人员使用此导航系统进行了 10 份股骨标本截骨，并进行了 CT 检查以测量股骨远端的截骨角度。结果显示，应用开发的 AR 系统可以比传统髓内导板更准确地完成股骨远端截骨。

1.47 混合现实（MR）技术在人工膝关节置换中的应用如何?

混合现实（mixed reality，MR）是现实技术的最新发展。与 AR 类似，MR 系统将三维虚拟模型与真实世界表面相结合，并创建出一个新的场景。它结合了 VR 和 AR 的技术优势，通过将虚拟环境信息引入真实场景，在虚拟世界、现实世界和用户之间建立交互式反馈信息循环，以增强用户体验的真实性。它的关键是与现实世界交互并及时获取信息，并与现实世界和虚拟模型的用户无缝交互。例如，可以将现实存在桌子上的虚拟小球拿起。有人形象地将 MR 场景称为“捉到鬼”。

MR 与 AR 有很多相似之处，但二者并没有明确的界限，如果一定要进行区分，MR 与 AR 可在虚拟和现实耦合度的形式上进行区分。很多市场上的 MR 产品实际上是 AR 的具体应用[292]。

与 AR 类似，MR 为外科医生提供了对患者数据的访问，同时可保持无菌环境，减少患者和外科医生的辐射暴露，并允许外科医生与远程位置的同事和受训者进行视频会议。MR 系统所需的硬件与当前可用的 AR 设备几乎相同，其中许多设备将同时与 AR 和 MR 应用程序配合使用。尽管市场上已经推出了越来越多的系统，但 Microsoft（微软）公司已经通过 HoloLen 头戴显示设备在 MR 领域开辟了一条道路，使用户能够通过口头命令和手势来控制头戴显示设备。

与 AR 相似，MR 在术前、术中、术后均有应用。手术前，MR 技术可根据三维虚像设计并模拟手术计划，例如，如何安全地截骨、如何设计截骨的方向和角度、如何放置假体、如何在保护正常组织结构的同时尽可能处理病灶。对于手术中可能遇到的大部分问题都可以提前预演，并获得周密的术前计划，使手术更加准确和安全。MR 技术可实现个性化、定制化的手术方案。此外，它还可以帮助患者了解手术过程，促进医患沟通。术中应用是 MR 技术最显著的优势，它可以将患者重点区域的三维虚拟解剖结构图像叠加到用户的真实身体上以达到重合，医生如同拥有“透视眼”，可实时了解病灶特征，并根据术前设计的引导标志准确地进行手术。一般来说，手术暴露通常很小，外科医生的手势和对患者解剖结构的准确观察仅限于外科医生及其助手。MR 技术可以将外科医生的视野投射到屏幕或共享头戴式显示器（head-mounted display，HMD），这样能使更多人看到，从而有机会与同事互动，向他们寻求建议和指导，甚至允许远程专家与外科医生实时互动，实现远程会诊。

全膝关节置换术是骨科中的一项高难度手术，需要外科医生具有丰富的手术经验和扎实的解剖学知识。在手术过程中，操作者需要考虑下肢力线、软组织平衡等方面，以确保良好的手术效果，这对于一些年轻外科医生或缺乏经验的外科医生来说是一个挑战。此外，对于严重的膝关节骨关节炎伴有复杂膝关节内翻或外翻畸形的病例，单纯依赖操作者的经验往往导致手术时间长、手术损伤大、力线恢复不理想等并发症，无法获得良好的术后结果。

随着技术的不断进步，3D 打印导向器等一系列机械导向器被用于全膝关节置换术的术中导航。然而，机械导向器在实际应用中无法满足精度要求，有时操作更加烦琐。计算机导航可以提高下肢的力线，满足精度的要求，但高成本成为阻碍其广泛应用的限制因素。在手术过程中，外科医生需要将眼睛从手术区域转移到计算机屏幕上，这需要烦琐的技术培训才能完成。近年来，人工现实技术的出现一直是解决上述问题的不错选择。AR 和 MR 技术已在临床上得到应用，并显示出巨大的优势。MR 技术被认为是 VR 和 AR 技术优势的结合。它可以将计算机生成的三维虚拟图像叠加在用户的真实世界视图上，而无须在操作过程中操作额外的设备。通过直接覆盖原位信息，外科医生无须将视线从患者身上移开即可保持与现实世界交互的能力，并根据三维虚拟图像的实时引导实现准确的手术操作 [316-317]。

目前，MR 技术已应用于肝脏手术、椎体压缩性骨折手术和全髋关节置换术，并取得了良好的术中辅助和良好的术后效果。然而，在全膝关节置换术领域的应用还较少 [318]。但 MR 技术可以提供更深度的虚拟环境和真实环境融合，并提供与用户的交互，比 AR 技术具有更大的临床应用价值。Su 等 [318] 对 1 例 71 岁女性进行了 MR 技术辅助下的右侧全膝关节置换术，术后第 2 天，患者在助行器的帮助下开始行走，恢复良好。术后 3 个月的 X 线片显示假体的位置和力线良好，并且没有明显的手术并发症。

目前已上市的能进行人工膝关节置换的 MR 设备有 PolarisAR 的 STELLAR Knee。该设备由美国 PolarisAR 公司开发，于 2023 年获得美国 FDA 批准。该产品采用专有光学跟踪算法和空间计算软件的独特组合，可测量和捕获有临床意义的硬组织和软组织解剖数据，并提供精确的切除精度和指导。STELLAR Knee 无须术前成像，可在术中将解剖数据转换为关键测量值，通过混合现实显示器以全息形式呈现给外科医生。STELLAR Knee 使用成熟的手术导航技术提供信息，可以实时跟踪患者的骨骼标志，帮助外科医生根据膝关节置换手术的需要确定切除角度和测量值。STELLAR Knee 软件安装在可穿戴头戴式设备（HMD）上，该设备包括一个嵌入式摄像头，并向用户显示术中信息。这种近眼显示器允许外科医生在需要时查看 HMD 屏幕或视野。目前关于 STELLAR Knee 临床应用的学术研究较少，但有新闻报道和专家评价认为该设备轻便、精准，能提供可信赖的实时测量和计算结果，这是骨科手术的一个重要里程碑 [319]。

1.48 CR 假体和 PS 假体在患者选择和手术技术方面有何不同?

在 TKA 术后膝关节功能和耐久性方面，交叉韧带保留型假体全膝关节置换术（CR-TKA）和后稳定型假体全膝关节置换术（PS-TKA）临床效果的优劣一直存在争议。当前大多数学者认为，CR 假体和 PS 假体都能取得很好的临床效果，但假体类型的选择必须基于充分的临床认识，CR-TKA 和 PS-TKA 的手术技术差异也应该被临床医生充分了解。严格遵守手术适应证和充分理解手术原则的差异可能比选择 CR 假体或 PS 假体更为重要。

既往研究认为，后交叉韧带功能不全、膝关节后外侧不稳定、严重的膝关节内翻或外翻、炎性关节炎以及伸膝装置缺陷是 CR-TKA 的禁忌证[320]。然而，随着假体设计、手术技术和康复治疗技术的进步，CR-TKA 的适应证在逐渐扩大。很多学者认为，类风湿性关节炎患者行 CR-TKA 也能够获得极佳的治疗效果[321]。尽管如此，仍有一些不适合行 CR-TKA 的情况，具体包括以下几方面。

（1）当存在严重的冠状位或矢状位力线异常，或内外侧间隙难以平衡时，应切除后交叉韧带（PCL）。PCL 切除后，内外侧关节间隙平衡以及屈曲伸直间隙平衡更容易获得。

（2）PCL 功能不全和 PCL 严重挛缩是 CR-TKA 的禁忌证。PCL 功能不全会导致膝关节术后不稳定，PCL 严重挛缩可导致屈曲间隙过紧，术后膝关节屈曲受限。后外侧结构损伤是 CR-TKA 的相对禁忌证，后外侧结构损伤会对剩余的 PCL 造成更大的压力，会导致 PCL 慢性失效。

（3）骨缺损需要加长杆和（或）垫块也不适合 CR TKA。大多数假体制造厂家不提供用于 CR-TKA 的垫块和加长杆。

在手术技术方面，PCL 切除会增加膝关节屈曲间隙，尸体研究认为，PCL 切除会使屈曲间隙增加 1.8~4.8 mm[322]。因此，CR-TKA 和 PS-TKA 在股骨远端和后方截骨量方面存在明显差异。CR-TKA 应适当减少股骨远端截骨和（或）增加股骨后方截骨，股骨远端截骨过多或股骨后方截骨不足，可导致伸直间隙大于屈曲间隙，导致伸直位不稳定或膝关节屈曲受限。PS-TKA 应适当增加股骨远端截骨或减少股骨后方截骨，股骨远端截骨过少或股骨后方截骨过多，可导致膝关节屈曲挛缩或屈曲中段不稳定。

CR-TKA 应适当增加胫骨后倾。增加胫骨后倾可增大屈曲间隙，以弥补 PCL 保留导致的屈曲间隙过窄，并减少前后向跷跷板现象。PS-TKA 胫骨后倾不应过大，否则会导致胫骨衬垫与股骨假体之间出现凸轮撞击。一般认为，CR-TKA 胫骨后倾应比 PS-TKA 增加 3°~5°。

PCL 的胫骨止点位于胫骨平台后下方约 10 mm 处，胫骨截骨过多会损伤 PCL 胫骨止点，导致 PCL 失效。因此，CR-TKA 胫骨截骨量不能过大，对于严重屈曲挛缩或胫骨骨缺损过多的患者，CR-TKA 更加难以矫正关节畸形。因此，CR-TKA 更倾向于等量截骨，关节线上下移动较少。CR-TKA 在胫骨截骨时可采用 PCL 前方骨岛技术保护 PCL 止点，即胫骨截骨时使用骨凿或特制的 PCL 保护器在 PCL 前方凿入胫骨，截骨时保留该骨岛，避免锯片损伤 PCL 止点[323]。

此外，一些学者认为，PCL 的存在可提高膝关节屈曲稳定性，避免膝关节内、外侧过度松解导致的膝关节“垮塌性”失稳。但严重的膝关节内翻、外翻畸形通常存在 PCL 挛缩，PCL 切除更容易获得内外侧间隙平衡。此类情况下，是否切除 PCL 仍存在一定的争议。

第二部分　人工膝关节置换临床技术手术操作知识的考量

2.1　人工膝关节置换胫骨平台后倾角度如何把握？

目前多数学者认为，胫骨关节面与胫骨解剖轴并不相互垂直，而是呈一定角度的向后倾斜，恰当地进行胫骨平台后倾截骨，保持一定的胫骨后倾角（posterior tibial slope，PTS）是全膝关节置换术后膝关节获得良好屈曲功能的前提。这个角度对保持膝关节正常生物力学功能、减少膝关节磨损以及延长人工膝关节寿命具有直接影响[1]。

在全膝关节表面置换中，术中截骨不当会导致术后力线恢复不良、屈伸间隙失衡，胫骨近端截骨是手术中关键的一步。然而，对于胫骨近端截骨，不同学者提出了不同的胫骨后倾截骨角度，有的学者认为应水平截骨，不保留 PTS，有的认为应 0°~3° 后倾截骨，有的认为应 5°~10° 后倾截骨。目前，国内大多采用胫骨平台 7°~10° 后倾截骨，但不同患者间 PTS 存在较大差异，如果单纯按固定角度截骨，必然会造成部分患者胫骨平台前缘或后缘截骨量过大或过小，对术后膝关节功能和假体使用寿命带来不良影响。

从生物力学的角度看，如果胫骨近端截骨面无后倾或 PTS 过小，术后膝关节的屈曲度就会受到一定的限制，在完成屈曲动作时可致人工关节假体后方的过度挤压，而胫骨平台假体的前方出现牵张，从而产生“跷跷板”现象，这样就会降低胫骨假体的存活率。另外，PTS 增加有利于屈曲活动，但是 PTS 过大将产生严重的不良后果；术后胫骨平台适度后倾可以增加伸膝肌力，增加伸膝效能；PTS 增加有利于膝关节深度屈曲时股骨后滚；PTS 接近自然后倾的患者术后胫骨假体下沉及失败的风险最低[2-3]。

尽管目前研究对此没有统一定论，但是作者认为在全膝关节表面置换术中应保留一定的 PTS，且尽量不要超过 8°。有研究表明，PTS＞8° 可能会导致胫骨前移半脱位、衬垫后方磨损增加、深屈曲时股骨无后滚。另外，由于不同厂家假体设计的理念不同，其胫骨平台后倾角度也不同，术中要根据厂家设计要求来决定后倾角度[4-7]。最理想状态是能够恢复人体正常的解剖结构，使膝关节假体与自身原有结构完美整合。

研究发现，根据术前患者自身胫骨平台后倾角指导术中进行精准截骨，可使术后假体位置更符合正常膝关节的生理状态，从而增加膝关节屈曲过程中的稳定性，并获得更好的近期临床疗效及更大的术后屈曲角度。

2.2　TKA 对线方式再探讨，应如何选择？

在全膝关节置换术（TKA）中，机械对线（MA）和运动学对线（KA）是两种不同的手术力线策略，它们各有其理论基础和临床应用。了解这两种对线方法对于实现最佳临床结果和长期假体稳定性至关重要。

机械对线（MA）

Freeman 和 Insall 推广了 MA，并使其成为 TKA 的黄金标准。机械对线全膝关节置换术（MA-TKA）的目的是使肢体成为一条直线，即髋 - 膝 - 踝（HKA）角为 180° ± 3°，下肢在伸直和屈曲时保持截骨面平行，且伸直 - 屈曲间隙相等，以确保将负载均匀分布在假体上，从而优化假体的存活，并通过膝关节周围软组织包膜平衡作用力，以保证膝关节的正常功能，从而减少假体磨损，提高假体寿命，这为下肢屈曲提供了机械优势，并减少了不对称假体的表面磨损[8-9]。MA 虽然提供了令人满意的假体存活率，但 10%~20% 的患者对 TKA 治疗不满意，33%~54% 的患者报告存在持续症状或功能问题，这是由于其没有考虑到自然下肢力线在冠状面的个体差异，可能导致严重偏离生理软组织平衡和髌股 - 胫股生物力学[10-13]。已有研究表明，只有 5%~5.5% 的人具有天然中性机械对准。Hsu 等研究表明，相当一部分人的下肢力线并不完全处于机械中立位，而是呈膝内翻的状态，普通健康人群中有 32% 的男性和 17% 的女性存在 ≥ 3° 的膝内翻，并且下肢力线会随着膝关节负重的变化及屈膝程度发生改变[14-15]。同时，MA-TKA 为实现平衡及平行的间隙会进行软组织松解，而不考虑患者自身的软组织平衡和对齐。因此，绝大多数接受 MA-TKA 的患者将迫使膝关节进入一个非自然的力线，从而导致膝关节生物力学发生变化，只能简单地模拟膝关节运动模式，并不能完全恢复膝关节的正常运动状态。

运动学对线（KA）

因 MA-TKA 存在一系列术后问题，Howell 等[16-17]报道了一种新的方法，即 KA，与 MA 方法不同，KA 方法旨在通过定制的股骨和胫骨组件以恢复患者发病前的天然关节线，理论上不受患者发病时力线状态的限制。该方法可恢复患者发病前的关节水平和角度，并且使生理性软组织平衡得到改善，努力重现并接近正常的膝关节功能，从而改善患者的步态、膝关节感觉和运动范围，获得更好的临床预后。KA 对不同患者最终的手术目标是不同的，因此它被认为是一种个性化、个体化或针对患者的方法。KA 受到了广泛关注，许多骨科医生报告应用此方法取得了良好的短期和中期临床结果。一些研究报道，KA 方法比 MA 方法更接近正常的膝关节运动学，患者感觉这种运动是自然的。一项随机对照研究表明，与 MA-TKA 相比，KA-TKA 可获得更好的屈曲和更高的临床结果评分。然而，医生担忧 KA 膝内侧的高接触应力可能会影响长期结果，基于计算机建模的研究（非临床研究）发现，在 KA 模型中，股骨和胫骨组件的内部旋转会导致膝关节早期屈曲期间髌骨组件的横向移位和倾斜，这在很大程度上增加了髌骨股骨的接触应力，从而增加了髌骨畸形错位的风险。髌骨畸形错位是导致半脱位并增加聚乙烯磨损的主要问题，而聚乙烯磨损引起假体松动又是导致 TKA 翻修的常见原因。虽然目前研究表明 KA-TKA 与机械轴中立位对线 TKA 在假体生存率上的差异并没有统计学意义，但仍需警惕这些潜在的危险因素。此外，与所有其他对齐方式相比，KA-TKA 具有相似的翻修率，但对 KA 方法的分析表明，它忽略了整体的肢体对齐，使严重冠状面畸形患者面临着与对齐相关的早期失败风险。虽然在有关组件迁移和负荷分布的研究中没有显示，但这是另一个潜在的危险因素。

MA 和 KA 的比较

理念差异：MA 强调恢复标准的解剖轴线，即股骨头中心、膝关节中心、踝关节中心在一条直线上，以期达到均衡的力学负载分布；而 KA 追求的是恢复患者特有的天然的膝关节运动学特征，提供个性化的假体定位。

目标差异：MA 目标是实现解剖结构上的“标准化”，而 KA 更注重恢复患者膝关节的自然运动。

临床应用：虽然两种方法各有支持者，但近年来，随着手术技术和假体设计的进步，越来越多的证据表明 KA 方法能够提供更好的术后功能恢复和患者满意度。在临床上 MA 依然被大多数骨科医生认为是 TKA 的金标准，因此，骨科医生在进行 TKA 时，还是应当把恢复机械轴中立位对线作为主要目标之一，同时也应该避免术中过度的软组织松解，尽可能达到一个良好的软组织平衡，从而提高患者的术后满意度，而不是相信单一的对线技术。因此对于临床骨科医生而言，如何选择对患者更有利的对线技术需要深思熟虑。

2.3　如何确定股骨的外翻角度?

在人工膝关节置换手术中，确定股骨的外翻角度非常重要。股骨外翻角度的正确设置有助于优化膝关节力线、改善膝关节功能以及减少假体磨损，从而延长假体的使用寿命。以下介绍确定股骨外翻角度的一些关键步骤和原则。

股骨外翻角度的标准值通常为 3°~7°，但这个角度需要根据患者的解剖结构和手术的具体要求进行调整。基于经典机械对线的理论，大多数学者认为评估 TKA 术后下肢力线的标准是股骨机械轴与胫骨机械轴（即髋、膝、踝三个关节中心点）在同一条直线上，术后假体内翻角度在 ±2° 以内，下肢冠状面力线成角在 ±3° 以内。据文献报道，TKA 术后冠状面中立位对线可直接影响膝关节假体松动和衬垫磨损等并发症的发生率。股骨外翻截骨角（valgus cut angle，VCA）是指股骨解剖轴与机械轴的夹角，一般为 5°~7°，对术后下肢冠状面力线有重要影响。股骨远端截骨每偏离 1°，截骨厚度将发生约 1 mm 的变化，当 VCA 产生较大误差时，伸直间隙会发生明显改变。因此，VCA 的准确性直接影响假体的寿命。

对于外翻膝关节，其股骨内侧髁一般是发育正常的，利用内侧髁远端关节面进行截骨定位，可以确保正常的截骨厚度（一般为 8~10 mm），这样可以避免关节线上移，保证髌骨位置正常，防止内侧副韧带损伤。此时外侧髁远端可能截不到，切记不要盲目增加截骨厚度来消除外侧髁骨缺损，因为过多的截骨会导致关节松弛过伸。对于外侧髁骨缺损，可以使用骨水泥填充，严重的骨缺损可以使用螺钉 + 骨水泥或者金属垫块。外翻角度一般选择 3°~4°，这样有助于矫正外翻畸形，同时应考虑内侧髁过多的截骨，加上外侧松解难度的增加，平衡不当往往会出现外紧内松的情况，进而增加手术难度。

Mullaji 等[18]对 150 例 TKA 患者的临床资料进行了回顾性分析，发现 84% 的患者在术中接受 VCA 为 5° 的截骨后，术后胫股角可在 0° ± 3° 范围内。但是，更多研究者认为 VCA 范围广泛，股骨外翻角存在个体间差异，术前应对每例患者进行 VCA 测量，以确保术中精确截骨。与西方人相比，亚洲人群中重度骨关节炎患者股骨外弓畸形较为常见，这一畸形对股骨外翻角有显著影响。通过综合国内外临床报道可见，大多数学者推荐使用个性化股骨外翻截骨，这不仅可以提高股骨假体位置的准确性，还可使术后冠状面力线得到更好的恢复。Lampart 等[19]认为，TKA 患者术前股骨外翻角通常为 2.5°~9.0°，采用个性化股骨外翻截骨可有效恢复下肢机械轴冠状面对线，提高关节假体的使用寿命。

随着膝关节骨关节炎发病率的逐年增加，TKA 术后患者功能恢复及满意度也越来越受到关节外科医生的关注。VCA 作为下肢冠状面力线的重要参数，对膝关节生物力学功能及假体使用寿命有重大影响。关节外科医生应谨慎对待合并有严重膝内、外翻畸形和股骨侧弓异常的患者，综合选择多种测量方法进行术前评估，术中根据术前规划采用最佳技术手段进行截骨，这是提高手术成功率的关键。

2.4 TKA 术后患者上下楼恐惧的原因是什么?

导致 TKA 术后患者上下楼恐惧的因素是多方面的，其中最常见的是膝前痛、下肢肌力（尤其是股四头肌肌力）减弱以及屈曲中段不稳定。

膝前痛

膝前痛可引发上下楼恐惧。既往报道中，膝关节置换术后膝前痛的发生率为 8%[20]。其发生与髌骨轨迹不良及髌股关节压力增大有关。髌骨骨赘残留、髌骨切除过少导致髌骨过厚，可引起髌骨周围软组织张力过大，进而引发膝前痛。术中股骨、胫骨假体旋转对线异常会影响髌骨轨迹，髌骨轨迹不良可引起髌骨外倾、半脱位，造成膝前痛。股骨假体型号选择过大或偏前安放可导致髌骨填塞，增加髌股关节压力，从而引发膝前痛。关节线上移导致的低位髌骨也是髌股关节压力增大、膝前痛的病因之一。

下肢肌力减弱

下肢肌力减弱会导致膝关节动态不稳定。研究显示，较强的下肢肌力尤其是股四头肌肌力与爬楼梯能力具有很好的正相关性。膝关节伸肌峰值肌力高的患者，爬楼梯能力更强。术前爬楼梯能力较强的患者，术后爬楼梯的表现更好。膝关节置换术本身会影响股四头肌的功能，患者在术后 6 个月复查时，股四头肌肌力较术前仍有下降。综上所述，下肢肌力尤其是股四头肌肌力的减弱会导致患者出现上下楼恐惧。

屈曲中段不稳定

屈曲中段不稳定是指膝关节屈曲 60° 以上时出现的膝关节不稳定。爬楼梯是膝关节屈曲发力，若此时存在膝关节不稳定，就会出现上下楼恐惧或无力感。屈曲中段不稳定的常见原因为屈曲 - 伸直间隙失衡以及 CR 假体后交叉韧带失效。二者的不同之处在于，屈曲 - 伸直间隙失衡会引起前后侧及内外侧不稳定，而后交叉韧带失效仅会引发前后向松弛。膝关节置换屈曲间隙大于伸直间隙会引起屈曲中段不稳定，常见原因有股骨远端截骨量偏小、股骨假体型号偏小、股骨假体偏前放置、股骨假体前倾、胫骨后倾过大以及股骨后髁偏心距过小。CR 假体如出现后交叉韧带失效，也会出现屈曲中段不稳定。此类情况只能通过翻修术更换假体来解决。

2.5　何谓真性膝关节屈曲挛缩？何谓假性膝关节屈曲挛缩？

膝关节屈曲挛缩是指膝关节无法完全伸直，导致腿部不能完全展开。这种情况可以分为真性膝关节屈曲挛缩和假性膝关节屈曲挛缩两种类型，它们有不同的病因和治疗方法。

真性膝关节屈曲挛缩

真性膝关节屈曲挛缩是由膝关节本身的病理变化所致，包括：关节内软组织（如关节囊、韧带、肌腱）、关节外组织及皮肤的挛缩、纤维化、瘢痕化或者关节软骨损伤；骨赘骨性阻挡（绝大多数病例），如骨关节炎、创伤后关节炎，后方骨赘往往造成膝关节屈曲挛缩畸形；关节内炎症、滑膜增生或关节内出血也可能导致真性屈曲挛缩。这种类型的挛缩是由于膝关节结构的直接损害或功能障碍引起的。

假性膝关节屈曲挛缩

假性膝关节屈曲挛缩，又称为功能性膝关节屈曲挛缩，是由膝关节以外的因素所致，可能包括肌肉痉挛、肌肉弱点、疼痛、心理因素或神经系统疾病。在这种情况下，膝关节结构本身并没有发生损伤或重大的病理变化，但上述因素导致患者无法正常使用或伸直膝关节。

鉴别和治疗

区分真性和假性膝关节屈曲挛缩对于治疗规划至关重要。通常，医生会通过病史询问、体格检查、影像学检查（如 X 线、MRI）等手段来确定挛缩的类型和原因。

真性屈曲挛缩的治疗主要包括物理治疗、关节内注射、手术干预（如关节松解术、关节置换术）等。

假性屈曲挛缩的治疗则侧重于解决导致功能障碍的原因，如通过物理治疗改善肌肉功能，使用药物治疗控制疼痛，针对神经疾病采取专门治疗等。

正确诊断并制订个性化的治疗方案对于改善膝关节屈曲挛缩症状、恢复关节功能和提高生活质量都是非常重要的。

真性膝关节屈曲挛缩的 TKA 策略

（1）每 10° 屈曲挛缩，股骨远端需加截 2 mm（上限为 6 mm）。

（2）若软组织松解后出现较大的屈曲间隙，可通过股骨前方加截 2 mm、使用大一号股骨假体以及减少胫骨后倾等方法进行处理。

（3）如果存在冠状面不稳定或明显屈曲中段不稳定，应考虑使用限制性假体。

（4）若屈伸间隙差距 ≥ 5 mm，通常需要使用限制性假体，应根据术中情况来决定。

（5）若屈曲挛缩超过 45°，应考虑使用限制性假体 [21-23]。

2.6 何谓膝关节偏心距？何谓股骨后髁偏心距？各有何临床意义？

膝关节偏心距

在膝关节解剖和假体设计中，膝关节偏心距（knee offset）是指膝关节中心线与腿部长轴线之间的距离或者是股骨与胫骨在水平面上的相对位置偏移量。简单来说，它描述的是膝关节中心相对于腿部整体轴线的侧向偏移。

膝关节偏心距的临床意义

（1）关节力线调整：膝关节偏心距对于保持和调整下肢机械轴线（mechanical axis）具有重要意义。在进行人工膝关节置换时，正确的偏心距能帮助恢复膝关节的自然力线，避免不自然的应力集中，从而减少假体磨损，延长假体寿命。

（2）维持膝关节稳定性：膝关节偏心距的适当设置有助于保持膝关节的稳定性。偏心距的不当设置可能导致膝关节不稳定，增加膝关节侧向或旋转应力，从而影响膝关节的功能和舒适度。

（3）步态优化：膝关节偏心距的正确调整对于优化步态也非常重要。它可以帮助患者在行走时减少能量消耗，改善行走效率，减少其他关节（如髋关节和踝关节）的过度负荷。

（4）提高假体适配性：在选择和定制人工膝关节假体时，考虑膝关节偏心距可以提高假体的适配性，使假体更好地模拟患者的自然膝关节生物力学特性，从而提高手术成功率和患者满意度。

股骨后髁偏心距

股骨后髁偏心距（posterior condylar offset，PCO）由 Bellemans 在 2002 年首次提出，可通过测量股骨后干骺端到股骨后髁尖的距离获得。

股骨后髁偏心距的临床意义

早期的研究发现，PCO 与后交叉韧带保留型（CR）TKA 术后膝关节屈曲度相关，其中 PCO 较大者，膝关节屈曲角度也较大；相反，若 PCO 较小，胫骨假体与股骨后皮质之间会发生撞击，并限制膝关节屈曲。然而，PCO 并非越大越好，其他研究发现 PCO 增加与术后屈曲挛缩存在关联[24]。

研究指出，不论是定性还是定量评估 PCO 与关节稳定性间的关系，增加 PCO 对不同膝关节角度下关节稳定性的影响结果可能不同，但是减少 PCO 一定会使关节稳定性变差。因此，优化术后关节稳定性最稳妥的方法是尽可能恢复术前的 PCO，至少不要选择会使 PCO 减少的假体[25]。

2.7 什么原因会导致膝关节屈曲 20°~45° 不稳？何谓冠状面关节不稳？

随着全膝关节置换术（TKA）数量的增多，术后功能不良的患者也越来越多，据统计，术后关节不稳是手术失败的最常见原因之一，占失败总量的 11%~26%。传统上，假体稳定性的评估常在完全伸直和屈曲 90° 的状态下进行，但这种方法忽略了从完全伸直到屈曲 90° 过程中的评估。早在 1990 年，Martin 和 Whiteside 首次提出中度屈曲不稳定（moderate flexure instability，MFI）的概念[26]，即在屈曲 0°~90° 过程中出现的关节不稳定，但是由于缺乏客观的物理诊断和影像学表现，MFI 是一种难以确定的临床诊断。目前，典型的 MFI 被描述为膝关节屈曲 20°~45° 的内外翻不稳定（不同文献对中度屈曲的度数描述不同），有时矢状面和水平面的不稳定也会出现。患者通常在屈伸过程中（如上下楼梯或从座位上站起来时）感觉膝关节不适，从而不敢用力，有时会出现无菌性关节积液、膝关节周围疼痛等。MFI 的原因有很多，外科医生在手术前应该充分考虑以下因素。

患者因素

患者术前的膝关节松弛度和活动水平对术后 MFI 有一定影响，Vajapey 等[27]通过研究发现，术前松弛度是 MFI 的主要患者特异性风险因素之一。Hino 等[28]对 29 个接受 PS-TKA 的膝关节进行了术中松弛度测量，发现术前内外旋转松弛度较大的患者在术后膝关节屈曲 30° 时松弛度显著增加。Minoda 等[29]在一项前瞻性队列研究中测量了接受 TKA 患者的术中关节间隙平衡（屈曲关节间隙减去伸展关节间隙），发现术前关节间隙松弛组在假体植入后膝关节屈曲 30° 时的松弛度更高。

手术技术

在一项文献综述中，Vajapy 等[30]发现有 6 种手术技术相关因素易导致 MFI，分别是：关节线升高（joint line elevation，JLE）、假体的对齐（机械轴线和解剖轴线的恢复）、股骨假体的定位、股骨后髁的恢复、在屈曲 0° 和 90° 时对膝关节的平衡以及关节间隙平衡。

在膝关节置换术中，JLE 是指股骨假体的位置升高到比原本关节线高（向近端）和更前的位置，JLE 的常见原因是外科医生在股骨远端增加截骨，通常患者在术前就有屈曲挛缩，或者医生为了满足假体的大小和位置合适而做出的决定。Evangelista 等[31]通过计算模型研究发现，股骨假体比原关节线高会减少 15°~75° 屈曲时的韧带紧张度，从而导致 MFI，他们的研究也说明股骨假体的位置会对 MFI 产生影响。同样，Cross 等[32]的尸体研究显示，股骨远端切除每增加 2 mm 会增加 30° 和 60° 屈曲时的冠状面松弛。

股骨假体的定位可通过位置的高低影响关节线的变化，进而影响膝关节中度屈曲的稳定性，股骨假体的旋转不良则可通过屈曲间隙的改变影响其稳定性，膝关节对股骨假体外旋的耐受性较好，对股骨假体的内旋耐受性较差，即使是轻微的假体内旋也会引起髌骨轨迹不良、膝前痛或中度屈曲不稳定，如果股骨内旋过大，会使外侧张口过大以及屈曲活动中持续不稳定，在屈曲过程中会导致外侧髁抬起，因此，不应内旋放置股骨假体（图 2-1）。

股骨后髁的恢复也是一个重要的技术因素，因为这可以保持股四头肌的力臂，进而维持膝关节屈伸功能的平衡，股骨后髁还会影响关节间隙的平衡，如果后髁截骨过多，安装假体后无法恢复原有的股骨后髁，又或者股骨假体前后径较小，都会导致屈曲间隙过松，从而影响关节的运动范围和功能。

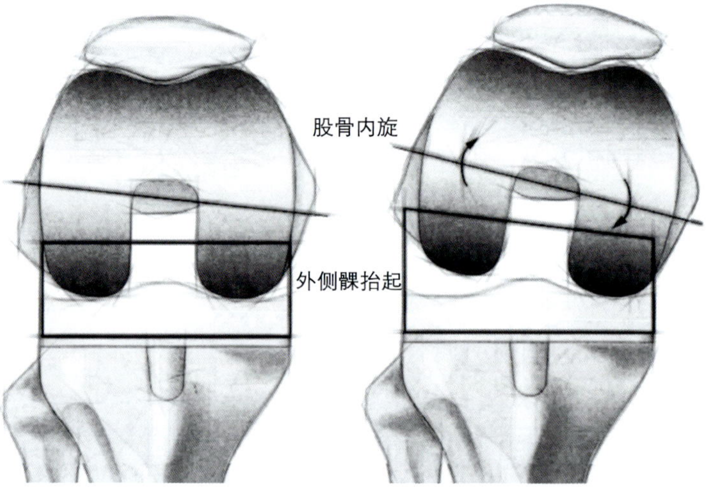

图 2-1 股骨假体内旋会在屈曲时导致外侧髁抬起，屈伸间隙不等，进而引起中度屈曲不稳定

有研究指出，尽管膝关节完全伸直和屈曲 90° 时关节稳定性良好，但仍可能存在 2~4 mm 的中度屈曲松弛。完全伸直和屈曲 90° 时的稳定性与中度屈曲稳定性也有关系，Hino 等[28]发现，TKA 中关节在 0° 屈曲时的稳定性与 10°~20° 屈曲时的稳定性有一定关联，而 90° 屈曲时的稳定性与 20°~80° 屈曲时的稳定性有较强关联。

传统关节间隙平衡通常在膝关节完全伸直和屈曲 90° 时评估屈伸间隙并做出相应的调整，反向关节间隙平衡则更关注屈曲 45° 时的稳定，因此，通过选择合适的方法并进行精确的术中调整，可以显著提高手术效果和患者满意度。另外，过度的内侧软组织松解特别是涉及内侧副韧带浅层时，会导致 30°~90° 屈曲时的松弛，在 PS 假体中则更加明显。

假体设计的影响

假体设计的影响在关节置换术并发症中经常被提及，MFI 也不例外。虽然没有一种设计可以完全解决问题，但不同设计在减轻 MFI 方面有各自的优点。从解剖学上来看，后交叉韧带（PCL）在内（外）翻应力下有助于稳定膝关节，这对于 MFI 可能有作用。Hino 等[28]研究发现，PS-TKA 在 10°~30° 屈曲范围内较 CR-TKA 有更大的冠状面不稳定（膝关节在活动范围出现内外翻方向上的不稳定表现），但 Baier 等通过计算机导航比较了 CR-TKA 和 PS-TKA 的膝关节运动学，发现两者在稳定性上没有显著差异。因此 CR 假体和 PS 假体在中度屈曲时的稳定性差异仍需研究，假体的曲率半径也被认为是 MFI 的潜在因素，多半径假体在 30°~45° 屈曲过程中有曲率半径变化，旨在更接近正常膝关节。

单曲率半径假体可在整个屈伸运动范围内保持侧副韧带的均匀张力。Wang 等[33]发现多半径假体 TKA 从坐姿到站立的中度屈曲范围内松弛增加。Stoddard 等[34]发现多曲率半径设计比单曲率半径设计更能拉伸内侧副韧带浅层，但中度屈曲范围内松弛差异不显著。总而言之，目前没有一致的结论表明哪种假体设计有更稳定的中度屈曲稳定性。因此，

MFI 可能是术中软组织松弛的结果，而非源于假体设计本身。

综上所述，典型的 MFI 通常是膝关节屈曲 20°~45° 时内外翻方向上的不稳定（冠状面不稳），其原因有很多，外科医生在手术前应充分考虑以上影响因素，从而为患者做出更好的手术规划。

2.8 骨关节炎患者能否残留屈曲度数?

对于骨关节炎患者，残留屈曲度数（即膝关节不能完全伸直）是常见问题，这在一定程度上可以被容忍（关于角度大小并无文献报道），尤其是在病情较轻或中度屈曲挛缩的患者中。但是，过多的残留屈曲度会影响行走姿势和步态，增加下肢其他部位的负担，导致疼痛和功能障碍、髌股关节症状加重和关节退化。

在膝关节置换术后出现残留屈曲度时，医生会综合考虑疼痛管理、物理治疗、功能锻炼和手术治疗等方法，以改善关节的活动范围，并减少残留屈曲度。对于严重的屈曲挛缩或功能严重受限的患者，可能需要考虑再次手术干预。

术后膝关节伸不直的原因可分为被动伸直受限和主动伸直受限。

被动伸直受限

（1）关节囊挛缩：关节囊是包裹在膝关节周围的软组织，手术会破坏一部分关节囊，使其在术后增生挛缩，从而限制关节运动。

（2）瘢痕粘连挛缩：膝关节正常活动时，皮肤、肌肉和骨膜之间是滑动的，而术后瘢痕及周围组织的粘连会造成该滑动无法实现，从而限制关节运动。

（3）屈膝肌群挛缩：膝关节长时间屈曲会使屈肌（腘绳肌）挛缩，屈膝肌群过度挛缩变短，增加伸膝阻力，限制关节运动。

此外，膝关节置换术中各种因素导致伸直间隙减小，会使伸直明显受限。

主动伸直受限

很多患者在膝关节手术后，尽管能够完成被动伸展，但股四头肌很难主动完成最后 15°~20° 的伸直，临床上将这种股四头肌无力的功能性障碍称为“伸肌迟滞”，其原因包括以下几点。

（1）关节源性肌肉抑制：损伤后机体可以通过相关细胞传出信号，保护性地抑制关节周围肌肉功能活动，造成跨膝关节肌肉软弱，肌力下降。

（2）制动：在术后初期，全身或局部制动可造成肌肉失用性萎缩、体积减小、肌张力下降，同时导致运动神经兴奋性降低，运动神经元募集减少，肌肉不能正常收缩且易疲劳，使肌力下降。与支撑体重和步行相关的主要肌肉在制动后萎缩最明显，且伸肌萎缩超过屈肌。股四头肌作为承重的主要肌群和膝关节的伸肌，萎缩更为明显。

（3）膝关节水肿：水肿会增加关节内压力，从而抑制股四头肌的神经，使肌肉无法完全收缩。

2.9 TKA 术后膝关节僵硬的原因有哪些?

全膝关节置换术（TKA）后膝关节僵硬是一个比较常见的问题，可能会影响膝关节的功能和患者的整体满意度。膝关节僵硬的原因多种多样，可分为术前、术中和术后因素。

术前因素

（1）关节炎症：长期的炎症导致关节内瘢痕形成和关节囊收缩，使术前膝关节已经存在一定程度的僵硬。

（2）关节变形：严重的关节畸形或不正确的对线可能导致术前膝关节活动受限。

术中因素

（1）软组织平衡不当：术中如果未能正确处理关节周围的软组织，包括肌腱、韧带等，可能导致术后膝关节活动范围受限。

（2）假体位置：假体放置不当，包括过度松弛或过度紧张，都可能导致膝关节的运动范围受限。

（3）假体尺寸选择不当：假体尺寸不适合患者的具体解剖结构，可能导致关节不稳定或过度紧张。

术后因素

（1）疼痛管理不充分：术后疼痛控制不佳会导致患者活动受限，而长期缺乏运动可能引起关节囊和软组织的收缩。

（2）康复训练不足：术后没有进行充分的康复训练或患者配合度不佳，会导致膝关节活动范围未能及时恢复。

（3）感染：术后感染是导致膝关节僵硬的重要原因之一，感染可能导致关节内瘢痕形成，影响关节活动。

（4）关节内出血或血肿：术后出血或血肿形成也可能限制膝关节的活动范围。

对于术后膝关节僵硬的预防和治疗，需要综合考虑以上各种因素。预防措施包括：术前的充分评估和准备，术中精确的手术操作、假体的正确选择和放置，术后有效的疼痛管理和积极的康复训练。对于已经出现的膝关节僵硬，治疗措施包括物理治疗、药物治疗、关节松解术等，情况严重者可能需要进行二次手术。

2.10 何谓髌股关节过度填塞征？会产生哪些症状?

全膝关节置换术（TKA）是一种能够成功治疗终末期骨关节炎的手术方式，但仍有5%~20% 的患者对术后结果不满意，膝前痛（anterior knee pain，AKP）是 TKA 最常见的术后并发症之一，AKP 的原因很多，一个潜在因素是术后髌股关节的生物力学发生改变，如髌股关节的过度填塞。髌股关节过度填塞征（patellofemoral overstuff syndrome，PFOS）是指在 TKA 后，由于髌骨或股骨前部骨和软骨的切除厚度小于假体代替的厚度，使假体安装完毕后髌股关节尺寸增大，导致髌骨轨迹异常，往往引起患者屈膝时髌股关节压力增大，进而引发膝关节疼痛和功能障碍。

引起 PFOS 的因素有很多，包括股骨远端前髁厚度或股骨假体前髁厚度不匹配、骨水泥厚度过大、假体安装的位置及角度不合适等。通常认为，在保留髌骨的 TKA 中，假体前髁厚度与股骨前髁截骨厚度的差异是造成 PFOS 的主要原因。而在置换髌骨的 TKA 中，虽然也存在上述原因，但更主要的是髌骨厚度与髌骨假体厚度不同，导致安装假体后髌骨厚度增加。

PFOS 容易导致术后膝关节活动度（ROM）减小，可能导致膝前痛的症状。Bengs 和 Scott[35] 通过研究证实，在置换髌骨的 TKA 中，髌骨厚度每增加 2 mm，术后被动屈曲度平均减少 3°。Krackow 等 [36] 通过一项尸体研究也发现，髌股关节过度填塞会导致屈曲度平均减少 4°。还有学者发现，当髌股关节过度填塞时，即使膝关节活动度还未受影响，髌股关节压力就已经显著增加，可能也会引发膝前痛等症状。但也有研究表明，PFOS 导致 ROM 减小，却并不一定与预后评分下降相关。Pierson 等 [37] 发现，虽然 PFOS 患者的 ROM 的减小，但美国膝关节协会功能评分（knee society function score，KSFS）却增加，他们猜测这是由于伸肌机制的前移位限制了移位，但通过增加股四头肌的力臂提高了效率；Daluga 等 [38] 研究发现，初始手术后 3 个月内诊断为 PFOS 的患者与同样在 3 个月内未诊断的患者相比，两组在最后随访时获得了非常相似的 HSS 评分（84 分 *vs.* 87 分）和 ROM（102° *vs.* 106°）。

2.11 何谓前参考、后参考、胫骨优先、股骨优先？各有何意义？

众所周知，全膝关节置换术（TKA）中正确的假体定位、牢固的假体固定和准确的假体大小对于术后正常运动和关节功能至关重要。确定股骨假体位置和大小的方法主要有两种，即前参考（anterior referencing，AR）和后参考（posterior referencing，PR），当股骨髁的前后径与假体的前后径一致时，无论使用哪种参考方法，切除的骨量都是相同的。然而，当股骨髁的前后径与假体不一致时，假体的选择和切除的骨量会因参考方法的不同而有所差异；同样，关于 TKA 中的截骨顺序，医生的偏好也有不同。关于前参考、后参考、胫骨优先、股骨优先对手术效果的影响，目前学术界尚无统一观点。

前参考

前参考是指在股骨截骨时，以股骨髁前缘为基准的截骨方式，即前方截骨量恒定，后髁截骨量因股骨假体大小而变化，即前参考改变的是屈曲间隙，应根据屈曲间隙的变化来选择假体大小，此种截骨方式的优点是可以更好地重建髌股关节间隙，避免出现骨皮质切迹（notch）。应注意避免选择过大的股骨假体而造成屈曲间隙过紧，引发屈曲受限，因此采用这种截骨方式时，假体的选择应宁小勿大（图 2-2）。

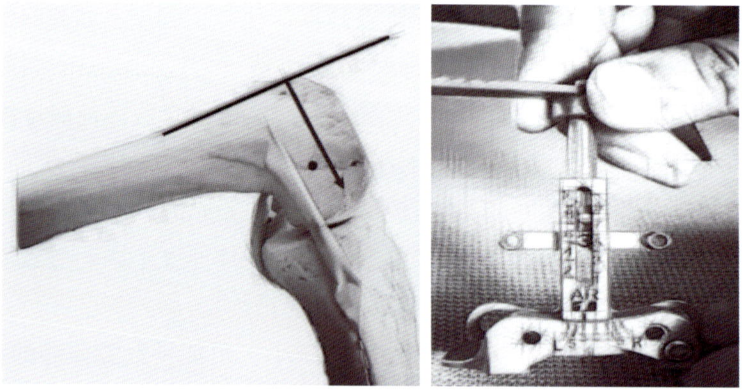

图 2-2 前参考

后参考

后参考是指在股骨截骨时，以股骨后髁连线为基准的截骨方式，即后髁截骨量恒定，股骨前方截骨量因假体大小而变化。此种截骨方式可以更好地配合远端间隙，以达到屈伸间隙的平衡，但这种截骨方式对股骨假体大小选择要求较高，当假体选择偏小时，易造成股骨前方出现骨皮质切迹，而假体选择偏大时又容易引起髌股关节过度填塞征，因此，选择假体时应充分考虑患者膝关节的情况，以避免假体过小或过大。有些后参考假体的股骨截骨板自带上仰角度，可保证在后方截骨量不变的同时，避免前方出现骨皮质切迹（图 2-3）。

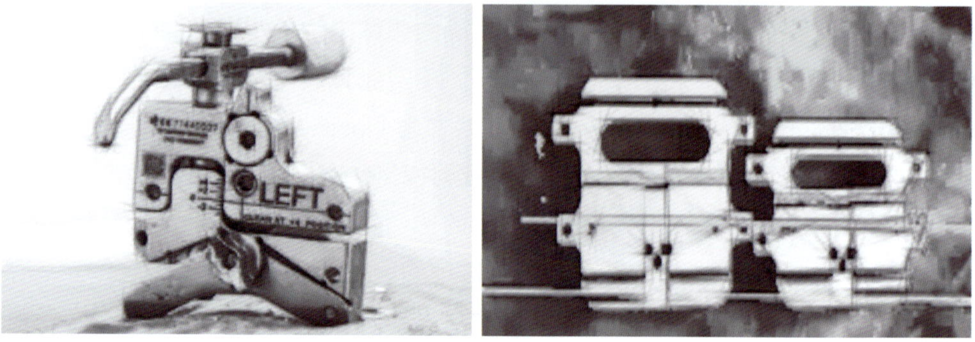

图 2-3 后参考

不管是前参考还是后参考，不同假体型号之间前后径的差异由两个固定钉连线开始向前后截骨线的距离变化来完成，也就是说不同的型号之间，中间固定钉连线和前后截骨线的距离总是保持一侧不变而改变另一侧的截骨量。

胫骨优先

胫骨优先指的是 TKA 中的一种截骨顺序，具体顺序为：先进行胫骨平台截骨，通常使用髓外定位法，截骨时应保证截骨面与胫骨的纵轴垂直，而截骨厚度与假体设计及配套工具有关。之后进行适当的软组织松解，以确保能够与胫骨截骨面平行地进行股骨前方和后方截骨，注意此时应同时兼顾股骨的 3° 外旋。然后通过测量屈曲间隙的大小，再进行股骨远端截骨，以达到伸屈间隙相等的目的，此时也应配合软组织松解来兼顾股骨的 5°~7° 外翻。胫骨优先的特点是股骨的外旋和截骨均以胫骨截骨面为基准，同时也依赖屈曲间隙的平衡。

股骨优先

股骨优先又称独立截骨法，具体顺序为：先进行股骨截骨，具体的股骨外旋角度参考后髁定位，包括后髁连线、股骨前后轴线（Whiteside 线）、股骨髁上连线等。之后进行胫骨截骨和软组织松解以达到伸屈间隙平衡。股骨优先的特点是股骨远端的截骨无须参照胫骨来进行，而且软组织的平衡问题也不依赖股骨截骨，无须在股骨截骨时过多考虑软组织松解，减少了软组织松解过度的情况出现，也可以有效减少手术创伤；在完成股骨截骨后对胫骨平台的暴露更加方便，更有利于手术的进行，并且能缩短手术时间，减少感染的发生率。

2.12　前参考和后参考如何取舍？

在全膝关节置换术（TKA）中，前参考（AR）和后参考（PR）是确定股骨假体大小和位置时两种常用的测量方法。选择哪种方法取决于手术策略、患者的具体解剖结构以及所使用的假体系统。了解这两种方法的特点可以帮助医生在手术中做出更好的决策。

前参考

定义：前参考是基于股骨髁前缘的位置来选择假体大小，并据此确定股骨后髁切除的骨量。

优点：可以保护股骨后髁，避免因假体过大而导致后髁切除过多；有助于保持膝关节伸直时的韧带张力。

缺点：如果选择了过大的假体，可能导致膝关节屈曲时前方软组织（如髌骨）压迫，引起疼痛；对股骨前髁的保护可能会牺牲某些屈曲位下的韧带平衡。

后参考

定义：后参考是基于股骨后髁的位置来选择假体大小，并据此确定股骨前部的切除量。

优点：膝关节屈曲时，可以在不改变后韧带张力的前提下，选用大小适当的假体；有助于保持膝关节屈曲时的稳定性和运动范围。

缺点：如果选择了过小的假体，可能需要切除更多的股骨远端骨质，影响膝关节的伸直力矩；过度切除股骨前髁骨质可能导致假体固定不稳和骨质疏松。

二者如何取舍

前参考和后参考的选择主要取决于以下因素。

（1）手术目标：侧重于保持膝关节伸直或屈曲时的稳定性和运动范围。

（2）患者解剖结构：根据患者的股骨解剖特点决定更适合的参考系统。

（3）假体设计：不同的假体设计可能适合于特定的参考系统。

（4）手术经验：医生的偏好和经验也是选择参考系统的重要因素。

综合考虑上述因素后，医生会选择最适合患者具体情况的参考系统，以期达到最佳的手术效果和患者满意度。在实际手术中，医生可能还会结合其他因素，如膝关节的病理状况、韧带的张力和稳定性等做出最终决策。

2.13 全膝关节置换术后无菌性松动的原因是什么？

无菌性松动是指假体周围骨溶解引起骨性支持结构力学性能下降，任何激活破骨细胞、抑制成骨细胞功能的因素都将直接或间接地破坏平衡，造成骨溶解，最终导致假体无菌性松动。全膝关节置换术后无菌性松动的原因主要包括机械性因素、生物学因素以及压力性因素。

机械性因素

假体微动：关节假体与骨或骨水泥界面发生的相对活动，多与假体松动有直接关系。由于术中假体固定不牢靠或局部血运破坏、周围骨质坏死等多种原因均会直接或间接地导致假体与周围骨质发生微动，影响关节假体与相应骨面的贴合度。研究表明假体与骨界面的微动大于 150 μm 时会抑制骨形成，导致纤维膜形成，随着时间的推移，最终发生假体无菌性松动。

应力遮挡：关节假体使下肢承载的重力发生分流，从而造成骨骼强度降低等生物学影响。假体植入后产生的应力遮挡使骨组织力学环境被破坏，假体周围没有承受负荷的部位缺少适宜的力学刺激，导致成骨细胞生成减少，骨丢失增加，引发假体无菌性松动。

其他因素：患者的个体差异，如骨质疏松、BMI 过大以及其他基础疾病等都是关节假体早期发生松动的影响因素。除此之外，医师经验、骨水泥的使用、关节假体的种类及设计等也与无菌性松动密切相关。

生物学因素

磨损颗粒：磨损颗粒分为超高分子量聚乙烯颗粒、磷酸三钙、骨水泥微粒、陶瓷颗粒以及金属颗粒（包括钛、镍、铬、钴等）。关节假体周围的磨损颗粒，可诱导巨噬细胞产生白介素 -1、白介素 -6、肿瘤坏死因子以及前列腺素等破骨细胞激活因子，使破骨细胞作用增强而成骨细胞作用减弱，造成假体周围骨形成减少，最终导致术后假体松动。

趋化因子、细胞因子：趋化因子是一类高度保守的蛋白家族，可以促进巨噬细胞和破骨细胞向种植体周围迁移、参与调控细胞凋亡、促进血管形成与胶原蛋白合成以及参与组织再塑。趋化因子、细胞因子和其他介质的持续释放有助于骨吸收，最终导致假体松动。

细胞自噬：自噬是一个细胞清除过程，通过自噬相关蛋白的协同作用，降解和回收受损的大分子和细胞器。越来越多的证据证实，自噬在骨代谢中发挥着关键作用，异常的自噬会破坏骨代谢的平衡，磨损颗粒可通过影响自噬的过程加速无菌性松动的发生。

细菌内毒素：主要成分为脂多糖，它与蛋白质、磷脂等共同构成革兰氏阴性菌的外膜。在无菌性松动假体周围常可发现有内毒素，它可刺激前列腺素及细胞因子的释放，并通过增加破骨细胞分化而导致骨吸收，附着的内毒素还可以增强钛微粒引起的生物学反应，进而导致假体无菌性松动。

压力性因素

液体压力：关节内液体压力是骨溶解的重要原因之一。关节置换术破坏了原来的关节囊结构，产生了与关节囊相通的潜在腔隙，关节囊松弛造成关节有效空间扩大，炎症物质可以随关节液四处扩散，这些改变均为关节液压力诱导骨溶解创造了条件，最终导致假体无菌性松动。

2.14　磨损颗粒是假体松动的唯一原因吗？

磨损颗粒并非假体松动的唯一原因。根据有无微生物感染，可将假体松动分为感染性松动和无菌性松动。无菌性松动的主要原因包括生物学因素（如磨损颗粒、趋化因子、细胞因子、信号转导通路、细菌内毒素等）和机械性因素（如假体微动、应力遮挡、高液压、假体设计与骨水泥、下肢力线等）。其中磨损颗粒会引起前列腺及细胞因子（如肿瘤坏死因子、白介素 -1、白介素 -6 等）的产生，是导致假体无菌性松动的主要原因。按照假体材料的不同，可将磨损颗粒分为超高分子量聚乙烯颗粒、磷酸三钙、骨水泥微粒、陶瓷颗粒以及金属颗粒（包括钛、镍、铬、钴等）。关节假体周围由于磨损颗粒的存在，使破骨细胞作用增强而成骨细胞作用减弱，造成骨质吸收增加而骨形成减少，导致术后无菌性假体松动。

趋化因子是一类高度保守的蛋白家族，主要功能包括促进巨噬细胞和破骨细胞向种植体周围迁移、参与调控细胞凋亡、促进血管形成、促进胶原蛋白合成以及参与组织再塑。趋化因子、细胞因子和其他介质的持续释放打破了破骨细胞和成骨细胞的平衡，导致骨溶解的发生。细菌内毒素可通过刺激前列腺素及细胞因子的释放，并通过增加破骨细胞分化而导致骨吸收，附着的内毒素还可以增强钛微粒引起的生物学反应，进而导致假体无菌性松动。

假体微动是指 TKA 后发生在膝关节假体与骨之间或骨水泥与骨之间的微小活动，微动与术后无菌性松动的发生有直接关系，微动的大小直接影响假体周围骨的生长，当界面存在纤维膜而非骨组织时，人工关节则会发生无菌性松动。

TKA 破坏了原有的关节囊结构，产生了一些潜在腔隙，当人工膝关节活动时，关节液随压力改变进入这些腔隙，当骨与假体界面产生纤维膜时，关节液被包裹从而产生高液压；当关节承重和活动时，纤维膜可受力牵拉发生变形，关节的承重通过挤压会转变成液压。关节内高液压与机械因素密切相关，最终导致假体无菌性松动。

骨水泥与假体的设计也与假体松动发生有关，如骨水泥的黏度和骨水泥的使用方法，接受低黏度骨水泥者翻修的概率较接受高黏度骨水泥者低，关节假体安装的位置不当也会增加假体松动的发生率。

下肢力线是指从股骨头中心经膝关节中心至踝关节中心的连线，此线经过膝关节中心或者稍偏向内侧。目前，TKA 术后恢复良好的力线仍然是取得较好临床疗效的金标准之一。若术后下肢力线不良，不仅影响术后疗效，更会导致假体松动。

2.15 磨损颗粒的数量或大小等因素与无菌性松动的发生是否相关?

TKA 术后无菌性松动的发生与磨损颗粒的组成、数量、大小及颗粒理化性质有着密切关系。既往文献报道，只有直径小于 10 μm 的颗粒才会被巨噬细胞吞噬，而大于 10 μm 的颗粒由多核巨噬细胞包裹，所以前者产生的炎性介质明显多于后者。不同材料人工假体所产生的磨损颗粒对引发膝关节无菌性松动的作用大小也不同。研究发现，在骨溶解过程中生物学活性由强到弱依次为 Ti 颗粒、Co-Cr 和 PMMA 颗粒、PE 颗粒，而且在骨溶解过程中，上述颗粒的剂量不同对外周血单核细胞的影响也不同，即存在剂量依赖性。因此，无菌性松动的发生可能与使用的假体材料、细胞微环境以及个体遗传差异等因素有关[40]。

还有部分学者认为，磨损颗粒不会诱导白细胞或基质金属蛋白酶（MMP-2 或 MMP-9）的激活，无菌性松动可能不是由颗粒引起的，而是由其他机制（如机械应力）引起的[39]。大量体外和体内研究表明，聚乙烯磨损颗粒是假体松动中骨溶解的主要原因。包括明胶酶（或 MMP-2、MMP-9）在内的蛋白酶在关节置换术纤维组织界面中含量升高，提示蛋白水解在骨溶解中起作用。但是蛋白酶的存在并不意味着它们是有活性的，因为蛋白酶的活性水平在翻译后受到高度调节。既往文献研究了两种细胞外活性蛋白酶（MMP-2 和 MMP-9）的活性是否与聚乙烯假体的松动有关。通过光镜、电镜和原位酶谱法对获得的 8 个界面组织进行了研究，以定位 MMP-2 和 MMP-9 的活性，并结合免疫组织化学对 MMP-2 和 MMP-9 蛋白进行了定位。所有界面组织都含有大量的聚乙烯磨损颗粒，它们或大量堆积，或分散在成纤维细胞的细胞外基质或细胞内。颗粒与 MMP-2 或 MMP-9 活性或白细胞并无相关性，没有发现炎症。

2.16 何谓界面封闭？它是引起无菌性松动的原因吗?

全膝关节置换术（TKA）是治疗终末期骨关节炎的一种重要方法，在手术过程中，界面封闭是一个非常重要的概念，它是指在 TKA 中确保人工关节假体与周围骨骼之间的密封状态，以防止体液、细菌和其他微粒进入骨与假体界面。这种密封对于防止术后感染、提高假体稳定性和延长人工关节的使用寿命至关重要。同样，依靠假体的特殊表面设计（如多孔涂层或羟基磷灰石涂层）可促进骨骼的生长，使骨骼与假体紧密结合，随着时间的推移，通过骨组织的生长可以实现良好的界面封闭，或者用骨水泥将人工关节组件牢牢固定在骨骼上，使骨水泥填充骨与假体之间的所有空隙，以实现良好的界面封闭。功能良好的水泥覆盖和外周多孔涂层或羟基磷灰石涂层的假体骨整合可有效地阻止细胞迁移。其中骨水泥界面封闭是一个关键步骤，其主要作用是通过咬合、微锁机制来实现假体的固定，而非单纯作为黏合剂。界面封闭除了将骨水泥填充在假体与骨床之间，也将骨水泥向外延伸至假体周围的骨松质，直至覆盖所有骨松质到达骨皮质，从而形成一个封闭界面，这些骨水泥也可与骨松质形成咬合、微锁以达到固定，除了可以防止假体与骨床之间的滑动，也可以有效组织骨松质渗血，同时阻绝关节液向骨水泥假体界面渗透，进而提高假体在位率及手术成功率。

然而，即使是封闭良好的界面也可能引起无菌性松动，因为假体的植入会产生新的负荷条件，使假体与骨之间形成一个由巨噬细胞、多核巨细胞、成纤维细胞组成的假体周围包膜，并参与无菌性松动的过程。封闭的界面也可能无法永久耐受关节滑液或磨损颗粒等各种刺激，每一个 TKA 假体都会释放磨损颗粒，或来自聚乙烯衬垫，或来自金属假体，自身巨噬细胞无法吞噬较大和较小的颗粒，只有大小为 0.3～10 μm 的颗粒才能激活巨噬细胞，进而导致促炎因子和溶骨细胞因子增多。无论来自哪里的磨损颗粒均会影响骨吸收与骨形成的平衡状态。同时，由多种促炎因子或其他介质介导的复杂炎症状态使得关节滑液增多，增加了关节内静水压，使得滑液也被泵入封闭界面内，产生一系列反应，破坏骨与假体的牢固连接。

2.17　液体压力在 TKA 无菌性松动中起到何种作用?

液体压力（液压）对假体周围骨骼的机械刺激可引起骨溶解，骨溶解可导致 TKA 后无菌性松动。Aspenberg 等 [41] 在 1998 年提出了这一观点。TKA 破坏原有的关节囊结构，在关节囊内邻近骨的一些部位会形成纤维膜，纤维膜内包裹有关节液。在日常活动时，关节承重导致纤维膜变形，纤维膜内的液体会产生液压。异常升高的液压可导致骨溶解。Robertsson 等 [42] 对 18 名因髋关节置换术后无菌性松动行翻修手术的患者进行了术前超声及关节囊内压测量，他们发现这些患者关节囊内压出现位置特异性的异常增高，并有关节囊增厚。Anthony 等 [43] 对髋关节置换术后局灶性溶骨区域进行了压力测量，他们发现在日常活动时，这些部位的压力会在短时内升高 200 mmHg。他们认为，在日常活动和负重时，关节囊内液压增高会导致松质骨的骨坏死，并引起导致骨溶解的化学介质释放，最终造成无菌性松动。Van der Vis 等 [41] 利用家兔模型评估液体压力在假体周围溶解中的作用。他们向骨组织提供了 70～150 mmHg 的液体压力，组织检查发现，暴露于液体压力的部位出现了骨吸收，这些病变与假体无菌性松动的病变高度类似。Fahlgren 等 [44] 进行的研究发现，在实验条件下，大鼠关节内压力曲线会有一个短暂性峰值，峰值压力为 720 mmHg。在 14 天后，大鼠的骨体积分数和骨矿物质密度分别下降了 52% 和 41%。在皮质骨受压位置周围出现了明显的空腔，在空腔周围的组织检查中发现了大量的巨噬细胞。巨噬细胞活化分泌的各种炎性介质，如肿瘤坏死因子 -α、白介素 -6、前列腺素等作用于破骨细胞和成骨细胞，导致骨溶解的发生。此外，液体压力的增加会将磨损颗粒泵入骨与假体界面，巨噬细胞吞噬磨损颗粒引发免疫炎症反应，导致无菌性松动的发生。综上所述，关节内高液压会导致假体周围骨组织融解、假体微动增加、磨损颗粒进入骨与假体界面，最终引发无菌性松动。

2.18 细菌内毒素会造成假体松动吗?

内毒素是革兰氏阴性菌细胞壁中的脂多糖（lipopolysaccharide，LPS），当细菌死亡或被破坏时，内毒素会释放到周围环境中。革兰氏阴性菌和革兰氏阳性菌也产生其他分子，如肽聚糖、脂磷壁酸和磷壁酸，这些物质发挥着类似的生物活性。内毒素的生物活性稳定，常规灭菌法不能有效去除内毒素。

在关节置换手术中，内毒素可以通过手术器械、人工关节及其他植入物或术后血行播散等方式进入假体周围。无菌性松动是指在没有任何临床感染迹象的情况下，由人工关节部件产生的聚合物和金属磨损颗粒引起的假体松动。该过程涉及的主要事件包括：巨噬细胞对磨损颗粒的吞噬作用；激活巨噬细胞产生促炎细胞因子；刺激骨吸收细胞因子，例如NF-κB受体激活蛋白配体（receptor activator of NF-κB ligand，RANKL），以响应促炎细胞因子；再吸收细胞因子刺激破骨细胞分化；破骨细胞数量增加引起局部骨质溶解，最终引发假体松动。有体外研究发现，去除内毒素后，巨噬细胞吞噬金属磨损颗粒引发的炎症反应水平较低，与未处理组相比，炎性细胞因子的表达可降低50%~70%[45]。Greenfield等[46]研究发现，内毒素可与假体磨损颗粒协同激活Toll样受体（Toll-like receptor，TLR），最终导致假体的无菌性松动。TLR是病原体识别受体家族成员，在很多情况下负责激活免疫系统。很多研究证明，在缺乏内毒素的情况下，假体磨损颗粒不足以激活TLR，内毒素在磨损颗粒刺激巨噬细胞产生炎症因子的过程中可能扮演了重要角色，即磨损颗粒导致巨噬细胞的聚集，在局部形成免疫高敏感区，这时吸附在磨损颗粒表面或其周围的内毒素刺激其产生炎症因子[47]。内毒素激活炎症反应的过程非常复杂，其机制尚未完全明确，但可以确定的是，内毒素导致的细胞因子释放对骨溶解具有重要影响，最终导致假体松动。

2.19 全膝关节置换会产生应力遮挡现象吗？是否会引起无菌性松动?

全髋关节置换术后应力遮挡现象已经得到了充分研究，那么对于全膝关节置换术是否同样存在应力遮挡的问题，答案是肯定的，而且应力遮挡现象也有可能造成假体无菌性松动。从力学上来看，当两种或两种以上材料组成同一个机械系统时，弹性模量较大的材料承担更多的负荷，这便是应力遮挡。可以看出，全膝关节置换术后假体和骨骼组成了一个力学整体，应力重新分配，假体由于弹性模量远远高于骨骼而承担大部分应力，传递至股骨远端和胫骨近端的应力大部分被假体遮挡，而假体周围骨则承担了较小的负荷。根据Wolff定律，当假体周围骨单位面积承载的应力小于维持骨代谢平衡的最小有效应力时，骨质吸收并重塑，直至骨单位面积承载的应力等于最小有效应力，骨代谢才得到新的平衡。学者们通过大量影像学临床研究发现，应力遮挡所致的假体周围骨量丢失受一些临床因素的制约，并且存在特定的趋势和表现。

股骨远端应力遮挡的表现

由于髌骨对股骨的压缩应力及剪切应力，加之股骨假体的“杯状”设计，使骨吸收的情况在股骨假体前髁后方区域尤为明显。Petersen 等[48]对比分析了非骨水泥型表面多孔全髁假体手术后 3 个月与 2 年时的股骨远端骨密度（bone mineral density，BMD）变化，结果显示，假体前髁后方区域的骨密度减少了 36%，而固定针附近的区域及后方则没有明显变化，这一发现进一步证实了假体前髁后方的应力遮挡效应最为显著。

胫骨近端应力遮挡的表现

由于胫骨假体的“板状”设计，胫骨假体有效地吸收了来自股骨远端的压缩应力。同时，手术纠正了膝关节的力线，使胫骨近端的应力分布也发生了变化。因此，胫骨近端的骨量流失情况最为显著。Petersen 等[48]研究发现，在使用非骨水泥型假体的患者中，术后 6 个月，应力降低一侧的胫骨近端骨密度减少了 7%~20%，而应力增加一侧的胫骨近端骨密度则暂时性增长，幅度介于 2%~7%。术后 3 年的追踪数据显示，所有研究区域的骨量平均损失达到了 22%。值得注意的是，大部分骨量丢失发生在术后 6 个月内，速度极快，达到了 29%，而在接下来的 3 年中，骨量继续丢失了 15%。

应力遮挡会导致骨质吸收，这是无菌性松动的主要原因之一。骨质吸收使骨与假体界面的稳定性降低，增加了假体松动的风险，同时因为假体周围骨质丢失破坏了骨与假体界面间的充分贴合，使磨损颗粒和滑液进入骨与假体的间隙，也增加了假体无菌性松动的风险。荷兰学者 Srinivasan 等[49]通过使用 micro-CT 图像的有限元模型研究发现，应力遮挡现象改变了骨水泥与骨小梁之间互锁的微观力学，并可能最终导致无菌性松动。

综上所述，全膝关节置换术后会不可避免地发生应力遮挡，导致术后假体周围骨量丢失，这可能会增加假体松动和假体周围骨折的风险。

2.20 TKA 术中是否应该切除滑膜?

滑膜是膝关节最重要的生物活性组织之一，对于膝关节的功能至关重要。它包含 A 型（巨噬细胞样）和 B 型（成纤维细胞样）滑膜细胞，其分泌黏稠的滑液，起到润滑关节并滋养关节软骨的作用。从病理上讲，滑膜炎会加重骨关节炎（osteoarthritis，OA）和炎性关节疾病的软骨变性。也有研究表明 TKA 术后膝关节慢性疼痛可能与滑膜炎或滑膜撞击相关。但对于 TKA 术中是否应该切除滑膜，目前仍存在争议。

有学者称滑膜炎是膝关节肿胀和疼痛的主要原因，它限制了活动范围，并且与复发性膝关节积血有关，因此应行滑膜切除术。相反，有学者称滑膜切除术会延长手术时间、增加失血量并诱发感染，不建议行滑膜切除术[50]。

目前的证据表明，在进行初次 TKA 时，这部分滑膜组织被切除，然而在术后很短的时间内，滑膜组织会重新长出并覆盖整个膝关节[51]。因此，TKA 术中对于正常的滑膜可不必切除，防止术后关节粘连，同时增加术后失血量。但是对于炎性滑膜，特别是类风湿性关节炎、色素沉着绒毛结节性滑膜炎等不正常的滑膜组织则需要全部切除。此外，大部分骨关节炎患者的膝关节线水平内侧存在局限性压痛点，研究表明，此部位的滑膜神经生长因子比其他部位明显升高，说明局部滑膜炎性反应比较严重，为术后尽快解除该部位疼痛，应当切除膝关节内侧滑膜。外科医生应仔细考虑常规进行滑膜切除术的临床指征，并在可能的情况下考虑选择性切除。

2.21 股骨旋转定位有几种方法？哪种最准确？

股骨假体旋转定位常用的参考解剖标志为通髁轴、Whiteside 线和“三角钢琴”征。

通髁轴即内外上髁连线，其分为两种：外科通髁轴和临床通髁轴。外科通髁轴是指股骨内上髁沟和股骨外上髁最高点的连线，临床通髁轴是指股骨内上髁最高点和股骨外上髁最高点的连线。股骨外旋应与外科通髁轴平行。外科通髁轴与临床通髁轴的夹角平均为 3°。术中徒手难以精准确定这两条轴线，也没有可以方便应用的器械。目前通常采用与股骨后髁连线外旋 3° 的方式确定股骨旋转定位（图 2-4）。但在股骨后髁发育不良或股骨前倾异常的患者中，依照后髁连线确定外科通髁轴会导致股骨旋转定位不良。有研究认为，高达 30% 的患者存在此类情况，膝外翻患者中此类情况更为普遍。

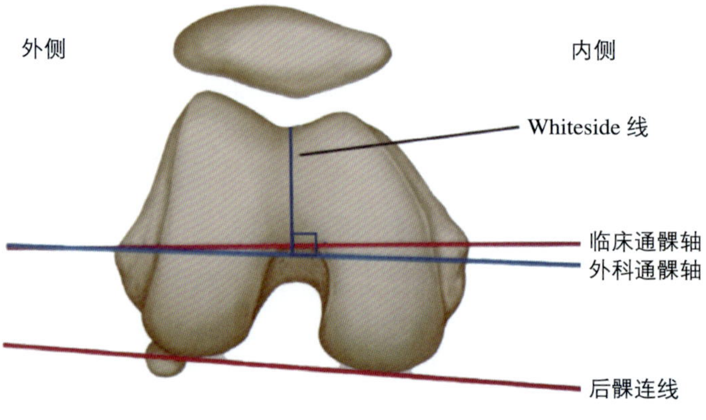

图 2-4 股骨远端截骨轴线

Whiteside 线即滑车前后线（股骨前后轴线），为股骨滑车最低点到髁间窝顶点的连线。一般认为，Whiteside 线与外科通髁轴呈 90° 夹角（图 2-5）。Whiteside 线比通髁轴更容易确定，但若存在股骨髁畸形或滑车发育不良，Whiteside 线也会难以确定。

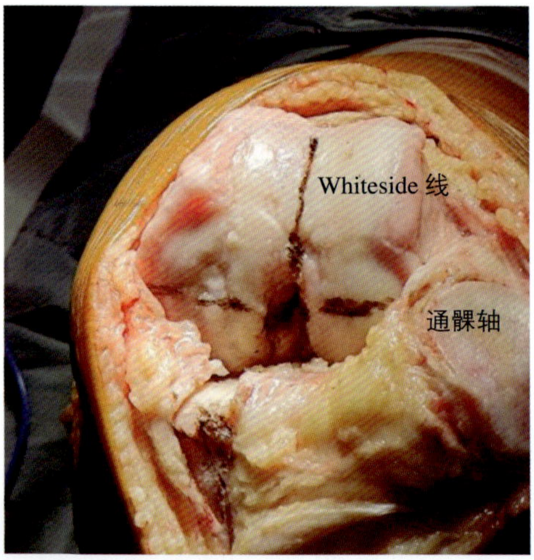

图 2-5 术中用电刀标记的 Whiteside 线及通髁轴

“三角钢琴”征，股骨的前表面呈双峰分布，外髁高于内髁。若股骨前方截骨无旋转异常，股骨前方截骨面的形状会类似于三角钢琴的顶面，即股骨内髁截骨面小于股骨外髁截骨面。若股骨旋转异常，截骨面会出现形状的变异。但是，“三角钢琴”征为截骨后的表现，不能直接用于确定股骨假体的旋转，只能作为股骨前方截骨后的验证措施（图 2-6）。

上述三种方法各有其优缺点，医生需要在术中仔细评估，必要时可采取多种方法互相对照验证，以获得最佳的股骨旋转。

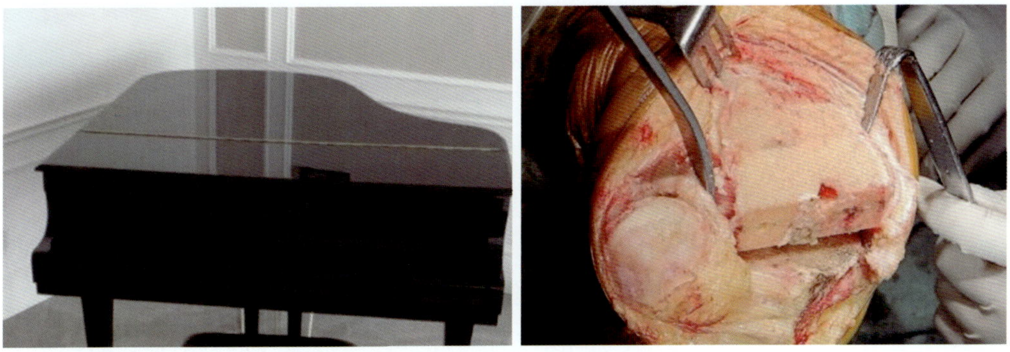

图 2-6 三角钢琴（左）和“三角钢琴”征（右）

2.22 股骨假体内旋会产生怎样的后果?

在手术过程中，如果股骨假体安装角度不当，尤其是过度内旋，可能会导致一系列并发症，影响患者术后康复。有学者建议将股骨假体过度内旋按严重程度分为 3 级：≤3° 为轻度，4°~6° 为中度，＞6° 为重度。

股骨假体过度内旋的不良后果包括以下几方面。

（1）股骨假体过度内旋会导致屈曲间隙不对称，内紧外松，使膝关节假体内侧出现应力集中。长期的高应力会使聚乙烯衬垫加速磨损，导致股骨假体微动，最终造成假体无菌性松动。

（2）股骨假体过度内旋会导致髌骨轨迹不良，髌骨与股骨假体之间接触面积减小，接触应力增大，使髌骨软骨加速磨损，髌股关节压力过大可导致膝前痛，内旋严重者还会引起髌骨半脱位、脱位等并发症。

（3）股骨假体过度内旋导致的髌股关节应力过大会造成膝前痛，屈曲时膝关节内侧过紧会导致胫骨近端内侧疼痛、内侧副韧带走行区域疼痛。此类疼痛会妨碍膝关节屈曲功能，可导致膝关节疼痛和僵硬，严重者可出现膝关节僵直。

（4）股骨假体过度内旋造成的屈曲间隙不平衡可导致屈曲中段不稳定，即膝关节屈曲 60° 以上时出现的膝关节不稳定。可导致患者上下楼和坐位起立时出现恐惧感，影响患者日常生活。

因此，在膝关节置换术中必须非常小心地安装股骨假体，以确保其正确的旋转对线。如果怀疑股骨假体安装内旋过大，应及时修正，避免术后不良后果的发生。

2.23 股骨假体与胫骨假体联合内旋会产生怎样的后果?

股骨假体和胫骨假体联合内旋会导致髌股关节并发症，如髌骨外倾、半脱位或脱位。

Berger 等[52]研究了 30 例全膝关节置换术后出现髌股关节并发症的病例，他们认为，轻度的股骨 - 胫骨假体联合内旋（1°~4°），会出现髌骨外倾和轨迹不良；中度的联合内旋（5°~8°）会出现髌骨半脱位；重度的联合内旋（8°~17°）早期会出现髌骨脱位，远期会出现髌骨假体失效。总之，股骨假体和胫骨假体联合内旋会导致髌骨外倾，髌骨与股骨滑车接触面积减小，髌骨假体承受的应力增大，术后早期可出现膝前痛，最终可导致髌骨假体磨损、松动和失效。

2.24 晶体性关节炎（痛风软骨钙化）患者行 TKA 后易出现什么现象？

痛风是以尿酸钠或焦磷酸钙晶体在关节内和周围沉积为特征的临床综合征。炎症反应是导致关节重度疼痛、红斑、肿胀和活动受限的根源。

晶体性关节炎发作虽然在 TKA 后相对罕见，但可以表现为术后急性或慢性疼痛。晶体性关节炎和 TKA 后的急性感染在临床上可能很难区分，因为二者的体格检查和实验室检查结果常常相似。这两种情况都可能表现为快速发作的关节疼痛、肿胀、红斑和全身症状，包括发热和不适。实验室检查结果通常包括白细胞计数、红细胞沉降率（erythrocyte sedimentation rate，ESR）和 C 反应蛋白（C-reactive protein，CRP）水平升高。晶体性关节炎可能在手术后不久发生，也可能在十年或更长时间后发生。此外，患者既往可能有晶体性关节炎病史，也可能是首次出现。

因此，晶体性关节炎患者行 TKA 后易突然发病且伴有疼痛、功能丧失、局部炎症征象，可有发热以及 ESR 和 CRP 升高。关节穿刺可见关节积血，细菌培养阴性。同时建议对尿酸钠和焦磷酸钙晶体进行分析。感染和晶体引起的疼痛可能同时存在，但不太常见。总之，对于所有 TKA 后出现急性关节炎的患者，都应评估是否存在感染、晶体性关节炎或两者兼而有之，以避免不必要的手术。同时为防止这种情况的发生，在对晶体性关节炎患者进行初次 TKA 时，滑膜切除是至关重要的。

2.25 肥胖患者行 TKA 应注意哪些事项？

肥胖是指体内脂肪积聚过多导致的一种病理状态，可明显增加心脏病、糖尿病、高血压、骨关节炎、癌症等疾病的发生风险。体重指数（BMI）是衡量肥胖的标准评估手段，世界卫生组织将 BMI ≥ 30 kg/m^2 视为肥胖。

毫无疑问，肥胖患者在 TKA 后出现并发症的风险更高，并且在需要或接受 TKA 的人群中占很大一部分。肥胖，特别是病态肥胖（BMI > 40 kg/m^2）已被证明是关节假体周围感染（periprosthetic joint infection，PJI）和 TKA 早期失败的独立危险因素。因此对于需要行 TKA 的病态肥胖患者，应考虑推迟手术，直到体重减轻以及其他相关并发症得到改善。

外科医生在对肥胖患者行 TKA 时应注意以下几方面。

预防感染

术前应询问患者有无龋齿、呼吸道感染、消化道感染、泌尿系统感染以及真菌感染，并对患者进行全面的实验室检查，筛查所有潜在的感染病灶。术前合理科学地进行预防性抗生素使用，一般认为第二代头孢菌素较为合适。

术前常见内科并发症的处理

由于肥胖可能会引起全身各个系统发生病理生理改变，肥胖患者术前常存在多种生理与心理疾病，术前应对此类患者进行全身重要脏器功能评估，为手术提供必要的安全条件。

CR假体与PS假体的选择

对于重度肥胖的患者，选择假体时要适当增加延长杆，以增加关节的稳定性及承重能力，防止假体过早出现机械性松动。PS假体可增加稳定水平，减少假体使用时的接触应力，并且抗旋转力较高，因此肥胖患者应更多地考虑PS假体。

手术切口的选择

肥胖患者膝关节周围软组织较厚，往往需要更充分地显露手术切口，故选择膝正中切口，术中给予必要的扩大剥离与组织显露往往有利于截骨操作与假体的安放定位。

止血带的应用

肥胖患者通常血脂含量高，血管易发生粥样硬化，易诱发静脉血栓产生，手术时应用止血带导致血流阻断，使静脉血管内血流缓慢，甚至淤滞，进一步导致血栓的形成，因此肥胖患者应用止血带时应予以特殊注意，不断改进与规范止血带的使用方法。

切口愈合不良

TKA后患者常出现伤口并发症，尤其是肥胖患者，原因一般是过度肥胖引起的伤口暴露困难及皮下脂肪液化坏死。术中应尽可能减少伤口挫伤，避免电刀灼伤皮肤，应提高缝合技术，严密对皮，减少伤口张力，必要时适当延长拆线时间，及时处理脂肪液化。

2.26　哪些药物长期应用会影响伤口愈合?

伤口愈合分为炎症期、增殖期、成熟期和重塑期四个阶段，如果任何阶段出现中断或延迟，伤口的愈合时间就会延长，其中以炎症阶段的延迟最为常见。美国学者Gupta等[53]就药物对伤口愈合的影响进行了相关研究，并归纳整理出10类减缓伤口愈合的药物。

抗凝药

抗凝药常用于预防静脉血栓栓塞的发生或加重、防止心房颤动时血栓形成以及防止经皮冠状动脉介入治疗的支架闭塞。抗凝药的作用机制因药物类别而异，但共同的结果是中断凝血级联反应，导致出血时间延长。

在使用抗凝药治疗慢性创伤患者时，必须了解其对伤口愈合的炎症阶段所造成的影响。在创伤发生后的最初几个小时（炎症期），在没有抗凝药干扰的情况下，人体对伤口的正常反应是血小板凝结和血栓形成。然而，抗凝药会阻止血凝块形成并导致伤口难以愈合。

尼古丁

香烟烟雾中含有4000多种有毒化合物。与伤口愈合受损有关的主要毒素是尼古丁、一氧化碳和氰化氢。延迟愈合的明确机制尚不清楚，但已证明所有相关物质都会损害组织的氧气供应。

一些研究表明，尼古丁对皮肤和皮下组织有害，它会刺激交感神经系统释放儿茶酚胺，从而引发外周血管收缩，降低组织灌注率。应告知患者继续吸烟的风险，包括伤口部位的血液和氧气供应减少、感染风险增加、愈合速度减慢以及瘢痕组织强度降低。

甾体抗炎药

炎症是对细菌等生物病原体、外伤造成的受损细胞以及其他各种炎症因子刺激的一种防御反应，机体通过炎症来应对许多情况。

发生创伤时，炎症可以保护伤口免受抗原的进一步损害。炎症反应通常被认为是伤口愈合的主要方面。甾体抗炎药会抑制伤口愈合过程中的炎症反应，进而干扰伤口愈合的炎症阶段，可能造成愈合时间大大延迟。

类固醇药物

类固醇的作用机制非常复杂。类固醇药物是临床常用的抗炎药，这些药物是皮质醇的合成物，而皮质醇在体内有多种作用，包括介导应激反应、炎症反应、免疫功能和新陈代谢，类固醇会抑制炎症反应，干扰成纤维细胞增殖，抑制胶原蛋白合成，减少结缔组织基底物质沉积，抑制血管生成，干扰伤口收缩和再上皮化。这些作用是通过拮抗各种生长因子和细胞因子产生的。如前所述，无论伤口类型如何，延迟、延长或缩短炎症阶段都会对伤口愈合产生长期影响。

非甾体抗炎药

非甾体抗炎药（nonsteroidal anti-inflammatory drug，NSAID）是治疗肌肉骨骼疼痛和损伤最常用的处方药之一，长期使用非甾体抗炎药控制骨折疼痛和炎症有可能会影响骨愈合。许多医生为患者提供这些药物以促进多模式镇痛，减少对阿片类药物的依赖。非甾体抗炎药可抑制环氧合酶（cyclooxygenase，COX），而环氧合酶是将花生四烯酸转化为前列腺素、血栓素和前列环素所必需的。前列腺素可通过扩张血管、抑制血小板聚集和促进组织修复来加速伤口愈合，血栓素通过促进新生血管的生长来帮助伤口愈合，而前列环素可通过调节血管和血小板功能来间接影响伤口愈合。非甾体抗炎药抑制环氧合酶后，会延长伤口的愈合过程。

免疫抑制药或抗排斥药物

参与伤口愈合过程的几种炎症介质会受到免疫抑制药的影响。抗排斥药物可抑制T淋巴细胞，针对辅助性T细胞和抑制性T细胞。这些细胞在伤口愈合过程中发挥着重要作用，尤其是在炎症阶段。消耗CD4+T细胞（辅助性T细胞）会导致伤口拉伸强度降低。

停用免疫抑制药以促进伤口愈合可能是一个合理的选择，但必须由患者与医生共同决定。

免疫调节剂

生物反应调节剂或免疫调节剂是自身免疫性疾病的一线药物，或在常规药物治疗失败后使用。严重感染是最令人担忧的并发症之一，需要在用药前进行筛查，并在患者服药期间进行监测。对于免疫功能低下患者，慢性伤口的治疗具有一定的挑战性，且目前缺乏相关临床指南。免疫功能低下患者伤口感染的临床症状和体征可能不太明显。因此，临床医生应定期进行伤口细菌培养并监测这些患者的抗菌药物敏感性，从而根据伤口细菌培养结果给予经验性抗生素治疗。

肿瘤坏死因子

肿瘤坏死因子（tumor necrosis factor，TNF）可促进巨噬细胞的炎症活动，还能控制巨噬细胞的存活和死亡。TNF 通过与两种不同类型的受体结合，参与调节和介导炎症和免疫反应以及随后的血管生成。

TNF 抑制剂（如阿达木单抗、戈利木单抗）常用于治疗自身免疫性疾病。值得注意的是，戈利木单抗被用于治疗炎症性肠病，在炎症性肠病中会出现脓皮病。

秋水仙碱

秋水仙碱可减少炎症和胶原蛋白沉积，常用于治疗痛风。它是一种抗炎药物，可抑制与痛风症状有关的中性粒细胞活化、脱颗粒和迁移。有时，秋水仙碱可作为多模式镇痛的一个组成部分，尽管秋水仙碱对减轻疼痛有积极作用，但它会抑制中性粒细胞，并减少伤口周围促炎症巨噬细胞的浸润，从而影响伤口愈合，由于胶原蛋白合成减少，秋水仙碱能明显降低伤口瘢痕组织的断裂强度。

化疗药物

多柔比星、环磷酰胺和其他常用的化疗药物都会抑制细胞增殖，以减少因细胞过度失控导致的肿瘤发展。然而这些药物对细胞生长的影响并非针对癌细胞，而是会影响到每一个分裂的细胞。此外，白细胞是快速生长的细胞，化疗会导致其数量下降，进而增加开放性伤口感染的风险。因此，应使用抗菌敷料或清洁剂适当清洁伤口，并保持伤口敷料清洁，以降低感染风险。

2.27 若膝关节处有陈旧性切口瘢痕，如何选择 TKA 的手术切口？

膝关节前方没有肌肉提供直接穿支动脉给皮肤，皮肤的主要血供来源于髌骨周围动脉网的终末支。动脉网主要由股深动脉发出的旋股外侧动脉，股动脉发出的膝最上动脉，腘动脉发出的膝上、中、下动脉，胫前动脉发出的胫前返动脉和膝下动脉分支组成。浅筋膜为皮肤提供了大部分血供，过度牵拉手术切口会导致皮下穿支血管破裂。皮肤的血液供应更偏向于内侧，前正中切口是对动脉网损伤最小的入路，内侧髌旁入路会形成比较大的外侧皮瓣，不利于切口愈合。

当存在多处陈旧性瘢痕时，采用最外侧的垂直切口比较安全，因为皮肤的血液供应更偏向内侧，内侧皮瓣的血供会更丰富。由于皮肤血管网位于深筋膜浅层，皮瓣应在深筋膜下方剥离。

应尽可能在原手术瘢痕上切开皮肤，在瘢痕周围切开皮肤有可能形成较窄的皮桥，可能导致皮肤坏死。如果原瘢痕走行不规则，手术切口仅能部分位于瘢痕之上，应设法使新切口与原瘢痕之间的角度足够大，至少应大于 60°。如果新手术切口必须平行于原瘢痕，切口间的皮桥宽度应尽可能大于 7 cm，过近的平行切口会损害皮肤血供，导致皮桥坏死。在特殊情况下，当瘢痕形成的时间已经足够长，并且皮肤血供良好时，可考虑选择宽度略小于 7 cm 的皮桥。若存在多条平行的纵行切口，应尽可能在最外侧的瘢痕上方切开皮肤。原瘢痕若为横向，手术切口应与其垂直。皮肤切口应有足够的长度，以防止伤口边缘过度拉伸导致血供破坏。宽大的瘢痕皮下组织较薄，并且其皮下神经组织通常功能不全，在皮肤张力不大的情况下应予以切除再闭合切口，以利切口愈合。

前正中切口的远端是伤口并发症最常出现的区域，因此，切口位于胫骨结节内侧有利于软组织愈合及髌腱的覆盖。

2.28 膝关节置换术后假体位置冠状面允许多少度的内翻和外翻?

关节置换术后膝关节正确的对线和稳定性对术后膝关节功能和假体使用寿命至关重要。一般认为，超过适当范围的对线可能导致患者更早出现假体失效，并造成较差的患者满意度。

膝关节置换术中，下肢冠状面对线的方法主要有 2 种，机械对线（MA）和运动学对线（KA）。理想的机械对线是指髋 - 膝 - 踝角（HKA 角）达到 0°，使下肢力线达到中立位。运动学对线于 2006 年被首次提及，旨在恢复患者的原有解剖结构和对线，使膝关节假体运动轴与膝关节生理性运动轴保持一致，减少膝关节周围软组织和韧带的松解，实现膝关节生理性运动，提高患者术后满意度。限制性运动学对线（rKA）为 KA 的改良，主要理念是在一定的安全范围内恢复患者的膝关节解剖，通过适当放弃机械对线，仅恢复术前的力线及关节线高度，减少软组织松解。

MA 手术要求膝关节冠状面对线在 ±3° 以内，即允许 3° 的内翻和外翻。

rKA 主要遵循五个原则：①整体下肢冠状面对线在 ±3° 以内；②股骨和胫骨假体的冠状面力线（股骨远端外侧角和胫骨近端内侧角）在 ±5° 以内；③恢复膝关节自然软组织张力；④优先保留股骨解剖结构；⑤当需要进行解剖调整时，应选择最完整的一侧膝关节间室作为枢轴点。赵春涛等 [54] 进行的 meta 分析认为，运动学对线组的平均手术时间短于机械对线组；在功能结果方面，运动学对线和机械对线取得了相似的满意结果。

随着时间进展，有学者逐渐产生了不同的学术观点。Schelker 等 [55] 研究认为，将内翻或外翻 3° 作为冠状面对线“安全区”的理念似乎略显保守，很多超过该“安全区”的膝关节置换也有着优良的手术效果，基于患者的个性化膝关节假体或许是未来的发展方向。

2.29 TKA 术中假体大小如何掌握?

针对此问题，应从股骨假体选择、胫骨假体选择和髌骨假体选择三个部分来讨论。

股骨假体选择

股骨假体大小通常由股骨前后径决定，股骨后髁偏心距的重建对恢复膝关节运动很重要，假体应该充分覆盖股骨远端的骨质，避免过多的骨质暴露。同时，假体边缘不应超出骨质太多，以免影响软组织，若假体左右径过大，会出现假体内外侧悬出的现象，会刺激关节囊、髂胫束、侧副韧带而引发疼痛。如果无法避免假体悬出，假体应优先保证内侧不悬出，以确保不对内侧关节囊及内侧副韧带产生刺激。理想状态下，假体型号大小正好与患者膝关节的大小相匹配，但术中经常出现假体的尺寸与患者膝关节大小不匹配，测得所需的假体型号大小常位于两个号之间，在这种情况下，应根据屈伸间隙来判断。当使用前参考系统时，若屈曲间隙大于伸直间隙，应选择大号假体；若屈曲间隙小于伸直间隙，应选用小号假体。如果前参考中使用的股骨假体过大，会使屈曲间隙过紧，导致膝关节屈曲困难（图 2-7）；若股骨假体过小，又会导致屈曲间隙过大，进而影响膝关节的屈曲稳定性（图 2-8）。当使用后参考系统时，此时屈曲间隙已经不变，应根据膝关节前方的具体情况来决定采用大号或小号假体。若股骨假体偏大，可能导致髌股关节过度填塞，髌股关节压力增大，引起疼痛（图 2-9）。若股骨假体偏小，会导致股骨前侧出现骨皮质切迹（notch），增加骨折风险（通常认为切迹在 3 mm 以内是安全的）（图 2-10）。

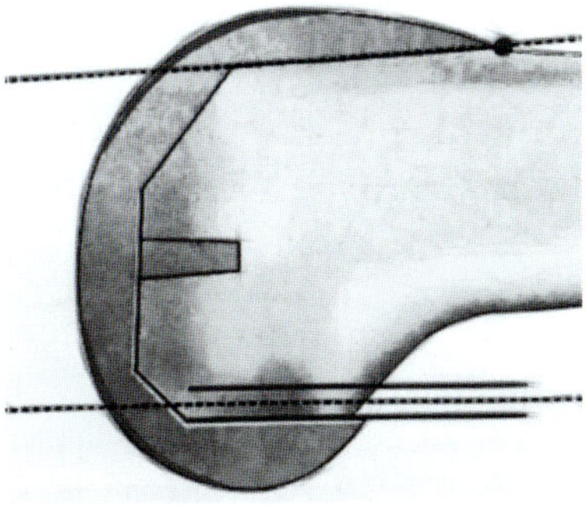

图 2-7　使用前参考系统时，股骨假体型号偏大会导致屈曲间隙过紧，屈曲困难

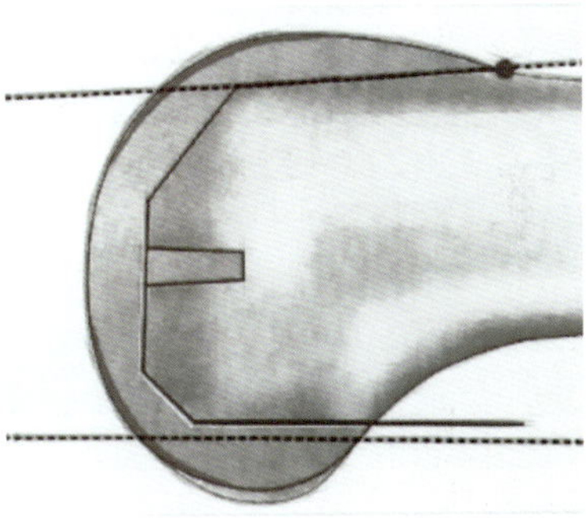

图 2-8　使用前参考系统时，股骨假体型号偏小会导致屈曲间隙过大，屈曲不稳

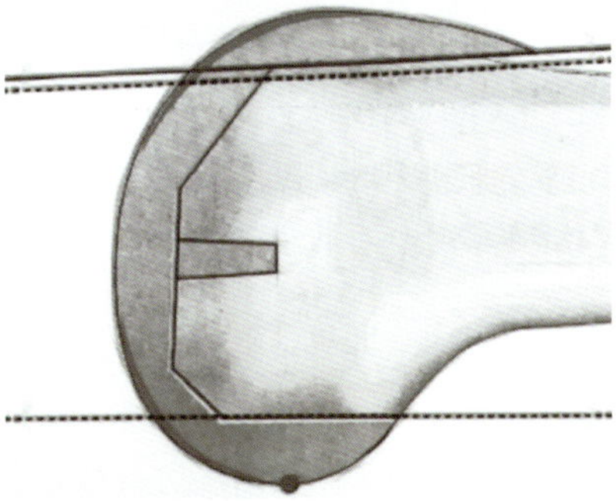

图 2-9　使用后参考系统时，假体型号偏大会导致髌股关节过度填充

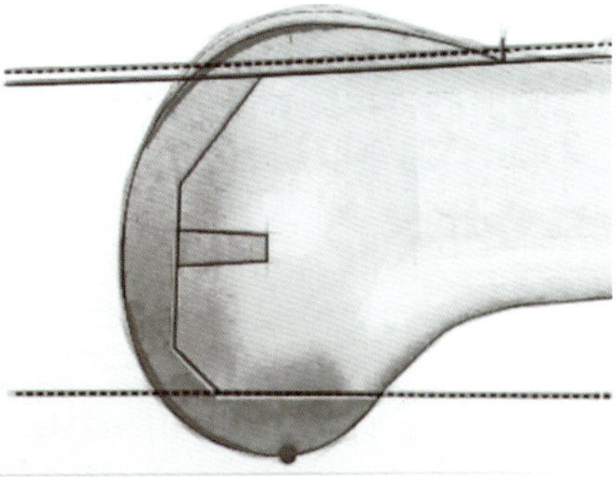

图 2-10　使用后参考系统时，假体型号偏小会导致前方出现骨皮质切迹

胫骨假体选择

胫骨截骨后应充分评估假体的尺寸和位置，假体的大小通常要参考胫骨截骨后截骨面的前后径，确保假体边缘与胫骨平台边缘对齐。若胫骨假体型号偏小，可导致皮质骨缺少覆盖，继而引发早期松动；若胫骨假体过大，假体内侧悬出，会刺激内侧副韧带及内侧关节囊（图 2-11），明显的外侧悬出可刺激外侧关节囊、髂胫束或腘肌腱。总体来说，胫骨假体前后径比内外径的影响更大。当选用对称设计的假体时，为了正确的胫骨旋转力线，假体后外侧悬出是可以接受的，但应尽量小（图 2-12）。过大的外侧悬出会增加腘肌腱撞击的风险。选用非对称性胫骨假体可有效改善后外侧悬出的问题，而选择更小的胫骨假体，切除胫骨平台内侧骨赘也是解决严重内翻畸形的方法之一。

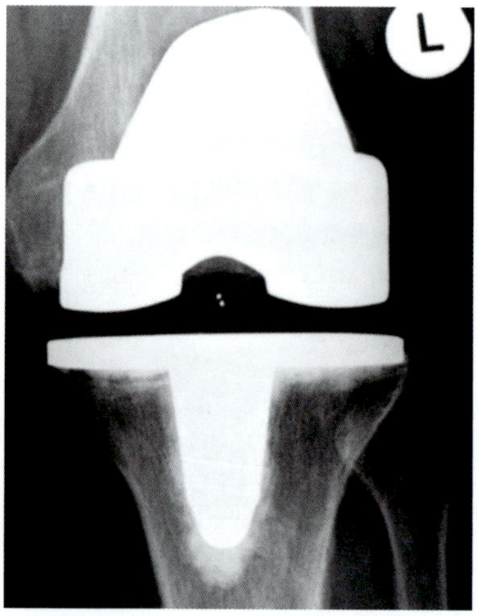

图 2-11 胫骨假体型号偏大，假体内侧悬出，会刺激内侧副韧带引发症状

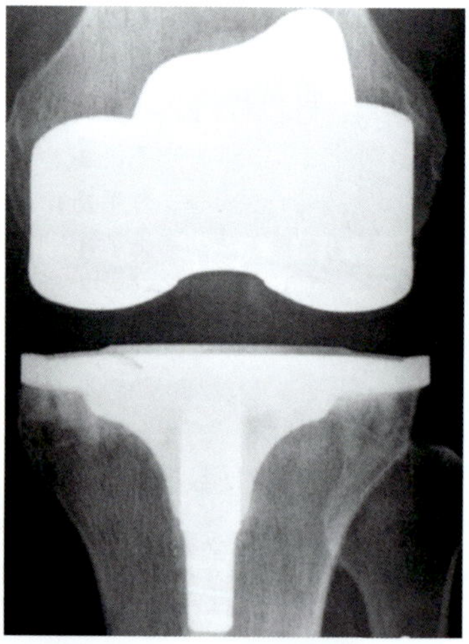

图 2-12 为了正确的胫骨旋转力线，假体后外侧悬出是可以接受的

髌骨假体选择

髌骨假体大小往往参考髌骨截骨面的上下径。髌骨假体直径偏大并不常见，若假体偏大，会刺激周围软组织，并引发髌股关节填塞征，增加髌股关节压力，引起疼痛。若假体直径偏小，会导致骨或软骨暴露，引起持续性疼痛。髌骨置换的要点在于剩余髌骨厚度，当剩余髌骨厚度较大时，也会引发髌股关节填塞征而引起疼痛。但若为了降低髌股关节压力而减小髌骨厚度，又容易造成髌骨骨折。因此，目前对于是否需要置换髌骨也存在争议。

2.30 TKA 术后膝关节屈曲不稳定是由哪些因素造成的？

对称型的屈曲不稳定可见于力线良好、假体固定良好的病例，产生的原因是屈曲间隙大于假体厚度。在行 TKA 时，医生倾向于获得较紧的伸直间隙和相对较松的屈曲间隙，使得屈曲间隙大于伸直间隙。屈曲间隙的松紧程度应该能够使股骨在胫骨平台上的前后移动量保持在 5 mm 之内。屈曲不稳定的因素包括以下几点。

股骨假体偏小

常发生在术后早期，偏小的股骨假体不能完全重建股骨后髁偏心距，造成屈曲间隙松弛。可采用大号股骨髁或加后髁垫块。

胫骨后倾过大

常发生在术后早期，过大的胫骨后倾不会影响伸屈间隙的平衡，但会增大屈曲间隙，也容易造成后交叉韧带（PCL）的医源性损伤。应重新行胫骨截骨并采用 PS 假体。

PCL 急性断裂

主因屈曲间隙过紧所致，应更换 PS 假体，重新平衡。

PCL 效能衰减

常发生在术后晚期，应更换 PS 假体。

后内侧垫片磨损

常发生在术后晚期，可行垫片翻修或全部翻修。

不对称的屈曲间隙产生原因包括股骨假体旋转位置异常、截骨不平行，内外侧副韧带张力不一致等。随着膝关节屈曲增加和不对称屈曲间隙的松弛，股骨 - 胫骨关节面的一致性降低，会使股骨假体表面出现异常运动。

如何获得合适的股骨假体旋转定位一直存在争论，有学者推荐采用间隙平衡技术进行屈曲间隙制备，有学者主张利用解剖标志进行旋转定位，截骨后通过内外侧松解获得矩形屈曲间隙。

不对称型屈曲不稳定的临床意义并不明确，有研究认为股骨旋转应根据解剖标志确定，允许一定程度的内外不对称；也有研究发现与不对称的屈曲间隙相比，矩形屈曲间隙可以获得更大的屈曲度，且不易出现内侧疼痛问题。

屈曲中段不稳定这一概念仍然存在争议，讨论这一问题必须首先确定是冠状位不稳还是矢状位不稳。冠状位不稳的原因在于侧副韧带的不平衡，由于伸直位下后关节囊会参与膝关节的稳定性，因此侧方不稳常常被掩盖。矢状位不稳的原因在于一些伸直间隙正常而屈曲间隙松弛的患者，为了获得平衡而进行股骨远端截骨，这样操作仅仅解决了 0° 时软组织不平衡的问题，而在其他角度上软组织的不平衡问题仍然存在。

2.31　股骨侧弓多少度以内可以关节内调整？超过多少度需要先做关节外截骨矫正之后再行 TKA？

弓形股骨是指股骨膝关节前外侧弓在其冠状面 X 线的投影呈弓形，是一种常见的关节外畸形。如图 2-13 所示，股骨侧弓角（femoral bowing angle，FBA）为股骨近段解剖轴（小粗隆下缘平面股骨内外侧骨皮质中点 Fa 与股骨全长中点水平内外侧骨皮质中点 F0 的连线）与股骨远段解剖轴（膝关节线以上 10 cm 水平内外侧骨皮质中点 Fc 与上述点 F0 的连线）的夹角。在生理状态下，股骨可能存在轻微侧弓，而明显侧弓则被认定为病理状

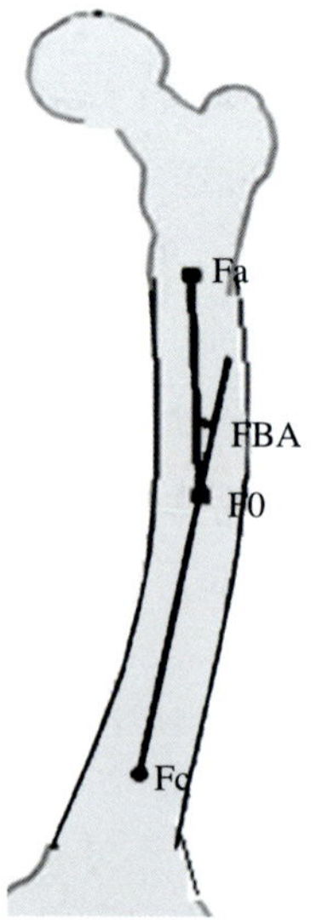

图 2-13 股骨侧弓角（FBA）

态。Mullaji 等[56]通过对亚洲健康人群膝关节下肢的研究发现，健康人 FBA 平均为 0.4° ± 1.2°，也有研究发现，在患有膝关节终末期骨关节炎的中国人群中，弓形股骨的发生率高达 50%~70%。

成功的 TKA 其术后下肢力线目标是实现胫骨、股骨、髌骨三个部位对齐良好，将患者的下肢力线恢复至生理状态。但股骨侧弓的存在会影响股骨外翻角，进而影响术中股骨远端截骨的角度，增加骨切割误差，从而造成患者术后下肢力线偏差。

先前有研究发现，如果关节外畸形在 20° 以内，且畸形位于干骺端外，行 TKA 通常可以实现关节内代偿性矫正。而对于更严重的畸形或靠近关节的畸形，可能需要关节外截骨术来实现对齐良好的 TKA，但这样并不是完全准确的，因为没有充分考虑畸形位置对整个关节的影响。Wolff 等使用几何计算表明，关节外畸形距离关节越近，畸形程度呈线性增加，对于同样的关节外畸形，畸形每向关节移动 10%，就会出现额外 2° 的整体畸形。此外，Baltimora 法则认为，对存在较重的股骨关节外畸形的膝关节行一期 TKA 时常需做出较大的软组织的松解（尤其是针对内侧软组织的松解），使得伸直状态下膝关节内外侧间隙达到一种平衡，但这种较大的软组织松解会不可避免地导致屈曲状态下内外侧间隙不平衡，进而造成关节不稳定（图 2-14）。

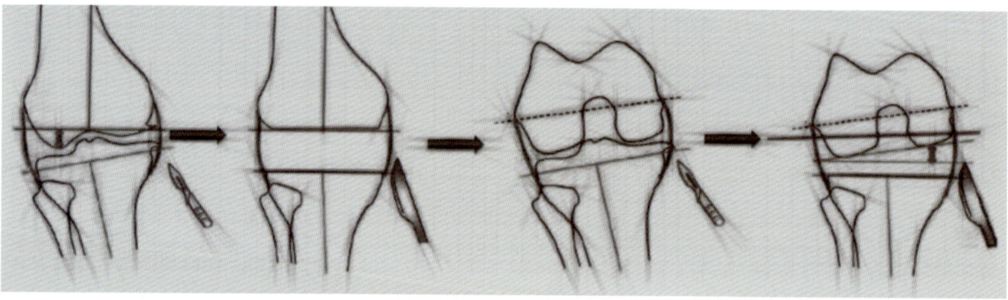

图 2-14 在股骨畸形的情况下，大范围松解会造成关节不稳定，这些软组织松解可以在伸展时平衡膝关节，但在屈曲时会导致松解侧间隙松弛

荷兰学者 Veltman 研究团队认为[57]，膝骨关节炎合并关节外畸形导致较大的冠状关节线偏离可以通过截骨联合 TKA 成功治疗，并产生良好的临床结果。西安交通大学医学院附属红会医院马建兵教授认为[58]，在考虑是否先行关节外截骨这一问题时，不能只关注关节外畸形的角度，更要关注关节外畸形对关节内造成了多大的影响。因此，对于股骨侧来说，应该测量股骨远端外侧角（LDFA），若 LDFA 偏差在 7° 以内，可以通过 TKA 手术调整。对于较重的弓形股骨，在直接行 TKA 时也应充分考虑后续可能的翻修手术，然后再决定是否进行关节外截骨。

综上所述，对于关节外畸形大于 20° 的膝骨关节炎患者，通常先行关节外截骨，再行 TKA；而对于关节外畸形在 20° 以内的患者，应综合考虑患者的年龄、关节外畸形角度、畸形位置、关节外畸形对关节内的影响以及术中可能的软组织松解，再决定是直接行 TKA 还是 TKA 联合关节外截骨。

2.32 TKA 术后出现髂胫束综合征的原因有哪些？如何处理？

髂胫束（iliotibial band，ITB）综合征是 TKA 术后的一种罕见并发症，它与术后关节功能下降和患者满意度下降相关。由于髂胫束过度紧张，导致下方组织的压迫和炎症。这种损伤常见于跑步者、快速自行车骑行和其他重复膝关节屈伸运动的运动员。对于膝关节屈伸时股骨外上髁外侧疼痛且奥伯试验（Ober test）阳性的患者，应考虑为 ITB 综合征。Luyckx 等[59]报道，ITB 综合征的平均发病时间为 TKA 术后 6.3 个月，也有研究报道，大多数患者在 TKA 术后立即出现了 ITB 综合征。Luyckx 等[59]报道导航下 TKA 术后 ITB 综合征的发生率为 7.2%。既往研究认为，股骨外侧髁的过度后移和胫骨内旋导致髂胫束的张力过大，从而引发 ITB 综合征。具体因素包括以下几方面。

术后膝关节稳定性不足

在 TKA 术后，特别是当使用仿生膝关节假体时，由于膝关节屈曲时发生的股骨后移和胫骨内旋，可能导致髂胫束与股骨外侧髁之间的摩擦增加，从而引发 ITB 综合征。旋转平台假体可通过旋转聚乙烯衬垫来补偿胫骨板的旋转位置，该衬垫会刺激膝关节外侧，最终导致 ITB 综合征。

手术因素

TKA 术中若存在手术操作不当，如假体位置不正、尺寸不合适等问题，也可能导致术后髂胫束紧张与摩擦，进而产生 ITB 综合征。例如，术后残留骨赘、骨水泥或聚乙烯衬垫边缘过于锋利，都可能成为 ITB 综合征的诱因。

患者自身因素

在 ITB 综合征患者中，男性占比明显高于女性。此外，患者的某些自身条件，如膝关节结构异常（如膝关节内翻或外翻）、腿部延长导致髂胫束过度紧张以及髂胫束柔韧性差或臀中肌力量不足等，都可能增加髂胫束与股骨外侧髁的摩擦，从而引发 ITB 综合征。

术后康复和锻炼方式不当

如果患者术后没有进行正确的康复锻炼，或者过早地进行高强度运动，也可能导致 ITB 综合征的发生。

2.33 TKA 中发现腘肌腱止点异常或张力过大会出现什么现象？

腘肌腱是膝关节后外侧角（posterolateral corner，PLC）的重要组成部分，腘肌腱起自股骨外侧髁外面沟前末端的凹窝，该凹窝位于外侧副韧带股骨止点的下方，腘肌腱向下方、内侧斜行，从腘腓韧带深部通过后与腘肌肌腹相连。腘肌腱与腘腓韧带相结合形成腘肌腱复合体，起到抗膝关节外旋的作用，防止胫骨内翻、内旋及后移。一般认为，腘肌腱在膝关节屈曲 60°~90° 时对维持膝关节稳定性的作用较大。术中若发现膝关节伸直位相对正常而屈曲位外翻，则考虑腘肌腱张力过大；若伸直位膝关节外翻明显而屈曲位正常，则考虑外侧副韧带和髂胫束张力过大；若伸直位和屈曲位均存在外翻，则考虑髂胫束、外侧副韧带和腘肌腱均张力过大。

腘肌腱止点异常或张力过大，会出现屈伸膝关节时有弹拨感，这种弹拨感会在固定角度出现，必要时应进行腘肌腱松解。

2.34 髌骨缺失可以行 TKA 吗?

髌骨是膝关节的重要组成部分，其通过增加伸膝装置的力臂来提高股四头肌的效率，当存在严重髌骨骨折、反复髌骨脱位、髌骨感染或肿瘤时，会采取髌骨切除的手术方式，但该手术对膝关节功能的影响不容忽视，因为这不仅会改变伸膝装置的力臂，还会导致膝关节前后向不稳定，主要表现为主动和被动活动范围下降，行走和上下楼梯时步态改变以及股四头肌力量的缺失。TKA 术后假体的内在稳定性依赖于完整的四边形结构（four-bar linkage），这一结构由交叉韧带和髌股关节组成，它可以提供屈膝过程中前后向的稳定性，髌骨使髌腱、股四头肌腱分别与后交叉韧带、前交叉韧带平行，髌骨缺失患者的这一重要装置受损，四边形结构机制丧失。既往研究表明，髌骨缺失患者行 TKA 后并发症发生率较高，疼痛和功能改善较差，Salem 等[60]认为在曾经接受髌骨切除的患者中，由于伸膝过程中胫股关节之间的应力增大，可导致聚乙烯磨损加快。但目前对于髌骨切除术后患者行 TKA 的预后报道仍然不一致，主流观点认为，髌骨缺失的 TKA 患者在并发症、功能改善、假体生存率等方面均不及髌骨正常的 TKA 患者。

徐长明、吴海山教授等[61]对 9 例髌骨切除术后的 TKA 效果与髌骨正常的 TKA 效果进行对比，7 例患者的疼痛症状完全缓解，2 例患者术后效果不佳，并且有 2 例患者因无菌性假体松动以及感染而接受翻修手术；而对照组髌骨正常的 TKA 患者症状全部缓解，无不良事件发生。同样，美国梅奥诊所 Sierra 研究团队对 127 例既往行髌骨切除术后接受 TKA 的患者（共 134 个膝关节）进行了平均 9.5 年的随访，并与髌骨完整的 TKA 患者进行对比，研究发现，接受髌骨切除术的 TKA 膝关节在 5 年、10 年和 15 年的假体生存率分别为 91%、82% 和 80%，而髌骨完整的 TKA 膝关节相应的生存率分别为 98%、94% 和 88%，经统计分析后发现，髌骨切除术后行 TKA 的膝关节并发症风险显著高于髌骨完整的 TKA 膝关节，但二者翻修风险无明显差异。他们认为，并发症风险的增高与髌骨缺失和软组织松弛所致的膝关节不稳定和关节大量积液有关。尽管髌骨缺失患者属于 TKA 的高危病例，但该研究团队认为通过加强围手术期管理、准确判断术后并发症和可能风险等方法依然可以改善这些患者的临床结果，对于髌骨缺失患者来说 TKA 是可行的。

有学者认为，对于这些患者，临床医生在选择假体时必须考虑到膝关节的前后向不稳定，推荐使用 CR 假体，而不应该使用 PS 假体。但也有学者进行病例对照研究后发现，髌骨缺失患者行 PS-TKA 的结果与髌骨完整患者的结果相当，因此他们认为对需行 TKA 的髌骨缺失患者来说，应该使用 PS 假体，而不是 CR 假体。理论上髌骨切除将不可避免地影响膝关节稳定性，从而导致后交叉韧带（PCL）张力增大，随着时间的推移，PCL 和后关节囊将被拉伸。TKA 术中可以发现，尽管 PCL 结构是完整的，但看上去并不正常。因此，不能盲目依赖 PCL 提供膝关节的前后向稳定性。目前，多数学者支持髌骨缺失患者使用不保留后交叉韧带的后稳定型假体。后稳定型假体在膝关节评分、疼痛指数、屈膝角度、伸膝迟滞、膝关节的前后向稳定和上下坡方面均明显优于使用交叉韧带保留型假体而髌骨正常的患者。

总之，髌骨切除患者可以接受初次 TKA 和 TKA 翻修术，虽然术后功能较术前有所改善，但效果比髌骨正常的患者差，且住院时间较长，并发症发生率较高。尽管术后疼痛、屈曲挛缩、伸膝迟滞、活动度减小都会影响膝关节的评分，但髌骨缺失患者膝关节置换仍然是可选择的有效治疗方法（图 2-15）。

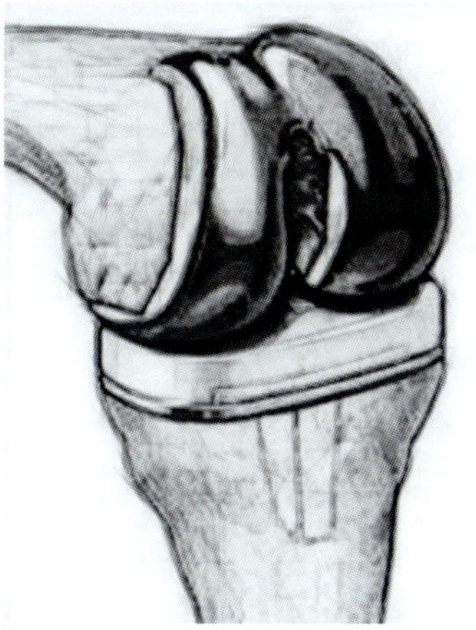

图 2-15　髌骨切除术后的 TKA

2.35　何谓“跷跷板现象”？什么情况下会发生这种现象？

跷跷板现象（seesaw effect）可分为前后向和内外侧两种。

前后向跷跷板现象

在后交叉韧带保留型假体全膝关节置换术（CR-TKA）中，若存在各种原因引起的屈曲间隙过紧，装入假体试模后，当膝关节屈曲 80°~90° 时，会出现胫骨假体（胫骨衬垫）前方翘起的现象，称为前后向跷跷板现象。严重的屈曲间隙紧张可出现胫骨假体试模向前方脱位。屈曲间隙过紧的原因有：胫骨平台截骨不足、胫骨平台后倾角较小、股骨后髁截骨不足、股骨远端截骨过多、严重内翻畸形后交叉韧带挛缩等。

内外侧跷跷板现象

膝关节置换术中，如果内外侧间隙不平衡，无论该不平衡是由截骨失误还是软组织松解不恰当导致，装入假体试模后，软组织张力较大的一侧股骨髁试模紧贴，软组织张力较小的另一侧翘起不能接触，类似于跷跷板，称为内外侧跷跷板现象。

引起内外侧跷跷板现象的原因包括：胫骨截骨或股骨远端截骨失误造成内外侧间隙不平衡，膝内翻内侧软组织松解不足导致内侧软组织紧张以及膝外翻外侧软组织松解不足等。

引起屈曲位跷跷板现象的原因包括：股骨假体旋转定位不良，屈曲间隙不平衡；胫骨假体旋转定位失误，股骨 - 胫骨假体接触不良；严重内翻畸形，软组织松解不足导致胫骨内翻、内旋矫正不足；严重外翻畸形，腘肌腱、后外侧关节囊过于紧张等（图 2-16）。

胫骨截骨失误会同时引起伸直位和屈曲位跷跷板现象。

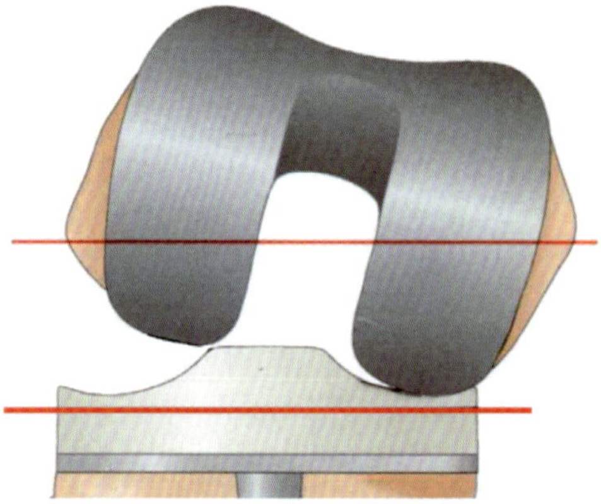

图 2-16 股骨假体旋转不良引起的屈曲位跷跷板现象

2.36 TKA 术后疼痛，金属离子检测可说明什么问题?

TKA 术后金属离子的来源主要是磨损和腐蚀。升高的金属离子浓度是否一定会引起相应的临床症状，目前还存在争议。考虑到非特异性免疫和特异性免疫机制，即使在低磨损或腐蚀状态下，也有可能发生高强度的超敏反应而引起临床症状，但在以非特异性免疫为主的大多数情况下，免疫反应强度还是与磨损量相关，因此不能一概而论。

目前主流的观点认为，一定范围内的金属离子浓度升高是金属 - 金属界面的某种特征，并不一定表示有潜在的致病机制，也没有何种水平的离子浓度有着最佳的阳性预测值。过高的金属离子浓度或许反映了不良的软组织反应，但也不可一概而论。所以不建议只根据金属离子浓度这一个指标来决定是否行翻修手术。至于是否需要定期检测金属离子浓度，更是见仁见智了。

有研究报道了金属对金属假体磨损引起的滑膜组织炎性反应。例如，金属碎屑可引起类似Ⅳ型超敏反应（迟发型超敏反应）的过度免疫应答，即无菌性淋巴细胞性血管炎相关病变（aseptic lymphocytic vasculitis-associated lesion，ALVAL）。患者在 TKA 术后可能出现疼痛、关节积液等症状，这与金属离子增多引发的滑膜反应密切相关[63]。

2.37 当 TKA 术中发现股骨后髁矢状位过小时，应该如何掌握截骨?

2002 年，Bellmans 首次提出股骨后髁偏心距（PCO）的概念[64]，即在标准侧位片上，股骨后髁顶点到股骨干远端后方皮质切线的距离，它量化了股骨后髁矢状位的大小（图 2-17）。PCO 是影响 TKA 术后假体与骨性结构撞击的重要因素之一，它决定了股骨后皮质与胫骨平台假体后缘撞击的旋转半径，较小的 PCO 会引起膝关节屈曲过程中更早发生骨性撞击，导致膝关节屈曲受限。PCO 减小还会导致膝关节屈曲间隙变大，可能导致膝关节屈曲中段不稳定。

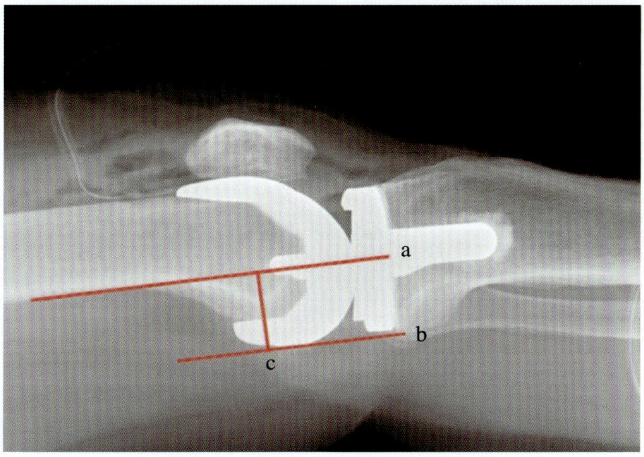

图 2-17 股骨后髁偏心距
a.股骨体部后皮质连线；b.股骨后髁顶点切线；c.股骨后髁偏心距，即a到b的距离

在 TKA 术中，如果发现 PCO 过小，需要适当调整股骨截骨的方式，以适当增大 PCO，并确保假体的良好贴合和稳定性。术前应仔细阅片和测量，仔细评估股骨后髁的大小和形态。

如果 PCO 过小，可以考虑适当增加股骨远端截骨的后倾角度（一般为 0°~3°）。这样可以在一定程度上补偿后髁的不足，增加股骨假体与后髁骨床的接触面积。如果通过调整股骨远端截骨后倾角度仍无法满足要求，可以考虑使用较大尺寸的股骨假体或者定制假体，以匹配患者的解剖特点。使用较大尺寸的股骨假体并减少后髁截骨可适当恢复 PCO，但过大的股骨假体可能导致髌骨填塞，也可能导致假体后髁与骨床接触不良，应权衡利弊后进行合理取舍。在试模过程中，应仔细评估假体与骨床的贴合情况，必要时可以进行微调或局部修整，以确保良好的接触和稳定性。

对于 PCO 过小或骨缺损严重的病例，可能需要采用骨移植或金属垫块等技术重建股骨后髁，从而提供足够的支撑以增大 PCO。

总之，面对股骨后髁矢状位过小的情况，需要根据具体情况灵活调整截骨方式和假体选择，力求最大限度地恢复患者的 PCO，保证膝关节的稳定性和活动范围。

2.38 对于过敏患者，如何检测是否对假体材料过敏？如何处理超敏反应？

膝关节假体股骨和胫骨部分最常见的材料是钴铬合金，TKA 术后患者日常活动会引起假体磨损，磨损释放的金属离子会聚集在膝关节周围组织中，通过血液扩散到全身。金属离子与血清蛋白结合，形成半抗原样复合物，免疫系统可以将其识别为抗原，通过招募炎症细胞来激活局部或全身反应。该反应（归类为Ⅳ型超敏反应，由抗原提呈细胞和 T 细胞介导）可产生大量促炎细胞因子和破骨细胞因子，并诱发过敏、慢性炎症，最终导致膝关节功能受限，甚至假体无菌性松动。

TKA 术后过敏患者最常见的症状是皮肤反应，最常见的表现为皮肤红斑及湿疹，其次为顽固性滑膜炎，表现为膝关节反复疼痛、积液，关节活动性持续下降，关节僵硬，最终出现假体无菌性松动。有学者研究了 30 例 TKA 术后出现皮肤反应的患者[65]，他们通常在术后 1~3 个月开始出现，最初皮肤反应的位置在切口边缘。

目前尚无有效的办法确定患者是否会在 TKA 术后出现金属过敏。皮肤斑贴试验、淋巴细胞转化试验及白细胞移动抑制试验可以检测患者是否对钴、铬等金属过敏，但这些并不是确诊方法，因为与假体周围深层组织相比，上皮细胞的排列不同。这些超敏反应主要是由巨噬细胞（而不是淋巴细胞）分泌的细胞因子引起的。

如何检测是否对膝关节假体材料过敏？

（1）详细询问病史：医生会详细询问患者的过敏史，包括有无已知的金属过敏反应。

（2）皮肤斑贴试验：这是一种常用的检测方法，也是目前诊断假体金属过敏的最佳选择。通过将疑似过敏原贴在患者皮肤上，一段时间后观察皮肤的反应，以此判断是否对某种物质过敏。但需要注意的是，并非所有的金属过敏都可以通过皮肤斑贴试验准确检测出来。当 TKA 术后怀疑金属过敏或患者有明确的金属过敏史时，应进行斑贴试验。

（3）淋巴细胞转化试验：使用不同的金属离子对外周血淋巴细胞进行诱导转化，培养 6 天后通过放射性核苷酸进行定量检测，如果淋巴细胞在刺激下表现出显著的增殖反应，可能表明患者对该金属离子过敏。

（4）白细胞移动抑制试验：当白细胞（尤其是巨噬细胞和 T 细胞）遇到特定抗原时，会发生一种免疫反应，导致它们的移动能力受到抑制。通过检测在含有特定抗原的环境中白细胞移动能力的变化，可以推断白细胞对该抗原的敏感性及免疫记忆。

这些方法虽然对金属过敏反应有一定的提示作用，但其对深层组织的金属过敏反应的诊断意义仍存在争议。对 TKA 术后金属过敏反应的诊断以排他性诊断为主。一般情况下，若患者存在假体周围低毒性感染，ESR 和 CRP 等指标将会升高，关节液培养和病原微生物宏基因组测序可能会有阳性结果；金属过敏患者此类检查通常为阴性。

如何处理超敏反应？

如果检测结果显示患者对某种材料过敏，可以选择其他非过敏性材料的假体。

当患者仅出现皮肤反应，并没有出现反复关节积液，关节活动度下降，且无假体松动时，可考虑使用药物治疗，如 NSAID、抗组胺药或局部应用激素。当滑膜炎反应严重，出现关节僵硬或假体松动时，应进行翻修手术治疗，可使用涂层覆盖的假体或不含过敏原的其他假体。

在进行膝关节置换术前，对于有过敏史的患者，医生通常会非常谨慎地评估过敏风险，并尽可能地采取预防措施来避免过敏反应的发生。患者也应该积极配合医生，提供详尽的过敏史，以确保手术的安全和效果。

2.39 TKA 时如何避免髌骨低位或髌骨高位？

在 TKA 中，髌骨的位置是恒定的，但是关节线水平通过截骨发生改变，以术后的关节线作为参考会产生髌骨高度相对变化。例如，股骨远端的截骨量超过假体厚度时，选用增厚的衬垫，关节线水平将会上移，造成“低位髌骨”，关节线水平的改变主要是来自股骨远端截骨。因为股骨假体远端的厚度是固定的，但是胫骨垫片的存在使得胫骨的截骨量可以通过胫骨垫片来调整。如果胫骨的截骨量增加，我们可以通过增加假体厚度来弥补。但若股骨的远端截骨量增加，这是无法通过增加假体厚度来修正的，此时就会出现关节线上移。反之，各种原因造成的关节线水平下移，称为“高位髌骨”。我们可以通过 Insall-Salvati 指数来判断。Insall-Salvati 指数 >1.2，可提示为高位髌骨，Insall-Salvati 指数 <0.8，可提示为低位髌骨（图 2-18）。

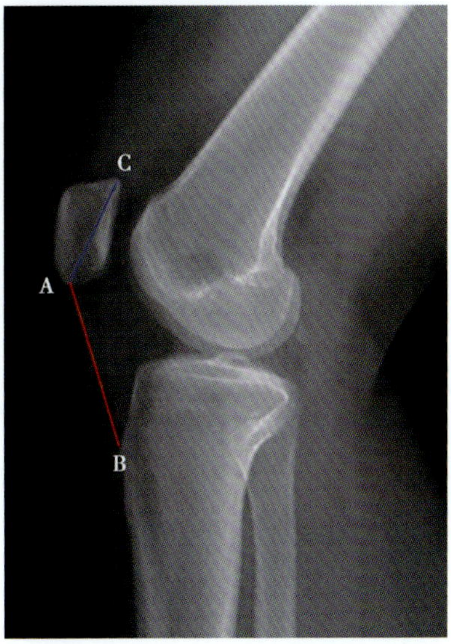

图 2-18 X 线所示为侧卧位屈膝 20°~70°，AB 为髌韧带长度，AC 为髌骨纵轴长度，Insall-Salvati 指数 =AB/AC

在 TKA 中如果要避免出现髌骨高位和低位的情况，就必须恢复膝关节正常的关节线水平，尤其是要做到股骨远端精准截骨。

首先，要确定正常的关节线水平。关节线为股骨远端关节面的连线，是股骨内侧髁与外侧髁最低点的连线。我们可以利用上述 Insall-Salvati 指数来判断髌骨高度是否合适，此外，一些解剖学标志也可以辅助我们确定关节线的位置：关节线应大致位于腓骨头顶端 10 mm，距股骨外上髁最凸点 25 mm、距股骨内上髁 35 mm。另外，计算机辅助导航技术和手术机器人的广泛使用也有助于我们进行术前、术中关节线的定位。

其次，是精确的截骨和垫块的应用。目前在临床上主要有机械对线（MA）技术、解剖对线（AA）技术、运动学对线（KA）技术、限制性运动学对线（rKA）技术等对线方式，我们可以根据膝关节的解剖形态选择合适的对线技术进行精确截骨。对于股骨远端骨质缺损较多或者术中出现股骨远端截骨过多的病例，可以通过使用股骨髁远端垫块来进行修复以恢复关节线，但是要注意，选择的余地并不大，一般来说，垫块只有 5 mm 和 10 mm 两种厚度。此外，3D 打印技术的应用也可以帮助我们更好地确定关节线并进行截骨量的预估。

2.40 膝关节屈曲挛缩畸形多少度时可一次性松解伸直？多少度时要保留部分屈曲度并配合术后牵引达到伸直？

膝关节屈曲挛缩可以分为三类：①假性挛缩，即麻醉后可以伸直；②继发性挛缩，通常是由骨赘造成的屈曲挛缩；③真性高度挛缩，周围软组织已经发生挛缩，致使膝关节屈曲挛缩畸形。膝关节屈曲挛缩畸形可以分为三度：①轻度屈曲挛缩畸形，畸形小于 15°，为Ⅰ级；②中度屈曲挛缩畸形，畸形在 15°~30°，为Ⅱ级；③重度屈曲挛缩畸形，畸形大于 30°，为Ⅲ级。

屈曲挛缩常涉及后关节囊、后交叉韧带（PCL）以及膝关节后方的肌腱组织。在骨关节炎中，畸形只限于后侧少量骨缺损导致的软组织挛缩；而在炎性关节炎中，它可能是由股骨后髁严重骨缺损造成的。严重的股骨后髁缺损通常见于常年不能行走的患者，患者大部分时间在轮椅上度过，导致膝关节固定屈曲畸形，并有可能超过 90°。由于后髁缺损，加上后侧关节囊挛缩，屈曲畸形可能会同时合并屈曲不稳定。

一般来说，对于轻中度畸形，在术中可以一次性松解伸直；而重度畸形应针对具体情况，部分患者也可以一次性松解伸直。对于屈曲挛缩畸形大于 45° 的患者，考虑到其神经血管问题，术后可以保留部分屈曲度（但屈曲活动度应在 70° 以上）。至于牵引的应用，目前学者们意见不一，有人支持，有人反对。

屈曲挛缩畸形的矫正原则是建立在正确截骨的基础上，主要通过松解平衡膝关节周围软组织来实现。对于轻度屈曲挛缩畸形患者，可以通过标准截骨及适度的膝关节周围软组织松解加以矫正。对于中度屈曲挛缩畸形患者，应行膝关节软组织平衡松解技术，必要时需适当多切除股骨髁远端骨组织。术中有可能无法完全矫正屈曲畸形，亦或为了避免腓总神经过度牵拉损伤，可允许残留 5°~15° 的屈曲畸形，通过术后牵引治疗或膝关节被动活动器锻炼逐渐矫正，达到满意的功能和活动范围。若为重度屈曲挛缩畸形患者，我们认为可按标准截骨后，行后关节囊的广泛松解，同时对其邻近的挛缩软组织（包括侧副韧带、腓肠肌、腘绳肌、腘窝筋膜等）进行适度松解。在此基础上再根据膝关节屈伸间隙进行调整，以决定是否需要再次截除股骨远端和胫骨近端部分骨组织。术中不能盲目按照“关节屈伸间隙对称”的原则，不能通过过多切除股骨髁远端或胫骨近端骨组织来追求术中屈曲畸形的完全纠正，否则可导致屈曲时膝关节不稳定等问题，要注重软组织松解而力求伸直。

2.41 严重膝内翻患者行 TKA 时，内侧副韧带浅层可以松解吗？如何松解？要采用部分限制性假体吗？

对于严重膝内翻患者，内侧副韧带（MCL）浅层可以松解至鹅足水平，如果内侧间隙仍不满意，可以采用 pie-crusting 技术（拉花技术）继续松解 MCL 浅层腱性组织，具体操作如下：用手指触摸 MCL 浅层最紧张部分，用尖手术刀或者 18 号穿刺针头（直径 1.2 mm）多方向针刺该部位，同时用撑开钳撑开挛缩侧间隙，穿刺间隔 3~5 mm，每穿刺 1~2 针，术者均需触摸按压 MCL，评估其张力（图 2-19）；观察膝关节伸直间隙及屈曲间隙，活动膝关节观察下肢力线、内外稳定性、活动范围及髌骨轨迹，分别做内外

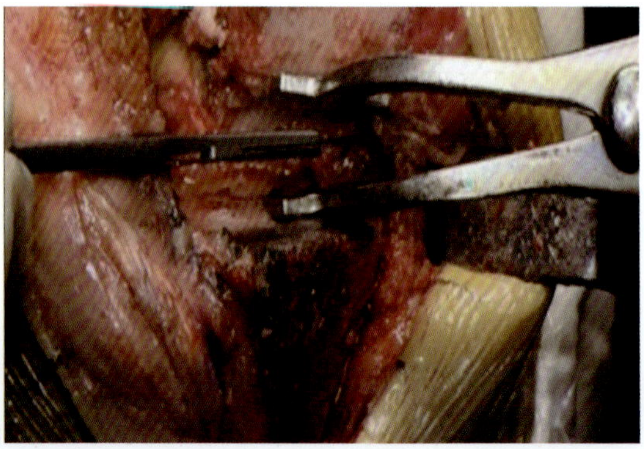

图 2-19　采用 pie-crusting 技术松解 MCL

翻加压试验，如果内侧间隙过窄，再次寻找 MCL 浅层最为紧张的部分，再次针刺直到伸膝、屈膝时间隙达到平衡，记录穿刺次数。穿刺的次数取决于内侧和外侧关节间隙之差。关节内外侧间隙差别越大，穿刺次数越多，关节间隙差别越小，穿刺次数则越少。术者认为内侧间隙和外侧间隙之差小于 2 mm 是可接受的。

对于是否需要采用限制性假体，应由术者评估患膝是否存在关节不稳。内外侧软组织过度松解可引起腓总神经损伤和（或）关节不稳，需要采用限制性假体来增加关节稳定性。当存在重度 MCL 功能不全，或进行广泛的外侧松解后仍不能获得冠状面畸形的纠正和软组织的平衡时，也应采用髁限制性假体。但应注意，限制性假体存在易松动、易磨损、失败率高等缺点。

2.42　严重膝内翻患者 TKA 术中进行内侧松解时，骨膜下剥离最长可达多少？

TKA 术中进行内侧松解时，骨膜下剥离一般不超过关节线下 3.5 cm，达到鹅足水平，该技术通过选择性松解内侧副韧带（MCL）浅层的前部或后部来增加内侧屈曲间隙和伸直间隙。但是，该技术需要医生丰富的经验和精湛的手术技巧，且由于患者身高和肢体长度的差异，剥离长度可以适当增加或者减少。如果浅层 MCL 过度松解或剥离，可能会导致严重的关节不稳定。对于严重膝内翻且屈膝挛缩的患者，即使内侧副韧带的松解充分，由于伸膝时后方关节囊紧张，在被动伸膝的力量下，内侧关节间隙仍不能张开。正确的做法是先完全松解后方内侧，去除胫骨后方的骨赘，接着从胫骨侧在骨膜下松解关节囊。在纠正屈曲挛缩之后，可以在轻度屈膝的状态下正确评估内侧副韧带的状态。

Cho 等[66]对 209 例因退行性骨关节炎行初次 TKA 的患者进行了研究，其中 33 例需要在胫骨近端骨膜下行 MCL 完全松解，176 例行 MCL 部分松解，分别于术后 6 个月、1 年在屈曲 0°、45°、90° 位外翻应力位 X 线片上评估两组关节间隙。分析各组术前完全伸直时的内、外翻应力片以及手术前后的下肢力线，术后 1 年随访评估膝关节活动度及临床评分。经对比发现，内侧副韧带骨膜下完全松解和部分松解的两组患者在临床评分及膝关节活动度方面没有差异，提示彻底松解 MCL 以达到软组织平衡的方法是安全的。

张先龙等[67]认为，膝关节置换术残留膝内翻畸形会影响远期关节稳定性，因此在必要时可以松解鹅足（关节线下方 5~7 cm），他们的临床病例显示松解鹅足的患者其术后远期预后良好。Sim 等[68]也十分重视膝内翻畸形的处理，他们认为必要时可以进行 MCL 的远端完全松解，即胫骨止点完全脱离（图 2-20）。另外他们认为，术中 MCL 胫骨脱离不需要使用限制性假体，若

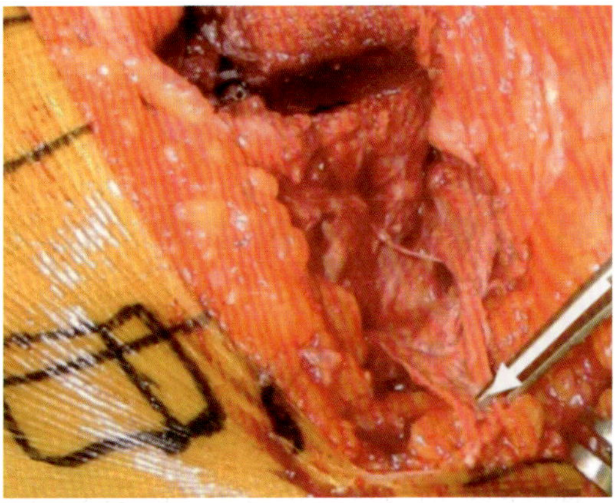

图 2-20　白色箭头所示为完全松解的 MCL 止点

术后稳定性差，可以应用铰链式膝关节支具，促进脱离处韧带与骨界面愈合，当然，采用缝合锚再固定治疗后，临床和物理评估显示其稳定性更好。

综上所述，对于严重的膝内翻畸形，骨膜下剥离可以延长至鹅足甚至完全松解，但应注意剥离的组织必须具有良好的连续性，后期治疗也一定要恢复 MCL 良好的稳定性，这对于膝关节置换术来说至关重要。

2.43 严重膝内翻患者行 TKA 时需要松解哪些结构?

膝关节内侧稳定结构包括内侧副韧带、后内侧关节囊、后斜韧带、后交叉韧带、半膜肌、半腱肌等。对于严重内翻畸形的膝关节，以上结构均会出现不同程度的挛缩、粘连，由于骨赘的存在，还会出现不同程度的软组织紧张。骨性结构的改变包括内侧关节软骨磨损、消失，胫骨平台塌陷，关节边缘骨赘增生。由于内侧副韧带挛缩，胫骨会处于内旋位。由于疼痛刺激及软组织紧张，微屈膝关节可降低软组织张力，减少疼痛，长此以往会出现膝关节屈曲挛缩。由于髁间窝骨赘增生导致前交叉韧带卡压，前交叉韧带慢性损伤和失效后会出现胫骨前移。在屈曲挛缩、胫骨前移、胫骨内旋、膝关节内翻的长期共同作用下，胫骨平台内后方会出现严重磨损导致的骨缺损，膝内翻会进一步加重，外侧结构拉长，此种情况下会出现膝关节半脱位。术中应根据畸形的种类和严重程度决定松解的结构和程度，应充分松解内侧结构，纠正胫骨内旋及屈曲挛缩后再进行截骨，以免误判导致截骨量和截骨角度失误，从而出现膝关节不稳。

对于严重内翻的膝关节，内侧松解可分为截骨前松解和截骨后的软组织平衡。截骨前进行适当的内侧副韧带袖套样松解，并清理重要部位的骨赘，如胫骨内侧和后方、股骨边缘、内侧副韧带股骨止点下方和后方。截骨前松解有利于关节解剖位点的显露，也部分松解了挛缩的软组织。截骨完成后，彻底清理胫骨内侧和后方、股骨后髁以及髁间窝边缘的骨赘，安装假体试模评估伸直和屈曲间隙，如仍存在间隙不平衡，应判断失衡的原因，进行补充松解。若伸直位和屈曲位内侧间隙均紧张，宜采用 pie-crusting 技术松解内侧副韧带，部分严重内翻畸形的患者需切除后交叉韧带，使用后稳定型假体。若屈曲位内侧紧张而伸直位正常，在排除截骨异常后，可松解内侧副韧带前束。若伸直位内侧紧张而屈曲位正常，在排除截骨异常及骨赘切除不足后，可松解内侧副韧带后束、半膜肌及后内侧关节囊。

2.44 TKA 时腘肌腱损伤或过度松解可产生什么后果?

腘肌腱的股骨止点位于股骨外侧髁外面沟的前末端的凹窝，略低于股骨外上髁顶部，这一解剖位置容易在股骨截骨操作时出现意外损伤。Desimone 等 [69] 研究认为，膝关节较小的患者行 TKA 时，腘肌腱更容易出现医源性损伤。Tantavisut 等 [70] 研究认为，女性在 PS-TKA 中更容易出现腘肌腱止点的损伤，股骨远端及后髁截骨量较大是腘肌腱止点损伤的重要危险因素。

TKA 中腘肌腱损伤对膝关节功能的影响尚存在争议。Ghosh 等[71]研究认为，在 PS-TKA 中若患者出现单纯腘肌腱损伤，不会导致异常的膝关节松弛。Kesman 等[72]研究认为，其他韧带完好时，腘肌腱切断对膝关节稳定性的影响很小。腘肌腱完整或切断，胫骨内侧和外侧平台的负荷分布没有显著变化。Bonnin 等[73]研究认为，存在腘肌腱撞击的 TKA 患者如出现持续性局限性后外侧疼痛，关节镜下腘肌腱切断可达到令人满意的效果。Cottino 等[74]进行的尸体研究发现，腘肌腱切断后会导致屈曲和伸直间隙不平衡，对屈曲时外侧间隙的影响更大，腘肌腱切断导致屈曲 90° 时外侧间隙增加，CR-TKA 组增加 2.1 mm，PS-TKA 组增加 1.64 mm。Desimone 等[69]还认为，如 TKA 术中出现医源性腘肌腱损伤，术后 2~3 年膝关节功能会受到不良影响。

综上所述，腘肌腱在 TKA 中的作用仍存在争议，目前研究认为，腘肌腱切断对关节间隙平衡及术后膝关节功能存在不良影响。在进行 TKA 时应尽可能保留腘肌腱，避免医源性腘肌腱损伤。

2.45 TKA 增加屈曲度要关注哪些因素?

膝关节置换术后增加屈曲度是一个重要目标，因为这可以显著提高术后患者的生活质量，使他们能够更容易地进行日常活动，如自由蹲起、坐下或爬楼梯。一般认为，导致膝关节置换术后屈曲受限的因素有以下几项。

膝关节伸直间隙与屈曲间隙不匹配

目前大多数膝关节假体的设计为伸直间隙等于屈曲间隙，若术中截骨后屈曲间隙小于伸直间隙，为保证膝关节伸直位稳定性而使用较厚的衬垫，会导致屈曲位软组织张力过大，导致膝关节屈曲受限。

后交叉韧带（PCL）挛缩

在运动过程中，当膝关节屈曲时 PCL 张紧，拉动股骨髁使股骨后髁向后滚动。PCL 挛缩会导致屈曲间隙过紧，导致屈曲受限。需行 PCL 松解或更换 PS 假体。

股骨假体旋转不良

股骨假体旋转不良会导致屈曲间隙不平衡，单侧间室屈曲间隙紧张。股骨过度内旋可导致内侧屈曲间隙狭窄，膝关节屈曲时内侧软组织过度紧张和疼痛；股骨过度外旋会导致外侧屈曲间隙狭窄，膝关节屈曲时外侧软组织张力过大和疼痛。

胫骨后倾不足

在矢状面上，胫骨平台的关节面与胫骨的骨干并不是垂直的，而是向后方倾斜的，称为胫骨平台后倾。一般认为，正常人的胫骨后倾为 7°。TKA 中，增加胫骨后倾可增大屈曲间隙，还可降低内侧副韧带张力。Bertin 等[75]进行的标本模拟研究发现，CR-TKA 胫骨后倾每增加 1°，膝关节屈曲可增加 1.7°。可以推算，增加 6° 的后倾可增加约 10° 的膝关节屈曲。但应注意不能后倾过大，否则会出现胫骨、股骨矢状面伸直位不稳定。

膝关节后方清理

膝关节后方骨赘对 TKA 术后屈曲度的影响至关重要。当股骨后方骨赘没有被充分去除时，胫骨假体容易与股骨后方骨质产生撞击，导致屈曲受限。基于此原因，膝关节后方的软组织残余物，如半月板残留或滑膜肥厚也会发生撞击，导致屈曲受限，而胫骨假体向后突出同样会出现类似的情况。

股骨后髁偏心距

股骨后髁偏心距即股骨后髁顶点到股骨干远端后方皮质切线的距离，它决定了股骨后皮质与胫骨平台假体后缘撞击的旋转半径，股骨后髁偏心距较小会导致膝关节屈曲过程中更早发生骨性撞击，导致膝关节屈曲受限。Bellemans 等[76]在一项针对 150 位 CR-TKA 患者的研究中发现，股骨后髁偏心距每减少 2 mm，膝关节屈曲度平均减少 12.2°。

股骨后滚

理论上，股骨后滚可减少胫骨假体与股骨撞击的发生。然而目前很多 CR 假体并不能复现股骨生理性后滚。有研究认为，股骨每后滚 1 mm，膝关节屈曲可增加 1.4°。

髌股关节填塞

髌股关节填塞可导致屈曲时膝关节前方压力过大，伸膝装置张力增加，从而出现屈曲时膝关节前方疼痛，导致屈曲受限。髌股关节填塞的原因通常为选择的股骨假体过大或安装位置偏前。关节线抬高引起的髌骨低位也会导致髌股关节压力过大，导致屈曲受限。

胫骨假体位置不良

胫骨假体偏前放置可导致屈曲时髌腱、髌下脂肪垫受到挤压，导致膝关节前方疼痛和屈曲受限。胫骨假体向前外侧悬出可挤压髂胫束，其慢性刺激可出现膝关节前外侧疼痛，导致膝关节屈伸活动受限。

重建后侧隐窝

由于关节伸屈活动受限或关节僵硬、强直，膝关节后侧隐窝发生瘢痕组织过度增生，导致后侧隐窝缩小或消失，严重影响屈曲功能。因此 TKA 时发现后侧隐窝缩小或消失，应当重建后侧隐窝，以达到理想的屈曲角度。

2.46 如何判断膝外翻患者是固定性外翻还是弹性外翻？术中如何松解？

在 TKA 中，膝关节外翻约占整体的 10%。膝外翻可以是先天性的，也可以继发于骨关节病、类风湿性关节炎、创伤性关节炎以及外翻截骨术导致的过度矫正。在膝外翻行 TKA 之前，应该对膝关节外翻进行整体评估，如膝关节的前后松弛度、活动度、冠状面与矢状面的畸形程度以及内侧结构是否稳定。术前评估中重要的一点是可复性评估，判断是固定性外翻还是弹性外翻。方法为手法查体，伸直位内侧方应力试验，固定性外翻是指膝关节无法恢复到中立位或接近中立位，弹性外翻是指膝关节可以恢复到中立位。如存在固定畸形，即外侧结构挛缩，张力过大，而内侧韧带仅存在部分稳定性，在此种情况下，外侧软组织松解后可能会出现内侧松弛，需要使用限制性假体。如果畸形是可复位的，软组织充分松解后，使用标准的非限制性假体即可。

术中首先行常规胫骨、股骨截骨，胫骨截骨量应宁少勿多，胫骨截骨、股骨远端截骨应与机械轴垂直。参考 Whiteside 线及通髁轴行股骨四面截骨。

切除骨赘后若间隙不能平衡，需行外侧软组织松解。膝关节后外侧复合体是指膝关节后外侧的关节囊、韧带、肌腱、肌肉等结构复合体。主要结构包括外侧副韧带、腘肌腱复合体和腘腓韧带，次要结构包括髂胫束、弓状韧带、豆腓韧带及后外侧关节囊等。膝关节后外侧角具有限制膝关节内翻、内移并抵抗胫骨相对股骨向后外侧旋转的作用。一般认为，髂胫束影响伸直位膝关节稳定性，外侧副韧带同时影响伸直位和屈曲位膝关节稳定性，腘肌腱影响屈曲位膝关节稳定性。

多数学者认为，膝外翻畸形的软组织松解应遵循“哪里紧张，松解哪里”的原则，外侧结构的松解应该从最紧张的部位开始。首先松解髂胫束，可以行胫骨止点松解或后外侧关节囊 pie-crusting 松解，然后松解外侧副韧带，给予内翻应力位，用手触摸紧张的外侧副韧带，使用电刀逐渐接近紧张部，使用电刀将紧张的间隙逐步松解。不建议使用手术刀片，这是由于锋利的刀刃不可控，可能出现过度松解。若非特别紧张，松解外侧副韧带后，不能切断腘肌腱，否则会破坏膝关节外侧整体的稳定性。若充分松解外侧软组织后仍不能获得矩形伸直间隙，则需要进行股骨外髁滑移截骨。若软组织松解后出现膝关节不稳定，应使用限制性假体。

对于严重膝外翻患者，TKA 属于复杂手术，应经过详细的术前计划和仔细的术中操作，以便顺利完成手术。

2.47　如何判断膝关节强直患者的皮肤状况？应如何处理？

膝关节强直（强直膝）是指膝关节纤维或骨性强直于某一角度，关节无活动度或仅有轻微的活动度。强直膝主要分为伸直位强直与屈曲位强直。伸直位强直多见于各种原因，如感染、外伤等，膝关节伸直位长期固定所致。由于长时间的伸直位强直，膝关节周围软组织，包括皮肤、皮下组织、关节囊、韧带等，都处于粘连、挛缩状态，术后难以取得良好的软组织覆盖。

强直膝术前应对膝关节周围皮肤条件进行评估，主要依据主观判断。首先观察膝关节周围有无陈旧性瘢痕形成，是否曾接受植皮手术，特别是手术切口周围；观察皮肤有无正常光泽，有无皮肤颜色灰暗、色素沉着，有无皮肤紧绷，有无皮肤、皮下组织变薄。其次触摸膝关节周围皮肤，感受其硬度及弹性。皮肤变硬、缺乏弹性说明皮肤状态异常或张力过大，触摸皮肤判断有无皮下组织菲薄、紧贴骨面。轻推皮肤观察其移动性，正常皮肤可以被轻易推动并有一定弹性。

若膝关节周围存在手术切口难以避开的瘢痕或皮肤张力较大，但皮肤、皮下组织相对正常，可以在术前使用皮肤扩张器。局部麻醉下向皮下置入扩张器，选择的切口应与关节置换切口一致。置入扩张器 1 周后，逐步向扩张器内注水以扩张皮肤，注水过程中应注意皮肤血供，避免压力过大造成皮肤坏死。于末次扩张 2 周后评估皮肤状态判断是否可行膝关节置换术。

如皮肤变硬、紧贴骨面，或切口周围存在多处或有问题的瘢痕，或曾接受膝关节周围植皮手术，行膝关节置换手术存在手术切口不愈合的严重风险，则需要术前行预防性皮瓣手术。一般采用隐神经营养皮瓣或胫后动脉穿支皮瓣。一般认为，在皮瓣手术 6 个月后评估皮肤状况，若无问题方可行膝关节置换手术。

皮肤扩张或预防性皮瓣修复后的皮肤相关并发症仍不可忽视，如皮肤延迟愈合或不愈合，应予以重视。

2.48 如何掌握 TKA 松紧度?

对于 TKA 松紧度的术中评估，在保证稳定性的前提下，要求不能太松，以假体试模放入后不易脱出为度，但也不能太紧，以确保膝关节能够完全伸直。

安装假体试模后，应以屈曲 90° 状态下骨凿尖端可以有阻力插入、内外侧关节间隙不超过 2 mm 为宜。屈曲间隙的松紧程度应该可使股骨在胫骨平台上的前后移动量保持在 5 mm 之内（屈曲 90°，髌骨复位下检查）；或者进行“4 字试验”（骶髂关节分离试验），确保无脱位。

安装假体试模后，内外侧关节间隙在伸直状态下，内外侧副韧带应具有一定紧张度且两侧相当，此时膝关节不能过伸。于膝关节伸直位进行侧方应力试验，内外侧关节间隙允许有 2 mm 张开。

应注意，对于骨关节炎患者，TKA 时“宁松勿紧”的说法并不正确。

2.49 TKA 术后患者疼痛的因素有哪些?

TKA 患者术后疼痛是一个复杂的临床问题，涉及多种潜在原因，术后疼痛不仅影响患者的康复进程，还可能对其日常生活质量造成不利影响。因此，对术后疼痛的管理和治疗至关重要。一般分为关节外因素及关节内因素。

关节外因素

神经相关病变，如椎管狭窄、椎间盘突出压迫神经根、神经根病变等是关节外病变引起疼痛的最常见原因，这些病变是接受 TKA 患者的常见并发症。同时，创伤性神经瘤是 TKA 患者术后神经方面较为少见的并发症，表现为局部压痛，常采用局部麻醉来与其他可能原因进行鉴别，并通过神经瘤切除术来治疗。

髋关节病变，如髋关节退行性关节炎、股骨头无菌性坏死、滑膜病变等可引起膝关节牵涉痛。对怀疑疼痛与髋关节有关者，同样可用髋关节内注射局麻药物的方法来鉴别诊断。

反射性交感神经营养不良（reflex sympathetic dystrophy，RSD）是 TKA 较为罕见的并发症，发生率约为0.7%。其具有 4 个典型表现，即疼痛、肿胀、关节僵硬和局部皮肤改变。其中疼痛为最主要症状，交感神经阻滞有诊断意义，可通过腰交感神经切除术来治疗。

其他关节外因素还有髌腱炎、胫骨应力骨折、下肢动脉疾病、股四头肌腱炎等，均会引起 TKA 患者术后疼痛。

关节内因素

（1）感染：在分析膝关节置换术后疼痛原因时，应将感染放在首位。无法用其他原因解释疼痛时，最大可能就是感染。急性感染是术后早期疼痛最常见的原因，典型表现为全身发热及局部红、肿、热、痛等炎性表现，通过实验室检查及细菌学检查可以确诊。但临床上更常见的是慢性感染，特别是 TKA 术后低度感染，临床症状主要是疼痛，而各项检查指标均正常，这也导致其诊断和鉴别诊断非常困难，通常很难与无菌性松动相鉴别，尤其是在应用抗生素后，更是难上加难。只有 25% 的感染能通过病史和实验室检查准确诊断。糖尿病、类风湿性关节炎、长期使用免疫抑制剂、类固醇治疗、肾功能衰竭、HIV（人类免疫缺陷病毒）感染、牛皮癣、系统性红斑狼疮患者为感染的高危人群。术后早期关节肿胀渗出、局部颜色发红、伤口引流时间延长、切口愈合不良等均可增加深部感染的可能性。确诊往往需要获取确凿的病原学证据。尽管 ESR 和 CRP 水平不是感染的确诊依据，但由于其阴性预测值高，足以用于筛选和排除感染。

（2）关节不稳定：膝关节不稳定分为轴向不稳定和屈曲不稳定两种情况。

轴向不稳定通常由单侧侧副韧带或腘肌腱功能不全引起，这种状况可能是由外伤造成的，但更常见的是手术中软组织平衡失败的后果，诊断相对简单。屈曲不稳定在膝关节伸直时并不明显，因此容易被忽视，屈曲不稳定是 TKA 后疼痛和功能受限的常见原因之一。TKA 后屈曲不稳定的表现包括关节疼痛、反复肿胀、广泛触痛以及不稳定感。在极端情况下，可能会发生股骨髁向前方胫骨平台急性脱位，可伴随剧烈疼痛和关节无法伸直。尽管 X 线显示假体位置和对线正常，伸膝位内外翻稳定，且膝关节活动度良好，但如果患者在 TKA 后出现上述症状，则可能表明膝关节的屈伸间隙不平衡。导致屈曲间隙过大的手术失误包括股骨后髁截骨过多（选择过小的股骨假体）和胫骨平台后倾过大。当胫骨平台假体在矢状面上过于平坦时，这些问题会更加显著。即使在 TKA 后的一段时间内膝关节功能良好，也可能发生屈曲不稳定，原因包括韧带退行性变、类风湿疾病复发导致韧带受累、医源性韧带损伤等。对于保留后交叉韧带的假体，术后后交叉韧带薄弱或撕裂可能导致屈膝不稳定。此外，TKA 后早期膝关节屈曲过紧可能导致渐进性后交叉韧带撕裂，虽然改善了膝关节的屈曲功能，但会造成屈曲不稳定，聚乙烯衬垫磨损也可能导致逐渐发生慢性不稳定。

膝关节不稳定的诊断主要依赖物理检查，如果怀疑患者存在屈曲不稳定，应特别注意膝关节屈曲位的前后稳定性。通过患者坐位、脚放在地板上的姿势，可以观察到明显的胫骨后向下陷，这在后交叉韧带保留型假体失败的患者中尤为明显。坐位固定足部时进行前、后抽屉试验，如果发现前后方向过度松弛，则提示存在屈曲不稳定。由手术损伤或腘肌腱与股骨髁后外侧长期磨损导致的腘肌腱断裂可能引起膝关节极度不稳定，检查时可能在膝关节后外角触及弹动感。

（3）对线不良：股骨及胫骨假体内旋放置是造成髌骨轨迹不良、髌股关节不稳定的主要原因，可导致术后膝前痛及屈曲不稳定。假体对线不良造成聚乙烯衬垫边缘负荷增加而使磨损加剧，聚乙烯过度磨损造成内外侧间隙不对称，导致下肢对线不良加剧，可引起关节疼痛。因此，TKA 中良好的假体旋转对线及轴向对线对防止聚乙烯过度磨损及髌股关节并发症、防止假体松动失败十分重要。负重位 X 线片上可以发现下肢对线不良，但假体的旋转对线情况通常需行 CT 测量判断。

（4）关节线异常：如果关节线抬高，会改变髌股关节力学特性，导致疼痛和髌股半脱位。关节线抬高后髌骨相对低位，在伸膝过程中髌骨与髁间窝过早接触而撞击，造成伸膝装置紧张且屈曲受限，这是 TKA 后早期膝前痛的常见原因。在因未解决屈曲挛缩而加截胫骨的策略中，会造成关节线过低，而髌骨相对高位，在伸膝时可能造成髌骨半脱位而导致功能障碍和疼痛。

（5）伸膝装置问题：这是造成 TKA 术后髌前痛的最常见原因。其包含很多因素，比如股骨及胫骨假体内旋放置造成髌骨轨迹不良、髌股关节不稳定；伸膝装置不平衡、关节线异常、股骨假体偏内放置或对线不良、髌骨截骨不对称及髌骨假体位置不正等导致髌股关节不稳定，造成髌骨轨迹不良、髌骨半脱位或脱位、髌骨无菌性松动及磨损等；另外还有髌骨上端或股骨假体上端滑膜或软组织瘢痕增生，在膝关节伸屈时进出髌股关节而引发髌骨弹响综合征所致的疼痛。伸膝装置情况最严重的情况就是装置完全断裂，包括股四头肌腱或者髌腱断裂，这往往是术中医源性损伤有关。

（6）假体失败：这包括假体松动、骨溶解、假体断裂等原因，根据具体情况可引起突发疼痛或者慢性迟发疼痛，往往在关节活动时加剧。诊断假体失败相对容易，X 线发现任何假体位置改变及放射性透亮区都预示着假体失败，在排除感染的前提下，CT 检查对诊断及鉴别骨溶解与无菌性松动具有很大作用。

2.50 对于假体、骨水泥与骨床，三者随时间进展会发生怎样的病理变化？

TKA 假体植入后，骨 - 骨水泥 - 假体界面是无菌性松动开始的部位。磨损微粒和碎屑进入假体 - 骨界面，会引发免疫反应。其中，直径 1~3 μm 的细小微粒更能轻易地进入假体 - 骨界面。当假体植入后应力作用导致骨与骨膜重建。随着时间的进展，假体周围与骨之间形成一种包膜，而这种包膜里含有巨噬细胞、成纤维细胞以及多核巨细胞等，磨损微粒可诱发巨噬细胞介导的免疫反应，吞噬小的磨损微粒，释放白介素 -1β 和肿瘤坏死因子 α，从而引发免疫反应，其可通过成骨细胞刺激破骨活性而发生骨溶解。经过多年后，在包膜处将启动假体无菌性松动的过程。

骨溶解更常见于胫骨假体周围，由多种原因引起，包括它与聚乙烯衬垫和重力的内在关系，偶尔可见于螺钉固定的假体，这些螺钉的孔道易使聚乙烯磨损微粒进入骨面。

Morawiel 等 [77] 通过观察假体周围包膜的组织形态，应用偏振光显微镜将假体周围包膜分为四型：Ⅰ型：磨损颗粒型假体周围包膜；Ⅱ型：感染型假体周围包膜；Ⅲ型：混合型假体周围包膜；Ⅳ型：无定型假体周围包膜。这些包膜都有细胞学反应，由于细胞因子的作用，最终导致假体松动。

总之，假体与骨界面周围可产生包膜，而包膜里的细胞种类繁多，各种细胞因子、白介素等均能引发骨膜的改变。可以说，这些包膜即为假体松动的起始，逐渐完成松动的病理过程，最终导致假体松动。所以，TKA 时安装假体界面封闭具有重要意义。

2.51　TKA 术后关节滑膜会产生怎样的作用?

在全膝关节置换术（TKA）后，关节滑膜的状态对患者的恢复有着重要影响。关节滑膜是覆盖在关节表面的一层薄膜，负责产生和吸收关节液，具有润滑关节、减少摩擦、保护关节软骨的作用。TKA 术中滑膜的处理方式（保留还是部分切除）会影响术后的恢复过程。

有研究表明，在 TKA 术中保留滑膜可以减少术后出血，因为滑膜部分切除患者保留了大部分的滑膜，膝关节囊内结构完整性保留较好，可减少创面炎性组织液外渗。此外，保留滑膜的患者在术后早期（1 个月内）肿胀更轻，且术后早期膝关节的活动度更好。这意味着滑膜的保留有助于促进早期功能恢复，减少术后并发症，提高患者的满意度[78]。

有研究发现，TKA 术中行滑膜切除术会增加术后引流量，但对患者术后疼痛缓解和功能恢复并无明显作用，这是因为滑膜切除可能会影响关节液的正常生产和吸收，从而影响关节的润滑和功能恢复[79]。

还有研究表明，TKA 术中是否切除滑膜对术后膝关节功能恢复没有显著影响。例如，一项研究比较了 TKA 术后保留滑膜与切除滑膜两组患者的膝关节功能恢复情况，结果显示，在术后 4 周和 12 个月的膝关节功能评分及疼痛评分方面，两组间没有统计学差异。这意味着在某些情况下，保留滑膜可能不会对关节的润滑和功能恢复产生负面影响，并且一些观点认为滑膜切除可有效遏制术后关节积液及瘢痕组织生成，降低膝关节术后积液风险及髌骨弹响综合征的发生[80]。

因此，目前关于 TKA 术中是否应该保留或切除关节滑膜以及这种做法对患者早期康复的影响尚无统一共识。但笔者更倾向于在 TKA 术中对膝关节滑膜进行广泛切除，以减少术后积液和弹响的可能。

2.52　股骨假体过度外旋会产生怎样的后果?

膝关节置换术中股骨假体正确的旋转定位非常重要，旋转定位不良可影响术后膝关节稳定性及活动范围，还可导致假体过度磨损，影响假体寿命。

关节稳定性下降

股骨假体过度外旋可能导致膝关节屈曲时外侧关节间隙减小，内侧间隙增大。此情况下使用较薄的垫片会导致膝关节屈曲时的不稳定。

膝关节疼痛，关节活动受限

股骨假体过度外旋可能导致安装假体后膝关节屈曲时外侧的软组织张力过大，而内侧软组织过于松弛。此情况下使用较厚的垫片会导致膝关节后外侧疼痛，影响膝关节屈曲活动。

假体松动和早期失效

股骨假体过度外旋可引起膝关节屈曲时假体内侧和外侧的应力分布不均衡，不正确的负载分布导致假体局部过度磨损。股骨假体的错误放置还可导致股骨旋转轴线的偏移，影响膝关节的机械轴和运动轨迹，使假体周围应力分布改变，导致假体异常磨损及假体周围骨组织出现应力性溶骨。最终出现假体早期松动和失效。

步态异常

股骨假体过度外旋还可导致患者步态异常。由于膝关节运动轨迹改变及周围软组织张力异常，患者为了减少疼痛或适应关节新的机械运动轨迹而改变行走方式，这种改变可能会引发其他肌肉骨骼问题。

因此，在进行膝关节置换手术时，确保股骨假体的正确定位至关重要。术中应使用精确的测量和适当的手术技术来确保股骨假体的适当旋转定位，以避免出现上述潜在的不良后果。

2.53 胫骨假体过度内旋会产生怎样的后果?

胫骨假体扭转是指胫骨近端与胫骨远端扭转角的改变，它引起的胫骨假体旋转定位异常对胫骨 - 股骨关节和髌股关节的运动学有着重要的影响。文献报道中有多种定位方式以决定胫骨假体的精确旋转定位，如胫骨结节中内 1/3 处或胫骨结节内侧缘、胫骨前后轴线、第二跖骨或踝关节中心线等。这些参考方法均存在一定的变异，会导致胫骨假体旋转出现较大的差异。

胫骨假体过度内旋是膝关节术后疼痛和功能低下的重要危险因素。一般认为，胫骨假体内旋大于 10° 可引起明确的不良后果。Panni 等 [81] 在一项系统性综述中发现，其纳入的全部出现术后疼痛的患者中，超过一半的患者存在不良的胫骨内旋。此类疼痛的原因可能为膝关节运动学改变导致的软组织张力或压力增加。

胫骨过度内旋还会导致胫骨 - 股骨关节匹配度变差，使胫骨衬垫所承受的应力分布不均匀，局部承受的应力增加，导致衬垫过度磨损、早期松动，甚至衬垫碎裂。为了减轻疼痛或者适应置换术后关节运动轨迹异常，患者可能改变自然步态，这类改变可能引起其他关节如髋关节、踝关节的负担加重，造成其他关节的不良后果。

此外，严重的胫骨内旋可能导致胫骨 - 股骨关节匹配异常，导致膝关节伸屈活动受限。胫骨过度内旋还可引起 TKA 后胫骨结节外移 Q 角增大，导致髌股关节运动学紊乱，造成髌骨半脱位、脱位或髌前痛。

总之，胫骨假体精确的旋转力线对于膝关节功能有着至关重要的影响。

2.54　胫骨假体过度外旋会产生怎样的后果?

与胫骨假体过度内旋不同，传统上，胫骨假体外旋被认为是一种更加良性的问题，它可能会改善髌骨轨迹，减少髌股关节压力。Bell 等 [82] 认为胫骨假体外旋不会导致膝关节疼痛，Nicoll 等 [83] 研究认为，胫骨假体过度外旋不会造成不良后果。

但胫骨假体过度外旋导致的胫骨 - 股骨假体不匹配也会导致膝关节运动学异常和胫骨衬垫异常磨损。Manning[84] 通过标本研究发现，在 PCL 保留型假体中，胫骨假体外旋会导致膝关节屈曲 30° 以后胫骨衬垫内侧应力增加，可能导致衬垫异常磨损，也可能导致膝关节前内侧疼痛。分析具体原因可能是，在胫骨假体过度外旋的情况下，膝关节伸直位锁定时，胫骨相对于股骨会处于一个相对内旋的位置。这样的医源性胫骨内旋会增加膝关节内收力矩，增加内侧间室负荷。

胫骨假体过度外旋还会导致胫骨远端相对于近端内旋，造成“内八字”步态。

2.55　股骨胫骨假体联合旋转不良会产生怎样的后果?

股骨胫骨联合旋转不良受到股骨假体旋转、胫骨假体旋转以及胫骨 - 股骨匹配等因素的影响。股骨胫骨联合旋转不良是单一假体旋转不良的叠加结果。目前的研究发现，超过安全范围的联合旋转异常将导致 TKA 后膝关节疼痛与功能障碍。股骨假体和胫骨假体联合内旋会导致髌股关节并发症，如髌骨外倾、半脱位或脱位。超过临界值的胫骨 - 股骨假体旋转不匹配会引起膝关节疼痛和膝关节功能障碍。胫骨 - 股骨假体旋转不匹配可导致膝关节运动轨迹异常，如胫骨 - 股骨关节半脱位、胫骨衬垫磨损加剧。胫骨 - 股骨联合旋转不良还可导致 Q 角增大、髌骨轨迹不良，严重的旋转不良还可导致髌骨半脱位甚至脱位。

股骨胫骨联合外旋的后果更为良性，Nicoll 等 [83] 研究认为，至少在术后早期，胫骨 - 股骨联合外旋并未造成明显的膝关节疼痛不适。

2.56　股骨远端截骨面及旋转定位采用什么解剖标志？股骨轴位截骨划出哪些参考线为好?

股骨远端截骨定位参考的解剖标志为骨髓腔，将髓腔杆插入骨髓腔，相对于髓腔杆外翻 5°~7° 确定股骨机械轴线，股骨远端截骨面垂直于股骨机械轴。

股骨旋转定位参考的解剖标志为股骨后髁连线、通髁轴和 Whiteside 线。通髁轴即内外上髁连线，外科通髁轴是指股骨内上髁沟和股骨外上髁最高点的连线，为股骨髁的旋转轴线。Whiteside 线即滑车前后线，为股骨滑车最低点到髁间窝顶点的连线。一般认为，Whiteside 线与外科通髁轴的夹角为 90°。

大多数膝关节置换采用股骨后髁连线作为旋转定位标志，后髁连线外旋 3° 以确定外科通髁轴。原因是骨关节炎患者股骨远端关节面严重破坏，但大多数情况下后髁仍相对完整，可以作为恒定的解剖参考标志。膝外翻股骨外侧髁发育不良者，可采用外科通髁轴作为定位标志，但外科通髁轴解剖特征模糊，不同医生定位偏差较大，难以作为可靠的旋转定位标志。此类情况下，可以参考 Whiteside 线作为旋转定位轴线。Whiteside 线位于股骨矢状面的中心，下肢力线在此处与 Whiteside 线重合，垂直于 Whiteside 线进行股骨旋转截骨，所得截骨面与下肢力线垂直。

股骨轴位截骨时，建议将 Whiteside 线和外科通髁轴同时标出，互相验证，避免截骨失误。

2.57 活动平台胫骨假体可以容忍胫骨旋转不良的情况吗?

在膝关节置换手术中，胫骨假体的旋转对线非常重要，因为它直接关系到膝关节的稳定性和功能。如果胫骨假体旋转不当，可能会导致髌股关节运动轨迹不良，增加关节不稳定的风险，并导致术后膝前疼痛、聚乙烯衬垫磨损、术后应力分布不良引发无菌性松动等并发症。活动平台胫骨假体是一种膝关节置换手术中使用的假体类型，它的设计旨在模拟人体正常膝关节的结构，胫骨平台托盘上的聚乙烯衬垫与托盘不固定，衬垫可以在托盘上进行滑动和旋转活动。这样的设计模拟了人体正常膝关节的结构，在股胫关节中植入类似半月板的垫片，股胫关节呈圆 - 圆接触，吻合度较高，减少了假体的接触应力，且垫片可以在关节内微动，理论上较固定平台型假体有更好的术后活动度、关节功能以及更低的假体磨损率，更符合膝关节复杂运动的生物力学特性。

活动平台胫骨假体设计的一个主要优点是能够容忍一定程度的胫骨旋转不良。与固定平台假体相比，活动平台假体具有旋转自由度，使其能够适应手术中出现的一些对齐误差。活动平台假体设计特性使其能够自我调整，减少了由胫骨旋转不良引起的应力和磨损。可以在一定程度上补偿手术中旋转角度上的误差。这样可以帮助保持关节的稳定性和功能性，使假体能够更好地适应患者的自然运动模式，减少术后因旋转不良导致的疼痛和不适感。

美国丹佛大学 Shelburne 研究团队 [85] 通过使用高速立体 X 线摄影系统测量了后稳定型固定平台和旋转平台全膝关节置换术患者在弓步和步态方向改变（枢轴运动）时的体内胫骨股骨运动学，并将测量结果与相似年龄受试者的健康膝关节运动学进行比较后发现，两种假体设计在前后平移、内外旋转方面都表现出相似的趋势，但采用活动平台假体患者的胫骨相对于股骨的内外旋转和内外旋转幅度在受试者体内的可变性明显更大，并且在膝关节活动中两种假体内外旋转的量中都小于天然膝关节，只不过活动平台假体与健康膝关节的差异较小。同样，Ranawat 等 [86] 发现，在膝关节深度屈曲活动中，活动平台后稳定假体比固定平台假体有更大的内外旋转。一些学者发现，活动平台假体内衬在屈曲超过 90° 时就不再活动，此时两种假体在功能上并无差异。与之相似的是，Shi 等 [87] 发现在负重膝关节深度屈曲超过 120° 后，两种假体在膝关节运动学方面没有显著差异。

总之，活动平台胫骨假体在一定程度上可以容忍胫骨旋转不良的情况，但为了最大限度地减少术后并发症和提高手术效果，手术中应尽可能精准确定胫骨假体的旋转对线。

2.58　如何掌握 TKA 的屈伸间隙平衡？允许的误差是多少？

TKA 中的屈伸间隙平衡是指在术中创造一个对称和平衡的屈伸间隙，这可以通过精确的软组织平衡和截骨来实现。屈曲间隙是指股骨后髁截骨面与胫骨截骨面之间的间隙，伸直间隙是指股骨远端截骨面与胫骨截骨面之间的间隙，屈伸间隙受到截骨量与软组织张力两方面的影响。

目前常用的屈伸间隙平衡技术有两种，分别为测量截骨技术和间隙平衡技术。测量截骨技术依据股骨远端和胫骨近端解剖标志进行截骨，如通髁线、Whiteside 线及股骨后髁连线等。股骨侧和胫骨侧分别独立截骨后，分别在膝关节屈曲 90° 和伸直位调节软组织平衡，最终达到平衡的矩形间隙。测量截骨技术依赖骨性解剖标志，严重畸形的患者容易出现定位不准的情况。间隙平衡技术首先去除骨赘、韧带松解并进行软组织预平衡，根据伸屈间隙的软组织张力，参考胫骨和股骨的机械轴调整胫骨和股骨截骨。间隙平衡技术不依赖骨性解剖结构，而是侧重于内外侧软组织如侧副韧带、腘肌腱等的完整性和仔细的韧带松解。测量截骨技术学习曲线相对短，间隙平衡技术更加依赖术者的经验。

在实际手术中，追求完美的间隙平衡是非常困难的，通常情况下，屈曲间隙大于伸直间隙在 2 mm 以内是可以接受的。超过这个范围可能导致术后不适，如关节活动受限或关节不稳定。Ismailidis 等 [88] 研究认为，TKA 中适当增加屈曲间隙（ <2.5 mm ）可以改善患者膝关节屈曲角度及患者满意度，且不会引起膝关节不稳定。Boettner 等 [89] 研究也支持这一观点，术前膝关节活动度较差的患者，屈曲间隙增加 2 mm，可改善术后膝关节活动度及患者满意度。伸直间隙过大会引发更多的问题，为追求伸直位稳定，使用更厚的衬垫会导致膝关节屈曲受限，使用更薄的衬垫会引起伸直位不稳定，使患者无法负重行走。

因此，TKA 中做到屈伸间隙平衡对术后的关节功能至关重要。要想达到真正的间隙平衡，学者们更加推荐测量截骨法与间隙平衡技术相结合，会取得更好的术后效果。

2.59　对于是否行髌骨置换，学者争议的焦点问题是什么？

初次 TKA 治疗膝关节重度骨关节炎时，对于是否行髌骨置换仍存在争议。

行髌骨置换

很多研究认为，TKA 术中不行髌骨置换，术后出现膝前痛、膝关节弹响、摩擦音（捻发音或握雪感）的可能性更高。Migliorini[90] 进行的 meta 分析总结了 23 个随机对照试验和 8 个非随机对照试验，他们认为，髌骨置换者术后膝前痛和再次手术（翻修）的发生率低于非髌骨置换者。术后膝关节功能评分方面，大多数研究认为，髌骨置换和非髌骨置换者术后膝关节功能评分（如 KSS 评分）的差异无统计学意义。国人的研究得出了相似的结论，贾承奇等 [91] 研究认为，髌骨置换者术后膝前痛发生率较低，上下楼、屈曲负重、下蹲起立、盘腿、下跪等高难度动作执行率较高，患者术后 6 周髌骨置换侧自评感觉优于未置换侧，但髌骨置换与否对膝关节 KSS 评分影响较小，差异无统计学意义。

不行髌骨置换

髌骨置换术后并发症包括髌骨骨折，髌骨坏死，股四头肌肌腱、髌韧带损伤，髌骨假体磨损、松动，髌骨不稳定及脱位，髌股关节金属撞击音等。虽然此类并发症发生率不高，然而一但发生，其结果是灾难性的。因此，很多学者认为 TKA 术中髌骨置换并非最佳选择。Tang 等 [92] 进行的 meta 分析认为，随着假体设计和手术技术的进步，大多数并发症的发生率已经明显降低，髌骨置换与否都是安全的。该研究认为，髌骨置换可以减少因髌股关节问题引起的膝关节翻修，可以减少膝前痛和髌骨撞击。

Sun 等 [93] 研究认为，髌骨成形术可以减轻疼痛，提高患者满意度，改善患者功能。很多学者认为，不行髌骨置换术，改为髌骨成形术可改善髌股关节接触应力，减少膝前痛。

学者们试图确定 TKA 术中髌骨置换的适应证，但迄今为止尚无明确结论。一般认为，严重髌股关节骨关节炎、髌骨轨迹异常等情况更适合行髌骨置换，髌骨过小或过薄则不适合行髌骨置换。无拇指试验可用于术中判断髌骨轨迹，术中应根据无拇指试验结果以及髌骨磨损程度、髌骨大小和厚度进行综合判断，并决定是否行髌骨置换及髌骨成形术。

2.60 影响 TKA 切口愈合的重要解剖结构有哪些?

TKA 术后切口并发症表现多样，包括浅表皮肤感染、皮肤坏死、关节深部感染、切口裂开等。但无论表现如何，切口愈合问题的重要性绝不能被外科医生低估。膝关节切口愈合最重要的就是血供，膝关节前侧没有肌肉和肌间隔提供直接动脉穿支血管供给皮肤。学术界普遍认为，膝关节大部分血液供应来自膝关节的内侧，主要供血来源于髌骨周围动脉环的终末支，而髌骨周围动脉环由膝上动脉、膝上外侧动脉、膝上内侧动脉、胫前返动脉和膝下动脉分支构成。皮肤的绝大部分血供由浅筋膜供应，皮下筋膜层有丰富的真皮下血管丛，起源于较深的动脉源，可供应皮肤，皮下穿支血管是微细血管，在过度牵拉时会断裂。因此要注意切口位置的选择，膝前正中切口对血液供应和手术操作的影响最小，术中注意限制皮瓣的大小，特别是外侧皮瓣的大小，并保持皮瓣的厚度，可保持这种血液供应。

切口愈合需要经过炎症期、增生期和成熟期。通常我们认为炎症期为切口缝合后的 48 小时内，此时，中性粒细胞和巨噬细胞分泌炎症细胞因子和组织生长因子，增加血管通透性，如 TNF-α、IL-6、TGF-β 等。之后为增生期，大约持续至术后 10 天，成纤维细胞迁移至伤口处，产生胶原，分泌基质，成为胶原蛋白的基质，这个阶段在伤口处血管组织形成、结缔组织积聚、肉芽组织形成。成熟期为术后 10 天到 1 年，主要是重建组织内的胶原和细胞外基质部分，胶原纤维排列变得更加结构化，恢复组织张力，伤口愈合的最初几周是伤口愈合强度获得最快的阶段。

2.61 针对可能存在术后切口愈合不良因素的患者，手术操作时应注意什么?

为预防术后切口愈合不良，手术时应注意以下几点。

（1）手术操作应轻柔、快速，尽量缩短手术时间。膝关节炎患者膝周血管主要改变为斑块和管腔狭窄，血流速度加快，血流量无明显减少，在此病理基础上，使用止血带和手术操作刺激可能给切口周围血供带来不良影响，不利于切口愈合。

（2）术前皮肤应用碘酒消毒 2~3 次，酒精脱碘 2~3 次，消毒后使用含碘手术薄膜做皮肤保护。

（3）手术刀应分开使用，切皮刀片切开皮肤后，更换新手术刀片进行操作以防污染。

（4）在进入关节腔以前全程使用手术刀，不使用电刀，避免切口周围组织因使用电刀导致组织损伤。术中应避免剥离过多软组织，避免电刀灼伤表皮。

（5）髌骨采用侧拉向外的方式牵开，避免反复的髌骨翻转，显露正常后使用 Hoffman 拉钩牵开，一次性牵开并且保持，尽量减少牵开的次数。

（6）手术区域使用高频脉冲冲洗至少 2000 ml，减少脂肪颗粒、骨碎屑、水泥碎屑和凝血块的残留，以减少感染和积液的发生率。

（7）对于感染风险高的患者，在截骨完成后可先采用生理盐水冲洗，然后用稀释碘伏浸泡，之后再用生理盐水冲洗切口，以预防感染，降低切口愈合不良的概率。

（8）手术切口缝合采用伸直位连续缝合加间断缝合加固，这样可以避免因连续缝合产生的松紧不一致和渗漏，伸直缝合后张力适中，屈曲后切口闭合更加严密，避免了屈伸活动造成的切口闭合不严。Wyles 等[94] 在文章中阐述了一种缝合方法：皮下组织采用 3-0 可吸收缝线间断缝合，使用反向缝合法，将线结置于组织深面，以减少线结和缝线刺激。

（9）术后常规放置负压引流管，防止膝关节腔内积血引起膝关节腔内压增大，影响切口愈合。

（10）反复用生理盐水冲洗切口，清洁纱布擦干，清除切口下脂肪组织碎屑，采用半屈膝位使用皮钉缝合切口，也可以应用可吸收缝线做皮内缝合，保持张力适中。

（11）切口包扎时，从脚趾开始采用弹力绷带连续加压包扎，注意包扎松紧适度，避免张力过高影响循环。

2.62　TKA 术后切口渗液如何管理？术后切口持续渗液多长时间需手术处理？是局部处理还是切开关节处理内部组织？

TKA 术后切口渗液的原因有很多，如切口出血、皮下血肿、皮下脂肪液化坏死、缝合技术等，尤其是当术中缝合时软组织对位缝合不良，伸屈活动时导致内部撕裂，造成空腔并引发渗出。此外，患者的体重指数（BMI）、白蛋白水平以及最新研究发现的金属超敏反应等也与术后切口渗液密切相关。

对于切口渗液的处理时机，通常认为，手术后切口敷料渗出范围大于 2 cm × 2 cm，切口渗液持续时间超过 3 天，应该采取措施。具体应注意以下几方面。

停止使用抗凝药物

抗凝药物的使用已被证实与关节置换术后切口持续渗液相关，而与阿司匹林和华法林等口服抗凝药物相比，皮下注射低分子肝素更有可能导致膝关节置换术后切口渗液时间延长。

切口负压治疗

采用切口负压治疗装置可减少切口渗液的症状。

加强营养

应补充营养，尤其应提升白蛋白和维生素 C 的水平。

制动

可暂行关节制动，观察渗液持续时间、渗液颜色和性状，同时配合红外线激光照射，观察期为 5~7 天，一般均能良好愈合。

穿刺引流

明显可触及的液性血肿需在无菌条件下进行穿刺引流，操作结束后采用弹力绷带加压包扎 24 小时，多数患者经穿刺可治愈，少数患者会出现血肿复发，并需再次穿刺引流或手术清除血肿。

皮缘坏死的处理

暗红期可给予低流量氧气吸入，限制关节活动，局部皮肤缝合张力过高可间断拆除部分缝线，以保持局部血供；坏死期应加强伤口换药，待深层组织愈合后进行局部清创、低张力缝合；缺损范围较大时可给予生肌散，持续换药培养肉芽组织至瘢痕愈合。

单纯窦道形成

当连续关节穿刺细菌培养证实无深部感染出现，局部清创换药无效时，需行关节切开，清理增生肉芽及滑膜组织，用大量生理盐水冲洗，重新缝合辅以广谱抗生素预防性应用可有效治愈并保留关节假体。

手术治疗

如果术后切口渗液超过 7 天未见好转，应采取手术治疗：①彻底冲洗和清理切口内部组织。在未予关节腔相通、关节腔无大量积液或关节腔注射亚甲蓝无液体漏出的情况下，不必切开关节囊，在冲洗前要在至少 3 处进行组织取材、培养，以排除细菌感染；②手术中如果发现关节周围筋膜缝合尚完整，建议仔细缝合即可。若手术中发现关节周围筋膜不完整，甚至关节囊有渗出，对于关节置换的患者来说，则需要更换关节衬垫并长期使用抗生素，即当做关节感染来处理。

2.63 如何诊断聚乙烯衬垫磨损?

全膝关节置换术远期失效的主要原因是假体无菌性松动，而无菌性松动的主要原因是聚乙烯衬垫磨损。聚乙烯衬垫的磨损程度可以通过 X 线片直接测量、假体松动的间接征象、放射性核素扫描、关节镜检查等进行判断。

直接测量

通过在膝关节前后位 X 线片上测量胫骨托和股骨假体之间的最小距离可判断聚乙烯

衬垫磨损的程度。传统测量方法为：在标准前后位 X 线片上，沿胫骨托的上缘做一直线，分别测量该直线与股骨内、外侧髁的最短距离。该方法误差较大，X 线的放大率对测得的结果影响很大，导致实际厚度难以判断。在此方法的基础上，Van Ijsseldijk 等[95]通过建立假体 3D 模型，使用 3D 模型与 X 线片对比确定股骨 - 胫骨假体之间的相对位置，在 3D 软件中测量股骨 - 胫骨假体之间的最小距离。他们认为，该方法在测量精度方面远高于传统方法。随后他们又通过临床实验进行验证，翻修术前先通过该方法测量聚乙烯衬垫厚度，然后将翻修术后取出的衬垫进行 3D 建模，测量衬垫的最小厚度并与术前测量数值进行对比。他们发现，基于 3D 模型的聚乙烯衬垫最小厚度测量法精度远高于传统方法。

间接征象判断

对于固定良好的假体，在骨 - 骨水泥界面和骨水泥 - 骨界面不存在透亮线。聚乙烯衬垫磨损可导致骨吸收，骨水泥假体周围常常能够见到影像学透亮线形成。一般认为，骨水泥 - 骨界面上小于 2 mm 的不连续透亮线，如果没有动态变化，不能诊断为假体松动。如果假体位置发生改变，骨水泥出现断裂，透亮线进行性增宽时，可以诊断为假体松动。近些年随着 MRI 抑制伪影技术逐渐发展，使用金属抑制序列的 MRI 对假体周围骨溶解的评估相较 X 线更加准确。

放射性核素扫描

对于难以判断的假体周围透亮线，SPECT/CT 放射性核素扫描或许可以作为分辨低毒性感染和假体松动的更好选择。SPECT/CT 是一种结合单光子发射计算机体层成像（single photon emission computed tomography，SPECT）和计算机体层成像（computed tomography，CT）技术的医学影像设备。SPECT 利用放射性同位素标记的示踪剂，这些示踪剂会分布在体内特定的器官或组织中。通过检测这些放射性同位素释放的 γ 射线，SPECT 可以生成体内放射性分布的图像。将 SPECT 和 CT 结合在一个设备中，可以同时获取功能信息和高分辨率的 3D 解剖图像。这种结合有助于更准确地定位放射性示踪剂的分布，并将其与解剖结构关联起来。SPECT/CT 中的“三个相”通常指的是在进行某些特定类型的影像检查时，不同时间点上获取的图像，以捕捉放射性示踪剂在体内不同阶段的分布情况。血流相或灌注相（flow phase）是检查开始后立即获取的图像，通常在注射放射性示踪剂后的数秒内进行。这一阶段的图像主要显示示踪剂在血管中的流动情况。血池相（blood pool phase）：血池相通常在注射示踪剂后的几分钟到数十分钟内进行。这一阶段的图像显示示踪剂在血管内和软组织中的分布情况。延迟相（delayed phase）图像通常在注射示踪剂后的 2~4 小时甚至更长时间内进行。这一阶段的图像显示示踪剂在骨骼或其他目标组织中的滞留情况。三相闪烁显像的全部灌注相、血池相和延迟相中示踪剂摄取增加，表明患者在膝关节置换术后感染。如果延迟相显示假体周围示踪剂摄取增加，而在灌注相和血池相无示踪剂摄取，则可考虑无菌性松动。

关节检查

关节镜检查可以直接观察聚乙烯衬垫的状态和磨损程度。

2.64 活动平台假体与固定平台假体的聚乙烯衬垫哪种磨损更严重？

活动平台全膝关节置换术（mobile-bearing TKA，MB-TKA）允许聚乙烯衬垫与胫骨托之间相互滑动，因此被认为其聚乙烯衬垫与股骨假体之间有更好的匹配性，可以减少衬垫磨损和无菌性松动的可能。从 20 世纪 80 年代开始使用以来，很多研究将 MB-TKA 与固定平台全膝关节置换术（fixed-bearing TKA，FB-TKA）进行了比较，得出的结果各不相同。近年来，随着更高质量研究的陆续进行，学者们发现，MB-TKA 和 FB-TKA 在聚乙烯衬垫磨损、假体松动发生率、假体使用寿命及膝关节功能评分方面不存在显著差异。Fransen 等 [96] 总结了 127 篇文章，包括 9 篇荟萃分析、3 篇系统综述、48 篇随机对照临床试验、44 篇对比研究、10 篇综述和 13 篇双膝对比研究（双膝置换，一侧行 MB-TKA，另一侧行 FB-TKA），绝大多数研究认为，MB-TKA 和 FB-TKA 在聚乙烯衬垫磨损方面没有差异，分析手段包括影像学分析（分析假体周围透亮带或骨溶解征象，分析假体移位征象等）、假体存活率或翻修率分析和膝关节功能评分等。Minoda 等 [29] 对比了关节液中磨损颗粒的数量和大小，他们纳入了 18 例行双侧 TKA 的患者，双膝关节分别行 MB-TKA 和 FB-TKA。在术后平均 3.5 年行关节穿刺抽取关节液，使用扫描电镜和图像分析仪对关节液内的聚乙烯颗粒进行分析。他们发现，两种类型 TKA 关节液中聚乙烯磨损颗粒的大小和形状相似，MB-TKA 中磨损颗粒的数量小于 FB-TKA，但差异无统计学意义。

综上所述，活动平台与固定平台假体的聚乙烯衬垫磨损程度相当，二者差异无统计学意义。

2.65 聚乙烯衬垫的磨损类型有哪几种？

膝关节置换术后聚乙烯衬垫的磨损类型主要有 6 种，分别为磨光、刮痕、凹陷、层离、三体磨损和蠕变。

磨光

磨光是一种相对不严重的磨损类型，金属假体与聚乙烯衬垫接触面被磨损，形成一个更大的、适配性更好的接触区域。接触区域所承受的应力更低。此类型产生的磨损颗粒较小，多为亚微米级。

刮痕

金属假体和聚乙烯衬垫由于粗糙度和硬度的不同，在其相对运动中，聚乙烯衬垫表面会出现犁沟。犁沟的方向通常与相对运动的方向一致，股骨假体与聚乙烯衬垫之间的犁沟为前后向，活动平台假体中，聚乙烯衬垫与胫骨假体之间的犁沟为同心圆。

凹陷

常见于超高交联聚乙烯假体。在假体接触的最大应力区，超高交联聚乙烯假体表面产生裂纹并向内部扩展，产生的碎片从衬垫表面剥离，最终形成一个凹坑。其严重程度取决于假体之间的匹配程度、所受应力大小和假体使用时间。此类型的磨损产生的碎屑较大，通常直径为 1~2 mm。

层离

膝关节假体之间的相对运动不仅有压缩，还有前后滚动、滑动和旋转。在这些复杂的运动中，聚乙烯衬垫不仅承受压缩应力，还将承受剪切应力。在剪切应力下，衬垫内部会出现裂纹，并沿衬垫表面的切线方向向四周扩散。随着假体使用时间的延长，裂纹扩大，最终聚乙烯衬垫表层会碎裂并产生碎块。层离的另一个潜在原因可能是界面下氧化，该氧化可在 γ 射线灭菌过程中启动，并逐渐加重。

三体磨损

术中产生的碎屑，如骨粒、骨水泥颗粒、金属碎屑、微粒以及假体上的残留物（如假体加工过程中的磨料等）滞留在关节内，与假体、聚乙烯衬垫之间发生摩擦，产生刮痕并释放磨损颗粒。三体磨损对假体伤害较大，甚至可以产生肉眼可见的破坏。

蠕变

在人体运动过程中，聚乙烯衬垫承受的应力超过了其屈服强度，聚乙烯衬垫发生了塑性形变，称为蠕变。在此情况下，聚乙烯衬垫变形，但不产生磨损颗粒。

2.66　哪种髌骨假体易产生金属离子病？主要临床症状有哪些？应如何处理？

髌骨的金属假体与金属滑车之间因撞击而产生的金属磨损会诱发慢性滑膜炎。在含金属衬垫髌骨假体的全膝关节置换术中，约 1/4 的患者发生金属离子病。因此，现在往往不再常规使用含金属底座的髌骨假体，此种假体极易产生金属离子病。

主要临床症状

金属离子病可产生类似滑膜炎的症状，患者会出现膝关节肿胀、疼痛、活动受限。疼痛部位多出现在切口附近，劳累后加重，休息后减轻，做下蹲动作常有困难。X 线检查可发现髌骨假体与股骨滑车常有撞击。

处理方法

轻者可行关节镜下滑膜切除术或关节腔切开清理术；重者则需要行人工关节置换翻修术，可以应用不含金属底座的假体、更换滑车假体或行全膝关节置换术（图 2-21）。

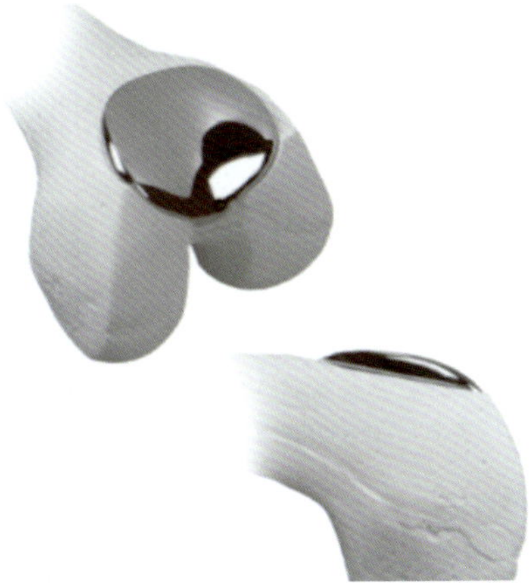

图 2-21　髌骨滑车假体

2.67　导致 TKA 术后疼痛的关节外因素有哪些？

全膝关节置换术（TKA）是治疗膝关节严重疾患、解除膝关节疼痛、重建膝关节功能的主要手段，然而初次 TKA 术后只有 82%~89% 的患者感到满意，其中术后疼痛持续存在是导致患者满意度降低的重要原因。Mandalia 等[97]认为在比较 TKA 术前与术后疼痛时，如果术后疼痛性质及程度未有明显改变，则造成术后膝关节疼痛的原因更倾向于是关节外因素，包括腰椎病变、髋关节病变、神经性病变等。

腰椎病变

对部分膝骨关节炎合并腰椎退变性疾病患者，尤其是退变性腰椎管狭窄患者，TKA术后关节功能虽理想，但下肢关节症状缓解不明显，甚至在恢复行走后出现下肢胀痛、麻木、无力等症状，特别是当第四腰椎（L4）神经根病变与膝关节病变症状相重叠时，不但难以明确引起关节症状的真正来源，无法正确选择手术治疗的顺序（先行TKA还是先解决腰椎病变），也无法预测TKA术后下肢症状的改善情况。此外，如果有些患者合并相应的腰椎病变，而医生在术前未能发现并告知患者，则术后由于腰椎疾病引起的疼痛往往会引起患者不满。对于膝骨关节炎合并腰椎退变性疾病的患者，可诊断性向膝关节注入1%利多卡因10 ml加复方倍他米松1 ml行封闭试验，以此鉴别疼痛来源，同时也有利于正确选择手术治疗顺序。

髋关节病变

髋关节病变（如股骨头坏死、退行性病变、髋关节发育不良、滑膜病变等）有时可引起膝关节疼痛，髋关节区域主要由股神经、坐骨神经和闭孔神经支配，而其分支也支配着膝关节的浅层和深层。于华鹏等[98]研究证明，在TKA术后对股神经进行连续性阻滞可提供有效的术后镇痛，这也间接说明了为什么很多有髋关节疾病的患者往往会出现膝关节部位的牵涉痛。通常在临床资料及影像学资料不能明确做出膝关节病变诊断时，需排除患者是否为髋关节病变导致的膝关节牵涉痛，以避免误诊。

反射性交感神经营养不良综合征

又称Ⅰ型复杂性区域疼痛综合征，是导致TKA术后疼痛的罕见原因，其主要临床表现为关节疼痛、肿胀、僵硬和皮肤改变。以疼痛为主，范围广泛，烧灼感或深部痛为主要特征，肿胀通常发生在关节周围而不是关节内。皮肤改变包括膝关节、小腿和足部发黑或发绀，寒冷可诱发皮肤颜色改变并加重，其他改变包括皮温低和皮肤萎缩等，当患者膝关节疼痛与临床体格检查不相符时应高度怀疑该症。

其他关节外因素

皮神经瘤是由于暴露切口时或内侧关节囊松解时易损伤皮神经，导致断端神经纤维过度生长所致，肿瘤由纤维性鞘包裹，远端包裹不完全，可产生TKA患者术后关节外疼痛，患者可通过局部区域注射激素等药物治疗，严重时可手术切除神经瘤。其他关节外因素还有血管疾病（血管功能不良、动脉瘤、血栓形成）、鹅足腱滑囊炎、股四头肌肌腱炎、髌韧带肌腱炎、胫骨髌骨疲劳骨折、假体周围骨折、异位骨化等。

2.68 股骨假体过小会产生怎样的后果?

TKA术后假体过大或过小都会导致假体早期松动、软组织刺激、膝关节不稳等问题，患者可有术后持续疼痛、走路不稳或膝关节僵硬等表现。

一般来说，股骨假体的型号由膝关节的前后径决定，股骨后髁偏心距的重建对恢复膝关节的运动学非常重要。比利时学者 Bellemans 在对 150 例 TKA 患者的观察中发现[64]，膝关节屈曲度随着股骨后髁偏心距的改变而改变，当偏心距减小 2 mm 时膝关节屈曲度平均下降了 12.2°。当使用的股骨假体为前参考假体时，因为股骨前方截骨量为固定值，即截骨线必定位于股骨干前缘，那么选择过小的股骨假体会导致股骨后髁假体截骨量增多，从而引发膝关节屈曲间隙过大，股骨后髁偏心距减小，进而导致膝关节屈曲位不稳定、关节屈曲度减少、衬垫磨损等问题。股骨假体过小是引发膝关节置换术后疼痛常见的原因之一，当因为各种原因不得不使用较小一号股骨假体时，应同时在股骨远端截骨面增加截骨，同时更换更厚的假体衬垫。但这种操作会改变股骨假体的旋转中心和后髁的偏心距，同时也会使整个膝关节的关节线上移，进而导致髌骨相对低位，从而进一步改变髌股关节的力学结构，引发髌前症状。但相对于膝关节屈曲不稳定，假体后髁偏心距的改变容忍度更高，这种处理方法在大多数情况下是可以接受的。

当股骨假体为后参考假体时，因为股骨后髁截骨量为固定值，即不同大小股骨假体截骨后膝关节屈曲间隙相同，因此往往可以做到伸直和屈曲间隙相等。此时如果选择一个过小的股骨假体，会导致股骨前缘截骨量增多，引发股骨前缘骨皮质切迹（notch），这会破坏股骨远端骨皮质圆筒状的整体结构，降低整体股骨远端的承重能力。当膝关节受到过量的压力或侧方应力时（尤其是前后方应力），会增加股骨远端假体周围骨折的风险。当由于各种原因必须用较小型号的后参考股骨假体时，在安装股骨四合一截骨板时可以适当下斜摆锯，从而使股骨前方截骨面适当上斜以避免出现切迹，使得整个股骨假体稍微“低头”，这被认为是可以接受的。而加拿大多伦多大学 Zalzal 等[99]通过对正常步态下股骨的三维有限元分析发现，股骨前方骨皮质切迹小于 3 mm 是可以接受的，但这种观点还有待更多的病例及专家讨论来达成共识。

综上所述，选择合适的股骨假体对于关节置换的成功至关重要，在进行手术前应做好充分的测量，多方考虑，谨慎选择。

2.69 胫骨假体过长会产生怎样的后果?

全膝关节置换术作为一种治疗膝关节炎的有效手段，现已广泛应用于临床治疗。术后胫骨假体的无菌性松动往往会导致假体失效，患者因此需进行翻修手术。根据保守估计，国内罹患膝关节疾病的人数超过 3000 万，每年增加约 30 万。在膝关节置换中，术后胫骨金属假体损坏是最常见的失败原因之一，在引起失败的原因中，假体本身的设计是一个非常重要的因素。胫骨假体下端部分嵌入胫骨骨质中以达到稳定胫骨假体的作用，其对胫骨假体的稳定性和生存率具有至关重要的意义。在一些特殊病例中，比如当胫骨平台存在严重骨缺损，需要增加假体稳定性及分散应力的情况下（髁限制型假体或者铰链膝），以及胫骨骨质极度疏松，不足以稳定支撑胫骨假体时，需要使用胫骨假体延长杆来增加假体机械力学稳定性，降低胫骨假体的剪切应力，减少胫骨假体抬离（lift-off），减少假体微动。

但这并不意味着胫骨假体长度越长越好。英国爱丁堡皇家医院 Scott 教授分析了不同胫骨柄长度的差异，认为过长的胫骨假体在提供更稳定的机械力学结构的同时，也带来了更强的应力遮挡[100]。胫骨延长杆的使用可降低 20%~60% 的胫骨近端应力，导致胫骨假体周围进一步发生骨质疏松，并增加假体下沉、假体松动、假体周围骨折的风险。同样，葡萄牙学者 Simões 等[101]通过有限元分析发现，除胫骨托盘附近的区域外，短柄在近端没有引起任何应力屏蔽。相对于长柄，短柄的应力屏蔽作用较小，短柄的近端应力值比长柄高 7 倍，显然，柄的长度是影响胫骨近端应力屏蔽效应的主要因素。Reilly 等[102]通过对比不同胫骨假体长度的应力试验后也发现，长柄假体可将应力传至骨皮质，从而使得胫骨近端应力减小，增加了假体周围骨折的风险。

更长的胫骨假体往往会使胫骨假体干直达胫骨髓腔，而在骨水泥固定的病例中，这可能导致骨水泥脱落进入髓腔，进而引发更多并发症，往往需要特制的髓腔填充骨水泥栓，以阻止在胫骨假体安装过程中骨水泥进入远端髓腔。

另外，Hick 等[103]研究发现，胫骨平台中央常偏离骨干段髓腔中央，向后为 1.5 mm，向内为 8 mm，向外为 4.5 mm，而向前高达 15 mm，如果胫骨假体过长，则可能偏离胫骨髓腔，可能会从胫骨内部对胫骨骨皮质产生过大压力，引发膝关节置换术后疼痛。所以在某些特殊病例需要使用胫骨延长杆时，为了适应如此大的中心偏离，必须使用偏心式延长杆，以避免假体向一侧偏离，避免假体在矢状位和冠状位的力线异常，还可确保假体伸屈间隙的平衡。这也是偏心式延长杆的产生原因。在不使用偏心式延长杆的情况下，很多胫骨假体无法做到远端杆适应骨髓腔的偏心距。与之相似的是，Simões 等[101]认为长胫骨柄的柄尖由于局部载荷增加，可能与术后假体柄末端的疼痛有关。Scott 等[100]也指出过长的柄会使未来的翻修手术变得更加复杂和困难。

综上所述，胫骨假体过长会带来更强的应力遮挡，导致假体近端骨质疏松，并增加假体下沉、假体周围骨折的风险，导致膝关节置换术后疼痛。另外还要避免胫骨假体安装过程中骨水泥进入髓腔情况的出现。

2.70 胫骨假体过小会产生怎样的后果？

目前，国际常用的膝关节假体都是模仿人体膝关节几何形状，并参照假体植入后的运动学、稳定性等进行设计的。所选假体的形状、尺寸是否与膝关节相匹配，将影响手术及术后长期效果。在进行膝关节置换手术时，只有胫骨假体与胫骨平台截骨面之间具有良好的匹配度，才能提高假体与骨皮质的接触面积，使聚乙烯垫片传递下来的作用力能够在假体与骨之间均匀传递，从而防止基底部骨小梁的压缩骨折，提高假体的稳定性，延长膝关节假体的寿命。大量临床和实验证据表明，当假体的横径或前后径小于胫骨截骨面时，往往会出现假体下沉从而导致早期松动。较小的胫骨假体会增加“平均胫骨应力”，支撑假体的松质骨逐渐失效，这与假体的下沉风险呈线性相关。英国学者 Perillo-Marcone 等[104]通过有限元分析发现，随着胫骨近端接触面积减小，松质骨的接触应力可增加 240%。

Bindeglass 等认为，只有胫骨截面的覆盖率达到 85% 以上，才能良好地固定胫骨假体组件，否则将增加假体松动下沉的概率。加拿大学者 Wevers 等 [105] 对 32 例尸体膝关节进行研究，将其周径数字化，从而设计出一种非对称解剖型假体，通过与 AMK 假体进行对比研究发现，非对称假体提供了更高的匹配度，从而使术后患者的假体稳定性及活动度都得到了提升。Westrich 等 [106] 认为胫骨近端平面是不对称的，内侧胫骨平台的前后径要比外侧长，且内侧前后径比外侧前后径更靠近胫骨平台的中心点。当胫骨平台假体横径合适而前后径偏小时，平台假体的骨质覆盖不足，磨损的聚乙烯颗粒有更大的可能性会进入假体与骨质之间，导致局部骨溶解，进而引起假体松动的发生率增加。只有胫骨假体前后径更加符合胫骨平台截骨面解剖形态，才能最大化胫骨平台假体骨质覆盖百分比，降低局部的压强，进而降低胫骨假体松动、下沉的发生率。此外，国内学者发现良好的假体覆盖还可以缩小膝关节腔空隙，尤其是膝关节后方的腔隙，从而减少术后关节腔内的隐性出血。

综上所述，胫骨假体过小会使局部应力增加，并且会增加骨溶解的风险，进而引起假体下沉、早期松动，还会增加膝关节腔的空隙而导致术后隐性出血增多。

2.71 TKA 术后关节活动在多大范围时称为关节僵硬?

全膝关节置换术（TKA）后，关节活动范围受到限制被称为关节僵硬（knee stiffness），通常伴膝关节持续性疼痛。患者相关因素、手术技术失误、术后并发症等很多因素都会引起关节僵硬。一般认为，膝关节正常活动范围为伸直 0° 至屈曲 140°。大部分研究中，膝关节置换术后屈曲小于 90° 和（或）屈曲挛缩大于 5° 被认为是膝关节僵硬。日常生活中膝关节屈曲 105°~110° 可满足大部分活动需要，而伸直受限会引发跛行，低于该活动度会引发生活不便。Scuderi 等 [107] 认为，在平地上行走需要屈曲 65°，从椅子上站起来需要屈曲 70°，下楼梯需要屈曲 90°。Laskin 和 Beksac 认为，在平地上行走需要屈曲 45°~55°，上下楼梯需要屈曲 85°，从椅子上站起通常需要屈曲 95°，而跪下需要屈曲 125° [108]。

2.72 假体过大会导致屈曲间隙过紧吗？会产生关节僵硬吗?

通常来讲，膝关节置换中胫骨假体及髌骨假体的大小不会影响膝关节的屈曲间隙。当我们讨论这个问题时应着眼于股骨假体大小的选择。

当股骨假体为前参考假体时，因为股骨前方截骨量为固定值，即截骨线必定位于股骨干前缘，那么选择过大的股骨假体会导致股骨后髁假体截骨量减少，从而引发膝关节屈曲间隙过小，进而导致膝关节屈曲受限，这是引发膝关节置换术后僵硬的常见的原因之一。因此，当由于各种原因不得不使用较大一号股骨假体时，应同时适当增加胫骨截骨后倾，CR 假体中可做后交叉韧带的拉花式松解，或者进行后关节囊松解，这些处理方法在大多数情况下可以解决屈曲间隙的问题，但正确选择股骨假体的大小才是避免这一问题的关键。当股骨假体为后参考假体时，因为股骨后髁截骨量为固定值，即不同大小股骨假体截骨后膝关节屈曲间隙相同，因此往往可以做到伸直和屈曲间隙相等，此时如果选择一个过大的股骨假体，会导致股骨前缘截骨量减少，引发髌股关节过度填塞征。它主要表现为髌股关节在膝关节置换后出现数毫米的增厚，导致髌骨轨迹异常，往往引起患者屈膝时髌股关节压力增大，进而引发膝关节疼痛和功能障碍。美国哈佛大学 Bengs 等 [35] 研究证实，在置换髌骨的全膝关节置换术中，髌骨厚度每增加 2 mm，术后膝关节被动屈曲度平均减少 3°。还有学者发现在髌股关节过度填充时，即使膝关节活动度还未受影响，髌股关节压力就已经显著增加，并认为因此会引发膝前痛等症状。因此，虽然造成的原因不同，但不论是前参考假体还是后参考假体，当假体过大时均会导致膝关节屈曲受限而引发关节僵硬，区别在于前参考假体是由于屈曲间隙过紧引发的，而后参考假体是由于髌股关节过度填塞征造成的。同时股骨假体过大，假体内外侧悬出，可能刺激关节囊、髂胫束、侧副韧带而引发疼痛，进一步加重膝关节置换术后关节僵硬。

2.73 TKA 术后异位骨化是关节僵硬的原因吗？

异位骨化是指在肌肉、肌腱、韧带等软组织内形成骨组织的病理现象。异位骨化可以被认为是组织修复过程出错，是创伤和手术后较为常见的并发症。Gkiatas 等 [109] 研究了 2988 例初次 TKA，随访时间平均为 40.1 个月，他们发现 TKA 术后异位骨化的发生率约为 14%。

大部分异位骨化病例是在术后随访行 X 线检查时发现。TKA 术后异位骨化的常见位置为髌上囊及股骨髁上区。异位骨化的早期 X 线表现为软组织内的絮状不规则阴影，没有清晰的轮廓。成熟期的异位骨化 X 线表现为发育良好、边界清楚的高密度团块，伴有条带样钙化影。病灶的边界钙化最为明显，形成一个钙化外壳，也称为“蛋壳样钙化”。

异位骨化的急性期表现为局部软组织肿胀、发红、局部压痛，在此期间，异位骨化可表现为快速增大。随着病情进展，异位骨化周围的关节可出现活动受限和关节功能受限。在晚期，随着骨组织的逐渐成熟，肿胀会变得更加局限，更加坚硬。邻近关节周围的异位骨化会妨碍关节活动，甚至出现关节强直。

异位骨化与骨折愈合之间有着非常惊人的组织学相似性。根据异位骨化发生部位的不同，发生于骨骼肌的称为骨化性肌炎，累及筋膜时称为骨化性筋膜炎，发生于肌腱时称为骨化性肌腱炎。异位骨化发生于骨骼肌时，骨形成于肌肉之间的结缔组织内，而不是肌肉本身。肌腱内的骨化可能发生在肌腱体部或肌腱与骨连接处。发生于肌肉内的异位骨化会增加肌肉张力，减少肌肉的顺应性，妨碍关节活动；骨化组织与肌肉的摩擦刺激可产生疼痛，也会引起关节活动受限。发生于肌腱、韧带的异位骨化对关节活动影响更大，严重的肌腱、韧带骨化可导致膝关节僵硬及僵直。

2.74 TKA 术后关节僵硬的发病机制是什么？

目前对于 TKA 术后膝关节僵硬的定义仍存在较多争议，Kim 等 [110] 定义为膝关节屈曲挛缩 ＜15° 或（和）屈曲度 ＜75°，发生率为 1.35%；Gandhi 等 [111] 定义为膝关节屈曲度 ＜90°，发生率为 3.7%；Yercan 等 [112] 定义为伸膝受限 ＞10° 或（和）术后 6 周

屈曲度 <95°，发生率为 5.3%。造成膝关节术后关节僵硬的原因多种多样，可以分为三个方面，即术前因素、术中因素和术后因素，而术前的膝关节活动度与术后关节僵硬关系密切。

术前因素

Ritter 等 [113] 证实术前膝关节活动度是影响术后膝关节活动度的主要因素，其活动受限程度与膝关节僵硬程度呈正相关。Daluga 等 [114] 认为糖尿病可能是影响膝关节僵硬的独立因素，瘢痕体质可能会增加术后关节纤维化的发生率，因而会影响术后屈曲度。关于肥胖对屈曲度的影响意见不一，Shoji 等 [115] 报道肥胖会限制术后膝关节活动度，主要是由后方软组织挤压所致，而 Hamoui 认为肥胖对术后膝关节功能和影像学表现没有影响。此外，心理因素、神经系统疾病（如帕金森病）、关节滑膜炎、血友病、淋巴水肿、周围血管疾病都被认为对关节活动度有影响。

术中因素

术中因素主要有以下几点：①保留后髁骨赘，后髁截骨不足，在伸膝位会限制后关节囊伸展，在屈膝位会与聚乙烯衬垫后方发生碰撞。②伸屈膝间隙不平衡和假体尺寸选择错误，如选用过厚的垫片导致屈曲或伸直时间隙过紧，股骨假体后移、过大的内旋或外旋造成屈曲间隙狭窄，选用后交叉韧带保留型假体时，后交叉韧带紧张导致屈曲伸直间隙过紧。③关节线高度，关节线抬高导致低位髌骨使屈曲受限，Shoji 等 [115] 报道髌骨厚度增加 20% 或关节线抬高 16 mm 会明显降低术后膝关节屈曲度，关节线降低会使伸膝装置过紧，从而影响屈伸活动，产生僵硬。④髌股关节问题，如髌骨不对称性截骨、胫骨或股骨假体异常旋转、髌骨假体外置、外侧支持带过度紧张导致髌骨轨迹不良或倾斜、髌骨截骨过少或股骨假体前置导致髌股关节过度填塞造成伸膝装置紧张、股骨假体型号过大导致过度填充使髌股关节压力过大使屈曲受限等。Bengs 等 [35] 报道术中髌骨假体试模厚度每增加 2 mm，膝关节被动活动度降低 3°。⑤关节囊的缝合，屈曲位缝合关节囊不会影响术后屈曲度，建议在屈曲 90° 下缝合关节囊，缝合时注意两端组织对齐。

术后因素

异位骨化是导致全膝关节置换术后僵硬的重要原因之一，股骨假体滑车的上方、股骨干前侧易发生异位骨化，陈百成等 [116] 报道 420 例全膝关节置换术后患者有 9 例出现了Ⅲ级异位骨化，导致关节疼痛和活动度受限，是造成术后关节僵硬的原因之一。术后使用低分子肝素抗凝也是导致关节周围血肿形成、机化组织变硬并产生关节内粘连的重要因素，Keays 等 [117] 报道抗凝药物会延迟术后早期屈曲度的恢复。患者术后疼痛限制其关节活动度，术后康复锻炼不佳以及反复多次、长时间对膝关节进行手法按摩也可导致术后僵硬；术后出现并发症如感染、伤口愈合不良、假体周围骨折、精神因素等因素也可导致关节僵硬。

2.75 对于 TKA 术后关节僵硬，翻修术的效果如何?

TKA 术后关节僵硬是一个常见的问题，发病率为 1.3%~5.3%。常见的膝关节功能位

有：攀爬楼梯时膝关节需屈曲约 83°，坐椅子时需屈曲约 93°，坐着提鞋时需屈曲约 106°。TKA 术后膝关节僵硬严重影响着患者的术后效果和生活质量，因此治疗的基本目的是改善膝关节功能、提高关节活动度及减轻疼痛。

目前主要的治疗方法分为保守治疗和手术治疗。在经合理的康复治疗和其他治疗（麻醉下手法松解）至少 6 个月后，如果患膝的关节活动度（ROM）仍没有进一步改善，则需要考虑进行膝关节翻修手术。翻修手术最关键的是要明确病因，针对不同的病因和关节僵硬程度，所采取的治疗方法是完全不一样的，对于哪一部分假体需要进行翻修没有明确规定，当患者膝关节僵硬并且胫骨假体位置尺寸合适、关节线位置正确且没有髌骨低位时，才考虑单纯翻修股骨假体；翻修股骨假体有助于医生根据术中情况增加屈伸膝间隙，并且单纯翻修股骨假体比单纯翻修胫骨假体的技术要求低。在需要进行翻修手术的患者中，55% 的患者与髌骨因素有关，当男性患者髌骨厚度超过 26 mm、女性患者超过 24 mm 时，应适当削减髌骨的厚度。翻修术中应重新进行软组织平衡，并应保证膝关节伸直位时存在对称性的微小松弛度，为了预防膝关节僵硬的复发，可在进行翻修手术时，使患膝达到过伸 5° 左右。

在 Haidukewych 等 [118] 研究中报道了 15 例翻修固定良好的 12 个假体，其中 66% 取得了满意的临床结果；Yercan 等 [112] 报道 2 例翻修术后 ROM 平均提高 50°；一项系统综述显示，TKA 翻修术治疗僵硬是有效的，可以增加 ROM，改善功能，减少疼痛，但这是对于由几种病因导致僵硬的患者。先前的研究表明，在进行翻修全膝关节置换术后，膝关节活动范围有适度的改善。Moya-Angeler 等 [119] 证实，在 TKA 翻修术后，患者的 ROM 从 9.7°~81.5° 改善到 2.3°~94.3°。在 Rutherford 等 [120] 对 46 例 TKA 术后关节僵硬而进行翻修手术的研究中，显示术前屈曲从 88° 增加到 101°，平均屈曲挛缩从 11° 改善到 3°；在 Rockov 等 [121] 研究中，ROM 的改善类似，从 10.1°~80.8° 提高到 3.3°~99.2°；同样，在陈百成等 [116] 对 8 例 TKA 术后僵硬患者的研究中发现，对屈伸范围只有 20° 的患者进行切开松解、保留假体和去除关节内所有瘢痕结缔组织，术后平均屈曲度达到 90°~95°。

由此可见，手术是治疗 TKA 术后僵硬的一种有效手段，但值得注意的是，即使是适应证选择完全合适，手术操作非常准确的情况下，在部分病例中翻修手术的疗效仍无法令人满意，在考虑采用翻修手术治疗 TKA 术后膝关节僵硬患者之前，必须将手术结果的不确定性详细告知患者。

2.76 TKA 术后异位骨化的发病原因有哪些?

异位骨化的发病机制尚未完全明确，但通常认为是多方面因素共同作用的结果。异位骨化可分为 3 类，分别为创伤性、遗传性和神经源性异位骨化。TKA 术后异位骨化属于创伤性骨化。神经源性异位骨化发生于脑、脊髓外伤后，亦可发生于脑膜炎和脑肿瘤的患者。遗传性异位骨化主要见于一些罕见病，如进行性骨化性肌炎等。

TKA 术后异位骨化的高危因素包括血肿、股四头肌肌腱断裂以及截骨后产生的骨颗

粒残留，患者方面的高危因素包括男性、遗传因素、异位骨化病史以及强直性脊柱炎病史。术中广泛的手术显露和术后感染也是形成异位骨化的重要危险因素。

异位骨化起始于局部和血液循环中成骨前体细胞的募集，表现为局部组织对损伤出现异常增强或延长的炎症反应。参与异位骨化的成骨前体细胞主要为间充质干细胞，其来源有两种，分别为骨髓来源的间充质干细胞和软组织常驻的间充质干细胞。当前研究认为软组织常驻的间充质干细胞可能是异位骨化形成中的主要成骨前体细胞。其他成骨前体细胞还包括肌腱祖细胞和成纤维细胞。

成骨前体细胞在局部组织微环境影响下开始出现异常成骨，最终形成异位骨化。一些研究发现，组织缺氧、免疫细胞（主要是巨噬细胞）浸润以及细胞因子（尤其骨形成蛋白家族）在异位骨化的发生与发展中有着重要的作用。其他因素包括组织微环境中的营养代谢、pH 值、机械应力等，此类因素可能与异位骨化的发生有关，尚需进一步的研究证实。

2.77　TKA 术后异位骨化如何处理?

目前认为，对 TKA 术后异位骨化的预防或保守治疗主要有两种，分别为非甾体抗炎药（NSAID）和放射治疗。两种方法都可以降低异位骨化的发生率，Pakos 等[122]研究认为，两种方法联合使用效果更佳。NSAID 的作用原理为通过减少前列腺素的合成抑制成骨前体细胞向成骨细胞分化。放射治疗的原理为通过损伤细胞的 DNA 抑制成骨前体细胞的分化。

低剂量放疗可以用作高危患者的一级预防和异位骨化复发患者的预防。预防剂量通常在 400~800 cGy，可在术前 24 小时或术后 72 小时内进行。

由于放射治疗的潜在并发症较多且更加难以处理，目前应用 NSAID 预防异位骨化更为普遍。放疗的潜在并发症有骨不连、切口愈合障碍、生殖细胞损伤及可能导致恶性肿瘤的发生。很多 NSAID 可用于治疗异位骨化，但吲哚美辛被认为是治疗的金标准，剂量为 25 mg。每日 3 次，持续到术后 6 周。其他的治疗方案选择有布洛芬、双氯芬酸和酮咯酸等。为避免胃肠道反应，选择性 Cox-2 抑制剂也可用于治疗异位骨化。Oni 等[123]研究认为，塞来昔布可用于预防全髋关节置换术后异位骨化的发生，其效果与非选择性 NSAID 相当。

异位骨化的自然病程是随着时间推移，病灶完全骨化成为成熟骨骼。其晚期症状包括疼痛、关节活动受限、骨性包块突出等，突出的骨性包括可能导致压疮。手术治疗是解决此类症状的唯一选择。手术时机最好选择在完全骨化以后，Pavey 等[124]认为应在骨化性肌炎起病 6 个月以后进行手术，6 个月以内切除会增加复发的风险。陈百成等[116]研究认为，理想的手术指征为：无局部发热、红肿表现，碱性磷酸酶（alkaline phosphatase，AKP）正常，骨扫描正常或接近正常。很多学者主张手术时间应在 TKA 术后 14 个月以上。

2.78　何谓“机械性”关节纤维化?

关节纤维化是指 TKA 术后关节内形成大量的纤维结缔瘢痕组织，进而造成伸屈活动

受限。关节纤维化的形成有多种原因，但“机械性”关节纤维化是指由于假体原因而造成的屈伸活动受限，特别是活动平台保留后叉韧带假体，其衬垫悬出最常见的原因是屈伸间隙不平衡或膝关节外翻畸形以及伸膝装置功能不足，造成其高分子聚乙烯衬垫旋转，多见于后内侧旋转，从而造成 TKA 术后活动受限，它是由机械性原因导致的僵硬。

2006 年，Chiavetta 等[125] 在一篇综述中报道，聚乙烯衬垫的旋转发生率约为 0.7%（28/3999）。Elwood 等[126] 在 152 例后交叉韧带保留型 TKA 中描述了其中 1 例发生衬垫旋转，原因是有症状的不稳定膝关节发生了突然扭转。Fisher 等[127] 在 2011 年发表了一项关于后交叉韧带保留型 TKA 的大样本研究，其中 7 例发生聚乙烯衬垫旋转的患者均有膝关节外翻畸形（＞7°）和 BMI＞30 kg/m^2。这 7 例表现为典型的聚乙烯衬垫侧后方旋转，其中 6 例在初次 TKA 术后 6 个月内发生旋转。

2.79 如何诊断心理因素导致的 TKA 效果不佳?

TKA 可缓解因终末期膝关节炎引起的疼痛、畸形，从而改善生活质量。人工膝关节假体在材料学及假体设计方面日益完善，就假体使用寿命而言，90%~95% 的患者能够使用 20 年以上。然而，尽管 TKA 的手术技术已趋于成熟、规范，也有良好的围手术期管理和术后康复指导，但有相当一部分患者术后未获得满意效果，一部分患者术后未达到缓解疼痛、改善功能和提高生活质量的目的，还有一部分患者原因不明，研究发现这可能与患者的心理状态有关。

TKA 常需要患者经过一段痛苦且令人畏惧的康复锻炼，患者围手术期的复杂情绪和心理常常会影响术后功能。加拿大学者 Gandhi 等[111] 在对 551 名 TKA 患者术后长期临床功能的影响因素进行研究后发现，围手术期心理状态是影响预后的一项因素，其中抑郁和焦虑是最常见的心理异常类型。

近些年，已经有一些学者对 TKA 术前与术后功能的影响进行了研究，但很少见到精神及心理状态的评估。评估 TKA 患者术前的心理状态，需要用专业的评定量表，且评定者应当具有一定的心理学基础和临床经验。常用的精神测查量表包括以下几种。

（1）人格障碍筛查测试（personality diagnostic questionnaire-4，PDQ-4）：可评估患者的人格特征，其为患者自评问卷，是一种常用的人格障碍筛查工具。

（2）SF-36 健康调查量表（36-item short form health survey questionnaire，SF-36）：可评价患者的生活质量，分为 8 个子量表，包括生理功能、生理职能、躯体疼痛、一般健康状况、活力、社会功能、情感职能和精神健康 8 个维度。每个子量表的总分为 100 分，得分越高表示健康状况越好。

（3）症状自评量表（symptom checklist 90，SCL-90）：可评价患者的精神及躯体状况，分为 9 个子量表，包括躯体化、强迫症状、人际关系敏感、抑郁、焦虑、敌对、恐怖、偏执和精神病性 9 个维度。该量表有助于区分正常和处于精神心理疾病边缘的人群。

（4）简明国际神经精神访谈（mini international neuropsychiatric interview，MINI）：可

用于评估可疑存在焦虑或抑郁症状的患者，并进行抑郁和焦虑的诊断。

（5）医院焦虑抑郁量表（hospital anxiety and depression scale，HAD）：可评价患者术前焦虑和抑郁情绪的严重程度，该量表主要应用于综合医院患者焦虑和抑郁情绪的筛查。

据报道，10% 的骨关节炎患者存在抑郁症状，且该心理症状会加重疼痛和残疾。Khatib 等分析发现，心理异常与 TKA 术后满意度和功能改善呈负相关，与术后疼痛呈正相关[128]，也就是说，存在心理疾病的患者术后满意度更低，且术后疼痛更严重。患者术前的负面情绪会延续到术后，可能会使患者更惧怕功能锻炼，不仅影响早期康复，也会导致住院时间延长，还会导致心血管意外甚至死亡等不良事件的发生。因此，深入研究 TKA 患者围手术期心理异常的现状，并通过心理干预改善患者的心理状态，从而进一步改善术后满意度及预后确有必要。

2.80 TKA 术后撞击现象分为哪几种?

TKA 作为一种非常成功的骨科手术方式，已经成为临床治疗膝骨关节炎的有效方法。然而，任何一种手术都有与之对应的并发症，TKA 的常见并发症为感染、下肢深静脉血栓形成、关节僵硬、神经血管损伤等。有的并发症相对常见，但容易被临床医生忽视，其中就包括术后撞击现象。术后撞击可大大增加术后疼痛、假体松动、骨溶解、假体及垫片磨损等风险，严重影响患者对手术的满意度和假体的生存率。术后撞击主要分为以下 3 种。

软组织撞击

包括前方软组织撞击和髌股关节软组织撞击等，Takahashi 等[129]把髌周软组织的撞击分为 3 型：Ⅰ型为髌骨撞击综合征，表现为髌骨上方独立的纤维结节形成；Ⅱ型为撞击增生性滑膜炎，表现为广泛的滑膜增生，而无纤维结节形成；Ⅲ型是Ⅰ型和Ⅱ型的结合，表现为髌骨上纤维结节形成的同时又有广泛的滑膜增生。Ⅰ型通常具有典型的膝关节卡压和撞击感，Ⅱ型通常具有关节的摩擦音，而不是撞击感，膝关节通常难以伸直，但没有明显的卡压症状。Ⅲ型基本上和Ⅰ型类似，因为广泛的滑膜增生，膝关节卡压和撞击感没有Ⅰ型那么明显，并且无其他纤维组织增生引起的撞击。

骨性撞击

包括股骨后方骨性撞击、髌股关节骨性撞击、髌胫关节骨性撞击、腓肠豆撞击等。

假体相关撞击（立柱凸轮撞击等）

股骨假体侧缘越高，股骨滑车沟则越深，假体关节面就会更加符合解剖设计，髌骨滑动轨迹也会更稳定，从而减少纤维结节的形成和症状的发生率。当髁间盒向股骨假体前缘转换越平滑时，纤维结节在此卡压的可能性也就越小。改变 PFC-PS 假体滑车沟和髁间盒的形状有助于减少术后关节摩擦音或弹响的发生（发生率由 12% 降至 0%）。

2.81 TKA 术后软组织撞击有哪几种情况?

TKA 术后软组织撞击主要包括髌骨撞击综合征、滑膜肥大、腘肌腱撞击、髂胫束综合征等形式。

髌骨撞击综合征

髌骨撞击综合征和髌骨滑膜增生是最常见的软组织撞击性病变，可分为髌周纤维化、撞击或髌骨响声和（或）捻发音。髌骨撞击综合征的特征是在股四头肌肌腱的下表面有一个肥大的髌上纤维结节，而髌骨滑膜增生发生在髌骨的上侧面，当膝关节屈曲 30°~45° 时，患者表现为疼痛，并且可听到响声。在 PS 假体中，当膝关节从屈曲至完全伸直时，这个纤维结节突然从髁间窝跳起，导致咔嚓声（图 2-22）。另一种表现为纤维带将髌骨植入物的下极与髁间切迹连接，限制了髌骨的运动，并可能产生膝前痛。患者的典型临床特征是受累膝关节由屈曲变为伸直时出现疼痛及撞击声。初始治疗可采取以抗炎和强化股四头肌为主的保守治疗，但如果保守治疗无效，下一步可进行手术干预。

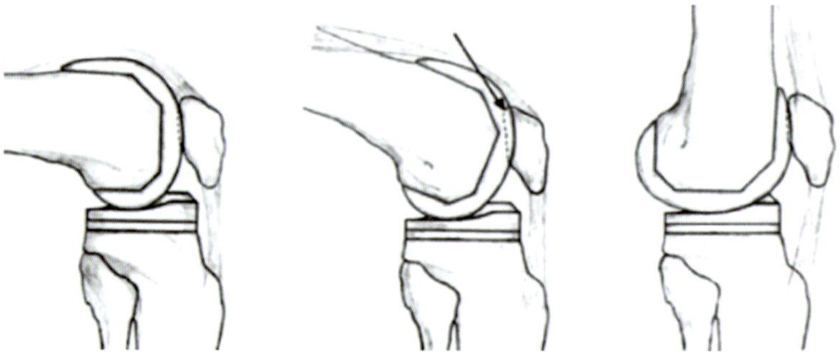

图 2-22 髌骨撞击机制

滑膜肥大

髌股关节的另一种软组织撞击是 Pollock 等[130]描述的所谓的滑膜肥大。滑膜肥大的症状出现在屈曲 90° 时，没有咔嚓声。然而，滑膜肥大的病因可能与 PCS 相似，没有形成结节，也没有咔嚓声的临床证据。

腘肌腱撞击

TKA 术后软组织撞击还可能发生在膝关节的解剖结构中。内侧副韧带、髂胫束、腘肌和髌腱以及内侧和外侧髌骨支持带都可能对保留的骨赘或 TKA 内固定物产生潜在的冲击，特别是当 TKA 内固定物有过多的悬垂时。1995 年，Barnes 等首次描述了 TKA 术后后外侧腘肌撞击[131]，当腘肌腱从完全伸展直到屈曲约 100° 时，腘肌腱插入外侧髁的深部、前方和远端，并滑过股骨外侧髁，此时腘肌位于腘肌沟内。股骨内固定物的外侧平移或股骨、胫骨内固定物过大已被认为是腘肌腱撞击或断裂的危险因素；然而，即使是尺寸合适的胫骨假体也可能改变腘肌的轨迹。有症状的腘肌腱撞击患者会出现膝关节后外侧疼痛，有时会出现弹响。我们描述了再现这些症状的一种检查方法：将患者置于卧位，患肢朝上，然后要求患者将患肢大腿外展于空中，伸直膝关节，然后将膝关节屈曲至 90° 同时保持腿外展的姿势。超声引导下可的松注射也可作为腘肌腱功能障碍的诊断方法，若注射可的松后疼痛消失，可诊断为腘肌腱功能障碍。

髂胫束综合征

髂胫束综合征是由 TKA 术后髂胫束反复与股骨外髁摩擦所导致，尤其当下坡时膝关节屈曲度减小，会使髂胫束摩擦加重。其 MRI 征象包括：①股骨外髁附近模糊的异常信号；②髂胫束表面异常信号；③邻近髂胫束与股骨外髁的积液；④髂胫束股骨外髁部分增厚、扭曲、连续性中断，或伴有髂胫束末端止点 Gerdy 结节撕脱骨折及股骨粗隆部髂胫束水肿。

2.82　TKA 术后骨性撞击有哪几种情况?

TKA 术后骨性撞击主要包括股骨后方骨性撞击、髌股关节骨性撞击、髌胫关节骨性撞击、腓肠豆撞击等。

股骨后方骨性撞击的主要原因为股骨假体后方骨赘未清理干净或股骨后髁偏心距（PCO）过小，导致屈曲时残留骨赘或骨质与胫骨衬垫发生撞击。这会引起术后膝关节屈曲疼痛和最大屈曲度减小。在保留后交叉韧带的 TKA 中，PCO 每减少 1 mm 会导致屈曲度减少 6°。在 PS-TKA 患者中，PCO 的大小不影响活动度。

髌股关节骨性撞击发生于屈曲活动时髌骨与股骨假体间的骨性撞击，低位髌骨是导致髌股撞击最常见的原因，当髌骨假体安放过于偏向内侧或者胫骨假体内旋时，髌骨外侧面和股骨假体间可能会发生撞击。

髌胫关节骨性撞击是指屈伸活动时髌骨与胫骨假体或胫骨衬垫间的撞击。主要原因是关节线抬高或低位髌骨。

腓肠豆撞击是非常罕见的撞击类型，发生于后外侧大的腓肠豆与胫骨衬垫后缘、股骨假体或挤出的骨水泥之间。部分患者在屈膝 90° 时出现疼痛弹响，且在足跖屈时加重。

2.83　TKA 术后复杂性区域疼痛综合征如何诊断与治疗?

复杂性区域疼痛综合征（complex regional pain syndrome，CRPS）是一种具有自主神经和炎症特征的慢性疼痛，影响损伤后的四肢。这种疾病曾有许多同义词，包括反射性交感神经营养不良、组德克（Sudeck）萎缩、灼性神经痛、痛性神经营养不良。国际疼痛研究学会将这些术语合并称为复杂性区域疼痛综合征。

CRPS 分为Ⅰ型和Ⅱ型。Ⅰ型为反射性交感神经营养不良，没有明确的神经损伤，而Ⅱ型包括周围神经损伤并伴有烧灼痛。CRPS 主要发生在损伤刺激后，如扭伤、骨折或手术创伤。CRPS 是 TKA 术后少见的并发症，目前缺乏诊断的金标准，临床诊断沿用 2010 年修订的布达佩斯标准（Budapest criteria）：①持续的疼痛，与外界刺激强度不相符；②在感觉、血管运动、水肿（出汗）、运动（营养）4 种临床表现中，至少具有 1 种症状，并且出现 2 种及以上体征；③没有其他诊断能更好地解释这些症状和体征。

在 TKA 术后早期，与刺激不成比例的疼痛、僵硬、延迟恢复和皮肤过敏可能提示

CRPS。在术后充血的情况下，CRPS 的典型表现（如血管舒缩症状）可能不可靠。CRPS 影响膝关节最可靠的临床指标是疼痛与外界刺激不成比例。神经传导研究可以帮助排除神经性疼痛的原因，如神经瘤、神经卡压和神经病变。热成像检测腿部间的温度差被认为对测定四肢的 CRPS 具有很高的敏感性和特异性。但是 TKA 术后可能缺乏特异性，且术后充血可能导致结果不可靠。血管收缩和舒张活动改变的患者对交感神经阻滞的积极反应是诊断和治疗的关键。有学者认为交感神经阻滞后疼痛的改善和温度的升高是诊断的金标准。

CRPS 的治疗主要是通过一种多模式的方法，包括物理治疗和药物治疗。非甾体抗炎药、镇痛药、类固醇和抗神经病变药物，如加巴喷丁，是控制患者疼痛的典型药物。建议通过物理治疗进行温和的活动，以避免过度刺激，重点是获得充分的伸展，而不是太过积极地强迫屈曲。在症状出现后早期（6 个月内）给予治疗能够改善预后。如果这些方法无效，通常会使用区域麻醉和交感神经阻滞。交感神经阻滞被认为是对膝关节 CRPS 患者最有效的治疗选择之一。

总之，CRPS 是 TKA 术后持续疼痛的一种不常见原因，临床表现一般只涉及过度疼痛、僵硬。此外，血管舒缩征象（如红斑和水肿）在 TKA 术后可能并不典型，这也使诊断更加困难。如果患者在排除更常见的病因（如假体位置不良和感染）后，仍存在持续疼痛和术后关节功能状态延迟改善，应怀疑为 CRPS。在疾病进展的早期阶段（在 6 个月内）应进行物理治疗和药物干预，若上述治疗失败，交感神经阻滞也是一种有效的方法。

2.84 TKA 术后疼痛患者应做哪些实验室检查？

TKA 术后持续疼痛是一种严重并发症，发生持续疼痛的病因复杂，需进行病史分析、体格检查、实验室检查以及影像学检查等以明确治疗方案。其中实验室检查在诊断或排除感染所致膝关节疼痛方面发挥重要价值。

判断 TKA 术后疑似急性或慢性感染需要进行有氧及无氧条件下关节穿刺液白细胞计数。若白细胞计数 $>25\times10^9$/L 或多核粒细胞百分比 >75%，则高度提示为感染，但 Mason 等 [132] 研究表明该数字的下限可能更低，他们通过观察 440 例 TKA 翻修患者后发现，白细胞计数 $>2.5\times10^9$/L 和多核粒细胞百分比 >60% 时，其感染的敏感性和特异性分别为 98% 和 95%。细菌培养呈假阴性可能是由于近期抗生素的治疗，因此在关节穿刺 2 周前，应停用所有抗生素。如果细菌培养呈阴性而临床仍考虑感染，应将抗生素停止期调整为 4 周以提高细菌培养的敏感性和特异性。另外，在血培养瓶培养的基础上联合需氧及厌氧培养的诊断敏感性与特异性均高于单纯血培养瓶培养。因此，对于关节穿刺培养，更推荐应用血培养瓶联合需氧和厌氧培养。

红细胞沉降率（ESR）和 C 反应蛋白（CRP）一直被认为是可靠的炎症检测指标，对 TKA 术后感染的早期诊断和治疗选择具有重要意义，但 ESR 和 CRP 对 TKA 术后感染的诊断价值存在争议。Orrego 等 [133] 对膝关节手术患者术后 CRP 水平研究后发现，其最高值出现在术后 2~3 天，之后迅速下降，术后 7 天的 CRP 水平与最高值存在显著性差异；若术后 7 天 CRP 未下降或继续升高，则提示术后并发症的出现，TKA 术后感染患者 CRP 降低缓慢甚至不降低。Austin 等 [134] 研究了 296 例膝关节翻修患者，发现感染组 ESR 和 CRP 平均值分别为 85 mm/h 和 110 mg/L，非感染组分别为 22 mm/h 和 7 mg/L，116 例感染患者中仅有 5 例 ESR 和 CRP 在正常范围，因此他们认为 ESR 和 CRP 联合检测是排除 TKA 术后感染简便有效的方法。

降钙素原与白介素 -6（IL-6）近年来被证实有助于诊断假体感染，Yuan 等 [135] 在比较降钙素原、CRP、白细胞计数诊断假体感染的研究中发现，当降钙素原 >0.5 ng/ml 时，其诊断敏感性为 80%，特异性为 73.9%；当 CRP>15 mg/ml 时，其诊断敏感性为 76%，特异性为 71.7%；当白细胞计数 $>10.5\times10^9$/L 时，其诊断敏感性为 64%，特异性为 54.3%，结果提示降钙素原与 CRP 在假体感染的诊断中具有较高的敏感性和特异性。

目前所有诊断假体感染的方法在敏感性或者特异性方面都存在一定局限，若 TKA 术后疼痛患者怀疑存在假体感染，需进行 ESR 和 CRP 检测，对于存在可疑临床表现者需进行关节穿刺与关节滑液分析。

2.85　如何评价 TKA 假体的植入位置？

TKA 假体的植入位置与手术效果、患者满意度及假体生存率密切相关，是决定手术成败的重要因素。假体位置的评价可以分为术中评价和术后评价。其实我们在进行 TKA 手术的过程中就在不断地对膝关节假体的位置进行测试、评价以及调整。同样，假体大小的选择也会影响假体植入位置的评价。

TKA 术中对假体位置的评价主要分为以下几个方面。

下肢力线的恢复

股骨头中心、膝关节中心和踝关节中心要保持三点一线，在术中可以通过器械自带的胫骨手柄测量杆进行验证和评价。这通常可以预示股骨远端截骨面的外翻角度是否合适（5°~7°），也可以检测胫骨截骨平面是否与胫骨长轴垂直。

股骨假体外旋的确定

确定假体外旋的参考方法有很多，如外科通髁线、滑车前后线，通过间隙平衡技术和测量截骨技术也可以获得良好的股骨旋转，还可通过伸屈膝关节，检查髌骨轨迹是否合适（拇指试验、无拇指试验）以及股骨后髁截骨平面与胫骨截骨平面可否形成矩形间隙来进行评价。

胫骨假体外旋转的评价

可通过胫骨假体中轴线与胫骨结节中内 1/3 处对齐、胫骨棘中点与胫骨结节内侧缘 1 cm 处的连线，通过后交叉韧带中点且垂直于股骨通髁轴的线、膝关节远端矢状线经过第 2 跖骨或踝关节中心轴线，还可以通过伸屈膝关节检查股骨和胫骨衬垫内外侧间隙是否匹配。

膝关节胫骨假体后倾角

PS 假体后倾角通常为 3°，CR 假体后倾角为 5°~8°，术中可通过对胫骨截骨面的矢状位测量进行评价。近些年提出了更为新颖的运动学定位，该理论认为假体应根据 3 个运动轴来放置，分别是胫骨屈伸轴、髌骨屈伸轴线和胫骨在股骨上的旋转轴线。这种方法的目的是使置换后的膝关节在运动时更自然，减少不适感并提高功能，核心理念是将人工关节组件的位置和角度尽可能与患者健康时的膝关节保持一致。这意味着在手术过程中，医生会通过精确测量和调整，使人工关节的安装角度和位置与患者原本的关节结构相匹配，这样可以使膝关节在运动时更加自然，获得更好的功能恢复。然而这种方法可能导致术后部分假体放置角度并非完全中立位对齐，因此仍存在争议。Howell 研究团队 [14] 通过对 198 例（214 个膝关节）使用运动学对线法进行 TKA 的患者进行了平均 31 个月的术后随访，其结果（再手术率 1.4%，手术失败率 0%）表明，无论术后是否完全恢复中立位，运动学对线 TKA 都可以减少翻修和手术失败情况。Takahashi 等 [136] 也发现，与采用机械轴对线 TKA 的患者相比，采用运动学对线 TKA 的患者术后功能评分更高。同样，Blakeney 研究团队 [137] 通过对 18 例行运动学对线 TKA 的患者膝关节进行 3D 运动学分析，结果发现运动学对线较机械对线更接近正常膝关节的运动情况，更能实现正常的步态。

TKA 术后对假体的评估主要包括以下几个方面。

下肢整体力线

观察下肢内外翻畸形较术前是否被矫正，观察髋 - 膝 - 踝角（HKA 角）是否为 180°，如果 HKA 角小于 180° 说明存在内翻畸形残留，HKA 角大于 180° 说明存在外翻畸形残留。

膝关节冠状位 X 线

在膝关节冠状位 X 线片上应注意：①观察股骨前髁连线是否平行于胫骨侧假体连线，并且是否平行于地面。如果股骨前髁连线与地面不平行，说明股骨外翻截骨不准确；如果胫骨假体线与地面不平行，说明胫骨假体放置不准确；以上情况可能造成假体松动，影响使用寿命。②观察股骨远端外侧角（mLDFA）和胫骨近端内侧角（MPTA）是否恢复正常，应均为 87° ± 3°。③通过观察关节假体超出股骨远端或胫骨平台的部分来确定有无假体悬出。股骨侧假体适当偏外放置可获得更好的髌骨轨迹，并减少对内侧结构的干扰。④若一些胫骨假体具有对称的翼状或钉状结构，可以在标准正位片上观察“翼”或“钉”与中线的距离，从而判断胫骨假体的内外旋程度。根据吕厚山教授“宁外旋，不内旋”的原理，外旋放置胫骨假体可获得更好的髌骨轨迹。

膝关节矢状位 X 线

在膝关节矢状位 X 线片上，可通过观察胫骨假体是否突出和胫骨假体后倾角来评价胫骨假体的位置。股骨后髁偏心距（PCO）即股骨后髁最凸点与股骨干远端后皮质切线的垂直距离。股骨假体屈曲角为股骨远端解剖轴与股骨假体远端切线的夹角，通过测量该角可评价股骨假体的安装情况（图 2-23）。

膝关节 CT

在确定假体位置时，二维 CT 和三维 CT 在成像的准确性上优于 X 线，尤其是可以通过水平位观察来判断假体的旋转，这是 X 线无法观察到的。股骨假体的水平位可通过测量股骨外科通髁轴（sTEA）与假体后髁轴的夹角或 sTEA 与假体内钉连线的夹角来判断，胫骨假体的旋转可以在水平位通过测量胫骨假体后方的连线与后髁线的夹角来评估（图 2-24、图 2-25）。

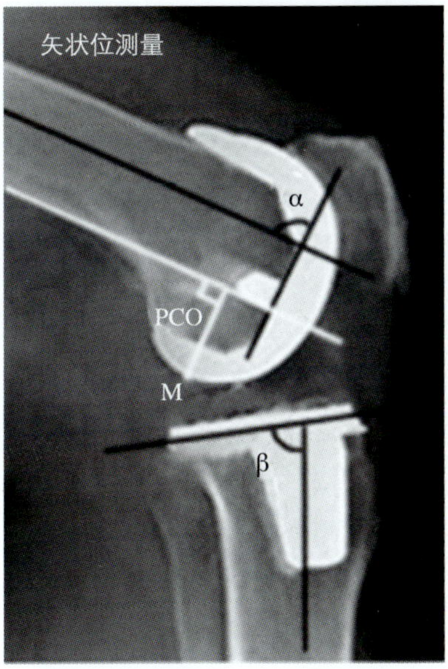

图 2-23　膝关节矢状位 X 线片：α 为股骨假体屈曲角，β 为胫骨后倾角，PCO 为股骨后髁最凸点（M 点）与股骨干远端后皮质切线的垂直距离

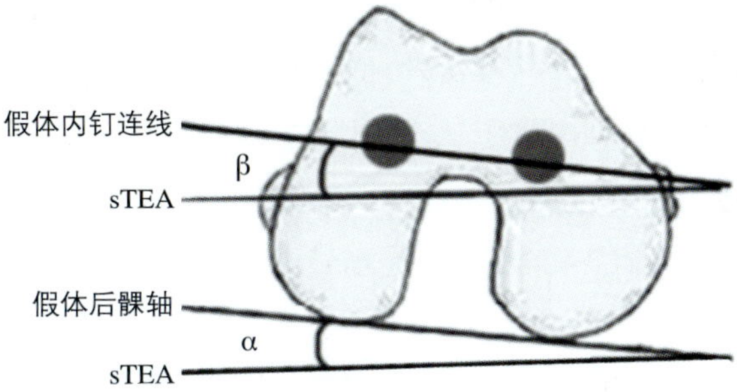

图 2-24　股骨假体的旋转：α 为 sTEA 与假体后髁轴的夹角，β 为 sTEA 与假体内钉连线的夹角

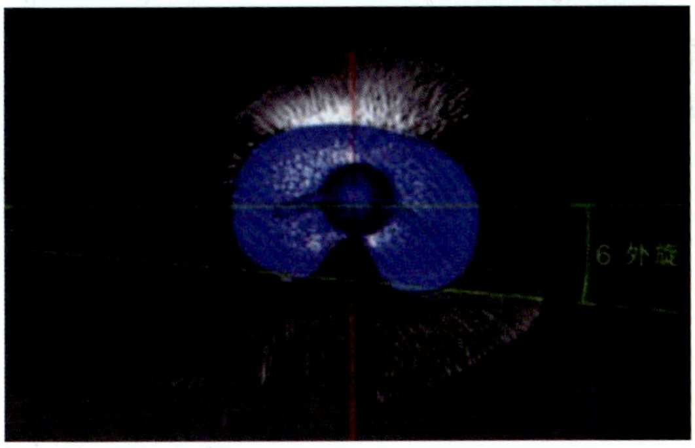

图 2-25　胫骨假体旋转：测量胫骨假体后方连线与后髁线的夹角

2.86　MRI 在 TKA 术后评估方面有作用吗？

磁共振成像（MRI）是一种高度敏感的无创性检查手段，相较于 X 线及 CT，MRI 具有多平面、高空间分辨率和良好的组织分辨率等优势。以往通过 MRI 评估以及协助诊断 TKA 术后相关并发症时，金属植入物会影响 MRI 的磁场均匀性，引起图像变形、金属伪影等问题，进而影响 MRI 图像质量和诊断。近年来，随着金属假体成分的改进以及磁共振序列的发展（层面编码金属伪影矫正序列和多采集变谐波图像融合序列），MRI 能够更好地显示人工金属植入物假体，周围骨质、软组织解剖结构也能够清晰显示，图像变形及模糊情况得到很好改善。Fritz 等 [138] 认为去金属伪影技术使 MRI 在诊断 TKA 术后假体周围感染、肿瘤复发、关节僵硬、关节积液、骨溶解、关节不稳等方面提供重要依据。

因为骨水泥与假体 - 骨界面直接接触，TKA 术后正常的 MRI 图像可显示为光滑清晰、厚度为 1~2 mm 的类纤维膜样结构，若该结构厚度大于 2 mm 且边缘不规则，则可能发生了骨溶解，并可能存在假体松动和移位的风险（图 2-26、图 2-27）。Endo 等[139]比较了 MRI 与 X 线对 144 例 TKA 术后假体松动的诊断效能，发现与 X 线相比，MRI 在诊断髌骨 - 假体松动中表现出更高的敏感性（敏感性为 84%），而 X 线的敏感性仅为 31%。Mosher 等[140]报道了 2 例股骨远端骨溶解的患者，在术前 X 线片上并不明显，但 MRI 显示股骨远端周围有较大的溶骨性缺损，他认为 MRI 在诊断 TKA 术后隐匿部位（股骨远端）骨溶解程度方面有很高的价值，有助于临床医生做出正确决策。同样，Solomon 等[141]在 6 例行 TKA 的尸体上人为制造了 54 个 0.7~14 cm^3 的骨溶解，分别进行 X 线、CT 和 MRI，发现 CT 和 MRI 在诊断骨溶解位置以及在骨缺损测量上较 X 线拥有更高的敏感性及特异性，而 CT 和 MRI 在检测骨缺损的敏感性和特异性方面没有显著差异。

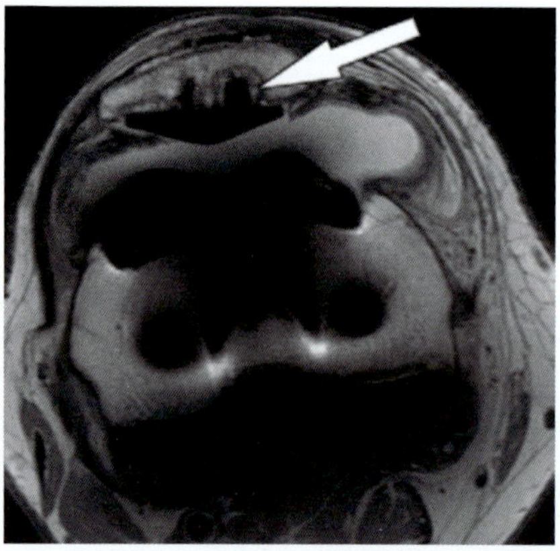

图 2-26 箭头所示假体 - 骨界面的不均匀信号为骨溶解

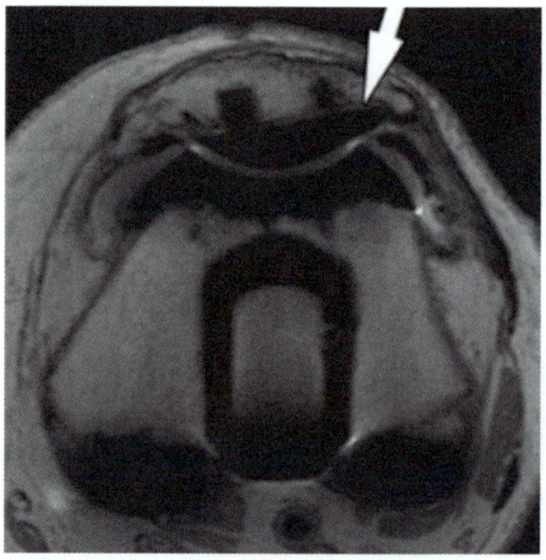

图 2-27 箭头所示骨水泥在假体 - 骨界面呈光滑清晰的类纤维膜样结构

板层状高信号滑膜炎被认为是 TKA 术后感染的潜在 MRI 征象，Plodkowsk 等[142]通过 MRI 比较了 28 例证实有 TKA 术后感染和 28 例 TKA 术后正常的患者，发现板层状高信号滑膜炎对感染的敏感性为 0.86~0.92，特异性为 0.85~0.87。虽然诊断 TKA 术后感染的金标准是微生物培养，但是 MRI 在明确诊断以及鉴别上提供了重要依据。Heyse 等[143]使用去金属伪影技术的 MRI 分析了 55 例 TKA 患者股骨假体、胫骨假体、聚乙烯衬垫的匹配情况，认为去金属伪影技术的 MRI 是评估 TKA 术后疼痛的有力工具，应当基于 MRI 建立新的诊断标准，另外 MRI 也有助于 TKA 术后假体松动的诊断（图 2-28）。

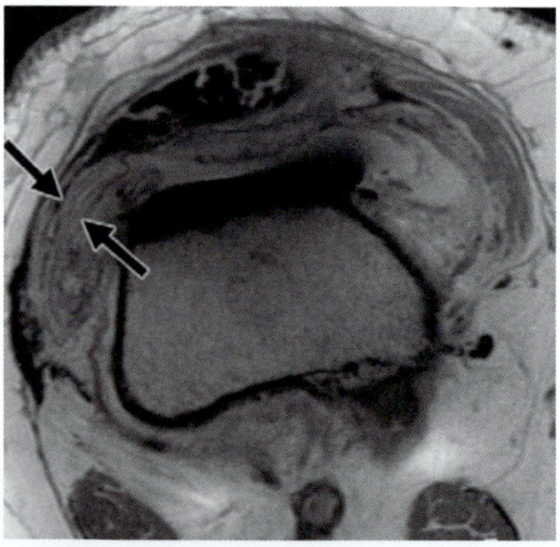

图 2-28 箭头所示 TKA 术后感染的滑膜呈板层状

MRI 较 CT 和 X 线具有多参数、多平面成像、组织对比度高等优势，在评价膝关节滑膜、韧带、软组织等方面更准确，敏感性更高。随着 MRI 软硬件技术的不断发展，其在 TKA 术后评估以及诊断方面将发挥越来越重要的作用。

2.87 放射性核素骨显像对 TKA 术后假体松动和感染的诊断有何帮助?

放射性核素骨显像是临床核医学应用最为广泛的一种核素扫描，由于其独特的显像方式，不受体内植入物的影响。假体无菌性松动与假体周围感染是 TKA 术后严重的并发症，主要表现均为持续进展的关节疼痛和活动障碍，但后续治疗却大不相同。随着关节置换手术的增多，放射性核素骨显像在鉴别假体无菌性松动和假体周围感染发挥了重要作用。

全身骨显像能够反应全身骨骼的代谢情况，TKA 术假体无菌性松动与感染的诊断参考依据如下。

（1）三时相骨显像正常：参考标准为血流 - 血池相正常，SPECT 显示骨 - 假体界面无放射性摄取或仅假体周围局部见低放射性摄取，定位 CT 阴性，骨 - 假体界面无放射性摄取或假体周围存在轻度核素浓聚。

（2）假体松动：血流 - 血池相正常（与健侧对比，局部血流和血池相放射性不增高），延迟相 SPECT 示假体两端或远端骨组织局限性放射性增高，定位 CT 在放射性摄取增高部位见骨高密度增生影。

（3）感染：血流相和（或）血池相示假体周围软组织出现异常放射性浓聚，SPECT 断层显像示骨 - 假体弥漫性放射性过度摄取，甚至可见周围软组织内放射性摄取。

三时相骨显像（血流相、血池相、延迟静态显像）作为临床上最常用的筛查假体周围感染的方法，其敏感性较高。Love 等[144] 在对 TKA 术后无菌性松动与感染性松动鉴别诊断的一项研究中得出三时相骨显像的敏感性为 87.5%、准确率为 92%。SPECT/CT 把 SPECT 的高敏感性和 CT 的高分辨率有机结合起来，能够对关节假体松动的位置进行精准定位，研究认为以单纯延迟的 SPECT/CT 融合显像示骨 - 假体弥漫性放射性浓聚诊断关节感染，其敏感性、特异性及准确率分别为 80%、77.78%、78.6%，如以血流或血池相任意阳性结合延迟的 SPECT/CT 融合显像阳性诊断关节感染，其敏感性、特异性及准确率分别为 100%、88.89%、92.9%，延迟的 SPECT/CT 融合显像可以对假体松动和感染的具体部位进行精准定位，在关节置换术后假体松动和感染的鉴别诊断中有较高的临床应用价值。

核医学显像中还包括一些其他的诊断技术，例如，炎性显像和 18F- 氟代脱氧葡萄糖正电子发射断层成像（18F-fluorode-oxyglucose positron emission tomography，18F-FDG-PET）对诊断无菌性松动也有着较大的指导意义。Basu 等[145] 通过 meta 分析得出，应用 18F-FDG PET 诊断假体周围感染的敏感性为 82.1%、特异性为 86.6%。

在关节置换术后第 1 年内，许多非感染者在骨显像中也表现为核素的浓聚。这是由于骨显像中假体周围核素浓聚只是反映假体周围的骨量处于变化之中，除感染外，还有很多原因可以引起，如正常骨的修复、异位骨化、无菌性松动等。但超过 1 年后，仍有超过

10% 的无症状患者可表现为假体周围核素浓聚，骨显像（血流 - 血池相）在关节置换术后怀疑假体周围感染的患者中诊断价值不大（准确率为 50%~70%），但是可作为排除筛选时的首选检查。PET 具有较高的空间分辨率（特别是 PET/CT），在诊断假体周围感染时的敏感性较高，但特异性不够理想，而骨显像（血流 - 血池相）结合延迟的 SPECT/CT 融合显像不仅可以帮助临床医生鉴别假体感染和松动，还可以对假体松动的部位与感染病灶的范围进行精准定位，为临床上早期诊断和治疗提供客观依据。

综上所述，放射性核素骨显像对 TKA 术后假体无菌性松动与假体周围感染的鉴别有较高的应用价值，并且能够明确病变位置和范围，为翻修手术提供较多可靠信息。

2.88 应力位 X 线检查对关节不稳的诊断有何帮助?

应力位 X 线检查是一种医学成像技术，可用于评估关节或骨结构的稳定性和功能。在检查时对特定的关节施加控制性的压力或拉力，然后使用 X 线成像来观察关节在应力下的反应。这种方法有助于评估 TKA 术后关节稳定性、韧带功能以及植入物位置和稳定性。

具体的检查方式包括以下几种。

（1）前后抽屉试验：通过轻度向前、向后推拉患者的胫骨近端，评估膝关节的前后稳定性，以检测前交叉韧带或后交叉韧带的功能状况，检查时注意需要与健侧对比。

（2）内翻和外翻应力试验：通过在关节侧向施加压力来评估关节的稳定性，通过与健侧对比，可以评估膝关节内侧或外侧副韧带的稳定性。对于内翻严重的骨关节炎患者，术中可能因过度松解内侧副韧带而造成术后膝关节不稳，Cho 等 [66] 研究了 209 例 TKA 患者术中（完全或部分松解）内侧副韧带的外翻应力 X 线片，发现完全松解内侧副韧带并没有导致患者术后关节间隙明显增加，而且术后 1 年在关节伸直、45° 屈曲和 90° 屈曲状态下关节间隙的平均值低于术后 6 个月。

（3）侧方应力试验：它是一种更广泛的检查，不仅包括内翻和外翻应力试验，也包括其他侧向应力测试，如内外旋应力测试，用于评估膝关节或者其他结构的稳定性。

（4）拉赫曼（Lachman）试验：与抽屉试验类似，可评估前交叉韧带的功能状况。

（5）轴移（pivot shift test）试验：阳性率较低，但敏感性很高，阳性结果说明前交叉韧带损伤和功能不全。

上述这些检查结果可以用于评估膝关节置换术后可能存在的问题，如假体松动、韧带损伤、关节不稳、假体位置不良、下肢力线不正、骨折等。应力位 X 线可以配合其他检查，如 CT、核素检查等，从而更加全面地评估膝关节的结构和稳定性，特别是在关节置换术后复查时（图 2-29、图 2-30）。

与 MRI 相比，应力位 X 线检查经济简单，操作方便，可以作为 TKA 患者关节不稳的常规检查项目，必要时再行 MRI 或者其他检查进一步明确诊断。

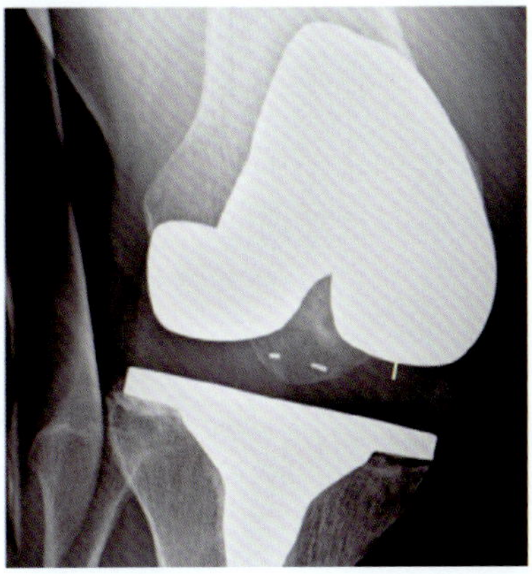

图 2-29　外翻应力位 X 线检查示内侧间隙变大

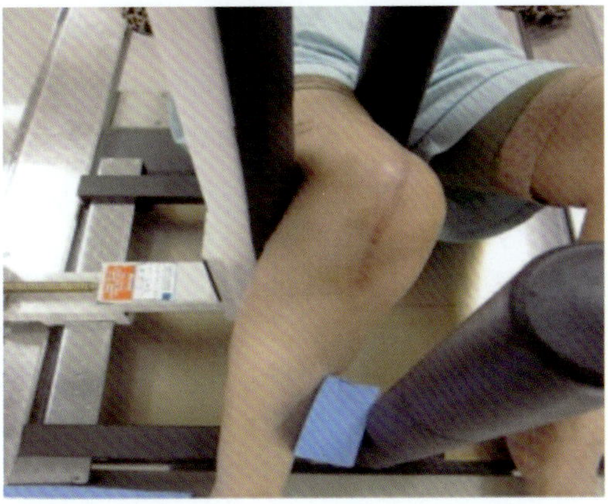

图 2-30　患者行屈曲 90° 应力位 X 线检查

2.89　放射性滑膜切除在 TKA 术后可以应用吗?

反复性关节积血和肿胀是 TKA 相对少见的并发症，Kindsfater 等[146]报道反复性关节积血的发生率为 0.1%~1.6%，Worland 等[147]报道了 1400 例 TKA 患者中 7 例发生反复性关节积血的病例。术后至首次发生出血的平均间隔时间为 20 个月（1~30 个月）。排除凝血障碍，其中膝关节滑膜组织或膝内脂肪垫卡压或嵌顿于髌股关节或胫股关节间隙被认为是引发膝关节自发性出血的最常见原因，由于 TKA 术中滑膜部分切除后，术后在一定时间内滑膜大量增生，增生的滑膜组织在膝关节重复性活动时易发生创伤性损伤，可导致反复的膝关节出血，最终可发展为出血性结节性滑膜炎。

放射性滑膜切除术（radiation synovectomy）是将放射性核素注射到关节腔内，使之均匀地分布在滑膜表面，利用核素发射出 β 射线，抑制滑膜中的炎性细胞增生，使病变的滑膜变性、纤维化直至坏死，达到滑膜切除的目的。放射性滑膜切除术是一种常用的治疗血液循环性关节出血和继发性慢性滑膜炎的方法，虽不能取代药物治疗，但与开放性滑膜切除术相比，避免了出血、感染发生率高以及恢复时间长等缺点，并可重复进行。Kapetanos 等[148]首次报道了放射性滑膜切除在 TKA 术后反复出血中的应用，患者在前述保守、微创及手术治疗失败后，接受关节腔注射放射性核素钇 -90（90Y）治疗，术后 1 个月患者逐渐恢复活动，术后 18 个月随访症状未再次发作。2016 年，Fine 等[149]报道了 1 例 TKA 患者在术后 18 个月内出现了 48 次关节积血，采用传统治疗（包括关节镜、开放性滑膜切除术、栓塞一个小的假性动脉瘤）均无效。最终采用关节腔注射枸橼酸钇 -90，行放射性滑膜切除术。注射后出血即停止，25 个月后随访时，患者未再发出血。其他研究也显示了放射性滑膜切除术对顽固性反复出血的良好效果。

对于 TKA 术后因滑膜增生而造成的关节反复出血，在使用放射性滑膜切除的报道中均展现出了良好的效果，但大多属于个案报道，应用这一治疗方案的病例较少，缺乏大样本证据的支持，并且术后患者应用核素治疗存在诸多的潜在风险，因此笔者认为，对于TKA术后反复出血和渗液采用常规治疗无效的滑膜增生，放射性滑膜切除术不失为一种可供选择的治疗手段，但对其注射技术要求高，放射性物质绝对不能遗留在关节外组织，否则会导致破溃甚至经久不愈，因而临床上并不应盲目提高其治疗地位。

2.90 TKA术后疼痛的物理治疗方法有哪些?

TKA术后疼痛主要是由于术中使用止血带导致的缺血再灌注损伤、术中骨质或骨膜创伤、术后炎症反应、水肿或血肿压迫、功能锻炼不当等。TKA术后短期疼痛不仅影响患者循环、呼吸、消化、内分泌以及免疫等各个系统，也会影响关节功能的恢复，因此有效解除术后疼痛是患者早日康复和重获膝关节功能的关键，而物理治疗能够明显降低膝关节疼痛和肿胀，提高膝关节活动度、运动功能和日常生活活动能力。

低温物理治疗

低温物理治疗是一种具有悠久历史的减少术后疼痛、肿胀、出血的方法。Stalman等[80]通过研究指出，TKA术后应用低温物理治疗可以降低膝关节腔内温度，同时使膝关节滑液中PGE2浓度下降，由于PGE2是疼痛与炎症的指标之一，因而提示低温物理治疗具有抗炎镇痛作用。Deal等[150]研究指出，低温物理治疗可以减少白细胞黏附和滚动，进一步减少白细胞与血管内皮细胞的相互作用，从而降低肌肉挫伤后的毛细血管通透性，减轻软组织肿胀。常用的低温物理治疗方法包括传统冰袋、连续循环冷水袖带、联合压缩循环冷水袖带以及计算机辅助冷冻治疗（CAC），目前适当的低温物理治疗温度推荐在15℃左右，低温物理治疗可以作为一种有效而相对廉价的镇痛模式而值得临床广泛应用，但是具体的低温持续时间、疗程仍没有公认的结论和标准，仍需进一步明确。

经皮穴位电刺激疗法

经皮穴位电刺激疗法（transcutaneous electric acupoint stimulation，TEAS）是通过皮肤将特定的低频脉冲电流输入人体以治疗疼痛的电疗方法。TEAS应用的刺激频率为0~300 Hz，刺激持续时间根据治疗对象而异，一般在20分钟左右，以患者自觉有酸、麻、胀、痛或麻刺感并且能耐受为准。研究表明，TEAS可以降低TKA术后疼痛，改善患膝功能，减少术后并发症，促进患者康复，武中庆等[151]通过对TKA患者术后1个月观察证实TEAS可以显著降低TKA术后疼痛，提高关节功能。

耳穴压豆疗法

耳穴压豆疗法，是用胶布将质硬且表面光滑的丸状物准确地贴压在耳部穴位，给予适度的揉、按、捏、压等手法，使其产生酸、麻、胀、痛的感觉，从而达到治疗疾病的效果。人体耳郭的神经、血管和淋巴等分布丰富，耳部穴位刺激的信息可以通过神经传导到达脊髓，经过信息加工，使伤害刺激受到抑制，从而产生镇痛效果。耳穴压豆疗法缓解TKA术后疼痛的效果较为理想，不仅可减少镇痛药物的用量，还能改善膝关节活动度。刘苗苗等[152]对耳穴压豆治疗急性疼痛的效果及实施方法进行了系统综述，在纳入的29项研究中，93.1% 的研究表明耳穴压豆能有效缓解疼痛，并能减少镇痛药物用量。耳穴压豆具有不易感染、安全无痛、操作方便等优势，但具体治疗措施，如按压部位、最佳按压时长等操作细节尚未形成成熟方案。

针刺镇痛

针刺镇痛的基本神经生理学机制为“以痛制痛”学说，韩济生院士发现针刺可引起内源性阿片肽等中枢性神经递质释放，发挥镇痛效应，证实针刺镇痛具有不容置疑的神经化学基础，而神经通路完整则是针刺镇痛神经解剖学机制的核心内容[153]。在 TKA 患者术后疼痛的非药物治疗中，有学者认为针刺镇痛能在获得最大镇痛效果的前提下减少阿片类镇痛药物的剂量，并减少呼吸抑制、恶心、呕吐及便秘等副作用，促进患者术后康复。

疼痛是 TKA 术后影响功能恢复的常见症状，应用物理治疗在一定程度上可缓解疼痛程度，减少镇痛药的用量和不良反应的发生。

2.91　翻修术中股骨假体和胫骨假体放置的解剖标志分别有哪些?

由于膝关节翻修手术的骨缺损较大，相对解剖关系发生变化，股骨髁解剖标志难以辨认，股骨后髁不能再作为参照，股骨滑车中线也不复存在，唯一可作为标志的就是股骨内外髁的连线，安放的股骨假体应与该线垂直。注意，有时内上髁不好辨认，可以适当显露内侧副韧带附着点的软组织。

若出现股骨骨折或者股骨假体下沉，内外上髁辨认不清，可以通过滑车沟近端的股骨前侧皮质粗略判断股骨假体的旋转角度，此时，应该遵循“宁外旋，不内旋”的原则，以保证髌骨轨迹正常。

对于大多数翻修患者，胫骨结节和胫骨嵴一般完整，可以作为胫骨假体植入的标志，通常，胫骨假体对准胫骨结节中内 1/3 为合适的旋转角度。此外，腓骨近端一横指也可作为解剖标志，但此方法存在一定的主观性。

2.92　翻修术中膝关节显露的注意事项有哪些?

在操作前应该先明确皮肤的血供，防止出现伤口不愈合或者皮肤坏死等问题。应在浅筋膜水平以下进行深层分离，使皮肤的血供不容易受到干扰。尽可能避免大皮瓣剥离以防皮肤的血供缺失。

血供主要来源于膝关节内侧，外侧入路对血供的破坏更少。假如有多条纵行切口，最外侧的切口能合适地显露膝关节，则应采用对供应皮肤的血管损伤最小的切口。如果与之前的横切口有交叉，应呈 90° 交叉。当以前的切口不可用时，应在切口之间保留约 6 cm 的完整皮肤桥，以将皮肤坏死的风险降到最低。

一般来说，全膝关节翻修术的皮肤切口仍采用一期关节置换的原切口，除非原切口对显露有影响。切开内侧关节囊后，清理髌上囊和内外侧沟的纤维粘连，广泛切除关节内的瘢痕。通过骨膜下剥离内侧结构显露胫骨近端的内侧，但要避免完全剥离内侧副韧带浅层。需要松解胫骨近端、髌腱深部和近端的粘连。此时需要评估能否将髌骨完全翻转。如果不能，可将髌骨向外半脱位以获得充分显露，从而协助移除假体。当假体移除后，股四头肌张力减小，则可能更容易翻转髌骨。

对于关节入路，目前主流推荐的仍为膝关节髌内侧关节囊入路，当髌骨内侧入路不能充分松解伸膝装置，影响髌骨向外侧翻开时，可以采用股直肌切开、股四头肌“V-Y”成形或胫骨结节截骨等方法增加显露（图 2-31）。

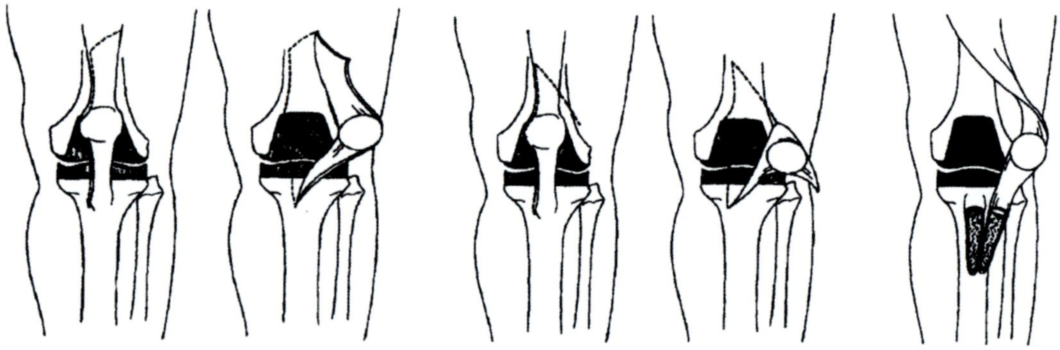

图 2-31　股直肌切开、股四头肌“V-Y”成形、胫骨结节截骨示意图

在全膝关节翻修术显露过程中，绝对不可撕裂髌腱远端，如果发生髌腱断裂，将造成极其严重的后果，我们应该注意避免。当髌腱止点张力过大时可能发生髌腱撕裂。因此在显露过程中应不断地监测髌腱在胫骨结节止点的张力。可以在胫骨结节上钻入一保护针以预防撕裂。Laskin[154] 介绍了一种安全翻开髌骨的方法：切开内侧关节囊之后，将膝关节屈曲到最大极限，锐性将软组织从胫骨上端向内后侧剥离，助手同时不断外旋膝关节。当内侧关节囊完全被掀起时，膝关节可以外旋到 45°。外旋使胫骨结节向外移位，可以缓解外翻髌骨时对胫骨结节的牵拉。然后将 Hohmann 拉钩置于股骨外髁，轻轻将髌骨向外侧牵开。锐性松解髌腱后方和髌腱外侧，最后将外侧支持带和滑膜从胫骨外侧平台边缘剥离。取出胫骨假体超高分子聚乙烯衬垫后，将一枚 Steinman 针通过髌腱中心固定于胫骨结节。屈膝 45° 并外旋，轻轻将髌骨向外翻转。如果翻起髌骨时髌腱张力较大，Steinman 针可以缓解髌腱所受的应力，防止髌腱完全性撕脱。

2.93　翻修术取下假体后如何确定关节线?

术前可以采用对侧 X 线作为参照，来确定假体的植入位置。

正常情况下，膝关节屈曲 5°～10° 时，髌韧带的中点大致在关节间隙水平。临床上可以用髌韧带作为参照，调整股骨假体的植入位置，确定关节线。

关节线位置的另一个粗略估计方法为腓骨小头上方一横指或髌骨下极下方一横指。

Gao 等 [155] 研究表明关节线（joint line，JL）至腓骨头（fibular head，FH）的平均距离为 14 mm；至胫骨结节平均距离为 22 mm，至股骨外上髁（lateral epicondyle，LE）的平均距离为 25 mm；至股骨内上髁（medial epicondyle，ME）的平均距离为 30 mm；若能找到半月板残端位置，也可帮助定位关节线。有研究建议应用内收肌结节（adductor tubercle，AT）确定关节线，且认为其优先度高于其他所有解剖学标志，应优先选择。Fan 和 Xiao 研究得到的中国人群中 ATJL/FW 比值（内收肌结节到关节线的距离 / 股骨髁宽度）分别为 0.558 和 0.56，Gao 的研究结果是 0.553，与上述差别不大。Gao 等认为，ME 与 LE 的优先度仅次于 AT，他们的计算结果为 FW/LEJL 比值平均为 0.302 ± 0.025，FW/MEJL 比值平均为 0.317 ± 0.027。确定关节线的解剖标志如图 2-32 所示。

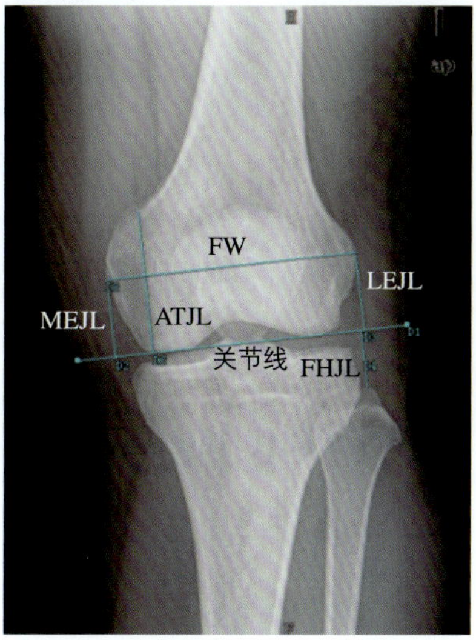

图 2-32　确定关节线的解剖标志

2.94　翻修术中对于股骨骨缺损多采用较小的股骨假体加厚衬垫，此时关节线会出现怎样的变化？

对于翻修的膝关节，骨缺损最常见于股骨远端和股骨后髁，假体向前、向近侧植入，采用较小的股骨假体直接导致股骨后髁截骨量增加，屈曲间隙增大。膝关节在完全伸直和屈曲 90° 位时，加厚的超高分子聚乙烯衬垫可以保持膝关节的稳定，但会导致关节线上移。

关节线上移会导致髌骨下极撞击胫骨垫块、低位髌骨和髌韧带撞击胫骨假体前方，可引起疼痛、肌腱结构性损伤及关节屈曲受限。关节线上移 10 mm 和 15 mm 可致髌股关节应力分别达到体重的 60% 和 90%。这可能在一定程度上解释了术后疼痛和膝关节功能受限的问题。但是据文献报道及临床数据显示，关节线上移与任何临床参数都没有显著的相关性。在一项包含 200 例初次人工膝关节置换的回顾性研究中，Snider 等 [156] 发现关节线变化与膝关节评分、屈曲功能变化存在相关性，但相关性很弱。

2.95　翻修术移除假体后，是伸直间隙大还是屈曲间隙大？

对此应视具体情况而定。首先观察术前股骨远端和后髁骨缺损的情况，骨缺损大会造成间隙大。其次根据术中假体取出情况，特别是 PS 假体和股骨远端及髁间窝嵌合紧密，取出假体的过程中会带下一部分骨质，造成伸直间隙增大。最后要根据初次假体的选择，特别是高屈曲假体及 CR 假体，初次置换时要求屈曲间隙略大，翻修时就会出现屈曲间隙大于伸直间隙的情况。

手术医师在翻修术中移除假体和关节清创后，常常面临屈曲间隙比伸直间隙大的问题。出现此情况的原因是在翻修区域，控制膝关节伸直活动的软组织结构与控制屈曲活动的软组织结构相比，前者通常会被保护得更好。手术医师可能因此决定通过使用较厚的衬垫来填充屈曲间隙，并通过上移股骨假体以补偿性地增加伸直间隙，从而实现屈曲和伸直间隙的平衡。

Krackow 等[157]对 6 具新鲜冰冻的尸体下肢进行了完全伸直、屈曲 45° 和 90° 的测试，并对股骨侧副韧带附着处和股骨后关节囊进行了松解。通过运动跟踪装置测量关节间隙变化。结果表明，在侧副韧带附着丧失的情况下，屈曲 90° 时关节间隙为（17.2 ± 8.9）mm，而完全伸直时关节间隙为（15.1 ± 1.7）mm。随着后关节囊的进一步松解，屈曲 90° 时的关节间隙增加到（26.2 ± 6.1）mm，伸直间隙也至少增加了（3.4 ± 0.8）mm。与伸直间隙相比，股骨远端骨丢失与屈曲间隙增加的相关性更大。

总而言之，翻修术取出假体后，一般情况是屈曲间隙大于伸直间隙，特别是不保留后交叉韧带的假体，由于后交叉韧带的去除，可使屈曲间隙增大 2~3 mm。

2.96 内侧副韧带复合体包括哪些结构?

内侧副韧带复合体（medial collateral ligament complex）是指膝关节内侧的关节囊、韧带、肌腱等结构。内侧副韧带复合体是维持膝关节静态和动态稳定性的重要结构，是限制膝关节外翻的主要结构，也是限制胫骨前移和外旋的次要结构，其主要结构包括内侧副韧带浅层、内侧副韧带深层和后斜韧带，还包括腘斜韧带和内侧半月板后角等。

内侧副韧带复合体分为三层：第一层为筋膜层，由股四头肌远端筋膜、覆盖腓肠肌的筋膜和缝匠肌筋膜等融合而成。第二层为内侧副韧带浅层，由内侧副韧带前纵部和后斜部两部分韧带纤维组成，伸直位后斜部纤维紧张，前纵部松弛，屈曲位前纵部紧张，后斜部松弛。后斜韧带同样位于第二层，其近端附着于股骨内收肌结节，远端附着于胫骨和关节囊的后方，其前方与内侧副韧带浅层融合，后方与关节囊相融合。后斜韧带分为三束，分别为关节囊束、浅束和中央束，中央束为后斜韧带最粗壮的部分。后斜韧带在限制胫骨内旋方面起到重要作用。第三层为内侧副韧带深层，为内侧关节囊增厚形成，位于内侧副韧带浅层深部。内侧副韧带深层与半月板相连，分为胫骨半月板部分和股骨半月板部分。半腱肌和股薄肌肌腱位于筋膜层与内侧副韧带浅层之间。

2.97 翻修术中什么情况下要采用 RK 假体?

TKA 翻修时由于骨缺损、关节韧带损伤或缺失、关节力线不正等原因，普通假体往往不能完全满足翻修术的需要，需采用特殊的翻修假体系统。对于 TKA 翻修手术，翻修假体按置换范围可分为单髁型、全髁型；按固定方式可分为骨水泥型、非骨水泥型；按限制程度可分为部分限制型（后交叉韧带保留型假体即 CR 假体）、后方稳定型（即 PS 假体）、高限制型（髁限制型假体即 CCK 假体）、全限制型（旋转铰链型假体即 RH 假体）。

TKA 翻修术中大多伴有一定程度的骨缺损，Engh 等[158]总结了骨缺损的 AORI（Anderson Orthopaedic Research Institute）分型：① Ⅰ 型缺损（完整型），干骺端骨质相对正常，松质骨结构良好，关节线在正常水平。良好的松质骨结构可以支持普通假体和翻修假体，小的骨缺损可以用骨水泥或异体颗粒骨充填，不需要翻修假体，仅在假体不稳时才用翻修假体。②Ⅱ型缺损（骨受损），部分松质骨结构缺损，需调整关节线。组合式翻修假体常用于Ⅱ型骨缺损。③Ⅲ型缺损（骨缺损），松质骨结构缺损不能为髁型翻修假体提供支持，需要异体骨移植重建或牺牲骨量用旋转铰链型（RH 假体）或特制假体进行翻修，通过髓内固定假体柄来达到稳定。

其中 RH 假体适用于严重副韧带功能不全合并大量骨缺损患者，也适用于股骨远端骨折并要求尽早恢复功能的老年患者。RH 假体模块体积较大，可替代骨缺损，它通过铰链和胫骨平台上的聚乙烯垫片传递负荷，可改善伸肌装置的力学效应，同时减少对铰链和假体接触面的压力，减少磨损颗粒产生，降低无菌性松动的风险。虽然骨 - 假体界面之间的压力偏大，但是总体效果还是令人满意的。Hossain 等 [159] 报道了 349 例使用 PS、CCK、RH 假体进行翻修的病例，结果显示，使用 RH 假体的患者满意度及生存率和其他假体相比无明显统计学差异。Hernandez-Vaquero 和 Sandoval-Garcia[160] 对 26 例使用 RH 假体进行翻修术的患者随访了 2~11 年，发现 RH 假体可以显著缓解疼痛，改善膝关节功能。

目前的链式膝一体化设计包括股骨、髌骨假体以及有金属托的胫骨平台假体，假体柄有多孔渗入表面（可以达到生物固定），假体植入时，确保假体的即刻稳定及术中紧密嵌插至关重要，这样可以促使骨长入假体多孔渗入表面。这种一体化设计假体的特点是：①减少限制；②模块体积大可以替代骨缺损；③可以通过铰链和胫骨平台上的聚乙烯传递负荷，不但可改善伸肌装置的力学效应，还可减小对铰链和假体接触面的压力、减少碎粒的产生以及无菌性松动的出现。链式膝一体化设计假体特别适用于韧带损失或缺乏合并大量骨缺损（尤其是前后不稳定的骨缺损）患者，其次适用于缺乏限制性的假体失败以及股骨远端骨折并要求尽早恢复功能的老年患者。对于膝过伸的患者，非链式限制型假体不能防止过伸，而选择 RH 假体尤为合适，可防止过伸。Jones 等 [161] 报道了 30 例用链式膝一体化设计假体翻修患者，随访 49 个月，均无再翻修或松动的 X 线征象。张耀明等报道了 13 例患者（14 个膝关节），平均 58 岁，采用类似此假体的可旋转稳定型假体，术后患者 Insall 评分为 84 分，优良率达 84.6%。由此可以设想一种含有聚乙烯接触的运动区域、深的滑槽以及长柄设计的新型复合假体可以改善早期疗效。

在 TKA 翻修手术时，骨缺损处理、翻修假体选择等对于每位骨科医师来说都是挑战，在韧带缺乏或力量不平衡的情况下，为增加稳定性，从后稳定限制型假体转而选择非链式限制型和旋转铰链型假体已成为一种必然趋势。

2.98　翻修术中使用 PS 假体的条件是什么?

TKA 翻修的目标是建立一个能结合到宿主骨上的稳定结构，使用限制活动最小的假体，保证膝关节稳定，使软组织尽量分担活动负荷，并尽可能恢复关节功能。因此，翻修假体的选择基础是韧带的平衡程度和骨的缺损量，并且应该遵循以下基本原则。

谨慎进行部分翻修或用初次假体翻修

除单纯垫片磨损外，一般不提倡对人工膝关节进行部分翻修或使用初次假体翻修。虽然保留或使用初次假体能够保留固定良好的假体并节省医疗费用，但同时也容易出现假体不匹配，无法获得最佳的对线和旋转对位，最终影响关节或假体的稳定性，不能达到满意的膝关节功能要求。

尽量使用限制性较小的假体

在骨缺损不严重、骨质结构较好的情况下，使用低限制程度假体可以让周围软组织分担负荷。因此，在保证获得最佳的关节稳定和软组织平衡的情况下，应尽可能选择限制程度小的假体。因为假体限制程度越高，越容易产生磨损和假体松动，假体失败率随之增加。

确保假体稳定性

在骨缺损明显、骨结构较差、假体稳定性欠佳的情况下，可以使用延长杆传导假体所受应力，增加假体的稳定性，避免术后假体松动。对于不能充填髓腔的小直径延长杆及不能贴合骨干的延长杆，需用骨水泥固定；对于可以填满干骺端并与髓腔紧密压配的延长杆，则可用非骨水泥固定。

维持关节稳定性

在韧带等软组织功能缺失、膝关节不稳的情况下，可以使用限制性衬垫来增加内外侧及前后方稳定性，同时需矫正力线，平衡屈膝与伸膝间隙。对于增厚衬垫无法解决的关节不稳，则必须使用高限制型假体（CCK 或 HK 假体）来替代韧带的功能（图 2-33）。

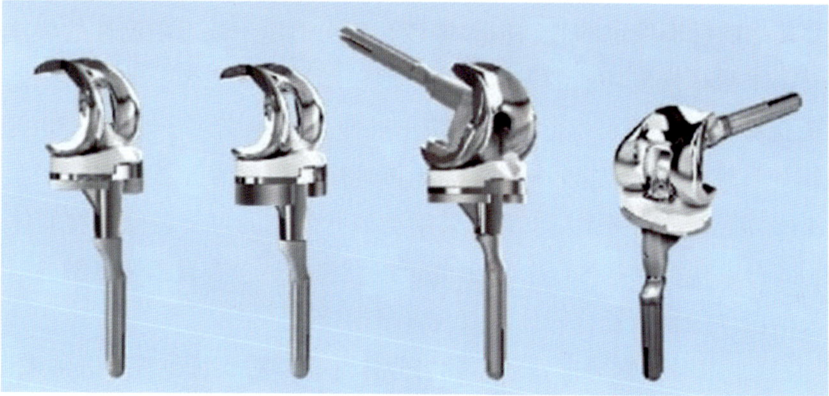

图 2-33　高限制型假体（CCK 或 HK 假体）

保留后交叉韧带的全膝关节置换术失败后，如果侧副韧带能提供足够的稳定性，屈伸间隙平衡，且骨缺损少（Ⅰ型骨缺损：股骨远端及胫骨近端干骺端骨皮质完整，仅有轻度松质骨缺损，股骨及胫骨假体均无下沉），可使用 PS 假体。PS 假体可以提供前后方活动的稳定性，没有内翻、外翻或旋转限制。如不稳定持续存在或侧副韧带已不完整，需转用 CCK 或 HK 假体。

2.99　股骨假体过度后倾会导致怎样的后果？

股骨假体后倾往往伴有股骨前方皮质 notch（图 2-34），notch 切迹会使膝关节周围扭曲，容易沿应力交界处发生短斜形骨折。所以在发生 notch 时，建议尽量改用延长杆，增加股骨假体的轴内力学稳定性。另外，股骨假体后倾可造成膝关节过伸，造成膝关节后方软组织应力增大，长时间行走后，由于后方松弛，会出现膝关节反屈，加速衬垫磨损，使膝关节生物力学改变，造成早期假体松动。

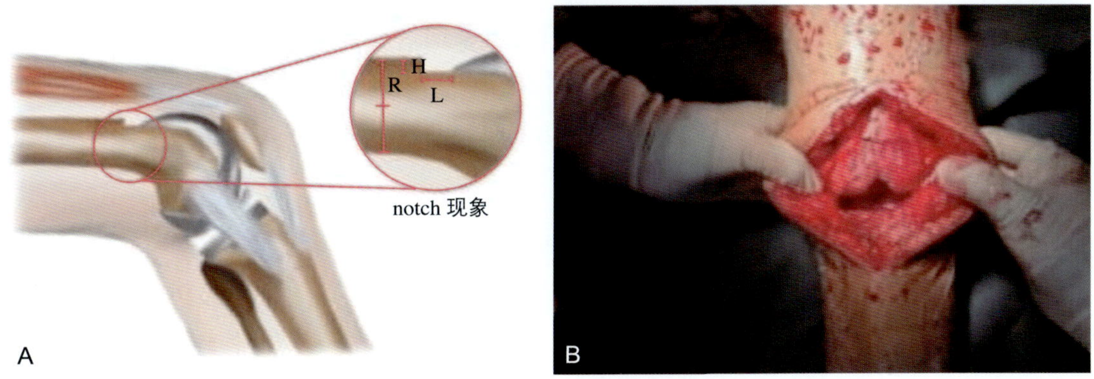

图 2-34　notch 现象

A. notch现象及相关测量示意图，其中L为notch长度，H为notch深度，R为髓腔半径；B. 膝关节置换术中因假体左右悬挂较多，在选择小一号假体行股骨远端截骨后出现notch现象，即股骨远端有明显的前皮质切迹

髌股关节过度填充主要影响膝关节屈伸活动度，并且会引发髌前痛，还有学者发现，发生髌股关节过度填充时，即使在关节活动范围影响还不明显时，髌股关节的压力就已显著增加，并且与术后髌前痛等并发症相关（图 2-35）。

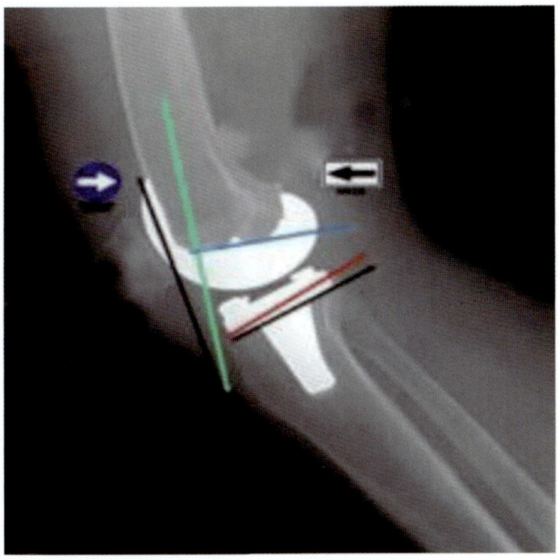

图 2-35　前髁连线（黑线）与侧位股骨轴线（绿线）需要保持一定角度，这说明股骨假体是后倾放置的，不会造成前方“仰头”，进而可防止前侧过度填充，如果这两条线平行，则表明髌股关节过度填充，会使髌前压力过大，膝关节内旋时会导致髌骨轨迹不良

2.100　髌骨周缘去神经化会产生怎样的结果？能减轻膝前痛吗？

髌骨周缘去神经化（patellar denervation）由西班牙学者 Vega 等[162] 提出，其原理是髌骨周围软组织中分布着大量的痛觉感受器，使用电刀对髌周软组织进行热处理，阻断疼痛传导，消除相当数量的痛觉感受器，能够缓解膝前疼痛。学者们对该技术争议较大，并针对该技术进行了很多研究。

Altay 等[163]研究认为，人工膝关节置换术中不进行髌骨置换的患者，髌骨去神经化可以减少膝前疼痛的发生。Alomran 等[164]的研究取得了相似结果。Li 等[165]进行的荟萃分析总结了 657 例膝关节置换，发现髌骨去神经化可以减少膝前痛，降低 VAS 评分，膝关节可具有更好的功能。

很多学者得出了不同结论。Cheng 等[166]进行的荟萃分析认为，髌骨去神经化对膝前痛发生率的影响差异无统计学意义。Motififard 等[167]研究认为，髌骨去神经化后短期内可减少膝前痛，但长期效果不确定（术后 3 个月、6 个月、10 个月膝前痛差异无统计学意义）。Xie 等[168]认为，即使髌骨去神经化长期效果不确定，仍建议初次 TKA 中使用该技术，原因是该技术操作简便，安全性高，并能产生良好的早期效果。

综上所述，髌骨周缘去神经化是一种操作简便、安全性高的技术，虽然其长期效果不甚可靠，但其在减少膝前痛、提高膝关节功能方面短期效果良好，可以考虑在初次置换时使用。

2.101 对于正常膝关节，侧副韧带在伸膝时紧张，屈膝时稍松弛，当屈曲 10°~80° 时，膝关节松弛度分别是多少?

膝关节疼痛可能因软组织覆盖问题引起，因此，在 TKA 中正确处理软组织是基本原则。侧副韧带在伸膝时紧张，屈膝时松弛，屈曲 10° 时，原始的非对称性内翻和外翻松弛分别为 4.9° ± 2°、2.4° ± 6°，直至屈膝 80° 时无明显改变。

Robinson 等[169]研究了 18 例尸体标本，给予尸体标本胫骨前后抽屉应力、外翻应力和内外旋负荷，分别观测后关节囊、内侧副韧带浅层和内侧副韧带深层在此应力下的张力变化。他们发现，内侧副韧带浅层在各个角度下控制膝关节外翻应力，以屈曲 30°~90° 为主，尤其是屈曲内旋应力。而内侧副韧带深层则主要控制膝关节的屈曲外旋以及胫骨前抽屉应力，是对膝关节外翻的“二级约束”。

2.102 TKA 术中侧副韧带过紧会产生怎样的后果?

膝关节内侧的主要稳定结构为内侧副韧带浅层、深层及后斜韧带，还包括半腱肌、半膜肌及后内侧关节囊。内翻畸形发生后，膝关节的内侧结构会发生改变，内侧副韧带、后内侧关节囊、后交叉韧带、半膜肌、半腱肌等肌腱挛缩，由于内侧结构挛缩，胫骨常固定于内旋位。由于内侧结构应力增大，患者常屈曲膝关节以减轻疼痛，长此以往出现膝关节屈曲挛缩。胫骨内旋时，患者行走时为保证足指向前方，会外旋下肢以满足步态要求。因此，膝内翻患者胫骨会出现内旋，而整个下肢会出现外旋。严重内翻的患者，其膝关节外侧结构会拉长，外侧关节间隙增大，此时胫骨内旋会出现胫骨向外侧半脱位。

综上所述，TKA 术中内侧副韧带过紧会导致以下情况。

（1）膝关节活动受限，屈曲挛缩。

（2）膝关节内侧结构应力过大，膝关节内侧疼痛。

（3）膝关节内翻不能纠正，膝关节假体内侧承受压力过大，假体异常磨损，假体早期松动和失效。

（4）内侧副韧带过紧会出现胫骨向外侧半脱位，影响膝关节稳定性，半脱位还会引起股骨 - 胫骨假体匹配异常，进一步影响膝关节伸屈活动。

（5）膝关节严重内翻可引起后交叉韧带挛缩，后交叉韧带保留型假体内侧结构或后交叉韧带松解不充分可引起后交叉韧带损伤或后交叉韧带止点撕脱骨折。

膝关节外侧的稳定结构主要包括外侧副韧带、腘肌腱复合体、髂胫束以及后外侧关节囊。膝关节外侧包含多种运动形式，如前后滚动、前后移动、内外侧旋转活动，膝关节内侧则仅为前后滚动和少量前后移动。膝关节内侧稳定性的重要性远高于外侧。严重外翻畸形可造成胫骨外翻和外旋，拉伸内侧致内侧结构的拉长和薄弱，导致膝关节静态稳定性的削弱和丧失。

综上所述，膝关节置换术中外侧结构过紧会导致以下情况。

（1）膝关节不稳定，外侧过紧将残留内侧结构松弛，会出现关节稳定性降低，导致术后膝关节不稳定感，难以负重行走。膝关节不稳定的患者易出现术后关节积液，反复行关节穿刺抽取积液可引起假体周围感染。

（2）步态异常，外侧结构过紧会导致内侧松弛，从而影响步态，患者可出现行走不稳，步态摇摆。

（3）外侧过紧可导致膝关节假体外侧承受压力过大，假体异常磨损，假体早期松动和失效。

（4）外侧过紧还可引起膝关节外侧疼痛，影响康复进程，限制患者的日常活动。

2.103 TKA 术后不稳定分为对称性不稳定和非对称性不稳定，分别是怎样引起的?

TKA 术后不稳定易导致早期或晚期手术失败，它可分为胫骨 - 股骨关节不稳定和髌股关节不稳定，胫骨 - 股骨不稳定还可分为伸直不稳定、屈曲不稳定和整体不稳定。胫骨 - 股骨不稳定可引起患者术后出现多种症状，如膝关节负重时的不稳定感、打软腿或关节错动感、无法单足站立、对膝关节的不信任感、不明原因膝关节疼痛、不明原因膝关节反复肿胀、膝关节反曲畸形等。体格检查表现主要为前后抽屉试验、侧方应力试验阳性。

胫骨 - 股骨关节伸直位不稳定可分为对称性不稳定和非对称性不稳定，其发生机制为各种原因导致的伸直间隙大于屈曲间隙。对称性不稳定是指伸直间隙为矩形，但伸直间隙大于屈曲间隙，原因通常为股骨远端截骨过多或胫骨截骨后倾过小。体格检查可见膝关节在伸直位及屈曲 30° 位时，内外侧方应力试验均为阳性。

非对称性不稳定更为常见，是指伸直间隙大于屈曲间隙，且内外侧伸直间隙不相等。非对称性不稳定的原因通常为内外侧软组织平衡完成欠佳，如内翻患者内侧松解不足，内侧软组织过紧导致膝关节外侧相对松弛。医源性韧带损伤也会引起非对称性不稳定，如内侧副韧带损伤可导致内侧关节间隙过于松弛。体格检查可见膝关节在伸直位和屈曲 30° 位时，侧方应力试验单侧阳性，而另一侧相对稳定。

2.104 对于 TKA 术后胫骨 - 股骨关节不稳定，如何进行手术选择？

当关节稳定性不佳导致膝关节持续性疼痛、肿胀和积液，或严重关节不稳定反复出现，保守治疗无效时，需要进行手术治疗。手术重点是术前确定胫骨 - 股骨不稳定的病因，并在术中有针对性地加强或替代薄弱结构，恢复膝关节的稳定性。术中需要考虑的因素包括后交叉韧带、侧副韧带功能状态，关节周围肌肉、肌腱的限制能力，屈伸间隙对称程度，关节线水平以及假体对线情况。还应考虑患者的年龄、身体状况、对手术的耐受能力以及软组织质量等。由于膝关节活动度、假体限制性、假体长期耐久性这三个条件难以同时满足，术中应根据患者个体情况尽可能选择限制性较小的假体，以求在提高患者膝关节稳定性的同时，维持膝关节的屈伸功能，并达到假体长期使用的目的。

手术选择包括更换更厚的衬垫、更换高限制性内衬、翻修更换髁限制性假体、翻修更换铰链膝或旋转铰链膝等。

对于假体固定良好、膝关节韧带功能良好但平衡欠佳、伸膝装置完好的患者，可以考虑更换较厚的衬垫或高限制性内衬，但不适用于严重屈伸间隙不平衡或韧带功能不良的病例。更换较厚衬垫的具体方法为：调整内外侧软组织平衡后更换合适厚度的衬垫，若无法做到屈伸间隙完美平衡，则以屈曲间隙为标准更换合适厚度的衬垫，术后膝关节屈曲挛缩限制在 5° 以内。高限制性内衬也称高吻合性内衬，其增加了内衬前唇的高度，可阻止胫骨向后方移动，提供一定程度的前后向稳定性，从而增加膝关节稳定性。但衬垫限制性的增加会使假体 - 骨水泥 - 骨界面的应力增大，可能导致早期松动，因而仅适用于高龄或对活动水平要求较低的患者。

对于侧副韧带松弛、翻修术不能重新做到软组织平衡，或存在侧副韧带功能不全的患者，应更换限制性更高的假体，如髁限制性假体，但其不适用于侧副韧带尤其是内侧副韧带完全断裂的患者。翻修术中可使用植骨或增加金属垫块的方式修补骨缺损，针对性修补伸直或屈曲间隙，以重建伸屈间隙平衡。髁限制性假体内衬的立柱更高，基底更宽，大部分型号具有金属中央柱加强，可控制内外翻，还能允许屈曲间隙大于伸直间隙 5~6 mm。其内衬立柱会承受较大的内外翻应力，需使用加长的髓腔杆以分散假体 - 骨水泥 - 骨界面的应力，延长假体使用寿命。

对于侧副韧带断裂、完全失去张力或由于各种原因完全无法重建屈伸间隙平衡的患者，或伸膝装置完全失效的患者，需使用铰链膝或旋转铰链膝。

2.105 TKA 术后内侧不稳的原因及处理方法有哪些？

膝关节内侧的主要稳定结构为内侧副韧带，可分为内侧副韧带浅层、深层和后斜韧带。TKA 术后伸直位内侧不稳表现为膝关节伸直位或屈曲 30° 位，外侧方应力试验时内侧间隙张开。其原因包括：内侧副韧带过度松解、膝外翻矫正不足导致外侧软组织紧张、内侧副韧带功能不全或损伤、截骨失误造成内侧截骨过多。屈曲位内侧不稳的症状相对较轻，表现更为隐匿，原因通常为内侧副韧带功能不全或股骨假体过度外旋。TKA 术后内侧不稳可选择韧带修复术或翻修术恢复膝关节稳定性。

韧带修复术

急性内侧副韧带损伤可使用支具固定保守治疗，内侧副韧带止点尤其是胫骨止点范围较大，且止点周围软组织血运丰富，保守治疗可部分恢复膝关节稳定性，但疗效不确定。

可使用半腱肌肌腱重建内侧副韧带及后内侧角，具体方法为：保留半腱肌胫骨止点，使用开口取腱器沿半腱肌肌腱向近端分离并取腱，确定内侧副韧带股骨止点，必要时使用 C 臂透视下确定位置，钻入克氏针后沿克氏针制造直径 6 mm 骨隧道，确定肌腱长度，将肌腱反折后插入股骨隧道，拉紧韧带后使用界面螺钉挤压固定。如肌腱长度足够，可将肌腱游离端牵向后方，于后斜韧带胫骨止点处制造骨隧道，将肌腱置入胫骨隧道后再使用界面螺钉挤压固定以修复后斜韧带。

内上髁滑移截骨术可拉紧松弛但完整的内侧副韧带。

翻修术

如内侧副韧带完整性尚好且无明显损伤，但内外侧平衡欠佳，可行外侧软组织松解，做到软组织平衡后更换合适厚度的衬垫以恢复内侧稳定性。外侧松解可按以下顺序进行操作：髂胫束、腘肌腱、外侧副韧带、后交叉韧带。若内侧副韧带功能不全但未完全断裂，则需要行翻修术更换髁限制性假体。内侧副韧带完全断裂失去张力则需要行翻修术更换铰链膝或旋转铰链膝。

若因截骨失误导致内侧松弛，则需行翻修术取下假体，通过植骨或增加金属垫块修补骨缺损，必要时重新进行软组织平衡后，可恢复膝关节稳定性。

2.106 TKA 术后外侧不稳的原因及处理方法有哪些?

TKA 术后伸直位外侧不稳通常是由于对内侧的紧张结构松解不足所致，屈曲位外侧不稳原因通常为内侧结构紧张或股骨假体外旋不足。严重外翻畸形，膝关节外侧结构过度松解也可导致外侧不稳。膝关节外侧的主要稳定结构为髂胫束、外侧副韧带和腘肌腱，外侧软组织广泛松解可导致膝关节外侧不稳，尤其是屈曲位外侧不稳。胫骨截骨不当也会导致膝关节外侧不稳。TKA 术后外侧不稳可选择韧带修复术或翻修术恢复膝关节稳定性。

韧带修复术

外侧副韧带愈合能力差，不适合直接修复，可使用股薄肌或半腱肌重建外侧副韧带。具体方法为：取腱器取下股薄肌或半腱肌。于腓骨头处做纵行切口，保护腓总神经，腓骨头前后向钻 1 个直径 5 mm 左右的骨隧道，肌腱穿过腓骨头。通过 C 臂透视确定外侧副韧带股骨止点，钻入克氏针后沿克氏针制造直径 6~7 mm 骨隧道。将肌腱从髂胫束下方牵向股骨外髁并插入骨隧道，调节移植物张力，使用界面螺钉挤压固定。

翻修术

若因截骨不当导致外侧松弛，则需行翻修术取下假体，通过植骨或增加金属垫块修补骨缺损，必要时重新进行软组织平衡后，可恢复膝关节稳定性。

若因软组织平衡欠佳（内侧过紧）导致外侧不稳，而外侧韧带功能良好，可通过手术重新进行软组织平衡（松解内侧）后更换合适厚度的衬垫，以恢复外侧稳定性。

若因外侧过度松解导致不稳定，需更换髁限制性假体或铰链膝，方可恢复膝关节稳定性。

2.107 TKA 术后内外侧同时不稳应如何处理?

TKA 术后内外侧同时不稳会表现为膝关节过伸或反屈畸形，常见于类风湿性关节炎患者，活动性类风湿性关节炎可出现严重的交叉韧带和侧副韧带松弛，术中截骨过多可导致内外侧同时不稳。神经肌肉疾病（如脊髓灰质炎）导致股四头肌明显无力的患者会出现膝关节过伸或反屈，因为股四头肌无力的患者在站立时会过伸膝关节，通过牵拉后关节囊锁定膝关节，在负重时达到稳定膝关节的目的。创伤性关节炎胫骨前倾的患者会采取相似的策略稳定膝关节，最终出现膝关节过伸或反屈。严重外翻畸形，髂胫束过于紧张也会出现膝关节过伸，Charcot 关节也会表现为膝关节反屈。

术前应对患者进行详细评估，详细询问病史以除外神经肌肉疾病，并测量股四头肌肌力，测试下肢浅、深感觉，关节畸形严重但痛感不剧烈的患者应除外 Charcot 关节。对于术前膝关节过伸或严重的类风湿性关节炎患者，TKA 术前须详细计划，减少股骨远端截骨，必要时减少胫骨近端截骨，以保持轻度的屈曲挛缩避免术后过伸，必要时使用股骨远端垫块以减少伸直间隙。

术后过伸严重者不能在翻修术时过度增加衬垫厚度以恢复膝关节稳定性，增加衬垫厚度会抬高关节线，导致髌骨低位，膝关节屈曲受限。可更换髁限制性假体并使用股骨远端垫块减少伸直间隙，恢复膝关节稳定性，且不会引起髌骨高度下降。

股四头肌无力或肌力明显下降的患者，需使用铰链膝或旋转铰链膝行膝关节置换术或翻修术，方可恢复膝关节稳定性。

Charcot 关节行膝关节置换会出现更多的并发症，极易出现早期失败。

2.108 何谓对称性伸直不稳?

TKA 术后如果发生关节不稳定，患者早期就开始主诉疼痛、反复肿胀及步行障碍，中长期继发感染、假体松动及磨损的概率明显增加，占翻修手术原因的 10%~22%，而术后不稳定的常见原因有患者神经肌肉疾病、下肢其他关节强直变形、功能障碍等因素，但是大部分原因主要是手术因素、术后外伤及过度使用所致，其中控制手术因素对预防不稳定的发生具有非常重要的意义。

对称性伸直不稳是指伸膝位做内外翻应力试验时，内侧分离＞2 mm，外侧分离＞3 mm，其术后不稳定大部分与手术因素有关。对称性伸直不稳在伸直间隙大于屈曲间隙时发生，主要原因是股骨远端截骨过多或者使用了小号股骨假体。当伸直间隙及屈曲间隙均宽时，会出现多方向不稳定，这是由于胫骨截骨过度，又未放入较厚的衬垫所致，还有当内侧副韧带松解不够而内侧间隙紧张时，依照内侧间隙的松紧放置薄衬垫，术后行走时内侧副韧带撕脱，造成了与置入过薄衬垫情况类似的关节不稳定。

对于术后早期出现的对称性伸直不稳，可采用护膝支具固定，等待软组织瘢痕粘连，以达到稳定。进行 TKA 翻修手术时，如果伸直间隙仅增宽，而不是很大，选略大号股骨假体后更换略厚衬垫即可。如果伸直间隙很宽，则需进行骨移植或使用金属垫以缩小伸直间隙。Meding 等[170]认为，对于脊髓灰质炎后遗症等易发膝反屈患者，应尽可能减小伸直间隙。

2.109 何谓对称性屈曲不稳?

对称性屈曲不稳是指在屈膝 90° 时内翻和外翻膝关节，内侧分离 ＞3 mm，外侧分离＞4 mm，前后方有 5 mm 以上移动甚至脱位，其并没有伸直不稳表现。对称性屈曲不稳是在屈曲间隙增宽时产生，特别是使用后交叉韧带保留型假体时屈曲间隙增宽，这时选用稍大号股骨假体就可能解决屈曲不稳定问题，采用后交叉韧带保留型假体时，术中发现后交叉韧带损伤或保留的韧带退变严重是造成术后不稳定的因素。Laskin 等[171]认为，类风湿性关节炎患者采用后交叉韧带保留型假体时，因韧带松弛，甚至韧带不断退变丢失，屈膝时可出现不稳定现象，如果骨质疏松患者胫骨假体沉降，可能会出现与使用薄层垫片同样的不稳定现象，同时神经及肌肉系统疾病也可能导致膝关节不稳定。

屈曲间隙增宽在 2 mm 以内时，患者不会感到不稳定，而且会增加屈膝角度。仅屈曲间隙增宽时，需要增宽伸直间隙来调节平衡，最简便的方法是追加股骨远端截骨，然而，过多的截骨会引起关节线上移，半屈膝时会引发关节不稳定，所以截骨尽量不要超过 4~5 mm。如果屈曲间隙过宽，也可以使用大号股骨假体，后髁部使用金属垫片，从而避免产生对称性屈曲不稳。

2.110 何谓对称性半屈曲不稳?

对称性半屈曲不稳（mid-flexion instability）于 1990 年最先由 Martin 和 Whiteside 通过对新鲜尸体膝关节标本研究后提出[26]，并且指出关节线上移是其中一个重要因素，另外假体位置、假体类型、软组织条件、胫骨后倾角度等均是其影响因素。其定义是 TKA 术后从伸直位到屈曲 90° 位过程中出现胫骨侧旋转半脱位。膝关节在伸直位及屈曲 90° 位稳定，但在屈膝 30°~45° 时出现内外翻不稳定，主要表现为上下楼梯或由坐位转为站立位时膝关节不稳。

Evangelista 等[172]分别通过改变 PS 假体和 CR 假体在水平面、矢状面的上下与前后位置，来检测内外侧副韧带等软组织在屈曲 15°~75° 时张力值，发现上移股骨、胫骨假体和前移股骨假体会导致内外侧副韧带张力变化，引起 TKA 术后半屈曲不稳。Hino 等[173]认为 PCL 对维持膝关节半屈曲稳定性具有重要意义，并且通过对比发现，计算机导航下 CR-TKA 术后半屈曲稳定性优于 PS-TKA，Hamai 等通过研究指出，PS 假体随着胫骨后倾截骨角度增大[174]，因为缺乏 PCL 的限制作用，会引起屈膝时前侧股骨后滑动及与股骨前柱撞击，引起早期假体磨损和半屈曲不稳定的可能性，而 CR 假体因为有 PCL 的限制作用则不会出现，而且 TKA 术后屈伸间隙平衡情况会影响到半屈曲稳定性，屈曲 0° 只与屈曲 10°、20° 稳定性相关，而屈曲 90° 与整个屈曲中期稳定性均相关。

因此，为获得膝关节屈伸全程的稳定，必须保证软组织松解、膝关节线重建以及假体位置的准确，无论是 PS-TKA 还是 CR-TKA，若术中检测发现屈膝中期不稳定，如屈膝中期过紧，可以加截股骨远端和后髁骨质，加厚胫骨垫片厚度，必要时候使用小一号股骨假体；如果屈膝中期过松，可以后移股骨假体，减少胫骨后倾角度，从而获得屈伸过程中的稳定。

2.111 膝关节屈曲挛缩分为几类？ TKA 术中注意点有哪些？

膝关节屈曲挛缩畸形（fixed flexion deformity，FFD）是指无论在主动或被动伸膝情况下，均不能完全伸膝至 0°，也有研究认为 5° 以内的 FFD 对膝关节运动力学影响不大，可认定小于 5° 的 FFD 属于正常范围。膝关节 FFD 常见于骨性关节炎、类风湿性关节炎、血友病性关节炎及神经肌肉疾病等，同时也见于 TKA 术后患者，翻修术特别是假体周围感染患者发生率较高。

依据病因，FFD 可分为继发于疾病的 FFD 与矫形术后（特别是 TKA 术后）出现的 FFD。

FFD 可依据屈曲挛缩严重程度进行分度。根据吕厚山等提出的分度方法，FFD 可分为轻度（≤20°）、中度（20°~60°）和重度（≥60°），此分类适用于类风湿性关节炎等因素引起的挛缩畸形相对较重的情况。根据 Giles 分度方法，FFD 可分为轻度（＜10°）、中度（10°~30°）及重度（＞30°），此分类适用于骨关节炎等屈曲挛缩程度较轻的情况。根据病因选用不同的分度方法，有助于临床治疗及手术方式的选择。

对 FFD 的术中处理主要包括增加截骨量、清理后关节囊骨赘、软组织平衡等。

轻度 FFD 的术中注意点

通过软组织松解即可纠正大部分轻度膝关节 FFD，术中清理胫骨平台周缘及股骨后髁骨赘，清理不彻底会增加后关节囊及韧带张力，限制伸膝运动，轻度 FFD 患者使用后交叉韧带保留型假体或后稳定型假体，术后 FFD 发生率并无明显差异，在合并内翻畸形时，需特别注意内侧副韧带的后部（即后斜韧带），合并外翻畸形时应特别注意髂胫束，因为这些结构在合并内外翻时存在短缩畸形。

中度 FFD 的术中注意点

标准等量截骨通常不能满足需求，需要进行股骨远端加截。股骨远端加截是纠正 FFD、增加伸直间隙的有效方式，同时对屈曲间隙影响不明显，通常认为股骨远端每加截 2 mm 可纠正 10° FFD，但是过量截骨可引起关节线上移，因此一般情况下股骨远端加截不超过 4 mm，且应在去除骨赘及平衡韧带后进行，且由于长时间关节屈曲挛缩，关节囊后隐窝消失，会限制膝关节伸直，故应重建后隐窝。膝关节 FFD 大于 10° 时，后交叉韧带常受累，会影响假体类型的选择，部分学者认为选择后交叉韧带保留型假体时韧带松解及平衡困难，更推荐使用后稳定型假体，因后稳定型假体不需要保留后交叉韧带，后关节囊暴露更加充分，可清除关节后方骨赘及切断半膜肌肌腱，使软组织松解更加彻底，且不要求关节线精确重建。

重度 FFD 的术中注意点

处理程度应较中度 FFD 更为彻底，除了按上述方法清除骨赘、进行股骨远端加截、松解后关节囊、切除后交叉韧带、沿股骨髁及胫骨平台后侧重建后隐窝外，还需松解侧副韧带，必要时可以松解腓肠肌达关节线上 5~6 cm，如经上述措施仍难以达到软组织及屈伸间隙平衡，可考虑行半限制型假体或旋转铰链膝。对于重度屈曲挛缩（＞60°）患者，术后膝关节可保留 10°~15° 屈曲，通过术后康复锻炼或牵引均可恢复伸直。

2.112　对于内侧副韧带断裂的外翻膝，是采用内侧副韧带重建还是选择 RK 假体?

对于内侧副韧带断裂的外翻型重度骨关节炎患者，旋转铰链膝（RK 假体）治疗和侧副韧带重建加关节表面置换都是可能的手术方案。然而，具体选择哪一种方案，应根据具体情况、病程、关节稳定性以及其他并发症等因素来决定。

旋转铰链膝治疗适用于严重畸形骨关节炎和伴有副韧带损伤的患者（图 2-36）。此类手术主要针对严重的膝关节疾病，能提供更大的稳定性和旋转自由度，适用于严重的膝关

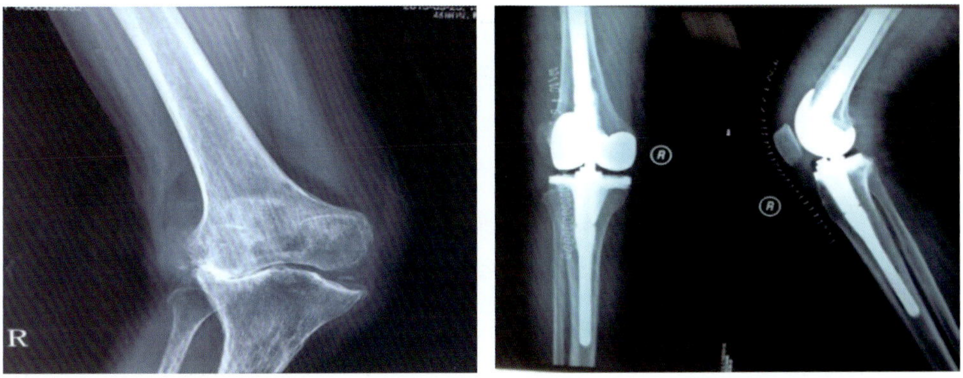

图 2-36　严重外翻膝伴内侧副韧带松弛采用旋转铰链膝治疗

节畸形，如内翻或外翻角度过大，无法通过软组织松解达到平衡，以及严重的副韧带功能不全，还有膝关节严重过伸或严重骨缺损及韧带修复无法恢复稳定性的情况。旋转铰链膝关节置换术同时允许更大的矫形范围和更强的稳定性。旋转铰链膝治疗虽然稳定性和旋转自由度更大，但是临床报道术后假体生存率低于表面膝假体，一旦感染，处理非常困难，其后果是灾难性的。

侧副韧带修复加关节表面置换一般适用于副韧带损伤并受到严重骨关节炎影响，但副韧带损伤可以得到改善和修复的患者。此类手术允许在置换全膝关节的同时修复副韧带，从而改善关节稳定性和功能。

对于内侧副韧带断裂的外翻膝，在全膝关节置换时采取何种手术方法是学术界争论的问题，大多数学者认为，当外翻膝畸形大于 25° 且内侧副韧带功能不良时，应该采用旋转铰链膝治疗；对于外翻膝畸形小于 25°，同时内侧副韧带功能不良的情况，可以采用 TKA 联合重建内侧副韧带，术后可以获得理想的效果。

这两种手术方案各有优缺点。旋转铰链膝治疗虽然稳定性和旋转自由度更大，但可能存在感染、假体松动、磨损等风险。侧副韧带修复加全膝表面置换虽然可以改良侧副韧带和关节功能，但如果修复失败或者关节松弛过于严重，可能无法达到满意的效果。需要根据患者具体情况和医生的专业判断来决定最适合的手术方案。

2.113 何谓外翻膝 TKA 滑移截骨？效果如何？

外翻膝软组织松解的局限性

对于外翻畸形来说，TKA 手术面临着外侧骨质和软骨缺损、外侧副韧带和关节囊挛缩、内侧副韧带牵拉以及髂胫束挛缩等问题。单纯松解外侧关节囊并不能获得正常的对线，还需松解髂胫束、外侧副韧带、股二头肌腱、腘肌腱，而过度松解外侧副韧带可能因松解不慎导致外侧副韧带断裂，并可能牵拉腓总神经而引起麻痹。术中还应尽量避免腘肌腱的松解，以免产生屈曲和旋转不稳定。对于严重的膝外翻畸形患者，采取此办法将面临极大的软组织松解压力。

股骨髁滑移截骨

股骨髁滑移截骨技术在 1997 由法国学者 Marc Nizar 提出，它的基本理念是将股骨髁截骨连同内侧或者外侧副韧带止点上移或下移，以平衡膝关节屈伸间隙，重设膝关节的软组织平衡框；对于严重的膝外翻畸形，股骨外髁截骨下移的方法有效避免了损伤腓总神经和产生屈曲、旋转不稳定的并发症。股骨髁滑移截骨技术的注意事项包括：①重点判断内外侧副韧带有无功能、结构是否完整，这是施行滑移截骨的基本条件；②滑移截骨可能会增大关节间隙，并因此发生关节线的改变，手术中初步截骨时应倾向保守；③对于骨质疏松患者，建议假体安装后再行滑移截骨，可减少假体安装过程中股骨髁骨折风险；④截骨片应尽量大、厚，厚度应达 5 mm，以确保固定牢固，螺钉固定时应达对侧骨皮质，并联合使用垫片；⑤选择比实际测量小一号的股骨假体，以便保留足够的股骨外侧髁骨量完成滑移截骨，降低截骨片固定失效风险（图 2-37）。

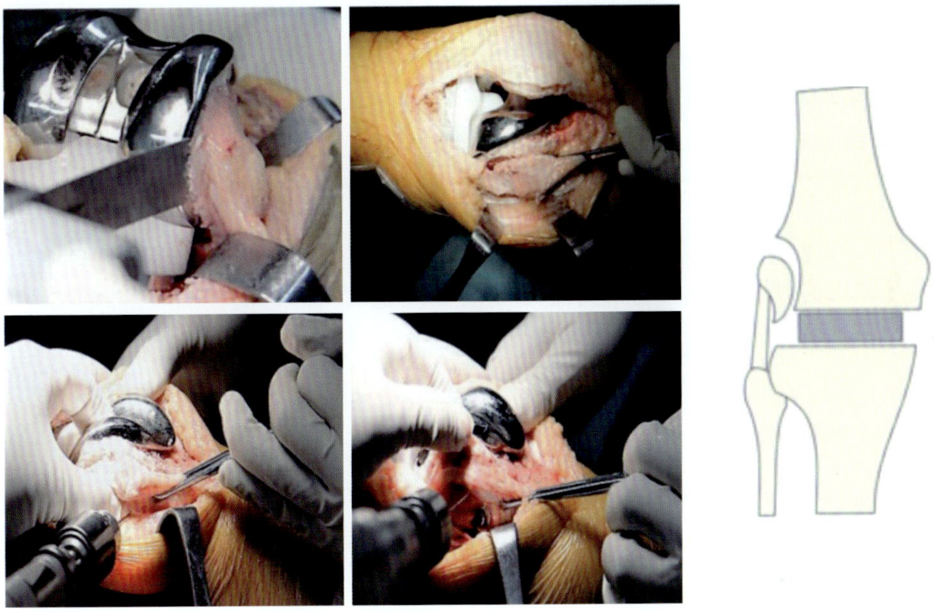

图 2-37 滑移截骨术中操作及示意图

外翻膝滑移截骨的效果

对于伴有复杂股骨关节外畸形的严重膝骨关节炎，此技术既能达到理想的下肢机械力线；又能有效保持内外侧副韧带等重要软组织的完整性，可将关节外畸形转移至关节内一并解决。Zorzi 等 [175] 报道了 13 例行外上髁滑移截骨术的患者，证实外上髁滑移截骨术是一种安全有效的膝关节假体外翻韧带平衡手术，而且即使没有螺钉固定，与外上髁滑移截骨术相关的不良事件发生率也很低。Scior 等 [176] 描述了 98 例接受滑移截骨术治疗的患者，均采用螺钉固定，TKA 术后 X 线片显示所有患者都获得了满意的下肢对线。在 Li 等 [177] 的研究中，2011—2017 年纳入了 25 例膝关节，对外翻畸形大于 20° 的患者采用滑移截骨术治疗，结果显示所有患者均获得了良好的下肢对线和关节稳定性，术后临床评分均显著改善，无严重并发症发生，平均随访时间为 3.3 年，此期间没有出现需要翻修的病例。在 Mullaji 等 [178] 的报道中，使用外侧副韧带起点向下滑移截骨，但膝外翻畸形患者外侧髁发育不良，骨量较少，向下滑移截骨牺牲了截骨片骨量，由此对截骨片的固定和愈合产生了不良影响。总的来说，对于伴重度外翻畸形者，滑移截骨可避免大范围软组织松解，从而获得满意的膝关节稳定性和关节功能，但是滑移截骨操作难度较大且费时，失败风险较大，失败后补救较难，伴骨质疏松者需谨慎选择。

2.114 对于关节外畸形，TKA 时如何处理？

关节外畸形（extra-articular deformity，EAD）由骨折后畸形愈合、医源性因素（胫骨高位截骨术或股骨远端截骨术矫正过失等）、先天性疾病（如佝偻病等）等导致，会影响膝骨关节炎（KOA）的发生与发展，且在影响 KOA 进展的同时可能会加重原膝关节外畸形的程度。EAD 的手术方式主要有关节外截骨结合 TKA、关节内代偿性截骨 TKA、导航系统辅助下 TKA。

关节外截骨结合 TKA

关节外截骨结合 TKA 又分为同期手术或分期手术，对于关节外畸形的截骨矫正，目前大多通过楔形截骨、移行截骨等方案矫正关节外复杂畸形，而在固定方式上传统多采用钉板系统固定截骨部位，但是髓内针固定更符合人体力学构造，固定也较为可靠。Demir 等 [179] 则认为髓内钉固定的优势在于具有合适的全膝关节置换切口、下肢内外受力均匀以及能够早期负重锻炼等，且术后恢复时间短，并发症较少。

部分学者认为，同期手术方式治疗膝骨关节炎合并关节外畸形的患者满意度高、并发症少，Demir 等研究表明，同期手术方式患肢截骨处坚固愈合、患肢机械轴线基本纠正、膝关节功能良好，而且该方式可减少多次手术产生的麻醉风险也避免了术后康复时间长等缺点。但在 Veltman 等 [180] 对 21 例 KOA 合并重度关节外畸形的患者同期行全膝关节置换和关节外畸形矫正的研究中，有 4 例术后出现膝关节内感染、截骨部位骨不愈合等并发症，建议慎重选择同期手术方式。

分期手术方式的优势在于给予截骨部位充分愈合的时间，以防因同期手术方式总时间相对过长致患者免疫功能下降。在分期手术中，常规先行关节外截骨矫正，后行全膝关节置换（特别是在复杂关节外畸形患者中），Tawari 等 [181] 介绍了 3 例膝骨关节炎合并胫骨侧多平面畸形患者，研究表明采用外固定系统先行关节外畸形截骨矫正，待截骨愈合后再行全膝关节置换相对同期手术方式更稳妥，手术难度更易把握。

关节内代偿性截骨 TKA

Wang 等 [182] 建议关节内截骨术可用于股骨侧 <20°、胫骨侧 <30° 的膝关节外冠状面畸形，超过以上度数时应考虑行关节外截骨。选择关节内代偿性截骨 TKA 在手术过程中不需要一味追求完全矫正异常的患肢解剖轴线，允许其留有部分畸形，以不影响下肢负重功能及日常活动为目标。Paredes-Carnero 等 [183] 则认为离膝关节近的关节外畸形和（或）冠状面的畸形角度 >20° 时无须关节外截骨就可解决。

导航系统辅助下 TKA

传统的髓内定位仪器通过解剖轴和解剖标志重建机械轴，导航系统的基础则是找到股骨头、膝关节和踝关节的中心，这样医生不用通过解剖轴线就能找到机械轴。导航技术的应用使得关节内代偿性截骨矫正关节外畸形的 TKA 获得进一步发展，其中具有代表性的是3D打印技术下的个性化全膝关节置换的截骨导板，基于术前三维计算机断层成像构建的下肢三维模型和自定义截骨导板，能够准确描绘膝关节解剖标志物，改善假体的空间定位，保证力线的准确，我国学者徐饶的研究认为3D打印个性化截骨导板辅助TKA治疗KOA合并关节外畸形患者[184]，术后下肢力线重建更为精准，可使患者术后早期获得较好的临床疗效，达到有效的畸形矫正和膝关节功能恢复。但是这种技术也存在缺点，如容易忽略软骨对角度测量的影响、股骨髁畸形时CT难以确定内上髁“沟槽”最低点等（图2-38）。

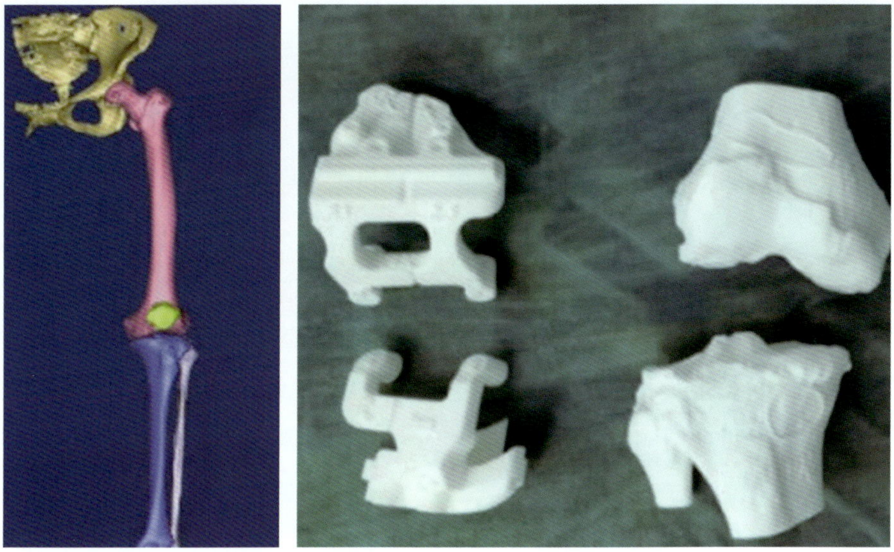

图2-38　三维模型重建及3D打印截骨导板

2.115　对于靠近关节的关节外畸形，TKA术中做截骨矫正吗?

关节外畸形（EAD）合并膝骨关节炎（KOA）患者进行全膝关节置换的方法根据是否纠正畸形骨可分为两类：关节外截骨结合TKA和关节内代偿性截骨TKA。

对需要行TKA且伴有关节外畸形的患者，手术前应确定关节外畸形的程度以及畸形与膝关节的相对位置。如果手术中考虑需要进行截骨矫形，需测量成角旋转中心（center of rotation of angulation，CORA），其可以用来确定畸形的顶点以及畸形部位至关节的距离，当CORA离膝关节越来越远时，它对下肢机械轴力线的影响会随之减小，当相同程度的畸形距离膝关节较近时，则可能需要大幅度矫正。Wolff等使用几何计算表明，随着畸形与关节距离的靠近，畸形程度呈线性增加，对于相同的20°成角畸形，畸形离关节的距离每接近10%（相对于股骨和胫骨的全长），会相应增加2°的下肢偏心率。

在两种截骨方式的选择上，Wang 等[182]建议关节内截骨术可用于股骨侧 $<20°$、胫骨侧 $<30°$ 的膝关节外冠状面畸形，超过以上度数时应考虑行关节外截骨；如果畸形太大，通过关节内截骨和广泛的软组织松解来处理可能会导致侧副韧带失衡，并可能需要限制性较高的假体。而 Pablos 等[185]认为如果关节外畸形为中轻度（$<15°$），或关节外畸形与膝关节面的距离较短（<10 cm），采用关节内代偿性截骨是可行的，如果关节外畸形为中重度（$>10°$~$15°$）且股骨和（或）胫骨关节内代偿性截骨时，截骨部位到达膝关节侧副韧带的起止点，则主张采用关节外截骨矫形。Paredes-Carnero 等[186]认为靠近膝关节的关节外畸形和（或）冠状面的畸形角度 $>20°$ 时无须关节外截骨就可解决。

EAD 在临床上相对少见，当畸形可以通过关节内矫正，并获得较为良好的软组织和韧带平衡时，仍首选关节内矫正。当关节外畸形距离关节较近时，也可选择同时行截骨和 TKA，并使用限制性假体和固定材料固定截骨部位。

2.116 TKA 术中伸直位合适，屈曲位紧张时如何处理?

一直以来，大家普遍认为 TKA 能够成功的重要因素之一就是获得相等的屈曲间隙与伸直间隙，这样能够减少患者术后膝关节僵硬及不稳定等问题的出现，进而提高假体的使用寿命。因此在 TKA 中必须形成与假体厚度相适应的间隙，此时应该分开考虑伸直时的间隙（伸直间隙）和屈曲 90° 时的间隙（屈曲间隙）。胫骨近端的截骨量对伸直间隙和屈曲间隙都有影响，但是股骨远端的截骨量只对伸直间隙有影响，股骨后方的截骨量只对屈曲间隙有影响。当伸直间隙与屈曲间隙不平衡时，可从以下任意一项中进行选择：①软组织松解；②调整截骨平面；③两者同时进行。

当伸直间隙合适，屈曲间隙紧张时，解决策略包括：①增加胫骨截骨的后倾，Takayam 等[187]在一项研究中纳入了 40 例患者，研究了胫骨后倾角度与关节间隙、术后伸直或屈曲程度之间的相关性，还研究了胫骨后倾和术后膝关节屈曲程度的相关性，该研究指出增加胫骨后倾可以改善患者术后膝关节屈曲程度。Okazaki 等[188]在一项研究中使用带有股骨假体的测量装置测量屈曲间隙，结果显示，CR-TKA 组胫骨后倾改变 5° 对屈曲间隙的影响约为 2 mm，PS-TKA 组为 1 mm，可见在使用 PS 假体的 TKA 中，胫骨后倾越大，屈曲间隙越宽，不过该研究没有对伸直间隙进行研究。②松解后交叉韧带（PCL），Mihalko 等[189]在一项生物力学试验中进行了 15 例尸体膝关节置换术，使用 TKA 技术对各个结构进行松解，在松解的每个结构后，使用计算机辅助导航系统（CANS）测量内外侧屈曲间隙和伸直间隙，结果显示，对 PCL 进行松解后，屈曲间隙增加多于伸直间隙，深层内侧副韧带松解对屈伸间隙产生的影响可以忽略不计，半膜肌松解可增加内侧屈曲间隙，截骨可增加内侧屈伸间隙，浅层内侧副韧带松解可增加内侧屈伸间隙。③使用小号的股骨假体。

2.117 TKA 中切除后交叉韧带，屈曲间隙与伸直间隙各增加多少？

在全膝关节置换术（TKA）中，后交叉韧带（PCL）切除会影响屈伸间隙的大小。一般来说，屈伸间隙是指在关节屈曲和伸直时胫骨与股骨之间的距离。PCL 切除会增加屈伸间隙的大小。

研究表明，PCL 切除可同时增加伸直与屈曲间隙，并且会明显增加屈曲间隙，这样理论上使用后稳定型假体时就可以减少股骨后髁的截骨量。PCL 切除后，伸直间隙通常会增加 2~3 mm，屈曲间隙的增加可能更为显著，通常在 3~5 mm[190]。孙强等[191]研究表明，在 TKA 中切除 PCL 可使屈曲间隙由（19.52 ± 1.37）mm 增加到（24.67 ± 1.01）mm，而伸直间隙由（21.37 ± 1.52）mm 增加到（23.11 ± 1.23）mm，屈曲间隙的增加值大于伸直间隙的增加值，这种差异具有统计学意义。邵俊杰等[192]研究表明，关节周围软组织平衡对屈伸间隙的影响较大，尤其是 PCL 发挥的作用较大。而刘璞等[193]研究表明，在术中进行软组织平衡时，松解 PCL 能使屈曲间隙增加，而对伸直及内外侧间隙的影响不大。然而，这些数值可能会因手术技术、患者个体差异以及术后康复等因素而有所变化。

值得注意的是，在全膝关节置换术中，保留后交叉韧带的技术也存在，并被一些外科医生采用。保留后交叉韧带可以有助于保持更接近自然解剖结构的关节动力学，但需要临床医生在手术中进行仔细评估，确定最适合患者的手术方案。

2.118 股骨远端截骨影响伸直间隙，股骨后髁截骨影响屈曲间隙，胫骨近端截骨既影响伸直间隙，也影响屈曲间隙，这种说法对吗？

一般来说，不考虑假体设计，初次全膝关节置换术中有三种基本截骨：胫骨近端截骨（图 2-39）、股骨远端截骨和股骨后髁截骨。每一处截骨对关节置换会有不同的影响。通常情况下，截骨量与植入假体的厚度保持一致，胫骨近端截骨同时影响屈曲间隙与伸直间隙，截除的部分由胫骨假体代替。胫骨切除骨量越大，胫骨组件越厚。股骨远端截骨影响伸直间隙，通常应以股骨髁未累及侧或正常情况为标准截去 9~10 mm，在内翻膝中往往

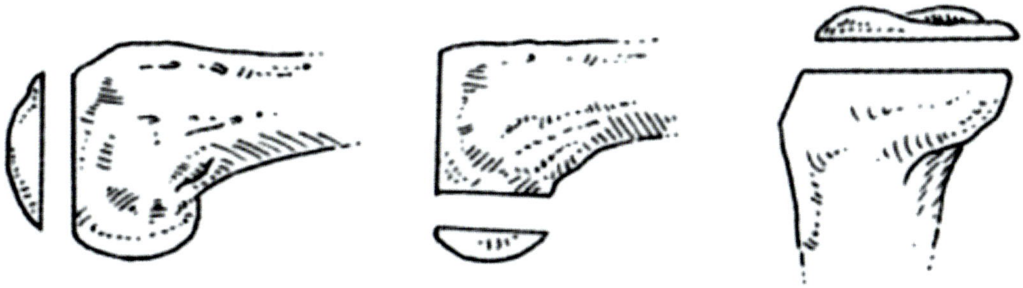

图 2-39　全膝关节置换术中三种截骨

选择以外侧髁为标准。这种等量截骨于股骨假体的理念可以帮助确保关节力线的重建。股骨远端截骨过多会导致伸直间隙大于屈曲间隙，形成膝反弓，而截骨过少则会导致屈曲挛缩。股骨后侧的截骨可选择性影响屈曲间隙。如果屈曲间隙大于伸直间隙，就会出现术后屈曲不稳定。一般建议截骨量应根据植入物的尺寸厚度来决定。

因此，股骨远端截骨和股骨后髁截骨对关节的活动范围有不同的影响。股骨远端截骨会影响伸直间隙，其截骨量的多少会影响关节在伸直时的结构稳定性，股骨远端截骨过多会导致关节过伸，而截骨过少会出现关节屈曲挛缩，导致伸直受限。股骨后髁截骨可能会影响屈曲间隙，因为它可能会影响关节在屈曲时的结构稳定性，从而限制屈曲的范围。

胫骨近端截骨可能同时影响伸直间隙和屈曲间隙，因为胫骨是支撑膝关节的重要骨骼结构之一，胫骨的截骨手术可能会影响膝关节的整体稳定性和活动范围，因此会对伸直和屈曲同时造成影响。

2.119 TKA 截骨后发现伸直间隙、屈曲间隙并非矩形时如何处理?

我们应先明确限制膝关节内外侧间隙的主要组织结构（表 2-1）。

表2-1 膝关节内外侧主要组织结构

外侧		内侧	
伸直间隙	屈曲间隙	伸直间隙	屈曲间隙
外侧副韧带	伸膝装置	内侧副韧带	伸膝装置
后外侧关节囊	前部关节囊	后内侧关节囊	前部关节囊
后交叉韧带	外侧副韧带	后交叉韧带	内侧副韧带前部纤维
腘绳肌腱	腘肌腱	腘绳肌腱	内侧副韧带
髂胫束	腓肠肌外侧头	后斜韧带	
弓状韧带复合体		内侧副韧带后部纤维	

严重膝内翻

严重膝内翻的特点：内侧间隙狭窄；内侧平台磨损；外侧副韧带（LCL）正常，严重时 LCL 变细或拉伸。

对于严重膝内翻，伸直间隙内侧小于外侧，应完成骨赘清除，当内侧紧时，常为内侧副韧带（MCL）后纤维和后内关节囊挛缩，仅需松解后部组织。

对于严重膝内翻，屈曲间隙内侧小于外侧，采用平衡间隙技术一般均可得到矩形屈曲间隙，无须再平衡；采用测量截骨技术，矩形屈曲间隙常不能获得，需要平衡，屈曲间隙不平衡，常为 MCL 前部纤维挛缩。松解技术包括：①后内侧关节囊和半膜肌松解；②胫骨内侧缩窄技术：将胫骨平台内侧副韧带附着处连带 2 mm 厚骨质用骨凿进行纵行松解，但保持远端骨质不断裂，然后于胫骨平台安放小号假体；③ pie-crusting 技术（图 2-40）。

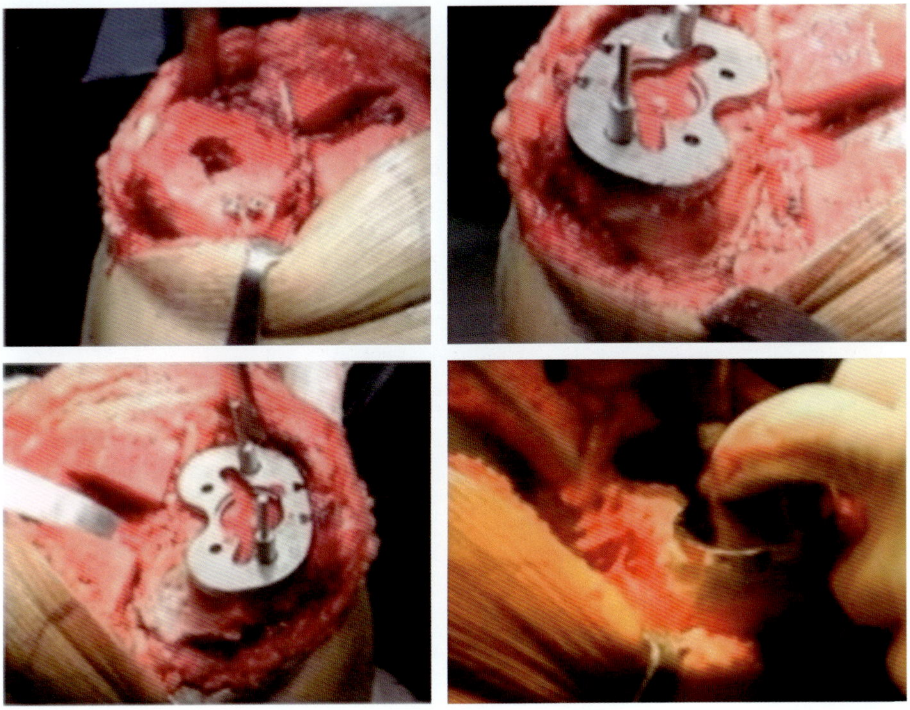

图 2-40　内侧软组织松解技术

严重膝外翻

严重膝外翻的特点：LCL、髂胫束、腘肌腱、弓状韧带复合体挛缩紧张；MCL 松弛；股骨外髁磨损。

对于严重膝外翻，伸直间隙外侧小于内侧，应根据内侧副韧带功能情况决定胫骨近端与股骨远端截骨量，松解后外侧关节囊（横断或 pie-crusting 技术），松解髂胫束（pie-crusting 技术），松解 LCL。

对于严重膝外翻，屈曲间隙外侧小于内侧：采用平衡间隙技术一般均可得到矩形屈曲间隙，无须再平衡；采用测量截骨技术，矩形屈曲间隙常不能获得，需要平衡；松解后外侧关节囊、LCL、腘肌腱、腓肠肌外侧头。松解技术包括：①髂胫束松解；②后外侧关节囊松解：可用类似 pie-crusting 技术的方法，但最好使用刀片松解，且深度小于 0.5 cm，以免损伤神经（图 2-41）；③外侧副韧带松解：但不建议同时松解外侧副韧带和腘肌腱，以免造成屈曲不稳。

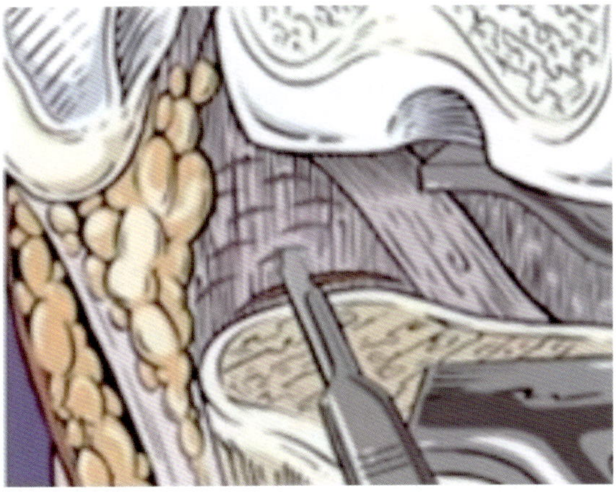

图 2-41　后外侧关节囊松解

对于超过 1 cm 的伸直或屈曲内外侧间隙不等宽，可采用股骨内侧或外侧滑移截骨以恢复间隙平衡。

2.120 何谓“九宫格”？如何使用？

“九宫格”是指在行全膝关节置换术中，屈曲或伸直间隙松紧情况不同时所采取的应对措施，针对 9 种情况相应采取不同的解决方案（表 2-2）。

表2-2 全膝关节置换术中的屈曲与伸直间隙平衡

伸直间隙	屈曲间隙		
	屈曲松弛	屈曲恰当	屈曲紧张
伸直松弛	厚的聚乙烯衬垫	股骨远端增强块； 小的股骨假体 + 厚的聚乙烯衬垫	胫骨追加截骨 + 股骨远端增强块 + 厚的聚乙烯衬垫； 小的股骨假体
伸直恰当	股骨远端追加截骨 + 厚的聚乙烯衬垫	良好	PCL 松解； 增加胫骨截骨的后倾； 小的股骨假体
伸直紧张	股骨远端截骨 + 厚的聚乙烯衬垫	股骨远端截骨； 关节囊松解	胫骨追加截骨； 薄的聚乙烯衬垫

2.121 胫骨假体后内侧、后外侧及外侧悬出的允许范围是多少？超出允许范围会产生什么症状？

胫骨假体后内侧、后外侧及外侧悬出的允许范围是 2 mm 以内。

许多研究表明，胫骨假体悬出的可导致假体下沉，增加无菌性松动的风险。因此骨科医生在 TKA 中应防止内侧和外侧悬出。胫骨假体的选择一般遵循以下原则：宁可前方稍微悬出一点，也不要让后方悬出；宁可内侧稍微悬出一点，也不要覆盖不足。

超出允许范围可能会导致胫骨平台假体对外侧副韧带、内侧副韧带、滑膜、关节囊、腓肠肌外侧头籽骨、髌下脂肪垫以及腘肌腱产生摩擦而引发疼痛。Bonnin 等[194]研究发现，胫骨假体悬出患者的术后疗效明显差于未悬出组，疼痛也更加明显。Nielsen 与 Liu 等[195]都得出了与上述类似的结果。Nicoll 和 Rowley[83]研究了 38 例 TKA 术后疼痛患者，超过半数患者的疼痛与胫骨平台假体悬出过度有关（图 2-42）。

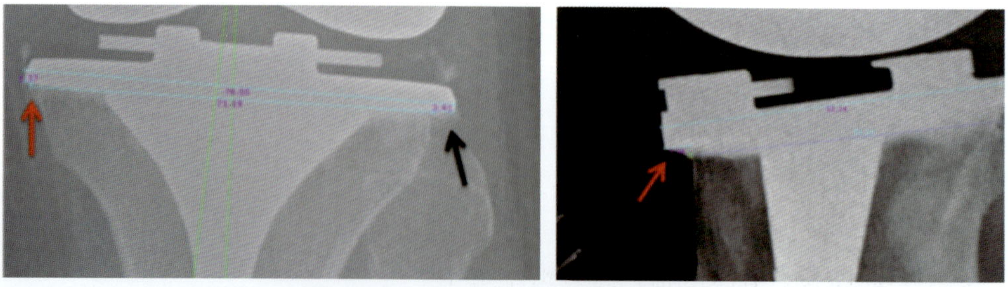

图 2-42 X 线示假体悬出（箭头所示）

2.122 TKA 髌骨增厚 2 mm，屈曲度减少 3°，这种说法对吗?

该说法具有一定的理论基础，Bengs 等 [100] 研究结果显示，TKA 髌骨增厚 2 mm，膝关节屈曲度减少 3°。Abolghasemian 等 [196] 研究结果的精确数据是：髌骨每增厚 1 mm 平均屈曲损失 1.28°。

髌骨厚度增加，髌骨间隙填充增加，造成髌骨压力增加，同时由于髌骨前移，造成髌腱和髌韧带张力增加，进而影响屈曲。髌股关节过度填充，增加了接触应力，并对髌骨支持带和伸肌装置形成牵拉，从而导致髌股关节疼痛。髌股关节过度填充超过 2 mm 会导致髌股关节磨损、接触压力增加、活动范围减小、膝关节疼痛和剪切力增加，从而导致髌骨假体松动、失效。

研究表明，随着屈曲角度的增大，髌股关节的关节间隙张力逐渐增大，特别是在屈曲角度达到 120° 时，关节压力上升较为显著。此外，随着假体厚度的增加，关节间隙张力也呈现明显的增加趋势，这些发现提示在进行手术或选择假体时，需要考虑关节间隙的张力变化，以保证关节的稳定性和功能。髌股关节的压力点大多数位于髌股关节的外上方位置，这是压力集中的部位。该研究得出结论：①髌骨厚度每增加 1 mm，髌股关节压力平均增加 10%~20%；②屈膝过程中髌股关节压力的集中点始终位于髌骨关节面的上半部分，且随着屈膝角度的增加而上移。

生物力学研究表明，髌骨通过增加髌腱的力臂来提高股四头肌的伸膝效能，也能集合股四头肌的收缩力并将股骨周围的张力传递至髌腱。髌骨厚度减小可能降低伸膝装置的效能，因为它对股四头肌的生物力学具有重要作用。此外，过度切除导致髌骨变薄可造成压力升高，从而导致早期失败。一项解剖研究显示，髌骨厚度是其宽度的 1/2，可避免髌骨被过度填充。

2.123 何谓 PSI 人工膝关节置换?

PSI 人工膝关节置换是一种个性化的膝关节置换手术技术，通过使用患者个性化工具（patient-specific instrumentation，PSI）来提高手术的精确性和效果。这种手术方法通过使用患者解剖数据（如 MRI 或 CT 图像）来设计和制造定制化的手术工具及截骨导板，以更好地适应患者的个体解剖结构和膝关节畸形情况（图 2-43）。

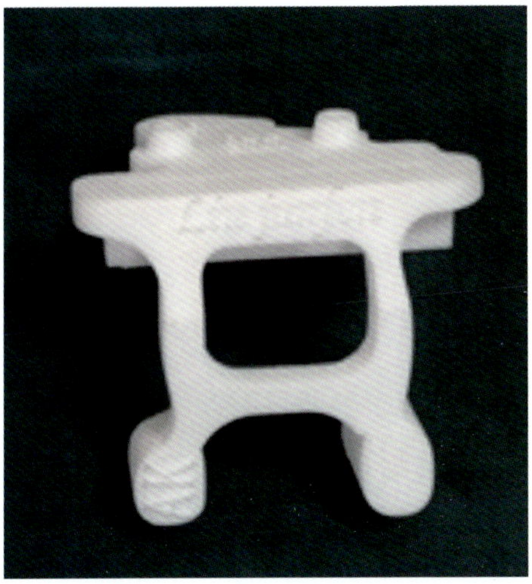

图 2-43　PSI 定制化截骨导板

在 PSI 人工膝关节置换手术中，医生首先会使用患者的影像数据创建一个三维模型，这个模型能够提供详细的关节结构信息。然后根据这个三维模型，医生可以制订个性化的手术计划，包括确定最佳的假体选择、骨切割位置和角度等。

根据手术计划，可制造定制化的手术工具。这些工具包括截骨模板、引导针等，它们的设计是为了在手术中精确地引导截骨和安置假体，以确保手术的准确性和成功率。

以下是关于 PSI 人工膝关节置换的一些技术要点。

影像数据获取

在 PSI 人工膝关节置换手术前，患者会接受 MRI 或 CT 等影像学检查。这些影像数据提供了详细的膝关节解剖结构信息。

三维模型创建

利用患者的影像数据，医生可创建个性化的三维模型，以更精确地了解患者的膝关节结构、骨骼特征和任何潜在的畸形。

个性化手术计划

基于三维模型，医生制订个性化的手术计划，包括最佳的假体选择、截骨位置和角度等。这确保手术过程更加适应患者的个体差异。

定制化手术工具

根据手术计划，专门设计的手术工具会被制造出来。这些工具可以包括截骨模板、引导针等，旨在术中引导医生实施精准的截骨和假体安置。

手术操作

在手术过程中，医生使用这些定制化的工具，根据患者的个体解剖结构进行膝关节置换手术。这有助于提高手术的准确性，减少手术时间，并降低术后并发症的风险。

通过 PSI 人工膝关节置换技术，可以更好地满足患者的个体需求，提高手术的成功率和患者的康复水平。这一技术在术前规划和手术执行的过程中都强调了个体化和精确性。然而，术后的效果仍然受到患者整体健康状况和术后康复的影响。相较于传统的膝关节置换手术，PSI 人工膝关节置换技术具有更高的个体化程度，可以减少手术时间和并发症的风险，提高手术的精确性和效果，有助于患者术后康复和功能恢复。相关文献报道，3D 打印截骨导板辅助人工膝关节表面置换术较传统截骨的膝关节表面置换术可以节省手术时间，同时可以获得较好的下肢力线和较好的术后短期临床效果，达到量体裁衣的准确水平。

2.124 TKA 术前排除颈椎、腰椎疾病非常重要，手术的治疗顺序应如何选择?

在进行全膝关节置换术（TKA）之前，确保患者的颈椎和腰椎状况良好是非常重要的。这是因为手术期间患者可能需要在手术台上保持一定的姿势，而颈椎和腰椎问题可能会对手术过程和术后康复产生负面影响。

一般来说，如果患者同时患有颈椎和腰椎疾病，医生可能会考虑先处理颈椎问题，然后再考虑腰椎的治疗。这是因为颈椎问题可能对手术期间的体位和麻醉有更直接的影响。如果患者双下肢出现憋胀、麻木等症状，说明腰椎病变很严重，即使行 TKA 也无法改善患者的临床症状及生活质量。同时，很多患者 TKA 术后不满意，患肢疼痛不适，往往是由腰部疾病引起，因此进行 TKA 前应先治疗腰部疾病，然后再考虑 TKA 治疗。

很多研究表明，对于膝骨关节炎合并退行性腰椎管狭窄，手术顺序的选择正确与否直接影响患者的术后效果。术前必须先正确判断疼痛的主要来源，哪个部位病变重就先治疗哪个部位，以便第一次手术能取得最佳效果。因为对于老年患者来说，手术次数越多，风险越大。对于这类患者，不能凭影像学表现就盲目进行手术治疗。临床实践已证实，影像学表现出的腰椎管狭窄程度或关节退行性变程度与临床症状不成正比。对于鉴别困难的病例，关节内诊断性封闭在评价症状的来源以及预测关节置换术后效果方面可能有一定的参考价值。根据多年临床实践经验积累，建议拟行全膝关节置换术的中老年患者，应详细检查下肢神经功能状态，并应当做腰椎 MRI 检查，一方面可以明确诊断，另一方面可避免全膝关节置换术后出现腰椎症状时，因体内存在金属假体而不能行 MRI 检查的缺憾。因此，对于膝骨关节炎合并退行性腰椎管狭窄的中老年患者，全膝关节置换术前应告知患者及家属，成功的关节置换术后可能出现腰椎症状或原有症状加重，并不排除因腰椎病变再行腰椎管减压术的可能，因此，一般坚持先腰后膝的治疗顺序。

2.125 行 TKA 时，脂肪垫应如何处理?

膝关节的脂肪垫，特别是髌下脂肪垫（Hoffa’s fat pad）位于膝关节内、滑膜外，是填充胫骨平台、髌腱、髌骨、股骨髁间空隙的纤维脂肪组织，在膝关节中起着重要的生物学和机械作用。它不仅能够提供缓冲和支持，还参与关节润滑和炎症反应，在骨关节炎发生进展中起到保护与破坏的双重作用。因此，在进行膝关节置换时是否保留髌下脂肪垫成为其主要争论点。如何处理这些脂肪垫就显得尤为重要。

处理脂肪垫的方法主要有两种：保留或切除。

保留脂肪垫

在可能的情况下，保留脂肪垫是较为理想的选择，因为脂肪垫的保留有助于维持关节的生物力学性能和促进术后恢复。而切除脂肪垫可能会增加术后疼痛，减慢恢复过程，并可能对关节的生物力学性能产生负面影响。随着研究的深入，发现髌下脂肪垫对膝关节具有重要作用：①含有脂肪干细胞、神经纤维、免疫细胞，可组织软骨细胞的降解及软骨细胞促炎性介质的分泌；②是伸膝装置血供的主要来源之一；③切除髌下脂肪垫后，与髌腱紧密粘连的纤维瘢痕会增加术后翻修的难度。因此，近年来许多学者建议保留髌下脂肪垫。全膝关节置换术中保留完整的髌下脂肪垫，可以有效提高术后膝关节活动度、改善膝关节功能，术中对髌腱可以起到保护作用，可以有效防止术后髌腱短缩，降低膝前痛出现的概率，并有助于维持关节周围的血液供应。

切除脂肪垫

在某些情况下，如脂肪垫受到严重炎症或疾病损害，或者其位置和体积干扰到假体的放置和关节功能，手术者可能会选择部分或全部切除脂肪垫。髌下脂肪垫中的神经肽 P 物质是引起 TKA 术后膝前疼痛的主要原因，TKA 手术时切除髌下脂肪垫，不仅能缓解术后膝前疼痛，还可以充分显露外侧间室，减少髌腱损伤风险，为手术操作提供便利，从而建议部分切除或全部切除髌下脂肪垫。

对于行 TKA 时选择切除还是保留脂肪垫，仍是面临争议的问题，根据我们的经验，建议对于正常的髌下脂肪垫，在不影响手术操作的情况下，应尽可能保留；对于有病变的脂肪垫或者重度骨关节炎，为了方便手术操作，可以切除部分脂肪垫。

2.126 股骨为什么要 3° 外旋截骨？不正确的截骨会产生什么后果？

EP 线是内、外侧副韧带的起始部与内、外上髁连线的轴，是膝关节屈伸的旋转轴。根据解剖学上定义，上髁是骨髁部突起的尖端，连接股骨内上髁和外上髁顶点的连线称为临床通髁轴（clinical transepicondylar axis，cTEA）。因为内侧副韧带附着部分的功能中心位于股骨内上髁顶部下面的凹陷中，其与外上髁顶部的连线是功能性股骨髁，称为外科通髁轴（surgical transepicondylar axis，sTEA）。后髁轴（posterior condylar axis，PCA）是连接股骨内、外髁后髁部顶点的线，用于对线标准以及测量截骨术前倾角。对于正常的膝关节，胫骨近端外侧约 3° 抬高。膝关节的屈曲旋转中心平行于 sTEA。连接股骨内、外髁后侧最后部分的直线，与 sTEA 内旋的方向约 3° 相交，这是因为在伸直位，胫骨近端的外侧平台相对于 EP 线抬高了约 3°，当胫骨在 EP 线周围弯曲时，外侧也抬高了 3°。由于人工膝关节置换术是将胫骨近端水平轴与胫骨轴相垂直截骨，如果膝关节屈曲，内侧会变窄，外侧会变宽，通过将这 3° 相对于 PCA 外旋 3° 与 sTEA 平行设置股骨假体，因此，股骨要 3° 外旋截骨（图 2-44）。

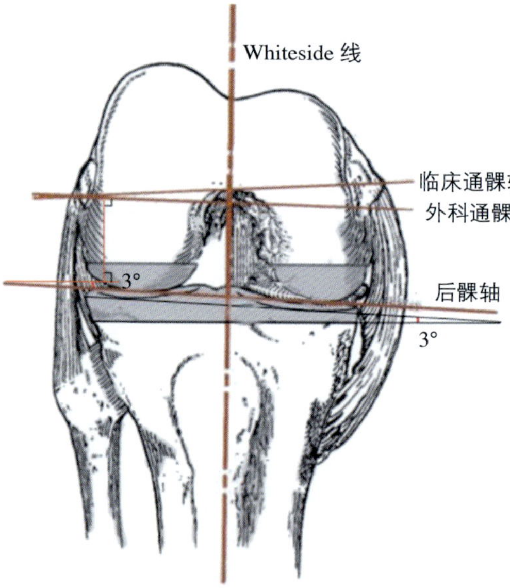

图 2-44 临床通髁轴：股骨内上髁和外上髁顶点的连线；外科通髁轴：股骨内上髁顶部下面的凹陷处与外上髁顶部的连线；后髁轴：股骨内、外髁后髁部顶点的连线；Whiteside 线：股骨远端髁间窝中点最凹陷部的前后连线

股骨外旋截骨角度过大

（1）软组织平衡问题：过度的外旋会导致膝关节内侧软组织过度紧张，而外侧软组织过于松弛，进而影响膝关节的稳定性和运动范围。

（2）磨损加速：不正确的假体对线会导致假体接触面负荷不均匀，进而加速假体磨损，降低假体寿命。

（3）髌骨问题：过度的外旋截骨可能会影响髌骨轨迹，导致髌骨不稳定、髌骨疼痛或髌骨磨损。

（4）假体松动：不平衡的力量分布和加速磨损可能会导致假体提前松动，需要进行翻修手术。

股骨内旋截骨

（1）减少膝关节稳定性：内旋截骨会导致膝关节外侧的软组织过度紧张，而内侧软组织过松，影响膝关节的稳定性。

（2）限制运动范围：内旋截骨可能导致膝关节伸直和屈曲时的运动范围受限，影响日常活动和生活质量。

（3）增加假体磨损和松动风险：与外旋截骨过度一样，内旋截骨也会导致假体接触面的不均匀负荷，增加假体磨损和松动的风险。

（4）髌骨轨迹异常：内旋截骨也可能导致髌骨轨迹异常，增加髌骨不稳定和髌骨疼痛的风险。

（5）造成屈伸间隙不平衡，特别是屈曲间隙内外不等，导致屈曲稳定性受损，影响关节功能。

2.127 如何选择股骨外旋点位?

TKA 术中膝关节假体正确放置涉及胫骨和股骨的正确定位、对线及截骨，其中良好的股骨假体旋转是获得成功的关键，假体旋转不良可能导致术后膝关节疼痛、僵硬、屈曲不稳、髌骨轨迹不良等。股骨假体外旋转点定位的方法主要分为依靠股骨解剖标志定位和不依靠股骨解剖标志的定位（如屈曲间隙平衡技术及计算机辅助导航技术）。

股骨解剖标志定位

通髁轴：股骨通髁轴（TEA）分为外科通髁轴（sTEA）和临床通髁轴（cTEA）。sTEA 是股骨外上髁最凸点到股骨内上髁最凹点的连线，cTEA 是股骨内外侧髁最高点的连线，其中 cTEA 比 sTEA 外旋 3° 左右。TEA 主要参照的是明显的骨性标志，且不容易受到影响，因此被认为是目前较为稳定的股骨旋转对线方法。在早期，学者们多以 cTEA 为参考，但是 Franceschini 和 Merican 研究发现，在生物力学研究上，sTEA 是平行于膝关节的旋转轴线，是股骨假体的精确参考轴线，具有解剖变异小和不易受骨赘影响等优点[197]。Victor 等[198]认为，sTEA 更加近似于膝关节生理性屈伸轴，可以使胫股关节功能尽可能地恢复，减少髌股关节远期并发症。但是由于 sTEA 的股骨髁内侧沟在某些病例中难以触诊和定位，并且有软组织的覆盖和骨性标志的磨损，有报道称即使基于间隔 1 mm 的 CT 扫描，仍有 18% 的股骨髁内侧沟上无法识别，因此 sTEA 轴线存在一定的误差。

后髁线：股骨后髁线（posterior condylar line，PCL）是股骨内、外侧后髁关节面最突出点的连线。1985 年其由 Hungerford 提出，PCL 可在直视下定位，且操作性和可重复性较强，目前多数手术定位器械均以其作为参考。其与 sTEA 内旋的方向约 3° 相交，由于正常膝关节胫股关节面大约呈 3° 的生理性内翻，当垂直于下肢机械轴进行胫骨平台截骨时，为了获得矩形的屈曲间隙，就需要沿 PCL 外旋 3° 进行股骨后髁截骨。但是相对于后髁轴外旋 3° 定位股骨假体旋转是来源于测量数据的平均值，存在一定误差。徐福稳、曹力等[199]测量我国多个民族骨关节炎患者的后髁角，结果表明不同民族患者后髁角存在差异。而且，如果股骨外侧髁磨损较重，那么术后会出现内旋不足；如果内侧髁磨损较重，则会出现过度的内旋截骨。因此，仅通过依靠 PCL 进行旋转力线的定位会导致截骨不精确，应联合多种方法校正股骨假体旋转。

Whiteside 线：即股骨前后轴线（AP），它是连接髁间沟最深部分和髁间区域中心的线，股骨前后轴线和股骨髁上轴线几乎是垂直相交的，术中容易确认，且不易受到股骨后髁磨损或者退化的影响。但是当股骨髁间出现磨损、滑车发育不良时，滑车最低点确定障碍，导致 AP 轴不能单独成为参考线。Victor 等[200]通过 CT 对解剖定位点进行测量发现，Whiteside 线并非一条准确的股骨旋转截骨参考轴线，对于股骨髁发育不良和膝关节外翻畸形患者，因股骨髁外形发生改变，进而会影响该参考轴线的可靠性。

滑车沟线：滑车沟线是一个较新的参考轴线，是连接沿股骨滑车沟最深处多个点的曲线，同时将这些点拟合最佳的直线即滑车沟直线，相比于其他参考轴线，滑车沟线依据滑车沟内多个标记点进行定位，以此确定股骨假体旋转可以减少误差。但目前对于滑车沟线的运用还较少，因此对股骨假体旋转对线的操作可靠性还需进一步研究。

屈曲间隙平衡

屈曲间隙平衡技术首先由 Insall 等提出，其要点在于术中必须适当且精确地松解内外侧副韧带等软组织，然后进行精确的胫骨面截骨，再根据胫骨截骨面来平行地切除股骨后髁，使胫骨截骨面与股骨截骨面形成一个矩形（图 2-45）。理论上，间隙平衡技术不受

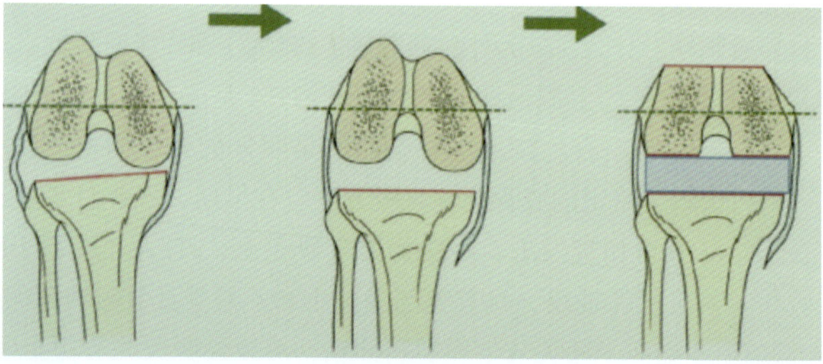

图 2-45　充分松解韧带，使胫骨截骨面与股骨截骨面形成一个矩形

股骨远端解剖变异的影响，可以通过器械本身确定股骨假体旋转力线。不过运用这种技术时，要对胫骨精确地截骨，并且要很好地进行软组织松解，否则可能导致后续股骨假体旋转不良，而在 Moon 等 [201] 的荟萃分析中，认为采用间隙平衡技术定位的股骨假体旋转误差大于采用测量截骨技术定位。屈曲间隙平衡技术相对其他方法来说比较主观，并不容易掌握。

计算机辅助导航技术

计算机辅助导航技术可以提供准确的解剖定位和可视化引导，有助于提高假体安放的精准性，Walde 等 [202] 分别对 93 例 TKA 患者应用股骨参考轴标记确定股骨旋转力线，或以计算机辅助导航技术测量的韧带紧张度为基础决定是否进行胫骨截骨及方法。观察发现，当膝关节屈曲 90° 位平行于胫骨截骨平面时，应用股骨参考轴的旋转失误范围为内旋 12.2° 至外旋 15.5°，而采用计算机导航技术的失误范围为内旋 3.0° 至外旋 2.4°。应用调整韧带紧张度的计算机导航技术能够达到几乎平行的屈曲间隙，且能避免一侧膝关节负荷过重和不稳定。同样，Cheng 等 [203] 研究发现，采用计算机辅助导航技术在假体冠状位、矢状位上都比传统手术要精确。但是计算机辅助导航技术因费用较高、技术难度大、学习周期长等问题，目前普及率并不高。

2.128 TKA 胫骨旋转定位有几种方法?

在 TKA 中，胫骨前后轴（AP）是经过后交叉韧带中点并垂直于股骨外科上髁轴（sTEA）的一条胫骨侧轴线，理论上应该是胫骨假体旋转定位的金标准（图 2-46）。此外，关于胫骨假体旋转定位方法有很多，包括 Insall 线、Akagi 线、胫骨前皮质、第二跖骨解剖线、ROM 技术、计算机辅助导航技术（CANS）等。

Insall 线

早在 20 世纪 90 年代初，Insall 等 [204] 建议在胫骨结节无解剖变异和非严重膝关节畸

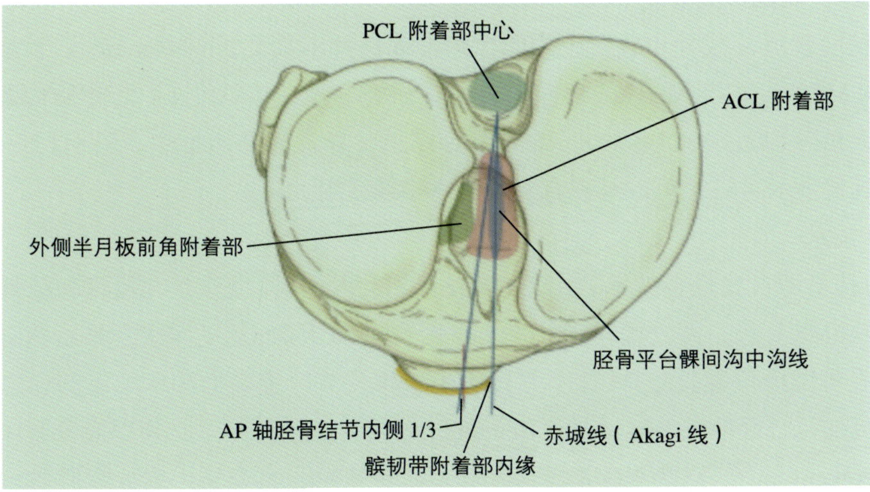

图 2-46 胫骨前后轴示意图

形的病例中，采用胫骨结节中内侧 1/3 处作为胫骨假体定位参考标志。多数学者认为，胫骨结节中内侧 1/3 是精确可靠的参考标志，根据此方法可以获得良好的胫骨假体旋转对线和较好的临床效果，但对重度膝关节畸形患者应该谨慎使用。也有学者指出使用胫骨结节中内侧 1/3 进行定位会导致胫骨假体外旋。Howell 等 [14] 认为，在运动学对齐的 TKA 中，胫骨结节内侧缘和胫骨结节中内侧 1/3 都不是胫骨假体旋转对齐的有用标志。70% 的患者使用胫骨结节内侧缘以及 86% 的患者使用胫骨结节中内侧 1/3 的方法进行定位会造成 5° 或以上的误差。尽管存在膝关节畸形程度和解剖发育等相关因素的干扰，胫骨结节仍然是 TKA 术中简便且广泛应用的参考标志。

Akagi 线

又叫赤城线，Akagi 等 [209] 对 39 名志愿者进行膝关节 CT 扫描，发现后交叉韧带中点到髌腱附着点内侧缘的连线几乎与胫骨前后轴平行，并将其名命名为 Akagi 线。许多学者认为 Akagi 线是 TKA 术中和术后最重要的胫骨旋转参考线。而 Kim 等 [216] 认为对于患有骨性关节炎的老年人来说，胫骨近端 1/3 前边界到后交叉韧带中点的连线更能代表胫骨 AP 轴。

胫骨前皮质

Baldini 等 [210] 认为采用区域确定胫骨假体位置比轴线更加简便和精确，进而提出了利用胫骨前皮质（anterior tibial curved cortex，ATCC）的旋转定位方法。以 ATCC 为标志的方法是：切开胫骨近端后，将胫骨假体的前表面与胫骨近端的 ATCC 相匹配。Kim[216] 认为 ATCC 具有更小的变异，是 TKA 术中胫骨旋转对准的可靠和实用的解剖学标志。Popescu 等 [220] 认为 ATCC 可以在胫骨截骨后使用，到目前为止还没有发现任何缺点，是精确的关节内解剖标志。

第二跖骨解剖线

多数 TKA 手术器械手册建议，在胫骨髓外对准截骨时参考第二跖骨（second metatarsal bone，MT2），而在骨关节炎（OA）或类风湿性关节炎（RA）患者中，使用 MT2 作为远端标志来预测胫骨近端截骨和放置胫骨假体的准确性并不高。Tsukeoka 等 [221] 测量了 OA 和 RA 患者的 MT2 轴线和 Akagi 线之间的夹角，研究显示，OA 和 RA 患者 MT2 轴与 Akagi 线的平均夹角分别为 -10.0° ± 10.8° 和 -5.3° ± 16.5°，异常值高达 10%。但 MT2 不会增加手术成本和延长手术时间，可以与现有髓外定位指导联用。

ROM 技术

ROM 技术即自我形合技术，由 Eckhoff 提出 [222]，具体操作是在股骨和胫骨截骨后进行适当的软组织平衡，再放置假体试模，膝关节全范围屈伸运动多次，最后确定在伸直位时的标准胫骨试模位置。ROM 技术尤其适用于膝关节严重畸形和术中解剖标志难以辨认的病例，更加符合胫股关节运动学。Benjamin 等认为应用此技术必须以股骨假体精准放置为前提。Ikeuchi 等 [223] 认为 ROM 技术有较大的变异性，且容易内旋放置假体，在一定程度上取决于后参考点的选择，不建议单独使用。

计算机辅助导航（CANS）技术

目前计算机辅助导航技术主要分为三类：有图像的大型控制台导航、无图像的大型控制台导航和新式的手持式导航。许多学者认为计算机辅助导航在准确重建下肢力线、精确截骨厚度、软组织平衡及屈伸间隙平衡、降低翻修率等方面均优于传统手术方式，因计算机辅助导航技术成本较高、医师学习曲线较长，所以目前尚未普遍用于胫骨假体旋转定位，但是对于生活质量要求较高、术前内翻畸形超过 10°、关节外畸形、有远端股骨或胫骨骨折、单髁置换术后改全膝关节置换的患者，应用计算机辅助导航仍是不错的选择。

2.129 TKA 中胫骨假体旋转为什么定位于胫骨结节中内侧 1/3 处?

TKA 中胫骨假体的旋转设置与股骨胫骨（FT）关节的旋转适应性、髌骨活动轨迹、胫骨假体在截骨面上覆盖、术后足部的朝向、术后伸直受限等因素有关。因此假体旋转对齐是决定 TKA 成功与否的重要因素，假体旋转不良将导致膝关节运动学和生物力学发生异常变化。

胫骨结节是 TKA 中放置胫骨假体时广泛应用的骨性解剖参考标志，而胫骨结节并不位于连接股骨头、髁间窝、胫骨平台中心、踝关节中心的下肢负重轴的矢状位上，而是位于距离胫骨中心约 15° 外旋的位置。在 20 世纪 90 年代，Insall 等 [204] 提出采用胫骨结节中内侧 1/3 处作为胫骨假体定位参考标志。Lawrie 等 [205] 对尸体膝关节的研究和 Lützner 等 [206] 对 TKA 术后 CT 测量的研究都指出，胫骨结节内侧缘是胫骨假体术中定位的可靠标志。赵旻暐等利用胫骨结节中内侧 1/3 处作为近端解剖标志，在 196 例术前存在内翻畸形的 TKA 中，179 例获得良好的术后下肢力线，其中术前严重内翻畸形的患者容易出现胫骨假体力线不良。他们认为该方法临床可行性高，多可取得满意的结果，但对重度膝关节畸形患者应该慎重。Incavo 等 [207] 在研究中对 30 个正常膝关节的 MRI 扫描进行了研究，以股骨上髁轴为参照，制作了一个对称的胫骨基板模型，并测量了中轴线和髌韧带的交点，结果显示 30 个膝关节中有 22 个的胫骨基板处于最佳位置，胫骨模板的中轴线交点位于胫骨结节中内侧 1/3 处位置。

但是近年来更多的研究表明，胫骨结节中内侧 1/3 处并不是精确的胫骨假体定位标志，尤其是对于胫骨结节存在解剖变异和膝关节严重畸形的病例，依旧需要更多的临床研究来细化胫骨结节中内侧 1/3 处、胫骨结节内侧缘等以胫骨结节为主的参考标志的适用范围（图 2-47）。

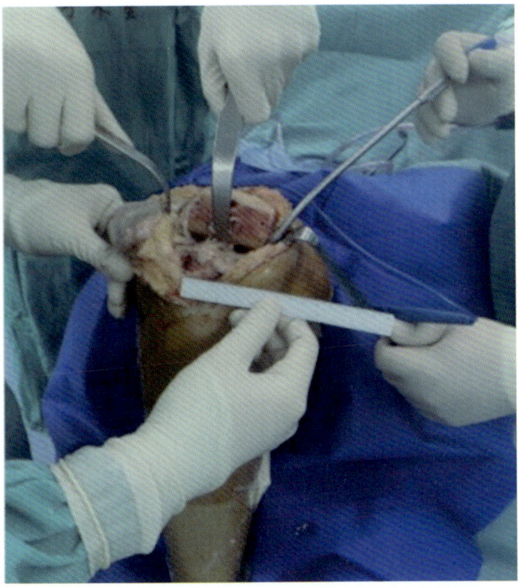

图 2-47　术中胫骨结节中内侧 1/3 处测量

2.130 TKA胫骨假体旋转对线不良的主要影响有哪些?

近年来，TKA的假体操作系统与手术技术不断改良，但旋转对线不良仍是TKA失败的常见原因。Berger等[52]研究了30例仅存在髌股关节并发症的膝关节，发现胫骨侧假体旋转是导致联合旋转不良的主要因素。Watanabe等[208]测量了51例TKA术后股骨和胫骨的旋转轴线，发现假体旋转不良主要发生在胫骨侧。与股骨侧相比，胫骨侧旋转力线的变异性较大，且缺乏公认的前后轴线，这些都造成了胫骨侧旋转不良的高发生率。

在各种常用的胫骨假体旋转对线方法中，Insall线存在过度外旋倾向，Akagi等[209]研究表明使用胫骨结节中内侧1/3处作为参考标志会导致胫骨假体外旋，其平均值为10°，Baldini等[210]在胫骨平面的MRI图像上测量了胫骨结节中内侧1/3处至胫骨几何中心与股骨临床通髁线投影线垂线的夹角，其平均值为外旋4.7° ± 3.6°；Akagi线虽是目前认可度最高的解剖轴，但仍存在一定内旋倾向，Kawaguchi等[211]利用导航系统验证胫骨截骨前后Akagi线的重复性，结果表明截骨后Akagi线平均内旋2°，其中37%的病例内旋大于3°；曲面重叠（curve-on-curve，CoC）技术利用胫骨前皮质进行区域定位，可使对称型胫骨基座获得良好的旋转位置，但应用于解剖型胫骨基座时则会发生较为明显的假体外旋；ROM技术有较大的变异性且容易内旋放置假体。

胫骨假体旋转对线不良将导致膝关节运动学和生物力学发生异常变化，Barrack等[212]认为假体旋转不良是TKA术后膝前区疼痛的重要因素，TKA术后伴膝前区疼痛患者的胫骨假体平均内旋6.2°，股骨-胫骨假体联合内旋患者发生膝前区疼痛的概率是假体联合外旋患者的5倍以上。Nicoll和Rowley同样报道了胫骨假体内旋会导致TKA术后残余疼痛[83]。Panni等[81]认为胫骨假体内旋大于10°是TKA术后疼痛和功能低下的重要危险因素，外旋则没有负面影响。Bedard等[213]报道了TKA术后膝关节僵直与假体旋转不良有关，Osano等[214]分析了高屈时胫骨假体应力，发现胫骨假体旋转不良的应力达到正常位置的160%，胫骨聚乙烯假体的应力水平显著增加，进而加速聚乙烯衬垫的磨损。

胫骨旋转不良可导致髌骨轨迹不良、聚乙烯衬垫磨损加速、膝关节僵直、步态异常、术后膝关节长期慢性疼痛以及假体无菌性松动、甚至关节脱位、垫片脱出等并发症。如果不能正确把握胫骨的前后方向，胫骨截骨面向后方倾斜会对胫骨内、外翻轴线产生影响，而胫骨假体处于内旋位设置会发生髌骨向外侧半脱位倾向，成为术后疼痛的原因，因此，TKA中胫骨侧假体的旋转设置在手术技巧上是非常重要的一环。

2.131 何谓“大钢琴征”？

目前，股骨假体旋转定位的方法主要有通髁轴、后髁轴和Whiteside线。股骨通髁轴分为临床通髁轴（cTEA）和外科通髁轴（sTEA）。在早期，学者们多以股骨cTEA为参考，即股骨内外侧髁最高点的连线。但进一步研究发现，sTEA更接近膝关节屈伸活动的轴线，且具有解剖变异小和不易受骨赘影响等优点，已被公认为股骨假体旋转对线定位的金标准，即股骨外侧髁最高点至股骨内侧髁沟的连线。当平行外科通髁轴或者相对后髁轴外旋3°截骨时，股骨前方所呈现的类似钢琴的表面形状被称为“大钢琴征”（图2-48），Insall等[204]首次描述了“大钢琴征”并认为它是判断股骨旋转方向是否正确的一个标志。

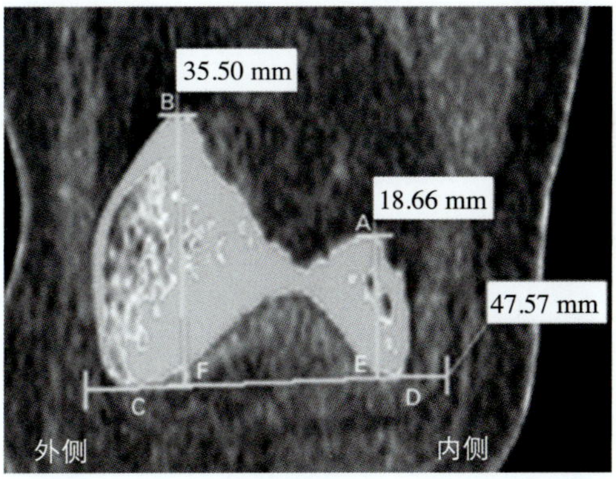

图2-48　AE表示内侧距离，BF表示外侧距离

Cui等[215]通过使用计算机模拟实验定量评价股骨前方切除表面的形状，并使用内侧和外侧股骨前切除表面的比率来定义（图2-48），当AE/BF比值在0.65~0.69时会呈现典型的“大钢琴征”，在相对于后髁轴外旋6°时，AE/BF比值在0.50~0.55，此时呈现“双鱼征（靴子征）”，当外旋0°时AE/BF比值在0.80~0.98，此时呈现典型的“蝴蝶征（哑铃征）”。在Kim等[216]研究中得出了类似的结论，AE/BF比值在0.65~0.69呈现“大钢琴征”，0.5~0.55呈现“靴子征”，0.8~0.98呈现“蝴蝶征”（图2-49），但Kim认为股骨前方截骨后的表面形状在朝鲜族人群中经常呈“靴子征”而不是“大钢琴征”，其原因是在他的研究中，股骨旋转使用临床通髁轴作为参考，而临床通髁轴相对于公认的外科通髁轴来说是外旋的。Kokubu等[217]的研究发现外翻膝关节的股骨前方截骨表面形状与内翻膝相似，但是外翻膝关节的前截骨表面变化小于内翻膝关节，所以外翻膝关节的TKA需要更加精确的手术技术和仔细的术中评估。Cho等[218]研究发现股骨截骨使用临床通髁轴为参考时，女性受试者的AE/BF比值要大于男性受试者，“大钢琴征”相对不太典型。

外科通髁轴的股骨髁内侧沟在某些病例中难以触诊和定位，即使基于间隔为1 mm的CT扫描，仍有18%的股骨髁内侧沟上无法识别，而术者可以根据股骨前方截骨表面形状是否为“大钢琴征”来识别旋转错误，进一步确保股骨部件的最佳旋转角度（图2-49）。

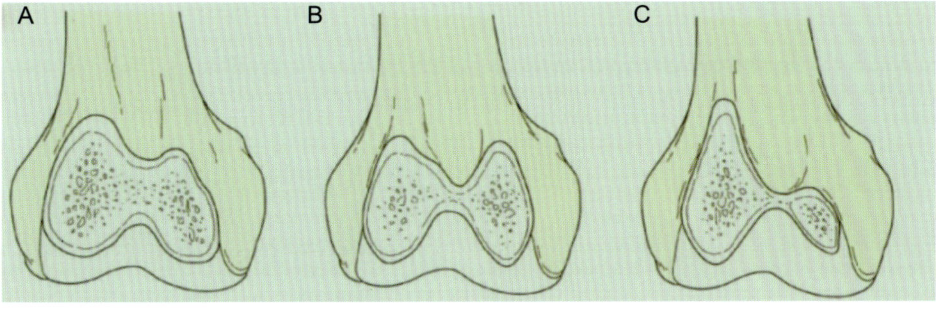

图2-49　大钢琴征（A）、蝴蝶征（B）与靴子征（C）

2.132 屈伸间隙绝对相等吗？屈曲间隙与伸直间隙相差多少可以接受？

在 TKA 中，屈伸间隙通常不是绝对相等的。重建相等的屈伸间隙一直被认为是 TKA 成功的重要因素之一，这样可以降低术后膝关节强直及不稳定等并发症的发生率。然而有研究发现，TKA 术中轻度增加屈曲间隙，不仅不会影响膝关节的稳定性，还能获得更理想的膝关节活动度。相关研究表明，关节的屈曲间隙会比伸直间隙稍微大一些，这种差异对膝关节在屈曲和伸直时的稳定性和功能没有影响，对膝关节屈曲度更有好处。

有研究表明，TKA 术中轻度增加屈曲间隙（2.5 mm），术后膝关节活动范围更大，患者满意度更高。Ismailidis 等[88]根据 TKA 术中屈伸间隙处理方法不同将患者分为两组，第一组屈曲间隙大于伸直间隙 2.5 mm，第二组屈曲间隙等于伸直间隙，术后 1 年随访结果显示，两组膝关节稳定性无显著差异，但第一组术后膝关节活动度达 90°～119° 以及 120° 以上的患者均显著多于第二组，患者主观满意度调查量表得分也显著高于第 2 组，表明增加屈曲间隙可以增加膝关节活动度，提高患者满意度。Watanabe 等[208]报道，关节间隙和膝关节屈曲度存在相关性，临床间隙（关节间隙与胫骨平台假体厚度差值）在伸直位最小，膝关节屈曲 0°～10° 时临床间隙增加约 2 mm，屈曲 90° 时屈曲间隙增加 2 mm，此时临床间隙达最大值，之后临床间隙随屈曲角度增加而减小，提示要达到理想的膝关节屈曲角度，需要保证足够的屈曲间隙。

通常情况下，关节的屈曲间隙大于伸直间隙 1～2 mm 是可以接受的。这种差异可以提供足够的空间，让关节在屈曲时更加稳定，防止过度松弛和不稳定感。如果伸直间隙比屈曲间隙大，可能会导致患者膝关节过伸情况出现，术后随着患者康复活动，关节会出现松弛情况。

至于屈曲间隙和伸直间隙的具体大小，其接受程度取决于患者的个体情况、术后功能需求以及医生的专业判断。一般来说，术后的屈曲和伸直间隙应该能够满足患者的日常活动需求，并且不会导致关节的过度紧张或松弛。因此，对于具体的间隙大小，应尽量做到伸屈平衡，屈曲间隙比伸直间隙大 1～2 mm 是可以接受的。

2.133 股骨前后径与左右径不一致时如何处理？

在 TKA 中，由于个体差异，经常会出现股骨前后径与左右径不一致的情况，亚洲人群股骨前后径偏大，左右径偏小，而欧美人群股骨左右径偏大，前后径偏小，如果股骨前后径与左右径不一致，可能会导致膝关节不对称负荷，进而影响手术的效果和患者的康复。

许建中等[219]指出，股骨假体安放的前后位置在膝关节置换术中起关键作用，若股骨髁假体位置靠前，因后髁截骨过多，会导致膝关节屈曲时松弛、膝关节不稳、脱位等问题，所以屈伸间隙的平衡在膝关节置换术中非常重要。股骨正确的截骨是保证屈伸间隙平衡的重要步骤，当患者股骨髁前后径过大时，为保证屈曲间隙正常，在我们常用后髁定位截骨时，相对于前髁来说假体后移，此时前髁容易形成 notch 现象，TKA 术中股骨前方 notch 现象一直被认为是导致术后股骨髁上骨折的高危因素，虽然目前对于两者的具体相关性存在争论，我们还是需要尽量避免 notch 现象的发生。股骨假体后移时，髌股关节也会后移，这会改变膝关节矢状位的力线，改变膝关节伸直时髌股关节的压力，增加股四头肌在伸膝时的力量，所以我们应该尽量避免股骨假体后移，同时避免股骨切迹。

处理这种情况的方法通常包括以下两方面。

当选用的股骨假体大小符合前后径，但超出股骨左右径时，关节假体处于悬出状态，这时我们可以选用小一号的股骨假体，避免悬出，同时为了防止出现 notch 现象，股骨后髁需要多截骨 2 mm，屈曲间隙扩大，伸直间隙可以相应多截骨 2 mm，这样不仅能保持假体与股骨的匹配，还能保持屈伸间隙平衡。

当选用的股骨假体大小符合左右径，但超出前后径时，我们建议选取小一号假体，在保证不出现 notch 现象的情况下，选用合适的股骨假体即可。

综上所述，在处理股骨前后径与左右径不一致的情况时，需要综合考虑患者的具体情况并根据手术医生的专业判断。通过个性化的手术计划、定制化植入物和调整手术技术，可以最大限度地确保手术的成功和患者的康复。

2.134 何谓测量截骨法?

测量截骨法是用于 CR-TKA 的截骨术，是按照原始关节的结构插入假体所需截骨量的截骨方法。通过在解剖学上最合适的位置设置假体，其目的是不改变关节线，最大限度地发挥原有韧带（MCL、LCL 及 PCL）功能。膝关节的运动基本上是中轴滚动运动，通过 PCL 的作用来诱导自然的关节旋转运动。测量截骨术是对轻度畸形的患者，依照将 TKA 假体厚度维持在与关节线水平一致的前提下，分别对股骨和胫骨进行截骨并安装假体。测量截骨技术相对简单，学习曲线相对短，但其依赖骨性标志物，若定位不准则往往会出现股骨假体内旋、屈膝非对称性失稳等并发症。

原理：根据人体骨性解剖标志股骨通髁轴、后髁轴和 Whiteside 线解剖学数据研究结果进行股骨后髁截骨，再行软组织平衡，以获得内外侧等张、等大的屈伸间隙。

技术要点：股骨髁部和胫骨都应对负重轴垂直、水平地截骨，恰当地制造假体植入所需的间隙。

2.135 何谓间隙平衡法?

间隙平衡法一种调节股骨旋转角度和屈曲间隙的方法，使软组织保持平衡。其核心目标是通过调整和平衡膝关节在屈曲和伸直位置下的内外侧间隙，以确保膝关节的稳定性和功能。这种方法强调在手术过程中对膝关节软组织的平衡调整，以达到理想的膝关节对线和运动范围，进而提高手术的成功率和患者的术后满意度。该方法由 Freeman 和 Insall 分别于 1980 年和 1981 年提出 [204]，首先，将胫骨近端垂直于机械轴进行截骨，设定股骨的旋转角度，制作成长方形的屈曲间隙，原则上要切除 PCL。此后，在韧带平衡条件下制作与屈曲间隙相同的伸直间隙，间隙平衡法的问题是，它不考虑 PCL 切除后的影响，也不假设膝关节畸形程度。实际上，在切除 PCL 后，屈曲间隙会扩大，在股骨后髁部及胫骨近端，这两部分如果只实施假体厚度的截骨，屈曲间隙将会变大，如果以扩大了的屈曲间隙为基础制作伸直间隙，则伸直间隙将过度扩大，从而导致关节线上升。另外，膝关节内翻畸形严重时，有时难以矫正冠状面上的畸形。改良的间隙平衡法可以弥补这些缺点，避免引起关节线上升，并可获得恰当对线。

截骨步骤

冠状面上的股骨远端和胫骨近端截骨与测量截骨法相同，截骨量基本与假体厚度相同，截骨垂直于机械轴。截骨后，在伸直位关节间隙不是长方形的情况下，则进行软组织松解，调整间隙为长方形，之后，为了在屈曲位上形成同样的长方形关节间隙，可调整股骨假体的旋转角度及间隙。在屈曲位，当平衡器显示出明显偏离解剖学标志的值时，根据测量截骨术，以解剖学标志为指标决定股骨假体的旋转设置。

优点与局限

优点：间隙平衡法不依赖解剖结构标志，是获得股骨外旋截骨最精确的方法之一，可以较为精准地调整膝关节的稳定性和软组织张力，有助于改善术后膝关节的功能和减少假体的磨损。

局限：这种方法对于外科医生的经验和技术要求较高，若间隙平衡处理不当而直接进行股骨截骨，则容易导致股骨后髁截骨过多或过少，进而出现股骨假体旋转异常，且对于有严重软组织畸形或创伤史的患者，应用时可能需要更为复杂的调整。

间隙平衡法是一种以膝关节软组织平衡为核心的膝关节置换技术，通过精细调整膝关节的内外侧间隙，以达到最佳的手术效果和术后功能恢复。

2.136 何谓预截骨法?

股骨后髁预截骨法是初次减少股骨后髁的截骨量，在最终进行调整后再次截骨的一种方法。

技术要点：与正常测量截骨法、改良的间隙平衡法一样，首先实施胫骨近端和股骨远端的截骨，以形成伸直间隙。在保留 PCL 的状态下设置预截骨导引板，从股骨后髁轴开始进行 4 mm 的初次预截骨。预截骨时的股骨旋转截骨角度是基于髁上视图的单纯 X 线片和 CT 术前计划确定的角度，据此从后髁轴到中近端进行约 4 mm 厚的预截骨，充分松解或切除与屈曲挛缩相应的后关节囊。所有软组织处理结束后，根据预截骨后试模设置的间隙测量结果，确定股骨后髁的最终截骨量及旋转角度，使其成为恰当的假体间隙。选择要设置成恰当屈曲间隙的间距厚度和角度，由此确定股骨四面截骨导板的位置，对股骨进行最终截骨。

2.137 为什么说测量截骨法与间隙平衡法相结合进行 TKA 是更完美的手术方法?

测量截骨法与间隙平衡法混合技术结合了两者的长处，可测量截骨中的冠状面、矢状面、轴位上的良好假体位置和对线。测量截骨法利用了股骨固有的解剖学标记（通髁轴、Whiteside 线和后髁轴），决定了股骨假体的旋转，这使得截骨与力线匹配十分精确，最终假体的位置也与力线达到了精确匹配（图 2-50）。

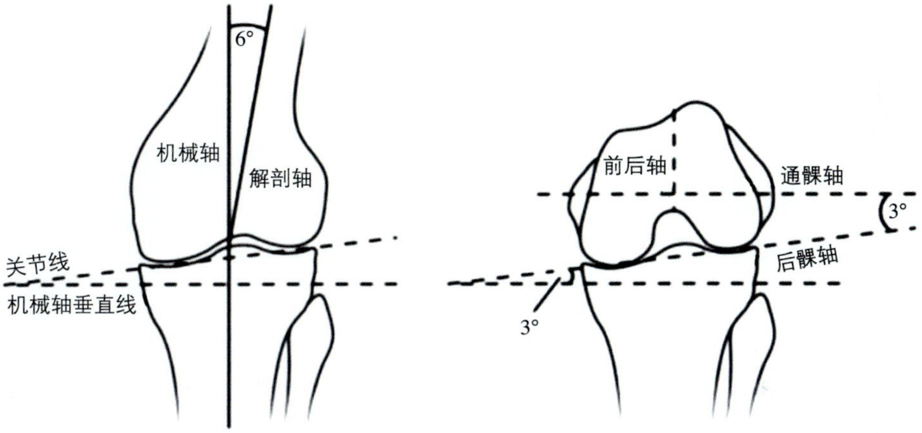

图 2-50　测量截骨法与间隙平衡法混合技术

间隙平衡截骨方法在操作过程中能够保持关节的一致性，此法在截骨前平衡了内外侧软组织，使屈伸间隙对称，有望恢复股骨解剖学旋转，达到膝关节屈伸间隙平衡。

混合技术可减少各自缺陷

测量截骨法的缺陷是很难客观地进行软组织松解以平衡屈伸间隙。根据骨性参照物完成的屈曲间隙截骨之后，再进行软组织松解就有可能改变间隙平衡，例如，在伸直位松解过紧的内侧软组织会产生屈曲时关节松弛和间隙不对称。在屈伸间隙不一致的情况下，需要反复进行软组织松解以平衡屈伸间隙。

间隙平衡法的缺陷在于有时为了对称屈伸间隙平衡需要上移关节线，上移原因有许多，根本原因是关节间隙一致性优先于关节对线。例如，对于关节间隙不匹配，在纠正时需要股骨侧截除更多骨量、加大股骨假体、胫骨侧加厚垫片等，最终导致关节线上移。

混合技术同时利用股骨骨性标志和软组织平衡技术，可获得良好对线和软组织平衡。混合技术采用测量截骨法，根据解剖标志定位进行截骨，保证膝关节解剖轴线与假体的几何学轴线相对应；同时采用间隙平衡法进行软组织结构的测试及调整，尤其是保证了屈膝间隙的稳定性。通过测量截骨重建解剖及运动学力线，通过间隙平衡重建韧带的静态力线，达到更好的屈伸间隙平衡，恢复膝关节内外侧韧带自然张力，保证髌股关节稳定，从而提高了术后膝关节功能和患者满意度。

2.138 TKA 采用运动学对线法，股骨和胫骨如何截骨？

运动学对线（KA）的目的是恢复膝关节的解剖学、间隙平衡和运动生理学。应用关节假体重建关节表面，即假体植入后的高度必须恢复至骨关节炎发生之前的骨和软骨厚度。运动学对线截骨不参考解剖标志，目的是截骨后完全恢复患者骨关节炎发病前的膝关节形态与结构及对线情况。

应先评估关节软骨磨损厚度后，再计划截骨厚度，术中使用滑动卡尺验证其准确性。术前应仔细评估关节，以确定其关节炎发病前的状态，而不是看肢体畸形、关节线的倾斜或股骨和胫骨的机械轴。换言之，外科医生应专注于评估已磨损（骨和软骨）的大小和位置。

截骨时，建议先从股骨截骨开始，因为这样更容易在随后的手术过程中暴露胫骨。在放置截骨导板时，应该将磨损的骨和软骨厚度考虑在内，并且可以用不同厚度的垫片（增量为 1 mm）进行填补。股骨髁和胫骨平台的软骨厚度约为 2 mm，用游标卡尺对每一次截骨的精度进行检查和评估厚度（图 2-51）。如有必要，还可进行一次额外的截骨来达到理想的截骨厚度。

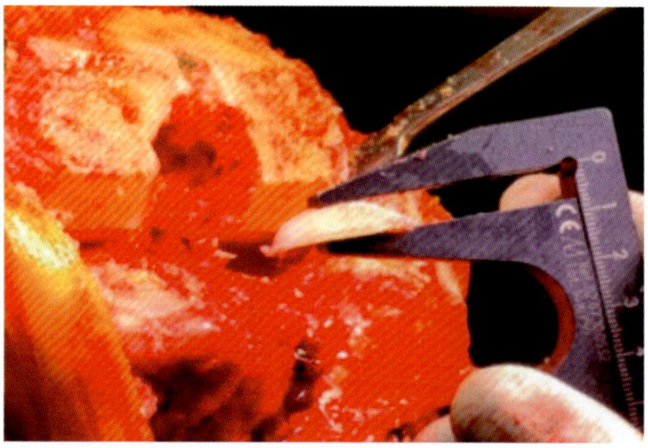

图 2-51　用游标卡尺测量截骨厚度

胫骨截骨要求更为严格，应控制截骨线避免出现内翻或外翻。有时需要使用专门为 KA 设计的截骨导向器来进行额外的补充截骨，KA 技术的主要原则是，在确认上一步的准确执行前，不会进入下一步手术步骤。

2.139 为达到 TKA 术后自由下蹲，有必要重建后侧隐窝吗？

膝关节若要完成过度屈曲，后侧软组织也应松弛，膝骨关节炎患者膝关节长时间过度屈曲，其后方软组织也会产生挛缩，特别是后侧隐窝处挛缩粘连，从而影响下蹲。要想达到自由下蹲，后侧隐窝重建是必要的。

实现自由下蹲与屈曲间隙密切相关，保证有足够的屈膝间隙就可以实现自由下蹲，另外对一些假体也有特殊的要求，假体后髁要略长，在极度屈曲时与衬垫形成关节面。因此，术中务必要将股骨后髁骨赘去除干净，以避免后部撞击，实现后侧隐窝重建。

2.140 胫骨假体后内侧绝对不能悬出，而后外侧可悬出 1~2 mm，这种说法对吗？

胫骨假体内侧悬出会刺激内侧副韧带及内侧关节囊，明显的假体外侧悬出可刺激外侧关节囊、髂胫束和腘肌腱。使用对称设计的假体时，为提供正确的旋转力线，假体后外侧悬出是有必要的，但悬出应小于 2 mm。采用 MRI 对 6 种假体的骨覆盖范围进行研究，只有 26% 的胫骨假体达到最佳匹配，而 49% 的胫骨假体后外侧悬出，腘肌腱撞击的风险较高。因此，假体前后径比内外径的影响更大，非对称假体通常不存在后外侧悬出。

膝关节后内侧的结构内侧副韧带深、浅层，半膜肌肌腱及其附属物，后内侧关节囊，腘斜韧带，后斜韧带，内侧半月板后角等。这些组织特别是内侧副韧带与假体紧密相贴。韧带与其他软组织不一样，其弹性差，伸缩力小，如果假体与之相贴就会摩擦韧带，导致疼痛及韧带损伤，因此后内侧假体不能悬出。

2.141 TKA 股骨假体外侧悬出 2 mm 可以接受吗？内侧绝对不能悬出吗？

在全膝关节置换手术中，确保股骨假体的正确定位对于手术的成功和患者的术后功能与效果至关重要。股骨假体的外侧悬出和内侧悬出都可能对关节功能和稳定性产生影响，同时与术后疼痛相关，但对于悬出的容忍度因个体情况而异。

一般来说，股骨假体外侧悬出 2 mm 或许是可以接受的。这种轻微的悬出不太可能对关节功能产生明显的不良影响，但仍然需要密切关注术后的康复情况，以确保关节的稳定性和功能正常。

相反，股骨假体内侧悬出是不应该的，并且绝对不能被接受。内侧悬出可能导致金属假体与韧带等软组织的磨损撞击，导致关节不稳定、疼痛、步态异常以及其他并发症。因此，内侧悬出需要及时纠正，通常需要重新调整假体或采取其他手术干预措施来确保假体的正确定位。

总的来说，股骨假体的定位对于全膝关节置换手术的成功至关重要。任何超出正常范围的悬出都可能对关节功能和稳定性产生不良影响，使术后患者满意度降低，因此需要医生密切监测和适当处理。

2.142 TKA 止血带的使用与术后疼痛有什么关系？

在 TKA 术中使用止血带会加重患肢术后肿胀和疼痛，影响患者术后康复。止血带的使用时间主要与术后早期疼痛呈正相关性，止血带压力与患者术后疼痛、肿胀以及缺血再灌注损伤呈正相关，高压力的止血带会在短时间内对肌肉组织产生损伤，而止血带造成的损伤具有可逆性。

止血带通过对肢体的机械压迫、缺血再灌注损伤、淋巴回流障碍、纤溶亢进隐性出血等方面造成 TKA 术后疼痛。

机械压迫

止血带因机械性压迫导致肢体筋膜间隙的肌肉和神经急性严重缺血，从而出现肢体剧烈疼痛，这通常与止血带充气压力过大、时间过久相关。

缺血再灌注损伤

应用止血带后，因组织缺血缺氧会影响线粒体结构与功能，造成线粒体肿胀、外膜破裂等，进而对氧自由基的清除作用减弱。缺血缺氧产生的炎症介质和补体激活中性粒细胞，在酶催化下，生成过多次氯酸（HClO），生成过量的一氧化氮（NO）及其代谢产物等氧自由基，造成广泛的组织损伤，引起组织肿胀疼痛。生理状态下，体内低浓度氧自由基可维持细胞内环境稳定。如果机体内氧自由基产生过多或清除氧自由基的酶系统活性不足，氧自由基过多可破坏膜结构和功能完整性，导致血管通透性增加，加重组织肿胀及疼痛程度。因此止血带使用时间越长，压力越大，对组织的损伤越严重。

淋巴回流障碍

止血带可能造成微小静脉及淋巴回流障碍，而组织淋巴液回流减少可导致肢体肿胀、疼痛。

纤溶亢进隐性出血

止血带使下肢血管长时间缺血缺氧，激发了血管内皮纤溶酶原激活物的释放，引发非常显著的纤溶反应并遏制血栓的形成。而松开止血带后，该纤溶反应仍未停止，且一定时间内高纤溶反应状态也无法恢复正常，加之下肢静脉血液灌注忽然恢复通畅，这样就会大大增加术后出血。由于止血带的应用，细小血管不能充盈，损伤后出血不明显，若术者对细小血管止血不彻底会增加术后细小血管出血，加重肢体肿胀程度。术后截骨创面的渗血、冲洗液残留、炎症反应渗出等都会加剧局部肿胀及疼痛程度。

综上所述，止血带的使用应遵循“时间尽可能短，压力尽可能低”的原则，同时确保达到止血目的。

2.143 膝关节针灸、小针刀及关节内注射治疗后多长时间可行 TKA？

病菌感染的致病时间受到多种因素的影响，包括个体的免疫状态、细菌毒力、感染部位以及是否及时接受了适当的治疗。免疫系统功能较弱的个体可能会更早地出现感染症状，而毒力较高的菌株也可能导致病程进展更快。

Cancienne 等[224]在 35 890 例膝关节置换患者中，比较了不同时间关节腔注射对术后感染率的影响，研究发现，与对照组相比，3 个月内接受过关节腔注射的患者术后感染率增加，而注射超过 3 个月对术后感染率无明显影响。但 Amin 等[225]认为不同时间关节腔注射史与术后感染率并无关系。Charalambous 等[226]荟萃分析报告也显示关节腔注射史不会增加术后感染风险。因此，近期关节腔注射、针灸、小针刀治疗后是否会增加术后感染尚需要更多研究证实，为谨慎起见，我们认为 3 个月内有关节腔注射、针灸、小针刀治疗史者，应推迟行关节置换。

2.144 TKA 术后是否需要放置引流管？

对于 TKA 术后是否放置引流管仍存在争议，至今没有完全达成共识。

建议 TKA 术后放置引流管的学者认为，膝关节置换术后积血（术后血肿）可能对患者的康复过程和最终手术效果产生不利影响。积血不仅可能导致疼痛和肿胀，还可能增加感染风险，延缓伤口愈合，并可能影响膝关节的功能恢复。轻到中度的积血可能在几天到几周内逐渐被身体吸收。在一些情况下，如果积血量较少，身体可能在 2~4 周内自然吸收。如果积血量较大或者出现血肿（血液囊肿），那么吸收的过程可能会更长，有时可能需要几个月的时间。如果手术区域的血液供应减少，这可能会降低身体的免疫反应，使细菌更容易在该区域生长和繁殖。此外，如果积血量大并且没有及时被吸收或处理，它可能会引起组织进一步发生炎症反应，增加感染的风险。使用引流管可以通过物理方式将血液和组织液从手术区域引出，减少积血和血肿的形成，这本身有助于减少感染的风险，因为积血可以为细菌提供一个理想的繁殖环境。Kapadia 等 [227] 研究发现，引流可以降低血肿的发生，早期撤去引流管（24~48 小时）可以减少逆行感染。

反对 TKA 术后放置引流管的学者认为，引流管的存在可能构成一个潜在的通道，使外界的细菌有机会进入手术区域，从而增加感染的风险。尤其是如果引流管留置时间过长，或者引流管的管理和护理不当，这种风险可能会增加。Demirkale 等 [228] 研究指出，膝关节术后不放置引流管可以减少失血量，降低感染率。Quinn 等 [229] 通过荟萃分析报道，膝关节置换术后放置引流管并不能使患者获益。

综上所述，为了降低感染风险，如果使用引流管，我们建议采取以下措施。

（1）精心选择引流管的类型和放置位置；

（2）限制引流管的放置时间，通常不超过 24~48 小时；

（3）严格执行无菌操作和引流管护理程序；

（4）监测引流液的性质和量，及时发现异常迹象；

（5）通过术中适当降压，不使用止血带，术中止血彻底，并配以氨甲环酸的应用，术后可以不放置引流管；

（6）对于预估隐性出血量少的患者也可以加压包扎，不使用引流管。

2.145 下肢有银屑病，可以做膝关节置换手术吗?

银屑病（牛皮癣）是一种慢性炎症性皮肤疾病，其特征是快速生长的皮肤细胞导致皮肤红斑形成，并覆盖以银白色鳞片。患者的皮肤可能对外伤产生与银屑病相同的皮肤反应，这种现象被称为科布纳现象（Koebner phenomenon），即在皮肤受到创伤（如切割、擦伤、压迫等）后，新的银屑病斑块可能会在受伤的区域发展。这意味着，对于银屑病患者来说，皮肤切口可能会促使新的银屑病斑块出现在手术或伤口的位置。

愈合过程可能受影响

银屑病患者的皮肤愈合过程可能比非银屑病患者更复杂，尤其是当出现科布纳现象时，患者感染风险可能增加，愈合时间可能延长。

治疗选择的考虑

在进行膝关节置换手术前，必须考虑到银屑病的存在及其对手术愈合过程的潜在影响。对于有活动性皮肤损伤的银屑病患者，建议待治疗稳定后再行手术。

术后管理

对于银屑病患者，术后的皮肤管理可能需要更多注意，包括使用抗炎药物来控制炎症，并密切监控伤口愈合过程，以便及时发现和处理任何异常情况。

预防措施

对于计划进行膝关节置换手术的银屑病患者，可使用局部或系统性药物，以减少科布纳现象的发生风险并促进皮肤的正常愈合。

Gold 等[230]通过对 10 727 例 TKA 患者研究发现，银屑病患者 TKA 术后感染率是非银屑病患者的 3 倍以上（3.8% *vs.* 1.2%，P=0.023）。

我们认为，对于手术切口部位有活动性银屑病斑块及严重银屑病患者，不建议行膝关节置换术；对于稳定型及轻型银屑病患者，即使行膝关节置换术，术后也需特别注意伤口的愈合及感染风险。

2.146 下肢有白癜风，可以做膝关节置换手术吗?

白癜风（vitiligo）是一种常见的皮肤病，其特征是皮肤和（或）毛发丧失色素，形成明显的白斑。这种状况是由于皮肤中产生色素的细胞（称为黑色素细胞或黑素细胞）损坏或死亡所致。白癜风可以影响身体任何部位的皮肤，并且它既可以保持稳定，也可以随时间进展。白癜风本身并无传染性，也不会威胁生命。

白癜风对皮肤伤口愈合的影响有以下几方面。

感染风险增加

由于白癜风患者皮肤的色素缺失，受影响区域可能对细菌和其他病原体的侵入更为敏感，增加了感染的风险。

炎症反应可能加剧

白癜风患者的免疫系统可能出现异常反应，导致切口周围的炎症反应加剧，从而影响切口愈合的过程。

切口愈合时间延长

白癜风患者皮肤的特殊情况可能会导致切口愈合时间延长，与正常皮肤相比其愈合过程可能会减慢。

截至目前，并无白癜风对膝关节置换产生影响的相关报道，因而无法准确评估白癜风患者膝关节置换后的疗效与并发症，基于对白癜风病因的研究，根据我们的经验建议，对于下肢有白癜风患者可行膝关节置换手术，但是一定要关注伤口愈合情况及置换术后的感染风险。

2.147 下肢有皮炎，可以做膝关节置换手术吗?

皮炎是指皮肤的炎症性疾病，它可以由多种原因引起，包括接触过敏原、遗传因素、环境因素等。皮炎可能表现为红斑、肿胀、瘙痒或疼痛等症状，严重时还可能出现水疱、脱屑或结痂。常见的皮炎类型有：接触性皮炎、湿疹、脂溢性皮炎、银屑病、药物性皮炎等。皮炎对膝关节置换的影响有以下几方面。

感染风险增加

皮炎可能损害皮肤的屏障功能，使手术区域更易于发生感染。手术后感染是膝关节置换术后较严重的并发症之一，可能导致再次手术，甚至影响假体的存留。

手术延迟

如果手术区域存在活动性皮炎或感染，建议推迟手术，直到皮肤状况得到充分治疗和改善。

术后愈合问题

皮肤炎症可能影响手术切口的愈合过程，延长恢复时间或增加并发症的风险。

对于切口部位有皮炎患者，我们建议待治疗痊愈后再行膝关节置换。

2.148 足趾有灰指甲，可以做膝关节置换手术吗?

灰指甲，也称为甲真菌病或甲癣，是指由真菌（主要是皮癣菌和酵母菌）感染引起的甲片（指甲或趾甲）病变。这种病变让甲片变厚、变色（通常是变黄或变灰），并可能导致甲片变形、碎裂，有时伴有轻微疼痛。

灰指甲本身通常不会直接影响膝关节置换手术的过程或结果。然而对于真菌引起的感染，如果在术前未得到妥善处理，有可能增加术后真菌感染的风险。对于需要进行膝关节置换的患者，控制全身性或局部感染的风险是术前准备的重要一环。

感染风险

尽管灰指甲主要是局部的真菌感染，很少通过血液传播，但手术过程中，维持良好的卫生状态和减少任何感染的潜在风险至关重要。在极少数情况下，如果患者有免疫系统疾病或其他并发症，真菌感染可能会增加系统性感染的风险，从而影响手术恢复。

预防措施

对于有灰指甲的患者，在手术前可能需要采取特别的预防措施，如使用抗真菌药物，以确保感染得到控制。手术时应严格遵循无菌技术，以减少手术过程中的感染风险。

总的来说，尽管灰指甲不太可能直接影响膝关节置换的手术结果，但控制和治疗所有潜在感染源（灰指甲）是手术前的重要考虑。建议在手术前治疗包括灰指甲在内的所有潜在感染，以减少术后真菌感染的风险。

2.149 股骨颈干角的大小对股骨远端截骨外翻角度有何影响?

在 TKA 中通常使用髓内定位确定股骨远端截骨面。术中我们将髓腔杆插入股骨髓腔，通常选择在髓腔杆的基础上外翻 6° 确定股骨的机械轴线，股骨远端截骨板与机械轴线垂直以确定股骨远端截骨面。精确的股骨远端截骨对正确纠正下肢力线及膝关节假体的使用寿命至关重要。外翻 6° 被认为是常用的股骨远端外翻截骨角（VCA），VCA 的数值与股

骨解剖 - 机械轴夹角（femoral mechanical-anatomical angle，FMAA）相等。Andrews 等[231]研究了 788 例膝关节置换术发现，固定 6° 外翻可以使 86% 的患者获得中性机械力线。但若在所有患者中都采用 6° 外翻截骨角，会造成一部分患者的机械力线偏移。

股骨颈干角是指股骨近端解剖轴与股骨颈解剖轴的夹角，正常值为 110°～140°。曹梦琦等研究认为，股骨解剖 - 机械轴夹角与颈干角呈负相关，颈干角越大，股骨解剖 - 机械轴夹角越小。Lotke 等[232]研究得到了相似的结论，即颈干角较小的患者，股骨解剖 - 机械轴夹角较大。

综上所述，超过正常角度的颈干角提示该患者股骨解剖 - 机械轴夹角也存在异常。术中使用髓内定位确定股骨远端截骨面时，应考虑到股骨解剖 - 机械轴夹角变异导致的股骨远端截骨角度异常。如选择常规 6° 外翻角确定股骨远端截骨面，应仔细确认股骨远端截骨面是否与下肢机械轴垂直，避免因股骨远端截骨失误导致 TKA 术后力线异常，影响 TKA 术后效果及假体使用寿命（图 2-52）。

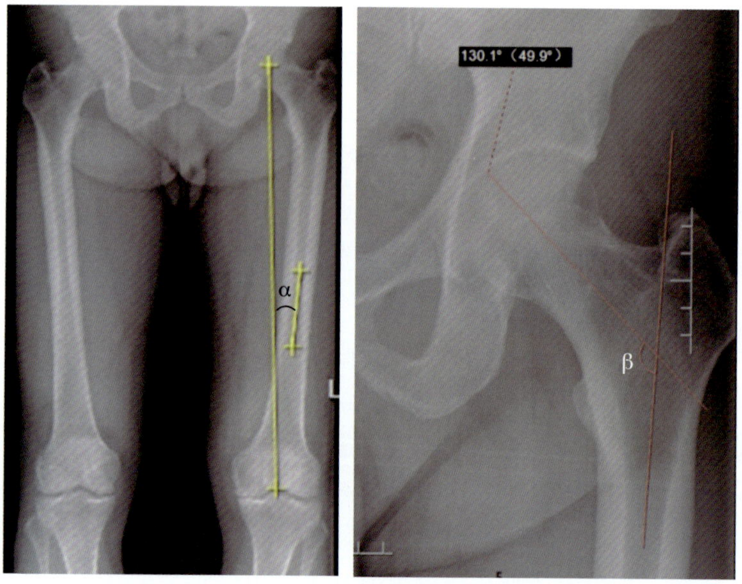

图 2-52　股骨解剖 - 机械轴夹角（α）及颈干角（β）

2.150 股骨前倾角过大或过小对股骨远端旋转有何影响？

在水平面上，股骨颈相对于股骨干向外侧旋转 10°～15°，称为股骨前倾角（图 2-53）。理论上，股骨前倾角的数值等于股骨颈的解剖轴与股骨远端通髁轴在水平面上投影的夹角。在临床工作中，通常将股骨颈轴线与股骨后髁连线之间的夹角定义为股骨前倾角。异常的股骨前倾角可导致步态不良，若前倾角过大，下肢放松时足处于“外八字”位，行走时为保证足尖大致指向前方，下肢会内旋，从而导致步态不良。Eckhoff 等[222]研究证

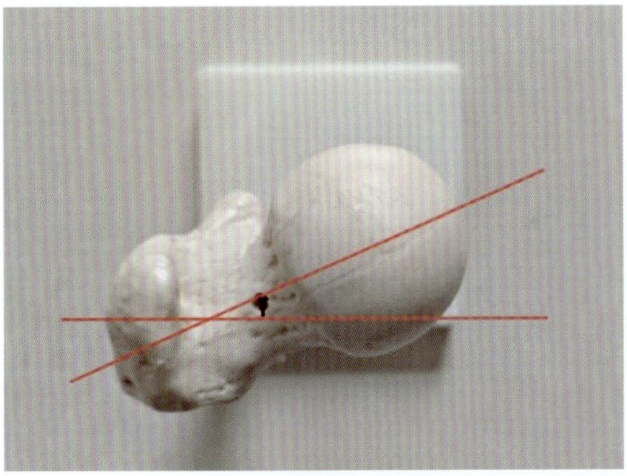

图 2-53　股骨前倾角

实，股骨前倾过大与膝骨关节炎相关。Duparc 等[233]研究认为，下肢联合前倾（股骨前倾 + 胫骨前倾）大于 20° 会导致行走时下肢内旋，此种情况下膝关节内侧间室会承担更多的剪切应力，膝关节软骨退变加快，最终导致膝骨关节炎。

膝关节置换术中，通常使用抱髁器确定股骨后髁连线，采用后髁连线外旋 3° 的方式确定股骨通髁轴，最终决定股骨假体旋转定位。股骨假体旋转定位异常可导致髌股关节问题、膝关节屈曲不稳定、超高分子聚乙烯衬垫不均匀磨损、膝关节疼痛、步态不良等严重后果。前倾角过大即股骨颈轴线与股骨后髁连线的夹角过大，此时如按照常规后髁连线外旋 3° 行股骨前方及后方截骨，可出现股骨外旋矫正不足，股骨假体内旋安装。Lim 等[234]研究认为，股骨前倾角过大时，如采用标准外旋 3° 截骨，会导致股骨假体过度内旋。使用 Whiteside 线作为参考，前倾角正常的患者组，股骨假体后髁连线与 Whiteside 线的垂线平均外旋 0.21° ± 2.75°。而前倾角过大的患者组，股骨假体后髁连线与 Whiteside 线的垂线平均内旋 4.48° ± 2.51°。同理可得，股骨颈前倾过小可导致股骨假体外旋安装。

总之，股骨前倾角异常可导致 TKA 术中股骨假体旋转不良、屈曲间隙内外侧不平衡及髌股关节问题，最终影响 TKA 的效果和患者满意度。

2.151　股骨侧弓对 TKA 股骨定位有何影响？股骨侧弓多少度以上会对 TKA 术后下肢机械轴产生不良影响？

膝关节置换术后机械力线被认为是手术成功与否及其远期效果的重要影响因素。股骨侧弓是常见的膝关节外畸形，常见于亚裔老年人群。股骨侧弓有两种常用的测量方法：①确定股骨干中心髓腔中点，该点到小粗隆下缘髓腔中点做一直线，该点再向股骨髁上 10 cm 髓腔中点做一直线，两条直线的交角为股骨侧弓角；②小粗隆下缘处及其下方 5 cm 髓腔中点连线做一直线，股骨远端关节面上方 5 cm 和 10 cm 股骨中点连线做另一条直线，两条直线的交角为股骨侧弓角（图 2-54）。

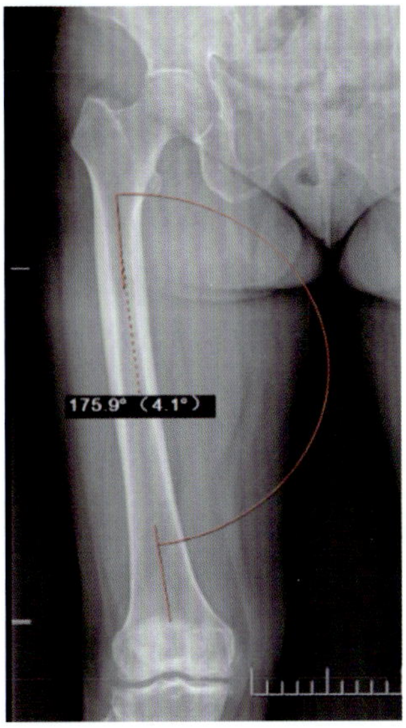

图 2-54　股骨侧弓角（方法②）

股骨侧弓的存在影响股骨机械轴与解剖轴的关系，当存在较大的股骨外弓时，开髓点的选择对髓腔杆插入位置和深度影响较大。传统上依据髓腔杆外翻 5°～7° 确定股骨机械轴的方法存在较大误差，从而导致股骨远端截骨面难以精确地垂直于股骨机械轴，最终影响 TKA 术后下肢力线（图 2-55）。

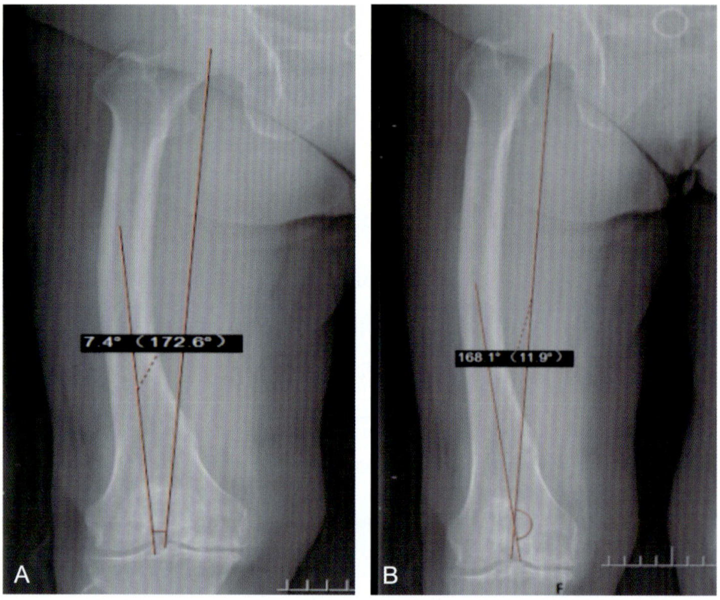

图 2-55 开髓点外移时机械轴与髓腔杆夹角（A）；标准开髓点机械轴与髓腔杆夹角（B）

然而，下肢全长 X 线片测量的股骨外弓并不准确。吴伟等[235]研究发现，下肢内旋使股骨侧弓角减小，下肢外旋使股骨侧弓角加大。重度膝骨关节炎膝内翻患者，由于内侧副韧带及后交叉韧带挛缩，胫骨常存在内旋。患者为使足尖大致指向前方，站立时会外旋下肢以纠正胫骨内旋，因此，下肢全长 X 线片难以获得标准正位以测量股骨侧弓角。膝关节严重内翻的患者由于下肢存在外旋，下肢全长 X 线片测得的股骨侧弓角常大于实际侧弓角。

Mullaji 等[56]研究认为，大于 5° 的股骨侧弓会影响术后下肢力线，容易出现下肢力线偏离中性对线 3° 以上。谢树峰等[23]研究认为，股骨侧弓角大于 6° 将对股骨远端截骨产生不良影响，易出现股骨远端内翻截骨。

综上所述，虽然下肢全长 X 线片难以精确测得股骨侧弓角，但股骨侧弓角大于 5° 常提示股骨机械轴定位困难，是 TKA 术后力线不良的高危因素，需要术前详细制订手术方案。术前应矫正股骨畸形，3D 打印个体化截骨导板、导航 TKA 或机器人辅助 TKA 或许能够获得更加精确的术后下肢力线。

2.152 若膝关节在伸直位外翻，在屈曲位也会出现外翻吗？要采用滑移截骨吗？

外翻畸形约占全部膝关节置换手术的 10%~15%，与膝内翻相比，膝外翻行 TKA 难度更大，更具有挑战性。膝外翻造成的内侧结构拉伸、薄弱对膝关节稳定性影响巨大，膝外翻行 TKA 不仅需要对外侧挛缩结构进行松解，还涉及对内侧稳定结构松弛的矫正，更加难以做到内外侧平衡。

膝外翻的成因包括骨性结构异常和软组织张力异常。软组织张力异常表现为膝关节外侧结构（如外侧副韧带、髂胫束、腘肌腱、后外侧关节囊）挛缩以及内侧结构（主要为内侧副韧带）松弛。Insall 等[204]研究认为，伸直位主要的外侧稳定结构为外侧副韧带，髂胫束为次级稳定结构。McAuley 等[237]研究认为，屈曲位稳定结构为外侧副韧带和腘肌腱，二者同时松解会造成膝关节外侧不稳定，可导致手术失败。

膝外翻的骨性结构异常较多发生于股骨侧，股骨侧骨性结构异常表现为股骨外侧髁发育不良、股骨外侧髁磨损、股骨外侧髁软骨下松质骨塌陷及重塑。在胫骨端表现为胫骨外侧平台的磨损，软骨下松质骨塌陷及重塑。股骨外侧髁远端骨性结构异常对伸直位外翻影响较大，股骨外侧髁后方骨性结构异常对屈曲位外翻影响较大，胫骨骨性结构异常会同时对伸直位和屈曲位外翻产生影响。

陈文昊等[238]研究认为，膝外翻股骨侧影像学主要测量两个夹角，分别为通髁轴与股骨远端关节面连线的夹角（DCA）以及通髁轴与股骨后髁连线的夹角（PCA）。DCA 异常原因为股骨外侧髁远端骨性结构异常，表现为伸直位外翻，PCA 异常原因为股骨外侧髁后方骨性结构异常，表现为屈曲位外翻，二者同时异常则表现为伸直位、屈曲位均外翻。胫骨平台骨缺损表现为伸直位、屈曲位均外翻。

对于严重外翻畸形患者，TKA 术前应评估内侧副韧带完整性，术中进行股骨、胫骨常规截骨，彻底松解髂胫束，当外侧副韧带紧张部局部松解完成后仍存在外侧紧张、外翻应力位内侧不稳定时，可考虑进行滑移截骨。滑移截骨可分为外侧向远端滑移截骨和内侧向近端滑移截骨。外侧滑移截骨的优点是在保证外侧副韧带和腘肌腱完整性的情况下同时增加伸直位和屈曲位外侧间隙，缺点是外侧髁骨量较小，操作难度较大，可能造成关节间隙过大，关节线下移，会增加腓总神经麻痹的风险。内侧向近端滑移截骨的优点是不过度增加关节间隙，缺点是操作难度大，失败风险高，失败后难以补救。

2.153 TKA 术后膝前痛如何诊断？如何治疗？

TKA 术后膝前痛很常见，研究报道有 1/3 的 TKA 患者术后会经历轻到中度的膝前痛，其中 30% 的患者在 10 年随访期持续存在膝前痛，10% 的患者在术后随访中新发生膝前痛。

病因

膝前痛可能由多种原因引起，主要包括以下几方面。

（1）感染：术后感染是一种严重的并发症，可能导致膝前痛。感染的症状可能包括发热、红肿、疼痛和脓液渗出。诊断方法通常包括临床检查和实验室检查（例如血液检查和关节液分析），可以确定是否存在感染。

（2）无菌性松动：人工关节可能出现松动，导致膝前痛。松动是关节置换术后很常见的并发症，可能由手术失败或材料磨损等原因引起。X 线检查是诊断松动的主要方法之一。

（3）组织刺激：术后软组织（例如肌肉、韧带、肌腱）可能受到刺激或损伤，导致疼痛。这可能是由于手术过程中的操作、术后康复不良或过度活动引起的。

（4）假体设计或位置不良：有些公司设计的假体存在髌股关节不友好的情况，这种假体设计有可能会导致膝前痛。而术中股骨假体外旋角度不合适，可导致髌股关节压力过大，磨损撞击加重，进而引起膝前痛。

（5）神经病变：术后神经损伤可能会导致疼痛。这可能是由于手术过程中切割或牵拉神经引起的。关节置换术后神经瘤的形成也会引起膝前痛。神经电生理检查可能有助于确定是否存在神经病变。

（6）髌骨轨迹不良：髌骨轨迹不良是 TKA 术后膝前痛的主要因素，可导致髌股关节压力不均，产生摩擦撞击，引起疼痛。

（7）其他术后并发症：如血栓形成、假体不耐受或过敏等也可能导致膝前痛。

诊断方法

诊断术后膝前痛的方法包括以下几个方面。

（1）详细的临床评估，包括病史询问和体格检查。

（2）影像学检查，如 X 线、CT 或 MRI，用以评估假体位置、松动情况、软组织损伤等。

（3）SPECT/CT 结合骨三相扫描具有很高的敏感性，对诊断髌股关节异常导致的膝前痛具有很好的临床价值。

（4）实验室检查，如血液检查、关节液分析等，用以排除感染等可能性。

（5）神经电生理检查，用以评估是否存在神经损伤。

（6）关节镜检查，在必要时可直接查看关节内部情况。

治疗方法

如果患者出现术后膝前痛，应及时就医，以确定病因并制订适当的治疗方案。

（1）药物治疗：包括非甾体抗炎药（NSAID），如布洛芬、对乙酰氨基酚等，用于减轻疼痛和炎症。如果疼痛不受控制，可能需要开具强效镇痛药。

（2）物理治疗：物理治疗师可以设计个性化的康复计划，包括热敷、冷敷、按摩、伸展和强化锻炼，以帮助减轻疼痛、改善关节功能和增强肌肉力量。

（3）适当的活动和锻炼：适度的活动有助于增强肌肉力量、改善关节灵活性，并有助于减轻疼痛。但需要避免过度活动和高冲击运动，以免加重症状或损伤关节。

（4）减轻体重：对于患者来说，减轻体重可以减少对假体的负担，从而减少膝前痛的发生。

（5）手术干预：在一些情况下，如髌骨轨迹不良、严重松动、感染或神经瘤形成等，可能需要手术干预，例如髌骨置换、修复松动假体、清除感染、神经瘤切除等。

（6）心理支持：术后疼痛可能会对患者的情绪和心理产生负面影响，因此，心理支持和康复心理学治疗也很重要。

2.154　什么是真正好的 TKA？衡量标准是什么？

“forgotten knee”是一个术语，用于描述 TKA 术后，患者膝关节感觉十分自然，以至于在日常生活中几乎忘记了自己曾经接受过关节置换手术。这是膝关节置换术后的最高标准，意味着患者置换后的膝关节功能极佳，关节周围没有疼痛不适，活动范围与正常膝关节相当，完全恢复日常生活。

衡量“forgotten knee”的标准通常使用关节遗忘评分（forgotten joint score，FJS）。FJS-12 是一种专门设计的问卷评分系统，其中包括 12 个问题，评估患者对自身人工关节的主观感受。患者对 12 个问题分别评分（0 为从不，1 为几乎不，2 为很少，3 为有时，4 为大多数情况下），将所有问题评分取平均值后乘以 25，得到 0～100 的数值，再用 100 减去该数值，得到最终的评分结果。分数高表示“忘记”人工关节的程度高，膝关节置换效果更好。

以下是 FJS-12 的 12 个问题。

（1）当您晚上上床睡觉时会意识到您的人工关节吗?

（2）当您坐在椅子上超过 1 个小时后会意识到您的人工关节吗?

（3）当您行走超过 15 分钟后会意识到您的人工关节吗?

（4）当您洗澡或淋浴时会意识到您的人工关节吗?

（5）当您乘车旅行时会意识到您的人工关节吗?

（6）当您爬楼梯时会意识到您的人工关节吗?

（7）当您走在不平坦的路上时会意识到您的人工关节吗?

（8）当您从低坐姿站起时会意识到您的人工关节吗?

（9）当您长时间站立时会意识到您的人工关节吗?

（10）当您在花园或院子里做家务时会意识到您的人工关节吗?

（11）当您散步或远足时会意识到您的人工关节吗?

（12）当您做最喜欢的运动时会意识到您的人工关节吗?

FJS-12 是一个简便而有效的工具，用于评估患者在膝关节置换术后对关节的“遗忘”程度，从而帮助医生了解手术的成功程度和患者的康复情况。

2.155　TKA 术后获得自由蹲起的患者因素有哪些?

TKA 术后获得自由蹲起的患者因素包括以下几点。

（1）年龄一般＜65 岁；

（2）非肥胖患者；

（3）下肢肌力正常，股四头肌有力；

（4）术前无膝关节感染、粘连及膝关节僵硬；

（5）患者好动，有下蹲的实际需求；

（6）无重大基础疾病；

（7）接受良好的术前教育；

（8）具备良好的精神状态，例如，无不符合实际的极高期望值、无反复忧虑的性格、乐观开朗等。

2.156 TKA 术后获得自由蹲起的假体因素有哪些？

TKA 术后获得自由蹲起的假体因素包括以下几点。

（1）假体屈曲时应全程稳定；

（2）具备足够的股骨假体后滚，而无异常前移；

（3）利于高屈；

（4）股四头肌力臂要加大；

（5）髌股关节更友好；

（6）避免股骨两侧悬突（over hang）；

（7）避免髌骨立柱撞击（patella post impingement，PPI）；

（8）屈伸平衡更容易。

膝关节假体的动力学应能够使患者恢复健康的膝关节动力学，尤其是屈曲 120° 到深蹲这一过程的膝关节动力学。如 CR 假体在屈曲过程中会有异常前滚，会造成后侧撞击，限制了最大屈曲度。而 PS 假体在屈曲时可以维持股骨持续的后滚，尤其是早期就产生后滚，且内外髁同时后滚，这更像正常膝关节深屈的动力学。此外，"内轴膝"假体更好地还原了从膝关节伸直到屈曲 120° 时的膝关节动力学，但是从屈曲 120° 到深蹲阶段，股骨内外侧髁同时向后移动这一动力学，"内轴膝"并未很好地还原，目前来看，凸轮 - 立柱（cam-post）设计比非此设计的假体可获得更多的屈曲度数，虽然 PS 假体设计尚不完全符合上述要求，但最利于下蹲的假体应该是 PS 假体。

2.157 TKA 术后要想获得自由蹲起就必须置换髌骨吗？

大量文献说明，髌骨置换组比非髌骨置换组的膝关节疼痛明显减少，再手术率明显减少，差异有统计学意义。不置换髌骨的患者 TKA 翻修率高于髌骨置换的患者，而术后膝关节功能评分低于髌骨置换的患者。有文献说明，一期行 TKA 不置换髌骨，而后二期手术再置换髌骨的术后效果不如一期同时行 TKA+ 髌骨置换术。有文献指出，髌骨置换患者有 78.6% 可以进行下跪动作，而未置换髌骨者仅有 45.6% 可以下跪 [154]。

此外，行髌骨置换术可以将髌骨内移，有髌骨低位的患者还可以适度将髌骨上移，这利于优化髌骨轨迹，而且行髌骨置换的患者极少需要做外侧支持带松解。

髌骨置换术后会面临髌骨骨折的并发症，因此对于骨质疏松患者，术中应至少保留 14 mm 的自体骨，应嘱托患者术后康复避免暴力。另外，应尽可能采用大号的髌骨假体，去除未覆盖的骨质，根据具体情况所需将髌骨内移或者上移，以达到更完美的髌骨轨迹。

因此我们认为，如果患者术后有自由蹲起等更高的功能要求，应常规行髌骨置换术，但需要医生熟练掌握正确的髌骨置换技术。

2.158 TKA 术后获得自由蹲起的手术关键技术有哪些？

TKA 术后获得自由蹲起的手术关键技术包括以下几个方面。

力线矫正好

机械对线（MA）仍为目前主流且最有效的对线方式，尚无文献得出运动学对线（KA）优于 MA 的准确结论，且 KA 增加了手术的复杂性和结果的不确定性。此外，尤其应注意存在股骨外弓的患者，应依据术前 X 线个性化定制其股骨外翻角以及精确的胫骨截骨力线。准确、个性化的 MA 是至关重要的。

屈伸间隙平衡

联合应用测量截骨法和间隙平衡法，以达到最佳的屈伸间隙平衡。

优化髌骨轨迹

优化髌骨轨迹有利于减少术后疼痛，尤其是膝前痛，且利于获得更好的屈曲功能。术中关键点在于：①选择设计合理的假体，尽量选择窄号假体，尽量将周围骨赘及骨水泥去除干净，以减少对侧方组织的激惹，从而减轻疼痛。胫骨假体旋转至关重要，股骨胫骨假体的安放尤其不可内旋；②应避免髌股关节过度填塞征（PFOS）。避免增加髌股关节厚度，即髌骨厚度加上股骨远端骨皮质厚度，股骨前髁截骨的重要性要大于髌骨厚度，股骨前髁可近于 notch 截骨以减轻 PFOS，此外，股骨假体安放不可过度前移，这也会减少术后膝关节的屈曲度；③务必要将股骨后髁骨赘去除干净，以避免后部撞击，必要时重建后侧隐窝；④必要时行髌骨置换术，但应注意不能过度增加髌骨厚度，造成 PFOS。

2.159 TKA 术后获得自由蹲起的康复技巧有哪些？

TKA 术后除常规进行康复锻炼外，主要侧重点包括以下几个方面。

术后 0~2 周

（1）前向直抬腿训练（图 2-56）。

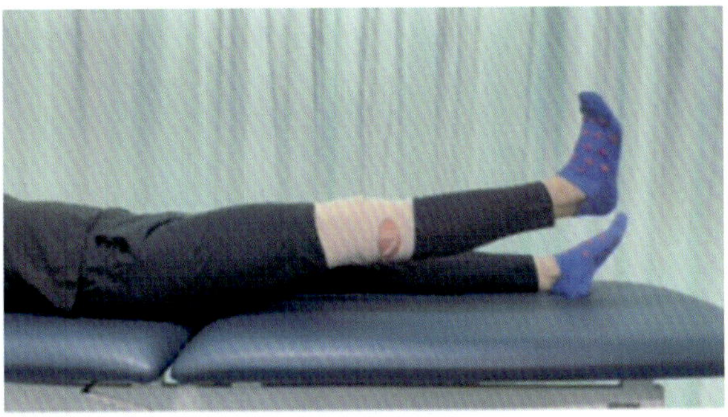

图 2-56　前向直抬腿训练

（2）侧向直抬腿训练（图 2-57）。

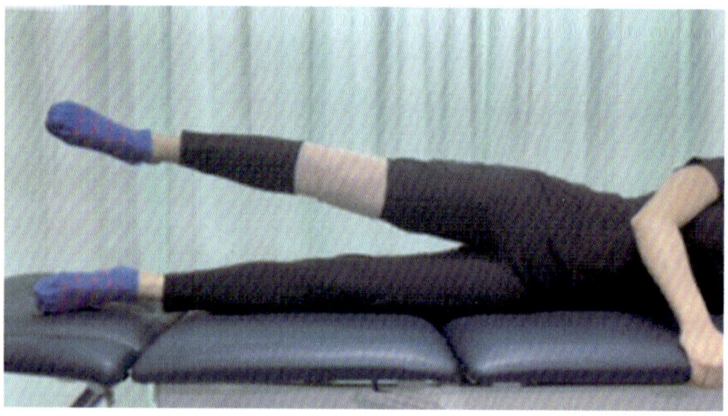

图 2-57 侧向直抬腿训练

（3）后向直抬腿训练（图 2-58）。

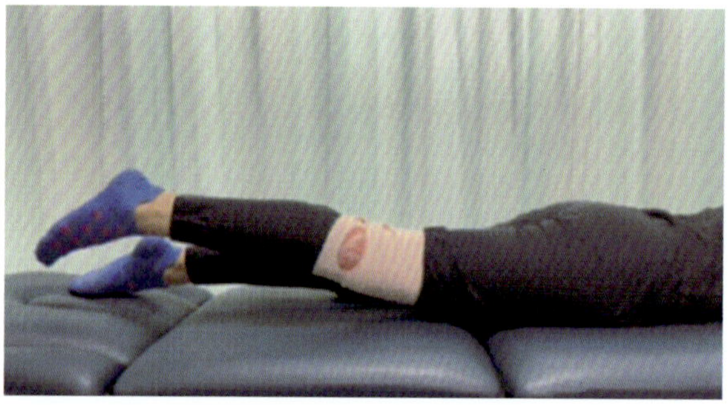

图 2-58 后向直抬腿训练

（4）被动屈膝训练：坐位垂腿训练（图 2-59）。

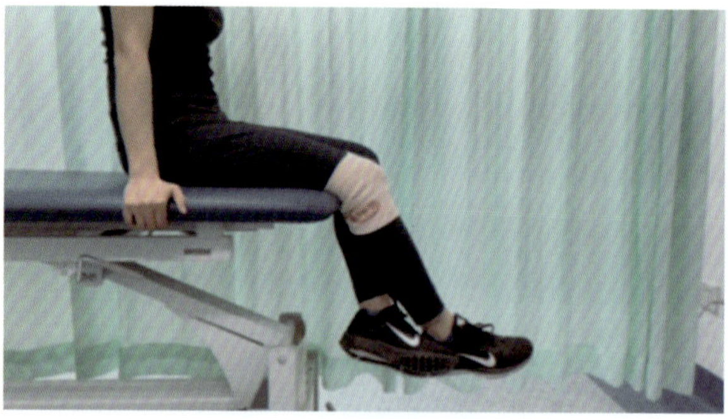

图 2-59 坐位垂腿训练

（5）主动、助动关节活动范围训练：足跟滑动训练（无痛范围）（图 2-60）。

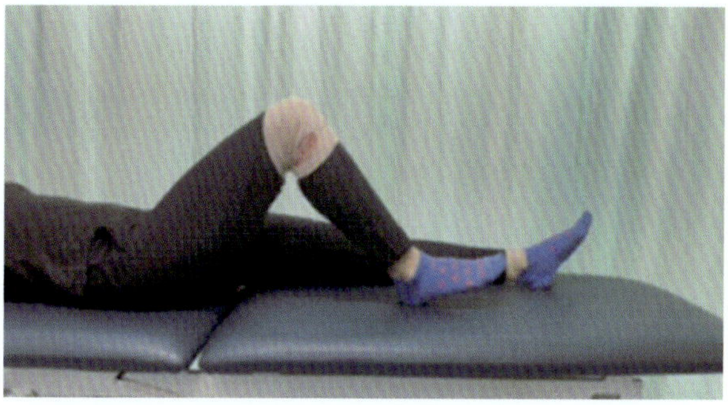

图 2-60　足跟滑动训练

术后 3~6 周

（1）被动屈膝训练：坐位抱膝训练（图 2-61）。

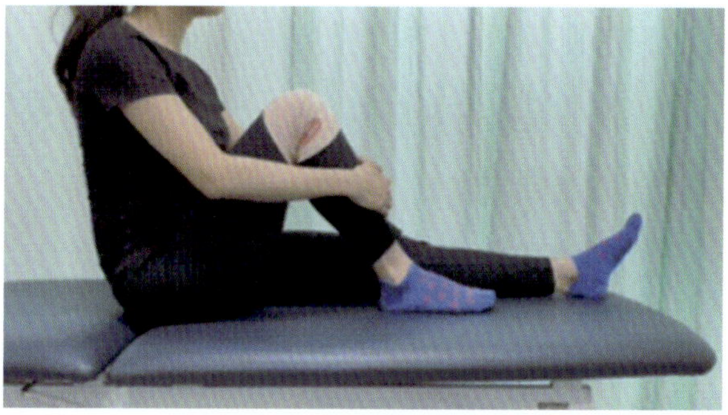

图 2-61　坐位抱膝训练

（2）主动、助动关节活动范围训练：足跟滑动训练（无痛范围）（图 2-62）。

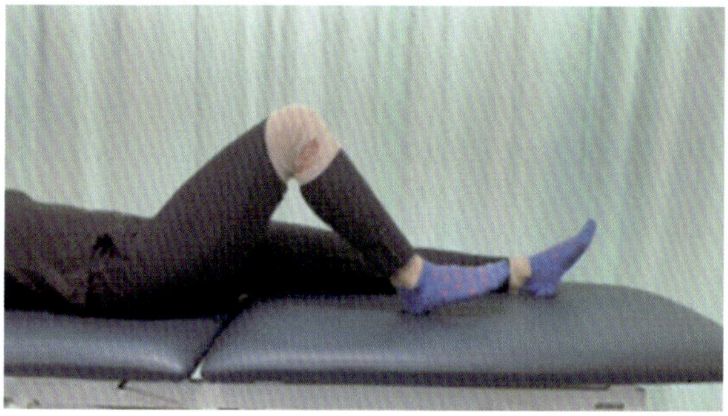

图 2-62　足跟滑动训练

（3）向前上台阶训练，逐渐增加台阶高度（5～10 cm）（图 2-63）。

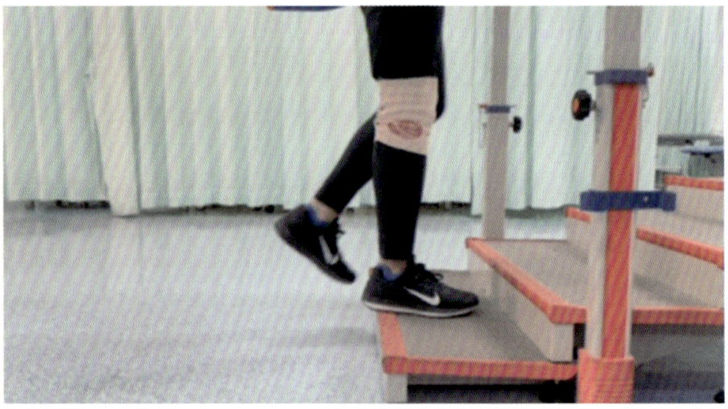

图 2-63 向前上台阶训练

术后 7～12 周

（1）股四头肌和腘绳肌牵伸训练（图 2-64）。

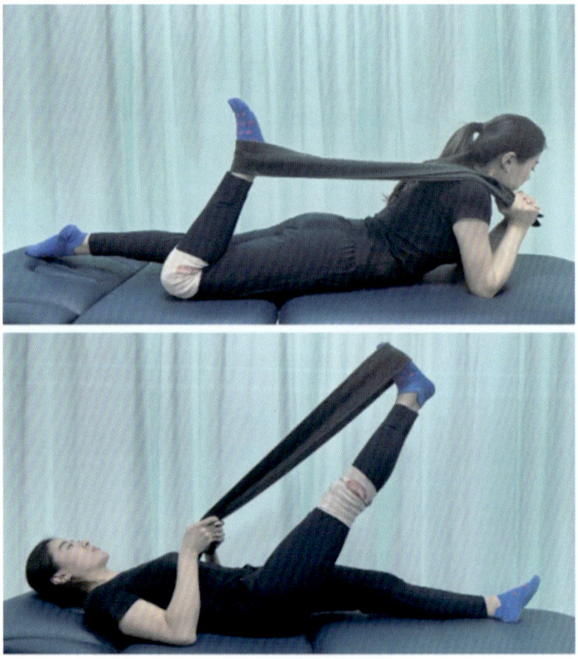

图 2-64 股四头肌和腘绳肌牵伸训练

（2）静蹲、靠墙静蹲训练（图 2-65）。

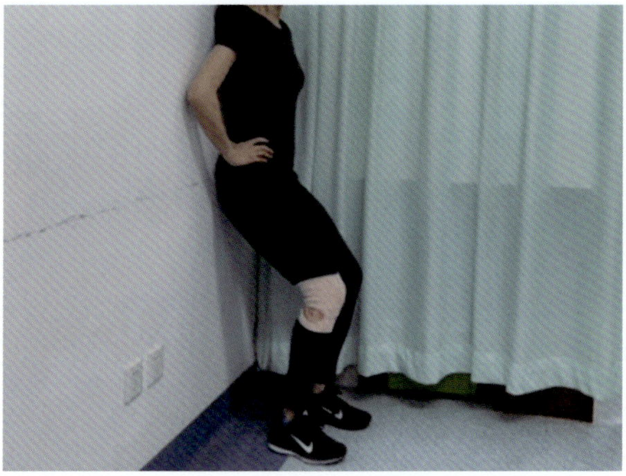

图 2-65　静蹲、靠墙静蹲训练

（3）被动屈膝训练：坐位抱膝训练（图 2-66）。

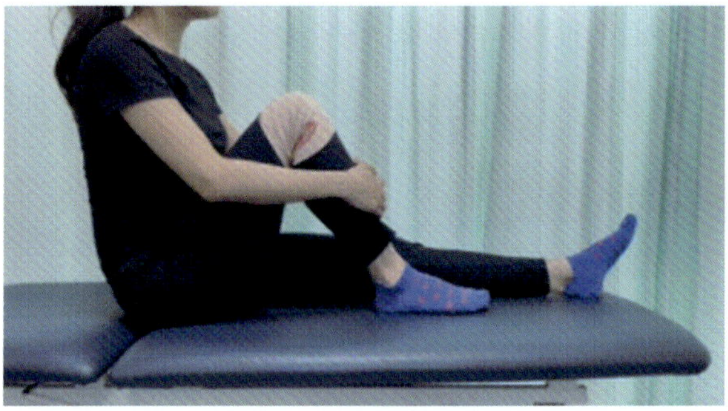

图 2-66　坐位抱膝训练

（4）向前上台阶训练（15~20 cm）、向前下台阶训练（10~15 cm）（图 2-67）。

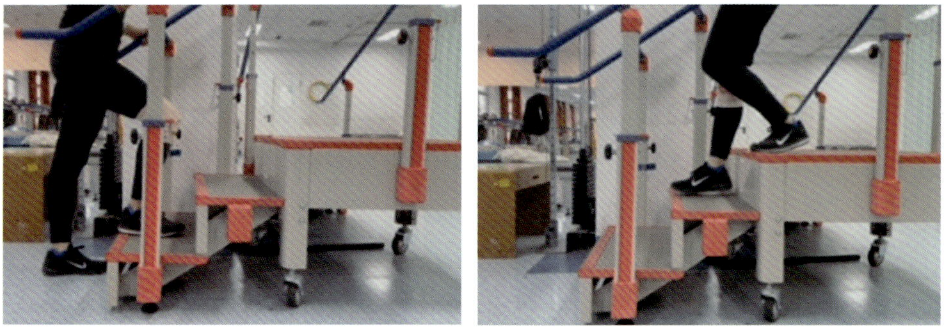

图 2-67　向前上台阶训练、向前下台阶训练

2.160 TKA 胫骨假体旋转定位合适的情况下，为何要宁外勿内放置？

在 TKA 中，将胫骨假体宁外勿内放置有以下几个重要的理由。

避免韧带摩擦

宁外勿内放置有助于避免胫骨假体与内侧副韧带之间的摩擦碰撞，并且能有更好的髌骨轨迹。

保持软组织平衡

宁外勿内放置有助于去除胫骨内侧多余骨赘，利于内侧软组织松解，保持膝关节周围的软组织平衡。通过正确定位胫骨假体，可以避免过度紧张或松弛的软组织，从而提高术后的关节稳定性和功能。

改善解剖学结构

宁外勿内放置有助于在置换手术中尽可能地重建解剖学结构，这有助于恢复膝关节的正常生物力学，并减少术后不良的生物力学影响。

优化走路姿势

通过宁外勿内放置，可以改善患者的走路姿势，减少不自然的步态或摆动。

综合来看，宁外勿内原则是根据对膝关节解剖学和生物力学的理解而建立的，旨在最大限度地重建关节结构，提高术后的稳定性、功能和舒适度。然而，具体的放置位置和旋转角度仍需根据患者的个体情况以及外科医生的临床判断进行调整，即使宁外放置也不能悬出太多，3 mm 以内是可以接受的。

2.161 髌股关节置换 inlay 和 onlay 技术哪种效果好？

髌股关节置换术（patellofemoral arthroplasty，PFA）可以采用两种主要方式：inlay 技术和 onlay 技术。这两种技术有所不同，主要取决于假体的设计理念、放置位置和接触方式。

第一代髌股关节假体 inlay 置换的设计理念是使用假体单纯替换软骨病变区域，假体植入以病变区域软骨下骨为参照，置换手术并未改变原有髌股关节运动机制，如果既往运动机制存在异常，必然会影响术后髌股关节功能，这种 inlay 置换方式一直为争议焦点，被认为是第一代 PFA 术后并发症的根源。膝关节解剖及生物力学机制研究表明，股骨滑车与股骨髁远端解剖结构的对应关系是髌股关节动力学的解剖基础，现代 PFA 假体设计开始将髌股关节作为膝关节整体的一部分，假体设计出现与膝关节一体化、解剖型趋势，尽可能复制正常膝关节运动生理成为假体设计方向。具体到滑车假体设计，开始考虑滑车轴与股骨髁解剖轴线对应关系，由此催生了第二代 PFA 假体。由于第二代 PFA 假体解剖结构更接近于正常膝关节，术后髌股关节能融入膝关节运动生理。同时，第二代 PFA 假体改变了第一代假体 inlay 设计理念——将假体镶嵌入股骨滑车骨床，单纯替代关节软骨病变区域，而是采用 onlay 设计理念——以表面置换假体替代原有髌股关节区域，置换时不仅考虑到滑车的病变区域，更重要的是充分考虑植入滑车假体与股骨远端的解剖对应关系，从机制上适应了髌股关节运动的生理要求，因此髌骨轨迹异常得到显著改善。第二代新型设计假体早期结果令人鼓舞，无论是缓解疼痛、提升关节活动度，还是改善髌股关节功能，PFA 为符合适应证的患者提供了持久的高质量功能康复可能。

inlay 技术是第一代髌股关节置换技术，而 onlay 技术是第二代髌股关节置换技术，onlay 技术的假体解剖设计更接近于膝关节，术后膝关节活动更符合人体生理运动，因此，onlay 技术的结果更加令人满意，在缓解疼痛、提升关节活动度以及提高髌股关节功能方面，onlay 技术相对更好一些（图 2-68）。

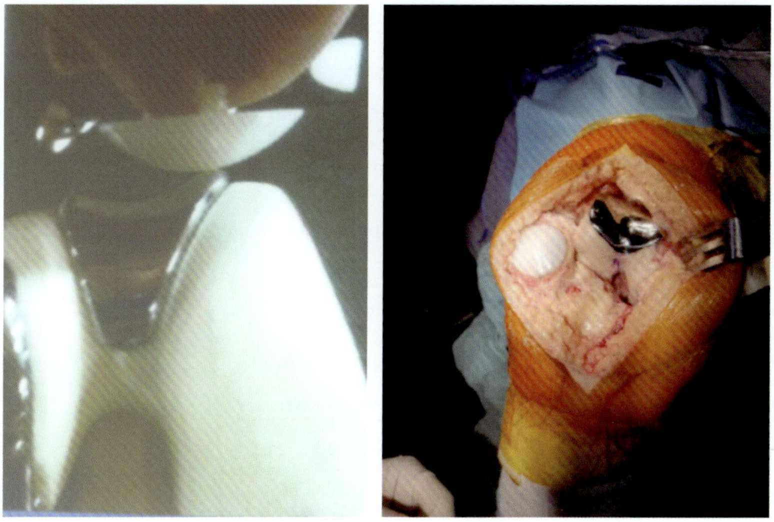

图 2-68　左图为第一代假体（inlay 技术）；右图为第二代假体（onlay 技术）

2.162 TKA 髌骨置换骨床厚度最小是多少？宁内勿外的原则对吗？

TKA 中髌骨置换的骨床厚度通常应保持在 12~14 mm 以上。吕厚山等[239]指出，国人全膝关节置换术中，髌骨骨床厚度最小应保持在 12~14 mm，小于此值可能导致髌骨骨折，同时髌骨置换后的厚度不应大于置换前的厚度，最好保持一致。

Hsu 等[240]通过对生物力学的研究表明，尽量恢复髌骨的原始厚度或减小 1~2 mm 有助于保持原有接触面积、重建术后关节活动范围、降低半脱位发生率。TKA 髌骨厚度至少应为 12~14 mm。髌骨切除过多或过少会改变伸膝装置力臂的长度，使髌骨所受张力和压应力发生变化，造成伸膝困难，产生伸膝痛。尽量保持手术前后的髌骨厚度与高度一致，对于维持膝关节软组织平衡及保证髌骨正常高度、轨迹、减少髌股关节并发症的发生具有至关重要的作用。

关于宁内勿外的原则，一般来说，是指在进行髌骨置换时应优先考虑将假体放置在髌骨的内侧，而避免过度外侧截骨。这是为了避免髌骨置换后的假体与股骨假体之间发生撞击，以获得更好的髌骨轨迹，并尽可能保留髌骨的生理结构和功能，防止术后髌骨异响及脱位。

2.163 TKA 时为增加屈曲度，需要去除股骨后髁假体覆盖以外的骨质吗？

通常在进行 TKA 时，为了增加关节的屈曲度，医生可能需要去除股骨后髁假体覆盖以外的部分额外骨质，这样可以提供足够的空间，使得患者在屈曲时关节可以顺畅移动，从而改善患者的关节活动度和功能，增加关节置换后的屈曲活动度。去除额外的骨质也有助于确保假体的合适安置和稳固植入，若想获得自由蹲起，必须处理后方多余骨赘。

有研究表明，后方骨赘的清理对于改善屈曲度有重要意义，若不清理股骨髁后方的骨赘，会出现早期股骨假体与胫骨假体后方撞击。研究还发现，对于内翻膝病例，在各种手术措施中，改善屈曲活动度最重要的是后方骨赘的清理，单纯行后关节囊松解并不能改善膝关节屈曲活动度，对于术前有较好活动度的病例，单纯松解后关节囊而不清理骨赘反而有不良效果，但清理后方骨赘则与屈曲活动度的改善有明显关系 [241]。

2.164 传统观点认为TKA假体“宁松勿紧”，股骨假体“宁小勿大”“宁外勿内”，髌骨假体“宁内勿外”，胫骨假体“宁外勿内”，这些都正确吗？

“宁松勿紧”的观点最初是为了追求良好的关节活动度，但随着长期随访观察，发现这样易造成关节不稳，周围韧带松弛，关节反屈及弹响，从而造成假体早期的松动。目前观点认为，在保证关节活动度的基础上，假体安装应松紧适度，对于一些年龄较轻患者、骨关节炎患者、活动量较大患者可以安装略紧。

股骨假体“宁小勿大”分为两种情况：第一种为左右径合适，而前后径较小，此种情况多是因为屈曲间隙小于伸直间隙，为保证屈伸间隙平衡，可通过股骨后髁加大截骨、选择小号假体来实现。第二种为前后径合适，而左右径较小，假体不能完全覆盖股骨髁，针对这种情况，部分厂家会通过提供宽版假体来解决。而在只有标准版假体的情况下，裸露骨质在 3 mm 以内，不会对关节活动度及髌骨轨迹产生影响，可以略微偏外安装，不必更换大一号假体。

股骨假体“宁外勿内”与髌骨假体“宁内勿外”是为了更好地匹配髌骨与滑车的轨迹和接触面。股骨假体不能完全覆盖股骨髁时，通过调节髁间窝位置（PS 假体）使股骨假体平齐于外侧股骨髁边缘安放，可以使髌骨更好地匹配假体滑车部分，伸屈过程中最大限度地恢复髌骨轨迹。对于术前存在髌骨外移、外倾或半脱位的患者往往首选髌骨置换，通过将髌骨假体内移，能够更好地适应滑车轨迹，有效避免髌骨外移和脱位。

胫骨假体“宁外勿内”分为两种情况：第一种为胫骨假体左右径偏大，这种情况面临假体是偏内还是偏外安放的问题，因为内侧悬出会刺激内侧副韧带及内侧关节囊。特别是内侧副韧带弹性差，伸缩力小，如果假体与其相贴就会摩擦韧带，导致疼痛及韧带损伤，因此可以选择将假体向后外侧安放，但悬出应小于 2 mm，且避免向前外侧悬出，避免对髂胫束产生刺激，形成髂胫束综合征。第二种为胫骨假体左右径偏小，这种情况下胫骨假体不能完全覆盖胫骨平台骨质，偏内或偏外安放要考量的关键因素是与股骨假体的匹配，具体方法为胫骨平台水平截骨后暂不进行下一步操作，安装股骨假体试模，选择合适的胫骨托及衬垫，组合安装后伸屈活动膝关节，确定胫骨假体的位置并做好标记，按此标记确定假体位置并进行下一步操作。

2.165 股骨旋转截骨度数偏大，应如何处理?

外旋截骨度数偏大

股骨外旋角度偏大，出现这种情况的原因包括股骨内后方骨赘去除后内侧间隙增宽、内侧结构损伤、术前的外侧结构挛缩等。视具体情况及外旋程度而定。

（1）若屈曲间隙内侧比外侧增宽 2 mm 以内，且内侧副韧带完整，可以选择进行外侧软组织松解，恢复内外侧屈曲间隙平衡，但往往会造成屈曲间隙增加，可以选择股骨远端加截，同时选择加厚衬垫，保证伸屈曲间隙平衡。

（2）若屈曲内侧比外侧增宽 2~4 mm，内侧副韧带完整，可先行外侧软组织彻底松解，若仍不能恢复内外侧平衡，可以选择重新进行旋转截骨，处于正确的 3° 外旋位置截骨，截骨后出现内侧后髁骨缺损可以选择用骨片或者金属垫片填充。恢复正确外旋的角度不超过 2°，截骨完成后测试髌骨轨迹，避免出现髌骨外倾和脱位。

（3）若屈曲内侧比外侧增宽超过 4 mm，多数情况下是由内侧副韧带功能丧失导致，此时应果断选择限制性或半限制性假体。

内旋截骨度数偏大

股骨内旋角度偏大，可导致屈曲间隙不对称和不平衡、屈膝时不稳、与股骨旋转不良相关的外侧髁抬起、僵直膝和胫骨近端内侧疼痛及膝前痛。有研究建议将股骨过度内旋进行分级：≤3° 为轻度，4°~6° 为中度，＞6° 为重度。

对于内旋截骨度数过大，韧带功能完整者，轻度者可以进行软组织松解，松解达不到理想效果或者会对韧带破坏过度可以进行股骨加截 + 骨片或金属垫片，而对于韧带功能不完整者则可以选用限制性假体。

2.166 TKA 屈曲间隙过大会产生什么后果?

在 TKA 中，如果屈曲间隙过大，可能会导致一些不良后果，主要包括以下几个方面。

稳定性问题

屈曲间隙过大可能会导致关节在屈曲时过度松弛，影响关节的稳定性，增加术后脱位的风险。同时，屈曲间隙过大会产生屈曲不稳，日常活动中特别是上下楼梯、从椅子上坐起时，都需要维持屈曲的稳定性。

运动功能受限

屈曲间隙过大可能会导致关节屈曲时的运动范围增大而导致屈曲位不稳，影响患者的日常活动和功能恢复。

假体磨损

屈曲间隙过大可能会导致假体之间的摩擦增加，加速假体的磨损，从而影响假体的使用寿命。

软组织松弛

屈曲间隙过大可能会导致周围软组织包括韧带和肌肉的牵拉松弛，影响关节的稳定性和功能。

因此，术中确保屈曲间隙大小适当非常重要，它关系到术后关节的稳定性、功能恢复和假体的长期使用效果。

2.167 TKA 假体旋转不良，屈伸关节时股骨、胫骨发生旋转，牵拉周围软组织产生疼痛，应如何处理?

TKA 假体旋转不良包括以下几种情况。

股骨内旋不良

股骨假体内旋不良可导致屈曲间隙不对称和不平衡，屈膝时不稳，股骨内旋不良导致外侧髁抬高，同时会引起胫骨近端内侧疼痛及膝前痛、也可导致关节僵直。

股骨外旋不良

股骨外旋不良与内旋不良相似，会导致屈曲间隙不对称和不平衡，伴屈膝时不稳，股骨内侧髁会抬起，与轻度内旋不良相比，外旋不良更容易被接受，这可能是由于屈膝时外侧软组织更松弛且髌骨轨迹偏向外侧。

股骨和胫骨联合旋转不良

理论上，股骨与胫骨假体联合旋转不良是由于单一假体旋转不良的叠加影响。胫股关节旋转不匹配可导致运动学问题，如半脱位、磨损及髌骨轨迹不良等。股骨与胫骨假体联合内旋不良主要与髌股关节并发症和膝前痛有关。有研究表明，髌骨轨迹不良的程度直接与假体联合内旋不良的程度有关，轻度联合旋转不良会导致髌骨轨迹不良，中度联合旋转不良会导致髌骨半脱位，重度联合旋转不良会导致髌骨脱位。

TKA 假体旋转不良可以引起周围软组织的牵拉和疼痛，甚至髌骨轨迹不良或脱位的情况，处理方法可能会根据情况而异。一般而言，处理措施可能包括以下几个方面。

物理治疗和康复

物理治疗可以帮助改善肌肉力量和关节稳定性，同时减轻周围软组织的疼痛。物理治疗师可以设计个性化的康复计划，包括热敷、冷敷、按摩、牵引、运动和伸展等，以缓解疼痛和改善关节功能。

药物治疗

药物治疗包括非甾体抗炎药（NSAID）、镇痛药和肌肉松弛药等，可用于减轻疼痛和减少炎症。

调整假体位置

如果假体旋转不良是手术过程引起的，可能需要进行再次手术来调整假体的位置。这可能涉及重新定位股骨和胫骨假体，以恢复关节的稳定性和功能。

2.168 TKA 内侧与外侧间隙相差多少是可以接受的?

一般来说，相等（矩形）的屈伸间隙且内外侧间隙无紧张和松弛是最佳的截骨结果。膝关节软组织松解 1 mm，可以纠正 1° 畸形。

以下情况是可以接受的：①内外侧间隙不平衡 <3 mm；②内外侧间隙不平衡 <3°；③关节间隙稍紧；④屈曲间隙稍松于伸直间隙；⑤外侧间隙稍松于内侧间隙。

有研究指出，由于内侧伸直间隙是膝关节中最紧的间隙，将伸直间隙增加 1 mm 的同时也会增加屈曲间隙。Yagishita 等 [242] 纳入了 45 例膝骨关节炎患者，使用一个简单的扭矩计设备测量了手术过程中的关节间隙，研究解剖部分的特定切割或释放对关节间隙的影响。他们在关节线处对内侧副韧带逐渐横向切割，探讨对内侧间隙开口的影响，当然，此步骤有时会出现不可控开口的风险。Winemaker 等 [243] 纳入了 83 例膝骨关节炎患者，对其进行膝关节置换术后，应用张力 / 平衡器装置测量术后膝关节张力大小和软组织松弛范围，并进行至少 6 周的影像学随访，评估患者术后膝关节功能评分及活动范围。两组研究都得出了相似结论：伸直与屈曲 90° 的间隙相差 ⩾ 3 mm 是不可接受的。

2.169 长期服用免疫抑制剂的肾移植患者可以做 TKA 吗?

肾移植术后，患者必须长期服用免疫抑制剂。这类药物对人体免疫系统具有显著影响，旨在降低免疫系统的活性，以减少攻击移植肾的风险。然而，免疫抑制剂同时也降低了机体对感染的防御能力。

免疫抑制剂对膝关节置换的影响包括以下几方面。

感染风险增加

由于免疫系统的抑制，肾移植患者在进行膝关节置换手术后更容易发生手术部位或系统性感染。这可能包括细菌、病毒或真菌感染，其中一些可能会严重威胁到移植肾和人体健康。

伤口愈合延迟

免疫抑制剂可能影响伤口愈合过程，导致膝关节置换术后恢复时间延长。这种延迟愈合可能会增加感染风险，需要更密切的监测并采取可能的干预措施。

Chou 等 [244] 一项综述研究表明，对于接受肾移植的患者，感染和植入物松动的风险增加，这归因于肾移植患者的相对免疫抑制状态，特别是免疫抑制剂和类固醇的长期使用，使这些患者面临心血管疾病、感染和类固醇相关并发症的风险，肾移植患者在膝关节置换术后，死亡率为 15.8%（95%CI：0.083~0.281），手术切口部位感染发生率为 3.6%（95%CI：0.017~0.074），合并的假体周围感染发生率为 3.7%（CI：0.010~0.122）。

总之，接受肾移植的患者因长期服用免疫抑制剂，可导致感染和植入物松动的风险增加，但临床研究显示其仍可以做 TKA。对于肾移植患者，行 TKA 时建议放置引流管，以防止伤口持续渗漏，以减少感染率。

2.170 有震颤性疾病（帕金森病）的患者可以做 TKA 吗?

震颤性疾病患者的震颤对 TKA 术后假体松动的影响是一个复杂问题，涉及多方面的因素。震颤是一种不自主的、节律性的肌肉收缩导致身体部位的往复运动，可能会对 TKA 术后的长期结果产生影响。以下是一些可能的影响和考虑因素。

假体应力分布

震颤可能会导致膝关节和周围软组织经受不寻常的、重复的应力，这可能会影响假体与骨骼之间的固定。不正常的应力分布可能会加速假体界面的磨损，进而增加假体松动的风险。

假体磨损

震颤导致的重复运动可能会加速假体磨损，特别是在假体的接触面。随着时间的推移，可能导致假体松动或者需要修复或更换假体。

骨质疏松

震颤性疾病患者可能因为长期的活动限制、药物治疗的副作用或疾病本身的影响，而更容易发生骨质疏松。骨质疏松可能会减弱骨与假体界面的稳定性，增加松动的风险。

术后康复

震颤可能会影响患者的术后康复，特别是在进行力量训练和平衡练习时，这种影响会导致膝关节周围肌肉的支持力减弱，从而对假体的长期稳定性产生不利影响。

当帕金森病患者因膝骨关节炎接受 TKA 时，与匹配对照组相比，前者膝关节功能更差，生活质量更差。然而患者的满意度通常很高。

接受 TKA 的帕金森病患者平均住院时间比匹配对照组长 6.5%，出现并发症的风险比匹配对照组高 44%。在帕金森病患者中，总体并发症发生率为 26.3%，而匹配对照组为 10.5%；帕金森病患者的假体周围关节感染率为 6.5%，匹配对照组为 1.7%；帕金森病患者的假体周围骨折率为 2.1%，匹配对照组为 1.7%。帕金森病患者的 90 天再入院率为 16.29%，匹配对照组为 12.66%。帕金森病患者的躯体并发症发生率为 4.21%，匹配对照组为 1.24%，置换相关并发症的发生率为 5.09%，匹配对照组为 3.15%。平均随访 5.3 年时，翻修手术的需求为 23.6%。以任何成分的翻修为终点，帕金森病患者的 10 年假体生存率为 89.7%，而匹配对照组为 98.3%。

总之，震颤性疾病（帕金森病）患者可以做 TKA，但与非震颤性疾病患者相比，其在 TKA 术后出现的并发症更多。

2.171 TKA 测量截骨法与运动学对线内侧紧，且有内翻存在，应如何处理?

20 世纪 70 年代，间隙平衡法在膝关节置换术中还是处于主导地位，但因当时假体设计和手术技术的局限性，大家发现间隙平衡法会人为地抬高关节线，过多地进行股骨后髁截骨。基于此，美国学者 Hungerford 在 1982 年提出了测量截骨法 [245]，测量截骨法的核心原则为：截骨厚度 = 假体厚度；参考解剖标志确定股骨旋转定位。传统应用于 CR 假体，其实也适用于 PS 假体。在测量截骨技术中，股骨的一些解剖标记是控制股骨假体旋转的参照物，最终决定了髌骨运行轨迹。目前使用的主要有三个参照物：通髁线、前后轴及后髁连线。膝关节伸直位时机械轴相对于垂直轴有 3° 的外翻。关节线相对于机械轴 3° 的内翻且平行于地面。胫骨近端 3° 的内翻适应股骨远端和后方的外翻，维持膝关节屈曲时平行地面（图 2-69）。采用测量截骨法，画出 Whiteside 线和通髁轴来确定股骨外旋截骨角度，也可通过术前测量确定股骨外旋角度，在测量导板上设定正确的外旋角度，并测量股骨髁大小，钻 4 in 1（四合一）固定孔，测量股骨大小要同时考虑内外径的大小。

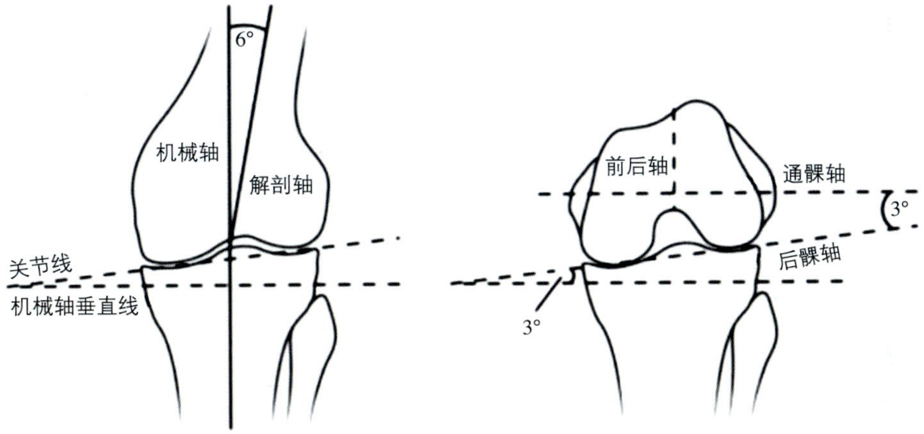

图 2-69　通髁轴、前后轴及后髁连线示意图

运动学对线（KA）的理念由 Howell 等提出。其目的是在不进行韧带松解的情况下，通过去除与假体厚度相当的软骨和骨的厚度来恢复患者膝关节关节炎前的正常状态，实现假体组件的三个轴（即胫骨屈伸轴、髌骨屈伸轴、胫骨内外旋轴）与正常膝关节的三个运动轴对齐，其本质上是一种动态和三维对齐。

有观点认为，KA 可能会导致胫骨组件过度内翻倾斜，增加内侧间室磨损的可能，不过目前尚无有价值的研究能证实上述观点。相反，Klasan 等 [246] 研究显示，KA 在 10 种不同膝关节表型的经过验证的有限元分析模型中，通过在整个步态周期中增加或保持接触面积，从而降低聚乙烯衬垫的接触压力。Lee 等 [247] 研究表明 KA 相较于 MA 而言，在中期的随访中获得了类似或者稍好的临床结果，且没有影响假体的生存率，多项荟萃分析也得到了与此基本一致的结果。Liu 等 [248] 通过 14 个随机对照试验，纳入总样本量为 1112 例的荟萃分析发现，KA 组出院前步行距离、功能评分高于 MA 组，且在术后并发症发生率、假体生存率等方面与 MA 组基本持平。同时，Blakeney 等[137]一项回顾性病例对照研究发现 KA 能够更好地恢复术后步态参数。

KA 技术的目标是恢复患者关节炎前的解剖状态。然而，正常人群中膝关节解剖结构差异很大，由于先天或后天的各种因素，部分患者术前的膝关节解剖结构存在极端异常。若继续盲目遵循 KA 技术，将会重建一个与术前同样异常的膝关节，这可能会导致严重的不良后果。对此，有学者提出了限制性运动学对线（restricted kinematic alignment，rKA）的概念，即在一定的安全范围内重现患者的膝关节解剖，其主要遵循 5 个原则：①整体下肢冠状位对齐在 ±3° 以内；②股骨和胫骨假体的冠状位对齐在 ±5° 以内；③恢复膝关节自然软组织张力；④优先保留股骨解剖结构；⑤当需要进行解剖调整时，应选择最完整的一侧膝关节间室作为枢轴点使用。

Hsu 等[249]研究了其医疗机构以 KA 为依据治疗的 123 例患者，依据其股骨与胫骨的内外翻程度将膝关节分为不同的表型，并且依据不同表型进行针对性的 KA 法膝关节置换术。他们指出，对于术后存在胫骨内翻的患者，保留的股骨远端外翻方向抵消了胫骨内翻方向，平衡了内侧和外侧间室的负荷，尽管胫骨内翻存在，但形成了与地面平行的关节线。他们认为以精准分型为基础进行针对性的 KA 法膝关节置换术，可使术前计划的原始解剖结构和机械轴之间的对齐成为可能，同时避免了过度的软组织松解，并保留了原始的膝关节动力学。结果显示，该方法具有良好的功能结果，术后 3 年假体存活率为 99.3%。

2.172 TKA 术后膝关节内外翻可以自行调整吗？

TKA 已成为治疗疼痛性膝关节病的主要矫形手术，术后下肢机械力线轴争取在 ±3° 的中立位是保证术后假体长期存活和患者预后的重要指标。陈百成教授等通过对 101 例患者进行回顾性研究证实，在术后 3 个月到 1 年的随访过程中，内外翻角度往往会发生变化，通常表现为角度的减小或趋向于生理状态。内外翻角度的自行调整可以归因于以下几个主要机制。

软组织的弹性适应

膝关节周围软软组织包括韧带和肌肉，日本学者 Tsukeoka 等[221]对 TKA 术后软组织应力变化的研究发现，在术后一段时间内会逐渐适应新的关节形态和力学环境。这种适应性可能导致韧带张力的调整，从而改变假体的位置和内外翻角度。

肌肉力量的恢复

美国学者 Knoop 等[250]在研究中发现，肌肉力量与膝关节稳定性密切相关。术后康复期间，患者进行了系统的物理治疗和康复训练，以增强周围肌肉的力量和耐力。这些肌肉的强化可以影响关节的稳定性，进而影响内外翻角度的变化。

关节囊的恢复和修复

手术期间可能对关节囊进行了一定的处理和修复，术后关节囊的愈合过程也可能影响到内外翻角度的调整。

生理运动模式的恢复

瑞典学者 Naili 等[251]在对 TKA 术后相关生活质量良好患者膝关节生物力学改善的研究中，对纳入的 28 例患者进行术后三维步态分析，结果显示，TKA 术后 1 年大多数在膝关节步态生物力学变量上表现出显著改善的患者，内翻角度与术后 1 个月时相比峰值降低了 4.8°。随着康复过程的进行，患者逐渐恢复到正常的生理运动模式，这种模式与术后假体的稳定性密切相关，或许可促使内外翻角度向更符合生理的方向变化。

总的来说，在保证术中截骨正确的前提下，即使 TKA 术后下肢机械轴线没有达到正常要求，存在一定角度的外翻或内翻，在康复 1 年后，大多数患者其下肢力线也可以通过自身调节而达到正常水平（图 2-70）。

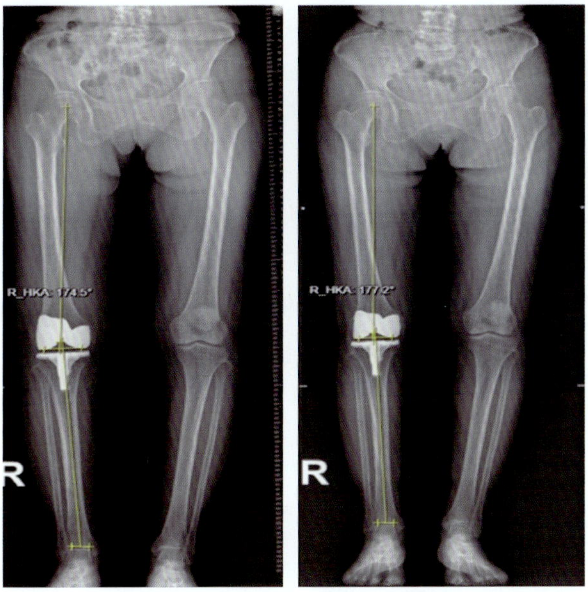

术后 3 个月　　术后 12 个月

图 2-70　TKA 术后下肢力线图

2.173　TKA 术后胫骨后倾过大会产生怎样的后果？

在矢状面上，胫骨平台的关节面与胫骨的解剖轴并不是垂直的，而是向后方倾斜的，称为胫骨后倾（posterior tibial slope，PTS）。胫骨后倾有助于维持前、后交叉韧带的张力，在膝关节屈伸活动时有助于股骨髁的正常滑动和滚动，有利于膝关节的屈曲运动。一般认为，正常人的 PTS 平均为 7°，亚洲人的 PTS 较大，曲铁兵等[252]研究认为，我国华北地区成人的 PTS 平均为 11.3° ± 4.5°。TKA 中根据假体设计的不同，PTS 通常设置为 0°~7°。一般来说，后交叉韧带保留型假体 PTS 较大，后稳定型假体 PTS 较小。

由于 PTS 的存在，负重时全身的重量经股骨传导至胫骨使胫骨前移，在正常膝关节中，此过程产生的剪切力由前交叉韧带（ACL）承担。Shelburne 等[85] 研究认为，在站立时，PTS 每增加 5°，股骨后移距离增加 2 mm。在 TKA 术后，此剪切力由胫骨垫片承担。PTS 增加有助于膝关节屈曲，PTS 增加可增加屈曲间隙，减少膝关节屈曲时后交叉韧带（PCL）及内侧副韧带（MCL）张力。如果 PTS 过大，会导致屈曲时膝关节前后不稳、胫骨前移。Okamotos 等[253] 研究认为，后稳定型假体 TKA 在 0°~15° 的 PTS 范围内，术后伸膝需要的股四头肌肌力随 PTS 增加而减小，原因可能为 PTS 增大使胫骨与股骨之间的相对位置改变，伸膝力臂增加，所需伸膝力量减小，同时可降低髌股关节应力。

TKA 术后 PTS 过大的优点：PTS 增加可增加屈曲间隙，减少屈曲时 PCL 和 MCL 承受的张力，有利于膝关节屈曲。PTS 增加还可增加股四头肌在膝关节伸直时的效率，减小髌股关节压力，PTS 适度增加有利于患者爬楼梯及蹲起运动。

TKA 术后 PTS 过大的缺点：PTS 过大导致膝关节前后不稳，可增加聚乙烯衬垫表面的剪切应力，增加衬垫磨损，出现颗粒病，导致假体无菌性松动。

TKA 术后 PTS 过大使膝关节矢状位力线后移，应力集中于胫骨平台后方，应力过大可导致软骨下骨、软骨下松质骨损伤，假体下沉，还可能使骨 - 骨水泥 - 假体界面微动、磨损甚至骨水泥断裂，出现假体早期松动。

过大的 PTS 使膝关节屈曲间隙过度增加，可出现屈曲中段不稳定，即膝关节屈曲 30°~90° 时不稳定。屈曲中段不稳定的症状包括上楼梯、坐位起立时膝关节打软，恐惧感，不明原因的膝关节弥漫性疼痛、肿胀与关节积液。PTS 过度增加会妨碍患者爬楼梯和蹲起活动。查体可见膝关节屈曲 30°~90° 时抽屉试验和 Lachman（拉赫曼）试验阳性，严重时可出现股骨髁半脱位（图 2-71）。

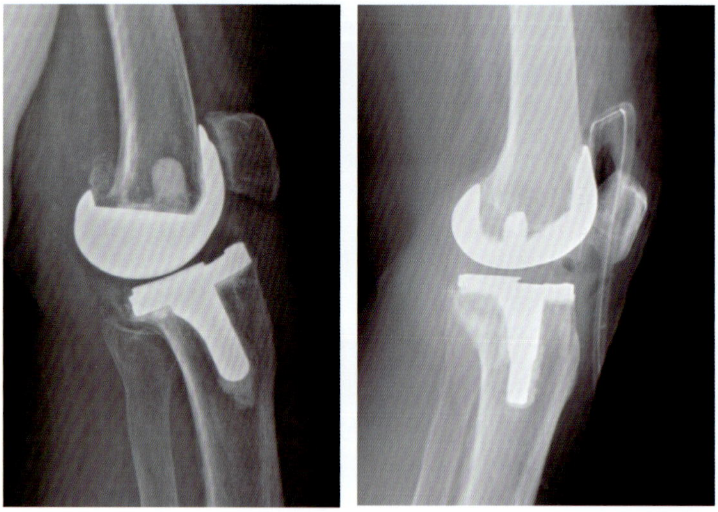

图 2-71 左图示 TKA 术后 PTS 过大，右图示 TKA 术后 PTS 适度

2.174 TKA 中应用“鸡尾酒”疗法镇痛，加用激素效果有何改变？

TKA 创伤较大，膝关节疼痛是其最常见的并发症，有效控制疼痛有助于 TKA 患者术后早期进行功能锻炼，因此 TKA 的围手术期镇痛至关重要。局部浸润麻醉（“鸡尾酒”疗法）是比较新颖的人工关节置换术后镇痛方法，这项技术最早由 Bianconi 等提出并应用于膝关节置换术中[254]，其镇痛原理主要是阻滞疼痛的传导，以达到预防及治疗术后疼痛的目的。

“鸡尾酒”疗法镇痛的配方由多种药物混合而成，但无固定的药物组成。常用配方药物组成有多种方案，常以局部麻醉药为主。用于“鸡尾酒”配方的局部麻醉药主要是罗哌卡因，它是一种长效酰胺类局部麻醉药，联合肾上腺素使用可延长药效时间，减少不良反应。冯殿鹏等[255]研究表明，全膝关节置换术中将 0.75% 罗哌卡因 100 mg、0.25 mg 肾上腺素加入生理盐水配成 50 ml“鸡尾酒”镇痛配方药物注射于关节软组织周围，术后控制疼痛效果好，费用低廉。

而“鸡尾酒”疗法中是否需要糖皮质激素目前仍有争议，类固醇激素具有强大的抗炎效果，目前术中局部浸润麻醉主要采用中长效类药物，包括地塞米松、倍他米松等，倍他米松由倍他米松磷酸钠和二丙酸倍他米松两部分组成，倍他米松磷酸钠可以快速起效，二丙酸倍他米松则为延缓起效，两者相互配合，可以在术区产生持续的作用。Tsukada 和 Ikeuchi 等[257]报道，在“鸡尾酒”疗法中加入糖皮质激素可以抑制炎症并提供额外的镇痛作用，Yue 等[258]发现，在“鸡尾酒”疗法中联合皮质类固醇表现出高度的有效性和安全性，能够加快术后康复以及减少非甾体药物的使用，且在随访的 1 年里，感染和肌腱断裂风险并没有提高。张鑫等[259]总结了 42 例单侧 TKA 患者，研究指出，复方倍他米松注射液（得宝松）加入“鸡尾酒”疗法中可有效缓解 TKA 术后疼痛，大大缩短直腿抬高时间，术后功能恢复快。在 Liu 等[260]研究支持在“鸡尾酒”疗法中加入倍他米松可提高镇痛效果，而刘沛等研究也得出相似的结论。虽然围手术期局部或全身应用激素的效果显著，仍有不少学者担心激素会增大患者伤口感染的风险，在 Christensen 等与 Armstrong 等的研究中，激素局部应用致使感染的发生率分别为 0.2%、0.42%，除此之外，糖皮质激素的使用可能会造成糖尿病患者血糖升高的不良后果[261]。

目前常用的经典配合是采用罗哌卡因 + 吗啡 + 氟比洛芬钠 + 复方倍他米松注射液 + 肾上腺素 + 氨甲环酸配成 80~100 ml 的注射液进行局部浸润麻醉。虽然倍他米松较为安全，但仍可能存在风险，因此在关节腔内注射时，应注意只在肌肉、软组织等部位进行注射，避免进针过深波及骨组织，而对于“鸡尾酒”加用激素（得宝松）是否适合糖尿病患者仍需要进一步研究。

2.175 类风湿性关节炎患者行 TKA 时，哪种假体更合适？有哪些注意事项？

类风湿性关节炎（RA）是一种病因未明的慢性、以炎性滑膜炎为主的系统性疾病。其特征是手或足小关节的多关节、对称性、侵袭性关节炎症，经常伴有关节外器官受累及血清类风湿因子阳性，可以导致关节畸形及功能丧失。

目前，对类风湿性关节炎患者采取保守治疗的效果欠佳，临床对类风湿性关节炎尚无有效的预防措施和特效治疗药物。对于晚期累及膝关节的类风湿性关节炎，人工全膝关节置换术是临床上较为常用的术式之一，可显著缓解患者关节疼痛，提高关节活动度，改善患者生活质量。

目前对于类风湿性关节炎患者行膝关节置换手术，临床广泛采用后稳定型假体（PS 假体），如果患者后交叉韧带（PCL）功能完好，非限制性假体即可获得屈伸内外侧间隙平衡，CR 假体是更为理想的选择。对于外翻畸形且合并严重外侧结构缺损、内侧副韧带功能损伤者，还是建议选择 PS 假体，以保证内部结构稳定性。

对于严重屈曲挛缩内外翻畸形的患者，内外侧副韧带功能不全，软组织失衡明显，采用普通膝关节假体进行关节置换术后容易继发冠状位上的不稳，此时可选择髁限制性假体（CCK 假体）。

由于类风湿性关节炎和膝骨关节炎的发病机制及病理变化不同，行 TKA 时的手术技术和策略自然不同。

类风湿性关节炎患者常合并骨性结构、软组织改变，关节置换难度较高，手术方案需综合考虑截骨角度、软组织平衡、髌股关节运动轨迹等多种因素，其中力线纠正是恢复关节功能的关键环节。晚期类风湿性关节炎会出现膝关节屈曲挛缩畸形，此类患者行 TKA 的难点在于后方软组织结构的充分松解。对于重度膝关节屈曲挛缩畸形，需增加股骨远端最大 4 mm 的截骨量，同时选择厚度最薄的衬垫。有时虽经上述处理后仍遗留轻度屈曲畸形，为避免腓总神经的过度牵拉损伤，可允许残留 5°~10° 的屈曲畸形。通过术后牵引治疗或膝关节被动活动器锻炼逐渐矫正，达到满意的功能和活动范围。

2.176 胫骨高位截骨术后行 TKA 时，选择哪种假体更合适？

胫骨高位截骨术（high tibial osteotomy，HTO）是骨关节炎的常见手术选择，尤其是对于年轻患者。然而，尽管短期的术后结果令人满意，但随着时间推移，假体生存率会下降，既往研究报道了 HTO 的 5 年生存率为 71%~95%，10 年生存率为 51%~98%。由于退行性骨关节炎进展、畸形矫正不足或过度时，一些膝关节可能需要转换为全膝关节置换术（TKA）。

由于 HTO 术后 PCL 屈曲挛缩、功能不全和术后僵硬，许多医生建议在 HTO 术后使用 PS 假体进行手术。由于胫骨缺损、PCL 松弛，很难保持 PCL 的适当张力并平衡屈曲和伸直间隙。有研究报道了使用 PS 假体转换 TKA 后的良好结果。一些研究也证明，从骨关节炎膝关节获得的 PCL 具有明显的组织学退行性变化，这与正常的年龄相关变化明显不同。在接受 HTO 的膝关节中，PCL 的退行性变化可能会加速，即便手术时 PCL 的张力和外观似乎完好无损。据报道，使用 CR 假体转换 TKA 后股骨和胫骨组件松动率很高，使用 CR 假体的 KSS 评分、稳定性、ROM 均低于 PS 假体组[262]。

此外，建议 HTO 术后行 TKA 时进行髌骨置换，如果没有置换髌骨，膝关节前部疼痛的风险较高，髌骨二次置换的翻修率也很高。

如果发生 HTO 术后骨不连，在转换 TKA 时需治疗骨不连。应考虑完全切除纤维组织，使用切除的骨进行自体骨移植，使用长柄胫骨假体，以实现骨愈合和假体稳定固定。

基于患者状态、手术的复杂性、软组织状态和大量软组织松解的需要，外科医生有时需要使用更高约束的假体（CCK 假体或 RHK 假体），但这种情况一般较少。在一项基于芬兰关节置换登记处的研究中评估了 1063 例 HTO 术后的 TKA，发现 96.5% 的病例使用非约束膝关节假体（78.8% 的 CR 假体和 17.7% 的 PS 假体），3.6% 的病例使用更高约束的假体（3% 的 CCK 假体和 0.6% 的 RHK）假体。在 Hevesi 等[263]的研究中，大多数患者（97%）使用非约束假体（96% 的 PS 假体和 1% 的 CR 假体），其余患者（3%）使用 CCK 假体。

2.177 膝关节外侧间室单髁置换的要点和原则是什么？

随着手术技术的发展和假体设计的进步，越来越多的人选择膝关节单髁置换术（unicompartmental knee arthroplasty，UKA）。据统计，有 8%~15% 的骨关节炎患者表现为单间室骨关节炎，但因外侧单间室骨关节炎而行外侧 UKA 的患者很少，约占所有膝关节置换术的 1%。由于膝关节内外侧间室在骨性结构和软组织方面存在差异，从而使膝关节内外侧间室在屈伸活动中也不相同。膝关节的内侧和外侧间室在解剖上具有独特性[264]，内侧平台呈凹形，且比外侧平台大，外侧平台则呈凸形，比内侧平台高出 2~3 mm。内侧半月板较厚，较少移动，且有更强的关节囊附着，而外侧半月板覆盖的平台面积更大（约 50%），由于其 C 形结构和较弱的关节囊附着，外侧半月板在膝关节屈曲时更为灵活。膝关节屈曲时，股骨髁在胫骨上滚动和滑动，由于内侧关节面有更好的契合度、较为稳定的内侧半月板和紧张的内侧软组织，内侧髁向后滑动较少，而外侧髁由于契合度较差而滑动较多。有研究显示，从屈曲 90° 到完全屈曲的过程中，股骨外侧髁的平均后移为 13 mm ± 6 mm，而股骨内侧髁的平均后移仅为 2 mm ± 2 mm[265]。这种外侧运动的增加使得外侧髁在屈曲时抬起可达 7 mm，而内侧则为 2 mm。这种内外侧运动的差异使膝关节屈曲时股骨在胫骨上出现外旋现象，而在膝关节伸展时，会出现反向旋转，导致胫骨相对外旋，这一现象也被称为“锁扣”机制，而这种特殊的旋转机制使外侧间室的磨损主要出现在后外侧，常呈现屈曲位磨损，而完全伸直位的软骨保存相对较好。当膝关节屈曲＞120° 时，外侧股骨髁向后滚动至胫骨平台后缘，同时外侧半月板后角也移动至胫骨平台后缘，这可能是活动平台外侧单髁置换术治疗后衬垫脱位率较高的原因之一[266]，因此选择固定平台假体更为合适，而且选择固定平台假体可以先做伸直间隙，后髁等量截骨保持屈曲位松弛。

由于水平面上膝关节运动的差异性，在胫骨平台截骨时有以下四点要求：

（1）胫骨内旋位截骨

在胫骨截骨时，应保持胫骨内旋位，以便更好地适应关节解剖结构。如内旋截骨操作困难，可在髌腱做一个纵行切口，将抽动锯通过劈开的髌腱进行截骨。

（2）胫骨截骨后倾角

在截骨时，后倾角度需控制在5°左右。这是为了确保术后关节活动的稳定性和力线的正常分布，避免后倾角度异常导致假体位置偏移或负重不均。

（3）截骨深度

从胫骨平台前方的正常软骨向下方测量，截骨深度应保持在8~9 mm。这有助于保持足够的骨质支撑假体，同时防止过度截骨导致骨量不足，从而避免使用过厚的胫骨衬垫以及减少术后胫骨平台的骨折的发生。

（4）胫骨外侧平台假体覆盖

胫骨外侧平台的假体应尽量达到完美覆盖，避免假体悬出。然而，这一点常具有较高难度，因为许多假体制造商并没有专门设计外侧胫骨平台的假体。通常会使用对侧腿的内侧间室胫骨假体代替（例如使用左膝的内侧间室胫骨平台来代替右膝的外侧胫骨假体平台）。由于形状上的不完全匹配，可能会出现假体覆盖不完全或悬出的现象，增加了术后并发症的风险。

股骨截骨时注意以下三点要素：

（1）股骨远端截骨方向

股骨远端的截骨应指向股骨头，这样可以使股骨远端截骨面与胫骨截骨面保持平行。这有助于确保假体能够更好地贴合关节面，保证关节的稳定性和活动灵活性。

（2）伸直间隙的稳定性

在进行股骨远端截骨时，必须确保伸直间隙稳定。不能过度填塞，否则可能导致膝关节活动受限或假体不稳定。适当的间隙有助于术后关节活动的自然过渡，并减少疼痛和僵硬感。

（3）股骨假体的旋转位置

股骨假体必须避免内旋放置，因为内旋会导致假体发生撞击，影响关节功能。此外，股骨的后髁应该进行等量截骨，确保与假体的后髁厚度相同，保持屈曲位松弛状态，避免术后磨损加剧。

最后应确认两个测量：

（1）伸直位测量：力线外翻

确保在伸直位下，膝关节的生物力线保持适度的外翻，以利于膝关节负重的正常分布。正确的外翻角度有助于避免术后因力线偏移而导致的关节不稳定或疼痛。

（2）屈曲位测量：外侧松弛（内翻应力下）

在膝关节屈曲位时，特别是在施加内翻应力的情况下，应确保外侧相对松弛的状态。

外侧间室置换目前研究较少，因此很多学者对外侧单间室置换术的临床问题提出了许多看法。

关于外侧 UKA 的适应证目前尚未得到充分的研究，但值得注意的是外侧 UKA 的典型适应证包括：屈曲和外翻畸形小于 15°、屈伸活动度大于 90°、前交叉韧带完整、后交叉韧带功能正常、外侧间室存在骨性关节炎且骨与骨接触、内侧间室软骨正常、膝关节稳定以及可矫正的外翻畸形。随着临床知识的丰富、手术技术的进步和假体设计的改进，外侧 UKA 的适应证变得相对宽泛，目前来看，高龄、肥胖以及无症状的髌股关节退行性变并非手术的绝对禁忌证，也有学者指出，对于无法完全矫正的外翻畸形，实施膝关节外侧单髁置换术后仍可残留部分畸形。

膝关节外侧单髁置换术常用的手术入路有标准正中入路和旁外侧入路，两种方法各有特点，标准正中入路的优势在于外科医生普遍熟悉，扩展性强，且在术中或术后易于转化为全膝关节置换术，避免了未来翻修时对髌骨血供的影响。另外，此入路有助于在轻度内旋状态下放置胫骨组件，重建外侧膝关节的运动学功能。有研究发现，采用标准正中治疗外侧 UKA 具有良好的预后，平均 5.2 年无手术修正，且部分患者在手术中进行了全膝关节置换术。

外侧入路的优点包括能够直接进入外侧间室，切口较小，可减少内侧结构损伤的风险，并且不需要外翻髌骨。然而，外侧入路的缺点在于难以转换为全膝关节置换术，未来如果需要通过内侧髌旁切口进行手术，可能会损害髌骨的血供。此外，外侧入路后全膝关节置换术翻修结果尚无相关报道。另一个限制是建立正确的胫骨旋转较为困难，髌骨肌腱可能迫使胫骨假体外旋。

外侧 UKA 是一项具有挑战性的技术，其早期失败与手术技术、假体设计等因素有关，通过先进的术前成像系统、3D 打印技术、计算机辅助导航及机器人导航技术，有望提高截骨的平衡和假体放置的准确性，从而进一步提高患者满意度。

2.178 为什么外侧单髁置换胫骨假体不能过度外旋?

膝关节单髁置换术（UKA）已经成为治疗单间室膝骨关节炎的有效方法之一，有研究表明，良好的 UKA 可以更好地恢复自然的膝关节运动学，但由于切口小且难以识别骨性标记，UKA 的手术技术相对于 TKA 要求更高。因此，假体位置的准确性对于恢复正常膝关节生物力学、增加假体存活率至关重要。由于解剖结构的差异，股骨内外髁在膝关节屈伸运动时表现各不相同，正常来说，在屈曲过程中，胫骨相对于股骨发生前向的滑动和内旋，相反在伸直过程中，胫骨相对于股骨发生后向的滑动和外旋。因此，胫骨平台的安装非常重要，有研究称，在施行外侧 UKA 时，胫骨假体倾向于外旋安装，过度旋转不良会对内侧 UKA 的临床结果产生负面影响。但目前关于胫骨假体位置对外侧 UKA 术后结局的影响研究较少。日本学者 Hiranaka 等[267]开展了一项回顾性研究，研究人员对 2013—2019 年在其医疗中心接受外侧 UKA 的患者进行了筛选，纳入了有明显疼痛以及因外侧髁全层软骨缺损导致日常活动困难且在手术前至少接受了 3 个月保守治疗的患者。排除了有内侧髁软骨丧失、髌骨脱位史、膝关节感染或关节活动范围差（屈曲挛缩 ＞15° 或屈曲角度 ＜90°）的患者。最终纳入 47 名患者（50 个膝关节），所有手术均采用外侧髌旁入路进行。术后采用 OKS 评分、KSS 评分（包括 KSSK、KSSF）评估临床结果，随访期平均为 2.3 年。影像学评估包括通过前后位和侧位 X 线片测量胫骨假体的冠状位和矢状位对线，以及使用 64 排多层 CT 系统评估胫骨假体的旋转度。为了确定胫骨组件旋转的角度，首先确定参考线。外科通髁轴（sTEA）定义为内上髁的凹陷点与外上髁中点之间的线，与 sTEA 垂直的线为股骨前后（AP）轴。2004 年，日本学者 Akagi 等[268]定义了用于判断胫骨假体旋转的胫骨前后轴：后交叉韧带止点中点与髌腱内侧缘的连线称 Akagi 线。研究团队将胫骨假体与 Akagi 线角度记为 α，与股骨前后轴角度记为 β（图 2-72）。

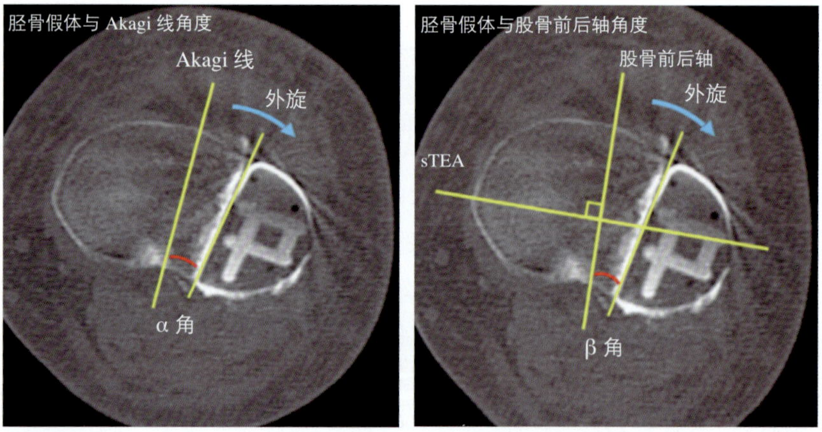

图 2-72　α 角与 β 角示意图

结果发现，外侧单髁置换术后，OKS、KSSK 和 KSSF 评分均显著改善。胫骨假体的平均冠状面为 0.9° ± 3.2° 内翻（范围：9.1° 内翻 ~5.5° 外翻），与 0° 的绝对平均值偏差为 2.7° ± 1.9°；平均后倾角为 6.8° ± 3.8°（范围：0.8°～14.8°），与 7° 的平均偏差为 3.2° ± 2.1°。胫骨假体旋转的角度 α 和 β 分别为 4.1° ± 5.8°（范围：-9.7°～16.5°）和 6.7° ± 7.1°（范围：-7.0°～20.5°）。临床评分与冠状对准和后倾角之间未发现显著相关性。然而，胫骨假体旋转与最新的临床膝关节评分存在负相关。角度 α 与术后 OKS、KSSK 和 KSSF 评分之间存在显著负相关，而角度 β 与术后 OKS 和 KSSK 评分之间也存在显著负相关。

最终，研究团队认为，外侧 UKA 可以显著改善外侧间室骨关节炎患者的临床症状，但胫骨假体外旋角度与临床评分存在显著负相关，胫骨假体的过度外旋可能对外侧单髁置换术后的结果产生负面影响。因此胫骨假体安装应避免过度外旋。

第三部分　人工膝关节置换热点问题国际研讨

3.1　类风湿性关节炎和骨关节炎患者行 TKA 后的效果如何?

类风湿性关节炎（RA）是一种累及多个系统的慢性自身免疫性疾病，主要特征为慢性滑膜炎导致的关节软骨及骨的侵害，最终导致关节畸形与功能损害。骨关节炎（OA）主要表现为关节软骨损伤以及骨赘增生。两种疾病的临床表现均为关节疼痛、关节畸形。TKA 是治疗 OA 和 RA 晚期常用的治疗手段，能迅速缓解患者疼痛，恢复患者的运动功能。但是 OA 和 RA 毕竟是两种不同的疾病，行 TKA 后患者的术后满意度、临床效果以及并发症的发生可能存在差别，为了解二者临床疗效的差异，Blevins[1] 进行了一项回顾性研究，纳入了 76 例因 RA 行 TKA 的患者以及 152 例因 OA 行 TKA 的患者，比较二者的年龄、性别、体重指数，通过术前及术后 2 年的关节置换膝关节损伤和骨关节炎结果评分（knee injury and osteoarthritis outcome score-junior，KOOS-JR）、视觉模拟评分（VAS）、VR-12 身体和精神成分评分以及 5 分制利克特（Likert）量表来评价满意度。结果显示：OA 组和 RA 组的平均年龄分别为 64.5 岁和 64.3 岁。OA 组女性占 87.5%，RA 组女性占 90.8%。总队列的平均体重指数为 30.70 $kg/m^2 \pm 7.2\ kg/m^2$，RA 组的体重指数显著低于 OA 组；RA 患者术前对手术的期望值较低（68.8 分 ±25.8 分），而 OA 患者期望值较高（77.8 分 ±18.4 分）；RA 患者 KOOS-JR 中的疼痛、症状、日常活动能力分值较低；术后 2 年 OA 患者的 VAS 和 KOOS-JR 评分明显改善，获得了与 OA 患者相当的分数；86.1% 的 RA 患者和 87.1% 的 OA 患者对 TKA 满意或非常满意，而且两组的满意度与 VAS 评分和 KOOS-JR 评分呈正相关。

综上所述，TKA 治疗骨关节炎和类风湿性关节炎都具有良好的效果，术后满意度也都比较高，没有明显差异。但类风湿性关节炎的患者术前期望值较低，所以术后疼痛评分、日常生活能力以及症状改善更多。

3.2　非骨水泥固定的 TKA，胫骨托盘与平台骨面的接触面积要达到多少?

膝关节置换假体固定一般有骨水泥固定和非骨水泥固定，后者不使用骨水泥，而是依靠骨自身长入假体表面的微孔或特殊涂层来实现固定，这一过程称为“骨整合”自然固定，随着时间的推移，骨生长到假体表面，形成非常坚固的自然结合。适用于活动度较大、骨质条件好、有良好骨愈合能力的年轻患者。避免了骨水泥可能引起的并发症，如过敏反应或水泥颗粒脱落导致的炎症。

虽然现代设计的非骨水泥 TKA 的失败相对较少，但无菌性松动仍然是最常见的病因，而且胫骨假体的无菌性松动率是股骨假体的 2.52 倍，影响胫骨非骨水泥固定的两个已知变量为胫骨截骨的平坦度和假体 - 骨的接触面积，以往观点认为，非骨水泥胫骨托盘的无菌性松动是假体组件机械不稳定以及假体 - 骨初始接触面积不足的结果，在机械撞击的过程中，通过扁平化骨粗糙和压碎相邻的骨，在大部分骨面上形成接触。在 Delgadillo 等[2]对 14 具尸体行标准非骨水泥 TKA，并用激光扫描截骨平面，在显微镜下观察骨 - 托盘接触点，并生成三维模型，结果发现截骨面平均初始平坦度为 1.15 mm ± 0.10 mm。手法植入后，平均有 79.4% 的胫骨托盘与骨直接接触，在托盘剩余的未接触平台的区域（20.6%）中，只有 1.3% 的区域间隔超过 500 μm。如果胫骨截骨术的初始平坦度变化不超过 1.4 mm，在植入非骨水泥胫骨假体的过程中，可以实现 75% 以上的骨接触（图 3-1）。

非骨水泥植入的托盘大部分表面都实现了骨接触，这表明非骨水泥胫骨托盘的松动可能是由于固定的稳定性和载荷作用下界面的过度运动所致，而非胫骨截骨平面与胫骨托盘接触面积小所致。

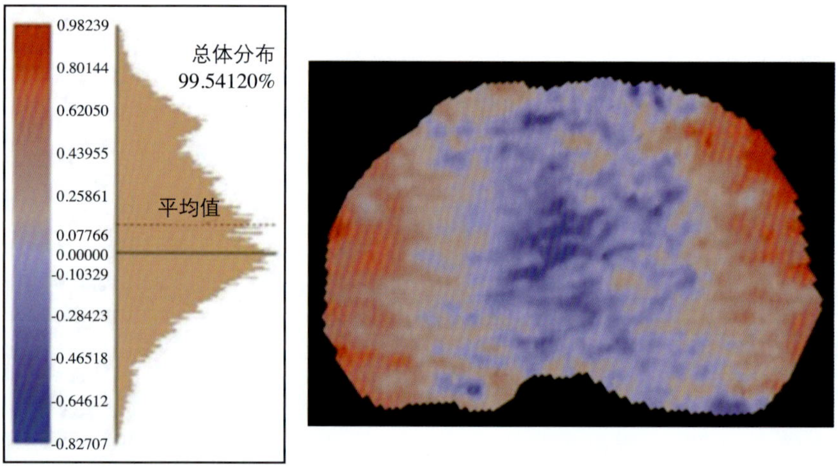

图 3-1 生物力学应力接触试验；红色区域（>0）表示与胫骨部件接触的区域，蓝色区域（<0）表示非接触区域

3.3 单侧 TKA 与双侧同时行 TKA 的结局有什么区别?

TKA 的手术量在过去几十年中显著增加，在骨关节炎的人群中，需要进行双侧膝关节置换的患者也不在少数，在美国进行的所有膝关节置换术中，约有 6% 是同时进行双侧膝关节置换。TKA 在我国开展已有 30 多年，而行单侧 TKA 还是双侧同时置换仍然是骨科医生争论的一个重点。在 Malahias 等[3]一篇荟萃分析中纳入 19 篇文献，共 191 094 例患者，其中 6.3 万例患者分期接受了 TKA，1 万例患者在不同住院期间接受了分阶段 TKA。在他们的研究中同时进行双侧 TKA 的患者总感染率为 3.78%（1158/30 607），分期

TKA 的患者总感染率为 6.95%（4348/62 475）；与单侧 TKA 相比，同时进行双侧 TKA 的患者输血率增加。对于治疗双侧膝骨关节炎，同期双侧 TKA 与单侧 TKA 在翻修率和生存率方面是一样的。

证据表明，同期双侧 TKA 与单侧 TKA 一样安全，但骨科医生应综合考虑患者的健康状况、术后恢复能力、手术风险和经济情况等多方面因素。年轻健康男性患者进行同期 TKA 手术时安全性更高，而对于患有严重全身性疾病或心血管疾病的患者，应建议其选择分期手术进行治疗；对于术前被诊断为贫血的骨关节炎患者，如果他们选择接受同期双侧 TKA，应警告其围手术期输血的风险增加，而在术中使用氨甲环酸可以显著降低患者的输血率。

3.4　单侧 UKA 与双侧同时行 UKA 的结局有什么区别?

随着关节置换技术的发展和材料科学的进步，膝关节单髁置换术（UKA）作为一种治疗膝关节单间室骨关节炎的有效手段在我国逐渐得到应用和普及，我国人口老龄化现状和 OA 发病率的逐年上升使 UKA 等关节置换手术的需求进一步增加。对于双膝单间室骨关节炎的患者，因为 UKA 良好的术后效果，对另一侧膝行 UKA 的期望增加，特别是在年轻和更活跃的人群中，提出了常规双侧手术的问题。在 Clave 等[4]对 148 例患者的一项前瞻性研究中，评估了术后 0~72 小时镇痛药的总消耗量以及术后 6 个月和 12 个月的牛津膝关节评分（OKS），并记录术后疼痛评分和功能恢复情况。

结果显示，同时行双侧 UKA 的患者在术后 72 小时内并没有比单侧 UKA 的患者消耗更多镇痛药，同时双侧 UKA 患者也没有比单侧 UKA 患者出现更多的疼痛，而且有 82.5% 的同时双侧 UKA 患者总体满意度为“良好”或“优秀”。但在双侧 UKA 患者中，远端深静脉血栓形成的病例数量较多，这可能是因为相较于单侧 UKA，双侧手术时间延长所致；此外，单侧 UKA 患者在最初 24 小时内锻炼的速度仍然比同时双侧 UKA 患者快，这可能是因为在进行屈曲、支撑和股四头肌练习时，双侧 UKA 患者没有健侧腿可以支撑，但二者长期结局并没有显著差异。

总之，对于年轻、无明显全身疾病并且有同时行双侧 UKA 意愿的患者，双膝关节同时进行 UKA 的安全性及术后效果和单侧 UKA 相比没有明显区别。

3.5　双膝关节同时置换与分期置换如何选择？分期置换间隔多长时间为佳?

据美国骨科医师学会（American Academy of Orthopaedic Surgeons，AAOS）统计，美国目前每年有超过 60 万例全膝关节置换手术，并预计至 2030 年将会有约 400 万患者接受手术。其中大约 30% 的患者有双膝重度骨关节炎，如果保守治疗不能充分控制症状，最终需要行双侧 TKA。在过去十年中，同时进行双侧 TKA 已成为双侧膝关节骨关节炎患者越来越常见的解决方案，因为相对于分期双侧 TKA 来说，同时行双侧 TKA 具有节省成本和缩短总住院时间的优势，分期双侧 TKA 是同一患者在不同日期（通常在 1 年内）进行 2 次初次 TKA。有学者认为，对于某些患者分期双侧 TKA 也可能与术后并发症和死亡率较低相关。对于避免同时双侧 TKA 相关风险的外科医生或患者来说，分期手术仍然是一种可行的选择。

Agarwal 等[5]研究探索了分期置换的间隔时间对 TKA 术后临床效果的影响，并探寻关于分期的最佳时间间隔，他回顾性分析了 2015—2019 年 25 527 名接受分期双侧 TKA 的患者，并最初选定以固定的 6 周间隔来对患者分组，随后在对 6 周间隔进行特定分层的似然比分析，以确定翻修手术的最佳时间间隔，并分析 2 年翻修手术率和 90 天主要并发症之间的关系。结果显示：相对于两次手术间隔 1~6 周的患者，间隔 7~12 周、13~18 周和 19~24 周（1.98%）的患者 2 年翻修风险显著降低，此外，随着双侧 TKA 分期间隔的增加，手术 90 天主要并发症也逐渐减少。对于术前患者并发症多以及术后自我锻炼能力差的患者，不适合同时进行双侧 TKA。

Agarwal 等研究数据表明，两次手术之间至少应保持 6 周的间隔，以降低翻修手术和 90 天并发症的风险，而间隔至少 18 周再行另一侧 TKA 可进一步降低这一风险。总的来说，双膝同时置换对于较年轻、体质条件较好的患者也有很好的效果，有的学者主张根据患者的年龄、身体状况分别对待，这一观点比较现实。双膝同时置换与分期置换各有优缺点，最好不要千篇一律。

3.6 对于非骨水泥型 TKA，胫骨侧螺钉固定钉道骨溶解的原因是什么？

关节置换手术中非骨水泥固定的长期可靠性主要取决于稳定的初始固定，该初始固定允许骨整合并防止骨 - 假体界面的微动。微动可能由运动过程中胫股关节处产生的剪切力和力矩引起，这是非骨水泥型 TKA 中胫骨部件的特征性问题。为了改善非骨水泥型胫骨部件的固定，一些 TKA 系统使用松质骨螺钉，这些螺钉可通过减少微动来促进初始固定。然而对于可能导致螺钉钉道骨质溶解和随后胫骨部件松动的潜在机制知之甚少，大多数观点都集中在聚乙烯对 TKA 失败的讨论上。

针对非骨水泥型 TKA 中螺钉钉道骨质溶解的探索在 Klutzny 等[6]的研究中得到了阐述，通过 100 例胫骨螺钉固定的翻修非骨水泥型 TKA，研究胫骨托与松质骨螺钉之间的电化学反应、免疫组织化学以及放射学分析。其结果显示所有病例均观察到植入物松动和骨质溶解，囊性变和溶骨性腔隙的组织形态计量学分析表明坏死和囊肿形成，80% 的溶骨性组织样本中发现金属颗粒，腐蚀和微动磨损与溶骨性腔隙内钛含量增加呈正相关，聚乙烯衬垫的设计与骨质溶解的严重程度无关，胫骨部件内侧螺钉角度与目标角度有显著差异，这可能会损害胫骨部件的固定（图 3-2）。

钛被认为是一种具有惰性的金属，在骨科中是一种流行的生物材料，但来自动物模型和基于细胞系研究的新证据表明，钛磨损可对骨重塑产生不良影响，所以钛磨损可能是导致非骨水泥型 TKA 设计中螺钉钉道骨质溶解的一个因素。元素分析证实溶骨腔隙组织样本中钛含量较高，而钛含量的增加和腐蚀与微动磨损以及骨溶解的程度呈正相关，表明

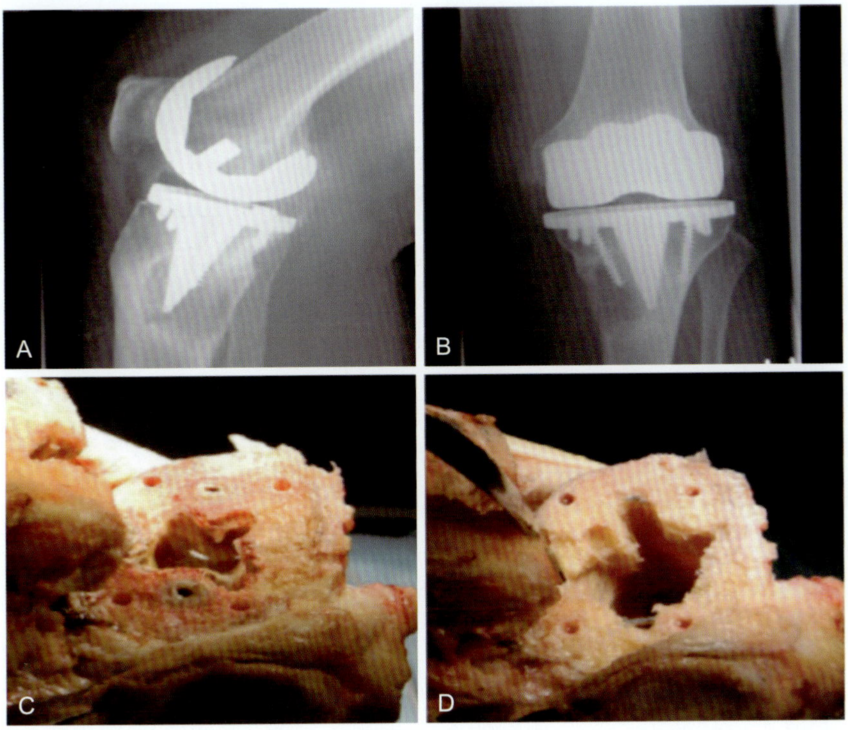

图 3-2　术前 X 线（A、B）显示胫骨骨质溶解，股骨柄翻修前（C）和翻修后（D）的术中照片显示骨缺损的程度

钛磨损会加剧螺钉钉道骨溶解。对此可能的解释为：胫骨内侧螺钉角度与目标角度有差异时，会损害胫骨部件的固定并促进微动，随后促进螺钉松动，钛合金表面的保护性钝化层被破坏，释放离子并使表面粗糙，随后在基板上发生腐蚀，这反过来会导致微裂纹，螺钉固定扩大了有效关节间隙，磨损产物会沿着螺钉轨迹扩散到干骺端骨，最终导致螺钉固定钉道骨溶解。

3.7　对于股骨远端假体周围骨折，切开复位内固定和股骨远端假体翻修，哪个手术更好？

随着中老年人骨关节炎行全膝关节置换术的数量不断增加，股骨远端假体周围骨折的发生率也在不断增加。临床上股骨远端周围骨折常用 Rorabeck 分型：Rorabeck Ⅰ型骨折为骨折线在假体端部，并未影响到假体稳定性，即骨折线上至（或不及）骨水泥界面；Rorabeck Ⅱ型骨折为骨折线延伸到假体端部，影响假体稳定性，即骨折线位于骨水泥界面之上。

对于 Rorabeck Ⅱ型股骨远端假体周围骨折，目前临床上最常见的治疗方法是切开复位内固定（open reduction and internal fixation，ORIF）或股骨远端假体翻修，但哪种治疗方式效果更好目前还存在争议。在 Darrith 等[7]的一项研究中，随访了 72 例股骨远端移位假体周围骨折后至少 2 年的患者，并对 KSS 评分、感染率、翻修发生率和死亡率进行评估。

结果显示，ORIF 组患者的 KSS 评分显著高于 RDFC 组，两组的感染率、翻修发生率和死亡率并没有明显差异，但股骨远端假体翻修组的两年死亡率较 ORIF 组略高。

股骨远端假体翻修是 ORIF 的一种替代方法，没有骨不连的风险，其优势是患者可早期负重下地，但是手术较大，一些骨科医生可能不熟悉手术技术。在合并疾病较多且围手术期并发症风险较高的患者，ORIF 具有一定的优势。总之，应根据患者的自身情况，结合两种手术方法的死亡率、再次手术的风险以及手术团队经验等因素来确定手术方案。

3.8 对于存在焦虑、抑郁等心理问题的患者，TKA 术后如何干预？

TKA 是治疗严重膝骨关节炎的有效方法，在大多数情况下，TKA 能够使疼痛得到缓解，并改善关节功能，但 11%~18% 的患者尽管有足够的影像学结果和客观的活动范围改善，仍然对手术效果不满意。对于这些患者，自身的心理因素可能在 TKA 术后满意度方面发挥重要作用。

1966 年，心理学家 Julian B. Rotter 提出控制源（locus of control，LoC）这一概念，主要用于描述个体在面对生活的挑战和机会时，是将成功或失败的原因归因于自己的行为和决策（内部控制源），还是归因于外部因素，如运气、命运或其他人的行为（外部控制源）。抑郁和焦虑与对疼痛的放大有关，这可能会导致患者不满，这些心理因素可能在一定程度上解释了 TKA 术后较差的满意度，因此，对心理有问题的患者进行筛选和干预至关重要。

Xu 等[8] 对 136 名行 TKA 的患者使用 WOMAC 评分评估其结局，并且评估术前和术后 6 周、18 周和 1 年的 SF-12 评分、医院焦虑 / 抑郁评分以及 LoC 调查。在他们的研究中，患者术前有抑郁和焦虑倾向与术后 6 周和 18 周 WOMAC 总分较差相关，术前 SF-12 精神评分差也与术后 6 周 WOMAC 总分差相关。术前内部 LoC 的评分越高，WOMAC 疼痛越轻，而且术前较高的外部 LoC 评分与术后 WOMAC 评分的降低不相关。

现在普遍认为未经治疗的抑郁会导致患者术后满意度较差，可能是因为抑郁症患者不活跃、不积极参与康复所致，可以通过术前筛查工具（如 HADS）进行评估，对于那些焦虑和抑郁评分较高的患者应在接受 TKA 之前转诊给精神科医生或其他心理健康专家进行治疗。患者的术后疼痛会导致持续的负面心理作用，而内部 LoC 是一个很好的心理社会特征，可以进行监测和干预，较高的内部 LoC 对康复的服从性更好，可以更快地实现直腿抬高。因此，对于那些随时间推移而产生消极心理作用的患者，早期识别并进行有针对性的术前心理或疼痛管理干预，包括调整期望值以及更有效的术后康复，可使患者 TKA 术后满意度更高。

3.9 TKA 术后膝关节肿胀的时间进程如何？主要影响是什么？

TKA 发展近 30 年来，术者手术技术的提升以及假体材料的改进使得 TKA 相关并发症的发生率很低，但膝关节肿胀的发生在 TKA 术后仍然不可避免，引起 TKA 术后肿胀的原因有很多，例如关节腔内积血、皮下组织或肌肉水肿、下肢静脉血栓形成。对于肿胀严重的 TKA 患者可采取冰敷、延长引流管的放置时间、患肢抬高加压包扎等措施。

对于 TKA 术后膝关节肿胀的时间进程以及对患肢的影响，Pua Y-H[9] 在研究中纳入了 85 名 TKA 患者，在术前、术后 2 周和术后 3 个月用生物阻抗法测量膝关节肿胀程度、等速测力法测量股四头肌力量、计时 10 米步行法测量快速步速。研究表明 TKA 术后 90 天，约 11% 的患者膝关节肿胀程度超过术前平均水平的 20%，在 3 个月的随访中，膝关节肿胀程度与股四头肌无力紧密相关，膝关节肿胀程度越重，股四头肌力量越低，而股四头肌无力又与走路速度缓慢相关，这意味着在 TKA 术后急性期内，积极改善膝关节肿胀（包括神经肌肉电刺激和冷冻疗法）可以减少股四头肌无力，从而减少对步态的有害影响，加快患者康复。

TKA 术后肿胀程度会影响患者术后功能的恢复，从而降低患者术后的满意度，因此若术中、术后处理得当，尽量减少膝关节术后肿胀，术后效果会更加理想。

3.10　膝关节翻修术中有必要使用闭式引流管吗?

初次人工膝关节置换术和翻修全膝关节置换术之间存在差异，翻修手术通常更复杂，伴随着更长的切口、更多的出血和潜在的血肿形成，与初次全膝关节置换术相比，翻修手术后伤口并发症的易感性增加。

然而这就是在翻修手术中使用闭式引流管的理由吗？ Abolghasemian[9] 给出了实际的验证数据，研究分为两组，其中 42 名患者接受闭式引流，41 名患者无引流。主要指标是失血量、需要输血、关节出血、皮肤坏死、伤口裂开和深部感染，结果显示两组均未出现需要手术清除的关节积血；皮肤坏死、伤口裂开和深部感染率，两组间差异无统计学意义；术后 12 周的功能评估未显示两组间有任何显著差异，尽管不使用引流管时肿胀和水疱形成更常见，但并没有统计学意义。该研究未能提供证据支持使用引流管的优势，因为引流组与无引流组患者的膝关节肿胀和浅表及深部感染率没有显著差异；两组的功能结局也相似，引流组的围手术期失血量和输血需求更大。

据报道，膝关节翻修术后的感染率在 3.2%~9%，但风险的增加主要归因于较不理想的软组织状况、更广泛的软组织和骨剥离以及较长的手术时间。翻修手术后未使用闭式引流管时的主要问题是血肿累积的可能性，这是已知的感染风险因素。在进行充分止血的情况下，膝关节翻修术后不使用引流管并不会增加感染风险和其他并发症，而且围手术期的失血量和输血需求将会减少。

3.11　对于术前疼痛、关节变形严重的 OA 患者，TKA 术后效果会优于术前症状较轻的患者吗?

全膝关节置换术（TKA）是治疗膝关节终末期骨关节炎（OA）的常用手术方法，在美国每年进行超过 600 000 例 TKA 手术，在荷兰每年进行 25 000 例，总的来说，TKA 是一种可靠的手术方法，可以改善患者疼痛和日常生活中的关节功能，在短期和长期随访中都有很好的存活率。关于术前疼痛严重的 OA 患者行 TKA 的效果，List 等 [11] 在 2019 年 1 月 1 日至 2020 年 8 月 31 日的一项前瞻性队列研究中，对 301 名患者使用膝关节损伤和骨关节炎结局评分 - 身体功能简表（KOOS-PS）、牛津膝关节评分（OKS）、疼痛数字评定量表进行评估，结果显示：术前症状明显的 OA 患者与术前症状较轻的患者相比，术后 6 个月和术后 12 个月的 KOOS-PS 改善更明显（26.4 ± 14.4 *vs.* 15.8 ± 17.3，$P<0.001$），前者疼痛改善明显优于后者；在 24 个月随访时，二者牛津膝关节评分（OKS）、疼痛数字评定量表结果没有明显差异。

对于术前疼痛、关节变形严重的患者，术后在疼痛减轻和功能改善方面往往能够感受到更为显著的变化。这是因为他们从一个较低的基线出发，即使术后恢复到一个相对较低的功能水平，相对于术前的改善也会更加明显，尽管如此，这并不意味着他们的最终恢复结果一定优于术前症状较轻的患者。

3.12 对于髌股关节退行性改变患者，UKA 术后效果如何？

以往内侧膝关节单髁置换术（UKA）的适应证为单一内侧间室骨关节炎、膝关节稳定（前后交叉韧带、内外侧副韧带完整）的患者，但近年来，UKA 的适应证已经扩大到包括肥胖患者、年轻患者、骨坏死和有不同程度髌股疾病的患者。尽管有的学者认为在这些符合手术适应证的患者中，翻修率没有增加，但在考虑行 UKA 时，患者是否存在髌股关节炎仍然是一个有争议的问题。

在 Gerow 等 [12] 的一项前瞻性研究中，收集了 2017 年 10 月至 2021 年 8 月的 678 例内侧 UKA 患者（髌股关节炎和术前膝前区疼痛不认为是 UKA 的禁忌证，而Ⅳ级外侧髌股关节炎被排除在外），使用膝关节损伤和骨关节炎结局评分（KOOS-JR）评估爬楼梯时的疼痛，对每个目标问题进行独立回归分析，并对手术患者年龄、性别和基线疼痛和功能评分进行分析。结果显示：在接受 UKA 的患者中，髌股关节炎分级与膝前疼痛或功能之间没有相关性；男性在内侧 UKA 后报告术后上下楼梯疼痛的可能性降低了 35%，但并没有统计学差异。尽管有的学者认为活动平台 UKA 非常接近内侧半月板的自然力学，但固定平台和活动平台 UKA 与传统膝关节前疼痛和功能评分进行比较，在改善膝关节症状方面没有差异。

对于有髌股关节炎（非Ⅳ级）、膝前区疼痛的内侧间室骨关节炎患者，行内侧膝单髁置换术后疼痛和功能将会明显改善。

3.13 TKA 无菌性松动行部分翻修还是全部翻修？

无菌性松动是导致全膝关节置换翻修术（rTKA）的常见原因之一，占所有 TKA 翻修的 29.8%~40.0%。骨质疏松、肥胖、假体定位不准确和固定不牢靠以及假体材料磨损引发骨溶解的患者无菌性松动的发生率更高。部分翻修的优点是手术时间更短，失血量更少，止血带使用时间更短，成本更低；然而由于手术暴露困难和不充分，软组织松解较多，可能面临着固定失败和翻修后假体不稳定的风险。目前 TKA 无菌性松动部分翻修的治疗措施仍然存在争议。

在 Apinyankul 等 [13] 的一项随访 2 年的回顾性研究中，纳入了 238 名因无菌性松动行 rTKA 的患者，其中 105 名行全部翻修，133 名行胫骨假体或股骨假体的部分翻修。通过比较手术相关并发症、假体失效时间和功能结局之间的相关性、关节置换结局评分、VR-12 身体评分和 VR-12 精神评分，结果显示，术前不稳定症状与美国加州大学洛杉矶分校评分（UCLA 评分）较低有关，接受全部翻修的患者中有 10 例（9.5%）随后发生假体失效，部分翻修的患者中有 18 例（13.5%）发生假体失效，在部分翻修组中，单纯股骨翻修（6/28）和单纯胫骨翻修（12/86）的失败率无明显差异。髂胫束松解术的患者术后并发症的发生率更高。从随访 50 个月到 150 个月，假体失效的累积发生率增加了 3 倍，而假体死亡的累积发生率在首次手术后 50~100 个月增加了 3 倍（图 3-3）。

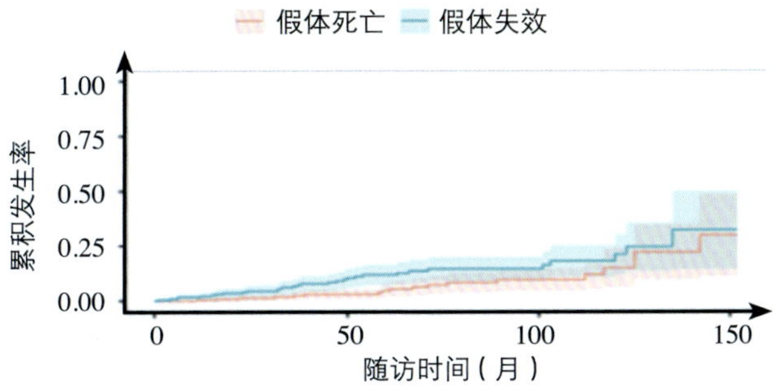

图 3-3 假体失效或死亡的累积发生率与随访时间

在全部翻修手术中，去除稳定的假体部件会导致额外的骨量丢失，这就需要植骨，使用金属垫块或者使用长柄来保持稳定的结构，全部假体翻修的问题在于手术切口较长，出血量更多和手术时间更长以及成本更高。对于固定良好、位置良好的假体应当保留，部分翻修是一种可靠的手术方法，在中期随访时，TKA 无菌性松动部分假体翻修与全部假体翻修在假体失败和临床效果方面并没有差异。

3.14 TKA 术后疼痛和腰背部疼痛有关系吗?

尽管 TKA 在缓解膝关节疼痛和改善患者功能方面的成功率很高，但患者对 TKA 术后的满意度只有 75%~88.8%，大约每 5 例 TKA 患者中就有 1 例患者不满意。近年来，虽然在手术技术、假体设计和术后护理方面取得了极大的进步，但这一比例并没有明显降低。

腰背部疼痛是膝骨关节炎（KOA）的常见并发症，据估计，高达 54% 的患有严重膝骨关节炎并接受 TKA 的患者同时存在腰椎管狭窄症。脊柱与膝关节相互作用的机制越来越被认为与膝关节 - 脊柱综合征相关，严重膝骨关节炎显著影响脊柱 - 骨盆 - 下肢轴的排列，异常脊柱弯曲将增加膝关节负荷，而腰椎前凸减少会使膝关节伸展受限。有学者认为，随着老年人群腰背部疾病的患病率增加，背痛和 TKA 术后疼痛密切相关，但没有数据表明背部疼痛的严重程度会影响患者满意度。对此，在 David 等 [14] 的一项多中心前瞻性研究中，纳入了 9057 名接受单侧全膝关节置换术的患者，使用 OSwestry 功能障碍指数（Oswestry disability index，ODI）对腰背痛程度进行评估，使用骨关节炎结果评分（KOOS）评估骨关节炎患者症状和功能，使用健康调查量表（SF-36）中的身体成分评分（PCS）和精神成分评分（MCS）以及 Likert 满意度量表评估 TKA 术后患者满意度和心理状况。

结果显示，52.6% 的患者在术前合并腰背部疼痛，其中重度患者占比 7.2%。TKA 术后 1 年，有 18.3% 的患者对手术不满意，腰背部疼痛的程度与 TKA 术后 1 年的满意度显著相关。而轻度或中度腰背部疼痛的患者 TKA 术后满意度没有显著差异，重度腰背部疼痛患者 TKA 术后不满意的占比是无疼痛患者的 1.6 倍。

严重的腰背部疼痛会干扰患者参与 TKA 术后康复的能力，而且患者的心理素质更差，使之并不会从 TKA 中获益。因此在进行择期全膝关节置换术之前，外科医生应考虑将严重腰背痛的患者转诊到脊柱门诊，进一步评估和治疗患者的脊柱疾病。

3.15 同种异体骨软骨移植失效后行 TKA，其临床效果如何？

生物关节置换术是用生物材料或促进人体自身组织再生的方法，来达到修复或替换关节的目的，包括自体骨软骨移植、自体软骨细胞移植和同种异体骨软骨移植（osteochondral allograft transplantation，OCA），对于大型关节软骨缺陷、创伤后关节炎和骨性关节炎的年轻患者来说，OCA 是可行的治疗选择。但 OCA 术后的 10 年存活率仅为 75%，在 OCA 失效后，患者将面临行全膝关节置换术的可能，但对于是否会增加手术的复杂性以及是否对术后临床疗效产生影响等方面，目前尚无定论。根据现有研究显示，骨折后、胫骨高位截骨后以及单髁关节置换后的患者再行 TKA 的临床结果较差。

因此，OCA 失效后行 TKA 是否会对手术效果产生影响引起了学者的关注。在 Oladeji 等 [15] 的研究中，纳入了 25 例因 OCA 失效行 TKA 的患者，50 例因骨关节炎初次行 TKA 的患者，并对所使用的手术技术、骨关节炎的严重程度、术前和术后视觉模拟评分（VAS）、膝关节损伤和骨关节炎结果评分（KOOS-JR）以及 Likert 术后满意度评分进行比较。

结果显示，在术前屈曲、伸直的活动范围方面，两组之间没有显著差异，两组在术前或术后 KOOS-JR 活动或 VAS 评分方面无显著差异，两组患者术前对手术改善的预期相似，但骨关节炎行初次 TKA 的患者术后满意度评分明显较高。OCA 失效后行 TKA 的满意度与术后 KOOS-JR 评分相关。总之，与初次 TKA 治疗骨关节炎的患者相比，大型同种异体骨软骨移植失效后接受 TKA 的患者术后疗效相似。

3.16 TKA 术前镍过敏患者接受钴铬合金假体，术后结局如何？

自 20 世纪 60 年代以来，金属超敏反应一直被认为是导致全膝关节置换术疗效不佳的潜在原因。当假体和骨质接触后会受到侵蚀，这些磨损产物中含有金属离子，可以激活免疫系统，发生金属超敏反应并表现为湿疹样病变、关节疼痛、关节积液以及假体松动。钴铬合金是一种常用的假体材料，尽管它的主要成分是钴和铬，但有些合金中也可能含有微量的镍，来增强其耐用性和强度。一般人群中，镍过敏的患病率为 13%~14%，其中 95% 的镍过敏患者是女性。镍过敏患者接受钴铬合金假体可能存在潜在的安全隐患。关于镍过敏患者 TKA 失败率的相关报道较少，学界观点不一，有人认为使用无镍假体可以改善临床结果，但也有许多人认为使用无镍假体对临床结果没有影响。

关于术前镍过敏患者接受 TKA 的临床疗效在 Siljander 等 [16] 的研究中得到阐述，该研究纳入 282 例术前镍过敏的患者，其中 243 例接受无镍假体，39 例接受钴铬合金（CoCor）假体，并分析两组患者的 KOOS-JR 评分、VAS 评分、下肢活动量表（low extremity activity scale，LEAS）和术后翻修率。

结果显示，与接受钴铬合金假体的患者相比，接受无镍假体的患者术后皮炎发生率明显更高，为 2.1%，但这可能是接受无镍假体的患者样本量大所致，术后过敏表现没有差异。术前、术后 6 周和 1 年两组患者的 KOOS-JR、VAS、LEAS 评分无显著差异，在术前有镍过敏的患者中，总翻修率为 1.4%，但没有一例是因为金属过敏而行翻修的。

综上所述，镍过敏患者行全膝关节置换术时，接受钴铬合金假体对 TKA 术后翻修率和临床结果没有任何影响，可以明显缓解膝关节疼痛和改善患者功能。

3.17　TKA 时椎管内麻醉与全身麻醉，在术后并发症发生率方面有区别吗?

椎管内麻醉又称腰麻，是一种常用的局部麻醉方法，通过在腰部区域注射麻醉药物到蛛网膜下腔或者硬膜外腔来阻断腰部以下区域的痛觉，使患者在清醒状态下感受不到疼痛。腰麻主要用于下腹部、盆腔、下肢手术以及分娩镇痛等。全身麻醉是通过吸入或静脉注射麻醉药物，影响大脑和中枢神经系统，使患者完全失去意识、感觉和肌肉活动能力。患者在麻醉过程中处于完全无意识状态。在美国，初次 TKA 中常用腰麻，有学者称其安全性更高、术后恢复更快、术中出血更少，与全身麻醉相比有更低的输血率，但样本量小、证据质量低的研究报道使很多专家产生怀疑。对此，美国学者 Heckmann 等 [17] 进行了一项大样本研究，纳入了 270 251 例行 TKA 的患者，其中 143 281 例患者（约 53%）接受腰麻，126 970 例患者（约 47%）接受全身麻醉，并比较两组患者的住院时间、手术时间、90 天再入院率和 90 天翻修率。

结果显示，全身麻醉组患者的平均住院时间较长，全身麻醉组患者平均住院时间 >3 天的比例高于腰麻组。此外，接受腰麻的患者住院时间 >3 天的并发症发生风险较低，全身麻醉组的平均手术时间长于腰麻组，腰麻组 90 天翻修的风险较低，而年龄增加、体重指数较大也与翻修风险增加相关。在这个大样本的研究中我们可以得出结论：在全膝关节置换术中，腰麻比全身麻醉拥有更大优势，其并发症发生率、翻修率以及再住院率更低。

3.18 TKA 术前应用激素替代疗法会导致术后血栓形成吗?

激素替代疗法（hormone replacement therapy，HRT）是一种用于缓解更年期（包括围绝经期和绝经期）女性症状（如潮热、夜汗、情绪波动、睡眠障碍、阴道干涩、性欲减退等）的一种治疗方式。这种疗法通过补充体内减少的激素（如雌激素和孕激素）来调节身体功能和改善症状。虽然 HRT 可以有效缓解更年期症状并改善生活质量，但其也存在一定的健康风险。

英国学者 Abouharb 等 [18] 为了研究激素替代疗法与 TKA 术后发生静脉血栓栓塞（venous thromboembolism，VTE）的相关性，研究了 7 份国际临床实践指南，这些指南来自欧洲和北美洲，发布时间从 2000 年 1 月到 2023 年 2 月，并根据《研究与评估指南的评价工具》（AGREE-II）标准进行审查。

结果显示：①美国骨科医师学会（AAOS）指南认为 HRT 是血栓栓塞性疾病发生的低风险或极低风险因素，他们的指南中没有提到在 TKA 前停止使用 HRT；②《欧洲麻醉学杂志》（*EJA*）指南将 HRT 确定为静脉血栓栓塞症的中度风险因素；③美国胸科医师学会（ACCP）指南将雌激素治疗确定为浅静脉血栓形成相关因素，但没有为 TKA 患者的 HRT 管理提供指导；④英国国家卫生与保健评价研究院（NICE）预防静脉血栓栓塞指南中，建议在 TKA 术前 4 周停止含雌激素的口服避孕药或 HRT；⑤苏格兰校际指南网络（SIGN）指南提供了详细的指导，静脉血栓栓塞症风险与围手术期使用 HRT 密切相关，口服雌激素使用与静脉血栓栓塞风险增加之间存在关联；⑥美国内分泌学会（ES）指南确定口服雌激素治疗会增加静脉血栓栓塞的风险，同时也指出皮下注射雌激素不会增加静脉血栓栓塞的风险，但并没有建议在 TKA 术前、围术期停止使用 HRT；⑦国际绝经协会（IMS）指南指出口服雌激素与静脉血栓栓塞风险增加相关，而且第一年的发病率最高，该指南指出皮下注射雌激素与静脉血栓栓塞风险增加之间没有关系，而且没有提到在 TKA 术前停止使用 HRT。

3.19 前交叉韧带缺失是 UKA 的绝对禁忌证吗?

膝关节骨关节炎是老年人最常见的退行性关节疾病，大约有 1/3 的患者仅累及单侧间室，膝关节单髁置换术（UKA）作为一种治疗单间室骨关节炎的有效手段得到应用和普及，UKA 保留了正常骨间室结构和韧带，尤其是前交叉韧带完整（anterior cruciate ligament intact，ACLI）患者可保持部分关节的运动学和本体感觉。有研究报道，在前交叉韧带缺失（anterior cruciate ligament deficient，ACLD）患者中，使用固定平台的 UKA 会导致更高的失败率，所以一直以来的观点认为前交叉韧带缺失是 UKA 的绝对禁忌证。近年来，随着假体设计的改进和手术技术的成熟，许多学者认为前交叉韧带缺失并非 UKA 的绝对禁忌证。

在 Du 等 [19] 的研究中，对 8 篇文献进行了分析，共 2516 例患者，其中 416 例为前交叉韧带缺失的 UKA，2100 例为保留前交叉韧带的 UKA。通过 Tegner 活动量表、牛津膝关节评分（OKS）、假体后倾角度（PSI）、KOOS 评分、Lysholm 评分进行评估。结果显示，在接受 UKA 的前交叉韧带缺失与保留患者中，中期随访时假体存活率没有显著差异。此外，在 Tegner 活动量表、OKS、Lysholm 评分方面，两组之间也没有显著差异。ACL 缺失组 KOOS 评分明显好于 ACL 保留组。在缺乏韧带稳定性的情况下，胫骨假体后倾角度的调整对于 UKA 的存活率和良好的临床疗效至关重要，胫骨侧的截骨角度应低于术前胫骨平台的后倾角度，而且应该＜7°，如果术中过度增加 PSI，则会导致假体松动和接触应力增加。

只要患者选择得当，前交叉韧带缺失并不总是 UKA 的禁忌证。对于没有前后不稳定性的内侧间室骨关节炎伴 ACL 缺失的患者，特别是 60 岁以上人群，可以考虑进行 UKA。

3.20 生活在农村地区的患者，TKA 术后 1 年临床效果如何？

在美国中西部，37% 的人口居住在农村地区，居住在这些农村地区的人群吸烟率比城市和郊区人群高 6.4%，肥胖率高 2.7%。而吸烟、肥胖等因素会导致行 TKA 的患者面临较差的术后效果。因此，有的学者认为农村地区的 TKA 患者其翻修率、死亡率、再次住院率要高于城市和郊区患者。随着接受 TKA 的患者越来越多，农村患者的比例比城市患者高 27%，人们希望了解农村状况对 TKA 效果的影响，而先前的研究中并没有消除吸烟、肥胖等混杂变量对 TKA 术后的影响，所以导致农村状况与 TKA 患者术后临床效果的直接关系尚不明确。

在 Garlapaty 等[20]的研究中，共分析了 882 例 TKA 患者（分为农村、城市、郊区三组，每组 294 例），三组患者的性别、BMI、吸烟情况、年龄没有显著差异。研究分析了三组患者的膝关节损伤和骨关节炎结局（KOOS-JR）评分、精神健康活动（UCLA）得分，并在术前和术后 1 年收集疼痛和视觉模拟评分。

生活环境使用农村城市通勤区（RUCA）评分来定义，RUCA 评分为 1~2 表示城市环境，3~5 表示郊区环境，6~10 表示农村环境。结果显示，在 TKA 术后 1 年中，所有测量的术后效果均比术前水平有明显改善。各组术前、术后或变化分数均无明显差异。所有组的 KOOS-JR 评分、UCLA 得分、PROMIS 全身健康和视觉模拟评分无明显差异。

因此，在消除吸烟、肥胖等变量对 TKA 术后的影响后得出结论，居住在农村地区的患者在行 TKA 后 1 年并不会导致较差的临床效果。

3.21 美国各地区单髁置换和髌股关节置换的现状如何？

美国学者 Bernstein[21] 利用美国关节置换登记处（AJRR）的数据，研究了 2012—2021 年美国各个地区的膝关节单髁置换术（UKA）和髌股关节置换术（PFA）的数量，纳入了 UKA（60 930 例）、PFA（5458 例）和 TKA（1 306 594 例），并分析各地区 UKA 和 PFA 在膝关节置换手术中所占比例以及各地区之间的差异。

UKA

由于固定平台、活动平台和无骨水泥假体的设计和技术更新，除了 2020—2021 年新型冠状病毒流行期间手术量有所下降外，2012—2019 年，美国完成的 UKA 总数稳步增长，病例总数增加了近 550%（2012 年为 26 749 例；2019 年为 173 663 例）。其中美国东北部地区患者接受 UKA 的可能性更高，城市地区和男性患者接受 UKA 的可能性更高（图 3-4）。

PFA

在美国所有膝关节置换术中，PFA 只占很小一部分。可能由于扩大 PFA 适应证的做法过于激进，导致术后多间室骨关节炎的进展和机械性失败的发生率较高。2012—2016 年，美国完成 PFA 总数稳步上升，但 2017—2021 年，接受 PFA 的患者数量逐年下降。其中美国东北部或西部沿海地区的患者接受 PFA 的可能性更高。与 UKA 相似，城市地区和男性患者接受 UKA 的可能性更高（图 3-5）。

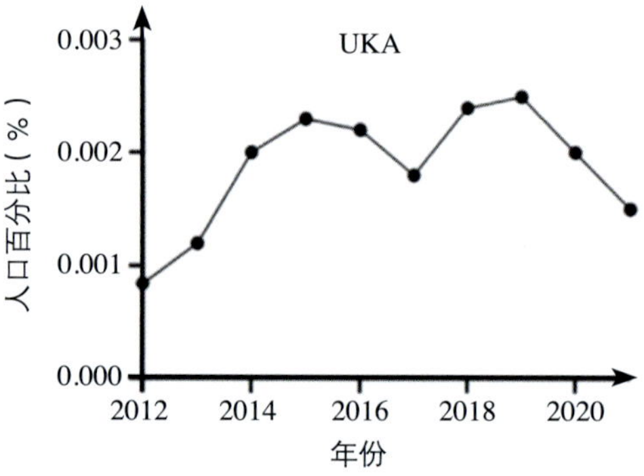

图 3-4 2012—2020 年美国 UKA 手术量趋势变化

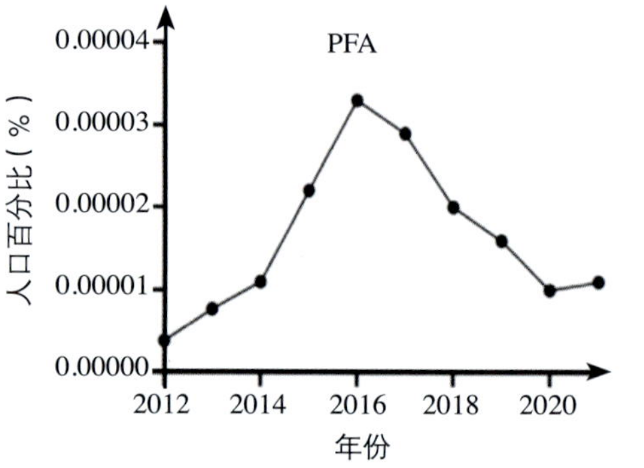

图 3-5 2012—2020 年美国 PFA 手术量趋势变化

由此看来，UKA 的术后效果理想，美国完成 UKA 的手术量逐年上升，但 PFA 由于术后出现问题较多，患者的满意度降低，所以完成的手术量逐年下降。

3.22 美国采用机器人辅助 TKA 技术培训住院医师的效果和影响如何?

随着骨科领域技术的快速发展，机器人辅助和计算机导航在全膝关节置换术（TKA）中的应用逐渐增加，机器人辅助 TKA 的优势很多：①够提供高度精确的切割和定位，帮助医生以极高的准确性进行手术；②机器人系统可以利用患者特定的影像数据（如 MRI 或 CT 扫描）来创建个性化的手术计划；③机器人辅助 TKA 允许更精准的切割，减少了对周围软组织的损伤，有助于减少术后疼痛，加快恢复速度；④机器人辅助 TKA 有助于改善假体的位置和对齐，延长假体使用寿命。

Duensing 等 [22] 为了解美国使用机器人辅助 TKA 技术来培训住院医师的效果和影响，进行了一项匿名调查，共完成 222 份调查问卷。结果显示，70% 的住院医生表示接触过 TKA。在接触过机器人的住院医生中，20% 的医生称半数以上的 TKA 使用机器人技术。只有 29% 的受访者同意机器人技术能改善治疗效果，21% 的受访者认为不能改善治疗效果，其余的受访者表示不确定，超过一半的住院医生认为机器人技术主要用于营销目的。45% 的人认为机器人技术提高了他们对手术过程的理解，但也有 25% 的人认为机器人技术不利于学习传统器械的 TKA。对机器人辅助 TKA 技术接触多的医生认为机器人技术能提高术后疗效。

目前住院医师培训项目中越来越多地使用机器人辅助技术，Duensing 认为过度依赖机器人辅助 TKA 技术可能会使住院医生对手术的理解和动手能力产生不利影响，住院医生熟练掌握传统器械下的 TKA 仍然是最关键的。

3.23　TKA 翻修术中，松动假体一期置换，不松动的假体保留，其术后效果如何?

TKA 术后无菌性松动是骨科医生经常面临的问题，对于单一松动的假体部件，可以选择全部件翻修手术或者只翻修松动的假体部件，全部件翻修 TKA 适用于广泛的骨质缺失或患者多个假体组件出现松动或功能失效时，全部件翻修可以使用限制性更强的器械（如铰链系统）来恢复膝关节的稳定性，降低再翻修率。翻修单个松动假体部件的优点包括手术时间更短、成本更低，并保留了稳定假体周围的骨量，但对于两种手术方法的效果，临床上并没有报道。对此，Shichman 等[23] 回顾性研究了 2011 年 9 月 23 日至 2019 年 12 月 6 日期间的 293 例因无菌性松动而行翻修的患者，其中 217 例（74.1%）患者接受了全部件翻修 TKA（F-rTKA），76 例（25.9%）患者接受了部分假体翻修 TKA（P-rTKA），比较两组的手术时间、90 天内再住院率、术后 VAS 评分、膝关节损伤和骨关节炎评分（KOOS）、关节置换术后患者 KOOS-JR 评分以及术后再翻修率。

结果显示：P-rTKA 患者的手术时间显著缩短，平均随访 4.2 年，两组间的再翻修率无显著差异，术后 VAS 评分和 KOOS 评分改善，KOOS-JR 评分相似，两组因无菌性松动而接受翻修的患者，两组术后再次翻修率相似，对于因膝关节不稳定而接受翻修的患者，两组术后再次翻修率也没有显著差异，在部分翻修 TKA 的患者中，在 2 年随访时，因各种原因引起的再翻修率为 3.9%，因无菌性松动引起的再翻修率为 1.3%。

与全部件翻修 TKA 相比，只翻修松动假体的 TKA 获得了相似的术后效果和假体存活率，而且手术时间更短。

3.24　TKA 术中髌骨置换与否对假体生存率有影响吗?

目前对于全膝关节置换术（TKA）中是否进行髌骨表面置换存在比较大的争论，世界各地对此的观点不一，在美国，绝大多数外科医生都会进行髌骨表面置换；而在亚洲和欧洲，髌骨表面置换的比例要低得多；在挪威和瑞典，只有 2%~3% 的患者会进行髌骨翻修。虽然有一些共识认为不进行髌骨表面置换会增加再次手术的风险，但对于髌骨表面置换的适应证选择以及对假体生存率的影响，学术界观点不一。美国学者 Eiel 等[24] 为了探索近年来 TKA 术中行髌骨表面置换的趋势，髌骨表面置换与 TKA 术后的翻修率和患者报告结局指标之间的相关性，通过使用美国关节置换登记系统，在2012—2021年间，纳入了642 343名行初次TKA的患者，其中607 550例进行了髌骨表面置换，34 813例未行髌骨表面置换，并研究近年TKA中行髌骨表面置换的总体趋势、患者报告结局测量信息系统（Patient-reported Outcomes Measurement Information System，PROMIS）评分、KOOS-JR评分以及两者术后的翻修率。

结果显示：2012—2021年间，TKA术中进行髌骨表面置换的比例从95.9%降至90.4%，在门诊和手术量多的骨科医生更倾向于不进行髌骨表面置换，其手术时间短于与行髌骨表面置换的手术时间，术后1年的KOOS-JR评分或PROMIS评分无明显差异，但是未行髌骨表面置换患者的翻修手术率较高，翻修手术风险增加21%。

研究表明，TKA中进行髌骨表面置换和不进行髌骨表面置换之间的临床结局没有差异，尽管不置换髌骨的手术时间更短，但两者手术时间也没有差异，而不行髌骨表面置换其术后翻修率高于髌骨表面置换的患者。因此，该学者主张TKA术中应该进行髌骨表面置换从而提高假体存活率。

3.25 TKA预防静脉血栓，使用阿司匹林是否有效?

静脉血栓栓塞（VTE）是TKA中最常见的术后并发症之一，发生率约为35%，因为其较高的发病率，临床上在TKA术后一般常规使用药物来预防静脉血栓的发生，然而对于预防药物的选择至关重要。美国骨科医师学会（AAOS）的临床实践指南推荐对TKA患者进行药物预防，但没有推荐特定的药物。根据美国髋关节和膝关节外科医师协会（AAHKS）的一项调查，阿司匹林已成为大多数接受TKA的患者预防静脉血栓的首选药物。国际VTE共识会议的指南强烈推荐对TKA术后存在静脉血栓形成中高风险的患者，常规使用低剂量阿司匹林预防。而其他的抗凝剂包括Xa因子抑制剂、低分子量肝素（LMWH）和华法林，在临床上的应用也很广泛，尤其是在有心律失常（如房颤）的患者中，医生通常会选择这些非阿司匹林抗凝剂。

为了比较阿司匹林和非阿司匹林抗凝剂之间的疗效以及术后VTE、深部感染、再入院率、出血风险的发生率，Singh[25]统计了美国8个地区，纳入了72 288例TKA术后患者，其中共有35 767例使用阿司匹林进行术后VTE预防，2209例（3.1%）使用了Xa因子抑制剂，16 662例使用了低分子量肝素，17 650例使用了华法林，对每例患者进行VTE风险评分，并采用倾向评分加权Logistic回归分析。

结果显示：①阿司匹林与Xa因子抑制剂相比：在TKA术后使用阿司匹林和Xa因子抑制剂在其他结果上没有发现差异，没有证据表明在TKA术后使用阿司匹林治疗静脉血栓的效果差于Xa因子抑制剂；②阿司匹林与低分子肝素相比：阿司匹林与TKA术后较低的再住院率和较低的出血风险相关，没有证据表明使用阿司匹林治疗静脉血栓的效果差于低分子肝素；③阿司匹林与华法林相比：阿司匹林与降低TKA术后深部感染、再入院率和出血风险的发生率相关，即使对于VTE风险较高的TKA患者，阿司匹林治疗VTE

也不劣于华法林，而接受华法林治疗的患者假体周围关节感染的风险更高。

因此 TKA 术后使用阿司匹林预防静脉血栓（包括中高风险患者）既有效又安全。

3.26 门诊 TKA 是否可行？术后 30 天出现并发症的危险因素有哪些？

随着医生水平的提高和 TKA 术后康复方案的完善，TKA 患者的住院时间（length of stay，LOS）普遍缩短，门诊行 TKA 的数量大幅增加，对基础病少的患者来说，门诊行 TKA 的安全性较高而且花费较低，但不少学者仍然存在一些担忧，他们认为门诊 TKA 可能会增加患者并发症或再次入院的风险。

为此，美国学者 Nowak[26] 进行了一项回顾性研究，在 2012—2020 年共纳入 379 959 例初次 TKA 患者，17 170 例患者接受了门诊 TKA，362 789 例接受了住院手术，使用回归模型来评估门诊 TKA 的趋势，并评估术后 30 天门诊行 TKA 和住院行 TKA 患者出现并发症的发生率，并分析出现并发症的危险因素。

结果显示：接受门诊 TKA 的患者比例从 2012 年的 0.4% 增加到 2020 年的 14.1%，而门诊患者的年龄临界值从 2012—2017 年的 66 岁增加到 2018—2020 年的 72 岁。BMI 较低、术前血红蛋白较高的年轻男性患者接受门诊 TKA 的比例最高。而女性、吸烟者、高血压患者、功能不全患者、使用类固醇激素者、慢性呼吸困难患者接受门诊 TKA 的比率明显降低。68 岁以上、BMI ≥ 31.4 kg/m^2、糖尿病、慢性阻塞性肺疾病的门诊 TKA 患者与术后 30 天再入院率呈正相关。

住院患者和门诊患者出现并发症的比例相似，但年龄较大（≥68 岁），BMI 较高（≥31.4 kg/m^2）和多种合并疾病（慢性呼吸困难、慢性阻塞性肺疾病、糖尿病和高血压）为门诊 TKA 术后 30 天出现并发症的危险因素。因此，通过严格把握适应证，选择合适的患者，在门诊行 TKA 手术是可行的选择。

3.27 非骨水泥 TKA 与骨水泥 TKA 术后 2 年的效果有何区别？

早期因非骨水泥假体因材料及表面涂层技术不足，会出现螺钉钉道溶解、胫骨平台松动等问题，故临床应用受限。随着假体材料学的进步、表面涂层技术的提高及患者的年轻化趋势，非骨水泥假体重新得到重视。根据美国关节置换登记处（AJRR）的数据，2021 年，在所有初次全膝关节置换术中，有 18.8% 使用了非骨水泥固定，比 2012 年（1.9%）和 2017 年（4.8%）有所增加。随着非骨水泥 TKA 的比例不断升高，双枢轴、三间隔膝关节假体（EMPOWR 3D）的使用率也在不断增加，这种假体增大了股骨假体与垫片之间的接触面积，从而在垫片上形成更好的受力分布。然而，更高程度的关节适应性可能会损害早期固定，特别是对于骨长入而言，可能会将过多的应力传递到骨 - 假体界面，导致微动和骨长入失败。为了研究高适应性三间隔膝关节假体在 TKA 中使用和不使用骨水泥的术后临床效果，美国学者 Meding[27] 进行了一项前瞻性研究，共纳入 806 例 TKA 患者，其中 634 例植入骨水泥，172 例未植入骨水泥，并在术后 2 年使用膝关节协会临床评分

（KSS）、KOOS-JR 评分以及术后 X 线进行评估。

结果显示：两组患者术前和术后的 KSS 评分相似。两组患者的术前和术后疼痛评分相似，非骨水泥组的术前和术后 KOOS-JR 评分均显著高于骨水泥组，术前膝关节活动度、术后膝关节活动度和平均活动度的变化都是相似的，X 线未发现股骨或胫骨部件松动病例。

总之，对于双枢轴、三间隔膝关节假体，使用骨水泥或非骨水泥技术的 TKA 术后具有相似的早期临床效果、功能改善和假体稳定性（图 3-6）。

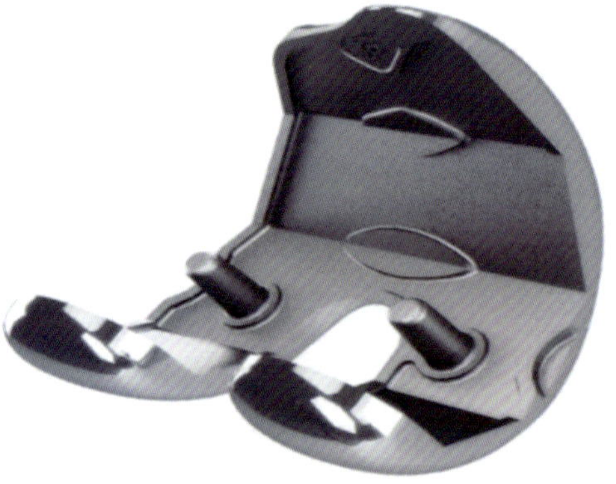

图 3-6　三间隔膝关节假体（EMPWOR 3D）

3.28　内侧 UKA 术后下肢长度有变化吗？是否影响临床效果？

内侧膝关节单髁置换术（UKA）是治疗膝关节内侧间室骨关节炎（OA）的一种成熟的手术方法，旨在通过恢复韧带平衡以及正常张力，从而恢复患者正常的力线，使术后患者膝关节活动度恢复更快，步态更接近正常。在 OA 患者中，下肢力线往往会有不同程度的改变，大多数以膝内翻畸形为主，进一步导致内侧髁室应力集中、受压，造成软骨磨损，使膝内翻畸形愈加明显，UKA 对内翻畸形的矫正可能会引起下肢长度的改变，尽管目前重建 OA 患者进展前的下肢冠状位力线的观念（运动学对齐）越来越受人欢迎，但对下肢长度差异（limb length discrepancy，LLD）以及对 UKA 术后效果的影响仍然是学者讨论的话题。

对此，Bayoumi 等[28]进行了一项回顾性研究，纳入 332 名患者，通过双下肢拼接正位 X 线比较患者术前及术后的腿长变化，分析关节置换术后膝关节损伤和骨关节炎结局评分（KOOS-JR）并用 5 分制 Likert 量表评定患者满意度，以评估 LLD 及其对结果的影响。

结果显示：手术侧的平均腿长明显短于非手术侧，膝内翻畸形矫正从术前到术后的平均值为 4.4° ± 2.7°，矫正度数的变化与下肢长度的变化之间存在的正相关，每矫正 1° 的内翻，腿长就会增加 0.77 mm。术前严重内翻的患者，术后下肢长度增加最明显，17% 患者术后出现大幅度的下肢长度改变；在术后 4.1 年的随访时间中，手术侧下肢长度的变化与 KOOS-JR 评分结果无关；术后肢体间的腿长差异与 KOOS-JR 评分之间也没有关系；90% 的患者对手术后膝关节的整体功能表示满意。

Bayoumi 等研究表明，患者在接受内侧 UKA 后，患侧下肢长度可能会适度增加，其幅度与内翻畸形矫正的程度呈正相关，严重的术前畸形需要更大的关节内矫正来恢复韧带的张力，这自然会导致下肢长度发生更大幅度的变化，而术后大幅度下肢长度改变的情况并不少见（发生率为 17%），但这对术后效果和 4 年随访时的患者满意度没有显著影响（图 3-7）。

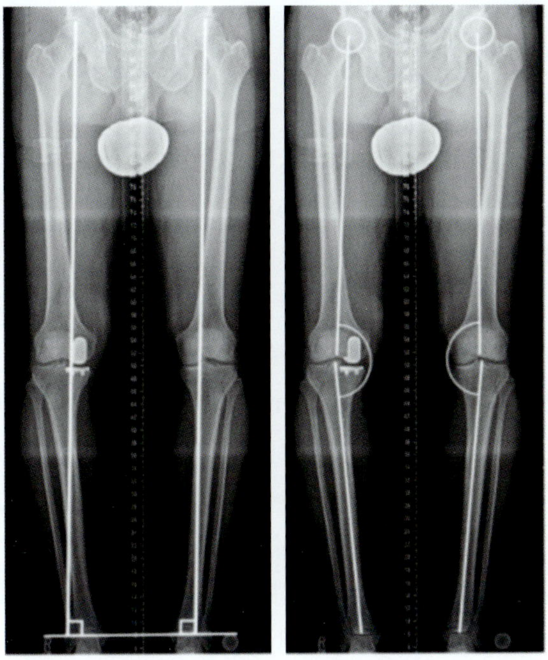

图 3-7 术后下肢全长 X 线片

3.29 内翻膝 UKA 术后下肢延长有何临床意义?

基于安装假体厚度等于切除的骨或软骨厚度这一理论，膝关节置换术后下肢长度差异（LLD）并未得到广泛研究，事实上，有研究发现 83% 的患者在 TKA 术后出现下肢延长（平均 6.3 mm）。而关于内翻膝 UKA 术后 LLD 的研究更加少见。中国学者 Zhao 等 [29] 进行了一项回顾性研究，在排除了存在可能影响下肢腿长测量及膝关节功能评价因素的患者后，他们纳入了在其医院接受 UKA 的 114 名患者，分别于术前 2 天及术后 10 天、6 周、3 个月、6 个月和 1 年评估 LLD、膝关节功能评分（HSS 评分）和屈曲挛缩畸形，其中腿长差异定义为未手术侧腿长减去手术侧腿长、术后腿长减去术前腿长，如果差值 > 10 mm 被记录为阳性。

结果显示：与对侧相比，手术侧的平均腿长增加了 9.39 mm，HKA 角（髋 - 膝 - 踝角）从 7.24° 减小至 2.83°，然而屈曲畸形从 1.04° 加重至 2.83°，双侧腿长变化从术前手术侧短 8.37 mm 到术后长 1.02 mm。UKA 术后 90 例患者腿变长，24 例患者腿变短。与 90 例腿延长患者相比，24 例患者术前内翻畸形较小，术后屈曲挛缩加重，说明冠状面畸形矫正增加的腿长被屈曲挛缩加重所抵消。由于 UKA 较少进行软组织平衡，在畸形较少的患者中仍然存在明显的腿长变化。腿长变化与冠状畸形矫正呈正相关，与屈曲挛缩加重呈负相关。腿长的变化对 HSS 评分影响不大，大多数患者（76.9%）在初次 UKA 术后 2 年进行了另一侧 UKA。综上所述，大多数 UKA 患者出现下肢延长，虽然与膝关节功能评分无关，但常与对侧膝关节置换术相关。

3.30 撕裂或重建的前交叉韧带与正常的前交叉韧带相比，行 TKA 的临床结局有区别吗?

前交叉韧带（ACL）损伤的发病率可达 68.6/10 万，美国每年进行的 ACL 重建超过 100 000 例。有研究表明，患者重建 ACL 后并不会阻止骨关节炎的进展，甚至其发生骨关节炎的风险高于 ACL 完好的患者，所以需要进行全膝关节置换（TKA）而以往行 ACL 重建的患者不在少数。有研究报道，ACL 重建患者在行机械对线（MA）的 TKA 时，因术中切开显露膝关节更为复杂以及术后内侧韧带松弛发生率增加，使初次 TKA 术后的翻修风险和术后膝关节僵硬的风险更高。非限制性运动学对线（KA）则不遵循调整力线至中立位的原则，而是强调对膝关节原有解剖特征及生理轴线的还原，原则上不对侧副韧带做多余松解，因而极大限度地恢复了膝关节正常的生物力学和运动模式。

为了研究撕裂或重建的 ACL 行运动学对线 TKA 的术后效果，以及与正常的 ACL 行运动学对线 TKA 的术后效果有无区别，美国学者 Sappey-Marinier[30] 回顾性研究了 418 例非限制性运动学对线的 TKA 患者，使用中间内侧顺应性（MC）衬垫的 CR 假体，平均随访 31 个月，其中术前 299 例患者 ACL 完好，79 例 ACL 撕裂，20 例 ACL 重建。通过比较分析患者的关节遗忘评分（FJS）、牛津膝关节评分（OKS）和膝关节损伤和骨关节炎的关节置换结果（KOOS-JR）评分并通过调查问卷了解患者在运动学对线 TKA 后是否接受过再次手术。

结果显示：重建、撕裂、完好的 ACL 行运动学对线 TKA 的关节遗忘评分别为 90 分、79 分、67 分，牛津膝关节评分分别为 47 分、44 分、43 分，KOOS-JR 评分分别是 92 分、88 分、80 分。1 例 ACL 重建患者因僵硬接受了二次手术。ACL 完整患者中有 5 例行二次手术，其中 2 例为术后关节不稳定、2 例术后关节僵硬和 1 例感染。这些结果表明，ACL 撕裂和重建的患者在使用中间内侧顺应性衬垫的 CR 假体行非限制性运动学对线的 TKA 时，与 ACL 正常的患者相比，术后的预期功能较高，再次手术的风险较低。

3.31 TKA 术后参加体育活动的程度如何?

目前约 40% 的 TKA 是在 65 岁以下的患者中进行的，年轻患者对术后恢复运动功能拥有更高的期望，以往关节外科医生告知患者不要参加某些体育活动，因为理论上可能会使膝关节假体承受更大的生物力学应力，并面临早期磨损或失败的风险（包括无菌性松动、聚乙烯磨损、假体周围骨折和感染）。而最近的一项调查发现，关节外科医生越来越赞成患者 TKA 术后参加体育活动，参加体育活动可以增强心肺功能，避免骨质疏松，保持肌肉力量，因此，能否参加运动以及何种程度的运动给 TKA 患者带来的风险最小显得至关重要。

根据活动量大小可将运动分为：低强度运动（步行、游泳、高尔夫和骑自行车）、中高强度运动（徒步、登山和下坡滑雪）以及高强度运动（跑步、舞蹈、网球和球类运动）。

美国学者 Arshi[31] 对 1175 例接受 TKA 的患者进行调查，结果显示，在 TKA 术前 5 年时参加运动的人群比率为 81.5%，TKA 术后 3 个月和 6 个月分别有 37.0% 和 67.2% 的患者能够恢复运动或体力活动，术后 1 年有 70.6% 的患者参加运动，TKA 术后平均 4 年增加到 72.0%，所有时间点最常见的运动为低强度运动（休闲散步、骑自行车、游泳和高尔夫球）。但是游泳和高尔夫球的患者参与率随着时间的推移而下降。在澳洲学者 Chatterji[32] 的研究中，85% 的 TKA 患者在术后 1 年内参加了体育活动，主要是低强度运动（散步），而游泳和打高尔夫球的参与率从术前到术后显著下降。但是 Pioger 等 [33] 则认为高尔夫球是一项对 TKA 没有负面影响的运动，在针对既往经验丰富的高尔夫球手进行的调查中显示，TKA 患者在术后平均 3.7 个月全部重返球场，在 TKA 术后 2 年时患者的技术水平高于术前，而且打球时间也从 8.9 小时增加到 10.2 小时。Lancaster 等 [34] 研究表明，75.6% 的 TKA 患者能够恢复滑雪，而且大多能恢复术前的滑雪水平，但是短转弯、大转弯、陡坡和硬雪都被证明会增加关节负荷，初学者的关节负荷也比有经验的滑雪者更高，因此不鼓励患者在复杂地形上滑雪。

几乎所有的外科医生都建议患者尽量减少高强度运动，并且因为患者自身的条件限制，使 TKA 患者的高强度运动参与率明显降低。Wylde 等 [35] 对 TKA 患者的运动恢复情况进行了研究，发现最常见的术前运动是低冲击活动，包括游泳、散步和高尔夫，其中下降最大的是高强度运动，不能再参加羽毛球运动的占 51.3%，不能再参加网球运动的占 37.5%，不能再参加舞蹈运动的占 31.9%，而男性恢复运动的比例是女性的 1.8 倍。Chang 等 [36] 在针对韩国女性 TKA 术后运动情况的研究中，发现步行、游泳和骑自行车是 TKA 后最常见的三种运动，高强度运动（羽毛球、网球和舞蹈）的参与率下降最大。

根据 2009 年美国髋关节和膝关节外科医师协会的共识指南 [37]，大多数医生（超过 95%）不应该限制患者在平坦表面上行走、爬楼梯、在平坦路上骑自行车、游泳和打高尔夫球，并且不鼓励患者在 TKA 术后进行慢跑、短跑和在复杂地形上滑雪、打羽毛球的高强度运动，因为这可能带来假体周围骨折和假体脱位风险。

3.32 TKA 使用骨水泥的 8 种技术分别是什么?

使用骨水泥固定假体仍然是目前全膝关节置换术 TKA 中的主流方法，从制备骨水泥到骨水泥与截骨面 - 假体界面嵌合牢靠，骨水泥技术包括一系列步骤和程序，其中骨水泥的黏度、骨水泥应用的位置和时间与 TKA 术后无菌性松动的发生率密切相关，骨水泥技术对于假体的固定以及 TKA 的术后长期效果非常重要，为此我们归纳总结了 8 种主要的骨水泥技术。

真空混合

Martin 等 [38] 的研究中统计了 903 名医生应用的骨水泥技术，其中有 79.9%的医生使用这种技术，使用真空混合系统能够确保骨水泥中的成分均匀混合，减少混合过程中出现气泡或不均匀性。

应用脉冲冲洗

在骨水泥预涂到截骨面之前，首先使用脉冲冲洗，这样可以更好地清除松质骨中的骨碎片和血液，因为它会抑制骨水泥的渗透，Bannister 等[39]研究发现骨水泥 - 骨界面处的血液也会使剪切强度降低达 50%。

使用两袋骨水泥

76.1% 的医生在手术中使用两袋骨水泥，因为这样可以增加骨水泥的渗透深度，使假体嵌合更牢固。

在骨水泥硬化期间避免膝关节活动

假体初始固定强度对假体长期寿命有密切联系，假体 - 骨水泥界面失效的患者的拔出强度明显降低，在 Martin 等[40]研究中首次将膝关节活动对假体拔出强度的影响进行量化，他们使用骨水泥后限制膝关节运动并且轴向压缩 7 分钟，分别测量限制或不限制膝关节活动时胫骨假体的拔出强度，发现前者的拔出强度远高于后者（5462 N *vs.* 4473 N），而且胫骨上的脂质污染量与拔出强度呈负相关。因此，骨水泥硬化过程中应限制膝关节活动，并避免假体 - 骨水泥界面发生脂质污染，这对于假体长期稳定具有重要意义。

表面骨水泥技术

以往的观点认为，全骨水泥技术假体发生微动的风险更低，固定效果更牢靠。Hofmann[41]报告了 128 例采用严格表面骨水泥技术的 TKA 患者的 5 年翻修率，发现仅有 1 例股骨部件松动需要翻修，而胫骨部件无松动。同样 Wall 等[42]介绍了一系列表面骨水泥型 TKA，结果显示 75 个月时的翻修率 <0.1%。通过细致的骨面准备以确保骨水泥有效渗透、应用低黏度状态的聚甲基丙烯酸甲酯（PMMA）水泥以及假体的外周唇缘设计，能够使表面骨水泥技术的固定效果和全骨水泥技术一样牢靠。

手指加压技术

使用此项技术将骨水泥应用于胫骨托和胫骨截骨面上时，可使骨水泥达到最佳渗透范围，即 3~5 mm。当仅将骨水泥应用于胫骨托上和胫骨截骨面上时，会导致骨水泥穿透不足。当使用骨水泥枪时，又会使骨水泥渗透过度，从而使周围组织和骨质产生热损伤的风险。体外研究表明[43]，较厚的骨水泥覆盖层、较高的环境温度和单体 / 聚合物比例的增加会使骨水泥硬化产生的热量增多。

使用低黏度或中等黏度的 PMMA 水泥

Kopinski 等[44]在一项研究中发现了高黏度骨水泥可导致胫骨假体 - 骨水泥界面脱黏，使用高黏度骨水泥显著减少了骨水泥渗入胫骨平台，从而导致假体松动。

止血带的应用

止血带被认为可以通过减少出血来改善骨 - 骨水泥界面，使骨水泥的渗透更充分，提高假体的存活率。Hegde 等[45]研究进一步证实了在使用或不使用止血带的情况下接受常规择期初次 TKA 的患者中，止血带组的骨水泥渗透显著增加，而评价假体稳定性的一种更成熟的方法是术后 X 线片上是否存在透亮线（radiolucent line，RLL），在 Touzopoulos

等[46]研究中，通过3年的随访发现，未使用止血带的患者RLL数量和累积宽度增加了5.55 mm。目前在进行骨水泥固定时应用止血带已被越来越多的医生采用，尽管对股四头肌力量减弱有潜在的影响。

3.33　TKA髌骨置换与否对术后膝前痛及功能障碍有影响吗？

全膝关节置换术（TKA）后发生在膝关节前方的残余痛被称为膝前痛，其症状被描述为一种髌骨周围或髌骨后的轻到中度疼痛，其影响限制了TKA术后患者膝关节的功能活动，髌股关节不稳定、髌骨轨迹异常、髌骨关节炎、髌股关节压力高、髌骨位置不良等均可能造成TKA术后膝前痛。关于髌骨的处理方式集中在是否进行髌骨置换上，但目前尚无定论，不同医生喜好和地区之间差别很大，在美国，大约94%的TKA进行了髌骨置换，而在澳大利亚和瑞典，分别为52%和2%。

为了研究TKA行髌骨置换对术后效果的影响以及与膝前痛的关系，Gerow等[47]的一项前瞻性研究纳入了950例行TKA的患者，其中393例患者（41%）同时进行了髌骨表面置换，收集患者术前和术后12个月的膝关节损伤和骨关节炎结局评分（KOOS-JR）。使用二项式逻辑回归研究髌骨置换与TKA术后12个月的KOOS-JR评分、上下楼梯疼痛评分和坐位起身疼痛评分的相关性。结果显示：术后12个月膝前痛与髌骨表面置换之间没有相关性，术前有中度或更严重的上下楼梯疼痛的患者术后疼痛和功能障碍的可能性增加，而男性报告术后膝前痛的可能性低42%，女性术前膝前痛与TKA术后1年的膝前痛相关，而与髌骨置换无关。

有报道称，髌骨置换术后发生髌骨骨折、髌骨脱位、假体磨损和髌股关节弹响的风险更高。Gerow的研究表明TKA中髌骨置换与否与出现的膝前痛无关。因此，对髌骨不做置换处理（骨赘切除、髌骨修整、去神经化、外侧部分关节面切除、外侧支持带松解、钻孔减压）可能是一种更合理的方法，可以减少手术费用并降低髌骨相关并发症的发生风险。

3.34　肥胖患者TKA术后结局如何？

肥胖与膝关节骨关节炎（OA）的发生关系密切，膝关节作为下肢负重关节，体重过高会增加膝关节负重，是导致OA的危险因素之一。在过去的二十年里，全膝关节置换术（TKA）中关于体重指数（BMI）的临界值一直受到广泛争议。研究表明，肥胖与初次TKA术后无菌性松动、伤口并发症和假体关节感染（PJI）增加有关。2013年，美国髋关节和膝关节外科医师协会建议，对于BMI＞40 kg/m^{2}的TKA患者，应告知其手术以及术后并发症增加的风险，并在手术前将BMI降低到40 kg/m^{2}以下。目前超过三分之一的美国人口被归类为肥胖，预计到2030年，将有一半的成年人被归类为肥胖。因此，了解肥胖人群对TKA术后的影响至关重要。

美国学者Bosler等[48]回顾性分析了2016—2020年1329例行初次TKA的患者，平均BMI为34.2（17~61）kg/m^2，以BMI=30 kg/m^{2}为界，每5 kg/m^{2}为间隔将患者分为6

个组，收集患者术前及术后平均 1.7 年的 KOOS-JR 评分、PROMIS 评分，KSS 评分以及对关节置换术的总体满意度，并对达到至少 2 年随访患者的翻修率进行分析。

结果显示：与低 BMI 组（$<40\ kg/m^2$）相比，高 BMI 组（$40\sim45\ kg/m^2$、$45\sim50\ kg/m^2$ 和 $\geqslant 50\ kg/m^2$）术前 PROMIS 评分、KOOS-JR 评分及活动水平明显更差，BMI $\geqslant 40\ kg/m^2$ 的患者对 TKA“非常满意或满意”的比例显著较高。BMI $\geqslant 35\ kg/m^2$ 的患者在水平行走和爬楼梯时的疼痛改善更大，具有更高的满足感，两组假体关节感染率无差异。BMI 组之间活动水平评分较术前改善无显著差异。

术前肥胖程度较高的患者，PROMIS 评分和生活质量有了明显改善，术后平均 1.7 年的总体满意度更高。肥胖患者在围手术期降低肥胖所致合并症（如糖尿病、心血管疾病等）风险的情况下，行 TKA 手术安全的，而且将会给患者带来更直观、更积极的影响。

3.35 TKA 术后周围神经损伤的危险因素有哪些？

全膝关节置换术（TKA）作为一种安全、有效的方式，广泛应用于终末期膝关节疾病的治疗。尽管 TKA 的疗效普遍良好，但是膝关节结构复杂、术者技术水平不一，行全膝关节置换术翻修术（rTKA）的患者也在逐年增加，rTKA 术后易发生各种并发症，进而影响疗效，其中周围神经损伤（peripheral nerve injury，PNI）是 TKA 罕见但严重的并发症之一，rTKA 术后 PNI 的发生率为 1%~4.3%，虽然目前 PNI 的发生率呈下降趋势，但 PNI 的发生会对患者的活动能力、生活质量和日常生活能力造成严重影响，所以更好地了解这种并发症的流行病学和危险因素至关重要。

美国学者 Chen 等[49]利用全国数据库回顾性分析了 2003—2015 年共 132 960 例行 rTKA 的患者，比较发生和未发生 PNI 患者的人口统计学资料、病史、手术细节和并发症，以确定 rTKA 后发生 PNI 的风险因素。结果显示，32 960 名接受 rTKA 的患者中，737 名（0.56%）术后出现了 PNI，年龄、性别、其他住院并发症不是 rTKA 后出现 PNI 的危险因素，而膝关节畸形患者 PNI 的发生率更高（膝内翻患者更多）；既往脊柱疾病（腰椎椎管狭窄、腰椎间盘突出）和术后贫血与术后 PNI 的发生率较高相关。

在初次 TKA 中，目前比较公认的出现 PNI 的危险因素有，外翻畸形 $>20°$ 和脊柱疾病。但在 Chen 的研究中外翻畸形或屈曲挛缩与 PNI 之间没有显著相关性，可能因为大多数患者的膝关节严重畸形通常在初次 TKA 时得到矫正。翻修时不太可能需要广泛的软组织松解或对线矫正。脊柱疾病压迫神经可能产生“双重挤压综合征”，即在不同水平面对神经产生压迫，因此建议有脊柱病变的患者应先到脊柱科门诊治疗。

3.36 对于 TKA 术后假体松动的判断，骨扫描是否有用？

随着全膝关节置换术（TKA）的手术量越来越多，TKA 翻修术（rTKA）的数量也随之增加。多项流行病学研究表明，TKA 术后假体松动是 TKA 翻修的第二大原因。传统的 X 线平片、计算机断层扫描（CT）等辅助检查由于敏感性或者特异性欠佳，无法帮助医生做出准确判断。近年来，许多学者不断寻找新的检查手段，这其中就包括骨扫描技术，其中三相骨扫描（three-phase bone scintigraphy）在骨科应用比较广泛。三相骨扫描技术是在静脉注入骨显像剂后，在三个不同时段进行多次显像，包括：①血流灌注相，测定放射性示踪剂注入后即刻的同位素摄取量，以反映血流灌注情况；②血池相，测定注射 2~3 分钟后血流平衡情况下的同位素摄取量，以反映周围软组织代谢情况；③延迟相，测定注射后 2~3 小时的同位素聚集情况，以反映骨组织内同位素代谢情况。正常情况下，金属假体放射性核素摄取率低，无菌性松动情况下延迟相假体周围放射性摄取增加，而在患者处于感染状态时，三个时相的放射性核素摄取程度均增加。有学者认为三相骨扫描敏感性很高，但检测出假体松动的特异性不高。

学者 Holst 等[50]为研究三相骨扫描对于诊断 TKA 术后假体松动的准确性，回顾性研究了 96 例行 rTKA 的患者，所有患者在翻修前进行三相骨扫描，并将放射科医生的三相骨扫描报告、术前骨科医生的预测以及手术所见的实际情况进行相关性分析，结果显示：在 96 例患者中，放射科医生的报告与手术中实际情况正确对应者有 35 例（37%），而骨科医生术前的分析预测与手术中实际情况正确对应者有 66 例（69%），放射科医生对术前骨扫描的意见与骨科医生对临床和影像学数据的术前解释之间关于部件松动的一致性较低。

在 rTKA 中，虽然两者都不能准确预测 rTKA 时的假体松动，但骨科医生对 rTKA 时假体松动的术前分析预测的准确率明显高于放射科医生的意见。

3.37　TKA 髌骨置换假体位置不良或倾斜，对术后有影响吗？

全膝关节置换术（TKA）是美国手术量最大的手术之一，预计到 2030 年，TKA 手术量将增加 600% 以上。据报道，髌股关节并发症发生率高达 10%，在 TKA 翻修术中发现髌骨置换倾斜和对位不良的比例高达 50%。当髌骨内侧和外侧缘的连线与股骨髁前缘连线的夹角 > 5° 时，通常认为存在髌骨倾斜。而髌骨置换假体位置不良则表现为髌股轴位 X 线显示的髌骨未与股骨滑车良好匹配，而是位置偏向外侧。有学者认为髌骨置换影响了膝关节的力学结构，破坏了周围软组织的支持，髌骨假体外置，外侧支持带过度紧张可以导致髌骨轨迹不良或倾斜。为了验证 TKA 髌骨假体位置不良是否对 TKA 手术效果有影响，美国学者 Cherian[51]纳入了 439 例接受髌骨表面置换的 TKA 患者，拍摄术前与术后的髌骨轴位 X 线和负重正侧位 X 线片，比较 60 例髌股关系不良的 TKA 患者和 379 例髌骨假体放置良好的 TKA 患者，并评估患者报告结局测量信息系统（PROMIS）评分、身体和心理健康分项评分，膝关节损伤和骨关节炎关节置换结局（KOOS-JR）评分。

结果显示：两组胫骨和股骨假体对线、PROMIS 评分方面没有明显差异，髌股关系不良的 TKA 患者与髌骨假体放置良好的 TKA 患者术后的 KOOS-JR 评分改善和满意度的比例相似。

因此，Cherian 的研究表明髌骨置换假体位置不良或倾斜并不是导致 TKA 患者术后疼痛、功能限制和不满意的独立危险因素（图 3-8）。

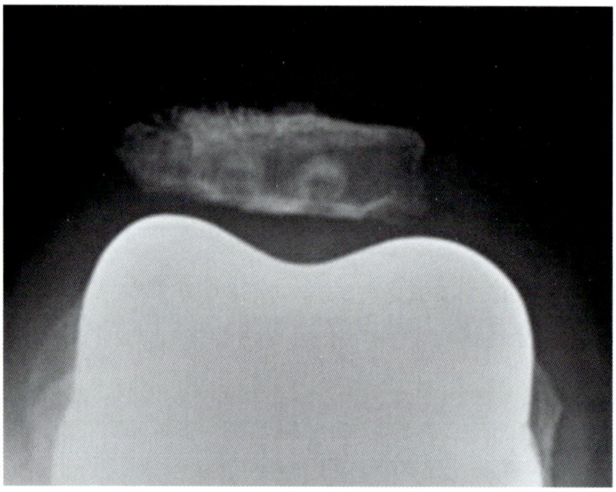

图 3-8 髌股关节对位良好

3.38 分别使用机器人导航和传统参考进行初次 TKA，术后 7 年临床结果有何区别？

全膝关节置换术（TKA）是重度膝关节骨关节炎的有效治疗方法，正确的假体位置安放、精准的下肢力线重建及良好的软组织平衡是 TKA 手术成功的关键。目前下肢力线纠正的标准仍然是冠状位恢复至 0° ± 3°，胫骨侧和股骨侧截骨一般通过髓外、髓内定位杆来完成，主要依赖术者经验及目测，只有约 75% 的患者能够实现理想的下肢力线对齐。近年来，随着计算机导航设备及应用软件的发展，计算机导航辅助 TKA 逐渐应用和普及，其优点是提高了术中截骨的精准度，为假体的安放及术后获得良好的下肢力线提供了有力保障，同时减少了术中软组织的松解；其缺点则是手术费用增加，手术切口加大、手术时间延长，并且增加了感染和骨折风险。因此，许多学者不禁质疑计算机导航辅助 TKA 是否在改善患者术后生活质量方面更有优势。

Trieu 等[52]回顾性研究了 2007—2019 年 1980 例 TKA 患者，其中使用传统参考进行初次 TKA 的患者 1351 例，使用机器人导航进行 TKA 的患者 629 例，分析患者术后 12 个月和术后 7 年的 VR-12 身体和精神成分评分（评估患者健康状况的工具）、SF-6D 健康状况问卷效用评分（通过问卷评估健康相关生活质量的工具）。结果显示：术后 12 个月，计算机导航和传统参考 TKA 的 VR-12 身体成分评分改善了 12.75 分和 11.94 分，VR-12 精神成分评分分别改善了 6.91 分和 5.93 分；术后 7 年，计算机导航和传统参考 TKA 的 VR-12 身体成分评分改善分别为 13.00 分和 12.92 分，VR-12 精神成分评分改善分别为 4.83 分和 6.30 分。术后 12 个月，计算机导航和传统参考 TKA 的 SF-6D 效用评分的改善分别为 0.164 分和 0.149 分，术后 7 年，计算机导航和传统参考 TKA 的 SF-6D 效用评分改善分别为 0.115 分和 0.123 分。在术后 2.9 年的研究随访期内，两组患者的翻修率没有差异。总的来说，两组患者的各种随访指标差异并没有统计学意义。

由此可见，不管是使用机器人导航还是传统参考下进行初次 TKA，患者的术后临床效果都得到了很大改善，但是使用计算机导航并没有使 TKA 患者的术后临床效果及生活质量获得明显受益，因此在临床治疗选择时需综合考虑。

3.39　使用 CS 假体与 PS 假体的 TKA，术后效果有何区别？

后交叉韧带替代型（CS）假体的设计结合了后稳定型（PS）假体的稳定性和后交叉韧带保留型（CR）假体的骨保留特点，切除了后交叉韧带，没有采用凸轮 - 立柱结构（cam-post）设计，而是采用深盘状的聚乙烯衬垫，增大了股骨假体与垫片之间的接触面积，以获得关节稳定性（图 3-9）。PS 假体在股骨假体髁间处有髁间盒设计，同时在聚乙烯垫片中央存在凸起的立柱（图 3-10）。膝关节屈曲时，股骨假体髁间盒后部抵在垫片立柱下方，从而实现股骨后滚并维持膝关节的后稳定性。与 CS 假体相比，PS 假体截骨量较大，并且凸轮 - 立柱结构增加了潜在的并发症风险，如摩擦感、髌骨弹响和聚乙烯立柱磨损。

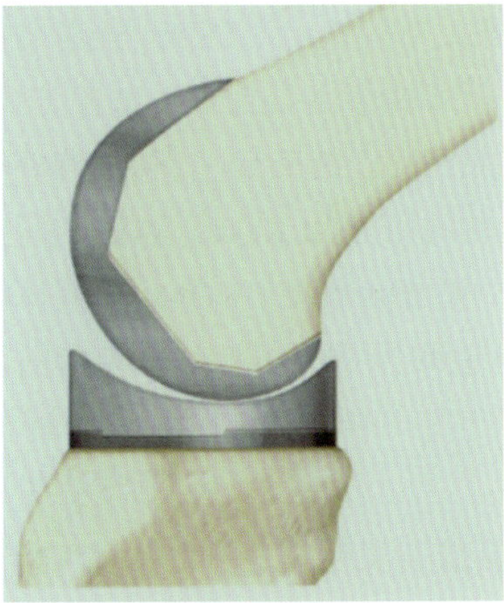

图 3-9　CS 假体（胫骨假体呈深盘形，以获得前后方向的稳定性）

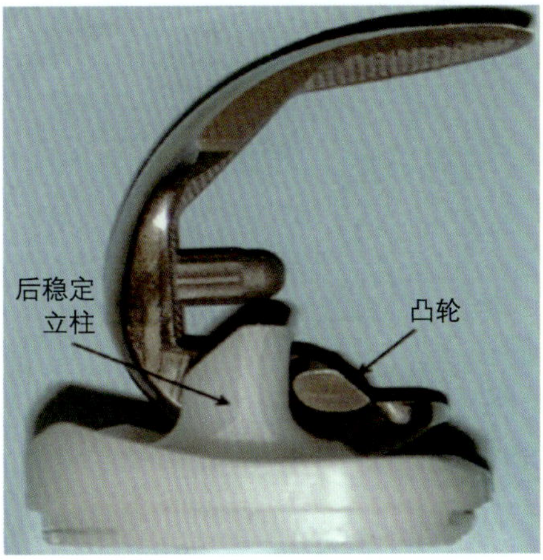

图 3-10　PS 假体（通过后凸轮 – 立柱结构获得后稳定性，引导股骨向后滚动）

美国学者 Bernasek[53] 为了比较 CS 假体 TKA 和 PS 假体 TKA 的临床效果，前瞻性研究了 69 例行 CS 假体 TKA 的患者和 45 例行 PS 假体 TKA 的患者，并分析了术前与术后 2 年的膝关节活动度（ROM）、膝关节 KSS 评分、爬楼梯功能和下蹲时的 ROM。结果显示：行 CS 假体 TKA 的患者中，在被动膝关节 ROM 及 KSS 疼痛、KSS 功能和 KSS 爬楼梯功能方面，从术前到术后至少 2 年随访期间评价显著改善；行 PS 假体 TKA 的患者中，在被动膝关节 ROM（$P<0.001$）、KSS 疼痛（$P<0.001$）、KSS 功能（$P<0.001$）和 KSS 爬楼梯功能（$P<0.001$）方面，也观察到术前至术后至少 2 年得到显著改善；在比较 CS 假体 TKA 和 PS 假体 TKA 的患者时，从术前到术后至少 2 年随访期间，在被动屈曲的膝关节 ROM、KSS 疼痛、KSS 功能和 KSS 爬楼梯功能方面没有明显差异，但 CS 假体 TKA 患者术后蹲位时的活动度显著增大。

平坦 CR 胫骨垫片在关节屈曲时并没有股骨滚动而且屈曲活动度小，而 CS 假体使用弯曲的深盘型聚乙烯衬垫，使顺应性增加，可以改善屈曲和下蹲活动度及稳定性。Bernasek 研究表明，使用 CS 假体和 PS 假体都能使 TKA 患者的功能得到明显改善，其中 CS 假体在患者术后蹲位活动度方面更有优势。

3.40 血友病患者行 TKA 术后效果如何?

血友病是一种 X 染色体连锁的隐性遗传性出血性疾病，男性患者发病较多。该病主要分为血友病 A 型（凝血因子Ⅷ缺乏）和血友病 B 型（凝血因子Ⅸ缺乏），可使患者凝血功能异常，具有终身出血倾向。血友病性关节炎（hemophilic arthritis，HA）是指血友病患者关节内反复出血而引起关节软骨破坏、软骨下骨破坏、关节纤维化，如果不对此加以控制，最终会导致关节屈曲挛缩畸形、骨质疏松、关节纤维化、功能丧失。HA 以膝关节最常见，目前手术治疗已经成为膝关节 HA 的主要治疗方式，在 HA 早期，关节镜下滑膜切除可以避免关节软骨以及软骨下骨的进一步破坏，延缓 HA 的进展。在 HA 晚期，关节间隙完全消失，患者关节活动受限和功能丧失，全膝关节置换术（TKA）能有效解决疼痛及出血症状，改善关节活动度和患者的生活质量，但不少学者认为 HA 患者 TKA 术后可能会存在假体周围感染、假体松动和静脉血栓栓塞的风险。Fenelon[54] 根据 1988—2020 年间发表的综述，纳入了 28 项研究，比较 2000 年以前的研究和 2000 年以后的研究，对患者报告的功能结果如膝关节 KSS 评分、HSS 评分、关节活动度（ROM）、假体存活率和并发症进行了荟萃分析。结果显示：总体并发症发生率为 28.7%（2000 年以前发生率为 38.7%，2000 年以后为 15.7%），其中 19.3% 需要行进一步翻修手术。HSS 评分提高了 44.6 分，KSS 评分提高了 35.9 分，术后 ROM 提高了 22.3°，最常见的并发症为术后关节积血（7.6%，92 例 TKA）。2000 年以前的假体周围感染发生率为 6.2%，2000 年以后的假体周围感染发生率为 3.9%，呈下降趋势；2000 年以前的假体松动的发生率为 3.8%，2000 年以后的假体松动的发生率为 2.1%，同样呈下降趋势。

由此可见，TKA 能够有效提高血友病患者的关节功能，随着 TKA 技术的不断提高，患者术后并发症的发生率也在不断下降，只要进行充分的术前评估与准备，实行合适的围手术期处理（例如术前及术后应用凝血因子等），在多学科协同下也可以取得很好的疗效和预后。

3.41 TKA 翻修术后关节线抬高有什么后果?

在全膝关节置换翻修术（revision total knee arthroplasty，rTKA）中，由于初次 TKA 时截骨过量、应力遮挡、假体感染以及假体取出时造成的骨量丢失，可能会使关节线抬高。在 rTKA 取出松动的假体后，通常存在屈曲间隙大于伸展间隙，而术中可以通过股骨远端截骨、增加金属垫片和增加聚乙烯衬垫厚度来达到屈曲间隙和伸直间隙平衡，但超过 80% 的患者关节线会抬高。不少学者认为关节线抬高可能导致 rTKA 术后临床效果较差，甚至导致再次翻修，因此了解关节线抬高导致的后果以及与 rTKA 患者术后效果的联系至关重要（图 3-11）。Buller 等[55] 回顾性分析了 2010—2019 年间 327 例 rTKA 患者，拍摄 rTKA 术前与术后膝关节正侧位 X 线平片，测量关节线的高度变化（X 线侧位片上，术前与术后分别测量股骨假体下缘与胫骨结节之间的距离并计算差值），对患者的 KOOS-JR 评分、KSS 评分以及患者满意度（Likert 量表）进行分析，结果显示：术前至术后关节线平均升高为 4.9 mm ± 5.7 mm，KOOS-JR 总评分从术前到最近一次术后随访的平均变化为 20.6 分 ± 19.7 分，KSS 疼痛伴水平行走评分的平均变化为 −3.1 分 ± 3.2 分，关节线高度变化在 ±5 mm 范围内的患者，其 KOOS-JR 评分增加了 3.88 倍。

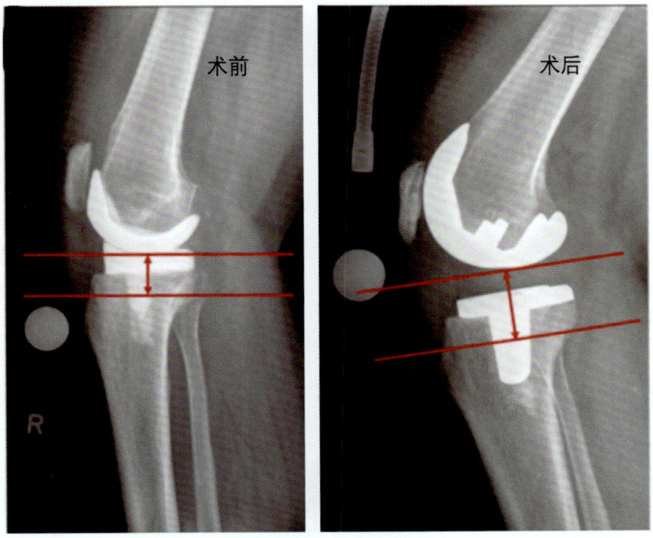

图 3-11　X 线侧位片上，使用胫骨结节测量技术测量关节线高度

关节线保持在生理位置是膝关节置换术成功的一个重要因素，关节线抬高可引起膝关节半屈曲位不稳定，出现髌股关节症状，在术中使用金属垫片能更精确地重建关节线，例如使用股骨远端金属加强垫片对骨缺损进行重建，以避免关节线上移，可以更好地恢复关节功能。在 Buller 的研究中，rTKA 术后关节线抬高在 5 mm 范围内并不会对患者的术后效果产生负面影响，屈曲间隙和伸直间隙平衡应该作为翻修手术中的首要目标。

3.42　全膝关节翻修术中使用非骨水泥干骺端固定的效果如何？

在全膝关节置换翻修术（rTKA）中，为获得持久、稳定、功能良好的效果，必须处理好骨缺损、关节周围骨质减少等问题。股骨远端和胫骨近端可分为三个解剖区域：关节骨表面、干骺端及骨干。至少要在三个区域中的两个区域进行固定才会获得可靠的稳定结构，其中对干骺端骨缺损的处理受到了许多学者的关注。稳定的干骺端平台有助于分散来自假体关节面和延长杆上的载荷和应力。在美国，新型非骨水泥固定型假体在设计和材料上都取得了进步与革新，生物相容性得到提升，材料主体具有多微孔设计的特点，为骨组织长入提供更合适的生物学环境，理论上可提供长期稳定性。为了了解 rTKA 中非骨水泥干骺端固定的最新趋势和相关影响因素，Carender[56] 学者利用美国关节置换登记中心数据库，纳入了 2015—2019 年的 20 280 个 rTKA 病例，使用 logistic 回归分析了研究期间非骨水泥型干骺端锥形垫块和袖套的使用情况。

结果显示：共有 3254 例 rTKA（16%）使用非骨水泥型干骺端固定，其中 785 例用于股骨侧（650 例为非骨水泥型袖套，135 例为干骺端锥形袖套），2469 例用于胫骨侧（1392 例为非骨水泥袖套，1077 例为干骺端锥形垫块），股骨侧非骨水泥干骺端固定的使用率由 5% 降至 3%，而胫骨非骨水泥干骺端固定的使用率则由 9% 增至 16%。老年患者和因感染而进行翻修的患者较少使用非骨水泥干骺端固定，胫骨侧使用非骨水泥干骺端固定较股骨侧相比更多，年龄较大、女性、诊断为感染或炎症反应和机械性松动的患者中使用锥形垫块更多。

锥形垫块和袖套设计通过增加股骨和胫骨干骺端骨与假体之间的接触面积，并为假体固定提供多孔表面，为骨组织长入提供更合适的生物学环境。锥形垫块和袖套较大的表面积进一步优化了骨与假体连接处的应力，超多孔涂层和较大的摩擦系数减轻了微动，并为骨整合创建了稳定的干骺端平台。在美国，股骨和胫骨干骺端大量骨缺损的情况下，非骨水泥型干骺端锥形垫块和袖套已成为越来越受欢迎的选择（图 3-12、图 3-13）。

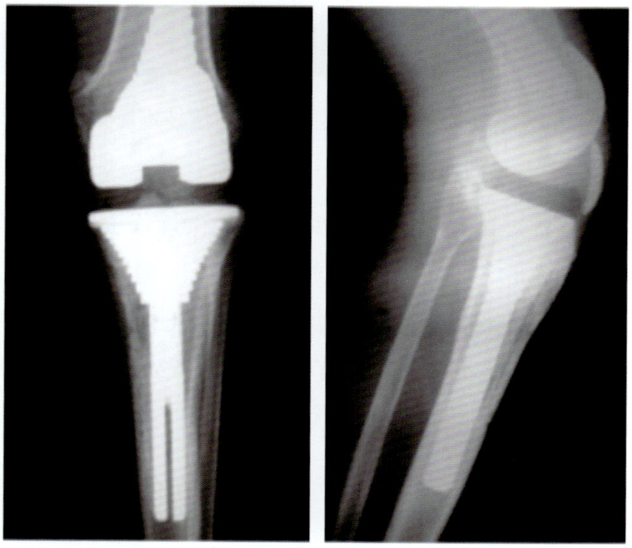

图 3-12 金属锥形垫块压入股骨缺损处

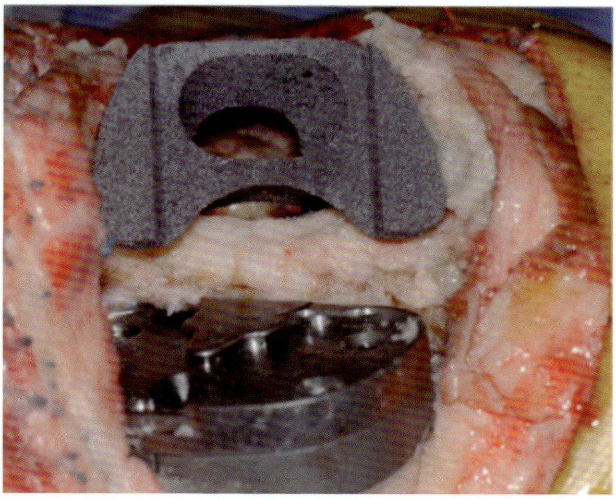

图 3-13　内固定、阶梯式多孔涂层干骺端袖套

3.43　TKA 术前预防性抗生素应该如何选择？使用的时机和方法是什么？

关节假体周围感染（periprosthetic joint infection，PJI）是 TKA 术后最可怕的并发症，也是目前骨科临床上面临的最困难的挑战之一。TKA 术前患者皮肤条件良好、基础病得到治疗和控制、手术室确保严格的无菌条件等有助于降低感染风险，但 TKA 术前预防性抗生素的使用仍然是减少 PJI 发生的最重要因素，其作用是通过在皮肤切开时组织内有足够的抗生素浓度来实现的，有循证医学证据表明，在 PJI 的病原菌中，最常见的是革兰氏阳性菌（金黄色葡萄球菌、表皮葡萄球菌），阳性检出率达 60% 以上，革兰氏阴性菌（肠球菌属、链球菌）则次之，真菌及其他分枝杆菌相对较少见。近年来，革兰氏阴性杆菌呈增长趋势。所以在 TKA 术前正确选择敏感抗生素及其剂量、使用时长、使用时机与给药方式对防止 TKA 术后 PJI 的发生意义重大。所选择的抗生素不一定能覆盖所有可能导致感染的微生物，但是它必须对引发术后感染的常见细菌起作用。其他需要考虑的因素包括药物的药代动力学和药效学，特别是药物的半衰期必须覆盖切皮或污染后 2 小时，以保证从切皮至关闭伤口过程中药物组织浓度达治疗量。如果不能保持组织药物浓度高于最低抑菌浓度，则会增加伤口感染风险。

在美国髋关节和膝关节外科医师协会（AAHKS）的年会上，Spangehl[57] 学者对此给出了意见和相关指南：①在抗生素的选择上，头孢菌素类（头孢唑林、头孢呋辛）和氨基糖苷类（万古霉素）是最佳选择，有较强证据表明头孢唑林在常规风险的 TKA 中应用最合适，而常规应用万古霉素作为预防用药，不论是单用还是与一种头孢菌素联用，仍存在争论；②对于头孢唑林，推荐剂量为：体重 <60 kg 的患者 1 g，体重在 60~120 kg 的患者 2 g，体重 >120 kg 的患者 3 g，如手术时间延长，建议头孢唑林每 2~5 h 追加剂量，万古霉素应按 15 mg/kg 给药，在手术结束后患者应该继续接受 24 小时的抗生素治疗；③头孢唑林给药的最佳时间是在手术前 30 分钟完成输注，万古霉素的输注必须在手术前 60~90 分钟开始，当膝关节置换应用近端止血带时，全部剂量的抗生素需在止血带加压之前使用，从而保证使切皮时达到足够的药物组织浓度；④在门诊行 TKA 的患者大多是年轻、基础病少、手术风险低的人群。2018 年国际共识会议投票一致认为，术后不应用额外剂量抗生素的患者不会增加 PJI 的风险。

3.44 紫外线空气消毒装置能否减少 TKA 时的颗粒污染?

目前导致 TKA 术后假体周围感染的公认术中感染源是皮肤上存在的细菌和空气中的细菌传播颗粒，传播颗粒主要由手术室内的人员传播和携带，并沉降到手术器械或者手术部位，从而增加污染的风险，为了减少手术部位的空气污染，现在大多数手术室通过空气质量管理对手术室内空气流动进行调控，主要措施是：①使用层流净化系统，通过高效过滤器净化，空气呈流线状进入手术室内，再以等速通过手术空间后流出，手术室内的尘粒和病原微生物随气流方向被排出，不会在室内扩散；②配备正压气流系统，这意味着手术室内的空气压力高于外部环境，可防止外部空气进入手术室，这有助于减少空气中的微生物数量，并降低感染的风险；③使用移动的紫外线对空气进行消毒，通过诱发 DNA 相邻的嘧啶碱基产生环丁烷嘧啶二聚体，阻碍基因的正常复制进而导致微生物的失活和死亡。有研究报道，紫外线附近的微生物颗粒减少，但在无菌区域的微生物颗粒数量以及沉降速率改变尚未得知。Jones 等 [58] 进行了一项研究，40 台 TKA 分别在 61.3 m^2 和 37.2 m^2 两种面积的手术室中开展，一半手术使用紫外线空气消毒装置，一半手术不使用紫外线空气消毒装置，切皮时在手术室五个位置（器械台上的无菌区域内、内部走廊门、外部走廊门、麻醉师站立处、非手术腿的手术单上）放置无菌纤维素膜，在伤口闭合时将纤维素膜转移到单独的无菌培养皿中进行培养。对培养出的微生物进行计数（集落形成单位，colony forming unit，CFU），CFU/（纤维膜表面积 × 暴露时间）即为每个位置的沉降速率，其次还要记录门打开的次数以及在场的工作人员数量、手术室大小、手术时间（从打开切口到闭合）和手术台的位置。

结果显示：纤维素膜的平均暴露时间为 1 小时 21 分钟。在此期间，手术室门打开 14 次，每小时通过人员 11 名，20% 的病例配备了 6 名人员，47% 的病例配备了 7 名人员，33% 的病例配备了 8 名人员。而使用紫外线装置的平均污染率为（21.3 ± 4.6）CFU/($m^2 \cdot h$)，未使用紫外线装置的平均污染率为（20.3 ± 4.9）CFU/($m^2 \cdot h$)，差异无统计学意义，其中 25% 的病例在紫外线照射下在无菌区发现了活动的微生物，而房间内人员的数量和手术室面积大小与沉降率有显著差异，此外没有发现沉降率与开门次数之间存在相关性。因此，使用紫外线空气消毒装置可能并不会使手术区域的微生物颗粒明显减少，从而降低感染风险，相反，手术室污染率的最大变量是在场工作人员的数量和手术室本身的大小，在手术过程中应该控制人员数量和选择较大的手术室开展 TKA 手术。

3.45 何谓血流限制疗法？该方法能否提高患者 TKA 术后的下肢肌力？

肌力训练成为骨科术后康复治疗的关键性项目，对于提高关节运动功能和稳定性、有效重建正常的关节运动、恢复肌肉力量发挥着重要作用。20 世纪 70 年代，人们开发了一种新型康复运动治疗手段——血流限制（blood flow restriction，BFR）疗法，即限制静脉回流，增加肌肉代谢压力，通过在四肢附近放置一个充气袖带，可以有效地闭塞血管，限制血液流动，使远端肢体相对缺血，同时嘱患者进行肌肉收缩的抗阻训练。因应激增加，导致局部组织缺氧、细胞肿胀和代谢产物（乳酸和活性氧）增加，这反过来又促进蛋白质合成增加，局部和全身合成代谢加快，其结果是肌肉力量增加，使得小负荷低强度的训练也能产生与长时间高强度训练相似的生理效果。在全膝关节置换术（TKA）后，股四头肌的无力会导致患者屈曲不稳定，如果使用物理治疗来改善股四头肌力量，就有可能使患者避免翻修手术。而 BFR 作为物理治疗中的重要组成部分，其在改善 TKA 患者术后股四头肌力量方面尚不明确，对此，美国学者 Majors[59] 做了一项研究，回顾性分析了 2016—2019 年共 48 例 TKA 术后出现疼痛和屈曲不稳定以及股四头肌和腘绳肌无力的患者，其中 36 例患者使用传统物理训练方案，12 例患者使用 BFR 方案，并在训练前后进行等速肌力测量，以量化股四头肌和腘绳肌的力量。结果显示：BFR 组和非 BFR 组之间进行物理治疗后的等速肌力测量结果并无差异，使用传统物理训练方案的患者在屈曲方面有所改善，尽管 BFR 组中未发现显著差异，但他们在伸直和屈曲方面均有所改善。在后续 TKA 翻修率方面未观察到两组间差异。

因此，在 TKA 术后不稳定和肌肉无力的患者中，与传统物理训练方案相比，血流限制疗法并不能改善股四头肌和腘绳肌力量。

3.46 TKA 对足踝部疼痛有改善作用吗？

膝骨关节炎（knee osteoarthritis，KOA）高发于老年人，是以膝关节软骨变性、破坏及骨质增生为特征的慢性关节疾病，KOA 的临床症状主要表现为行走时伴有膝关节疼痛，由于疼痛造成步态改变，处在同一运动链上的踝关节的平衡和生物力学特性也会发生改变，膝内翻患者早期并不会出现踝关节功能障碍，一旦内翻畸形程度超过其可代偿的力度，患者就会出现足踝部不适。膝内翻患者下肢负重时踝关节呈代偿性外翻，膝内翻越严重，踝关节的受力越不平均，逐渐形成慢性损伤，从而诱发创伤性关节炎及扁平足。同时 KOA 会使胫骨发生旋转，严重者可出现胫骨扭转畸形，使其在踝关节上的角度发生改变，从而影响踝关节的力学模式。据报道，超过 25% 的 KOA 患者同侧足踝部会产生疼痛。全膝关节置换术（TKA）是治疗终末期 KOA 的有效方法，TKA 通过对下肢力线的重新调整，可以改善足踝部疼痛，但这一结论缺乏大样本量的研究支持。为此，Carmody 等[60] 前瞻性研究了 610 名行 TKA 的患者，在术前、术后 6 个月、术后 12 个月完成足部疼痛调查问卷，通过膝关节损伤和骨关节炎结局评分（KOOS）、视觉模拟评分（VAS）、牛津膝关节评分（OKS）以及5分制Likert量表来评价满意度。结果显示：在TKA术前，45%的患者报告了足部或踝关节疼痛，而在TKA术后6个月为32%，术后12个月为36%。在TKA术前有足部疼痛的患者中，在术后6个月和12个月时报告无足部疼痛的患者比例分别为42%和50%，VAS的严重程度从术前平均4.0降至术后1.7。术前有足踝部疼痛的患者TKA术后抑郁或焦虑的发生率更高，但与无足部疼痛的患者相比，术后KOOS、OKS和手术满意度相当。

由此可见，足踝部疼痛在KOA患者中比较常见，在Carmody的大样本研究中，有近一半患者合并有足踝部疼痛，在行TKA手术后，50%的患者足踝部疼痛缓解，在膝关节相关症状和活动度方面也有很大改善，研究认为足踝部疼痛的患者TKA术后发生抑郁或焦虑的倾向较高，虽然抑郁症是TKA术后不良结局的独立因素，但是足踝部疼痛本身并不是TKA的禁忌证。

3.47 TKA与股骨内外髁同时行双单髁置换，二者的术后效果有何区别?

近年来，人们对膝骨关节炎（KOA）的相关认识逐步深入，随着医疗器械的改进以及对该手术适应证的深入研究，膝关节单髁置换术（UKA）已取得良好的治疗效果。UKA在治疗膝关节内侧单间室退变中最大限度地保留了骨量、前后交叉韧带、髌股关节和对侧间室的正常结构，具有创伤小、手术时间短、术后康复快等优点。当UKA患者的单间室骨关节炎进展为双间室或者多间室骨关节炎后，是直接行全膝关节置换术（TKA）还是将另一侧间室也做成UKA（UKA-BCA即双单髁置换），对此存在争论。双单髁置换能保留前后交叉韧带，且截骨量较TKA更少，但双侧截骨平面无法统一精准截取，假体在没有整个胫骨平台支撑的情况下更可能下沉，软组织平衡难度较大。TKA在治疗多间室骨关节炎患者中疗效确切，但截骨量和并发症相较UKA多。Pritchett等[61]为了研究UKA后进行UKA-BCA的临床效果，前瞻性纳入了148名二次手术患者，其中第二次手术接受单髁置换的患者73名（6名患者同时行对侧UKA，16名对侧接受TKA），第二次手术接受TKA的患者75名，收集并评估患者的KOOS-JR评分、KSS评分以及患者满意度量表。

结果显示：在接受单髁置换患者中，69例（94%）结局为优或良，2例（3%）结局为一般，2例（3%）结局为差，其中1例患者需要翻修TKA。在16名同时行对侧TKA的患者中，13例（81%）患者称更接受双单髁置换术，3例（19%）患者则更接受TKA手术，第二次UKA恢复与初次UKA相似或更容易。在接受TKA手术中，59例（79%）优或良，9例（12%）一般。与接受TKA手术的患者相比，二次手术接受单髁置换患者的KOOS-JR和KSS评分更高。

由此可见，当UKA患者的骨关节炎进展后，二次手术行外侧间室单髁置换是一个可行的替代方案，它具有更好的术后临床效果以及更高的患者偏好和满意度（图3-14）。

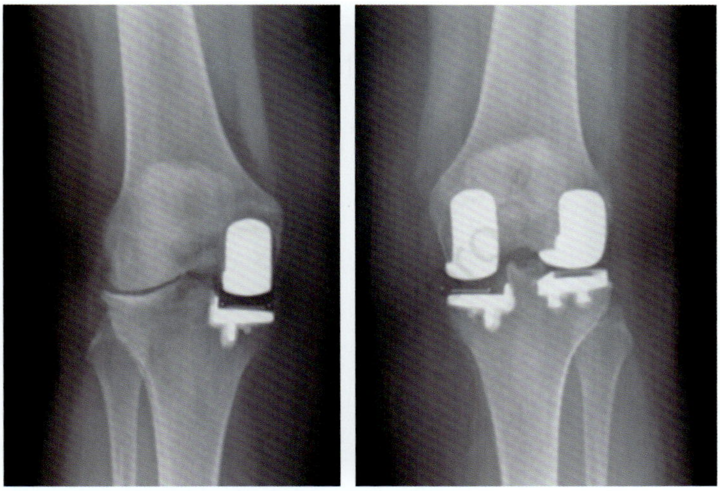

图 3-14　右膝接受单髁置换术，左膝接受双单髁置换术

3.48　既往 ACLR 与正常 ACL 相比，二者行 UKA 的术后效果如何?

膝关节单髁置换术（unicompartmental knee arthroplasty，UKA）对于治疗年轻和运动需求大的骨关节炎患者有确切的疗效，UKA 具有手术时间短、创伤小、出血量少、治疗费用低和安全性高等优点，且在患者本体感觉及关节稳定性恢复方面疗效显著。UKA 已经在单间室骨关节炎保膝手术治疗中显示出了良好的生存率，但对于合并前交叉韧带损伤的患者，行 UKA 失败率明显提高，其 ACL 损伤引起的关节不稳定会导致假体磨损加快、早期松动、胫骨假体下沉等。因此，一般认为 ACL 完好是行 UKA 的必要条件。近年来，有报道同时进行内侧 UKA 与前交叉韧带重建（anterior cruciate ligament reconstruction，ACLR），其术后关节稳定性和关节疼痛都得到了明显改善。但既往行 ACLR 后再行内侧 UKA 的结局尚不清楚。为了研究既往 ACLR 行 UKA 和正常的 ACL 行 UKA 的术后效果有无差异，Haffar 等[62] 进行了一项回顾性研究，纳入了 45 名在既往 ACLR 后接受内侧 UKA 的患者，90 名接受 UKA 且 ACL 完整的患者，评价 KOOS-JR 评分、OKS 评分，记录术前与术后的膝关节活动度（ROM）、膝关节 X 线片的 KL（Kelling-Lawrence）分级，并统计术后并发症和翻修情况。结果显示：ACLR-UKA 患者的平均随访时间为 4.7 年，正常 ACL-UKA 患者的随访时间为 3.1 年。既往 ACLR 患者平均约 15.1 年后接受 UKA 手术，其中 36 例患者手术时 ACL 完好，在平均术后 3.6 年，所有患者的 PROM 评分均显著改善，两组间无差异。两个队列的 TKA 翻修发生率相似，正常 ACL 组和既往 ACLR 组因骨关节炎进展而进行翻修的平均时间分别为 4.0 年和 2.2 年，既往 ACLR 行 UKA 术后并发症（关节僵硬、外侧半月板撕裂、假体周围感染等）发生率为 20%，正常 ACL 行 UKA 术后并发症发生率为 8%。既往 ACLR 行 UKA 发生更严重关节炎的患者百分比（9%）高于正常 ACL 行 UKA 的患者。

由此可见既往行前交叉韧带重建的患者行 UKA 并不会影响 UKA 的短期功能结局，但是相较正常 ACL 行 UKA 相比，外侧间室骨关节炎进展和术后并发症发生的风险较高。

3.49 首次 TKA 使用骨水泥的黏度与假体松动之间的关系如何?

无菌性松动是 TKA 失败最常见的原因之一，假体 - 骨水泥界面失去牢固固定则是无菌性松动的常见原因，因此骨水泥的选择成为外科医生争论的议题。在美国，多数外科医生使用聚甲基丙烯酸甲酯（PMMA）骨水泥来固定假体，骨水泥凝固的过程经历了 4 个阶段：混合、搅拌、成团、硬化。基于这 4 个阶段的长短，骨水泥的黏度又分为了低黏度骨水泥（low viscosity bone cement，LVC）、中黏度骨水泥（medium viscosity bone cement，MVC）和高黏度骨水泥（high viscosity bone cement，HVC）。LVC 曾在 TKA 中非常流行，但现在大多数医生已经转而使用 MVC 或 HVC，近些年一些小型队列研究和一项大型队列研究指出使用 HVC 是原发性 TKA 无菌性松动的潜在原因。然而以上研究缺乏比较组来比较使用了不同黏度水泥 TKA 的翻修风险，因此美国学者 Wyatt 等[63] 对来自 54 个卫生保健中心的 TKA 患者进行了研究，他们纳入了使用 DePuy PFC Sigma 或 Zimmer NexGen 或 Zimmer Persona 三种不同假体系统的 76 502 名患者，并记录了每位患者使用骨水泥的情况（HVC 或 MVC，LVC 则被排除）、术后因任何原因所导致的翻修术以及术后无菌性松动的情况。他们发现，在 2001—2009 年间，MVC 的使用频率高于 HVC，而 2009 年以后 HVC 则高于 MVC，而 MVC 组多数采用 DePuy PFC 假体系统，HVC 组多采用 Zimmer NexGen 假体系统。在对术后 14 年的患者进行随访时发现，MVC 组翻修率（4.55%）低于 HVC 组翻修率（5.12%），且差异具有统计学意义，而无菌性松动方面，MVC 组发生率（1.46%）与 HVC 组发生率（1.43%）差异无统计学意义。这项研究认为两种类型的骨水泥在假体无菌性松动方面并无差异，但值得注意的是，使用 HVC 的患者因任何原因所致的翻修率较 MVC 高，鉴于 HVC 的使用率较高，未来有必要研究 HVC 除松动以外的其他机制。

3.50 高黏度和低黏度骨水泥在 TKA 中对骨床的渗透性有何区别?

高黏度骨水泥（HVC）在近些年的 TKA 中越来越受欢迎，有报道指出 2017 年美国 TKA 中 HVC 的使用率高达 61%，然而也有研究发现 HVC 可能导致假体无菌性松动，骨水泥对骨床的渗透性被证实是 TKA 术后无菌性松动的预测指标，主流观点认为骨水泥渗透深度越大，TKA 术后发生无菌性松动的概率越小，但有关不同黏度骨水泥对骨床的渗透性的研究尚缺乏。美国学者 Michael 等[64] 纳入了使用同一厂家生产的 HVC 或 LVC 进行 TKA 的患者各 50 例，分别获得这些患者术后当天、术后 6 周、术后 3 个月、术后 1 年和术后 5 年的 X 线片。他们测量了膝关节协会规定的膝关节前后位（AP）中胫骨假体 - 骨界面 1 区和 2 区以及侧位片中胫骨假体 - 骨界面的 1 区和 2 区的最大骨水泥渗透深度（图 3-15）。在平均 29 个月的随访期间，两组患者均未发无菌性松动，4 个区域中两组水泥的骨床渗透深度无显著性差异，且两组水泥在除 AP 位 1 区外的所有区域都达到了 Walker 定

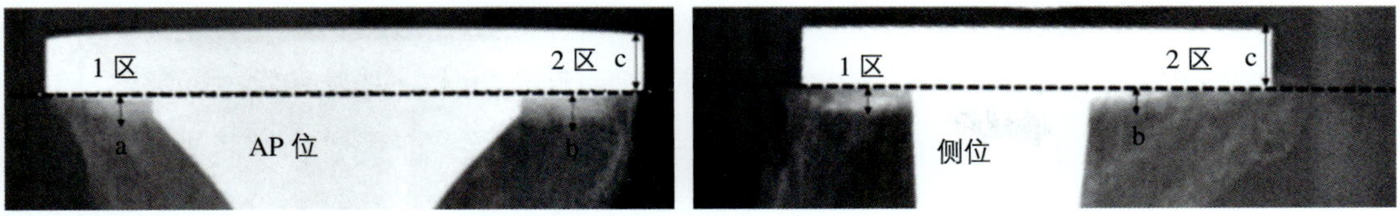

图 3-15 AP 位(左图)和侧位(右图)1 区和 2 区的骨水泥渗透深度分别为 a 和 b，c 表示胫骨假体托盘厚度

义的 3~4 mm 的足够穿透深度。该研究认为 HVC 和 LVC 在 TKA 中对骨床的渗透性方面无差异，进一步印证骨水泥黏度在 TKA 术后假体无菌性松动方面并不是独立相关因素。

3.51 TKA 术后翻修使用非骨水泥固定的旋转铰链膝效果如何?

旋转铰链膝常用于韧带不稳定、大量骨丢失或二者都存在的患者，它们已经被证实可显著改善膝关节的功能评分，但并发症的发生率(12%~63%)较高。目前旋转铰链膝关节系统已经发展至第三代，它们可以是骨水泥固定，也可以非骨水泥固定，理论上由于旋转铰链膝较高的限制性，假体与骨水泥之间的界面受力也会增加，但有研究发现非骨水泥旋转铰链膝比骨水泥型假体存活率更高，翻修率更低，因此关于哪一种固定方式更加优越，学术界还存在争议。为了探究第三代非骨水泥旋转铰链膝(DePuy Synthes)在翻修 TKA 中的临床结果，英国学者 Karan Panesar 等[65] 回顾性收集了 99 例行非骨水泥旋转铰链膝的翻修 TKA 患者的数据，主要收集患者术前、术后当天、术后 2 年及术后 5 年牛津膝关节评分，也记录了患者术后并发症及再翻修的情况。结果发现，在平均 7.6 年的随访时间里，假体生存率为 81%，大多数患者表现为膝关节疼痛症状及功能改善，牛津疼痛评分从 10 分增加到 25 分。在翻修术后并发症方面，首先他们发现最常见的是髌骨轨迹不良，有部分患者因髌骨关节的问题而又进行了髌骨关节置换，其次是术后膝关节活动范围缩小，较多患者缺乏足够的屈曲角度，有 18 例患者再次进行了翻修手术，其中最常见的原因是感染，第二大常见原因是髌骨功能障碍。根据以上研究不难发现，非骨水泥固定的 TKA 翻修术有着较高的安全性，但无论对于何种假体系统的翻修术，都要警惕术后再感染的情况，同时，研究者指出第三代旋转铰链膝关节系统股骨假体的设计对髌骨并不友好，这需要注意。

3.52 TKA 翻修中使用不同类型的假体但髌骨假体保留，术后髌骨轨迹如何？

髌骨轨迹是指整个膝关节运动过程中髌骨与股骨滑车的运动情况，全膝关节置换术后一个常见的并发症就是髌骨轨迹不良，有报道指出 TKA 术后髌股关节并发症发生率为 10%，有近 50% 的翻修手术是出于这个原因。在 TKA 翻修中如何处理存在着许多的争论，特别是是否应该翻修髌骨，有学者认为，由于髌骨的尺寸和厚度较小，翻修时的选择有限，也有学者认为采用不同系统关节进行股骨翻修后，有必要翻修髌骨以匹配新的滑车形状。由于相关研究的缺乏，美国学者 David Yeroushalmi[66] 带领研究团队对在其医疗中心行翻修 TKA 的 293 名患者进行了研究，根据翻修假体与初始置换假体系统的相同（SIM）和不同（DIM）分为了两组，他们收集了每一位患者的膝关节正侧位和髌骨轴位的 X 线，并对以下指标进行了测量：Install-salvati 指数、髌骨倾斜度、髌骨外侧移位量、股骨远端外侧角和胫骨近端内侧角。结果显示：DIM 组的外侧移位量较大，但绝对外侧位移量两组无统计学差异，其余指标均无明显差异。这篇研究发现，当保留原有髌骨假体并使用不同系统假体进行翻修 TKA 时，髌骨轨迹没有临床显著差异。因此当行翻修 TKA 时，如原髌骨假体固定良好，无论使用何种翻修假体系统，均可获得良好的髌骨轨迹。

3.53 TKA 术后感染性翻修和无菌性翻修，二者的死亡率有何区别?

据统计，不同国家初次 TKA 术后假体周围感染（PJI）的发生率有所不同：德国为 0.85%，英国为 1.0%，芬兰为 1.4%，美国为 2.2%。英国卫生部门预测，与 2012 年相比，到 2030 年，初次 TKA 和翻修 TKA（rTKA）的数量将分别增加 117% 和 332%，且接受初次 TKA 的患者越来越年轻化。不同病因导致的 rTKA 预后不同，与无菌性翻修相比，感染性翻修术后早期并发症和死亡率也更高，有研究报道感染性翻修术后 5 年死亡率高达 21%，7 年死亡率高达 34%，其疾病情况的复杂性导致了如此高的死亡率。在此背景下，了解翻修术后死亡率越来越重要，但目前已发表的研究多为中期随访，且主要关注点在于围手术期死亡率，对于翻修术的长期死亡率和不同病因之间死亡率的差异尚未可知。英国学者 Matar 等 [67] 对其医学中心的 1254 名行 rTKA 的患者进行了研究，他们根据患者行 rTKA 的病因分为感染性和无菌性（包括无菌性松动、聚乙烯磨损、假体对位不良、假体周围骨折、僵硬和术后疼痛）。对无菌性 rTKA 组，根据患者具体情况行一期翻修。同样，对于感染性 rTKA 组，根据患者免疫功能及感染细菌毒力行一期清创、抗生素和假体保留（DAIRs），或行二期彻底清创、不保留假体并植入含抗生素骨水泥假体一段时间再次行 rTKA。两组患者除了感染组手术 ASA 分级较高外，其他指标无明显差异。研究者们主要观察了两组患者在术后 5 年、10 年、17 年的全因死亡率，结果发现感染性 rTKA 组在术后 5 年（77.6%）、10 年（68.7%）和 17 年（66.1%）的死亡率均高于无菌性 rTKA 组（89.5%、80.2% 和 75.0%），同样他们还发现既往患癌症者在进行感染性 rTKA 后死亡率较高。综上所述，这项英国的大型 rTKA 患者队列研究表明，感染性翻修在任何时间点的死亡率均高于无菌性翻修。

3.54 胫骨内侧高位截骨与 UKA 术后效果有何区别?

通常来讲，胫骨高位截骨术（HTO）适用于相对年轻的内侧间室骨关节炎患者，而膝关节单髁置换术（UKA）则适用于年龄较大且活动度较低的患者。然而，由于 HTO 和 UKA 均具有较好的中长期结果，这使得二者适应证的区别越来越模糊，因此越来越多的研究着眼于两种手术间适应证的不同，针对二者术后长期临床结果和生存率的比较研究较少，为此，韩国学者 Quan He Jin 等[68] 对在其医疗中心行 HTO 或 UKA 的患者进行了一项回顾性研究。他们记录了患者年龄、性别、BMI 等一般情况，同时在术前、术后 1 年和末次随访时收集患者以下指标：临床功能评价，包括膝关节活动度（ROM）、HSS 评分、KSS 评分以及 WOMAC 评分，采用放射学影像评估患者髋 - 膝 - 踝（HKA）角、膝外侧间室骨关节炎及髌骨关节炎的进展，并且以转变为全膝关节置换术（TKA）为生存终点计算了两种手术的生存率。通过对 134 例患者（67 例 UKA、67 例 HTO）平均 11 年的随访结果发现：关于临床功能评价，两组患者于末次随访时临床结局均有显著改善，除 WOMAC 评分外（UKA 组为 13.1 分、HTO 组 18.9 分）其余功能评分均无统计学差异。关于放射学评估，两组术前机械轴平均值无差异，术后 1 年（UKA 内翻 0.8°，HTO 外翻 1.9°）和末次随访时（UKA 内翻 2.7°，HTO 外翻 1.4°）差异具有统计学意义，但在末次随访时发现，HTO 组外侧间室骨关节炎进展稍微加重，而 UKA 组进展较慢。在两组术后 10 年生存率方面，UKA（96.2%）组高于 HTO（87.7%）组。综上所述，在平均 11 年的随访中，UKA 组在 WOMAC 评分方面更有优势，并且 UKA 组在对侧间室骨关节炎进展方面较 HTO 缓慢，在转变为 TKA 的术后生存率方面，UKA 也高出 HTO 8.5%。因此，对于内侧间室 K-L 分级 > 2 级，平均年龄 63 岁的患者来说，UKA 是更加推荐的一种手术。

3.55 内轴膝关节假体与 PS 假体，二者术后效果有无区别?

据报道，全膝关节置换术（TKA）患者满意度在 82%~89%，但尽管如此，仍有将近 20% 的患者在术后仍有残余的疼痛和功能不良，有学者认为，这是由于假体设计使得膝关节进入一个不自然的解剖位置。自 20 世纪 50 年代应用膝关节假体后，假体的设计经历了多次改进，后稳定型（PS）假体于 1978 年被设计出来，用于后交叉韧带异常的重度骨关节炎患者，然而 PS 假体不能在屈曲过程中恢复膝关节的自然运动学，虽然有后稳定柱的存在，但是在屈曲中仍然容易造成股骨前滚。内轴（MP）膝关节假体的目的是恢复膝关节的自然运动，膝关节内侧间室假体设计类似于“球窝关节”，这使得股骨内侧髁在胫骨平台的后滚较小，而股骨外侧髁活动较大，在活动时以内侧间室为“轴”来旋转并且有较大的股骨后滚，这可以减少关节线上的剪切应力。因此，MP 假体可改善膝关节的运动并增大关节活动度（ROM），但是与 PS 假体相比，MP 假体对临床功能的影响目前尚无统一观点，有研究认为 MP 假体与 PS 假体相比改善了预后，减少了并发症，但也有研究发现二者在功能和预后方面并无差异。为了比较二者的术后结果，英国伦敦大学学者 Chang 等[69] 进行了一项前瞻性随机对照试验，在排除了既往膝关节感染、既往接受单间室膝关节置换术、截骨术或关节周围骨折术后的患者以及因各种原因导致膝关节活动能力下降的患者后，他们纳入了 90 名患者（MP-TKA 和 PS-TKA 各 45 名），分别于术后 1 年和术后 2 年收集以下指标：膝关节活动度（ROM）、WOMAC 评分、OKS 评分、KSS 评分和 SF-36 量表评分。结果发现，在长达 2 年的随访中，两组患者术后功能预后较术前有显著改善，两组患者在膝关节 ROM、患者报告的膝关节功能以及术后机械轴线上并无差异，没有一例患者出现影像学松动或假体位置改变。在该项研究中，接受 PS-TKA 或 MP-TKA 均可以显著提升患者满意度。因此，对于终末期骨关节炎患者，选择 MP 假体或 PS 假体都是合适的（图 3-16、图 3-17）。

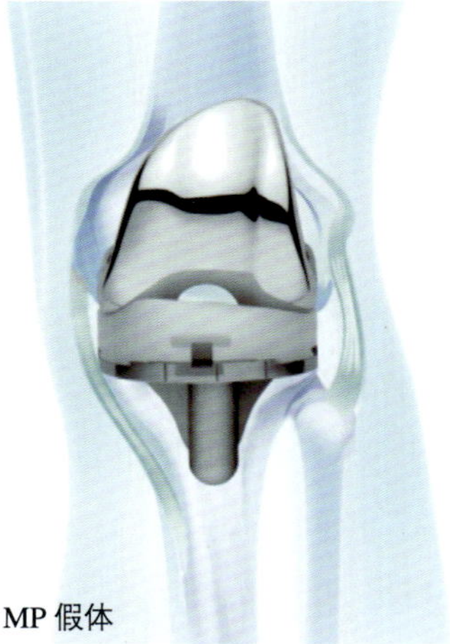

图 3-16　内轴膝关节假体（MP 假体）

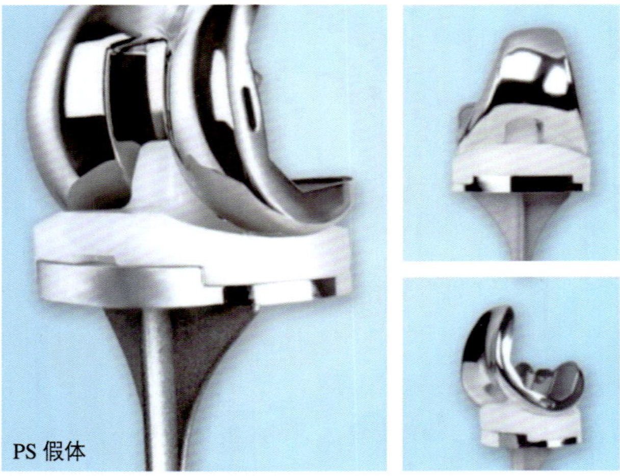

图 3-17　后稳定型假体（PS 假体）

3.56　TKA 术中止血带的压力程度对术后疼痛及并发症的发生有何影响?

TKA 术中使用止血带可能导致止血带的相关并发症，如术后疼痛、股四头肌无力、血栓、感染等。虽然当今学术界认为不使用止血带也是一个好的选择，但是大多数医生为了术野清晰以及假体放置准确，选择在 TKA 术中使用止血带。关于止血带的压力大小，并没有统一的指南，医生需根据各种因素如年龄、患者腿的大小、患者血管和收缩压等做出决定，临床中常采用超出收缩压 100~150 mmHg 的压力大小。为了探究如何使用最小的压力来达到最佳的效果，泰国学者 Pinsornsak[70] 进行了一项前瞻性随机对照试验，他们纳入了 150 名患者并随机分成三组：Ⅰ组止血带压力为收缩压 +75 mmHg；Ⅱ组止血带压力为收缩压 +100 mmHg；Ⅲ组止血带压力为收缩压 +150~300 mmHg。除止血带压力不同外，其余临床操作均一致。主要观察三组患者术中出血量、术野出血以及使用 VAS 评分来评估术后止血带周围和手术区域的疼痛，并统计术前和术后积液量、血红蛋白变化、失血量、肌肉损伤的标志肌酸激酶（creatine kinase，CK）、膝关节 ROM 及 KSS 评分。结果显示：Ⅰ组术中出血量高于Ⅱ、Ⅲ组；Ⅲ组胫骨截骨面出血量低于Ⅰ组和Ⅱ组；术后疼痛Ⅰ组明显低于Ⅱ、Ⅲ组；Ⅰ组和Ⅱ组的 CK 明显低于Ⅲ组，且Ⅲ组患者在出院时和术后 2 周时切口并发症多于Ⅰ组和Ⅱ组，其中多为皮下血肿和水疱；其余指标三组患者间无明显差异。综上所述，与使用较高的止血带压力相比，较低的压力可以减少止血带周围疼痛及手术区域疼痛和术后切口并发症，但截骨时术野清晰度稍差（图 3-18）。

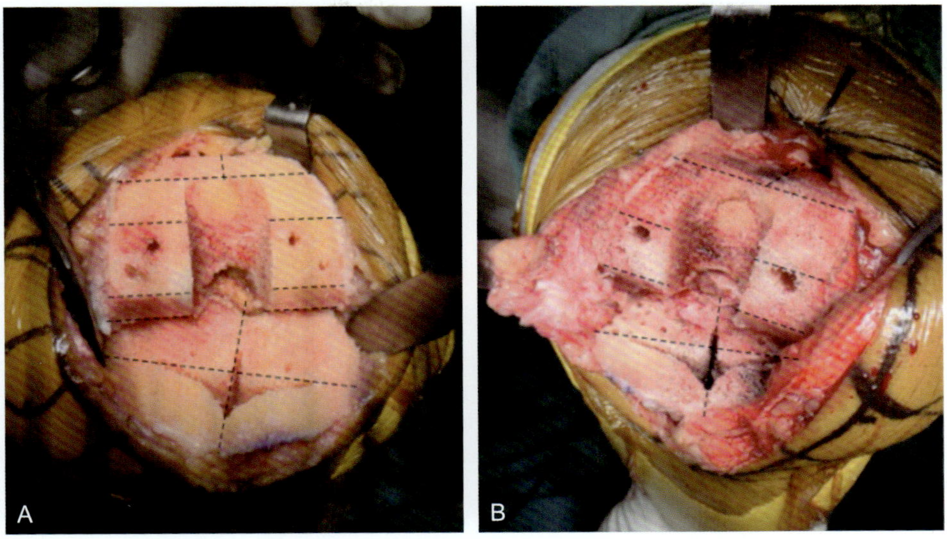

图 3-18　股骨截骨面与胫骨截骨面分区与出血情况
A. 止血带压力较高组；B. 止血带压力较低组

3.57　非骨水泥 UKA 术后胫骨后倾有变化吗？

膝关节单髁置换术（UKA）是治疗前内侧骨关节炎和单间室股骨坏死的有效方法，非骨水泥 UKA 具有手术时间短、固定牢固、无骨水泥并发症等优点，对于活动平台 UKA 来说，胫骨后倾角是一个非常重要的因素，因为这会在膝关节屈曲过程中影响内侧平台所承受的剪切力和压缩力，后倾 5°~7° 是被广泛接受的安全范围，有研究报告后倾角＞13° 常导致 ACL 断裂。较少有研究分析非骨水泥固定术后胫骨后倾角度的变化，Veizi 等[71] 对 161 例活动平台 UKA 患者进行了平均 44 个月的随访研究，他们收集了患者术前、术后早期、术后 3 个月、术后 6 个月、术后 1 年及末次随访时的膝关节影像，部分患者随访至术后 5 年，分别测量这些患者的胫骨后倾角。结果显示：所有患者术前平均胫骨后倾角为 10.7°，术后早期 56.5% 的病例后倾角变小，42.2% 的患者后倾角变大，总体平均变化为角度变小 0.9。大部分患者变化主要发生在术后前 3 个月，平均增大 1°，在后面的随访中该角度变化越来越小，在术后 2 年时趋于平稳。至末次随访时发现，78.8% 的患者后倾角随时间增加，大部分患者（93.7%）增加度数小于 5°，他们还发现这些变化并不影响膝关节功能评分。综上所述，非骨水泥 UKA 术后胫骨后倾角会随着时间的变化而增大，但多数不超过 5°，且这些变化并不影响膝关节功能（图 3-19）。

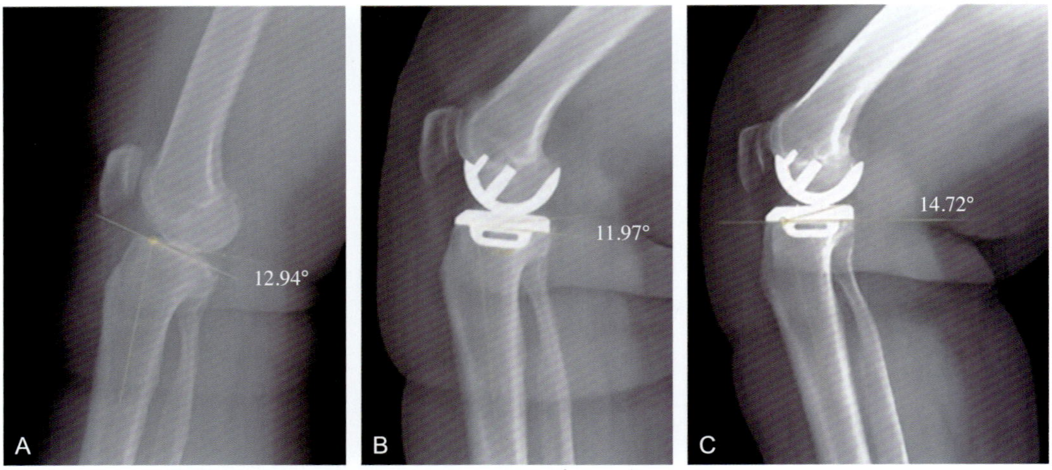

图 3-19 非骨水泥 UKA 术前（A）、术后 2 天（B）和术后 3.5 年（C）胫骨后倾角的变化

3.58 使用机械对线的外翻膝和内翻膝 TKA，术后膝关节周围骨质有何变化？

TKA 术后干骺端的骨强度和结构影响着假体的寿命，根据 Wolff 定律，干骺端的骨密度（BMD）随负荷增加而增加。膝关节内翻或外翻也会影响胫骨平台内外侧或股骨髁的 BMD，而 TKA 术中通常会纠正这些内外翻，目前关于 TKA 机械对线矫正后 BMD 变化的研究较少，为此美国学者 Julien 等[72]进行了一项研究，在排除了过去一年体重变化迅速的患者及服用影响骨骼肌肉代谢药物的患者后，他们纳入了 71 名 TKA 患者，分别于术前 1~2 周、术后 3 个月和术后 6 个月采用双能 X 射线吸收法（dual-energy X-ray absorptiometry，DEXA）测量股骨远端和胫骨近端骨密度。结果发现：在股骨远端内侧，术后 3 个月完成机械对线的内翻患者和外翻患者 BMD 均显著增加（内翻：+2.61%，外翻：+4.98%），在术后 6 个月时内翻患者 BMD 变化不再明显，而外翻患者持续增加至 8.67%。在胫骨近端，只有外翻患者 BMD 在术后 3 个月（+3.00%）和术后 6 个月（+3.40%）显著增加，其余无明显变化。该研究发现，使用机械对线纠正外翻膝和内翻膝时，膝关节股骨远端和胫骨近端内侧 BMD 增加，这种变化在外翻膝关节中更加明显，这与外翻膝关节术前股骨远端和胫骨近端内侧 BMD 较低有关。

3.59 运动学对线 TKA 与机械对线 TKA，二者术后长期临床效果如何？

机械对线（MA）是全膝关节置换术（TKA）的“金标准”，股骨头中心与距骨中心的连线经过膝关节中心，该连线称之为下肢机械力线，MA 是垂直于机械轴行股骨远端、胫骨近端截骨，使股骨 - 胫骨关节线垂直于下肢机械力线，由此得到一个中性对线的膝关节，在冠状平面上建立下肢机械轴在 0° ± 3° 范围内，理论上可以减少膝关节假体磨损，提高膝关节假体的生存率。但是中性对线术后未能完全重建膝关节运动学特征，并且改变软组织张力可能是导致膝关节置换术后患者不满意的重要因素。

运动学对线（KA）最初是由 Howell 提出，关注的是患者个性化的解剖结构，重建膝关节的三维立体结构，在最小化松解膝关节周围软组织及韧带的同时，将股骨、胫骨和髌骨的旋转轴与膝关节的 3 个生理运动轴线相一致，恢复膝关节线原有的角度和高度。KA 旨在恢复膝关节的解剖对位，还原膝关节患病前的结构状态，但在某些患者（关节内存在严重畸形）中恢复自然对齐也许是不可能的，还可能增加假体安装后失败的风险。

Dossett[73] 为了研究 MA-TKA 和 KA-TKA 术后长期效果，随访研究了平均术后 13 年的 88 例 TKA 患者（44 例进行 MA-TKA，44 例进行 KA-TKA），记录每组患者的翻修、再手术情况，使用膝关节损伤和骨关节炎结局评分（KOOS-JR）、遗忘关节评分（FJS）、牛津膝关节评分（OKS）来评估患者的术后效果。术后平均 13 年，KA-TKA 患者的无翻修存活率为 81.8%，MA-TKA 患者的无翻修存活率为 84.1%，尽管 KA-TKA 患者有更好的满意度，但两组之间没有显著差异，两组的 KOOS-JR、FJS 和 OKS 评分没有明显差异，共有 15 名患者进行了二次手术，KA-TKA 组有 8 例，MA-TKA 有 7 例。两组的翻修率也没有显著差异。

下肢力线是膝关节置换术中截骨的指导参数，关系到膝关节的运动模式及假体的远期生存率，是膝关节置换手术成败的关键所在。在 Dossett 对术后 13 年的随访中可以看出，KA-TKA 的生存率、再手术率和术后临床效果与 MA-TKA 相似，但 KA-TKA 的满意度相对更高，因此，对于关节内畸形不重的患者，可以将运动学对线作为初次 TKA 的首选对线方法。

3.60 对于 60 岁以下患者，选择固定平台 TKA 与活动平台 TKA，二者术后 27 年的效果如何？

60 岁以下患者接受 TKA 的比例在全球范围内呈上升趋势，活动平台 TKA 可以让患者有更加自如的活动度，并可减少聚乙烯垫磨损。目前没有 60 岁以下 TKA 患者 20 余年的疗效研究，韩国首尔关节置换中心的 Young-Hoo Kim[74] 研究团队进行了一项研究并检验了 4 种假设：①活动平台 TKA 的膝关节功能评分高于固定平台 TKA；②活动平台 TKA 无菌性松动发生率低于固定平台 TKA；③活动平台 TKA 骨溶解率低于固定平台；④以再次手术为终点，活动平台 TKA 较固定平台 TKA 存活率高。最终他们纳入了 291 名因双膝重度骨关节炎需同时行双膝 TKA 的患者，一侧接受活动平台假体（LCS），另一侧接受固定平台假体（AMK）。在术后 3 个月、1 年时进行随访，并且以后每 3~5 个月随访一次，收集膝关节 KSS 评分，WOMAC 评分、UCLA 评分，并收集患者 X 线及 CT 影像来确定假体的对齐和骨溶解情况（骨溶解定义为假体周围松质骨的溶解）。结果发现：至末次随访，平均 KSS 评分、WOMAC 评分、UCLA 评分以及患者满意度评分无明显差异。两组患者大部分假体对齐良好，活动平台组有 16 个膝关节（5.5%）进行了翻修，固定平台组有 20 个膝关节（6.9%）进行了翻修。在活动平台组中，有 10 个膝关节（3.4%）因胫骨聚乙烯磨损而进行翻修，4 个膝关节（1.4%）因不稳定而进行翻修，2 个膝关节（0.7%）因感染而进行翻修。在固定平台组中，14 个膝关节（4.8%）因胫骨聚乙烯磨损而进行翻修，4 个膝关节（1.4%）因大面积骨溶解而进行翻修，2 个膝关节（0.7%）因感染而进行翻修。活动平台组因不稳定性导致的早期失败率略高。X 线和 CT 影像显示，每组各有 4 个膝关节（1.4%）出现胫骨和股骨骨质溶解。以再手术为终点，活动平台组术后 27 年的存活率为 94.5%，固定平台组为 93.1%。但以上数据并无统计学差异。长期看来，在功能评价、无菌性松动、骨溶解以及再手术率方面，固定平台 TKA 和活动平台 TKA 均可获得良好的临床效果，二者相比术后效果无差别。

3.61 使用 CR 假体和 BCR 假体的 TKA，术后膝关节运动学有何区别？

前后交叉韧带保留型（BCR）假体被认为是年轻骨关节炎患者的一种选择，因为有学者认为保留前后交叉韧带可能会使患者获得更接近正常的膝关节动力学、更大的稳定性以及更好的肌肉力量（图 3-20）。但也有学者认为 BCR 假体可能会因后续的前交叉韧带断裂影响膝关节运动学，进而损害假体的寿命。美国学者 Lauren[75] 对 60 名患者进行了膝关节动力学评估与比较，其中 40 名患者接受了后交叉韧带保留型（CR）假体，10 名患者接受了 BCR 假体，10 名患者的膝关节正常。在末次随访时收集手术患者术后膝关节 KSS 评分，每位受试者要求在 C 臂下进行负重膝关节深屈曲（deep knee bend，DKB），利用三维模型拟合软件，计算胫骨与股骨的相对运动（图 3-21）。结果显示如下。

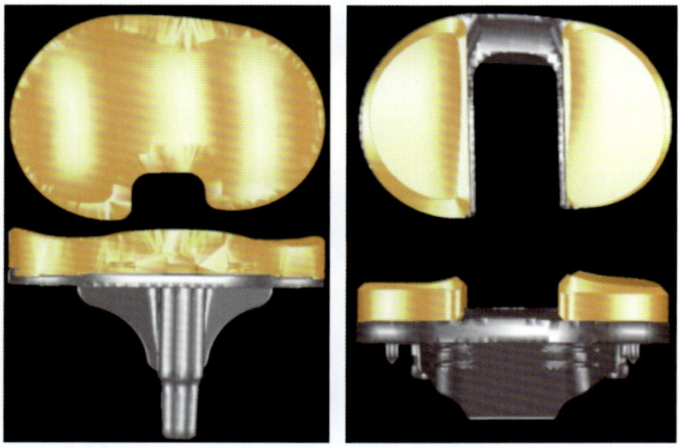

图 3-20　CR 假体（左）与 BCR 假体（右）

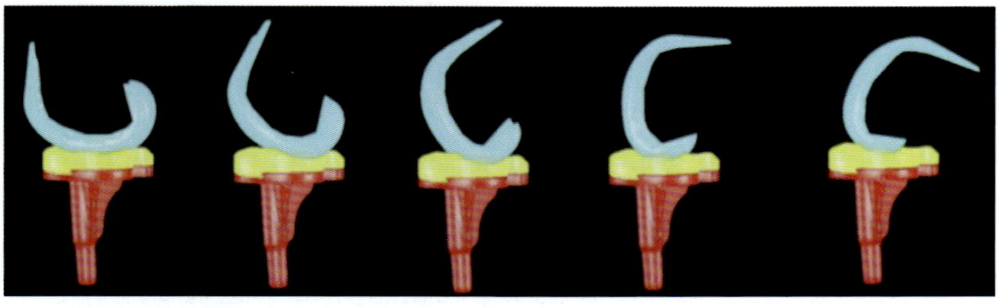

图 3-21　C 臂下负重膝关节屈曲（DKB）的三维成像

（1）完全伸直时：BCR 假体两个股骨髁位置较 CR 假体靠前，与正常膝关节相比，BCR 假体外侧髁较后，内侧髁较前，而 CR 假体出现后外侧髁与胫骨平台的接触，且两股骨髁位置较正常靠后，这可能与前交叉韧带切除有关。

（2）伸直至屈曲 30° 的过程中，BCR 假体和正常膝关节均出现股骨后滚，但 CR 假体股骨后滚较少，在这个过程中正常膝关节比两种假体类型多了轴向旋转。

（3）屈曲 30°~60°（中屈曲）的过程中，后交叉韧带参与更多，在这个过程中，CR 假体在此范围内的轴向旋转低于正常膝关节，其余无统计学差异。

（4）屈曲 60° 至极度屈曲的过程中，三组膝关节运动模式相似，均表现出股骨相对于胫骨的轴向旋转和股骨后滚，充分体现出后交叉韧带在膝关节运动中的重要性。

在负重屈曲度方面：正常膝关节、BCR 假体及 PCR 假体的平均屈曲度为 139°、105.4° 和 112.3°，其中 BCR 假体较小。

综上所述，PCR 假体有更大的负重屈曲度，BCR 假体则更加接近正常的膝关节运动模式，尤其是在屈曲早期（图 3-22）。

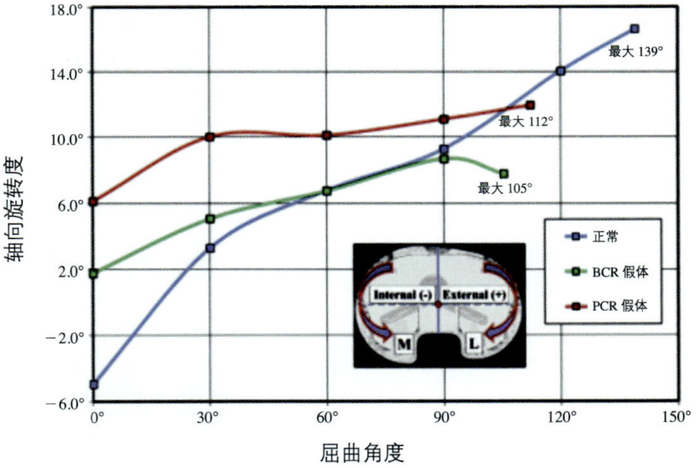

图 3-22 两种假体在不同屈曲角度下膝关节的轴向旋转度变化

3.62 TKA 术中使用电刀损伤假体表面会产生什么后果?

近些年有研究证明，使用电刀会灼伤假体氧化层，许多外科医生没有意识到使用电刀时可能发生的损害，美国田纳西大学 Kirsten[76] 团队进行了一项研究，选取三种材料的假体：钴铬钼合金（CoCrMo）、氮化锆（ZrN）和氧化锆铌合金（Oxinium），并使用三种不同能量的单极（MP）和双极（BP）电刀对其进行灼烧（图 3-23），MP 设定为 30 W、45 W 和 60 W，BP 设定为 140 W、180 W 和 220 W。用扫描电子显微镜对表面损伤进行比较，使用能量色散光谱仪（EDS）对元素差异进行比较，记录平均粗糙度 Ra、最大峰谷高度 RZ（最高峰和最低点之间的差异）、峰度 Rk（区域表面形态变化程度）和偏度 Rsk（区域表面变化的可变

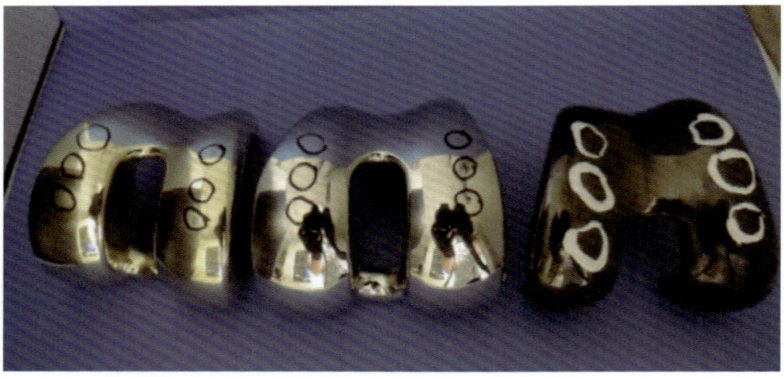

图 3-23 使用三种强度下的 MP 和 BP 电刀分别对钴铬钼合金（CoCrMo）、氮化锆（ZrN）和氧化锆铌合金（Oxinium）进行电灼

性）。结果显示：扫描电镜下损伤区域由浅磨砂和变色区域组成，具有点蚀和陨石坑特征。EDS 分析显示：在 CoCrMo 中，使用 MP 的损伤区域检测到更多的钴、铬和碳。在 Oxinium 中，使用 BP 和 MP 在碳、铝和钛方面存在差异。对于 ZrN，MP 所造成的损伤区域其氮、铬、钴、锆含量高于 BP。粗糙度测量结果：对于 RZ，在三种材料中，Oxinium 材料随 MP 和 BP 能量的变化 RZ 的变化最大，ZrN 最小。对于 Ra，Oxinium 在使用 MP 中变化最大。对于 Rsk，Oxinium 在使用 MP 中变化最大，CoCrMo 在使用 BP 的损伤区域中表现出更大的偏度。对于 Rk，三种材料在 MP 损伤区域无差异。通过对以上数据的测量，研究者发现电刀损伤表面可能会对假体产生磨损并释放金属离子（图 3-24）。同时，该团队还进行了一项问卷调查，结果发现 78% 的医生会在假体植入后使用电刀，49% 的医生不知道电刀会对假体产生危害。因此我们推荐在假体植入后对假体周围的操作尽量使用锐性分离。

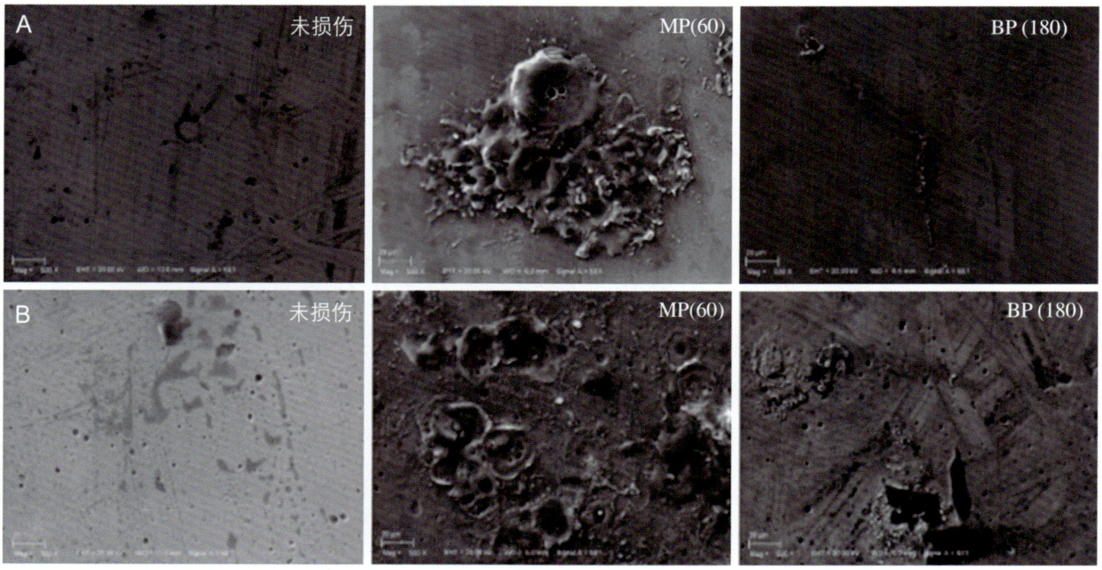

图 3-24 扫描电子显微镜（SEM）观察钴铬钼合金（A）与氮化锆（B）在不同强度 MP 和 BP 下的表现

3.63　固定平台 UKA 股骨假体冠状面对位不良会产生什么后果?

与 TKA 相比，UKA 有许多优点，但生存率不如 TKA，这在一定程度上由于该手术假体定位所需要的精度较高。众所周知，假体对位不良是 UKA 翻修的主要原因之一。UKA 患者冠状面胫骨假体（TC）错位对预后的影响已经被广泛研究，但是很少有研究探讨冠状面股骨假体（FC）对位不良对 UKA 的影响，考虑到 FC 和 TC 之间的这种关系，FC 对位可能也在影响 UKA 预后中发挥着重要的作用，新加坡总医院 Yong Zhi Khow[77] 团队进行了一项回顾性研究，他们纳入了 213 名患者，分别在术后 6 个月、2 年和 10 年收集患者膝关节 KSS 评分，OKS 评分，根据术后 X 线评估患者的股骨假体冠状角（FCCA）、髋 - 膝 - 踝角（HKA 角）及胫骨假体冠状角（TCCA），并以 FCCA=3° 为标准将患者分为可接受组（AG）和离群组（OG）。结果显示：AG 组和 OG 组各项评分在术后 6 个月和 2 年时的得分相似，然而 OG 组的评分在术后 2~10 年间持续恶化，在术后 10 年时明显较差，而且 FCCA 增加导致了术后 2~10 年间的显著恶化。AG 组 10 年的假体存活率（99%）和 OG 组（98%）无统计学差异。综上所述，FCCA 对 UKA 短期临床效果和假体 10 年生存率无显著影响，但会影响长期临床效果。因此，虽然在技术上具有挑战性，但提高手术精度非常重要，我们建议使用计算机导航或机器人辅助技术来解决这一问题（图 3-25）。

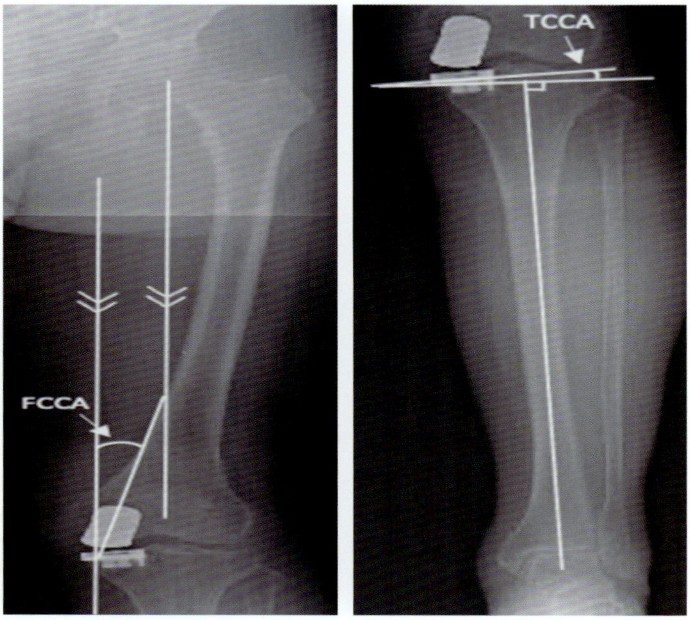

图 3-25　固定平台 UKA 的 FCCA（股骨假体长轴与股骨机械轴之间的夹角）和 TCCA（胫骨假体长轴与胫骨机械轴垂线之间的夹角）

3.64 骨水泥固定与生物固定的 TKA，术后 25 年的临床效果有何区别?

非骨水泥 TKA 在当今学术界仍存在相当大的争议，有研究认为其潜在优势是可保存骨量、缩短手术时间、易于翻修以及无骨水泥并发症等。但也有学者指出其手术技术要求较高，需要精准截骨以实现假体的稳定及术后的骨长入，从而实现良好的生物固定。许多对比骨水泥 TKA 和无骨水泥 TKA 的研究都局限于短期或中期临床结果，尚未有研究确定两种手术 20 年以上的长期临床结果。韩国首尔关节置换中心的 Young-Hoo Kim[78] 研究团队进行了一项研究，他们纳入了 261 名行双膝关节置换术的患者，这些患者一侧使用骨水泥假体，另一侧使用非骨水泥假体，术后每隔 3 个月和术后 1 年随访一次，记录膝关节 KSS 评分、UCLA 评分及 WOMAC 评分，并在每一次随访中获取患者 X 线影像以评估股骨胫骨角、假体对齐、关节线、胫骨后倾、后髁偏倚及假体植入界面处透光线。在最后一次随访中对所有患者进行 CT 检查来确定骨溶解情况。在长达 25 年的随访期间，两组 KSS 评分、UCLA 评分和 WOMAC 评分均较术前有明显改善，但两组间比较无统计学差异。两组患者在 X 线评估方面均无明显差异，CT 扫描两组均未见股骨、胫骨或髌骨的骨溶解。25 年假体生存率骨水泥组为 98%，非骨水泥组为 97%。综上所述，无论是何种固定方式，骨水泥固定与生物（非骨水泥）固定均具有良好的长期功能评价和假体存活率（图 3-26）。

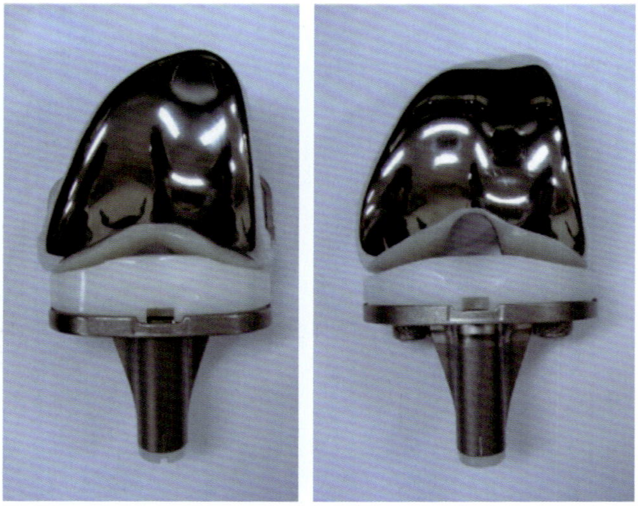

图 3-26　骨水泥假体（左）与生物固定假体（右）

3.65 高屈曲型假体与标准型假体 TKA，术后 20 年的临床效果有何区别?

高屈曲型假体的设计初衷是提高 TKA 术后的最大屈曲度，在深度弯曲时可以使股骨假体和聚乙烯垫有更大的接触面积，从而使应力扩散，减少磨损和骨溶解。然而关于高屈曲型假体结局的研究却出现了相互矛盾的结果，因此，韩国首尔关节置换中心的 Young-

Hoo Kim[79] 研究团队进行了一项长期的随机对照研究。他们纳入了 95 名需要行双膝关节置换术的患者，这些患者均一侧安装高屈曲型假体，另一侧安装标准 PS 假体，术后每隔 3 个月和术后 1 年随访一次，记录膝关节 KSS 评分、UCLA 评分、WOMAC 评分及患者满意度，并在每一次随访中获取患者 X 线影像以评估股骨胫骨角、假体对齐、关节线、胫骨后倾、后髁偏倚及假体植入界面处透光线，在最后一次随访中对所有患者进行 CT 检查来确定骨溶解情况。在平均 20 年的随访中，两组在 KSS 评分、WOMAC 评分、UCLA 评分及患者满意度方面均较术前有显著改善，两组患者在术后 X 线评估方面无明显差异，但高屈曲组平均膝关节活动度高于标准组 3°，CT 扫描均未见明显骨溶解。在翻修率方面，高屈曲组为 5.2%，标准组为 3.2%。在 20 年间假体生存率方面，高屈曲组为 94.8%，标准组为 96.8%。该项研究表明，高屈曲型假体和标准假体在长期临床结果、骨溶解和假体生存率方面无区别，但高屈曲型假体的屈曲角度比标准型高 3°，这可能对一些特殊患者来说有意义。

3.66　使用背阔肌皮瓣修复 TKA 翻修后的膝前软组织缺损，其临床效果如何？

当假体周围感染或多次行 TKA 翻修后，有时可出现膝前部软组织缺损，在这种情况下有许多选择，包括使用真空辅助闭合（vacuum-assisted closure，VAC）敷料、植皮或带蒂皮瓣移植。因感染和大面积缺损进行多次翻修术的患者几乎没有可靠的重建方法，使得大多数患者选择了截肢。对于非常大或蔓延到髌上的皮肤缺损，英国伦敦皇家医院 Raymond[80] 研究团队尝试使用背阔肌（LD）皮瓣修复并观察其中期临床结果及生存率（图 3-27）。他们纳入了 18 名第 3 次行翻修 TKA 的患者，大部分采取了两阶翻修方案，通常在两阶段翻修的第一阶段完成 LD 皮瓣的移植，在 LD 皮瓣提取成功后进行膝关节的清创及骨水泥假体的植入，然后再将 LD 皮瓣缝合到膝关节切口边缘并加压固定，至少 6 周后再进行第二阶段手术，并注意保留皮瓣血供，术后完全伸直不负重并使用夹板继续保护皮

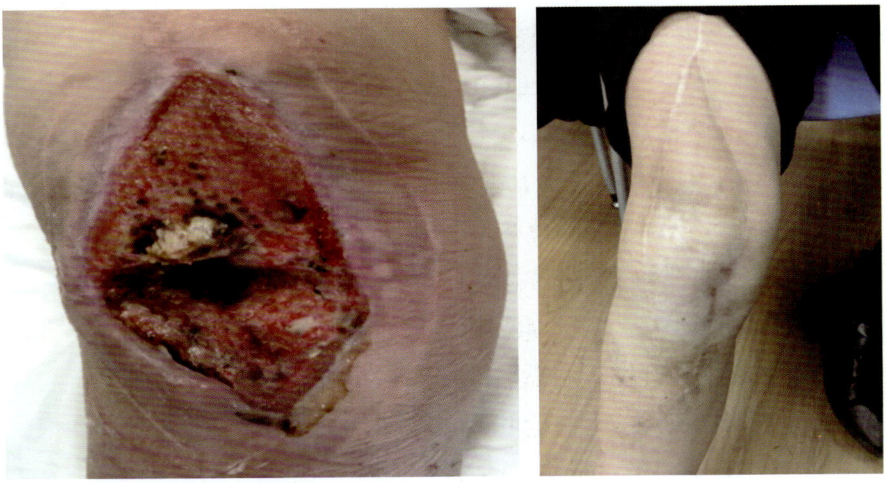

图 3.27　左图示髌上软组织缺损，右图示使用背阔肌皮瓣修复软组织缺损术后

瓣2周。结果显示，在18例患者中有4例患者由于反复感染无法用抗生素控制而行截肢手术，1例患者准备截肢，2例患者有MRSA正在接受治疗。最终可用于研究的共11例，平均活动范围2°至78°，平均牛津膝关节评分为13.4平均EQ-5D指数为0.071，通过计算后预测5年无截肢率为75%、但5年无感染率为30%。该研究显示，在多次翻修TKA后，使用LD皮瓣来修复膝前软组织缺损是保留肢体的一种可行性选择但功能结果可能并不令人满意（表3-1）。

表3-1 术后膝关节功能评价及疼痛评分

评分系统	平均分数（范围）
EQ-5D-5L (0~5分，分数越高表示残疾程度越高）	
行动能力	3.8 (2~5)
自我照顾	2.7 (1~4)
日常活动	4 (2~5)
不适感	4.2 (1~5)
焦虑 / 抑郁	2.5 (1~4)
VAS分数 (0~100分，分数越高表示残疾程度越低）	35 (0~80)

注：EQ-5D-5L, 欧洲五维健康量表5级评分；EQ-VAS, 欧洲五维健康量表视觉模拟评分

3.67 TKA翻修术中使用骨水泥短金属柄假体的临床效果如何?

TKA翻修术通常伴有明显的骨质流失，如何处理股骨和胫骨干骺端骨缺损以获得长期可靠的临床效果是一个有争议的问题，通常是在2区干骺端固定或2区干骺端及3区骨干区都固定，骨小梁金属钽（TM）锥是固定2区的良好选择，但为了追求稳定性，单靠2区固定是不够的，多数需要2区和3区均固定，而3区有两种固定方法：非骨水泥长金属柄（LS）和骨水泥短金属柄（SS），长柄假体已经被广泛应用，但存在股骨远端和胫骨近端疼痛的并发症，为避免发生上述并发症的同时确保旋转的稳定性，有学者提出使用短柄骨水泥假体作为替代。法国学者Christophe[81]进行了一项回顾性研究，最终他们纳入了使用同一厂家假体的患者共117名，并将其分为3组：TM+SS组（33例）、TM+LS组（38例）、无锥（NC）+LS组（46例），在术后3个月及每隔1年进行影像学和临床评估，收集患者X线影像以评估有无松动迹象，收集术后并发症、膝关节活动度以及KOOS评分和KSS评分。结果发现：与TM+LS组和NC+LS组相比，TM+SS组在术后关节内疼痛明显好转，并且在KOOS评分和KSS评分方面更有优势；三组在膝关节活动度方面无明显差异；在8年生存率方面，TM+SS组为90.9%，TM+LS组为84.9%，NC+LC组为90.6%。这份研究表明，在TKA翻修术中使用骨水泥短金属柄假体联合TM锥与使用非骨水泥长金属柄联合TM锥相比，前者5年以上的临床功能结果更好，并且不会降低长期生存率（图3-28）。

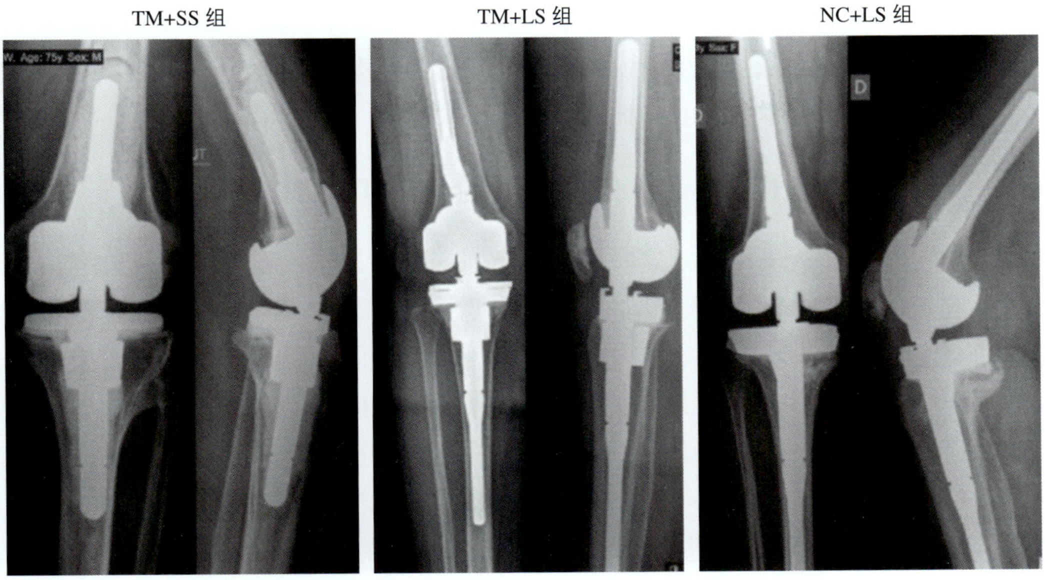

图 3-28　三组假体术后 X 线影像

3.68　TKA 术后行关节纤维化僵硬松解手术，再翻修的概率如何？

据报道，TKA 术后关节纤维化发生率为 1%~17%，术后关节纤维化的初步治疗方案为康复锻炼，但有部分患者仍无法获得满意的膝关节功能，因此需要进一步行关节粘连松解术（lysis of adhesion，LOA）。但目前关于 LOA 疗效的相关研究较少，美国芝加哥医学中心 Cregar[82] 团队进行了一项大型队列研究，目的是确定初次 TKA 术后 1 年因关节纤维化而行 LOA 的发生率、需行 LOA 的危险因素和 LOA 术后再翻修的概率。在排除了双侧 TKA 及后续行对侧 TKA 的患者后，分别在两个数据库中纳入了 58 538 和 48 336 名因膝骨关节炎行单侧 TKA 的患者，将术后 1 年内需要行 LOA 的患者定义为 LOA 队列，对术后 2 年内不需要行 LOA 或翻修术的患者定义为仅 TKA 队列，通过单因素和多因素分析后得出以下结论。

（1）初次 TKA 术后 1 年内因关节内纤维化需行 LOA 的发生率较低，仅为 0.56%。

（2）年龄＜65 岁、有吸烟史和术前纤维性肌痛是 TKA 术后因关节纤维化而行 LOA 的危险因素。

（3）初次 TKA 术后 1 年内行 LOA 的患者翻修率较未行 LOA 患者增加 10 倍。

综上所述，该团队认为初次 TKA 术后 1 年内行 LOA 的概率较低，且年龄＜65 岁是需行 LOA 的最强危险因素，因关节纤维化而行松解手术的患者再翻修的概率较未行该手术的患者增加了 10 倍。

陈百成教授对 10 例 TKA 术后关节纤维化僵硬患者进行松解，术前膝关节伸屈活动范围平均为 0°~20°，6 例患者松解术后屈曲达 90°，4 例患者术后屈曲达 100°，其中屈曲达 100° 的患者术后于康复科住院进行了系统全面的康复治疗，屈曲达 90° 的患者均出院后自行锻炼。由此可见，TKA 术后纤维化僵硬可以进行手术松解，而且术后正规的康复治疗尤为重要，但屈曲度数最高达 100°。10 例患者中有 1 例患者在松解术后 5 年因假体松动再次行翻修手术，术后屈曲达 0°~90°。

3.69 非骨水泥固定的 TKA，在行走时其胫骨托有微动和移位吗？

近些年，随着高度多孔金属假体的发展以及终末期骨关节炎患者的年轻化，非骨水泥型 TKA 重新受到欢迎，非骨水泥型 TKA 通过向假体表面喷涂的孔隙以及假体表面粗糙化处理的界面产生骨长入或骨长上，从而提供一种生物性固定，这种固定方式的优点是能够保存骨量、消除骨水泥碎片、易于翻修及具有长期的生物相容性等。然而，这种生物性固定并不完全有效，因为有研究发现假体与相邻骨之间存在着微动，并且这种相对运动在假体的固定中起关键作用，但既往研究限制了其在临床治疗中的应用且有效性有限。因此，Shuyang Han[83] 研究团队进行了一项尸体试验，他们从 7 具尸体中解剖出了膝关节，在确认了没有骨质疏松症、既往骨折或其他病理过程后，由 7 名外科医生使用标准非骨水泥后稳定型假体及 TKA 器械以相同的手术方式进行手术，手术完成后在 1050 N 的垂直载荷下将膝关节进行 0°~100° 的膝关节屈曲预处理，预处理后模拟两种功能活动（步行和下楼梯），使用数字图像相关（digital image correlation，DIC）系统测量胫骨假体相对于胫骨邻近骨表面的三维运动，并计算胫骨假体 - 骨界面的相对位移。结果显示：在经过 500 次预处理后，胫骨假体主要表现为矢状面上后倾增加（前方升高 7 μm ± 24 μm，后方下沉 159 μm ± 24 μm）、轻微后移（18 μm）和轻微旋转（前方外移 6 μm ± 5 μm，后方内移 9 μm ± 5 μm）。

在两种模拟活动中，下楼梯时胫骨假体在矢状面有微动，前区有 31 μm ± 17 μm 的上升而后区则有一个 60 μm ± 8 μm 的下沉，前区有一个 25 μm ± 3 μm 的移位而后区则出现 1 μm ± 4 μm 的移位。相比之下，在步行时假体倾斜明显减小，前区上升 16 μm ± 20 μm，后区下降 40 μm ± 7 μm。此外，与步行相比，下楼梯时在矢状面上产生了更多的旋转以及更多的后向平移。

因此，该团队得出结论，在运动过程中，胫骨假体与骨界面之间存在微动和移位，且在行动过程中胫骨假体的运动是旋转和平移的结合。此外，与步行相比，下楼梯时微动和移位较多，建议接受非骨水泥型 TKA 患者尽量少做上下楼梯的运动。虽然研究发现非骨水泥型假体与骨之间有微动，但从长期的临床结果推断该微动并不影响骨长入（图 3-29）。

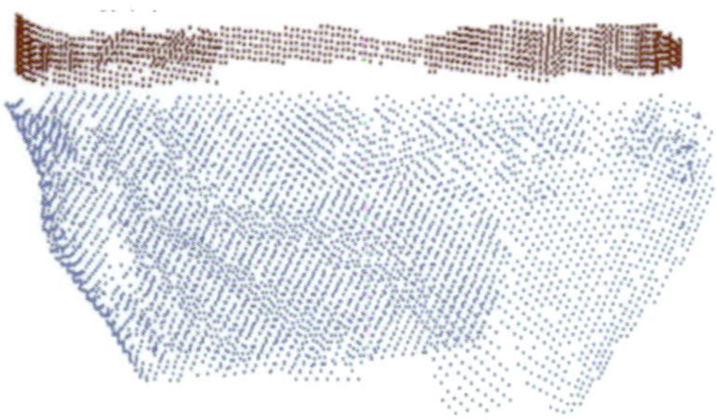

图 3-29 使用 DIC 技术测量假体 - 骨界面的微动

3.70 PS 假体与 CR 假体 TKA，哪种假体术后屈伸效果好？

在过去的几十年里，对于使用 PS 假体还是 CR 假体一直存在广泛的争议，两种假体各有优势，PS 假体常表现出更好的运动学，而 CR 假体能够保存更多的骨量。迄今为止，许多研究都未能证明一种假体优于另一种假体。德国学者 Eric Tille[84] 进行了一项随机对照试验，目的是比较使用 PS 假体或 CR 假体的并发症发生率和患者的功能。他们共纳入了 139 名患者，其中 72 名患者使用了 CR 假体，67 名患者使用了 PS 假体。分别在术前、术后 3 个月、术后 1 年和术后 2 年对患者进行临床评估，评估膝关节活动度（ROM）及各项膝关节评分（OKS 评分、KSS 评分、EQ 问卷、VAS 评分等）。结果发现，使用 PS 假体的患者在术后 1 年和术后 2 年屈曲明显更好，这也导致了更好的膝关节 ROM。使用 CR 假体的患者在术后 2 年里伸直能力明显更好，而屈曲能力略差于 PS 假体。关于各项膝关节功能评分，研究人员发现两组均较术前有显著改善，但两组间在任一时间点比较无统计学差异。综上所述，PS 假体常带来更好的屈曲功能以及膝关节 ROM，而 CR 假体常在术后伸直方面更有优势，但两种假体总体来说没有任何的临床差异，因此二者都是可靠的选择。

3.71 髌股关节炎是否会影响内侧 UKA 的术后效果？

1989 年，Kozinn 和 Scott 提出了 UKA 的适应证，自此，髌股关节炎成为许多医生选择 UKA 患者的禁忌证。近些年，一些学者发现髌股关节炎患者行 UKA 后功能效果很好，但这些研究主要使用的是活动平台假体，使用固定平台假体的研究数据仍然很少。美国印第安纳医学院 Deckard[85] 研究团队对 143 名接受固定平台 UKA 的患者进行了平均 2 年的随访，收集了这些患者的术前 X 线影像，并根据 K-L 分级和 OARSI 分级对骨关节炎严重程度进行评估，术中采用 Outerbridge 分级来评估滑车和髌骨软骨的损伤。分别在术前和术后记录患者疼痛评分（KSS 评分）、功能活动评分（UCLA 评分），并记录了术后患者满意度（Likert 评分）。结果显示：根据 K-L 分级，术前 X 线显示骨关节炎评分 0 级与 ≥ 1 级的患者相比术后各项功能评分无明显差异；根据 OARSI 分级，术前 0 或 1 级与 ≥ 2 级的患者相比术后各项功能评分无明显差异；根据术中 Outerbridge 分级，滑车或髌骨软骨损伤 0 或 1 级与 ≥ 2 级的患者相比 UCLA 评分略高但无统计学意义，术前有或没有髌股关节炎的患者均对 UKA 比较满意。因此得出结论：短期看来，髌股关节炎并不影响 UKA 的术后效果。

3.72 TKA 纠正 ≥ 10° 膝内翻畸形后，踝关节会发生什么改变？

TKA 通过纠正变形的下肢力线，有效缓解了膝关节疼痛，恢复了膝关节机械轴，然而，长期 ≥ 10° 的膝内翻畸形被矫正后常会改变踝关节的生物力学，这也可能是 TKA 术后踝关节疼痛的原因。理论上，在膝关节内翻畸形被矫正的同时有望对伴随的内翻性踝关节炎产生积极影响，但既往研究表明 22% 的患者在 TKA 术后 3 年中出现新发或进展性踝关节骨关节炎，当今学术界并未清楚地解释这一原因。韩国学者 Chan[86] 进行了一项回顾性研究，他们纳入了 110 名膝内翻畸形 ≥ 10° 的患者，并分别测量以下角度：胫骨股骨角（mTFA）、股骨远端外侧角（mLDFA）、胫骨近端内侧角（MPTA）、胫骨远端外侧角（LDTA）、胫骨平台倾角（TPI）、距骨倾角（TI）、胫距倾斜角（TTTA）、胫骨 - 机械轴角（TMAA），其中 TTTA 较术前 ≥ 1° 则被定义为踝关节内翻加重。在进行了平均 41.1 个月的随访后，他们发现 mTFA 由术前 14.0° 改善至术后 1.0°、术前 TMAA 由 8.7° 改善至术后 0.5°、TPI、TI 均有显著改善。而 TTTA 角度平均增加 1.4°（术前平均 3.3°，术后平均 4.7°），这代表踝关节内翻加重。且统计学分析显示术后 TTTA 变化与 MPTA、TPI、TI 的变化具有相关性。因此得出结论：使用 TKA 技术纠正 ≥ 10° 的膝内翻畸形后往往伴随着踝关节的内翻。膝内翻时患者足部为了充分负重，常使踝关节代偿性外翻，TKA 术后膝关节内翻被纠正，既往外翻状态的踝关节也因此变为内翻（图 3-30）。

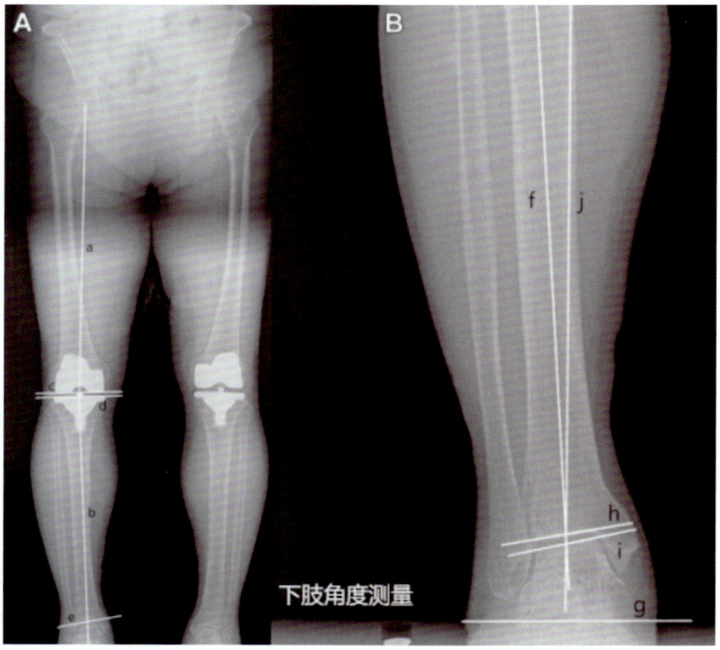

图 3-30　图 A 示前后位 X 线片，mTFA 为股骨机械轴（a）与胫骨机械轴（b）夹角，mLDFA 为股骨机械轴（a）与股骨远端关节面（c）夹角，MPTA 为胫骨机械轴（b）与胫骨近端关节面（d）夹角，LDTA 为胫骨机械轴（b）与胫骨远端关节面（e）夹角；图 B 示侧位 X 线片，TPI 为胫骨远端关节面（h）与地面（g）夹角；TTTA 为胫骨远端关节面（h）与距骨关节面（i）夹角；TMAA 为胫骨机械轴（f）与下肢机械轴（j）夹角

3.73　如何安排 TKA 与腰椎手术的先后顺序?

据报道，美国每年进行 50 万例 TKA 和 20 万例腰椎融合术。许多患者同时患有膝关节退行性病变和腰椎疾病且两种疾病都需手术治疗，但目前没有足够的证据来确定最佳的治疗顺序，“先腰后腿”还是“先腿后腰”成为外科医生需要考虑的问题。鉴于没有比较两种治疗方案的前瞻性研究，针对该问题，斯坦福大学矫形外科 Goodman[87] 研究团队发起了一项面向外科医生的调查研究，主要研究问题是膝关节炎（OA）的畸形是否会影响外科医生对并发膝关节炎和腰椎管狭窄（lumbar spinal stenosis，LSS）患者的治疗顺序。他们设计了一份调查问卷，内含 5 名虚拟患者的病例情况，这些患者均有相同的腰椎疾病——退行性 1 度腰椎滑脱引起的腰椎管狭窄，然而 5 名患者均为不同类型：① OA 伴内翻畸形；② OA 伴外翻畸形；③类风湿性关节炎（RA）伴明显屈曲挛缩；④ OA 无畸形；⑤双侧 OA 伴双膝“吹风式”畸形。最终有 97 位经验丰富的外科医生（42 位膝关节置换医生和 55 位脊柱外科医生）参与了该项调查。结果显示：针对 5 位患者，推荐 TKA 优先的膝关节置换医生百分比为：29%、79%、55%、7%、81%；脊柱外科医生百分比为：22%、84%、53%、13%、78%（详见图 3-31）。其中，患者②和患者⑤均涉及膝外翻畸形，因此选择 TKA 优先的医生较多，而患者④无明显膝关节畸形，选择 TKA 优先的医生较少。综上所述，对于同时伴有退行性腰椎疾病和膝骨关节炎的患者，膝关节畸形的严重程度和类型会影响其治疗顺序，对于严重的外翻畸形和膝关节“吹风式”畸形应优先行 TKA，对无明显膝关节畸形的患者一般优先行脊柱手术。

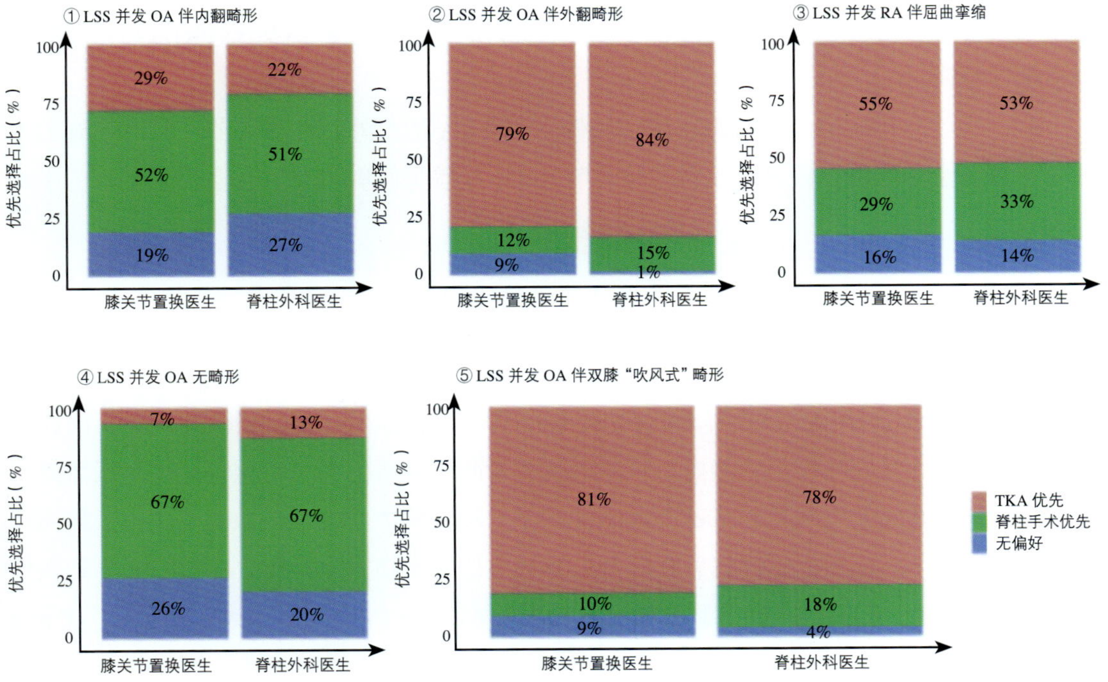

图 3-31　外科医生对腰椎管狭窄并发不同程度膝关节炎患者治疗顺序的偏好选择

3.74 对于膝外翻畸形，外侧入路 TKA 与内侧入路 TKA 术后临床效果有何区别？

全膝关节置换术（TKA）患者中约 15% 的患者为膝外翻畸形，膝外翻畸形常包括骨的畸形和外侧软组织结构收缩，使截骨平衡和软组织平衡比膝内翻更具有挑战性。标准的髌旁内侧切口可能难以充分暴露收缩的外侧软组织结构，不能够充分地进行外侧松解，并可能因此导致冠状面畸形矫正不全和未来的髌骨轨迹不良。既往研究缺乏对标准外侧入路和内侧入路术后临床结果进行比较，以色列学者 Greenberg[88] 团队进行了一项回顾性研究，他们纳入了 72 例外侧入路 TKA 患者和 23 例髌旁内侧入路 TKA 患者，收集了人口统计学、临床和放射学资料，并由一名专业医生检查膝关节活动度（ROM）和髌骨轨迹（通过髌骨移动时有无疼痛或肌痛，髌骨运动是否平稳和有无膝关节 J 征进行评估），结果如下。

（1）外侧入路患者组平均年龄为 73 岁，患者 ROM 由术前平均屈曲 106° ± 14° 改善至术后 116° ± 13°，伸直由术前 3.3° ± 7.3° 改善至术后 0.8° ± 2.7°，外翻畸形矫正度数平均 10.8°（术前 16.2° ± 5.6°，术后 5.4° ± 2.8°），功能评分从平均 40 分提高至 64 分，所有患者均具有良好的髌骨轨迹，平均手术时间 87 分钟。

（2）髌旁内侧入路患者组平均年龄 65 岁，术后 ROM 与术前无明显差异，外翻畸形矫正度数平均 7.3°（术前 13.2° ± 7.7°，术后 5.9° ± 2.6°），所有患者髌骨轨迹良好，平均手术时间 137 分钟。

（3）两组患者比较来看，外侧入路组与内侧入路组相比有更高的术前外翻畸形（外侧组 16.2°，内侧组 13.2°），同时也有着更高的外翻矫正（外侧组 10.8°，内侧组 7.3°）。此外，外侧入路可明显缩短手术时间。通过对放射学资料的分析，作者还发现外侧入路可较好地改善髌骨倾斜。

综上所述，与髌旁内侧入路相比，外侧入路 TKA 治疗外翻性膝关节炎具有良好的术后功能和影像学结果，较好地改善了膝关节 ROM 和髌骨倾斜情况，且会带来更短的手术时间。

3.75 UKA 中胫骨截骨厚度超过多少会有骨折风险？

UKA 翻修的适应证与 TKA 相似，包括衬垫脱位、无菌性松动、感染、假体周围骨折等，既往研究报道 UKA 术后假体周围骨折的发生率为 0.6%~7.2%。假体周围骨折的原因包括假体过小、骨质疏松等。然而，很少有研究着眼于胫骨内侧平台截骨厚度与假体周围骨折的关系，因此美国学者 Daniel[89] 团队进行了一项生物力学研究，该研究使用了第四代复合胫骨模型，该模型经过优化后具有与人体骨类似的生物力学特性，在模拟手术的条件下使用自带 3° 后倾的特制器械对胫骨内侧分别进行 2 mm、4 mm、6 mm、8 mm、10 mm 的切除（每组 5 个样本），为了控制变量，所有模型均使用相同的金属胫骨假体和聚乙烯衬垫，随后每个模型被放置在生物力学测试设备上，并施加轴向载荷应力，每次循环后增加 100 N 的轴向应力直至发生骨折，并记录每组的平均最大载荷应力。结果发现：在总共 25 个 UKA 模型中，在内侧胫骨平台切除 6 mm 后最大载荷明显下降。组间比较发现，从 2 mm至6 mm 的切除深度显示最大载荷无显著差异，8 mm 切除深度与 2 mm 和 4 mm 在平均最大载荷方面存在明显差异、10 mm 与 2 mm、4 mm、6 mm 存在明显差异。统计学分析显示，在切除深度超过 5.82 mm 后，最大载荷开始下降。综上所述，UKA 胫骨切除厚度超过 5.82 mm 后平均假体周围骨折的阈值显著降低，因此作者建议行 UKA 时应尽量避免切除大于 6 mm 的胫骨深度（图 3-32）。

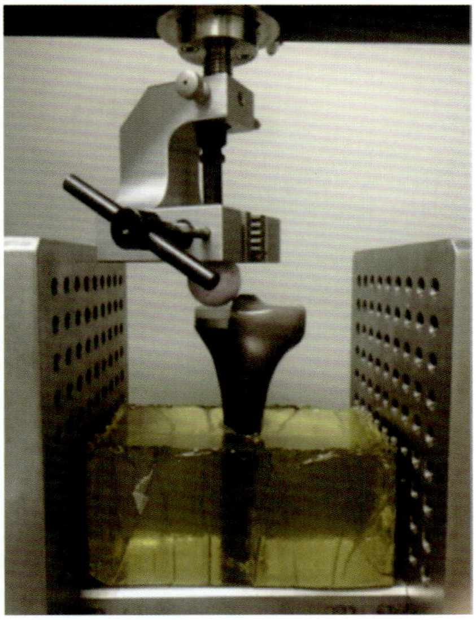

图 3-32 UKA 后进行生物力学测试

3.76 TKA 术后无菌性松动时限与基因变异有关吗?

无菌性松动是人工关节置换术后的一个重要并发症，其被认为是由于慢性免疫激活而导致的骨溶解，这种免疫反应可能是遗传因素和环境因素的综合。首先，来自金属或聚乙烯垫的磨损颗粒通常会触发细胞介导的免疫反应，进而导致了骨溶解和无菌性松动。其次，少数研究发现了遗传变异在无菌性松动发展中的作用，其中 *OPG* 基因和 *RANK* 基因的单核苷酸多态性（single nucleotide polymorphism，SNP）被发现与无菌性松动呈正相关。鉴于相关研究的缺乏以及论证强度的不足，澳大利亚默多克大学 Koks[90] 研究团队进行了一项研究，旨在确定与无菌性松动相关的遗传标记。他们纳入了 386 名患者并将其分为三组，1 组：TKA 至少 1 年以上且无无菌性松动症状的患者（156 名）、2 组：接受初次 TKA 的患者（133 名）、3 组：因无菌性松动而行翻修术的患者（97 名）。采集这些患者的血液学标本后进行全基因组关联分析（genome-wide association study，GWAS）。结果发现有 52 个 SNP 与假体松动症状有关，其中 *IFIT2*/*IFIT3* 基因、*CERK* 基因和 *PAPPA* 基因的变异与无菌性松动症状的显著性较高，还发现了 4 个 SNP：*rs115871127*、*rs16823835*、*rs13275667* 和 *rs2514486*，这些基因型的变异与假体无菌性松动的时间存在相关性，经统计学分析后发现这 4 个 SNP 中位于 4 号染色体中的 *rs115871127* 基因型对无菌性松动的发生具有相对较大的影响。该研究表明，无菌性松动的发生与几种遗传变异有关，并且至少有 4 个 SNP 对无菌性松动时限有影响。

3.77 渐变半径假体 TKA 术后的膝关节运动学如何?

近 20 年来，尽管 TKA 设计和手术技术取得了巨大进步，但仍有相当多的患者对其预后并不满意。与正常膝关节相比，接受 TKA 的患者膝关节运动学变化很大，具体来说，

CR 假体在屈曲过程中常显示出股骨前滑，并导致了更高的髌股压力以及膝前痛。虽然 PS 假体的凸轮机制是为了防止股骨前滑而设计，但该机制直到屈曲后期才起作用。渐进式股骨后滚是正常膝关节运动学的关键特征之一，最常用的股骨假体常采用股骨前方大半径和后方小半径的 J 曲线设计，以使得在形态上更加接近人体股骨，但这样的设计被认为是膝关节中屈曲时异常运动学的原因之一。因此研究人员开发出半径逐渐减小的 G 曲线设计假体，为了充分研究渐变半径假体 TKA 术后的膝关节运动学，美国学者 Khasian[91] 研究团队对 35 名使用 G 曲线设计的 PS 假体的患者进行了研究，该研究团队使用了两种不同的 X 线系统（第二代追踪 X 线系统和 C 臂式透视系统）对 35 名患者进行了动力学分析，患者在 X 线监视下进行了 3 种运动：负重膝关节深屈曲（DKB）、平地行走和下坡行走（8° 斜坡）。对于 DKB，患者在完全伸直、完全屈曲和每增加 15° 时拍摄图像，对于平地行走和下坡则分别在活动的开始和结束时以及步态周期的 33% 和 66% 时采集图像。通过图像变化矩阵，分析了股骨假体在胫骨与聚乙烯垫上的相对运动，创建了股骨髁和胫骨假体的接触点图。

结果发现：在 DKB 期间，平均最大屈曲度为 111.40°。从膝关节完全屈曲到完全伸直期间，股骨外侧髁经历了平均 5.69 mm 的后滚，内侧髁接触点向内移动了平均 1.96 mm，平均而言，股骨随着屈曲的增大逐渐外旋并在屈曲 105° 时达到最大，之后略微内旋。对于平地行走的观察，研究人员发现，外侧髁接触点在行走过程中先发生后移，再发生前移，而内侧髁接触点则正好相反，整个过程中股骨相对于胫骨的轴向旋转很小，主要表现为先内旋，后外旋。关于下坡活动，下坡时外侧髁向后移动（平均 1.2 mm），然后向前平移（平均 0.5 mm）直至活动结束，内侧半月板则移动较少，再整个周期中先后移（约 0.4 mm）然后略微前移。而股骨相对于胫骨的轴向旋转则没有显著变化。通过对接触点图研究还发现，在 DKB 运动中约 97% 的患者经历了凸轮接触，在屈曲约 84.9° 时发生接触，并随着屈曲度的增加接触点逐渐下移。在与正常膝关节运动学进行比对后得出结论：渐变型假体在负重屈曲过程中经历了与正常膝关节相似的股骨后滚和轴向旋转，但整体运动幅度较正常膝关节小。

3.78 固定平台 UKA 术后下肢力线异常（内外翻），其临床结果如何？

胫骨假体的对齐被认为是影响 UKA 预后和生存的一个重要因素，既往研究发现，功能良好的 UKA 患者在术后 10 年时表现出大约 4° 的轻度内翻，假体松动或下沉的患者平均内翻则更多，而发生骨关节炎进展的 UKA 患者出现更多的膝外翻。但目前的研究尚未从下肢机械对线角度来描述假体定位与 UKA 失效之间的关系，美国学者 Slaven[92] 研究团队进行了一项回顾性研究，他们评估了 3351 例接受固定平台 UKA 的患者，确定了 37 例因外侧间室骨关节炎进展和 61 例因无菌性松动或假体下沉而进行翻修手术的患者，并且为每一位失败组患者匹配一名与其人口统计学相似且至少 10 年随访临床成功的固定平台 UKA 患者。通过术前膝关节正位 X 线片测量胫骨近端内侧角（MPTA），通过膝关节侧位

X 线片测量胫骨后倾角（PTS）。术后 4 周通过膝关节 X 线片测量胫骨假体冠状角（TCA）和胫骨假体矢状角（TSA），并在术后 4 个月时通过双下肢全长片来评估髋 - 膝 - 踝（HKA）角。结果发现：进展组平均 TCA 为 3.6° ± 3.5° 内翻，匹配成功组平均 TCA 为 5.1° ± 3.5° 内翻；进展组平均 TSA 为 8.4° ± 4.4°，匹配成功组平均 TSA 为 8.8° ± 3.6°。松动组平均 TCA 为 6.1° ± 3.7° 内翻，匹配成功组平均 TCA 为 5.9° ± 3.1° 内翻；松动组平均 TSA 为 8.4° ± 4.6°，匹配成功组平均 TSA 为 8.1° ± 3.9。进展组 4 个月随访时的平均 HKA 角为 0.3° ± 3.6° 内翻，匹配成功组为 44° ± 2.6° 内翻。松动组的平均 HKA 角为 6.1° ± 3.1° 内翻，匹配成功组的平均 HKA 角为 4.0° ± 2.7° 内翻。在经过多因素回归分析后发现，只有 HKA 角与翻修有关。综上所述，这项研究发现，与胫骨假体位置是否放置正确相比，UKA 术后下肢力线是否恢复正常与翻修的相关性更强（图 3-33、图 3-34）。

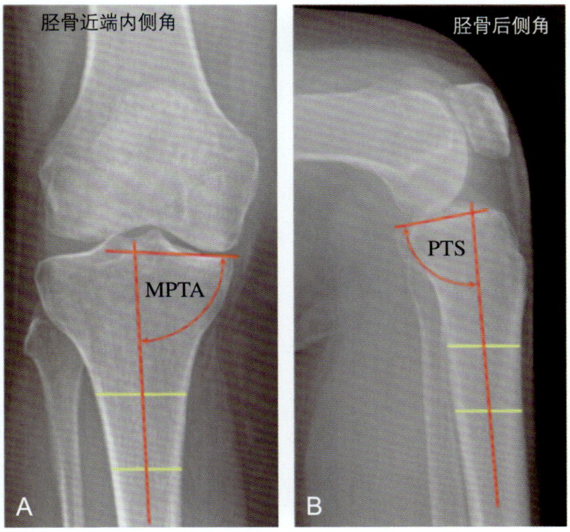

图 3-33 MPTA 与 PTS 的测量

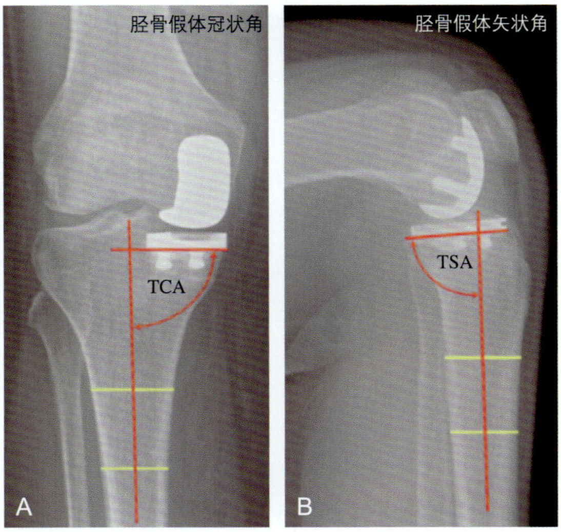

图 3-34 TCA 与 TSA 的测量

3.79 年轻患者行 UKA 与 HTO，二者的术后结局如何？

孤立的内侧间室骨关节炎常发生在年轻、较活跃的人群中，通过 UKA 和 HTO 均可以进行有效治疗，两种手术方式都采用了不同的技术以达到缓解疼痛的目标，但也正是由于手术技术的不同，二者都具有相应的再手术率或存活率。为了比较年轻患者接受两种术式的再手术率或存活率，沃尔特·里德国家军事医学中心 Daniel[93] 研究团队进行了一项回顾性研究，他们在对 2003—2018 年间在军事卫生系统内接受 UKA 或 HTO 的患者进行了筛选，最终纳入了 383 例手术治疗的年轻患者（UKA 组 270 例，HTO 组 113 例），以转变为 TKA 作为生存终点，计算了转变为 TKA 的再手术率和非转变为 TKA 的再手术率，并收集了以上患者的人口统计学进行比较。结果显示：UKA 组患者平均年龄更大（UKA：48 岁，HTO：40 岁）、女性更多（UKA：29.6%，HTO：10.6%）、BMI 更高（UKA：31 kg/m^2，HTO：29.8 kg/m^2）、糖尿病患者更多（UKA：11.9%，HTO：2.8%）、平均随访时间更长（UKA：6.3 年，HTO：5.3 年）。至随访结束时，UKA 组有 37 例（13.7%）转变为 TKA，HTO 组有 4 例（3.5%）转变为 TKA，转变为 TKA 的时间 UKA 组平均 3.1 年，HTO 组平均 2.9 年。对于非转变为 TKA 的再手术率，UKA 组为 2.2%（6 例），HTO 组为 21.2%（24 例）。最终他们得出结论，HTO 与 UKA 均表现出可接受的生存能力，接受 UKA 的年轻患者最终转变为 TKA 的概率比 HTO 患者更高，但 HTO 患者在各时间段表现出总体较高的再手术率。

3.80 对于凝血功能障碍患者，TKA 中应用氨甲环酸能降低并发症发生率吗?

TKA 术后，约 1/3 的患者发生急性贫血并需要输血，这反过来又会增加免疫反应、假体周围感染、肾功能衰竭等的不良反应。为了减轻这种风险，氨甲环酸（tranexamic acid，TXA）被纳入现代围手术期方案，以减少 TKA 术后失血以及输血需求。但有一类患者在术前就可能存在较高的失血和并发症风险，即术前存在凝血功能障碍的患者。近年一项利用 2001—2015 年美国外科医师协会数据库的研究表明，凝血功能障碍的存在与全关节置换术后并发症有关。既往文献常关注于少数出血性疾病对 TKA 术后并发症的影响，目前缺乏关于评估 TXA 对拟行 TKA 但术前检查发现凝血异常的患者是否有效的研究。因此，美国托马斯·杰斐逊大学罗斯曼骨科研究所 Graham[94] 研究团队进行了一项回顾性研究，他们对 2001—2019 年间 37 475 名行全关节置换术的患者进行了筛选，在排除了因肿瘤而行翻修或初次 TKA 的患者后，共纳入了 2123 例术前检查发现凝血异常的患者（凝血异常被定义为：国际标准化比值 INR＞1.2、部分凝血活酶时间＞35 秒，或血小板计数＞150 000/ml）。将以上患者分为两组：TXA 组（240 例）和非 TXA 组（1883 例），其中对 TXA 组患者在切皮或应用止血带前 20~30 分钟静脉给予 TXA。记录这些患者术后 90 天内发生的主要并发症，并归类为心血管、呼吸、神经、胃肠道和泌尿生殖系统并发症，并记录患者的手术切口并发症、静脉血栓栓塞和假体周围感染（PJI）的发生率。结果发现：尽管 TXA 组平均手术时间比非 TXA 组长，但 TXA 组血红蛋白下降幅度较小，术中出血量较少，住院时间更短。两组患者术后并发症发生率有着明显的差异，非 TXA 组总并发症发生率高于 TXA 组，其中非 TXA 组在心血管系统并发症方面明显高于 TXA 组，非 TXA 组在伤口并发症方面高于 TXA 组（详见表 3-2）。在使用多因素 logistic 回归分析后发现，接受 TXA 治疗的患者其并发症风险比未接受 TXA 的患者低至少 50%，且与年龄、性别、BMI 和抗凝剂使用等因素无关。最终该研究团队得出结论：对术前检查发现有凝血功能障碍的患者使用 TXA，可使其并发症发生率至少降低 50%，且可以缩短住院时间，更大地方便患者。

表3-2 非TXA组和TXA组的非手术期并发症发生率

并发症	非 TXA 组 (n = 1883)	TXA 组 (n = 240)	P 值
心血管系统	228 (12.1%)	7 (2.92%)	<0.001
呼吸系统	9 (0.48%)	0 (0.00%)	0.283
胃肠道	3 (0.16%)	1 (0.42%)	0.387
神经系统	17 (0.90%)	0 (0.00%)	0.204
泌尿生殖系统	59 (3.13%)	4 (1.67%)	0.207
全身性败血症	7 (0.37%)	1 (0.42%)	0.915
假体周围感染	53 (2.81%)	3 (1.25%)	0.154
静脉血栓栓塞	22 (1.17%)	1 (0.42%)	0.289
机械并发症	75 (3.98%)	0 (0.00%)	<0.001
伤口并发症	30 (1.59%)	0 (0.00%)	0.042
死亡率	11 (0.58%)	0 (0.00%)	0.625
任何并发症	378 (20.1%)	10 (4.17%)	<0.001

注：TXA，氨甲环酸（tranexamic acid）

3.81 血钠异常与 TKA 术后并发症的发生有何关系？

目前已有大量研究报道了一些合并疾病（如糖尿病、充血性心力衰竭、慢性阻塞性肺疾病等）对 TKA 术后的不良影响，也有部分研究探讨了实验室检查指标对手术的影响，但常集中在白蛋白和血红蛋白的水平上，很少关注其他实验室检查指标，仅有两项研究关注到低钠血症的影响。因此美国贝勒医学院骨外科 Christopher[95] 研究团队就电解质异常对初次 TKA 的影响这一问题进行了一项回顾性研究。他们对 2011—2017 年行初次 TKA 的患者进行筛选后纳入了 244 538 名患者，收集患者的人口统计学数据、合并疾病和实验室检查结果，并根据血清钠情况分为三组：血钠正常、低钠血症和高钠血症（血清钠低于 136 mmol/L 为低钠血症，血清钠高于 145 mmol/L 为高钠血症）。主要记录患者住院时间（LOS）和术后 30 天内的不良事件：手术并发症、再入院率、再手术率和死亡率。手术并发症包括手术部位感染（surgical site infection，SSI）、深静脉血栓形成、输血、通气时间＞48 小时、肺栓塞和计划外的插管。结果显示：在这些患者中有 12 919 例出现术后 30 天功能不良，其中 90.7% 的患者术前血清钠水平正常，8.2% 的患者为低钠血症，1.1% 的患者出现高钠血症。经统计学分析后发现，术前低血钠是患者住院时间增加、再入院、再手术的危险因素，在并发症中，术前低钠血症与较高的 SSI 和输血发生率相关，高钠血症是艰难梭菌感染的独立危险因素。因此研究人员得出结论：术前血清钠水平异常可明显增加 LOS 和术后 30 天不良事件的风险，对于此类患者应谨慎护理和认真对待，及时调整电解质水平。

3.82 单髁或双单髁置换、联合髌股关节置换、CR 假体置换，哪种方式前后稳定性更好？

对于大多数患者来说，TKA 具有良好的预后，尽管大多数情况下 TKA 可以带来良好的功能与低复查率，并且可以更好地缓解疼痛，依然有高达 20% 的患者对手术结果不满意。而 TKA 常规需要切除前交叉韧带（ACL），但研究发现有高达 78% 的患者手术时 ACL 仍然具有功能。针对这一现象，一些研究指出部分膝关节置换术（partial knee arthroplasty，PKA）可能会提供更好的稳定性、更快的行走速度及更高的患者满意度，并且可减少术后不良事件的发生。同时，联合部分膝关节置换术（combined partial knee arthroplasty，CPKA）如双间室置换术（bi-compartmental knee arthroplasty，BCA），即髌股关节置换术联合内侧（BCA-medial，BCA-M）或外侧（BCA-lateral，BCA-L）UKA，作为一种更高功能的替代方案，尤其在至少一个区间得以保留时，能够保留交叉韧带，提供与原生膝关节更接近的前后稳定性。为了比较 PKA、CPKA 和 TKA 术后膝关节的前后稳定性，伦敦帝国理工学院生物医学研究中心 Garner[96] 研究团队在 24 具尸体上进行了一项生物力学试验，这些尸体具有关节置换术人群的特征，但并没有骨关节炎，这为该试验设置了天然关节的阴性对照。24 具尸体被分成三组，每组 8 个标本，第一组测试分别为原生膝关节、UKA-M、BCA-M 和 CR-TKA；第二组测试分别为原生膝关节、UKA-L、BCA-L 和 CR-TKA；第三组测试分别为原生膝关节、Bi-UKA（双单髁置换）和 CR-TKA（图 3-35）。所有内侧间室 PKA 均采用活动平台 UKA、外侧间室 PKA 使用固定平台 UKA。手术结束后在一个六自由度运动学装置上进行测试，首先在无负荷的状态下进行测试，然后在 90 N 的前向胫骨移位力来模拟前抽屉试验，然后以类似的方式模拟后抽屉试验，使用专业系统来捕捉膝关节的运动学，记录了膝关节在 0°~90° 范围内六个自由度的运动。结果发现：UKA 术后膝关节前后向松弛度与阴性对照组无明显差异；同样，BCA-M 和 BCA-L 前后松弛度无明显差异；BI-UKA 术后整体松弛度增加约 93%（从 5.5 mm ± 2.2 mm 至 10.6 mm ± 5.9 mm），其中主要体现在前向胫骨移位，而胫骨后移位无明显增加；而 CR-TKA 术后整体松弛度增加约 228%（6.3 mm ± 1.8 mm 至 20.6 mm ± 5.9 mm），在任何屈曲角度下，CR-TKA 术后胫骨前向移位均比阴性对照组增加 5~18 mm，对各组间进行比较时

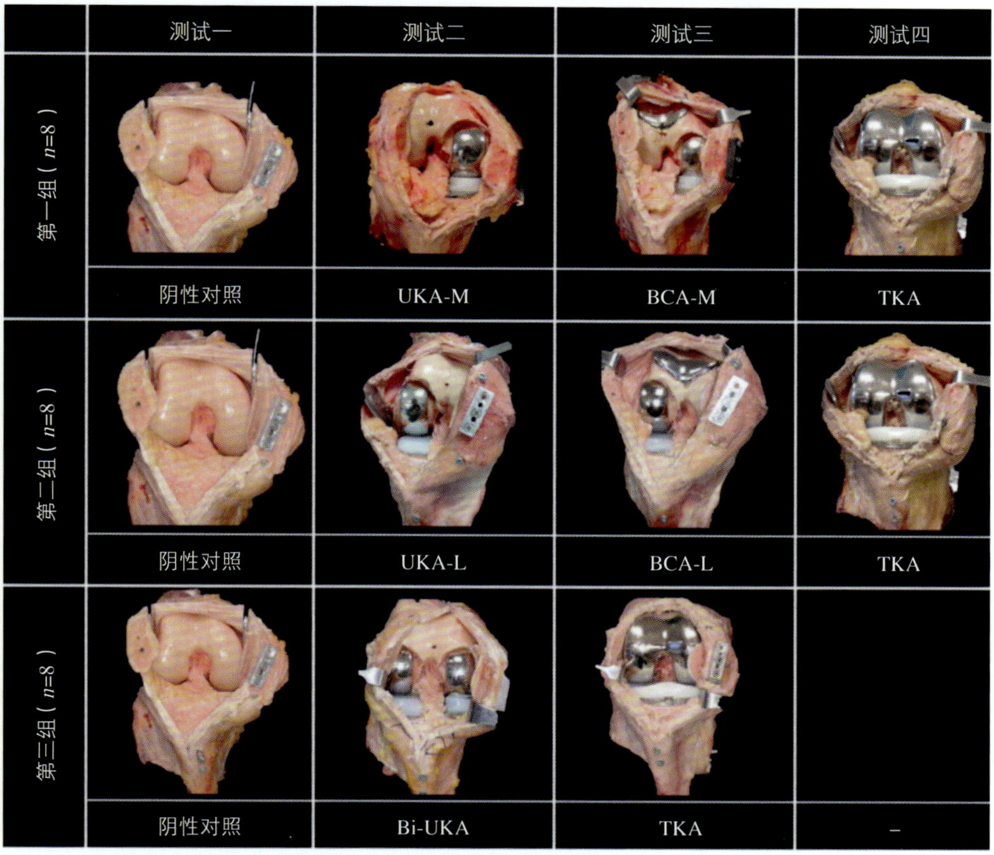

图 3-35　各组关节置换情况

UKA-M：内侧单髁置换；UKA-L外侧单髁置换；BCA-M：髌股关节置换联合内侧单髁置换；BCA-L：髌股关节置换联合外侧单髁置换；Bi-UKA：双单髁置换

发现，CR-TKA 组较 Bi-UKA 组在膝关节弯曲时前向平移多 4~11 mm，同时 CR-TKA 组在所有屈曲角度下的胫骨后移比阴性对照组、BCA-M、BCA-L 和 Bi-UKA 大 3~4 mm。

综上所述，在 UKA、CPKA、Bi-UKA 和 CR-TKA 中，UKA（UKA-L 或 UKA-M）和 CPKA 具有接近天然膝关节的前后稳定性，而保留后交叉韧带的 CR 假体则表现出明显的松弛度增加，尤其是在胫骨前向稳定性方面更加明显。

3.83　肺动脉高压患者行 TKA，其预后效果如何？

由于老年人口的增加和围手术期医疗管理的改善，接受全膝关节置换术（TKA）的患者每年都在增加，患有合并疾病的终末期骨关节炎患者预计也会增加，肺动脉高压（pulmonary hypertention，PH）是一种相对常见的疾病，其被定义为通过超声心动图测得静息肺动脉压力高于 25 mmHg。目前已知 PH 会增加非心脏手术患者的并发症，并且是全髋关节置换假体周围感染的危险因素。从理论上来说，接受初次 TKA 或翻修 TKA 的 PH 患者有较高的并发症发生率，但尚缺乏对这一类复杂患者术后效果的数据分析。

美国梅奥诊所骨科 Baker[97] 团队进行了一项回顾性研究，在对 2000—2016 年接受初次或翻修 TKA 的患者进行筛选后，纳入了 881 例初次 TKA 和 228 例翻修 TKA 的 PH 患者，收集了以上患者的各项数据，报告了患者的死亡率、围手术期并发症、翻修率和再手术的发生率以及临床功能评分（膝关节 KSS 评分）。结果如下。

（1）与美国普通人群死亡率相比，接受初次 TKA 和翻修 TKA 的 PH 患者标准化死亡率分别为 1.14% 和 2.01%，与接受初次 TKA 或翻修 TKA 的无 PH 患者相比，接受初次 TKA 和翻修 TKA 的 PH 患者死亡风险比为 2.54% 和 2.16%。

（2）围手术期并发症发生率在初次 TKA 和翻修 TKA 的 PH 患者中分别为 6.5% 和 14%，其中常见的非手术并发症为心律失常、静脉血栓形成、呼吸衰竭、心肌梗死。有 2.2% 的初次 TKA 患者和 4.8% 的翻修 TKA 患者需要在术后入住重症监护病房。

（3）接受初次 TKA 的 PH 患者在术后 5 年和 10 年的翻修率分别为 3.9% 和 4.9%。接受翻修 TKA 的 PH 患者在 5 年和 10 年的再翻修率为 14.4% 和 16.1%。

（4）关于临床功能评分，接受初次 TKA（术前 39 分，术后 84 分）和翻修 TKA（术前 42 分，术后 76 分）的 PH 患者均有明显改善。

最终该研究团队认为，合并 PH 的初次或翻修 TKA 患者死亡率高于普通人群及无 PH 患者，虽然术后膝关节功能得到改善，但围手术期并发症发生率及再手术率均较高，因此，该团队建议对此类患者在医学上进行优化，并配合多学科团队进行密切管理。

3.84 TKA 翻修术中使用 CR 间隔物与 PS 间隔物，二者的临床效果有何区别?

在初次膝关节置换术患者中，假体周围感染（PJI）的发生率为 1%~2%，对于慢性 PJI，二期翻修术对感染的根治率达 80%~90%。二期翻修术中静态间隔物和动态间隔物都取得了成功，但动态间隔物在增加活动度（ROM）和改善膝关节评分方面取得了更好的结果。动态间隔物分为 CR 型和 PS 型，大多数间隔物是无后凸轮设计的 CR 型，尽管 PS 型和 CR 型都有良好的效果，但间隔物也会带来相应的并发症，如间隔物松动或断裂、关节脱位等，同时由于间隔物制作技术的多样性以及目前文献的异质性，尚缺乏关于最佳间隔物设计的研究。因此，一项比较 CR 或 PS 间隔物临床结果的研究对于二期翻修术来说至关重要，台湾学者 Lin[98] 及其团队进行了一项回顾性研究。研究人员对 141 例使用动态间隔物的 TKA 翻修术患者进行了平均 57.1 个月的随访（CR 间隔物组 66 名；PS 间隔物组 75 名），其中所有间隔物的抗生素与骨水泥比例均为 1∶5，手术技术与术后护理均一致，记录间隔物机械并发症，如间隔物松动、间隔物断裂、假体周围骨折、关节脱位及伸肌装置问题（如髌骨骨折或髌腱断裂），同时记录在间隔物植入术后因各种原因导致再次手术的患者，并在最后一次随访时记录 HSS 评分和膝关节 ROM。研究结果如下。

（1）PS 间隔物的整体机械并发症发生率（9.3%）低于 CR 间隔物（45.5%），主要表现为关节脱位，PS 间隔物的关节脱位率（1.3%）明显低于 CR 间隔物的关节脱位率（30.3%），虽然 PS 间隔物胫骨组件的平均厚度（13.0 mm）较 CR 间隔物胫骨组件厚（12.7 mm），但统计学分析显示较厚的胫骨组件与关节脱位和其他机械并发症没有关联。间隔物松动、间隔物断裂、假体周围骨折以及伸肌装置问题在两组间的发生率无明显差别。

（2）PS 间隔物组总体再手术率（16.0%）低于 CR 间隔物组（36.4%），其中因间隔物机械并发症而再手术的患者比例 PS 组（1.3%）低于 CR 间隔物组（24.2%），中间阶段因感染而再次手术的患者两组间无差异。

（3）PS 间隔物组膝关节 HSS 评分（72.3 分）高于 CR 组（63.8 分）；PS 间隔物组膝关节 ROM（90.3°）大于 CR 间隔物组（80.6°），其中 PS 间隔物组的最大屈曲角度（102.4°）大于 CR 间隔物组（89.6°），平均伸直角度无明显差异。

至此，该研究团队得出结论：与 CR 间隔物相比，PS 间隔物机械并发症和再手术的总体发生率较低、HSS 评分较高、膝关节 ROM 较大。他们认为，TKA 翻修术中使用 PS 间隔物能取得更好的临床效果（图 3-36）。

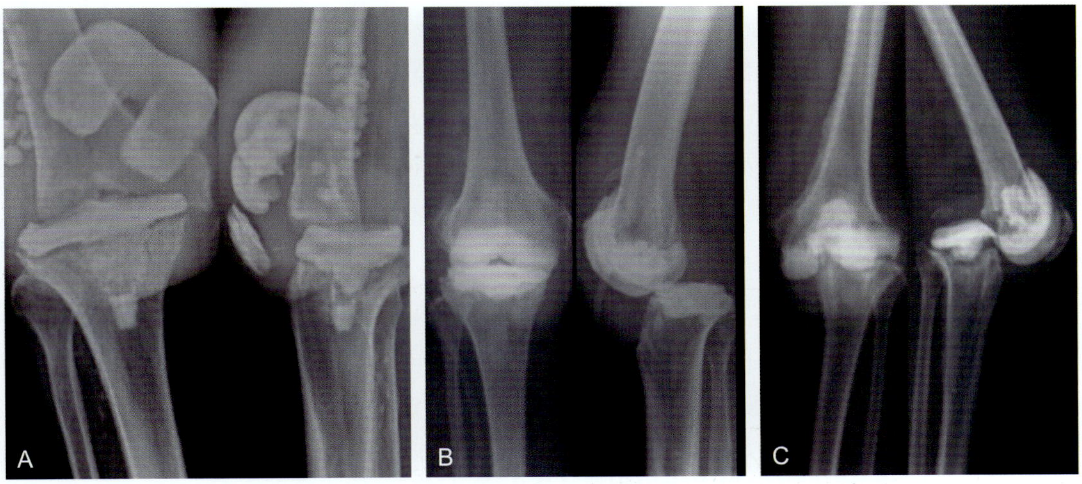

图 3-36　间隔物机械并发症
A.股骨假体松动伴假体周围骨折；B.关节脱位；C.关节脱位伴胫骨假体松动

3.85　80 岁以上患者与年轻患者行 UKA，二者术后临床效果有区别吗？

随着社会老龄化的发展，需要行关节置换的老年人越来越多，大多数 80 岁以上的老年人合并有多种疾病且生理系统相对虚弱，对这类人群进行骨科手术具有一定的挑战性。尽管围手术期护理取得实质性的进展，但有研究发现年龄大于 80 岁的患者在全膝关节置换术（TKA）后出现不良后果的风险更高，包括围手术期并发症更多，住院时间延长和再入院率增高，也有研究表明 80 岁以上接受 TKA 的老年人术后功能结果较差。膝关节单髁置换术（UKA）适用于膝关节单一间室的退行性关节炎患者。与 TKA 相比，UKA 的侵入性较小，组织保留较多，常见的优势包括住院时间较短、并发症较少和术后再入院率较低。过去十年，UKA 的优势逐渐被认可。UKA 可能对老年单间室关节炎患者特别实用，因为它可以降低发病率、减少阿片类药物消耗、缩短住院时间，并加快活动恢复。然而，目前关于该手术在 80 岁以上人群中的围手术期过程和功能性益处的研究较少。美国托马斯·杰斐逊大学罗斯曼骨科研究所的 Lonner[99] 研究团队进行了一项回顾性研究，旨在比较 80 岁以上老人和年轻对照组在接受 UKA 后的患者报告结果、围手术期结果和假体存活率。

该研究团队通过回顾性分析 2016—2019 年在其医疗机构接受单侧内侧 UKA 的患者数据，纳入了 44 名 80 岁以上老年患者并完成了至少 2 年的随访（平均随访时间为 3.5 年）。所有手术均由 3 位具有专业资格的外科医生通过微创内侧关节切开术进行，符合严格的手术适应证和禁忌证。每位 80 岁以上的患者通过倾向评分匹配法按 1∶3 比例与年龄在 65~74 岁的对照组匹配，收集了术前和术后 2 年的患者报告结果，包括膝关节损伤和骨关节炎预后评分（KOOS-JR）和 12 项简短健康调查（SF-12），还收集了这些患者围手术期并发症、住院时间、出院后处置、紧急就诊和再入院率等资料。

结果显示：对照组的平均年龄为 70.0 岁 ±2.7 岁（范围 65~74 岁），而八旬组的平均年龄为 83.0 岁 ±3.0 岁（范围 80~89 岁），两组在性别、BMI、术前 KOOS-JR 评分和 SF-12 评分上无显著差异。术后，两组的 KOOS-JR 和 SF-12 评分均显著提高。2 年后，两组在 KOOS-JR 和 SF-12 评分上无显著差异，但八旬组的 SF-12 评分显著低于对照组，在 SF-12 评分方面，八旬组得分较对照组低，但无统计学显著性。所有患者术后均出院回家，两组在并发症、再手术、紧急就诊和再入院率上无显著差异。对照组五年生存率为 97%，八旬组为 93%，两组间无显著差异。

最终研究团队得出结论，80 岁以上的老年人接受 UKA 后膝关节功能改善程度与年轻人相似，虽然八旬组术后 2 年健康生活质量评分较对照组差，但与术前相比仍有明显的改善。同时，80 岁以上患者在术后并发症、再入院率等方面与对照组无差异。

3.86 红细胞体积分布宽度可以预测 TKA 术后死亡风险吗?

随着全关节置换术数量的逐年增加，识别出有风险的患者和优化患者术前身体条件对于外科医生来说至关重要，这样医疗团队就可以做出更好的准备从而避免与高危患者相关的潜在并发症。

查尔森合并症指数（Charlson comorbidity index，CCI）是一种用于评估患者合并疾病情况的评分系统。它通过量化患者的合并疾病（即同时存在的多种慢性疾病）对预后（如死亡风险）的影响，帮助医疗专业人员进行临床决策和风险评估。CCI 评分与相关疾病以及 CCI 的分级与意义见表 3-3、表 3-4。

红细胞体积分布宽度（red cell volume distribution width，RDW）即红细胞体积的标准差除以平均细胞体积，再乘以 100 得到的百分比。在缺铁性贫血、维生素 B_9（叶酸）或维生素 B_{12}（钴胺素）缺乏所致贫血、潜在骨髓功能障碍以及潜在炎症状态的患者中都可以看到 RDW 增加。有研究发现，RDW 是一般死亡率的预测指标，也可预测髋关节骨折和翻修关节置换术等骨科手术患者的不良结局和死亡率，但关于 RDW 能否预测初次 TKA

表3-3　CCI评分与相关疾病

疾病对应评分	相关疾病
1 分	心肌梗死、充血性心力衰竭、周围血管疾病、脑血管疾病、痴呆、慢性肺部疾病结缔组织病、溃疡病、轻度肝脏疾病、糖尿病
2 分	偏瘫、中度和重度肾脏疾病、糖尿病伴有器官损害、肿瘤、白血病、淋巴瘤
3 分	中度和重度肝脏疾病
6 分	转移性肿瘤、获得性免疫缺陷综合征

表3-4　CCI的分级与意义

CCI 评分	分级	意义
0 分	低风险	患者没有列入 CCI 评分的特定合并症，表示患者相对健康，生存率较高
1~2 分	中等风险	患者可能有 1~2 个较轻的合并症，但整体风险相对较低
3~4 分	中等至高风险	患者可能有中等程度的合并症负担，生存率可能有所降低
5~6 分	高风险	患者有较重的合并症负担，可能需要更密切的监测和护理
7 分及以上	非常高风险	患者有较为严重的合并症，生存率可能显著降低，治疗风险也较高

术后死亡率的相关研究较少，美国托马斯·杰斐逊大学罗斯曼骨科研究所的 Sharkey[100] 研究团队进行了一项回顾性研究，纳入了 2000—2016 年间进行的 30 437 例初次全关节置换术。研究通过电子病历数据库收集了患者的人口统计学数据，对于术前合并症情况使用查尔森合并症指数（CCI）进行评估。通过收集术前 RDW 值，计算术前血红蛋白（Hb）和 RDW 的平均值，排除了有遗传性贫血史的患者，研究查询了 1 年内的全因死亡率，使用统计学分别分析 RDW、CCI 及二者结合对 1 年内死亡率的预测能力。

最终该团队纳入 29 247 名患者，结果显示，这些患者的平均年龄为 63.4 岁，其中 56.2% 为女性。在总体人群中，1 年内的死亡率为 0.55%。对于进行 TKA 的患者，1 年内死亡率为 0.58%。死亡患者的平均年龄更高（死亡组 72.9 岁，非死亡组 63.4 岁），更可能患有贫血（死亡组 38.9%，非死亡组 18.2%），住院时间也更长（死亡组 8.0 天，非死亡组 3.1 天），这可能是因为死亡组患者术后并发症较多。死亡组的平均 RDW 为 14.8%，高于非死亡组的 13.6%。死亡组的平均 CCI 为 1.2，非死亡组为 0.4。双变量分析显示，RDW 升高与 1 年死亡率显著相关（*OR*=1.40）。经过多变量回归分析，年龄、性别、CCI 和 RDW 被确认为 TKA 患者一年内死亡的独立风险因素。统计学分析表明，RDW 比 CCI 更能预测 1 年死亡率，而将 RDW 与 CCI 结合可显著提高 CCI 的预测能力，但对 RDW 的预测能力影响不大。

综上所述，RDW 是一种简单易查的实验室检测方法，其可用于预测全关节置换术后患者1年的死亡率。相比之下，RDW在预测1年死亡率方面优于CCI，对于RDW升高的患者，应努力优化术前条件并实施严格的术后监测方案，潜在地降低死亡率。

3.87 对于TKA假体松动有哪些新型检测手段？

人工关节置换是治疗晚期骨关节疾病的有效方法，并且在临床实践中得到广泛应用。全球每年进行超过数千万例膝关节和髋关节置换手术，而且这一数量还在不断增长。尽管大多数患者在接受假体关节置换后生活质量显著改善，但仍有20%~30%的患者因疼痛而对手术结果不满意，这些疼痛的主要原因包括假体松动、假体周围感染、滑膜炎和异位骨化。其中，假体松动在关节置换术后10年的发生率为7.4%~10.0%，这是后期翻修手术的主要原因。据Revell等[101]研究，只有约1.5%的假体松动由感染引起，而绝大多数是假体无菌性松动。

诊断关节置换术后假体无菌性松动的传统方法包括X线、计算机断层成像（CT）、磁共振成像（MRI）、正电子发射断层成像/CT（PET/CT）和单光子发射计算机断层成像（SPECT），但这些方法的敏感性和特异性都不尽如人意。单光子发射计算机断层成像/计算机断层成像（SPECT/CT）图像是形态成像和功能成像的结合，可以用于骨关节疾病的早期和敏感诊断。近年来，SPECT/CT在诊断关节置换术后疼痛患者的假体无菌性松动方面的应用越来越广泛，但其诊断的敏感性和特异性差异较大。为评估SPECT/CT对关节置换术后无菌性假体松动的诊断效果，南方医科大学王光业教授团队综合现有文献，进行了一项荟萃分析。该团队筛选符合纳入标准的研究，包括怀疑初次关节置换术后假体无菌性松动的患者、能够获取或计算四格表数据（真阳性、真阴性、假阳性、假阴性）且样本量不小于20例。排除动物实验、缺乏相关金标准的数据、样本量小于20例的研究以及综述和个案报告。提取每项研究的数据，计算敏感性、特异性、阳性似然比（positive likelihood ratio，PLR）、阴性似然比（negative likelihood ratio，NLR）、诊断比值比（diagnostic odds ratio，DOR）及其95%可信区间（credibility interval，CI）。

结果显示：SPECT/CT在诊断无菌性假体松动方面具有高诊断价值。结合分析表明，其敏感性为0.94（95% CI：0.90~0.96），特异性为0.89（95% CI：0.78~0.95），阳性似然比（PLR）为8.65（95% CI：4.18~17.90），阴性似然比（NLR）为0.07（95% CI：0.04~0.11），诊断比值比（DOR）为130.36（95% CI：45.18~376.19）。SROC（综合受试者工作特征曲线，summary receiver operating characteristic curve）结果显示的AUC（曲线下面积）为0.97（AUC表示诊断试验的诊断值，0.5~0.7表示低诊断值；0.7~0.9为中等诊断价值；>0.9表示诊断价值高），这说明SPECT/CT在诊断无菌性假体松动方面具有很高的诊断价值。

综上所述，SPECT/CT诊断无菌性假体松动方面具有较高的敏感性和特异性，诊断排除能力较好。这些结果表明SPECT/CT对无菌性假体松动的诊断非常有效，特别是对骨扫描结果不确定的患者。然而，该团队指出依然需要更多高质量、大样本量的前瞻性研究来进一步验证这些结论。

3.88　在疼痛和功能改善方面，TKA 术后短期和长期结果如何？

膝骨关节炎是一种非常普遍的进行性疾病，其特征是软骨侵蚀、软骨下骨的硬化和关节囊纤维化，可伴有严重的疼痛和功能障碍。对于保守治疗无效及终末期骨关节炎的患者，全膝关节置换术（TKA）可有效地减轻疼痛并改善预后。尽管 TKA 通常被认为是成功的干预措施，但由于缺乏利用患者报告结果的系统分析，很难获得术后临床进展的循证估计。有关 TKA 术后疼痛和功能的关系对于临床医生指导患者对术后康复至关重要。尽管许多纵向研究已经调查了 TKA 术后的疼痛和功能结果，但从这些研究中提取预后信息仍然困难，之前的系统综述主要集中在识别 TKA 术后短期和长期结果的预后因素，但没有系统地描述疼痛和功能结果的临床关系。为此，澳大利亚 Steffens[102] 研究团队进行了一项荟萃分析。

研究人员筛选了相关文章，对于每个潜在符合条件的研究，获取全文并根据纳入和排除标准进行评估。纳入研究的条件包括：研究对象因慢性肌肉骨骼疾病（如骨关节炎、类风湿性关节炎）接受初次 TKA，前瞻性纵向队列研究，报告术前和至少两个术后时间点的疼痛或功能结果且其中一个时间点必须在术后 12 个月以上。排除的研究类型包括：仅在会议论文中发表的研究、横断面研究、随机对照试验、回顾性队列研究、系统评价或病例报告以及样本量少于 10 例的研究等。收集研究信息、参与者的术前特征、手术特征和结果数据，特别关注样本来源、样本大小、患者特征、主要疾病、疼痛和功能结果、关节置换类型等变量，收集所有可用时间点的疼痛或功能结果进行，并使用专门的软件进行统计学分析。

最终研究人员纳入了 215 篇符合标准的研究，涉及 59 667 名患者（65% 为女性）。绝大多数研究（94%）的对象因膝骨关节炎接受了 TKA。整体平均年龄为 68.5 岁，平均 BMI 为 29.8 kg/m^2。多数研究的偏倚风险较低。在疼痛结果方面，使用的疼痛量表包括 KSS 疼痛评分、WOMAC 疼痛评分、VAS 疼痛评分、KOOS 疼痛评分和 NPRS 评分。汇总的疼痛评分显示，从术前的平均 64.0 分（0 表示无痛，100 表示最严重的疼痛）在术后 3 个月显著下降到平均 24.1 分，并在术后 5 年和 10 年分别维持在 11.1 分和 10.1 分。在功能结果方面使用的功能量表包括 KSS 功能评分、OKS 功能评分、WOMAC 功能评分、WOMAC 总分和 HSS 总分。汇总的功能评分显示，术前平均为 47.1 分（0 分表示最差功能，100 分表示最佳功能），术后 3 个月显著提高到平均 72.8 分，并在术后 1 年和 10 年分别维持在 78.1 分和 79.7 分。整体结果显示 TKA 术后疼痛和功能均显著改善，并在术后长期维持稳定。

综上所述，研究团队认为患者在术后的前 12 个月疼痛和功能结果显著改善。术后 1 至 10 年疼痛和功能的改善很少或没有进一步改善。低水平的疼痛持续存在，并且与长期的轻微功能丧失有关。

3.89 TKA 术后因关节僵硬、无菌性松动或关节不稳而行翻修术，翻修术后发生异位骨化的特点是什么？

异位骨化（heterotopic ossification，HO）是在非骨组织中形成层状骨的病症，通常是由于软组织创伤释放的骨诱导生长因子所致（图 3-37）。在全髋关节置换术（total hip arthroplasty，THA）后 HO 的风险增加，其发生率约为 43%，高风险患者可高达 90%。相比之下，全膝关节置换术（TKA）后 HO 的发生率较低，在 0.4%~40%。除了遗传易感性外，其他风险因素包括股四头肌腱断裂、慢性膝关节积液、血肿形成、骨切除后残留骨片及麻醉下的操作等。HO 会导致术后膝关节活动受限，进而造成僵硬。据报道，TKA 后膝关节僵硬的发生率为 1.3%~6.9%，但关于僵硬的确切定义和严重程度尚无标准，其发病原因多样且尚未完全了解，通常需要进一步干预治疗。多项研究表明，术后僵硬是再入院和再次手术的主要原因。导致 TKA 后膝关节僵硬的风险因素包括术前活动范围受限、既往膝关节手术史、关节炎病史、假体安装不当或过大以及屈伸不平衡等。HO 被认为是膝关节僵硬的风险因素，但其对初次 TKA 后僵硬的影响尚不明确，关于翻修 TKA 后 HO 的影响更是缺乏研究。因此美国学者 Gkiatas[103] 研究团队进行了一项前瞻性研究。

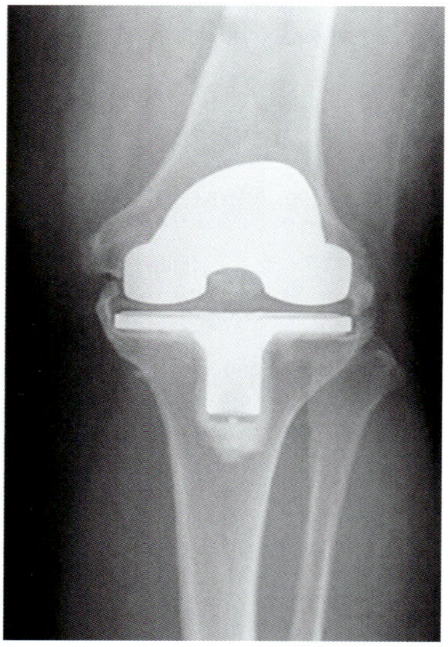

图 3-37 内外侧副韧带处的异位骨化

在 2017—2020 年间，该研究团队对接受翻修 TKA 的患者进行了入组，目的是比较其术后的关节活动度（ROM）和临床结果。在这项研究中，患者被分为两组：第 1 组是因膝关节僵硬（术前屈曲小于 100° 或屈曲挛缩大于 10°）而接受翻修手术的患者，第 2 组是因无菌性松动或不稳定（术前屈曲大于 100° 且屈曲挛缩小于 10°）而接受翻修手术的患者。ROM 通过标准化方法测量，在术前及术后 6 周、6 个月和 1 年时采集。此外，收集患者术前和术后的 X 线片用于识别和评估异位骨化。

最终研究人员纳入了 87 名患者，其中 63 名为女性（72.4%），24 名为男性（27.6%）。整个队列的平均年龄为 67.6 岁，平均 BMI 为 29.6 kg/m^2，翻修手术的平均时间约为 4 年，总共有 17 名患者（19.5%）在术前 X 线片中发现了 HO。1 组（膝关节僵硬）患者中（共 40 名）有 12 名患者（30%）、2 组（膝关节不稳定或无菌性松动）患者中（共 47 名）有 5 名患者（10.6%）术前存在 HO，两组间有显著差异，1 组术前 HO 明显更多（P= 0.03）。

有 74 名（1 组 34 名，2 组 40 名）患者可获得完整的随访和 ROM 数据。在这 74 名患者中，32 名（43%）接受了两部分翻修，19 名（26%）接受了部分翻修（包括胫骨、股骨或髌骨组件），17 名（23%）仅接受了衬垫置换，而 6 名（8%）接受了粘连松解而没有进行假体置换。1 组术前的平均 ROM 为 60° ± 25°，而 2 组术前的平均 ROM 为 111° ± 13°。在术后 6 周的随访中，1 组的平均 ROM 增加（78° ± 20°），而 2 组的平均 ROM 没有变化（111° ± 12°）。在 6 个月的随访中，1 组的平均 ROM 增加到 82° ± 21°，与此同时，与 6 周随访时间点相比，2 组的平均 ROM 在 6 个月时仅增加了 5°（116° ± 15°）。在最后的 1 年随访中，1 组患者 ROM（在 1 年内的前后变化）增加了 25°，而 2 组增加了 3°。在 1 组中，HO 患者的术前 ROM 较低（患 HO：52°，未患 HO：63°），但在最后一次随访中，他们的平均 ROM 相似（患 HO：81°，未患 HO：86°）。总体而言，HO 患者在前 6 周内的 ROM 增益（20°）与未患 HO 的患者（18°）相似。在 6 周到 6 个月之间，HO 患者和未患 HO 的患者都有轻度（＜10°）的 ROM 增益，且在术后 6 个月内，他们基本上都达到了最终的 ROM，在此之后，HO 患者和未患 HO 的患者在 6 个月到 1 年期间仅增加了 20°。

最终，该团队得出结论，对于因僵硬而接受翻修 TKA 的患者，其在术前的 HO 发生率明显高于因无菌性松动或不稳定而接受翻修的患者。HO 与术前 ROM 的程度有关。严重的 HO 病例与明显较低的 ROM 相关，表明 HO 与关节纤维化加重和 ROM 减少有关，因此建议制订一种更全面、标准化的 HO 严重程度分类系统。

3.90　全关节置换术后胃肠道并发症的发生率是多少？哪些胃肠道并发症最常见？

全关节置换术后胃肠道并发症相对罕见，需要干预的患者也较少，虽然罕见，但这些并发症会给患者带来较大的负面影响以及较高的死亡率，特别是对于那些需要手术干预的并发症。Adenikinju 等在对 19 000 名患者 6 年的随访中，确定了 9 名需要剖腹探查的患者。其中 4 例（44.4%）患者需要造口，3 例（33.3%）患者在研究期间死亡。目前已知吸烟和长期使用非甾体抗炎药（NSAID）是胃肠道并发症的术前潜在风险，尽管以前有过研究，但骨科手术中关于这一主题的文献仍然有限，为了更好地了解这些潜在并发症，识别出有风险的患者并加以干预，美国托马斯·杰斐逊大学罗斯曼骨科研究所 Massaglia[104] 研究团队进行了一项回顾性研究，对 2009 年 1 月 1 日至 2018 年 12 月 31 日期间进行初次全关节置换手术的所有患者进行了回顾性分析，使用国际疾病分类来确定术后住院期间经历至少一种胃肠道并发症（如感染、溃疡、出血、胆结石等）的患者。对这些患者的病历进行直接审查，以确定是否需要一种或多种干预措施来治疗并发症，并使用手术记录来详细说明手术情况。收集的患者人口统计数据，包括年龄、性别和体重指数，以及烟草和药物使用情况、合并疾病、手术及围手术期细节、短期结果和住院死亡率。将患者分为发生胃肠道并发症组和未发生胃肠道并发症两组，比较两组间的人口统计数据、合并疾病、手术细节和结果。使用统计学方法比较并分析胃肠道并发症对结果的独立影响。

结果发现，在为期 12 年的研究中，共进行了 17 402 例初次 TKA，其中 106 名患者（0.6%）在住院期间出现了胃肠道并发症。出现胃肠道并发症的患者年龄更大（并发症组

68.5 岁，非并发症组 63.7 岁），并且有更多的其他并发症，如充血性心力衰竭、慢性肺病、痴呆、癌症、心肌梗死史和外周血管病。并发症组患者的查尔森合并症指数（CCI）更高（并发症组 1.3，非并发症组 0.5），术前血红蛋白水平较低。TKA 患者、接受全身麻醉的患者以及手术时间较长的患者更易出现胃肠道并发症，最常见的并发症包括便秘或梗阻、腹泻或吸收不良、出血和艰难梭菌感染。胃肠道并发症与更长的住院时间（并发症组 13.2 天，非并发症组 2.3 天）、更高的其他并发症发生率、更高的住院期间死亡率（并发症组 1.9%，非并发症组 0.1%）以及出院至康复机构的风险显著相关。统计学分析显示：GI 并发症显著增加了住院时间和出院至康复机构的风险，但对 90 天内再入院风险无显著影响，分析显示，手术时间、术中尿量、BMI、患者年龄和估计失血量是预测 GI 并发症的重要变量。

最终该团队认为，初次全关节置换术后出现胃肠道并发症是罕见的。然而，当这种情况发生时，患者面临着短期预后更差的风险，住院死亡率也会增加。术后出现胃肠道并发症（尤其是出血）的患者可能需要额外的干预措施，如输血和内镜检查。手术前减肥可以降低胃肠道并发症的风险，因为根据结果，BMI 对预测胃肠道并发症相对重要。由于血红蛋白水平下降是胃肠道并发症的独立危险因素，因此应考虑术前进行贫血相关检查和适当治疗。手术时间与胃肠道并发症发生率直接相关，因此，外科医生应尽量高效、及时地进行全关节置换术。

3.91 TKA 术后关节特发性僵硬的危险因素有哪些?

尽管 TKA 在手术技术、假体设计和围手术期管理策略上有了极大提升，但获得性特发性僵硬（acquired idiopathic stiffness，AIS）仍然是 TKA 术后最常见的并发症之一，其发病率约为 4%。AIS 的初步治疗包括康复治疗和麻醉下手法松解（manipulation under anesthesia，MUA），但对于一些顽固性僵硬需要进行手术干预，如手术松解瘢痕组织（关节镜或切开）或关节翻修术，以减轻疼痛和恢复膝关节功能。AIS 的发生可能与宿主和围手术期因素有关，一些风险因素如术前活动受限、既往膝关节手术和康复效果不佳已被认为会增加 AIS 的风险，而其他因素（如年龄、性别）和合并疾病（如糖尿病）与 AIS 的关联并不明确。为了研究 AIS 的发生率和 MUA 的需求，描述 MUA 的结果，并确定与 AIS 和 MUA 需求相关的风险因素。美国梅奥诊所骨科 Abdel[105] 团队开展了一项回顾性研究。

研究团队对 1990—2016 年接受初次 TKA 的患者进行了回顾性研究，排除了因肿瘤原因进行的 TKA 患者后，将患者分为当代队列（2000—2016 年）和历史队列（1990—1999 年）以比较 AIS 和 MUA 的发生率，研究者在术前和术后 3 个月、2 年、5 年及每隔 5 年收集膝关节 KSS 评分。AIS 的定义是术后 1 年内关节活动范围 ≤ 90° 且持续 12 周以上，或者在 12 周内需要 MUA。已有运动受限 ≤ 90° 的患者不被归为 AIS。为了进行 AIS 和 MUA 发生率的纵向比较，研究同样确定了 1990—1999 年间患者的 AIS 和 MUA 发生率。将不符合 AIS 标准的患者作为对照组。并使用统计学分析评估了与 AIS 和 MUA 相关的危险因素。结果显示如下。

（1）当代队列的 12 735 例初次 TKA 中，有 456 例（3.6%）发展为 AIS。相比之下，历史队列有 129 例（4.1%）发展为 AIS，两组之间的发病率没有显著差异（P=0.16）。当代队列有 336 例（2.6%）接受了 MUA，而历史队列中有 89 例（2.8%）接受了 MUA，两组之间的发病率也无显著差异（P=0.54）。

（2）发展为 AIS 的患者与未发展为 AIS 的患者相比，术前关节活动度（ROM）略有减少（AIS 患者 104° ± 17°，非 AIS 患者 108° ± 16°）。术后诊断为 AIS 的患者在随访中表现出较低的 ROM（AIS 患者 100° ± 20° 非 AIS 患者 116° ± 12°）。AIS 患者的膝关节 KSS 评分从术前的 39 分 ± 19 分增加到术后的 79 分 ± 18 分，而未发生 AIS 的患者则从术前的 40 分 ± 19 分增加到术后的 86 分 ± 12 分。AIS 患者的 KSS 评分在随访中低于未发生 AIS 的患者。

（3）接受 MUA 的 AIS 患者其术前 ROM 与未接受 MUA 的 AIS 患者无显著差异，对于接受 MUA 的患者，术前 ROM 为 67° ± 16°，术后随访时平均改善到 102° ± 19°，但仍低于非 AIS 患者 116° ± 12°。MUA 通常在术后 6 周进行。其中有 16 名患者在第一次 MUA 后 5 周（范围为 1~15 周）接受了第二次 MUA，术前 ROM 为 68° ± 21°，最终随访时为 105° ± 11°，仍低于非 AIS 患者 116° ± 12°。总体而言，接受 MUA 组的 336 例患者中有 295 例（88%）患者的活动范围升至 90° 以上。整个 MUA 组的 KSS 评分从术前的（41 分 ± 20 分）增加到术后的（79 分 ± 19 分），但仍低于未接受 MUA 的患者（85 分 ± 12 分）。在接受 MUA 的 AIS 患者中，没有出现 MUA 相关的并发症，如假体周围骨折或伸肌机制损坏。在接受 MUA 的患者中，4 例在术后平均 2 年（范围为 0.5~5 年）接受了翻修 TKA，其最终随访时的 ROM 平均为 80°（范围为 60°~90°）。

（4）单变量分析显示，AIS 的风险因素包括年龄较小、吸烟和既往膝关节手术史。术中因素包括较长的止血带使用时间和手术时间以及全身麻醉的使用。多变量分析调整后，年龄较小、创伤后关节炎、全身麻醉和糖尿病是 AIS 的独立风险因素。较低的 BMI 与较低的 AIS 风险相关。在 MUA 的多变量分析中，较长的止血带使用时间、年龄较小和糖尿病是独立风险因素。较低的 BMI、高血压和中重度肾病与较低的 MUA 风险相关。

综上所述，研究表明初次 TKA 后 AIS 和 MUA 的发生率分别保持在 3.6% 和 2.6%。虽然 MUA 使大多数患者的运动能力得到改善（平均 ROM 提高 34°），但在最终随访时的活动范围和临床结果仍旧不如未受 AIS 影响的患者。导致 AIS 的因素有内在（遗传）和外在（手术技术和假体设计）因素，采取相应的措施可能会减少这一并发症的发生率。

3.92　止血带的使用对非骨水泥固定 TKA 的假体有何影响?

在 TKA 术中经常使用气动止血带，其主要优点包括改善手术视野，减少术中出血，缩短手术时间，并且能使骨水泥固定更牢固。然而，越来越多的研究表明，止血带使用可能导致诸多并发症，如皮肤瘀伤、神经血管损伤和代谢紊乱。研究发现，止血带的使用与表浅伤口感染、血肿、皮肤起泡和术后疼痛增加有关，并且可导致术后膝关节活动度（ROM）下降和血栓风险增高。一些外科医生已开始在 TKA 中停用止血带，并发现无止血带组患者术后疼痛较少、早期活动范围更好且未增加输血需求。支持骨水泥型 TKA 中使用止血带的学者认为，干净无血的区域可以改善骨水泥在假体周围骨中的嵌入。在依赖多孔隙向内生长的非骨水泥固定中，使用止血带并不具有重要意义。过去的许多研究着眼于使用传统的手动器械，且大多数多为回顾性研究。近年来，机器人辅助下 TKA 因其定位准确、术后功能好而越来越受到欢迎，但机器人导航辅助下非骨水泥固定 TKA 使用止血带是否会对手术造成相关影响尚未可知。因此，美国路易斯维尔大学骨科 Malkani[106] 研究团队开展了一项前瞻性随机对照研究。

该团队纳入 100 名采用机器人辅助技术进行初次 TKA 的患者，并将其随机分为短时止血带（ST）组（＜10 分钟）和长时止血带（LT）组（手术全程）。纳入标准为因骨关节炎接受初次 TKA 且至少有 1 年随访的患者，排除年龄小于 21 岁、非骨关节炎、需双膝 TKA 或体重指数（BMI）超过 40 kg/m^2 的患者。最终有 95 名患者完成研究，ST 组 49 人，LT 组 46 人，两组间在年龄、性别、BMI、美国麻醉医师协会（ASA）分级、术前血红蛋白（Hb）、术前关节活动度（ROM）和膝关节 KSS 评分方面无显著差异。所有手术由同一外科医生使用相同的假体设计，并由相同的麻醉团队进行并且术后方案和手术方法均相同。所有患者接受相同的术前教育、麻醉、术后物理治疗和静脉血栓预防方案，术后即刻负重。所有患者使用非水泥固定假体。收集各组的临床结果和并发症，包括 VAS 评分、阿片类药物消耗（以吗啡当量计算）、术后第一天血清肌酸激酶同工酶（CK-MB）、步行距离、术后 ROM、住院时间、手术时间、术后 Hb、输血需求、膝关节 KSS 评分和功能评分。

结果发现，ST 组和 LT 组平均年龄分别为 65.0 岁和 66.7 岁，平均 BMI 分别为 33.4 kg/m^2 和 32.7 kg/m^2，平均 ASA 评分为 2.6 分。两组在术前、术后 2 周和 6 周的 ROM 无统计学差异。术后第一天 Hb 变化在两组间相同，但 ST 组的平均估计失血量较高（ST 组 151.6 ml，LT 组 93.9 ml）。术后需要输血的患者分别为 ST 组 1 名和 LT 组 2 名。术后第一天的 CK-MB 水平在两组间无显著差异。两组的平均手术时间相同（ST 组 103 分钟，LT 组 94 分钟），LT 组的平均止血带使用时间为 58 分钟，ST 组平均为 10 分钟。术前和术后 6 周的膝关节 KSS 评分和功能评分在两组间无显著差异。住院时间和术后 24 小时、48 小时的步行距离在两组间也无显著差异。两组在术后 24 小时和 48 小时的 VAS 评分相同。ST 组在术后 24 小时的阿片类药物消耗显著高于 LT 组，但在 48 小时、2 周和 6 周的阿片类药物消耗无显著差异。

综上所述，该研究团队发现，术后 2 周和 6 周的 ROM 以及术后 6 周的膝关节 KSS 评分和功能评分在两组间相同，术后 24 小时和 48 小时的步行距离也无显著差异。ST 组和 LT 组的术后 Hb 变化相同，即止血带使用对失血量没有显著影响。住院时间和手术时间在两组间无差异，术后 CK-MB 水平也无显著差异。总体而言，止血带使用时间的长短对非骨水泥固定 TKA 的功能结果及各项指标并无显著影响。

3.93 止血带的使用对 TKA 术后骨水泥渗透效果及放射学有何影响?

全膝关节置换术（TKA）中使用止血带及其对疼痛和功能恢复的影响仍存在争议。止血带的一个公认优势是减少出血，从而改善手术视野，这被认为有助于 TKA 组件的骨水泥固定，因为脂肪或血液污染会影响骨水泥渗入松质骨，降低黏合强度（最高可达 50%）。为了降低假体组件无菌性松动的风险，合理与规范的骨水泥技术被认为是确保骨 - 骨水泥界面强度的关键，这使得部分外科医生仅在骨水泥固定过程中使用止血带，以减少长期使用止血带的负面影响，如股四头肌力量下降。目前，关于使用止血带对骨水泥渗透影响的证据相互矛盾，且受限于患者数量少、影像学和临床随访时间较短。为了研究止血带使用对胫骨假体下骨水泥渗透的影响，以及通过检查透亮线（radiolucent line，RLL）进展和假体存活率来观察骨水泥渗透的差异对假体稳定性的影响，美国科罗拉多关节置换中心 Jennings[107] 研究团队开展了一项回顾性分析。

研究人员纳入需要至少 5 年随访时间的患者，收集了人口统计学以及术前、术中和术后的临床和影像学数据。患者根据接受 TKA 时是否使用止血带进行分组。止血带使用定义为最少 30 分钟的充气时间，而无止血带则为 0 分钟，止血带使用时间为 1~29 分钟的患者被排除，然后，根据年龄、性别、BMI 和随访时间 1∶1 匹配每组的患者，最终每组匹配了 61 名患者。所有患者在术前和术后 6 周的随访中，获取双下肢站立全长 X 线片。测量术前和术后的髋 - 膝 - 踝（HKA）角，术后 6 周根据前后位和侧位膝关节 X 线片测量胫骨组件水泥渗透和 RLL，使用膝关节协会放射评估系统（图 3-38），术后 1 年、2 年和 5 年的 X 线也用于测量 RLL。进展被定义为在 X 线中 RLL 长度增加超过 2 mm。对每个区域的骨水泥和 RLL 的测量值进行求和，以产生关于胫骨假体的骨水泥和 RLL 大小的累积测量值。

结果发现，最终研究人员纳入了 122 名患者（每组 61 名），平均年龄为 63.65 岁 ± 7.14 岁（范围 47~79 岁），两组在年龄、性别、BMI 或随访时间上均无差异。术前 HKA 角（止血带组 2.42° 内翻，非止血带组 3.75° 内翻）、术后 HKA 角（止血带组 0.54° 内翻，非止血带组 1.21° 内翻）均无差异。在前后位（1、2、5 区域）和侧位（1、2、3P、5 区域）中，止血带组的骨水泥渗透显著增加。累积骨水泥渗透也显著不同，止血带组为 43.33 mm，无止血带组为 34.48 mm。由于 RLL 的发生率非常低，所以该研究将 RLL 的存在或不存在作为结果指标，而不是实际的测量，将 RLL 平均值在止血带组和非止血带组之间进行比较。在术前和术后的 KSS 评分方面，两组之间无差异。在随访期间，非止血带组出现了 2 例无菌性松动，两组的 5 年生存率分别为止血带组 100% 和非止血带组 96.7%（59/61）。

综上所述，该研究团队认为，止血带的使用通过使骨表面干燥来提高骨水泥的穿透作用，进而促进骨水泥的渗透，并获得了更良好的初始固定强度，减少了 RLL 的进展，降低了无菌性松动的潜在风险（图 3-39）。

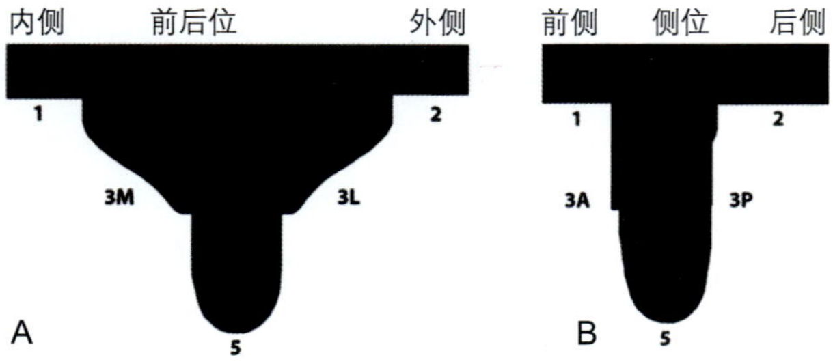

图 3-38 膝关节协会放射评估系统分区（A. 前后位；B. 侧位）

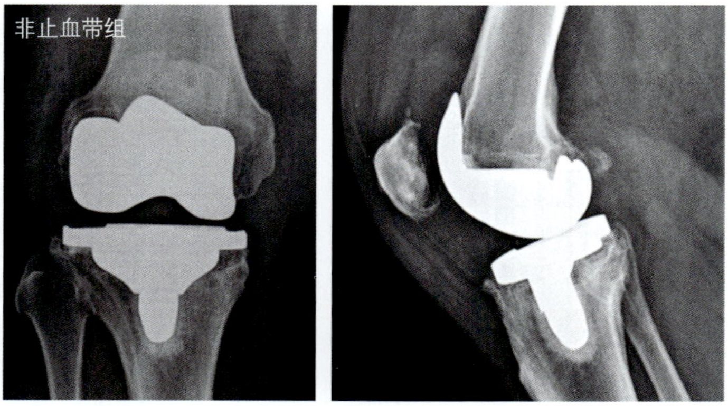

图 3-39 非止血带组患者前后位（左）和侧位（右）X 线示明显 RLL 形成，表明胫骨假体松动

3.94 PS 假体的轴承顺应性对术后关节生物力学有何影响?

全膝关节置换术（TKA）是治疗终末期骨关节炎一种非常成功的方法，多项研究均报告了其良好的生存率，这使其成为全球范围内广泛应用的手术。有研究预测，到 2030 年，TKA 手术数量可能会增加 600% 以上。但是，对手术效果不满意的患者数量也很多，主要原因在于术后的疼痛和功能的障碍，如中屈曲不稳定、活动范围有限。在过去的几十年中，随着超高分子聚乙烯垫片的引入，使得抗磨损能力有了大幅度提高，因此，恢复正常的运动功能成为 TKA 最重要的目标之一。多种 TKA 假体几何形状和外科手术方法被用于尝试恢复 TKA 术后膝关节的原始运动学，例如，在后交叉韧带保留型（CR）假体中，保留后交叉韧带（PCL）被认为可以导致更多的股骨后滚，然而有研究发现 CR 假体容易出现前向滑动。在后稳定型（PS）假体中，PCL 被凸轮和立柱代替以防止异常前滑，然而，凸轮和立柱直到屈曲后期才会发生接合，在接合之前同样也容易发生异常前滑，尤其是股骨内侧髁。内轴型假体使聚乙烯垫片更加适合内侧平台，理论上可以减少内侧髁的滑移，然而该结论并没有得到充分证实。因此，美国田纳西大学肌肉骨骼研究所 Khasian[108] 研究团队使用膝关节数学模型来评估 PS 假体中加入内轴衬垫是否可以防止中度屈曲的异常前滑。

研究使用一个经过验证的膝关节数学模型来评估内轴垫片符合性对后稳定型 TKA（PS-TKA）在负重深蹲时的力学性能影响，该模型是基于 Kane 动力学原理开发的三维模型，具备膝关节的 12 个自由度，并包含所有下肢骨骼及相关 TKA 组件。采用接触检测算法计算接触表面的力，接触面一个建模为点云，另一个用多项式表示，基于材料特性计算互动力。研究中调整了 PS-TKA 内轴衬垫的表面多项式系数，创建了基线适配度、适配度减少和适配度增加三种模拟（图 3-40）。在 5°~120° 膝关节屈曲的负重深蹲活动中，计算并比较膝关节的运动学和动力学表现，其中正值定义为前向，负值定义为后向。

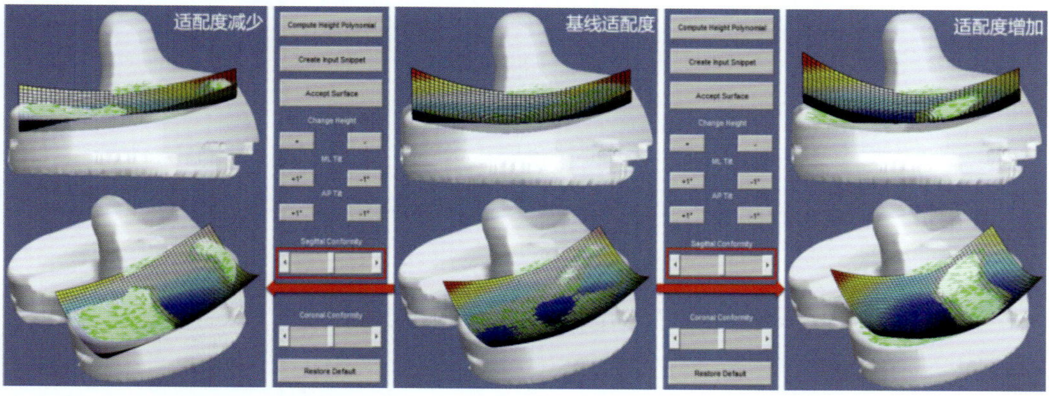

图 3-40 后稳定型假体设计创建基线适配度（中）、适配度减少（左）和适配度增加（右）三种模拟

研究结果表明：

（1）增加内轴衬垫的适配度会使股骨组件接触点前移。在完全伸展时，内侧髁的前后（AP）接触位置在适配度减少、基线和适配度增加设计中分别为 −5.1 mm、−3.0 mm 和 −0.6 mm。在凸轮 - 立柱机制接合之前，通过增加内侧平台的适配度，减少了内侧髁的异常前移。

（2）在从完全伸展到约 70° 膝关节屈曲（凸轮 - 立柱机制接合前）的过程中，内侧髁在适配度减少和基线设计中分别经历了 3.8 mm 和 1.8 mm 的前移，而在符合性增加设计中基本保持不变（AP 位移小于 0.1 mm）。外侧髁的 AP 初始接触位置在适配度减少、基线和适配度增加设计中分别为 −5.0 mm、−3.3 mm 和 −2.6 mm。随着屈曲的进行，外侧髁的 AP 位移在适配度减少、基线和适配度增加设计中分别为 −8.0 mm、−9.6 mm 和 −10.5 mm。在膝关节屈曲约 80° 后，凸轮 - 立柱机制完全接合，三种设计的内外侧髁的平移模式相似，因此在最大膝关节屈曲时，股骨髁的 AP 接触位置相似。在完全伸展时，适配度增加设计的股胫骨外旋角度更大（约 2.5°），而基线和适配度减少设计分别为 0.4° 和 −0.1°，这归因于内侧髁接触位置的前移。

（3）总体而言，从完全伸展到最大膝关节屈曲，股骨的外旋角度在适配度减少、基线和适配度增加设计中分别为 8.9°、8.5° 和 6.9°。增加内侧平台适配度使凸轮 - 立柱机制在屈曲时更早接合，分别在 70°、67° 和 64° 时接合。随着内侧平台适配度的增加，凸轮 - 立柱接触力也增加，适配度减少、基线和适配度增加设计中的最大接触力分别为 1.18 BW、1.37 BW 和 1.68 BW。尽管三种设计的股胫骨接触力相似，但适配度增加设计的股胫骨接触力略高，峰值为 3.13 BW，而其他两种设计的接触力为 3.0 BW。

综上所述，该探究团队最终得出结论，对于 PS 假体来说，增加内侧衬垫设计的适配度可以消除其他假体设计中常观察到的中屈曲异常前滑。然而需要注意的是，增加适配度可能会导致股骨胫骨接触力增高，可能带来额外的磨损。

3.95 UKA 中聚乙烯衬垫的厚度对临床效果及假体存活率有何影响?

膝关节单髁置换术（UKA）是治疗内侧间室骨关节炎的有效方法，有研究表明 UKA 患者的生存率在第一个 10 年可达到 98%，在第二个 10 年为 91%。与大多数膝关节置换一样，UKA 的手术技术是只切除胫骨、股骨和聚乙烯衬垫所需要的骨。UKA 中聚乙烯衬垫的厚度取决于胫骨切除的深度、可矫正畸形的程度和膝关节的平衡。在胫骨切除增加的情况下，可能需要“更厚”的聚乙烯衬垫，但是据报道，胫骨切除的增加与无菌性松动和骨折的发生有关。同样，较厚的衬垫“过度填充”可能导致外侧间室骨关节炎的进展。先前的研究评估了 TKA 中使用较厚聚乙烯的临床结果和生存率。一些研究发现，较厚的衬垫会增加早期屈曲挛缩的风险，并会增加聚乙烯磨损，导致失败率更高。然而，也有研究报告了相反的结果，在 TKA 中使用较厚的聚乙烯衬垫在生存率和麻醉下操作率方面没有差异。目前尚未有研究针对内侧 UKA 中衬垫厚度对临床结果和生存率的影响，为此美国学者 Crawford[109] 研究团队开展了一项回顾性研究。

研究人员对 2004 年至 2017 年期间接受 UKA 的所有患者进行了回顾性分析，如果患者完成了至少 2 年的放射学和临床随访，则纳入研究分析。手术由 5 名经过专业培训的关节外科医生中的一位进行，使用牛津第 3 代膝关节单髁置换系统，该系统提供了 7 种聚乙烯厚度（3~9 mm，每次增加 1 mm）。通过手术报告和术后门诊复查记录了假体数据、关节活动度和膝关节 KSS 评分。在术后 6 周、1 年及其后的每年进行随访，在每次随访时查看 X 线片，记录任何 RLL 或假体松动的证据。根据聚乙烯厚度将患者分为两组，薄型衬垫组（第一组）使用 3 mm 或 4 mm 的衬垫，厚型衬垫组（第二组）使用 5 mm 以上的衬垫。对术前和术后人口统计学数据、关节活动度、KSS 评分、并发症和再次手术进行记录，术前两组患者在年龄、体重指数、关节活动度、KSS 评分或 UCLA 活动评分方面没有显著差异，术后通过放射学分析测量内侧胫骨切除深度。如果患者出现 UKA 假体的松动或翻修为 TKA，则被定义为手术失败。

结果发现，最终研究人员纳入了 2305 名患者（共 3030 个膝关节），第一组共 2640 个膝关节（87%），而第二组共 390 个膝关节（13%）。平均随访时间为 5.2 年（范围为 0.5~12.6 年）。第一组中的平均胫骨切除深度为 9.4 mm（范围为 5.2~15.7 mm），第二组为 11.8 mm（范围为 8.5~17.9 mm），两组之间存在显著差异。两组术后的关节活动度、膝关节 KSS 评分以及评分变化没有显著差异。第一组和第二组的全因翻修率分别为 4.02% 和 4.58%，其中第二组胫骨无菌性松动的翻修率（1.8%）显著高于第一组（0.7%）。两组在胫骨塌陷或骨折、股骨无菌性松动、关节炎进展、衬垫脱位或翻修的其他原因方面的失败率没有显著差异。手术失败的膝关节胫骨切除深度明显小于（9.4 mm，范围为 5.6~13.53 mm）未失败的膝关节（9.73 mm，范围为 5.2~17.95 mm）。对于因胫骨无菌性松动而失败的患者，胫骨切除深度与未失败的患者之间没有显著差异，两组均无因聚乙烯磨损进行翻修，两组 5 年存活率第一组为 95.1%，第二组为 95.2%。

最终，研究团队认为，内侧 UKA 中使用较厚的衬垫会增加胫骨假体无菌性松动的风险，在其他方面无明显差异。因此，外科医生应该尽可能地多保留骨量，只切除假体代替的部分，更好地平衡膝关节。

3.96 骨水泥固定的 TKA 术后松动主要发生在哪个界面？

无菌性松动目前被认为是假体失败的最常见的原因之一，虽然有几项研究分析了初次 TKA 术后无菌性松动的原因，但还没有研究评估各种类型的胫骨无菌性松动。有关“胫骨脱粘”和“胫骨内翻塌陷”的描述已经存在，但每种失败类型的发生率尚不清楚。此外，对于失败发生在哪个界面尚未进行分类（假体 - 骨水泥界面或骨水泥 - 骨界面）。通常，无菌性松动被记录为一个整体，没有提及失败位置等，在假体 - 骨水泥界面的失败可能与骨水泥技术和（或）假体的下表面特征（表面粗糙度、假体设计等）有关。在骨水泥 - 骨界面的失败可能与骨水泥技术有关，但也可能受到骨质和密度的影响。更好地理解这些失败情况将使假体设计和骨水泥技术得以优化，以确保长期固定。为了确定胫骨无菌性松动界面的位置，美国学者 Martin[110] 研究团队进行了一项回顾性研究。

研究人员筛选了 2005—2017 年所有接受翻修手术的患者来识别孤立的胫骨无菌性松动病例。对于术前存在不稳定性、感染、明显的聚乙烯磨损或随访少于 2 年以及任何不是胫骨无菌性松动翻修的患者将被排除。他们共纳入了 149 例孤立的胫骨无菌性松动，记录每个患者的临床结果，包括翻修、再次手术与并发症。如果放射学评估存在疑问，手术记录将用于确认失败的具体位置，此外还记录翻修假体和植入的数据以及使用的固定类型（锥形或套筒、骨水泥或非骨水泥柄）。每个患者在进行胫骨无菌性松动翻修前拍摄术前正位和侧位 X 线片，并由两名膝关节外科医生进行放射学评估。最初进行评估时确定失败发生在哪个界面（假体 - 骨水泥或骨水泥 - 骨界面）。随后记录的放射学参数包括界面失败的位置、放射透明的位置、角度、假体脱离、胫骨骨质丧失和（或）骨折及下陷。

结果发现，在因孤立的胫骨无菌性松动而翻修的 149 名患者中，有 140 名患者（94.0%）在假体 - 骨水泥界面失败，而 9 名患者（6.0%）在骨水泥 - 骨界面失败。在假体 - 骨水泥界面失败的 140 名患者中，90 名患者（64.3%）呈“内翻塌陷”模式，而 49 名患者（35.0%）未出现假体 - 骨水泥界面失败，这一组的平均失败时间为 21 个月。假体 - 骨水泥界面失败和骨水泥 - 骨界面失败患者在人口统计学或失败时间方面没有统计学显著差异，此外，在

假体 - 骨水泥界面失败的患者中，内翻塌陷和非内翻塌陷组之间也没有统计学显著差异。在 90 名发生内翻塌陷的患者中，出现了几个常见的放射学特征：所有患者均出现了前方异位骨形成，87 名（96.7%）患者出现了假体侧方移位，85 名（94.4%）患者出现了明显的胫骨内侧骨质丢失。41 名（45.6%）患者出现了假体后方下陷，22 名（24.4%）患者出现了内侧胫骨平台骨折。在 149 名患者中，有 78 名（52.3%）进行了单独的胫骨翻修，而 71 名（47.7%）患者同时对股骨和胫骨进行了翻修，32 名（21.4%）患者接受了不带水泥的胫骨柄修复，117 名（78.5%）患者重新植入了带水泥的柄，40 名（26.8%）患者使用了辅助性胫骨干骺固定（锥体或套管），最终活动范围的平均值为 0°（伸展）至屈曲 120°。

总而言之，该团队认为，胫骨无菌性松动最常发生在假体 - 骨水泥界面，该界面似乎代表了胫骨侧假体固定的“薄弱环节”，应该改良胫骨假体特征以减轻该界面的失败，特别是对于存在高风险的过度活动患者或体重指数升高患者，需要更加牢固的固定（图 3-41、图 3-42）。

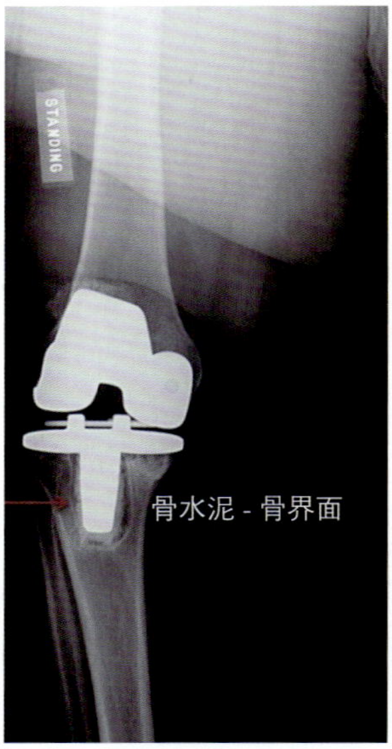

图 3-41 术前正位 X 线片显示在骨水泥 - 骨界面处植入失败，骨水泥界面（箭头）处有较大的放射透亮线，假体周围有完整的假体 - 骨水泥界面

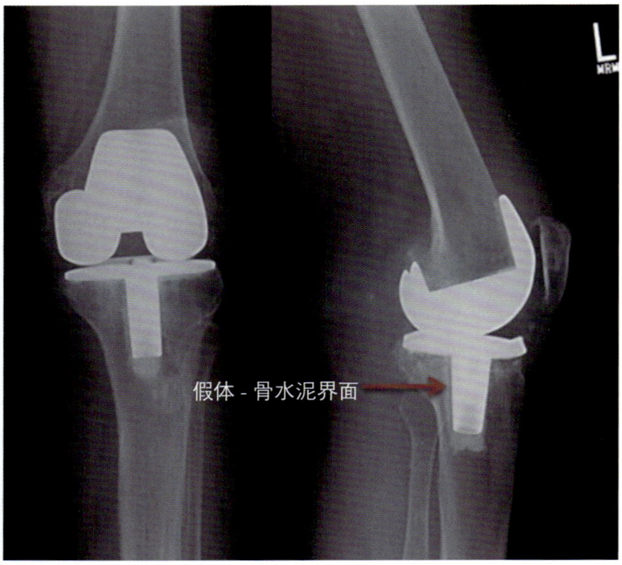

图 3-42 假体 - 骨水泥界面失败，胫骨假体后方有较大的放射透亮线

3.97 CR 假体 TKA 术后胫骨侧松动，保留股骨侧假体，只翻修胫骨侧假体的术后效果如何？

无菌性松动是现代初次 TKA 中最常见的失败原因之一。Sharkey 等在对 781 例初次 TKA 失败的分析中发现，假体松动（39.4%）是最常见的翻修原因。新西兰关节登记数据显示，在 11 134 例初次 TKA 失败病例中，感染是最常见的原因，其次是无菌性松动，无菌性松动是晚期失败的最常见原因。许多其他研究也报告了无菌性松动是主要或次要的失败原因以及翻修膝关节置换术的原因。针对单独的胫骨假体无菌性松动，外科医生可以选择翻修所有假体或仅进行胫骨组假体的翻修，单独翻修胫骨假体理论上可以减少骨质流失和缩短手术时间，而主要缺点是术中暴露困难以及平衡屈伸间隙困难。然而，关于单独胫骨翻修的结果数据仍然稀缺，之前有研究涉及后稳定型（PS）和后交叉韧带保留型（CR）假体的初次 TKA 患者。尽管大约一半的初次 TKA 涉及 CR 假体，但尚无研究专门关注在 CR 假体 TKA 中单独翻修胫骨假体的患者。为了确定这些患者的假体存活率、结果和并发症，并进一步论证在没有股骨假体松动的患者中，可否只翻修胫骨假体，美国沃尔特·里德国家军事医学中心骨外科 Tracey[111] 研究团队进行了一项回顾性研究。

研究人员筛选出 2007 年 1 月至 2017 年 1 月间，由 4 名受训外科医生进行单独胫骨假体翻修的 135 名 CR 假体 TKA 患者，患者平均年龄为 61.3 岁 ±8.14 岁，平均体重指数为 36.5 kg/m^2 ± 7.43 kg/m^2，从初次手术到翻修手术的平均时间为 2.9 年 ±2.51 年，共有 84 名（62.2%）女性患者。所有 135 名患者的主要手术指征均为无菌性松动，所有患者均使用胫骨柄，其中 79 例患者（58.5%）使用嵌合胫骨柄，56 例患者（41.5%）使用短骨水泥固定柄。所有患者在术前和术后至少两年或在后续翻修手术前完成了膝关节损伤和骨关节炎评分（KOOS）和膝关节协会评分（KSS）。收集患者术前和术后至少两年的关节活动范围。

结果发现，在平均 5.12 年 ±2.88 年的随访期间，所有患者的总体满意率为 94.1%，平均满意度评分为 9.38 分 ±1.23 分。共有 6 名患者（4.4%）出现并发症，均需在平均 3.42 年 ±2.53 年后进行再次翻修手术，其中 2 例因不稳定分别在术后 4.8 年和 5.4 年进行化聚乙烯衬垫更换，另 1 例在术后 5.5 年因胫骨干骨折进行第三次翻修，另外 3 例因假体周围感染需要再次翻修。临床结果显示，KOOS 评分从术前的平均 56.1 分 ±12.3 分提高到术后的 89.7 分 ±10.4 分，KSS 客观评分从术前的平均 51.6 分 ±11.5 分提高到术后的 90.1 分 ±14.7 分。膝关节屈曲度也从术前的 111.7° ± 12.0° 提高到术后的 116.4° ± 10.0°。生存分析显示，无菌性松动翻修的生存率为 95.8%，5 年内再次翻修的患者生存率为 93.3%，最终随访时没有患者出现假体松动的放射学表现。

最终，研究人员得出结论，对于使用 CR 型假体的初次 TKA 患者，术后若发生孤立性胫骨假体松动并且股骨假体位置正确且固定良好，仅翻修胫骨假体可以提供良好的早期到中期假体存活和临床结果，并且不稳定和复发性胫骨松动的风险较低。

3.98　炎症性关节炎患者行关节置换手术前后如何使用生物制剂?

1991—2005 年间，美国接受全关节置换术（total joint arthroplasty，TJA）中约有 2.7% 的患者因炎症性关节炎（inflammatory arthritis，IA）而手术，尽管在药物治疗方面取得了进展，但仍有许多 IA 患者最终发展为终末期骨关节炎。在 21 世纪的美国和英国，因 IA 而接受 TJA 的患者比例仍旧保持不变。虽然 TJA 能有效缓解疼痛并改善症状，但其再入院率和术后并发症的发生率明显高于骨关节炎患者。Bongartz 等研究发现类风湿性关节炎（RA）患者术后假体周围感染（PJI）的发生率为 3.7%，而对照组为 2.0%。Salt 等发现与骨关节炎相比，RA 患者的 PJI 发生率增加了 47%，其他多项研究已经确定 IA 诊断是 PJI 的独立危险因素，特别是在全膝关节置换术后。抗风湿药物通过抑制炎症途径中的特定步骤来减缓疾病进展、减少症状，并改善重度 IA 患者或初期治疗失败患者的生活质量，尽管机制各异，生物制剂已被证明在这些方面有效。美国风湿病学会和美国髋关节和膝关节外科医师协会的最新指南建议，在 TJA 术前暂停使用生物制剂，并在药物特定的给药周期结束时进行手术。然而，制订指南的专家小组承认这一建议基于低级别证据，因为文献中缺乏相关证据。他们建议通进行更深入的调查，因为这些药物对术后 PJI 的影响尚不明确。因此，美国犹他大学骨科 Carlson[112] 研究团队基于已有数据库进行了一项回顾性研究，以比较在接受生物药物治疗的 IA 患者中，术后发生与未发生并发症的 TJA 患者之间的差异。

研究人员筛选出 2005—2018 年间进行 TJA 的所有患者。在这其中，确定了患有炎症性关节炎（如类风湿性关节炎、银屑病关节炎、强直性脊柱炎）并在术前 6 个月内使用生物制剂的患者且关节置换术后 1 年内发生 PJI 的病例。排除了在手术前 1 年内使用类固醇、静脉注射药物、感染人类免疫缺陷病毒、系统性红斑狼疮或癌症的患者，以及翻修手术、股骨颈骨折或术后 1 年发生 PJI 的病例。在纳入患者中，收集了人口统计学数据（年龄、性别、BMI）、合并疾病（糖尿病、慢性肾病等）发生率术前阿片类药物使用情况以及吸烟情况。此外，还记录了感染相关的资料，包括微生物、手术干预以及翻修术后 1 年的感染治愈率。病例组与最多 3 名未发生 PJI 的 TJA 患者匹配。对所有病例进行审查，以确定生物制剂继续使用还是暂停使用。在暂停使用生物制剂的患者中，比较停药日期与手术日期，成功暂停生物制剂意味着手术在药物效应最低点进行，并在伤口愈合后恢复使用。如果无法确定围手术期药物管理，则将患者排除在外。

结果发现，在符合纳入标准的 26 例 PJI 患者中，共匹配到 58 名对照患者。病例组和对照组在生物制剂的使用、年龄、性别、手术类型、BMI、糖尿病或慢性肾病的患病率、吸烟状态或术前阿片类药物使用方面均无显著差异。35% 的 PJI 患者在围手术期内继续使用生物制剂，而对照组为 14%，继续使用生物制剂的患者 PJI 的发生率是暂停使用的患者的 3.46 倍。PJI 病例中，38% 的患者因伤口并发症发生深部感染，而对照组中仅有 4% 的患者出现表浅伤口并发症。PJI 的平均发生时间为术后 83 天，主要感染菌为金黄色葡萄球菌，其次是多菌感染。超过 70% 的 PJI 病例采用保留假体清创术（debridement, antibiotics and implant retention；DAIR）治疗，19% 采用两阶段翻修治疗。DAIR 治疗后的感染根除率为 55%，而两阶段翻修术治疗后的感染根除率为 80%。

最终该研究团队认为，围手术期继续使用生物制剂与关节置换术后 PJI 之间存在关联，建议在关节置换术前暂停使用生物制剂，并在给药周期结束时安排手术，在伤口愈合后恢复用药。

3.99　单独髌股关节置换的临床效果如何？

髌股关节炎在近些年受到越来越多的关注，它被认为是膝关节疼痛和致残的原因之一。流行病学显示，在以人群为基础的患者队列中髌股关节炎的患病率高达 25%，其中大约 40% 的患者为孤立性髌股关节炎，在以症状为基础的患者队列中患病率高达 39%。早期孤立的髌股关节炎通常使用保守治疗，当保守治疗失败后，可考虑关节镜下清创术、微骨折术、软骨移植术等。对于晚期髌股关节炎且上述治疗无效的病例，治疗选择包括全膝关节置换术（TKA）或髌股关节置换术（PFA）。PFA 仍然是一个有争议的手术治疗方法，影响这种结果变化的主要因素之一是假体设计。第一代假体是内嵌型（inlay）假体，它可替换磨损的软骨而不改变软骨下骨的形状，但由于运动功能受限，会导致较高的再手术率和较低的患者满意度。第二代假体是表面型（onlay）假体，它可完全替换膝关节的前方间室，能够改善髌骨轨迹和磨损特性，近期报告其术后结果和并发症率较低。但是，尚无研究系统评价 PFA 的临床效果，因此美国霍华德大学医学院骨科 Villa[113] 研究团队基于已有的文献进行了一项荟萃分析，旨在评估第二代假体 PFA 的整体存活率和功能结果。

研究人员通过检索数据库，筛选出符合条件的研究。文献的选择标准包括：报道第二代假体 PFA 结果的研究；研究对象为孤立性髌股关节炎患者；具有至少 2 年的最小随访时间或平均随访时间为 2 年或以上；研究对象为人类（而非机械或实验室研究）；排除了综述文章、病例报告、与单侧膝关节成形术结合评估的 PFA 以及 2005 年之前发表的研究。两位评审者独立进行数据提取，并在每项研究中收集了研究设计、参与者特征、假体类型、功能性测量结果、非手术并发症、再手术和再手术时间、随访时间等数据。对于功能性结果，评估了牛津膝关节评分（OKS）和美国膝关节协会评分（KSS）的均分。

研究结果显示，最终研究人员纳入了 33 项符合标准的文献，其中包括 1 项随机对照试验、15 项Ⅱ级前瞻性队列研究、6 项Ⅲ级回顾性队列研究和 10 项Ⅳ级病例研究。这些研究共包括 2156 名患者（2622 个膝关节），其中 78.84% 为女性，患者平均年龄为 59.75 岁。所有研究的平均随访时间为 5.52 年，平均假体存活率为 87.72%，5 年、10 年、15 年和 20 年的 PFA 假体存活率分别为 94.28%、88.89%、83.81% 和 79.02%。患者报告的功能评分中，OKS 评分的术后平均值为 33.6 分，这代表具有令人满意的功能结果，而 KSS 评分的术后疼痛和功能平均值分别为 79.7 分（良好）和 79.3 分。根据假体设计对手术和非手术并发症进行分组，大多数患者使用了 Avon 假体（1835 个膝关节），其次是 Gender 假体（160 个膝关节）和 Hermes 假体（159 个膝关节），疼痛是 Hermes 假体（30 个膝关节）和 Gender 假体（9 个膝关节）报告的唯一非手术并发症，也是 FPV（femoral patellar vanguard）假体最常见的非手术并发症（80%），Avon 假体最常见的非手术并发症是骨关节炎的进展。大多数假体的手术并发症是骨关节炎的进展，而对于 LCS（low contact stress）假体来说最常见的手术并发症是持续疼痛。在纳入的所有研究中共有 36 例患者（占 1.4%）进行了翻修手术，而有 205 例（占 7.8%）最终转为 TKA。

最终该团队通过对文献的分析得出结论，在孤立性髌股关节炎患者的短期和中期随访中，第二代假体 PFA 可以获得安全且可接受的功能结局和生存率。这对于合适的患者来说，它是 TKA 或保守治疗的一项可接受替代方案。

3.100 CR-TKA 中，胫骨后倾能使股骨与胫骨的运动学和动力学发生什么变化?

除了缓解疼痛和提高骨关节炎患者的生活质量外，全膝关节置换术（TKA）的另一个主要目标是改善膝关节功能。手术后的功能受限是导致患者不满意的主要原因之一。研究表明，恢复正常的膝关节运动学对实现更好的功能结果至关重要，特别是股骨外侧髁的后移有助于增加股四头肌的力臂，从而提高伸肌机制的效率。尽管实现正常膝关节的运动学水平很难，骨科界仍通过假体设计和手术技术的提高来促进更好的术后膝关节运动学。TKA 术中软组织的平衡，尤其是后交叉韧带（PCL）起着关键作用，PCL 的张力适当增加可能会防止在 CR-TKA 中经常观察到的矛盾运动，而过度的张力也会限制膝关节屈曲，并增加对衬垫的压力进而造成衬垫磨损，控制 PCL 张力的方法有很多，包括部分松解和增加胫骨后倾角度，虽然部分松解可降低 PCL 张力，但过度松解可能导致异常的前后向不稳定，增加胫骨后倾也可用于降低 PCL 张力。一般来说，对于 PS-TKA，外科医生主要是采用 0° 的后倾角度，对于 CR-TKA，他们会采用不同程度的后倾角度。有研究表明，后倾角减小可能会降低术后膝关节最大屈曲度，但过大的后倾角可能导致运动异常和衬垫过度磨损。美国田纳西大学肌肉骨骼研究所 Khasian[114] 研究团队使用计算模型来进一步探讨胫骨后倾角度对 CR-TKA 的运动学和动力学影响。

研究人员对 CR-TKA 进行了计算分析，模拟了负重膝关节。该模型的运动学和动力学已通过荧光透视运动数据和遥测力数据验证。基于 Kane 动力学原理，该模型是一个具有 12 个自由度的三维膝关节模型，包括股胫关节和髌股关节的自由度，所有下肢骨骼和 TKA 组件均被包含在内，对不同的胫骨后倾角度进行了模拟，后倾角度以 2° 为增量从 0°~8°。使用一种沉降算法确定了股骨假体相当于聚乙烯衬垫的初始位置，所有的分析都是在膝关节屈曲 5°~110° 的负重深膝关节屈曲活动中进行的。

结果发现，后倾角度的增加可使股骨假体与衬垫的接触点后移。在完全伸展位，后倾 0° 时股骨外侧髁接触点在中线后 5.63 mm，当后倾 8° 时，股骨外侧髁接触点在中线后 11.38 mm。内侧髁的接触点类似，完全伸展位分别在后倾 0° 和 8° 时，股骨内侧髁接触点在中线后 7.29 mm 和 13.07 mm。在最大屈曲时，后倾角度的增加也使股骨假体的接触点向后移动，外侧髁接触点分别为 0° 时的中线后 7.76 mm 和 8° 时的中线后 11.60 mm，内侧髁接触点分别为 0° 时的中线后 7.04 mm 和 8° 时的中线后 10.88 mm。增加后侧倾角度略微减少了股骨假体的整体后滚，外侧髁的后滚减少，但内侧髁的前滑增加。由于两侧髁随着后侧倾角度的增加而后移，股骨组件从完全伸展到最大屈曲的轴向旋转仅略微增加，从 0° 时的 3.06° 外旋增加到 8° 时的 3.11° 外旋。后倾角度增加还降低了 PCL 的受力，PCL 最大受力从体重的 1.41 倍下降到体重的 1.19 倍，同时，增加后倾角度也降低了股胫接触力，峰值接触力从体重的 3.57 倍下降到体重的 3.4 倍。因此，增加后侧胫骨倾斜角度不仅影响股骨组件的接触点和运动范围，还减少了 PCL 受力和股胫接触力（图 3-43）。

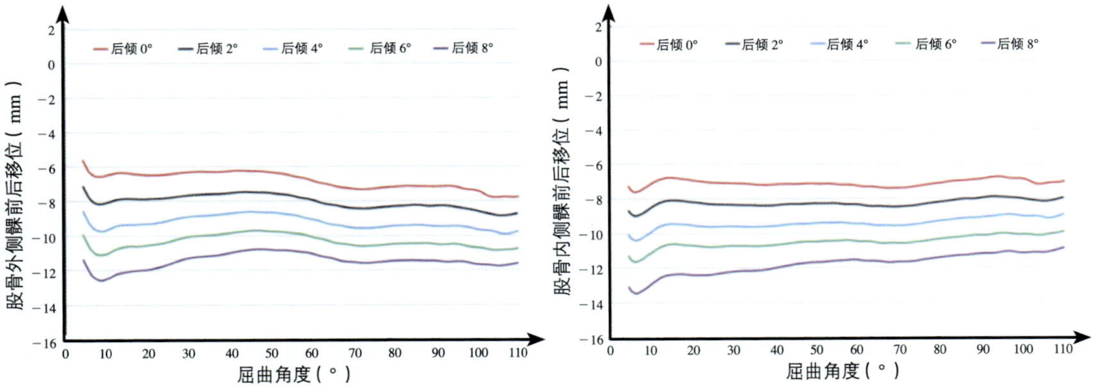

图 3-43　随着膝关节屈曲角度的增大，不同后倾角度时股骨外侧髁（A）与内侧髁（B）的移位情况

综上所述，研究人员认为，增加后倾角可以使股骨在胫骨向更后方移动，这可能会减少假体撞击的概率，并通过增加肌肉力臂来提高股四头肌的效率。然而，增加后倾角确实降低了整体股骨后滚，但过大的后倾角可能导致内侧髁过度前滑。增加后倾角度也与较低的 PCL 张力和股胫接触力有关。

3.101　机器人辅助 TKA 与传统手工动 TKA 的术后效果差别如何?

随着全膝关节置换术（TKA）的数量持续增加，根据美国流行病学研究，预计到 2030 年，每年将有 126 万至 348 万例 TKA。当前医疗环境强调以较低的价格提供高质量的服务，机器人辅助全膝关节置换术（R-TKA）与传统手工全膝关节置换术（M-TKA）相比，目前尚无确凿证据证明其可以改善患者的预后情况。有研究发现前几代计算机辅助导航手术系统可以提高假体安装的准度，但在 65 岁以下的人群中假体存活率却没有明显提高，也有研究发现机器人辅助膝关节单髁置换术（UKA）能够提升早期假体存活率。虽然现在观察 R-TKA 的生存情况还为时过早，从患者报告结局（PRO）来看，除了一些小样本系列研究显示出 R-TKA 术后功能的改善，具体的优点仍然没有明确。最小临床重要性差值（minimal clinically important difference，MCID）是一个重要概念，越来越多地被用于判断医疗干预能否改善患者的临床结果。美国学者 Shaw[115] 研究团队开展了一项前瞻性队列分析，目的是判断患者接受 R-TKA 是否比接受 M-TKA 在术后 4 周和 6 个月时表现出更高的 MCID。

研究人员确定了自 2017 年 12 月至 2019 年 10 月在同一家医疗机构进行 TKA 的患者，排除了部分关节置换术、因创伤事件引起的关节置换术、翻修关节置换术和在选定期间内接受多次关节置换术的患者，纳入了完成至少一组术前和一组术后调查的患者。收集了患者的人口统计学资料，主要记录患者膝关节损伤与骨关节炎预后评分（KOOS-JR）以及患者报告结局测量系统（PROMIS）中的数据，短期结果为2~4周的结果，中期结果为4~8个月的结果，通过分布方法确定达成MCID的标准，即术前记录的患者报告结局（PRO）分数标准差的一半，术后分数大于或等于该计算值被视为达到MCID。

最终，研究人员对1160名接受TKA的患者进行了研究，其中R-TKA患者共260例（37.2%），M-TKA患者共900例（62.8%）。两个组别的人口统计学特征相似，术中和术后结果在两组间相似，但R-TKA组的手术时间明显较短（R-TKA：76.8分钟，M-TKA：87.2分钟），且R-TKA组在90天内再手术的患者数为0。M-TKA组有12例患者再手术，其中9例因关节纤维化，3例因急性术后关节感染。

统计学分析结果显示，R-TKA组在中期随访中的PROMIS-MH（精神健康）评分（54.84分）显著高于M-TKA组（51.64分）。在前4周随访中，PROMIS-PH（身体健康）评分与PROMIS-MH评分达到MCID标准的情况相似，但M-TKA组KOOS-JR得分（70.1%）显著高于R-TKA组（62.3%）。将患者分为术前高评分组（等于或高于术前PRO中位数）和术前低评分组（低于术前PRO中位数），发现R-TKA和M-TKA在术前高评分组和术前低评分组中达到MCID的患者数类似。与术前高评分组相比，接受M-TKA的术前低评分组在MCID达成率上较高，而在R-TKA中，仅在术后2~4周时，KOOS-JR评分的MCID达成率在术前低评分组中较高。早期4周随访中，两组患者KOOS-JR和PROMIS-MH的MCID达成率相似。在术后6个月时，两组患者KOOS-JR、PROMIS-PH和PROMIS-MH的MCID达成率无差异。

综上所述，虽然R-TKA在手术时间和90天内再手术率方面表现较优，但研究缺乏支持其在早期临床恢复上的明显优势，对于术前PRO评分低的患者，M-TKA和R-TKA在MCID达成率上相似，而对于那些术前评分高的患者，M-TKA和R-TKA在MCID达成率上更加相似，因此两种手术技术在术后效果中并无明显差异。

3.102 非骨水泥TKA中，髌骨的生物固定有何改进？

近些年，非骨水泥固定假体在耐用性和固定牢固性方面有了显著的改进。随着接受TKA患者的年轻化，对假体寿命的要求也越来越高。从既往研究来看，金属支撑髌骨（metal-backed patella，MBP）假体的失败率高，令人无法接受，主要原因有金属假体与聚乙烯垫分离、缺乏骨整合或继发骨质疏松。使用非骨水泥型假体实现生物固定有望延长假体寿命，近些年材料和假体的设计有了长足的进步，3D打印多孔钛技术旨在增强和改善假体的生物固定，有研究通过观察术后CT和组织学情况发现，3D打印多孔钛技术确实可以增强假体的生物固定。新设计的非骨水泥固定MBP假体就是采用3D打印多孔钛金属假体来促进生物固定，并且使用了一种独特的压缩成型技术，使得聚乙烯垫和金属假体之间形成更强的联锁层，以防止聚乙烯垫与金属之间的滑脱。为了研究该假体的功能及假体存活率，美国托马斯·杰斐逊大学罗斯曼骨科研究所 Grau[116] 团队开展了一项回顾性研究。

研究人员收集了2014—2016年间使用3D打印Stryker非骨水泥髌骨的TKA病例数据，手术由来自同一医院的3名有丰富手术经验的骨科医生完成，该非骨水泥固定MBP假体于2014年推出，设计用于生物固定，通过3D打印增材制造工艺实现（图3-44）。通过比较术前与术后KOOS评分和VR/SF-12评分，评估手术对功能、身体健康和心理健康的影响，结果评估包括翻修情况及其原因及患者报告结果测量，随访时间为术后6个月、2年和5年。假体生存的终点为因任何原因导致的翻修术，收集了患者随访时的X线平片并进行评估，根据膝关节协会放射评估系统中的1、2、3、3M和3L区进行评估（图3-45），检查术后X线片中的透亮线（RLL）、假体与骨的直接接触及假体位置变化，评估假体的生物固定和稳定性。X线上显示骨与假体的直接对应则提示生物固定，RLL存在表示该区域存在局部“纤维固定”。若RLL存在但不完整，而且假体固定牢固，则推断为骨与假体产生生物固定。

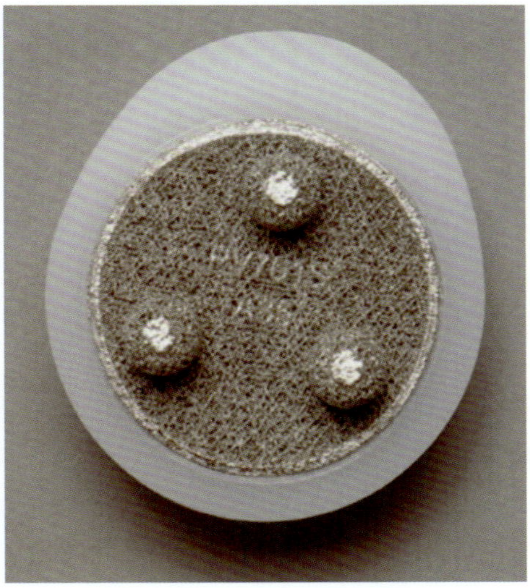

图 3-44　钛金属假体与聚乙烯衬垫

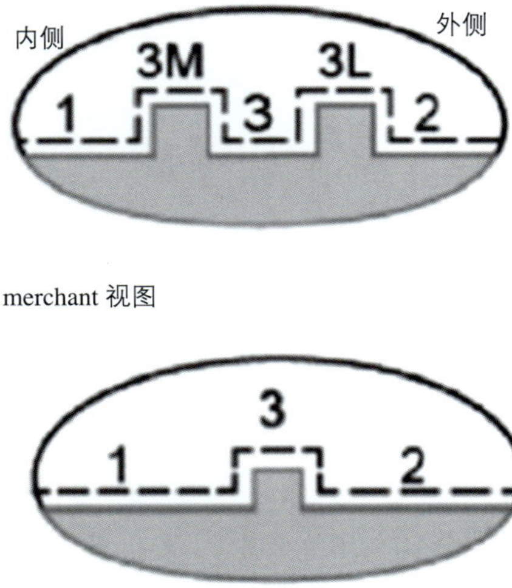

图 3-45　膝关节协会放射评估系统的分区（merchant 视图）

最终，研究人员对388例采用3D打印非骨水泥MBP假体的TKA的患者进行了至少2年的术后随访，对80例进行了平均5年的随访。

在388例进行了2年随访的病例中，临床评分显著提高。术前KOOS评分平均从36.89分提高到72.73分，术前VR/SF-12身体健康评分平均从31.93分提高到44.84分，术前VR/SF-12精神健康评分平均从43.05分提高到55.88分。在80例进行了5年随访的病例中，术前KOOS评分、术前VR/SF-12身体健康评分有所增加，但在统计学上均无统计学意义，只有术前VR/SF-12精神健康评分平均从37.30分提高到53.65分，具有统计学意义。

在388例患者中，有242例在2年随访时拍摄了X线片。在80例患者中，有43例在5年随访时拍摄了X线片，在剩余的37例中，每例都有2年随访时的X线，显示无RLL且有生物固定。根据放射学标准，除2年和5年随访时X线显示各有1例不存在生物固定，其余病例在2年时（99.6%）和5年时（97.7%）均表现出髌骨组件的生物固定。

在任何时间节点的随访中，总共有5例在随访期间出现RLL区域的增加。在2年随访中有15例（6.2%）出现RLL，其中有6例进行了进一步的5年随访，这些病例继续随访时发现仍然存在RLL，但没有显示出RLL区域的增加，有1例甚至减少了1个区域，这说明RLL进展的发生率比较低。在2年随访的242例中，15例（6.2%）有多个区域的RLL。在5年随访的43例中，6例（14%）有多个区域的RLL。总的来说，RLL出现在多个区域时需要保持警惕，并加强随访（图3-46）。

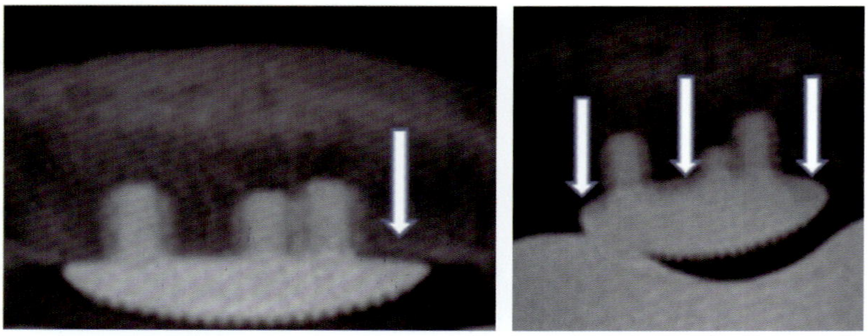

图3-46　1年随访时髌骨假体显示单个RLL，3年随访时进展为3个RLL（箭头显示RLL区域）

在所有随访时间内，仅有2例需要翻修。1例因疼痛和不稳定性在术后1年内翻修，但髌骨组件固定良好，未进行翻修。另1例因假体周围感染而翻修，所有假体均被翻修。5年后的总体临床生存率为99.27%。基于骨整合的影像学特点，以影像学假体松动为终点，MBP组件的假体生存率接近100%。

综上所述，研究人员最终认为这种3D打印非水泥MBP假体在2年和5年的随访中显示出良好的生存率、临床和影像学结果，并且这种假体的设计和获得生物固定的能力带来了良好的长期耐久性。

3.103 导航、机器人及传统手工TKA的术后效果有何区别?

为了提高术中假体安装的准确性，涌现出一大批新的技术，这其中就包括导航和机器人技术。传统的手工TKA技术基于术前X线表现和每个患者的解剖结构，由于截骨导板的正确放置是通过人工进行的，因此主要依靠术中的骨性标志和外科医生的手术经验。相比之下，术中导航系统通常依赖传感器或专用的相机来形成胫骨和股骨的三维定位，并计算出膝关节真实的机械轴线，进而指导截骨和假体的定位，从而使得假体放置更加精确。使用计算机进行TKA通常基于CT创建患者的术前解剖虚拟模型，也可以术中手动创建关节面模型。有研究报道，与传统手工 TKA 相比，计算机辅助技术在 TKA 中的使用提高了假体的机械对线精度。尽管如此，研究人员仍旧无法证实导航或机器人 TKA 将带来更好的临床结果。因此，美国纽约大学朗格尼医学中心骨科 Singh[117] 研究团队开展了一项回顾性队列研究，旨在确定采用术中导航、机器人或手工 TKA 技术的患者短期预后是否存在显著差异。

研究人员回顾性分析了 2016—2020 年间接受初次 TKA 的 7096 名患者。患者根据术中使用的技术分为导航、机器人或手工技术三组。导航组使用了 KneeAlign 或 Intellijoint Knee 系统，机器人组使用了 Mako 或 Navio 系统，手工组未使用导航和机器人系统。研究排除了双侧或翻修 TKA、非择期或因肿瘤进行的 TKA 患者，收集了患者的人口统计学资料和临床数据，包括手术时间、住院时间、出院方式和 90 天内的全因翻修率。主要结果指标为手术时间、住院时间、出院方式和患者报告结局指标（PROM），包括关节遗忘评分（FJS-12）和膝关节损伤与骨关节炎结果评分（KOOS-JR）。FJS-12 由 12 个同等权重的问题组成，评估患者满意度，得分越高表示满意度越高。所有患者均遵循统一的围手术期和术后康复方案。

结果显示，在纳入的 7096 名患者中，有 287 名（4%）在手术中使用了导航技术，367 名（5%）使用了机器人技术，6442 名（91%）完全手工进行。在控制了统计学差异后，三组在手术时间方面，机器人组病例的手术时间显著增加，其次是导航组，最后是手工组，但住院时间在三组间无显著差异。手工 TKA 患者出院后更可能就诊于专业护理机构，在 90 天内的全因翻修率三组之间没有显著差异。3 个月和术后 1 年的 FJS 评分在三组之间无统计学差异。手工 TKA 患者在术后 3 个月的 KOOS 评分显著高于导航和机器人组，但术后 1 年三组间评分相似。手工组患者从术前到术后 3 个月的 KOOS 评分改善幅度最大，而在术前到术 1 后年内改善幅度最大的是导航组，手工组和机器人组次之。

综上所述，该研究团队最终认为三种技术在术后功能评分上表现相似，虽然与导航和机器人组相比，手工 TKA 的患者在 3 个月的 KOOS 评分最高，但这些发现并没有转化为 1 年随访时更高的评分。此外，研究发现手工 TKA 的手术时间更短，减少了长时间手术所带来的许多不良反应。虽然辅助技术的使用可以帮助外科医生更准确地放置植入物，但目前还没有发现其可以带来更好的短期预后。

3.104　股骨通髁轴、前后轴、后髁轴，三者的解剖关系如何？

在初次全膝关节置换术（TKA）中，股骨假体的旋转对于内外侧屈曲间隙的平衡、髌骨的运动学和避免股骨前方截骨后产生 notch（骨皮质切迹）非常重要，因此，有报道指出不当的股骨旋转会导致 TKA 术后生存率降低。有许多方法可用于确定股骨假体的适当旋转，如参考后髁轴（PCA）、前后（AP）轴（Whiteside 线）、外科通髁轴（sTEA）或者使用计算机辅助导航或机器人技术。确定股骨假体旋转的经典方法是相对于股骨 PCA 的 3°外旋，这也是现在截骨仪器设计的基础，然而，随着机器人辅助技术的日益普及，通过术前 CT 可实时测量并根据解剖标志调整股骨假体的旋转，传统的股骨 PCA 的 3° 外旋定位法受到了挑战。因此美国纽约特种外科医院 Chalmers[118] 研究团队对 TKA 进行了模拟，目的是确定传统的股骨 PCA 的 3° 外旋定位方法是否准确。

研究人员收集了 100 名接受机器人辅助单侧初次 TKA 的患者，他们在术前接受了 CT 扫描以进行机器人辅助的单侧初次 TKA 规划，排除了那些有植入物的患者。收集了患者的人口统计学数据，并在术前站立位全长 X 线片上测量了整体内外翻情况及畸形角度，但未考虑屈曲挛缩的影响。在测量过程中，研究人员将 sTEA 定义为从内侧上髁凹陷点到外侧髁最突出部分的连线，PCA 定义为连接外侧和内侧后髁的连线，AP 轴定义为从股骨滑车沟最深处到股骨切迹顶部的连线。计算了 sTEA 与 PCA 之间的角度，以及 AP 轴与 PCA 之间的角度，相对于后髁轴的内旋被赋予负值，外旋被赋予正值。研究人员进行了 TKA 模拟，复刻了手术过程中 TKA 中股骨组件的位置，首先将股骨假体精确地放置在后髁轴外旋 3° 的位置，并计算其与患者通髁轴的关系，接下来研究人员进行了第二次模拟，将股骨假体精确地与 AP 轴对齐，并计算其与 SEA 的关系，以比较这两种方法（图 3-47、图 3-48、图 3-49）。

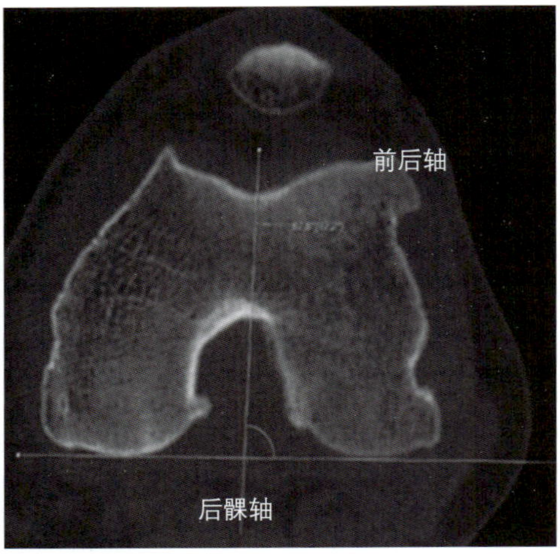

图 3-47 膝关节 CT 示前后轴（AP 轴）和后髁轴（PCA）

结果显示，对 100 名患者股骨旋转轴各个角度的测量发现，sTEA 平均比 PCA 外旋 1.5°，范围从内旋 3.1° 到外旋 7.0°，AP 轴平均比 PCA 外旋 4.5°，范围从内旋 2.3° 到

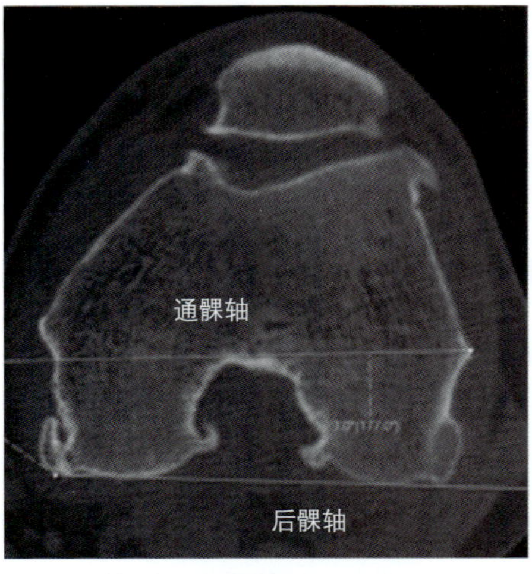

图 3-48 膝关节 CT 示通髁轴（sTEA）和后髁轴（PCA）

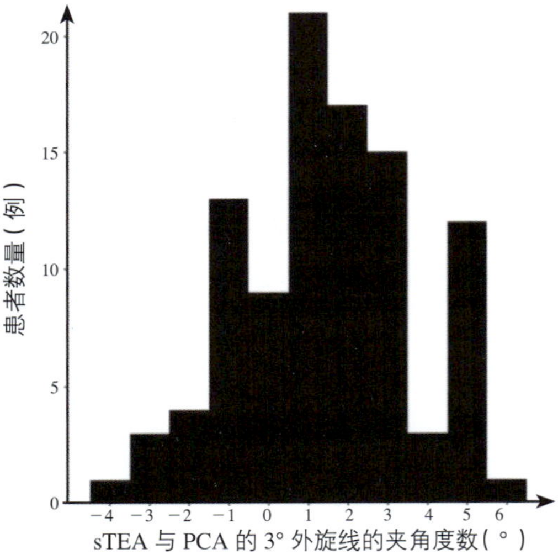

图 3-49 直方图反映股骨假体放置相对于 PCA 的 3° 外旋和 sTEA 之间的关系，内旋为负，外旋为正

外旋 10.3°，此外，AP 轴平均比 sTEA 外旋 2.7°，范围从内旋 6.3° 到外旋 10.3°。在男性中，sTEA 平均比 PCA 外旋 1.3°，范围从内旋 2.5° 到外旋 6.1°，而在女性中，sTEA 平均比 PCA 外旋 1.6°，范围从内旋 3.1° 到外旋 7°，两者之间没有显著差异（P=0.61）。研究还发现，术前内外翻情况和股骨旋转之间没有相关性。

在 TKA 模拟中，若将股骨组件旋转设置为 PCA 外旋 3°，只有 51% 的股骨组件在 ±2° 范围内接近原生 sTEA，23% 的股骨组件相对于 sTEA 内旋，平均内旋 1.5°（范围为 0.2°~3.1° 内旋）。若将股骨组件旋转设置为与 AP 轴对齐，57% 的股骨组件在 ±2° 范围内接近原生 sTEA，有 9% 的股骨组件相对于 sTEA 内旋，平均内旋 1.9°（范围为 0.4°~6.3° 内旋）。这些结果表明，不同的旋转设置对股骨组件相对于 sTEA 的最终位置有显著影响。

综上所述，研究人员最终认为，在进行初次 TKA 前，其正常的解剖旋转轴是高度可变的，sTEA 相对于 PCA 角度的变化范围为 10°，AP 轴相对于 PCA 角度的变化范围为 15°。因此，即使在完美的 TKA 中，常规将股骨旋转设置为 PCA 外旋 3° 也会在约 50% 的膝关节中导致股骨组件出现显著误差，并在约 25% 的膝关节中导致股骨组件相对于 sTEA 的内旋。为了避免这种情况，可以考虑使用替代方法，如术中评估 sTEA 和 AP 轴，采用计算机或机器人导航，或通过间隙平衡，而不是常规将股骨组件设置为 PCA 外旋 3°。

3.105 后稳定型旋转平台假体对髌骨力学有何影响?

髌股关节并发症是 TKA 翻修的常见原因，TKA 患者通常表现出运动学改变，如膝关节屈曲角度和力矩减小，以及伸肌强度降低，这通常归因于股四头肌功能异常。此外，有证据表明，髌骨表面置换的运动学与正常自然膝关节不同，尤其是在矢状面的髌骨屈曲减小。一项系统综述发现，髌骨表面置换可以获得更好的疼痛和功能评分，并且可以降低再手术率。尽管有研究表明髌骨假体的厚度会影响膝关节屈曲的活动范围，但髌骨假体形状的影响尚未明确。解剖型髌骨假体的几何形状更接近自然髌骨的几何形状，但在植入过程中需要额外的对齐技术，而更对称的圆顶型假体则不需要。之前的计算分析表明解剖几何形状在膝关节屈曲过程中更类似于原生髌骨。然而，这两种组件几何形状的多自由度运动学尚未在体内比较。美国丹佛大学 Shelburne[119] 研究团队使用高速立体 X 线摄影来确定 TKA 患者在坐姿膝关节伸展和负重弓步活动中的髌骨运动学，并比较了圆顶型髌骨假体和解剖型髌骨假体的术后效果。

研究人员招募了 27 名接受后稳定旋转平台 TKA（Attune 膝关节）的受试者，研究对象为在手术完成至少 9 个月后且无其他影响正常运动的骨科或神经疾病，收集了患者术后膝关节协会评分（KSS）问卷的第 2 部分、膝关节损伤和骨关节炎结果评分（KOOS）和患者膝关节假体性能（PKIP）问卷。因为本研究需要完成特定的日常活动，所以只纳入 KSS 评分良好或优秀（＞69 分）的受试者。记录了患者的身高、体重和腿部主导性，并在 60° 膝关节屈曲时评估最大等长屈肌和伸肌力量。受试者完成了非负重的坐姿膝关节伸展和负重的弓步活动，同时使用传统的基于标记的运动捕捉系统记录全身运动，并用高速立体 X 线摄影捕捉膝关节的 X 线图像。通过 X 线影像系统精确定位假体的运动。由于髌骨组件在 X 线图像中不可见，因此通过记录每个受试者的四个静态姿势图像并使用统计形状模型（statistical shape model，SSM）推导出每个受试者的 3D 髌骨几何形状。

研究人员使用了三种不同的参考轴（图 3-50）来报告髌骨的运动。其中，PF 屈曲（patellar femoral flexion）是髌骨矢状面相对于股骨的内侧 - 外侧轴的运动，PF 倾斜（patellar femoral tilt）是髌骨相对于其上下轴的倾斜角度。PT 屈曲（patellotibia flexion）髌骨沿胫骨的长轴的角度，以便与先前的研究进行比较。一般来说，较高的髌骨屈曲通常与较低的髌骨沿胫骨的屈曲相关联。

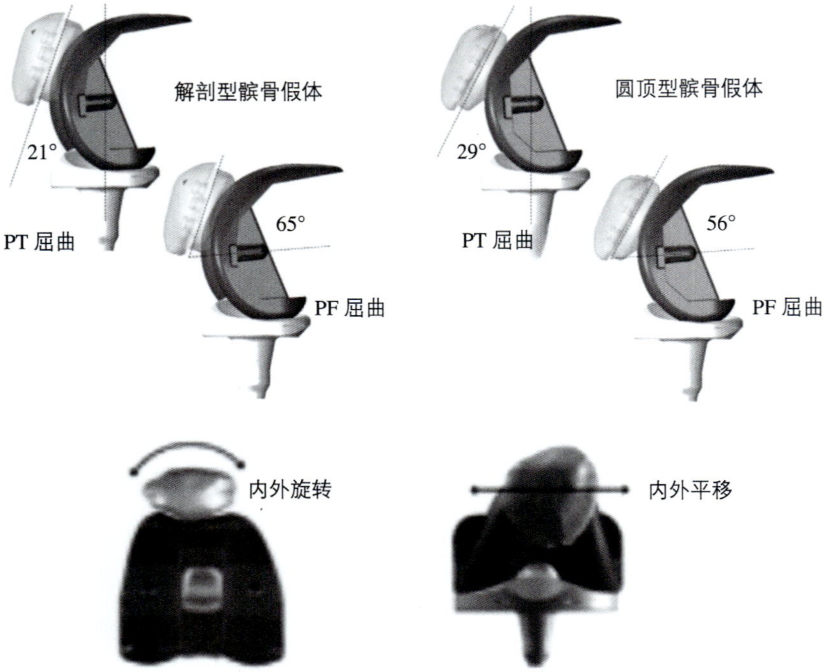

图 3-50　髌骨屈曲（PF 屈曲、PT 屈曲）、髌骨内外旋转及内外平移示意图

结果显示，在这项研究中，共有 27 名受试者参与，有 32 个膝关节被纳入研究，其中包括 16 名带有圆顶型髌骨假体和 16 名解剖型髌骨假体的膝关节。所有受试者均满足研究要求。在每组中，两组的平均年龄和 BMI 分别为：解剖组 62.5 岁 ±5.3 岁和 25.6 kg/m² ± 4.2 kg/m²，圆顶组 65.2 岁 ± 6.8 岁和 27.6 kg/m² ± 3.4 kg/m²，两者之间无显著差异。解剖组和圆顶组患者的平均 install - salvati 比值分别为 1.3 ± 0.1 和 1.3 ± 0.2，无患者出现髌骨半脱位。解剖组和圆顶组的患者自我报告的 PKIP 膝关节稳定性评分分别为 9.1 ± 1.3 和 8.1 ± 2.0，KSS 评分分别为 96.6 ± 6.7 和 93.4 ± 8.3。解剖组相比于圆顶组显示出较高的伸肌力量（解剖组 1.97 N ± 0.63 N；圆顶组 1.45 N ± 0.43 N），而两组的屈肌力量则相似。从坐姿膝关节伸展到最大膝关节屈曲角度在两组之间无显著差异（解剖组：115.3° ± 13.5°；圆顶组：

120.1° ± 10.3° ），负重弓部活动同样无明显差异。

根据提供的研究结果，圆顶组和解剖组在不同活动中的髌骨屈曲情况如下。

（1）髌骨屈曲范围的比较

圆顶组在负重弓步运动时，髌骨屈曲范围在膝关节屈曲大于 75° 时显著减小，平均减小 6.4° ± 0.8°。

解剖组的髌骨屈曲范围在负重弓步运动时没有显著变化。

（2）负重弓步运动中的 PT 屈曲

在膝关节屈曲大于 57° 时，圆顶组的 PT 屈曲平均比解剖组高 7.0° ± 1.0°。

在最大共同膝关节屈曲角度 85° 时，圆顶组的 PT 屈曲为 29.6° ± 8.1°（占膝关节屈曲度数的 35%），解剖组为 21.0° ± 6.7°（占膝关节屈曲度数的 25%）。

（3）最大髌骨屈曲角度

在膝关节屈曲 85° 时，圆顶组的髌骨屈曲占膝关节屈曲度数的 65%，解剖组为 76%，表明解剖组的髌骨屈曲范围较大。

（4）内外旋转和内外平移

圆顶组在接近 20° 膝关节屈曲时比解剖组出现了更多的外旋。而两组在内外平移方面无明显差异。

研究还发现，髌骨屈曲与 KSS 评分、KOOS 体育和休闲功能评分以及伸肌力量之间存在中等正相关，而年龄与 PKIP 稳定性评分之间存在中等负相关（图 3-51）。

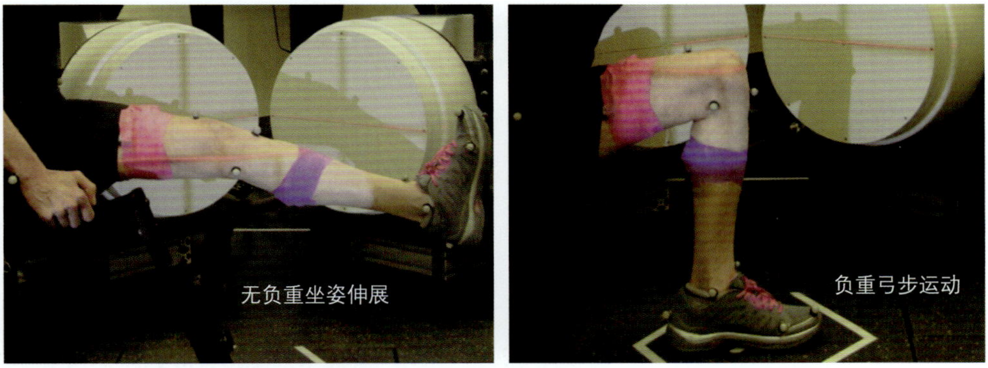

图 3-51　无负重坐姿伸展与负重弓步运动

综上所述，研究团队最终认为，髌骨屈曲的改变可以改变髌骨肌腱的力臂和髌骨传递股四头肌力量的方式，这对股四头肌的效率和患者的功能有影响。在后稳定旋转平台膝关节系统中，与圆顶假体相比，解剖性髌骨假体更接近于模拟膝关节负重屈曲时的自然髌骨。

3.106 电磁导航 TKA 与传统手工 TKA，二者的术后效果如何？

计算机导航技术仍然是一个具有争议性的话题，目前很少有证据支持其在手术室的广泛应用。一些研究表明导航可以使术中机械对线精确到 3° 以内，并且可以明显改善假体的存活率，但这都缺乏长期的临床研究。最近的研究发现，全膝关节置换术（TKA）采用运动学对线技术可能优于传统的机械对线，但同样也缺乏长期研究。澳大利亚关节登记中心的数据表明，使用计算机导航的年轻患者在膝关节置换术后的生存率有所提高，但这些数据未考虑到外科医生的专业水平、手术量和病例情况。迄今为止也未有研究能够证明导航 TKA 在患者报告的结果测量（PROMs）方面有显著改善。iNav（EM）电磁导航系统使用小的参考框架附着在股骨和胫骨上，这些框架整合在初始手术切口中，从而避免了在股骨和胫骨上进行额外的针孔切口和钻孔，从而减少了针孔感染或假体周围骨折的风险，此外，该系统也可克服红外导航系统中常见的视线问题和追踪球污染问题。英国格拉斯哥皇家医院 Clark[120] 研究团队开展了一项前瞻性随机对照研究，目的是评估与比较在 TKA 中使用 iNav 电磁导航系统与传统手工 TKA 患者临床 PROMs 和术后的并发症。此前，该团队已经证明在 1 年随访中，导航组和手工组在膝关节放置在机械轴线 ±3° 范围内的百分比，股骨或胫骨假体在冠状面、矢状面或轴位的旋转，PROMs 或并发症等方面没有统计学显著差异。唯一的区别是导航组的止血带时间增加，但这没有带来后续的负面临床影响。

本次研究团队共招募了 200 名患者，将这些患者按 1∶1 的比例随机分配到传统手工 TKA 组或导航 TKA 组，所有患者均接受了使用骨水泥固定的后稳定型假体的手术。手工组使用标准器械进行手术，导航组则使用 iNav 便携式电磁导航系统进行手术，两组的对准目标一致，均为中立髋膝踝机械对线（HKAA），术后测得两组 HKAA 分别为导航组 179.8° ± 2.0° 和手工组 179.7° ± 2.5°，导航组 92% 的患者和手工组 85% 的患者达到了 180° ± 3.0°，导航组 40% 的患者和手工组 26% 的患者达到了 180° ± 1.0°。于 5 年后对患者进行随访（导航组 *n*=66，手工组 *n*=61），由独立评估者进行临床评估，使用手持式测角器测量关节活动度（ROM），膝关节特异性结果测量包括膝关节协会评分（KSS）和牛津膝关节评分（OKS）以及作为一般健康测量的 SF-36 评分，研究人员还记录了两组患者翻修情况。

研究结果显示，在术后 5 年的随访中，导航 TKA 组和手工 TKA 组患者的临床表现均有显著改善。具体而言，两组的 OKS 评分、KSS 评分和关节活动度在 1~5 年均显著提高，这些改善在统计学上具有显著意义，表明手术对膝关节功能的恢复有积极影响。然而，SF-36 评分在这一时期内没有显著改善，显示出在整体健康方面的变化较小。

在对比导航 TKA 和手工 TKA 时，研究发现两组在 5 年随访时的临床结果指标没有显著差异，表明两种手术方法在改善膝关节功能方面效果相当。在翻修率方面，手工组有 3 例翻修手术，翻修率为 4.9%，其中 2 例因深部感染，1 例因假体松动，而导航组在 5 年内无翻修手术，翻修率为 0%。尽管导航组的翻修率为 0%，但这一差异在统计学上未达到显著性（*P*=0.08），因此无法确定导航 TKA 在降低翻修率方面的明显优势。

总而言之，研究人员在 5 年的随访中发现传统手工 TKA 与电磁导航 TKA 的临床结果没有差异。尽管在接受传统手术的患者中观察到翻修率增加，但也很难证明导航 TKA 在降低翻修率方面的优势。因此，目前仍然难以证明在 TKA 中常规使用导航可以带来良好的临床结果。

3.107 解剖型髌骨与内侧圆顶型髌骨在活动或固定平台 PS 假体 TKA 中有区别吗?

目前已经有多种髌骨假体被用于全膝关节置换术（TKA），尽管对不同的假体进行了超过 20 年的运动学分析，但关于髌骨假体的几何形状对膝关节运动学的影响仍知之甚少，有研究认为改变髌骨假体的厚度对胫股旋转没有影响，并且髌骨几何形状对胫股轴向旋转（AR）和前后（AP）平移的运动学影响较小，但是也有研究发现，在固定平台后稳定型假体 TKA（PS-TKA）中，髌骨几何形状可能影响最大屈曲和 AR，还需要更多的证据来解析髌骨假体几何形状与胫股运动学之间的关系。近 30 年来，体内透视技术被用于分析 TKA 运动学，较少有研究涉及髌股关节的分析，研究发现，正常膝关节的运动学与 TKA 术后有很大不同，某些患者经历了异常的运动学模式。先前的研究也指出，髌骨与股骨内侧髁和外侧髁共同作用从而影响股骨后滚和 AR 等运动学参数。为了确定植入活动平台（MB）或固定平台（FB）PS-TKA 患者假体的体内运动学，进一步评估解剖型和内侧圆顶型髌骨假体对 FB-PS-TKA 和 MB-PS-TKA 膝关节运动学模式的影响，美国田纳西大学肌肉骨骼研究中心 Smith[121] 研究团队对接受 TKA 的患者进行了体内膝关节运动学评估。

研究人员共对 40 名患者进行了分析，其中 20 名患者植入解剖型髌骨假体，20 名患者植入圆顶型髌骨假体，每组中有 10 名受试者接受了固定平台 PS-TKA（FB-PS-TKA），另 10 名接受了移动平台 PS-TKA（MB-PS-TKA）。在 FB-PS-TKA 患者中，平均术前 KSS 为 73.3 分，术后为 95.0 分，平均随访时间为 16.1 个月。解剖组和圆顶组的术后时间显著不同，前者平均为 9.9 个月，后者为 22.2 个月。同样，在 MB-PS-TKA 患者中，平均术前 KSS 为 74.3 分，术后为 98.5 分，平均随访时间为 27.3 个月，解剖组平均为术后时间为 23.6 个月，圆顶组为 31.0 个月，除了术后时间外，其他人口统计参数在解剖组和圆顶组之间无显著差异。

每名患者在透视下进行负重深蹲活动，从完全伸展到最大屈曲，收集包括外侧前 / 后位移（LAP）、内侧前 / 后位移（MAP）和轴向旋转（AR）等运动学参数。使用单透视图像和计算机辅助设计（CAD）模型，通过三维模型拟合方法确定胫骨和股骨假体的相对位置，然后通过直接分析 CAD 模型顶点、面和变换数据获得运动学测量值。从全伸展到最大屈曲计算股骨相对于胫骨的前后运动和旋转，以股骨相对于胫骨的前 / 后平移和外 / 内旋转来定义正 / 负值。

结果显示，在外侧前 / 后（LAP）位移方面，所有四个组在完全伸展时的平均侧接触位置差异不大，但在从完全伸展到最大屈曲的过程中，解剖组 MB 患者和圆顶组 FB 患者经历了最大的 LAP 位移，而解剖组 FB 患者经历了最小的 LAP 位移。此外，在中屈曲（30°~90°）期间，解剖组 FB 患者中有 30% 的受试者出现了外侧髁前滑现象，而解剖组

MB 患者则在中屈曲期间发生了外侧髁后滚。尽管所有患者的外侧髁运动都有相似的趋势，但解剖组患者的后滚现象与正常膝关节更接近。

在内侧前 / 后（MAP）位移方面，无论髌骨类型如何，MB 患者在完全伸展时的平均内侧髁接触位置明显比 FB 患者更靠前。尽管各组在屈曲过程中后滚模式都不太一致，解剖组 FB 患者经历了最大的 MAP 回滚，而解剖组 MB 患者经历了最小的 MAP 回滚，但这些差异都没有统计学意义。

在轴向旋转（AR）方面，所有组在从完全伸展到最大屈曲的过程中都主要经历了股骨的外旋，解剖组 MB 患者经历了最大的 AR（7.1°），而解剖组 FB 患者经历了最小的 AR（3.5°）。解剖组 FB 患者在完全伸展到最大屈曲的过程中的外旋显著少于圆顶组 FB 患者。从完全伸展到 90° 屈曲的范围内，解剖组 FB 患者的 AR 最小，而解剖组 MB 患者的 AR 最大（P=0.038）。

整体趋势显示，在解剖组中，MB 患者的外侧髁位移、AR 幅度和负重运动范围均显著高于 FB 患者，而在圆顶组中，各参数在 FB 和 MB 患者之间相似。这些结果表明，在 MB-TKA 和 FB-TKA 两种假体中使用解剖型髌骨假体可能会产生不同的运动学结果，而圆顶型髌骨假体的运动学结果则较为一致。

综上所述，与 FB-PS-TKA 相比，在 MB-PS-TKA 中使用解剖型髌骨假体可以获得更正常的运动学，而使用圆顶型髌骨假体无论假体类型如何都可以获得相似的运动学模式。同时，这项研究还发现，不应该孤立地研究髌骨假体类型，因为显然还有其他影响功能的因素（图 3-52）。

图 3-52　解剖型髌骨假体（左）与内侧圆顶型髌骨假体（右）

3.108 肝移植患者能做关节置换吗？术后效果如何？

肝移植（liver transplantation，LT）是晚期肝病、肝细胞癌和其他多种代谢性疾病患者的有效治疗选择。在美国，LT 是继肾移植之后第二常见的实体器官移植手术。随着外科技术、围手术期管理和免疫抑制疗法的进步，LT 接受者的平均年龄也在稳步增长，这些趋势的结合导致 LT 接受者出现年龄相关的骨关节炎和免疫抑制治疗引起的骨坏死的数量增加，从而需要进行全关节置换。然而，有关在这一人群中进行关节置换的安全性和并发症的文献意见不一。一些研究报告显示存在较高的手术并发症发生率，包括感染，而有些研究则没有。此外，许多研究报告的结果不同，并且在样本量方面存在显著差异，使得外科医生很难得出结论。此前，一项对慢性肝病患者进行的荟萃分析显示，该类人群接受全髋关节置换术（THA）总体上来说是一项成功的手术，但患者的感染率、死亡率和翻修率会增加。然而，对于接受 LT 的患者并未进行类似的分析。因此，美国学者 Han[122] 进行了一项荟萃分析，目的是分析 LT 患者接受全关节置换术的并发症发生率。

研究员系统性地检索 PubMed 和 Google Scholar（谷歌学术）数据库，以确定关于 LT 患者进行全关节置换术结果的相关研究。纳入标准包括描述 LT 患者进行全关节置换术的研究，而排除标准是样本少于 5 例以及缺乏特定 LT 数据的研究。主要结果涉及死亡率、感染率和患者报告的结果指标，而次要结果则包括各种并发症的发生情况，通过对各项结果的发生率进行加权平均来汇总各个研究的结果，针对 LT 患者进行全关节置换术和对照组之间的并发症发生率，进行了统计分析。

结果发现，研究人员最终纳入了 13 项回顾性队列研究用于分析，平均随访时间范围为 48 小时至 5.9 年。研究中报道的人口统计信息存在显著异质性，有 9 项研究侧重于各种类型的器官移植，并未报告 LT 患者的具体人口统计信息。最终纳入的 3024 名 LT 患者中，研究发现 LT 患者在手术后有较高的死亡率和感染率。具体而言，在死亡率方面，相较于未接受 LT 的患者，LT 患者的死亡率在术后 30 天和 1 年分别为 0% 和 4.35%，总体死亡率为 16.19%，感染率方面，术后 90 天和总体感染率分别为 2.40% 和 5.13%。此外，与非 LT 患者相比，LT 患者在手术相关并发症方面也表现出较高的发生率，如骨折、再手术 / 翻修、关节切开和冲洗以及静脉血栓形成等。同时，LT 患者术后心肌梗死、呼吸衰竭、急性肾功能衰竭、肺炎、败血症等并发症的发生率高于非 LT 患者。然而，在心力衰竭、心律失常和卒中方面，LT 患者的发生率与非 LT 患者相比没有显著差异。此外，也有研究还对患者报告的临床结果如 KSS 评分和 HHS 评分等进行了评估，发现在关节功能评估方面，LT 患者在术后显示了一定程度的改善。

综上所述，研究人员认为，全关节置换术可以给 LT 患者带来功能上的改善及生活质量的提高，但应该注意的是术后感染、翻修 / 再手术、关节切开冲洗和清创以及输血等并发症。术后短期患者死亡率升高的风险也应关注。

3.109 初次 TKA 术后，血清 D- 二聚体、C 反应蛋白和红细胞沉降率的自然变化过程如何?

假体周围感染（PJI）是全关节置换术后最具破坏性的并发症，占 TKA 失败的 25%，及时早期诊断 PJI 对患者来说至关重要，许多实验室检查被用于 PJI 的诊断，其中 C 反应蛋白（CRP）和红细胞沉降率（ESR）最常用，但使用 CRP 和 ESR 诊断同样存在许多问题，最重要的是这两种血清标志物在关节置换术后较长的一段时间内处于持续升高状态，这使得这些检测对早期 PJI 诊断的价值降低。D- 二聚体也是一项被广泛使用的血清生物标志物，最近一项研究表明，D- 二聚体对慢性 PJI 的诊断有价值。同时，也有研究发现血清 D- 二聚体在诊断 PJI 方面优于 ESR 和 CRP，在 2018 年关于 PJI 的定义中，D- 二聚体升高被认定为慢性 PJI 的次要标准之一，并被纳入评分系统，同年召开的第二届 PJI 国际共识会议对 PJI 的诊断标准进行了修改，将血清 D- 二聚体升高（＞860 ng/ml）认定为诊断慢性 PJI 的次要标准并纳入评分系统。然而，D- 二聚体在急性 PJI 中的价值尚不清楚，为了评估 D- 二聚体、CRP 和 ESR 在无并发症的初次全关节置换术后的自然变化过程，土耳其学者 Parvizi[123] 研究团队开展了一项前瞻性研究。

研究人员招募计划在 2017 年 11 月至 2018 年 3 月期间进行全关节置换术的患者。排除标准包括患有慢性炎症性疾病（如类风湿性关节炎、强直性脊柱炎、克罗恩病、系统性红斑狼疮、桥本甲状腺炎、银屑病）或有癌症病史的患者。最终纳入了 80 名患者（56 名女性和 24 名男性），平均年龄 64.7 岁（范围 33~83 岁）。分别在术前和术后第 1 天、第 3 天、第 5 天、第 15 天和第 45 天进行血清学采集，采集的静脉血样放入含有 EDTA-K2、枸橼酸钠和血清凝血激活剂的真空容器中。D- 二聚体水平使用 Mini-Vidas 自动免疫分析系统通过酶联荧光免疫分析技术测量；CRP 水平使用免疫比浊法测量；ESR 使用 Westergren 法测量。研究人员还分析了不同人口统计学特征和手术类型对这些指标水平变化的影响。

研究结果显示，患者术前平均血清 D- 二聚体、CRP 和 ESR 水平分别为 412 ng/ml ± 260 ng/ml、2.93 mg/L ± 2.1 mg/L 和 22.88 mm/h ± 17.5 mm/h。术后 D- 二聚体、CRP 和 ESR 的最高平均值分别出现在术后第 1 天、第 3 天和第 5 天。术后第 3 天 D- 二聚体水平显著下降，并在后续时间继续下降，尽管术后第 15 天出现了第二次峰值，但与术后第 5 天和第 45 天的水平相比无统计学差异。CRP 水平在术后第 3 天达到最大值，随后逐渐下降，CRP 在术后第 45 天恢复至术前水平。另外，ESR 也在手术后增加，并在术后第 5 天达到峰值。术后第 45 天 ESR 水平仍未恢复正常，ESR 在所有测量时间点均有显著差异。将患者根据年龄分为两组，1 组 ＜65 岁（37 例）和 2 组 ＞65 岁（43 例），结果显示，年龄较大组术前 D- 二聚体水平显著较高（P=0.031）。性别之间无显著差异。

综上所述，研究人员最终发现 D- 二聚体水平在术后第 1 天达到峰值，然后在术后第 3 天迅速下降至基线水平。术后第 15 天 D - 二聚体水平出现第二次高峰，但上升幅度不大。CRP 和 ESR 水平升高的时间更长，术后 45 天 CRP 恢复到基线水平，而 ESR 水平在术后 45 天仍旧没有恢复到正常水平。

3.110 ACL 缺失和 ACL 完整患者分别行固定平台 UKA，胫骨平台后倾对二者的术后效果有何影响？

膝关节单髁置换术（UKA）被认为是治疗单间室膝骨关节炎的最佳选择，假体设计和手术技术的改进使得近 10 年 UKA 假体存活率明显提高。研究发现，UKA 术后 10 年存活率高达 98%，与 TKA 术后存活率相当，但 TKA 术后患者不满意的比例高达 19%。UKA 长期存活率的关键在于正确的假体安装，假体位置安装不准确会改变膝关节的生物力学，增加韧带的劳损，如果患者韧带稳定性已不复存在，那么胫骨后倾对假体的寿命是至关重要的。过大的后倾角度也会有相应的缺点，2004 年的一项研究发现，在前交叉韧带（ACL）完好和缺损的膝关节中，胫骨假体后倾角大于 8° 时容易发生无菌性松动，但近期研究对此提出质疑，有些认为后倾角大于 5° 或术前术后变化超过 2° 会降低假体生存率，另一些研究则未发现 ACL 完整与 ACL 缺失膝关节在术后 5 年时的预后有明显差异。目前，对于 ACL 完好和缺失的膝关节，后倾角对 UKA 结果的影响尚无一致意见。美国学者 Plancher[124] 研究团队开展了一项回顾性研究，目的是评估 ACL 完整和 ACL 缺失膝关节固定平台 UKA 患者术前胫骨后倾角和术后假体后倾角与预后的关系。

研究人员纳入了 2002 年至 2017 年接受固定平台 UKA 的患者，记录了患者人口统计学资料，术前胫骨后倾角与术后假体后倾角都是在 X 线侧位片上进行测量（侧位片要确保股骨髁的完全重合），通过在胫骨前缘绘制一条线并绘制与之垂直的第二条线，接着再绘制一条连接胫骨平台前缘和后缘最高点的线，将第二条线与第三条线之间的角度记录为术前胫骨后倾角。对于术后假体后倾角的测量，是在假体顶部绘制一条线，然后再绘制与胫骨轴线中心垂直的线，并测量交点的角度（图 3-53）。收集患者临床检查和患者报告的功能结果，包括膝关节屈伸活动范围和各种功能评分，包括 KOOS 的疼痛子评分、症状子评分、日常生活活动子评分、运动子评分和生活质量子评分，Lysholm 评分，Tegner 评分，VR-12 评分的身体和心理组分。手术成功的标准采用患者可接受症状状态（patient acceptable symptom state，PASS）标准，而失败被定义为需要转为 TKA 的情况。

结果发现，最终有 131 名患者（70 名女性和 61 名男性）符合纳入标准，并被纳入研究，平均年龄为 65 岁 ±10 岁，平均 BMI 为 27.9 kg/m^2 ± 4 kg/m^2，在 131 个膝关节中，

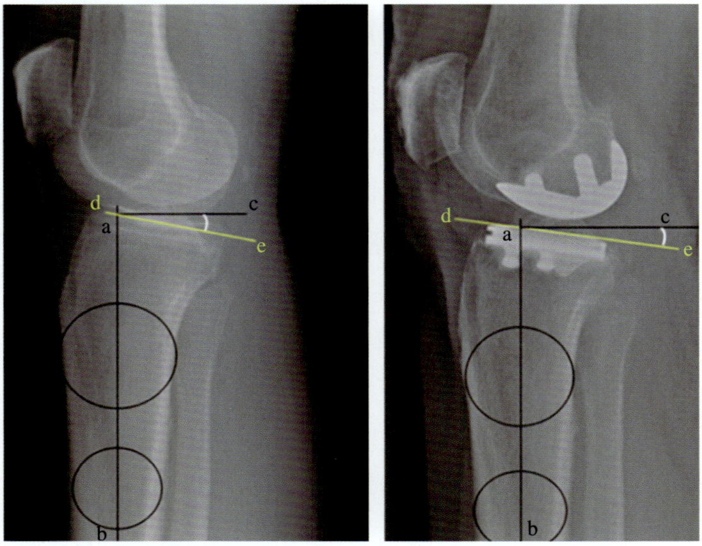

图 3-53　左图示胫骨平台后倾角的测量：在胫骨前缘绘制一条线（ab），并绘制与之垂直的线（ac），再绘制一条连接胫骨平台前缘和后缘最高点的线（de），将 ac 与 de 之间的角度记录为术前胫骨后倾角；右图示术后假体后倾角的测量：在假体顶部绘制一条线（de），再绘制与胫骨轴线中心（ab）垂直的线（ac），并测量 ac 与 de 之间的角度

99 个膝关节 ACL 完整，32 个 ACL 缺失。ACL 缺失的膝关节中，12 个膝关节 ACL 部分或近乎完全撕裂，14 个膝关节 ACL 完全撕裂，6 个膝关节 ACL 完全缺失。术前 ACL 完整组和 ACL 缺失组的人口统计学特征没有显著差异。在 ACL 完整组和 ACL 缺失组之间比较术前胫骨后倾角和术后假体后倾角的差异时发现，术前胫骨后倾角在 ACL 缺失的膝关节中显著较高，而术前术后的后倾角变化在 ACL 缺失组中较大。ACL 完整组中有 16 个膝关节（15%）、ACL 缺失组中有 7 个膝关节（22%）的术后假体后倾角大于 7°。ACL 完整和 ACL 缺失两组的平均存活率在 5 年时为 98%，在 10 年时为 96%，平均假体寿命为 15.2 年，没有任何失败患者术后假体后倾 > 7°。没有观察到 ACL 完整组和 ACL 缺失组的结果得分差异，因此两组数据被合并进行分析。在平均 8 年的随访期间，KOOS 疼痛评分与术后假体后倾角显著相关，其他结果与术前胫骨后倾或术后假体后倾无关。在术后假体后倾 ≤ 7° 的患者中，KOOS 疼痛评分较低，在 KOOS 疼痛子评分中，71%的术后假体后倾 ≤ 7° 的患者达到了 PASS，而只有 59%的术后假体后倾 > 7° 的患者达到了 PASS。在术后假体后倾 ≤ 7° 的患者中，81%的患者达到了 KOOS 日常生活活动评分的 PASS，73%的患者达到了 KOOS 运动评分的 PASS，这比术后假体后倾角 > 7° 的患者要高，但这并没有达到统计学意义。在假体后倾角 >7° 或 ≤ 7° 的患者中，其他 KOOS 子评分达到 PASS 的患者百分比没有其他显著差异。

总的来说，研究人员发现 ACL 完整或 ACL 缺失的患者接受固定平台 UKA，术前胫骨后倾和术后假体后倾与手术失败或术后功能下降无关，虽然术后假体后倾 > 7° 的患者有着较高的 KOOS 疼痛评分，但其他功能和运动评分均较高，且总体的假体 10 年生存率达 96%。

3.111 严重膝反张患者行后稳定型假体 TKA 的术后效果如何?

膝反张（也称膝反屈）是以胫骨关节过度伸展为特点的膝关节畸形，常见于女性和韧带松弛的患者，超过 10° 的过伸即为严重的膝反张，这是一种非常罕见的情况。膝反张可能是先天性的，也可能与全身性病理状态如瘫痪、脊髓灰质炎、类风湿性关节炎或其他膝关节畸形相关。伴有严重骨关节炎的膝反张患者通常存在多个间室的病变，因此 TKA 是一种合适的选择，但膝反张患者行 TKA 在技术上非常具有挑战性，因为手术技术与畸形本身有关，除了脊髓灰质炎或截瘫患者需要轻度的膝反张来代偿股四头肌的力量，其余反张 > 10° 的患者均需在 TKA 术中完全矫正，这样才能避免发生术后脱位和假体松动。受发病率低、随访时间短的限制，很少有研究报道严重膝反张患者行 TKA 的术后结果，法国里昂大学医院 Batailler[125] 团队开展了一项回顾性病例对照研究。

研究人员对 1987—2015 年间进行的 4217 例初次 TKA 病例进行审查，其中 41 例患者术前膝反张 ≥ 10°，纳入标准为接受后稳定型 TKA 并无其他相关手术且随访超过 5 年的病例，排除因瘫痪或脊髓灰质炎引起的神经性膝反张，每例病例匹配 2 名年龄和体重指数相同的对照患者，共确定 32 例反张 TKA 和 64 例对照 TKA。两组在年龄、体重指数、性别、术前功能评分和 HKA 角上具有可比性，收集数据包括手术报告、术前和术后临床和影像学数据，术后随访时间为 2 个月、12 个月及每 2 年一次。在最后一次随访中收集患者膝关节评分和关节活动度情况，影像学评估包括术后膝关节的前后位和侧位 X 线片、45° 屈膝位髌骨 X 线片和全长 X 线片，确定假体的机械对线以及有无放射学假体松动的表现。手术使用相同的后稳定型 TKA 假体，通过后参照方法进行股骨切割和胫骨切割，术中进行屈曲和伸展平衡调整，反张组通过减少股骨远端切割量来获得正常伸展。所有假体均采用骨水泥固定，髌骨均进行了表面重建。

研究结果显示，反张组的平均随访时间为 7.4 年 ± 1.9 年，对照组为 7.5 年 ± 2.2 年，两组差异无统计学意义。在最后随访时，反张组和对照组在国际膝关节评分的功能评分（77.5 和 73.4）和膝关节评分（86.6 和 89.5）方面无显著差异。反张组中有 6 名患者（18.8%）术后复发膝关节反张，两组在术后屈曲功能方面无显著差异，影像学结果（机械对线或影像学松动）两组表现无显著差异，在最后随访时，反张组的并发症发生率为 15.6%，对照组为 20.3%，两组无显著差异。反张组和对照组的假体翻修率分别为 9.4% 和 4.7%，差异无统计学意义。反张组所有翻修均为假体过大或位置放置不佳引起的疼痛，无因不稳定而翻修的病例。对照组中有 1 例因不稳定而翻修，另 2 例分别因无菌性松动和聚乙烯磨损而翻修。10 年随访时，反张组的生存率为 98.4%，对照组为 96.3%，两组无显著差异。

综上所述，研究人员认为，对于术前严重膝反张的患者，后稳定型 TKA 可以获得与术前无反张患者相似的临床和影像学结果，因而可以避免使用限制性更高的 CCK 假体。

3.112 金属过敏患者采用全陶膝关节假体行 TKA 的术后效果如何？

除了优化全膝关节假体的生物学性能、关节稳定性、固定性和摩擦性外，膝关节假体材料的生物相容性对长期疗效的影响也越来越受到重视，有研究发现 TKA 假体的腐蚀及金属离子释放可能导致术后无菌性松动以及局部或全身的不良反应和过敏反应。金属植入物过敏在 TKA 中的作用尚未完全了解，但皮肤和系统性过敏反应逐渐成为关注点，特别是在金属过敏患者中。在膝关节置换术患者中，非皮肤并发症（如无法解释的疼痛、复发性积液、活动范围减少和无菌性松动）也可能与金属过敏反应有关。假体腐蚀或金属碎屑可能导致继发性过敏，并有可能导致 TKA 失败，大约 60% 的关节置换术失败患者对金属过敏，但金属过敏对假体寿命的影响尚不明确。在排除低度感染和其他机械缺陷后，应考虑免疫学金属特异性反应引起的术后疼痛、积液、瘙痒、红斑和膝关节功能下降。过敏患者中免疫学因素引起的无菌性松动可能是由于膝关节内金属碎屑的积累，导致假体寿命的降低。研究发现，由于不明原因膝关节疼痛而进行翻修手术的患者发生金属过敏的比例较高。有数据表明，在总人口中，镍过敏的发生率估计高达 13%~20%；钴过敏的发生率约为 2.4%；铬过敏的发生率约为 1.1%，这种对铬、钴和镍的过敏反应可能导致假体失败和非常不满意的临床结果。为应对这一问题，多个制造公司开始推广专为敏感患者设计的低过敏性假体，完全无金属的 BPK-S 集成陶瓷膝关节置换系统的股骨和胫骨假体均采用陶瓷材料，奥地利学者 Breuer[126] 团队开展了一项前瞻性研究，目的是观察该陶瓷假体系统在 4 年随访期间的效果。

研究人员将 38 名患者纳入了研究（15 例左膝和 23 例右膝），纳入标准为因骨关节炎或类风湿性关节炎需要膝关节置换且对金属材料过敏的患者，排除标准包括年龄限制、既往下肢手术史、术前活动范围（ROM）在20°~90° 的内翻或外翻、严重的畸形或严重韧带不稳定等。陶瓷 BPK-S 初次 TKA 系统中，股骨和胫骨假体均采用氧化铝 / 氧化锆陶瓷复合材料，并没有对患者进行髌骨关节置换。放射学评估包括术前与术后 3 个月、6 个月、12 个月、24 个月和 48 个月时拍摄标准 X 线片（正位、侧位、全长片），以评估假体的定位、对齐情况和任何潜在的并发症。所有患者在术前、术后 12 个月和 48 个月进行膝关节协会评分（KSS）、牛津膝关节评分（OKS）、EQ-5D 评分、EQ-VAS 评分和活动范围的评估，研究还记录了任何修复手术和并发症的发生情况。

结果显示，在这项为期 4 年的前瞻性观察研究中，所有手术过程均未出现技术问题或假体的固定问题。从术前到术后 48 个月随访，OKS 评分从 39 分显著降至 15 分，表明膝关节功能显著改善，疼痛程度减少；整体 KSS 评分从 99 分提升至 195 分，其中膝关节评分从 42.5 分增加到 96 分，功能评分从 60 分增至 100 分。EQ-5D 评分从 12 分改善至 7 分，EQ-VAS 评分从 52.5 分提升至 97 分（$P<0.001$），最大膝关节屈曲度从术前的 100° 提高到 4 年随访时的 110°，住院时间平均为 10 天 ±2.6 天。12 个月和 48 个月的随访比较中，EQ-VAS 评分显著增加（从 80 分到 97 分），EQ-5D 评分有所下降（从 6 分到 7 分），OKS 评分和术后膝关节屈曲度在两个随访时间点之间保持不变，KSS 功能评分从 95 分提高到 100 分。放射学结果显示，术前机械对线从 −5°（内翻 5°）显著改善至 0°，解剖轴从 1° 改善至 6°。放射透亮线平均在术后 11.5 个月出现，初始宽度为 0.9 mm，随时间略有增大，最终平均宽度为 1.2 mm ± 0.9 mm，并形成明显的硬化边缘。整个随访期间没有患者出现任何可能的临床症状（如积液、疼痛或类似症状），也没有需要进行翻修手术的情况，未记录到任何与假体相关的并发症。

综上所述，完全无金属的 BPK-S 集成陶瓷膝关节置换术系统具有良好的免疫过敏兼容性，为先前对金属材料有过敏反应的患者提供了安全的选择，同时研究人员建议对假体进行骨水泥充分固定，以避免术后假体周围出现放射透亮线，进而带来潜在的风险。

3.113 英国国家关节登记处对膝关节置换使用寿命的研究结果如何？

膝关节置换术是最常见的骨科手术之一，据统计，在美国，膝关节置换术每年会带来超过 102 亿美元的费用。2019 年，英国全年共进行 103 617 例膝关节置换术，比其他任何一种关节置换术都要常见。目前膝关节置换术已经成为治疗终末期骨关节炎的标准方式，然而每一种手术都有其风险，针对膝关节置换术，患者最关注的问题是假体能够使用多久。最近有一项病例研究发现，全膝关节置换术（TKA）和膝关节单髁置换术（UKA）

的 15 年假体存活率分别为 96.3% 和 85.5%。澳大利亚和芬兰的国际注册数据则更为保守，总共包括 30 多万名患者，数据显示，TKA 患者的 15 年假体生存率为 93.0%，UKA 患者的 15 年假体生存率为 76.5%，一些研究估计 TKA 在 20 年的存活率为 89%。膝关节假体有许多不同的品牌和型号，不同品牌的假体寿命不同，了解假体设计的失败率是建立关节登记的主要动机之一，全球关节登记系统提供了大量数据，支持内部和外部的关节置换研究，促进了更好的患者结果。英国国家关节登记处（UK National Joint Registry，UKNJR）是全球最大的骨科登记系统之一，有超过 300 万条记录，已经积累了 15 年的数据。英国伦敦皇家医院 Rashed[127] 研究团队利用 UKNJR 的年度报告，对 TKA、UKA 和髌股关节置换术（PFR）在 10 年和 15 年的综合平均生存进行了评估。

研究人员利用 UKNJR 第 17 版年度报告，该报告包含 130 万例初次膝关节置换手术的数据，随访最长达 16.75 年，研究对象主要为因骨关节炎接受手术的患者和年龄较大且症状典型的女性。研究团队还在 Medline 和 Embase 数据库中进行文献搜索，寻找描述膝关节置换术后至少 15 年生存率的病例系列。数据分析包括计算各品牌假体在 10 年和 15 年时的个体和总体平均生存率，涵盖 TKA、UKA 和 PFR，并根据固定方法（有无骨水泥）进行细分，以确定不同固定方式对生存率的显著性影响，并对不同年龄组（＜65 岁和 ≥65 岁）患者的固定技术进行子分析。

结果显示，研究人员对 47 个不同品牌的 TKA 假体进行了分析，36 个品牌有长达 10 年的随访数据（1 076 302 例），28 个品牌有长达 15 年的随访数据（641 591 例）。还收集了 17 种 UKA 假体的数据（126 468 例），其中 15 个品牌有 10 年的数据（123 193 例），5 个品牌有 15 年的数据（55 777 例）。PFR 假体有 5 种品牌（14 211 例），全部品牌有 10 年的数据，但只有 1 个品牌有 15 年的数据（6203 例）。

（1）TKA 在 10 年的假体平均存活率为 96.72%，15 年为 95.37%。UKA 在 10 年和 15 年的假体平均存活率分别为 89.77% 和 80.70%。PFR 在 10 年和 15 年的假体平均存活率分别为 81.57% 和 76.46%。

（2）采用骨水泥固定方法的 TKA 在 10 年的平均假体存活率为 96.789%，未使用骨水泥固定的为 96.254%；在 15 年时，骨水泥固定的存活率为 95.559%，未使用骨水泥固定的为 95.228%。骨水泥固定的 UKA 在 10 年的平均假体存活率为 88.229%，未使用骨水泥固定的为 92.74%；15 年时，骨水泥固定的存活率为 80.986%。

（3）对于固定方式与年龄的子分析结果显示，在 TKA 中，＜65 岁患者中骨水泥固定的 10 年和 15 年存活率分别为 94.71% 和 92.30%，≥65 岁患者分别为 97.46% 和 96.73%；未使用骨水泥固定的 ＜65 岁患者 10 年和 15 年存活率分别为 93.83% 和 91.15%，≥65 岁患者分别为 96.85% 和 95.86%。在 UKA 中，＜65 岁患者中骨水泥固定的 10 年和 15 年存活率分别为 86.67% 和 78.86%，≥65 岁患者分别为 92.35% 和 87.57%；未使用骨水泥固定的 ＜65 岁患者 10 年存活率为 91.2%，≥65 岁患者为 93.13%。

总之，关节登记系统提供了关于膝关节置换实践的宝贵资料，与目前已发表的文献相比，英国关节登记数据显示出假体具有更好的长期存活率，特别是 UKA 假体。但是年轻患者，尤其是接受 UKA 的患者，在所有类型的膝关节置换中都面临更高的翻修风险。数据表明，之前不太受欢迎的非骨水泥固定技术可能在这些患者中可以提供更好的假体存活率。

3.114 HTO 失败后行 UKA 的治疗效果及存活率如何?

胫骨高位截骨术（HTO）是治疗膝关节内侧间室骨关节炎一种较成熟的手术方法，特别是对于较年轻的膝内翻畸形患者，该手术的另一目的就是避免或尽量推迟未来行膝关节置换术的需求。然而，HTO 的效果通常会随着时间的推移而逐渐恶化，并且随着人们寿命的延长，对翻修手术的需求也越来越高。此外，也有学者对 HTO 恢复正常机械对线的能力提出了质疑，因为有研究指出其矫正不足或矫正过度。基于上述原因，膝关节单髁置换术（UKA）以其更好的临床效果和假体寿命而越来越受到欢迎，HTO 是否会影响后续膝关节置换的效果和假体寿命仍存在争议，因为 HTO 术后可能存在软组织瘢痕、骨量减少、胫骨斜度和髌骨高度改变等问题。目前已有关于 HTO 术后行 TKA 预后的研究，很少有文献研究过 HTO 术后行 UKA 的临床效果。意大利 IRCCS 研究所 Parente[128] 团队开展了一项回顾性研究，旨在评估因矫正不足而失败的 HTO 术后进行 UKA 的临床、影像学和功能结果，并与没有进行过 HTO 的 UKA 病例进行比较。

研究人员纳入了从 2001 年到 2017 年因先前内侧开放楔形 HTO 失败导致内侧骨关节炎进展而接受了 UKA 的患者（A 组），最少随访 5 年。A 组患者之前均进行了失败的开放楔形矫正术，并因持续内翻导致的关节炎恶化而转换为 UKA。对照组包括 30 名没有 HTO 史且因原发性骨关节炎而接受 UKA 的患者，两组患者在体重指数（BMI）和无合并疾病方面具有可比性。所有手术均由一名专门从事膝关节置换和组织保护的外科医生进行，采用微创手术方式，使用骨水泥固定技术。所有患者术后康复方案相同，临床评估包括 KSS 评分、UCLA 活动评分、WOMAC 评分及客观检查（包括运动范围），影像学评估包括标准的负重正位和侧位 X 线片、45° 屈曲位膝关节 X 线片、Rosenberg 位和全长 X 线片。患者术前进行检查，并在术后 1 个月、3 个月、6 个月、12 个月连续随访 5 年，进行临床检查和 X 线检查，测量下肢机械轴线，采用 K-L 分级确定膝骨关节炎的严重程度，采用 C-D 指数测量髌骨高度。

结果发现，A 组最终 24 名患者完成随访，平均随访时间 8.1 年；B 组平均随访时间 9.5 年。A 组患者从 HTO 失效到 UKA 的平均间隔为 6.5 年。A 组手术时的平均年龄为 64.6 岁，B 组则为 75 岁。两组术前和术后的平均 KSS 临床和功能评分显著改善。A 组的 KSS 临床和功能评分分别为 84.6 分和 82.9 分，而 B 组分别为 93.5 分和 91.3 分。术后平均 UCLA 评分 A 组为 5.4 分，B 组为 6.5 分，WOMAC 评分 A 组为 79.9 分，B 组为 91.5 分。术前 A 组和 B 组的运动范围（ROM）平均分别为 102° 和 100°，术后分别显著改善到 121° 和 120°。

在影像学评估中，A 组术前机械轴线的平均值为 3.2°，术后平均值为 2.1°，这一变化具有统计学显著性。然而，C-D 指数从术前的 1.0（范围：0.6~1.4）变为术后的 1.0（范围：0.6~1.3），这一变化不具有统计学显著性。B 组在最近随访中显示，机械轴线从术前的平均值 5.7° 变为术后的 3.2°，这一变化具有统计学显著性。术后的 C-D 指数与术前相比没有显著变化。在两组之间进行比较时，术后机械轴在 A 组和 B 组之间无显著差异，C-D 指数在两组之间也没有显著差异。两组均未观察到假体松动或病理性放射透亮线等迹象。

没有任何术中或术后并发症。随访期间两组的生存率均较好，两组中分别有 1 名患者后续需要进行额外的关节置换术（A 组 4%，B 组 3%），两组间无显著差异。

综上所述，研究人员得出结论，无论先前是否进行过 HTO 手术，UKA 均可以带来较高的临床功能和较高的假体生存率，这说明，HTO 术后改行 UKA 是一种安全有效的治疗方法（图 3-54）。

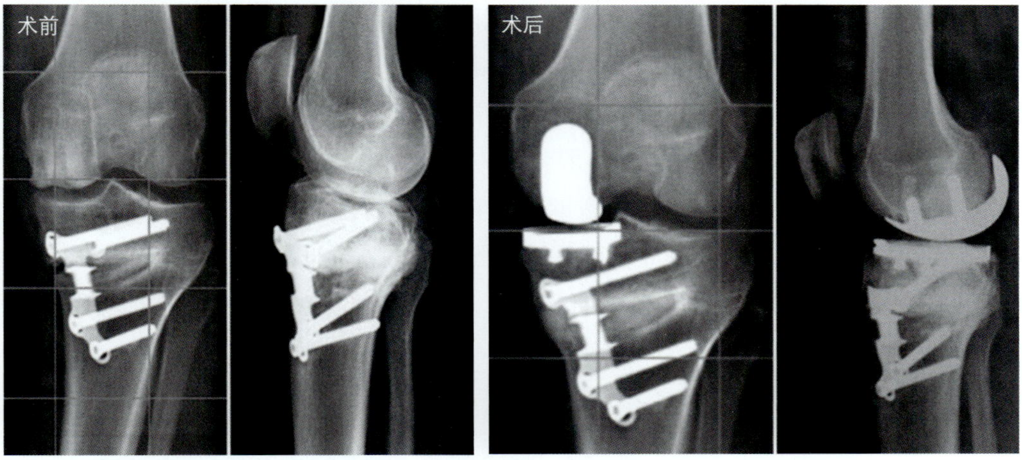

图 3-54　HTO 失败后行 UKA 的术前和术后正侧位 X 线片

3.115　经髌骨内侧入路和经髌骨外侧入路行膝关节外侧 UKA，二者优缺点如何？

随着世界人口的老龄化，患骨关节炎（OA）的风险也越来越大，由于膝关节承载重量较大，经常受到 OA 的影响，通常为内侧间室出现病变，但有时外侧间室也会受到影响。在这种情况下，仅进行外侧单间室关节置换术即可。在孤立的外侧间室骨关节炎中，外侧部分关节置换在长期研究中展示出较长的假体寿命和较高的患者满意度。膝关节单髁置换术（UKA）的假体放置准确性被认为是假体长期存活的关键，外侧 UKA 被认为是一种具有挑战性的手术，即使对经验丰富的膝关节外科医生来说也不例外，这种类型的手术也有一些优势，如手术时间较短和失血较少等。原则上，制造商建议外侧 UKA 采用外侧手术入路，而内侧入路更多地用于内侧 UKA 和 TKA，在一些医疗机构中，内侧入路也被医生用于外侧 UKA。然而，目前尚不清楚外侧入路是否在假体植入准确度方面优于内侧入路，以及不同的手术入路是否会导致不同的患者满意度。为此，德国学者 Keppler[129] 及其研究团队开展了一项回顾性研究。目的是通过评估术后 X 线所示的假体植入准确度以及收集不同的患者相关结果测量，探讨内侧入路是否可以作为外侧入路的替代方案，以及不同入路之间在植入精度和术后 PROMs 方面是否存在差异。

研究人员共纳入 175 例接受外侧膝关节置换的患者。患者分为两组：外侧入路组（*n*=82）和内侧入路组（*n*=93）。82 例患者（46.9%）采用标准的髌骨旁外侧入路进行植入，93 例患者（53.1%）采用的改良内侧入路（保留髌下脂肪垫）进行植入。外侧入路组中，男性 26 例（31.7%），女性 56 例（68.3%），平均年龄为 68 岁。内侧入路组中，男性 33 例（35.5%），女性 60 例（64.5%），平均年龄为 71 岁。两组患者的平均年龄相似，体重指数（BMI）、手术持续时间和术前获得的患者报告结局指标（PROMs）也相似。收集了手术持续时间和翻修手术的发生率，术后至少一年，所有患者在随访检查中接受 PROMs 的评估，包括牛津膝关节评分（OKS）、下肢功能评分（LEFS）和 EQ-5D 评分。

术后通过正侧位 X 线片评估术后假体安装准确性（图 3-55），并测量股胫角、假体相对于股骨和胫骨的大小、假体的屈曲度、胫骨倾斜度（参考范围 7° ± 5°）、胫骨平台宽度，评估股骨假体和胫骨假体的准确定位（股骨假体的最低点 L 和胫骨假体最高点 N，如果 L 在 N 的外侧则被定义为负值），通过测量股骨假体在股骨上的内翻 / 外翻角度（要求 10° 以内）和股骨假体屈伸角即股骨立柱延长线与股骨长轴所形成的夹角（要求屈膝 15° 到伸膝 0° 之间）评估股骨假体相对于股骨的准确度。胫骨假体相对于胫骨的准确性则在内侧、

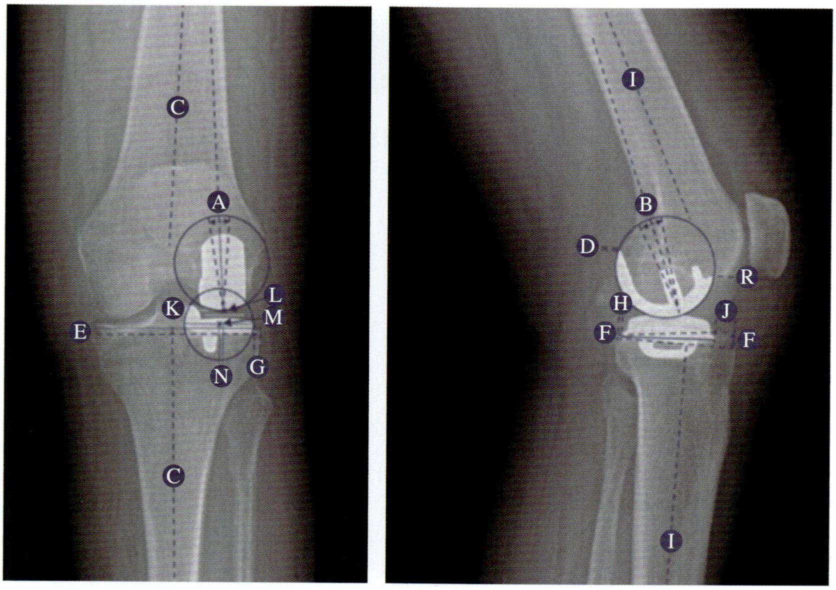

图 3-55　通过正侧位 X 线评估假体安装准确性
该评价方法源于制造商Zimmer Biomet的影像学标准：A.内翻/外翻角度；B-I.屈曲/伸展角度；C.股胫角度；D.股骨假体后部；E.胫骨平台宽度；F.胫骨斜度；G.胫骨假体外侧；H.胫骨假体后侧；K.胫骨假体内侧；L.股骨假体最深点；M.股骨假体最深点到胫骨假体最高点的距离；N.胫骨假体的中部

外侧、后方和前方进行评估，内侧和后侧要求贴合或者＜2 mm 的悬垂，外侧要求齐平或无缝隙，前侧要求齐平或＜5 mm 的缩短。股骨假体要求不发生前部碰撞，后部齐平或者＜4 mm 的突出。

结果发现：在胫骨假体安装精确度方面，两种手术入路在内侧、外侧、前方和后方进行评估后植入准确度相似；在股骨假体安装精确度方面，前部未发现不准确的情况，但在后部观察中，外侧方法有 11 例、内侧方法有 8 例位置不准确；股骨和胫骨的内翻 / 外翻植入偏差在两种方法中相似；在股骨假体屈曲位置的偏差中，外侧方法的偏差明显更多（外侧 20 例，内侧 7 例）。外侧方法的平均胫骨斜度为 7.5°，内侧方法为 7.4°。胫骨假体与胫骨平台的接触面积在两组中均为 44.2%（P=0.8），但胫骨平台在外侧方法中明显更窄。理想状态下股骨假体的最低点应位于胫骨假体的最高点正上方，外侧组比内侧组更多地落在了胫骨假体外侧，因此负值更多。外侧方法的平均 L-N 距离为 0.65，内侧方法为 2.1。术后股胫角在两组中均为 174°。外侧方法的翻修手术率为 4.9%（n=4），内侧方法为 3.2%（n=3），两种方法的术前和术后 PROMs、OKS、LEFS 和 EQ-5D 评分均有显著改善，外侧方法在 OKS 和 LEFS 评分方面有显著改善，内侧方法在 OKS、LEFS 和 EQ-5D 评分方面有显著改善，但外侧方法在 EQ-5D 评分方面无显著改善。

综上所述，虽然外侧入路被视为标准的外侧 UKA 手术入路，但与保留髌下脂肪垫的内侧入路相比，它在假体植入准确性方面存在缺点。考虑到植入准确性和术后效果，内侧入路是一个很好的选择。另外，由于内侧入路比外侧入路更容易进行手术，因此它为后期手术翻修提供了优势。尽管如此，入路的选择仍应基于外科医生的现有经验与偏好。

3.116 MRI 显示外侧半月板异常但无症状的患者行内侧 UKA 后效果如何？

膝关节单髁置换术（UKA）是一种有效且经过验证的治疗内侧间室骨关节炎的方法，典型的适应证是单独的内侧间室骨关节炎、韧带功能良好且膝关节活动范围（ROM）正常。近些年来，轻度的髌股关节炎已经不再被视为 UKA 的禁忌证，但外侧间室的状况仍然是内侧 UKA 术后长期效果的决定性因素。许多研究指出，UKA 术后翻修的主要原因是外侧间室骨关节炎的进展和假体无菌性松动，因此术前准确评估外侧间室情况变得愈加重要。许多医生会选择 MRI 来评估外侧间室、髌股间室及韧带情况，但是 MRI 有夸大骨关节炎损伤情况的倾向，完全依赖 MRI 表现可能会造成医生过早地放弃 UKA 和过度使用 TKA，研究发现，MRI 扫描可以提供半月板的病理信息，但对前交叉韧带和软骨病理的准确性较低。此外，随着年龄的增长，半月板的生化特性会发生变化，导致退化的外侧半月板（LM）在 MRI 上显示出异常高信号强度，尽管如此，如果术前 MRI 显示外侧半月板退变或撕裂，是否可以进行内侧 UKA 成为一个比较困难的问题。为此，韩国建国大学 Park 等 [130] 收集了术前 MRI 显示外侧半月板异常而行内侧 UKA 患者的功能结果，并将这些结果与术前 MRI 未显示外侧半月板病变的患者进行比较，以评估术前 MRI 中的外侧半月板病变对患者 UKA 术后功能的影响。

研究人员筛选了2011年11月至2014年3月间进行的内侧固定平台UKA，手术适应证为膝内侧间室关节炎引起严重疼痛而难以进行日常活动，患膝内翻畸形小于15°，患膝能弯曲超过110°且无超过10°的屈曲挛缩，轻度的髌股关节炎变化且无前膝疼痛；禁忌证为感染性关节炎和通过Lachman试验及MRI发现前交叉韧带不完整。如果患者在体格检查中没有与外侧半月板病变相关的症状，术前MRI中的外侧半月板病变不被视为手术禁忌证。对122名患者的128个膝关节进行术前MRI评估，用以评估外侧间室和韧带状态，MRI由一名放射科医生观察，根据术前MRI中是否存在外侧半月板（LM）病变，患者被分为LM（+）组和LM（－）组。LM（+）组指MRI中有任何外侧半月板病变（1、2和3级以及未撕裂的盘状外侧半月板），包括67个膝关节。LM（－）组在MRI中无外侧半月板异常（0级），包括61个膝关节。在至少5年的随访研究中，LM（+）和LM（－）组各有1例因无菌性松动而转为TKA，LM（－）组有1例因慢性滑膜炎和疼痛而转为TKA。最终，LM（+）组66例和LM（－）组59例患者被纳入临床和放射学评估。两组在年龄、性别、术前畸形、ROM、KSS客观评分和BMI方面无统计学差异，手术使用固定平台骨水泥型假体，所有患者康复方案一致。

临床评估在术前和最后一次随访时进行（平均74.4个月，范围60~93个月），包括KSS客观/功能评分（包括行走和上楼梯时疼痛、ROM、稳定性、错位和休息时疼痛）、膝关节损伤和骨关节炎结果评分（KOOS）、有无外侧疼痛及下蹲能力，如果患者无疼痛下蹲（1级）或只有轻微不适（2级），则认为患者可以进行下蹲活动。有轻微疼痛和强烈不适，但能有力下蹲（3级）的患者被认为达到了不舒适的下蹲活动。严重疼痛且不能下蹲（4级）的患者被认为不可能进行下蹲活动。放射学指标包括站立全长前后位X线片上的机械轴线和最终随访时的假体位置。

结果显示，在LM（+）组中有2例和LM（－）组中有1例最终转换为TKA。总体生存率在LM（+）组为96.7%，在LM（－）组为98.5%。LM（+）组和LM（－）组的平均随访期分别为71.5个月（60~93个月）和77.1个月（64~88个月）。所有患者在随访期间均有良好的膝关节功能，没有严重疼痛或不稳定，且拥有完整的活动范围，并且未经历任何手术并发症。KSS客观/功能评分、KOOS评分、外侧疼痛的存在以及下蹲能力在两组间没有显著差异。在最后随访时（平均74.5个月），两组在假体位置和机械对线方面没有统计学差异，并且在连续随访期间没有观察到假体位置的变化，术后X线片中LM（+）组显示出轻微内翻对位的趋势，但没有统计学意义。

最终研究员得出结论，如果患者没有与影像学病变相关的症状，无论术前是否有外侧半月板病理改变，行内侧UKA的结果都是很好的。因此，对于术前MRI显示无症状的外侧半月板异常患者，不应该放弃内侧UKA进而采用创伤更大的TKA。

3.117 TKA术中不置换髌骨，哪些假体术后膝前痛的发生率低？

全膝关节置换术（TKA）是治疗终末期骨关节炎最成功的手术方式之一，其随访

10～15 年的生存率达 95%～98%，然而 TKA 的功能结果可能较差，高达 30% 的患者对该手术并不满意。TKA 术后膝前痛、髌骨错位和髌股关节并发症的发生率较高且难以治疗。影响 TKA 髌骨轨迹和伸肌机制的因素有很多，如假体的旋转、是否置换髌骨以及置换髌骨的技术等。这些因素同样也与膝关节前方的症状和术后并发症有关。假体设计人员开发了所谓“髌骨友好型”股骨假体，这些设计通过加深和延长股骨滑车或抬高外侧凸缘部分来解决膝关节伸肌机制的问题。但是，对这些假体设计的临床长期结果影响尚不清楚。a-MP 假体术具有解剖恒定半径的股骨部件，带有深且长的线性滑车沟槽；Genesis Ⅱ假体具有多半径的股骨部件，滑车沟槽较短（与 a-MP 假体相比）且为 S 形非线性；AGC TKA 是多半径股骨部件的非解剖型假体，具有深且宽但垂直的滑车沟槽。以上前两种属于髌骨友好型假体，第三种属于非髌骨友好型假体（图 3-56）。希腊学者 Karachalios 等[131]对使用髌骨友好型和非髌骨友好型假体患者的临床功能进行了回顾性研究。

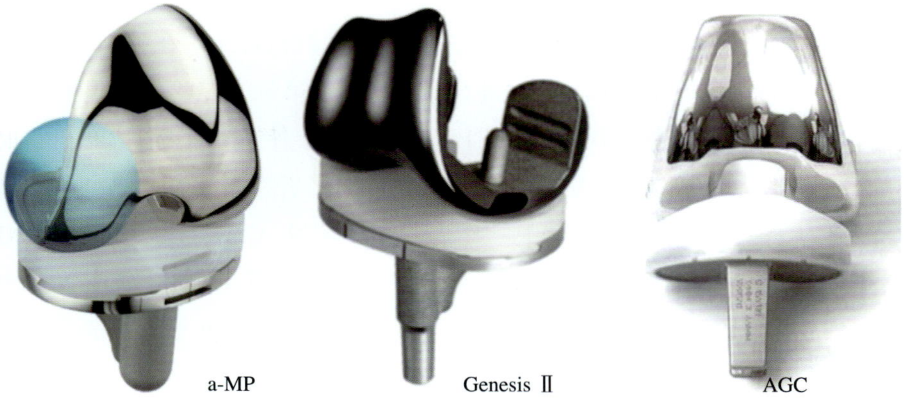

图 3-56　髌骨友好型假体（a-MP、Genesis Ⅱ）及非解剖型、非髌骨友好型假体（AGC）

研究人员将筛选出的 300 名患者（300 个膝关节）分为 3 组。A 组的 100 名患者使用了骨水泥固定的髌骨友好型 a-MP TKA，B 组的 100 名患者使用了骨水泥固定的髌骨友好型 Genesis Ⅱ CR-TKA，C 组的 100 名患者使用了骨水泥固定的非髌骨友好型假体 AGC TKA。所有手术均未置换髌骨，而是对所有患者进行了髌骨去神经化、去除骨赘和重塑髌骨。

对于三组患者，客观和主观的临床和影像学数据在术前及术后 3 周、6 周、3 个月、6 个月、1 年以及此后每年进行随访。使用的评分系统包括：KSS 膝关节评分和功能评分、WOMAC 指数、SF-12 问卷和 OKS 评分，还使用了临床髌骨评分（CPS），包括 5 个元素：膝前疼痛、上下楼梯疼痛、髌骨压痛、摩擦音 / 卡住、髌骨轨迹不良（每个元素的评分：严重 =0，中度 =1，无症状 =2；总分 0～10 分）。坐姿时的活动范围使用量角器记录。手术失败定义为明显的前膝疼痛，二次髌骨表面置换，因无菌性松动、感染、脱位或韧带不稳定而进行或计划进行翻修手术。

在至少15年的最终随访中，A组有91名患者、B组有92名患者、C组有87名患者完成随访。A组的15年生存分析显示，所有手术的成功率为96.4%，以无菌性松动作为终点的成功率为98.8%，因任何原因翻修的累积成功率为97.3%。A组有1例因无菌性松动翻修，2例因感染翻修，1例因不稳定翻修，1例在术后3年进行了髌骨二次表面置换。B组的15年生存分析显示，手术的成功率为92.3%，无菌性松动作为终点的成功率为98.2%，因任何原因翻修的累积成功率为95.6%。B组有2例因无菌性松动翻修，2例因感染翻修，3例因不稳定翻修，3例在术后第2、第3、第4年进行了髌骨表面置换。C组的15年生存分析显示，所有手术的成功率为91.4%，因任何原因翻修的累积成功率为94.8%，以无菌性松动作为终点的成功率为95.7%。C组有4例因无菌性松动翻修，1例因感染翻修，3例因不稳定翻修，7例在术后第2至第5年进行了髌骨表面置换。比较显示，A组的生存率显著高于B组和C组。此外，A组以无菌性松动作为终点的生存率高于C组。

A组和B组患者在不同时间间隔内的KSS、WOMAC、SF-12和OKS评分均显著改善。C组患者在不同时间间隔内的KSS评分也显著改善。在第10和第15年时间间隔内，A组患者的膝关节评分、功能评分和总评分显著高于B组和C组。在第15年时间间隔内，A组患者的SF-12评分、WOMAC评分显著高于B组。在第5、第10和第15年时间间隔内，A组患者的OKS评分显著高于B组。在CPS评分方面，各组患者的术前评分无差异，最终随访时，A组患者的CPS评分显著高于B组，C组患者在CPS评分方面均显著低于其他两组。A组有1例严重疼痛，3例中度疼痛（总计4.4%），B组有3例严重疼痛，4例中度疼痛（总计7.5%），C组有7例严重疼痛，8例中度疼痛（总计17.2%）。A组活动范围从术前平均95°增大到最终平均116°，B组从术前平均82°增大到最终平均110.2°，C组从术前平均95°增大到最终平均105.2°。

影像学随访中，术后和最终随访时的假体对位参数（股骨外翻角、胫股角、胫骨后倾和膝关节对位）在各组间无显著变化。最后随访时，无解剖对线的明显偏差（>3°），A组有7个膝关节（7.7%）、B组有12个膝关节（13%）和C组有12个膝关节（13.8%）髌骨倾斜，仅在C组中发现4个膝关节（4.6%）髌骨半脱位和（或）脱位。

综上所述，研究人员发现，解剖型髌骨友好型恒定半径股骨假体在减少非髌骨表面置换的TKA中膝关节前侧疼痛和髌股关节并发症方面优于其他类型的假体，同时，对于髌骨友好型股骨假体，应使用单独的髌骨评分系统来评估不同假体的术后临床效果。

3.118 TKA术中不置换髌骨，其髌骨形态对膝关节术后功能和髌骨并发症有影响吗？

全膝关节置换术（TKA）是治疗终末期骨关节炎的一种成功的手术方法，但是仍有许多患者对术后结果不满意。术后膝关节疼痛，包括膝前痛（AKP）是TKA术后患者不满意的最常见原因。TKA中髌骨表面置换或不置换各有优缺点，但无论是否进行表面置换，都存在术后AKP的现象，同样，髌骨去神经化也不能完全消除AKP。虽然目前AKP的原因尚不清楚，但髌股关节应力或髌骨轨迹的异常以及由于假体设计不充分导致髌骨运动学异常似乎是疼痛的原因。研究表明，髌股关节应力受滑车的几何形状、原始髌骨的形态或髌骨重塑后几何形态的影响。许多研究还发现，TKA 术后髌股关节应力随着膝关节屈曲的增加而增加。此外，各种研究利用 Wiberg 分类调查了髌骨形态对髌股关节压力或不稳定性的影响，确认髌骨形态会影响髌骨倾斜角度，并且 Wiberg Ⅲ型髌骨的倾斜角度会发生很大变化。有研究表明，对于 Wiberg Ⅲ型髌骨，如果不进行髌骨表面置换将很容易导致术后功能不良和膝关节疼痛，因此，国内一些学者认为，对于未进行髌骨表面置换的 TKA，将髌骨形态修整为 Wiberg Ⅱ型有助于改善术后髌骨轨迹和手术结果。还有一些学者指出 Wiberg Ⅰ型更加稳定，因此大部分外科医生倾向于术后将髌骨形态修整为 Wiberg Ⅰ型或Ⅱ型。然而，不同股骨假体的设计各不相同，尚无有力证据表明是否需要将髌骨形态修整为 Wiberg Ⅱ型，也不清楚髌骨形态是否会影响术后髌骨轨迹和膝关节功能。为此，安徽医科大学附属阜阳医院骨科范海涛教授团队[132]开展了一项回顾性研究，旨在评估三种类型髌骨（Wiberg Ⅰ型、Ⅱ型和Ⅲ型）在未进行髌骨表面置换的 TKA 后膝关节功能和髌骨轨迹的差异。

研究人员对 2018—2019 年在其医院行 TKA 的患者进行筛选并最终纳入了 156 例符合标准的患者，手术均由一名医生使用相同的技术进行，术后康复方式也相同。术后对所有患者进行髌骨轴位 X 线检查，并根据 Wiberg 分类将患者分为三组：Wiberg Ⅰ型（A 组）、Ⅱ型（B 组）和Ⅲ型（C 组）。对患者在手术后的 1 个月、3 个月和 12 个月进行定期检查，使用 HSS 评分和 Feller 评分对膝关节和髌骨功能进行评估。对所有患者进行髌骨轴位 X 线检查，用于评估髌骨的形态和位置。通过 X 线片测量髌骨关节面角、髌骨倾斜角、髌股关节一致性角、髌骨外侧移位来判断髌骨轨迹，研究人员还测量了髌骨相对厚度（髌骨厚度 / 宽度的比值）。收集患者的临床数据，包括年龄、性别、体重指数（BMI）、Kellgren-Lawrence（K-L）分级、随访时间和手术侧，收集并分析随访数据，包括 Feller 髌骨评分、膝前痛的发生率以及术前、术后和最后一次随访时的 HSS 评分。

结果发现，所有参与研究的 156 名患者均完成了 12 个月的随访，三组患者在随访时间、年龄、性别、BMI、术前 K-L 分级和手术侧方面无统计学差异。三组患者术前 HSS 评分、Feller 评分比较，差异均无统计学意义。三组患者术后 3 个月、12 个月及末次随访时 HSS 评分、Feller 评分比较，差异均无统计学意义。三组患者末次随访时 HSS 评分、Feller 评分均较术前显著改善。C 组膝关节前侧疼痛发生率明显高于 B 组，A 组与 C 组、A 组与 B 组膝关节前侧疼痛发生率比较，差异均无统计学意义。末次随访时，三组患者髌骨高度、髌骨相对厚度差异无统计学意义，三组患者髌骨一致性角、外侧移位量差异无统计学意义，但 C 组患者髌骨倾斜角度明显大于 A、B 组。关于三组间髌骨关节面角，A 组髌骨关节面角大于 B、C 组，B 组髌骨关节面也大于 C 组，差异有统计学意义。

最终研究人员认为，与 Wiberg Ⅲ型髌骨患者相比，Wiberg Ⅰ型和 Wiberg Ⅱ型髌骨患者 TKA 术后 AKP 发生率较低，髌骨轨迹更好，这一发现为 TKA 术中对髌骨的处理提供了一定的依据（图 3-57）。手术过程中根据具体情况选择性地使用骨赘去除、关节面平整化、髌骨去神经化、调整髌骨嵴位置、髌骨内侧和外侧支持带的松解。但是该研究使用的假体是否可以应用于使用其他膝关节假体还有待验证，仍然需要通过更大规模的前瞻性对照试验进一步验证。

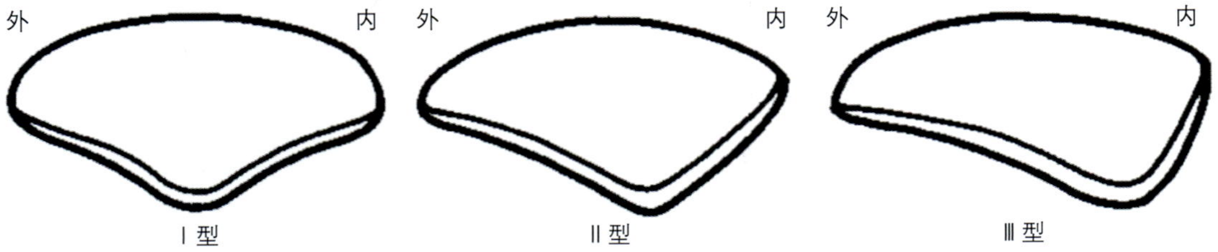

图 3-57　髌骨的 Wiberg 分型

Ⅰ型：内外侧关节面均为凹面，且宽度基本一致；Ⅱ型：内外侧关节面均为凹面，但内侧关节面较外侧关节面更平坦；Ⅲ型：外侧关节面为凹面，内侧关节面为凸面

3.119 高屈曲假体和传统 TKA 假体，二者的术后效果及假体生存率有何区别?

在 2009 年发布的关于初次全膝关节置换术（TKA）需求的评估中提到，2016 年，超过 50% 的 TKA 患者年龄在 65 岁或以下，评估中特别指出，年轻患者对功能的需求较高，需要更大的术后膝关节屈曲度和更长的寿命。尽管研究表明术后屈曲能力增加并不影响患者满意度，但它可以实现更多的功能。影响 TKA 术后屈曲度的因素有很多，包括术前屈曲度、既往膝关节手术，术中因素如韧带平衡、假体的大小和位置、骨赘去除和伸肌机制的张力以及术后的康复。高屈曲（high flexion，HF）膝关节假体于十多年前推出，旨在实现更高的屈曲度，与传统膝关节置换术假体相比，HF 假体实现术后高屈曲度的设计特征包括：①聚乙烯胫骨柱后移位 2 mm 以增强股骨后移；②减少聚乙烯衬垫前部的体积以减轻髌腱的张力；③减小股骨假体后髁矢状曲率半径以增加股骨后髁平移距离。假体后髁在屈曲角度高达 155° 时可以最大限度地接触聚乙烯垫，然而针对 HF 假体的早期和中期研究却显示了矛盾的结果，一些研究发现术后屈曲度确实增高了，而另一些则显示与传统 TKA 假体无差异。一些研究指出 HF 假体可能会增加早期假体松动的概率，而其他研究却未发现松动增加。一项十年随访研究表明，高屈曲 TKA（HF-TKA）和传统 TKA（C-TKA）在假体存活率、功能结果、膝关节活动度或骨溶解的发生率方面无差异。目前关于 HF 假体的长期研究仍旧很少，因此，美国丹佛大学 Angerame[133] 团队开展了一项回顾性研究，旨在长期研究中比较 HF-TKA 和 C-TKA 手术失败的发生率和原因以及功能结果、活动范围（ROM）和放射学评估情况。

研究团队对 2004 年 7 月至 2007 年 4 月在单一机构接受初次 TKA 的所有患者进行了评估，研究对象包括接受 HF-TKA 和 C-TKA 的患者，所有手术由 2 名主刀外科医生使用间隙平衡技术完成，最终成功匹配了 145 例 HF-TKA 与 145 例 C-TKA，匹配队列的平均年龄为 63.0 岁 ±7.8 岁，平均 BMI 为 26.0 kg/m² ± 3.7 kg/m²，男性占 35.2%，女性占 64.8%，随访时间为 121.5 个月 ± 20.3 个月。所有病例均为骨水泥固定假体，术后所有患者康复方式相同。患者按常规在术后 6 周、3 个月、1 年、2 年及每 2 年随访一次。研究采用 KSS 评分评估术前和术后功能表现，使用运动测角器测量 ROM，记录术后再手术和翻修的发生率和手术原因。收集患者术后 6 周和最近一次随访的 X 线表现，评估假体位置和对齐情况，使用膝关节协会放射学评价系统评估放射线的发生和位置以及假体松动或骨溶解的情况。放射线的存在被定义为假体组件固定界面附近 2 mm 或更大的连续、渐进性放射线。假体松动的判断标准包括连续、渐进性透明线或假体移位，骨溶解被定义为术后 X 线片上出现的面积大于 5 mm² 的溶解病灶，且未在即时术后 X 线片上出现。

研究结果显示，两组在术前膝关节屈曲度和 ROM 上没有差异。HF-TKA 组的术前 KSS 评分平均值（98.5 ± 22.0）高于 C-TKA 组（92.1 ± 20.9），但该差异不具有统计学意义。在最终随访时，两组在膝关节屈曲度、ROM 或 KSS 评分上没有差异，在两组术后 6 周和最近随访时的 X 线片中未发现假体松动的明显证据。6 周随访 X 线片中，HF-TKA 组有更多的股骨（10.9%）和胫骨（13.1%）放射透明区，最终随访时，HF-TKA 组也显示出更多的股骨（48.9%）和胫骨（37.2%）放射线。按膝关节协会放射学评价系统分区，相比 C-TKA 组，HF-TKA 组的股骨放射线显著增多（38.1%），HF-TKA 组的假体翻修更多，包括 8 例假体组件的翻修（3 例聚乙烯衬垫磨损，3 例感染，1 例髌骨捻发音，1 例不稳定），C-TKA 组有 12 例再手术，但无假体组件翻修（P=0.001），分析显示 HF-TKA 组的翻修率更高（P=0.039），无因假体松动而翻修的病例。

最终研究人员认为，长期观察看来，高屈曲假体和传统的 TKA 假体相比并没有优势，因为二者术后 ROM 和功能评分方面并没有差异，但高屈曲假体翻修率更高，虽然在该研究中没有无菌性松动的病例出现，但术后放射线的发生率较高，这值得引起注意。因此研究人员并不认为高屈曲假体是一个好的选择（图 3-58）。

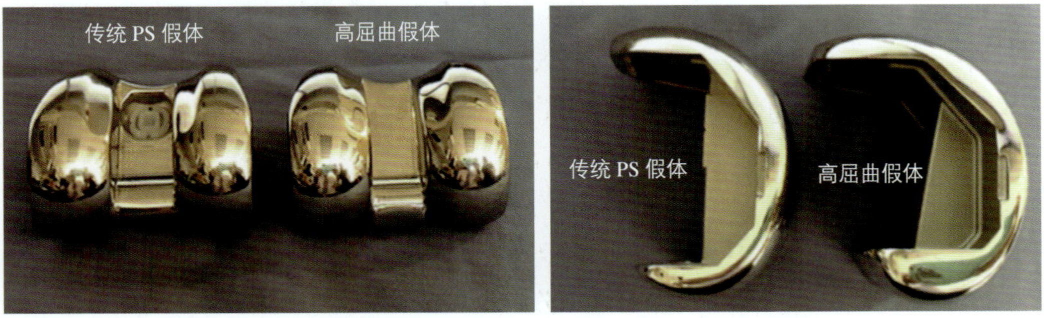

图 3-58 传统 PS 假体与高屈曲假体对比

3.120 TKA 术后长期关节积液的原因有哪些?

TKA 术后长期关节积液的原因有以下几个方面。

术后正常反应

组织肿胀与积液：术后初期，由于手术创伤导致的局部炎症反应，以及关节内滑液分泌增多而吸收减少，会出现一定程度的肿胀和积液。这是术后正常的生理反应，通常会在一段时间后逐渐消退。

病理性因素

（1）感染

原因：TKA 术后感染是导致长期积液和肿胀的常见原因。感染会引起炎性渗出液增加，导致膝关节内肿胀不消。

症状：患者常伴有疼痛、活动受限、皮温升高和皮肤发红等症状。感染毒力较低的细菌，无明显红、肿、热、痛等症状，可能只表现为关节积液。

诊断与治疗：关节穿刺可抽出脓性液体，实验室检查可发现白细胞及炎症指标升高。治疗需使用抗生素等抗菌药物，必要时行膝关节穿刺，抽出脓液进行细菌学培养及药敏试验，根据药敏试验结果积极使用抗菌药物。

TKA 低度感染临床表现为长时间的关节积液以及疼痛，局部皮肤无明显红肿，血液检查（红细胞沉降率、C 反应蛋白）结果可能正常，临床诊断十分困难。

（2）滑膜炎

原因：手术过程中滑膜受到刺激而持续性分泌黏液，如果患者抗炎不及时，易形成滑膜炎，导致积液肿胀持续存在。

治疗：需及时采取抗炎治疗，以促进积液吸收和肿胀消退。

（3）深静脉血栓形成

原因：术后长期卧床或活动减少可能导致下肢深静脉血栓形成，进而引起下肢静脉回流障碍，导致膝关节肿胀。

症状：除肿胀外，还可能伴有疼痛、下肢静脉回流障碍等症状。

诊断与治疗：通过血管彩色多普勒超声（彩超）检查可发现深静脉血栓形成，一般建议植入滤网以及采取抗凝治疗。

其他因素

（1）假体松动或不匹配

原因：人工膝关节与肢体不匹配或手术力线欠佳可能导致假体松动，进而引起关节内血肿和疼痛，同时也可能导致积液和肿胀。

治疗：需根据具体情况进行手术调整或翻修。

（2）个体差异与适应性

不同患者的体质和适应性存在差异，部分患者可能在术后较长时间内仍处于适应期，期间可能出现疼痛、肿胀、关节积液等症状。

（3）术后护理与康复训练不当

术后未能正确进行护理和康复训练，如过早负重、过度活动等，也可能导致积液和肿胀持续存在。

总之，人工膝关节置换术后长期关节积液的原因复杂多样，需根据患者的具体情况进行综合分析并制订相应的治疗方案。同时，患者应在术后积极配合医生的治疗和康复训练以促进康复。

3.121 进口机器人在 TKA 中的使用状况如何?

Mako Rio 系统

2006 年，第一代 Mako 骨科机器人在美国佛罗里达州诞生，并成功完成了首例膝关节单髁置换术。2013 年，史赛克（Stryker）公司收购了 Mako 外科公司，并于 2015 年推出了第三代即最新一代的 Mako 智能骨科机器人系统，次年完成了首例 Mako 机器人辅助全膝关节置换术，Mako 智能骨科机器人也是现在使用最多的机器人设备。Mako Rio（robotic arm interactive orthopaedic）系统是一种封闭平台、半主动式、需 CT 影像数据的机器人系统，基本原理是医生通过分析术前三维 CT 数据，做出术前规划（最适合患者的人工膝关节尺寸及摆设位置），术中实时传送患者三维骨骼影像及膝关节运动参数，并可通过膝关节的活动范围来评估畸形和韧带松弛状况，让手术医师及时修改手术计划，完全依照患者膝关节解剖形态进行手术。

Robodoc 系统

该系统诞生于 1992 年，是最初用于全髋关节置换中股骨侧截骨操作的主动式机器人系统。2014 年，Think Surgical 公司在 Robodoc 系统的基础上逐步开发，并将其更名为 TSolution-One 系统。TSolution-One 系统是一种开放平台、主动式、需 CT 影像数据的机器人系统。患者术前膝关节的 CT 影像数据需要导入名为 TPLAN 3D 的工作站进行数据处理，以制订术前计划，患者基于 CT 影像数据的术前计划需要进一步上传至 TCAT（Think Computer Assisted Tool），TCAT 最终通过与术前计划配准，限制自己的操作范围，在不需要医生操控的情况下，自主实施磨削截骨。与其他机器人系统不同，TSolution-One 系统不能调整手术计划，而只能执行预定计划。TSolution-One 系统也是目前技术较为成熟、应用较为广泛的开放平台的机器人系统。

Navio 系统

该系统是一种封闭平台、半主动式、免影像数据的机器人系统，于 2012 年获得美国 FDA 批准用于全膝关节置换术（TKA）、膝关节单髁置换术（UKA）、髌股关节成形术（PFA）。Navio 系统与其他免影像数据系统相同，不需要采集患者术前膝关节影像数据，而是利用自身光学导航和免影像数据系统通过手术医师在术中对胫骨和股骨的注册来采集骨性结构数据，从而创建膝关节的虚拟模型。但当手术医师在操作轻便的半主动式手持截骨器改变截骨计划时，与常规的触觉反馈功能不同，它会通过降低摆锯速度和回缩刀头来避免错误发生。

Rosa 系统

该系统是一种封闭平台、半主动式、需 X 线影像或免影像数据的仅用于全膝关节置换的机器人系统。在对膝关节骨性标志进行注册并确认术中计划后，Rosa 系统仍然允许手术医师根据每位患者膝关节结构和韧带张力实时调整手术计划，而不需要依据患者术前膝关节影像数据生成的 3D 模型。该系统只负责截骨导板的定位及安置，手术医师仍需要使用传统的截骨工具进行截骨操作。

OMNIbotic 系统

该系统是一种封闭平台、被动式、免影像数据的仅用于全膝关节置换的截骨导向系统。患者膝关节解剖结构数据均由手术医师在术中注册获得，其特点是具有评估韧带平衡的组件（BalanceBot），可用于测量伸直、屈曲和整个膝关节运动范围内的韧带张力，旨在降低术后膝关节韧带不平衡的风险。在截骨时，需要在股骨侧和胫骨侧固定 OMNIbotic 系统自带的截骨导板进行截骨，在对截骨结果验证后，仍可以调整计划继续截骨。

近年来，膝关节置换中的机器人辅助系统正引发关节外科领域的革命性变革。这些系统根据主动性、半主动性和被动性进行划分，也可以依据平台的封闭性和开放性进行分类，而在影像数据方面，系统分为需影像数据和免影像数据两类，不同系统各有利弊。具体而言，Mako Rio 半主动式系统作为目前使用最为广泛的机器人系统之一，通过 CT 影像数据和实时反馈，让医生根据患者的解剖形态进行手术，而 Robodoc 的 TSolution-One 系统则以开放平台为基础，实现主动式截骨操作。与此不同，Navio 系统以免影像数据的光学导航技术为依托，提供准确的膝关节虚拟模型，来使手术更为精确。Rosa 系统则在术中根据患者个体特征和韧带张力实时调整计划，为手术医生提供更大的自由度。而 OMNIbotic 系统则专注于被动式截骨导向，通过组件评估韧带平衡，减少手术后的不平衡风险。

与传统全膝关节置换相比，众多学者已证明机器人辅助技术能有效提高假体定位和下肢力线对齐的精准度。尽管近些年提出了不同下肢力线对齐方式的理念，但机械轴对齐仍然是最常被使用的力线对齐方式，也被认为是最保险的方式。通常认为术后冠状位下肢机械轴角度应在中立位，即 0° ± 3° 的范围内，若超出该范围则为影像学异常值。由此可见，在治疗过程与随访的过程中分析，机器人辅助全膝关节置换系统具有很大的优势，在精准性和系统的应用上，机器人辅助全膝置换系统具有比人手更好的精密度。

3.122 国产机器人在 TKA 中的使用状况如何？

骨圣元化膝关节置换手术机器人系统

骨圣元化全膝关节置换术辅助系统由骨圣元化机器人（深圳）有限公司研发，并于 2019 年问世，该系统是我国自主研发的半主动操作型机器人，基于术前规划，机器人系统在术中辅助完成精确截骨和假体安放。其软件部分根据国内医生习惯，优化了人机交互策略，嵌入了完全自主研发的术中安全保护策略算法，可以有效防止术中误伤患者韧带、血管等重要组织，从而进一步保证了手术的安全性和精准度，并在中国人民解放军总医院（301 医院）、四川大学华西医院、新疆医科大学第一附属医院、中南大学湘雅医院、陆军军医大学第二附属医院（新桥医院）等完成 180 余例多中心随机对照试验（RCT）。动物实验、尸体研究显示该系统可以按照计划的厚度和角度进行截骨，下肢力线恢复理想，临床试验结果显示力线恢复准确率优异，超过手工组 20%，3 个月内功能评分、并发症等无差异，长期结果有待于随访验证。由 301 医院陈继营教授牵头，骨圣元化全髋关节置换术辅助系统目前已进入解放军总医院进行多中心临床试验，目前已完成 160 余例多中心 RCT，相关临床结果正在随访统计过程中。2022 年 4 月，骨圣元化全膝关节置换术机器人获得国家药品监督管理局（NMPA）的上市批准，成为当时第一且唯一进入 NMPA 创新医疗器械（绿色通道）特别审查程序并获准上市的 TKA 机器人系统。

HURWA 膝关节置换手术机器人系统

HURWA 膝关节置换手术机器人系统由北京 HURWA 机器人技术有限公司研发，是国产研发最早、技术最成熟的产品之一，目前已应用于动物实验，表现出良好的操控稳定性和出色的人机功效，Sawbone 实验也进一步验证了该系统应用于人体可实现精准的假体定位。在由北京协和医院等三家医院进行的一项机器人辅助 TKA 治疗膝骨关节炎的临床研究中，机器人辅助组 73 例，常规组 77 例，结果显示机器人辅助组纠正力线合格率为 81.2%，常规组为 63.5%，两组差异有统计学意义（P=0.0207），两组术后均无翻修病例，无感染、假体松动下沉、心脑血管意外等严重并发症发生，最终得出结论：该膝关节手术机器人辅助用于 TKA 安全性良好，且可用于膝骨关节炎的治疗，具有临床应用前景。

鸿鹄膝关节置换手术机器人系统

鸿鹄膝关节置换手术机器人系统（微创医疗器械有限公司，中国）是由我国自主研发、具有自主知识产权的半主动、轻便型手术机器人系统，该系统以微创环境下的安全、高效、精准为目标，具备全方位动态跟踪、轻量化、高精度的灵巧构型设计以及边界控制等特性。

早期临床研究结果显示，术后下肢力线较术前均更加趋向 180°，且下肢力线角度、股骨假体冠状角、胫骨假体冠状角的术前规划角度与术后实际角度的误差均值不超过 1°。该系统具有良好的截骨准确性，能很好地实现规划的角度，有望在将来的临床使用中辅助关节外科医生实现更好的术中截骨和术后力线重建效果。作为精准医疗的体现，“鸿鹄”手术机器人的远期临床效果能否带来膝关节功能的明显改善，还需要进一步的对照研究和长期随访。

Arthrobot 关节置换手术机器人系统

该系统是由杭州键嘉机器人公司自主研发的骨科关节手术机器人，是国内首款可同时覆盖髋关节与膝关节的手术机器人平台，作为首款七轴协作机器人，该机器人由医生与工科团队合作完成研发、具有完全自主知识产权，在完成近百例机器人辅助髋关节置换临床试验手术的基础上，又开展了机器人辅助 TKA。目前全球主要使用六轴机器人辅助医生手术，相比六轴机器人，七轴机器人在力控交互上具有绝对的优势。同时，该机器人使用的髋关节假体是根据国人解剖数据设计的、拥有自主知识产权的国产顶尖 BE2 型陶瓷界面产品，真正做到鼓励国产，实现进口替代。西安交通大学第二附属医院骨关节外科对 54 例患者采用 Arthrobot 机器人辅助 THA 手术，结果显示，手术时间为 57.8~89.2 min（平均 68.3 min）；术中出血量为 125.0~450.0 ml（平均 204.8 ml）。患者住院期间均未发生髋关节脱位、感染等不良事件，该机器可精确获得术中髋臼杯角度，术中侧卧位下的髋臼杯安置前倾角与术后仰卧位时测量的髋臼杯前倾角偏差较大，需要进一步研究术中髋臼杯的位置。

EPS 手术机器人

由嘉思特华剑医疗器材有限公司自主研发的 EPS 手术机器人于 2021 年 6 月亮相，天津医院关节外科中心主任刘军教授采用 EPS 手术机器人完成了从术前规划、术中配准到手术精准截骨全流程 TKA 假骨手术的展示，并得到了高度评价，其临床安全性和有效性需要多中心 RCT 进一步验证。

柳叶刀 RobPath 关节置换手术机器人

该系统采用髋膝兼容一体式设计，是兼具导航与截骨的操作型手术机器人。该系统由杭州柳叶刀机器人有限公司自主研发制造，具有智能、微创、精准、安全等技术特征，其自主研发 Lancet-KBAS 系统可以定量评估软组织张力，引领新一代 TKA 机器人的技术革新。RobPath 关节置换手术机器人具有自动手术规划系统、快速高精准注册配准方案，可为临床医生术前准备提供智能化高效解决方案。手术过程中，手术工具的操作过程通过机器人导航系统实时显示，提供精准位置显示和操作引导。Lancet-KBAS 软组织平衡张力定量评估系统集成了智能压力传感装置，通过无线传输的方式将术中实时采集的膝关节韧带张力值反馈至手术机器人系统。相较于传统光学定位进行的软组织平衡评估方法，该系统将医生的临床手感精确量化，使软组织平衡评估更加科学。目前，柳叶刀髋关节置换手术机器人已在包括南京大学医学院附属鼓楼医院（南京鼓楼医院）在内的多家知名三甲医院完成了机器人辅助髋关节置换手术并取得了成功。此外，南京鼓楼医院蒋青教授团队使用柳叶刀 RobPath 手术机器人辅助完成第一例 TKA，正式启动中国注册临床试验。

虽然目前已有大量机器人应用于关节置换领域，国产机器人也呈井喷式发展，全国范围内多家医院引入了机器人系统，但机器人辅助髋膝关节置换手术远未达到业内认可，按照目前发展态势，未来 5 年仍处于探索期，主要原因包括：①长期随访没有优势；②目前机器人设备复杂，体积及质量较大，对手术室要求高；③机械臂使用笨重、柔韧性反馈系统容易造成医源性损伤；④价格昂贵，术前 CT 扫描会增加患者额外辐射或者需借助高端影像系统，非影像模式精准度尚存在疑问；⑤操作复杂，存在学习曲线，不适用于特殊病例等，应用范围局限，在手术过程中某一阶段使用，并且都是针对于骨组织，术中需要对术野进行更好地软组织暴露。在未来，机器人的改进方向应主要集中在以下几个方面：①术前计划时应能够进行个性化运动学分析和功能重建；②建立术中软组织感受系统与平衡系统；③应研发开放平台机器人系统，以适应不同患者手术假体的需求；④其他改进方面包括：术中配准方式优化、流程简化、机械臂的微型化、与人工智能等相结合。

3.123 欧美地区在日间手术行人工膝关节置换的新进展如何?

欧美地区在日间手术行人工膝关节置换方面已经取得了显著的进展。日间手术的临床实践在欧美国家已经超过半个世纪，且设有独立运行的日间手术中心（ambulatory surgery center，ASC）。近年来，随着手术技术、围手术期管理和加速康复外科的发展，关节置换日间手术的模式应运而生，并逐渐成为主流。在美国，髋膝关节置换术中有约 18% 的患者在日间手术中心接受手术，并在术后当日出院。

2005 年 Berger 等对筛选的 50 例患者实施全膝关节置换日间手术，有 48 例于手术当日顺利出院，出院后没有发生早期严重并发症。Gauthier-Kwan 等研究发现，全膝关节置换日间手术患者与住院患者相比，短期内以及术后 2 年的康复效果基本一致。许多文献研究证实，对严格筛选的患者实施膝关节置换日间手术是相对安全的，并发症和再入院发生率低，并可减少相应的医疗花费。美国髋关节和膝关节外科医师协会和美国骨科医师学会也支持选择合适的患者进行关节置换日间手术。2018 年，美国医疗保险和医疗补助中心将全膝关节置换从“仅限住院患者”名单中删除，医院对实施全膝关节置换日间手术的支持和医保政策的改变，使得实施全膝关节置换日间手术的患者比例逐渐增加。

此外，欧美国家在日间手术行人工膝关节置换方面还进行了大量的研究实践，以优化手术流程、提高手术效果和患者满意度。例如，通过严格的术前评估、精细的手术操作、科学的康复计划等措施，有效降低了手术并发症的发生率，提高了患者的康复速度和生活质量。

总的来说，欧美国家在日间手术行人工膝关节置换方面已经取得了显著的进展，并积累了丰富的经验。这些经验和成果可以为我国开展日间手术行人工膝关节置换提供有益的借鉴和参考。

日间手术模式的推广

日间手术已成为欧美国家一种新兴的手术模式，并受到越来越多的关注和推崇。这种手术模式允许符合手术适应证的患者在入院前完成术前检查、麻醉评估，并在预约手术时间后有计划地入院、手术，通常在 24 小时内出院。

在美国，随着医保支付由传统住院费用向 ASC 中心支付的转变，关节置换日间手术在 ASC 中心进行正逐渐成为趋势。

手术技术与效果

人工膝关节置换手术在技术上不断成熟，结合机器人辅助手术和传感器技术，手术结果得到进一步提升。

相对于传统住院手术，日间手术模式的膝关节置换手术在手术效果上并不逊色，甚至在某些方面表现更优。

患者选择与优化

日间手术模式并不适用于所有患者，因此，筛选合适的患者对确保手术成功至关重要。美国 ASC 中心选择患者的理念由“疾病患者模式”转变为“健康患者模式”，即经过筛选的健康患者或经过优化干预的准健康患者更适合进行日间手术。

患者选择的标准包括年龄、身体状况、疾病严重程度、合并疾病情况等多个方面，以确保手术的安全性和效果。

成本与效益

日间手术模式通过简化就医流程、加快床位周转和降低医疗费用，提高了医疗资源使用效率。据报道，每台初次膝关节置换术当日出院的患者较传统住院手术治疗可节约费用约 8500 美元。

此外，日间手术模式还减少了患者因长时间住院可能带来的感染和其他并发症的风险，从而提高了手术的安全性和患者的满意度。

护理管理与康复

在护理管理方面，欧美国家通过实施标准化的护理流程和康复计划，确保了患者在术后能够迅速恢复并出院。这些计划通常包括疼痛管理、物理治疗、营养支持等多个方面。

康复计划的实施需要多学科团队的协作，包括医生、护士、物理治疗师、营养师等，以确保患者能够得到全面、细致的照顾。

综上所述，欧美国家在日间手术行人工膝关节置换方面取得了显著的进展。通过推广日间手术模式、优化患者选择、提高手术技术与效果、降低医疗成本以及实施标准化的护理管理和康复计划，这些国家在提高医疗资源使用效率、保障手术安全性和效果方面取得了积极成果。

3.124 目前我国开展人工膝关节置换日间手术是否可行?

目前在国内，全膝关节置换日间手术的需求可能还不迫切，一方面，针对全膝关节置换日间手术相应的医保政策和相关法律法规还不够健全；另一方面，患者对全膝关节置换日间手术的认知不够，会担心一些可能出现的术后并发症，因而选择继续住院观察。特别是对于农村地区的患者，家距离医院路程较远，短时间内转运患者困难。但对于部分想更早回到家中康复的患者，且家距离医院路程较近，社区医疗服务比较健全，通过筛选身体相对健康的患者，在保证患者安全的前提下，术后当天出院是目前阶段可以实现的。

国内在开展全膝关节置换日间手术的过程中不可盲从，不必完全照搬国外日间手术模式。国外的全膝关节置换日间手术是基于一种特殊的商业模式下产生的，国外很多医院均是营利性的，缩短患者住院时间可以给医院及医生带来经济效益。我们在汲取国外先进经验的同时应结合我国国情，早期开展全膝关节置换日间手术以保证患者安全为前提，可以考虑适当放宽患者在院时间要求，从自身条件出发，走出一条符合国情的全膝关节置换日间手术道路。

因此，对于符合条件的患者，进行日间手术行人工膝关节置换是可行的。但具体是否适合进行日间手术，还需要根据患者的具体情况和医生的建议来确定。

技术可行性

随着医疗技术的进步，人工膝关节置换手术已经越来越成熟。我国医院已经具备了进行此类手术的技术能力，特别是在大型三甲医院和骨科专科医院。

手术时间得到了有效控制，许多医院已经能够在一小时内完成膝关节置换手术，这为日间手术的实施提供了技术基础。

政策支持

随着我国医保政策的不断完善，越来越多的关节置换手术被纳入医保范围，这为患者减轻了经济负担，同时也提高了日间手术的可行性。

我国政策对日间手术模式给予了越来越多的关注和支持，推动了日间手术在我国的发展。

最新进展

我国医院已经开始尝试并推广日间手术行人工膝关节置换。例如，暨南大学附属第一医院骨关节与运动医学中心已经实现了膝关节置换手术的日间化，患者可以在 24~48 小时内出院。另外在一些医院，通过完善的术前评估、麻醉评估和康复计划，患者甚至可以在术后 24 小时内出院。

日间手术模式不仅大大缩短了患者的治疗周期，还降低了医疗费用，提高了医疗资源的利用效率。

效果与安全性

根据已有的研究和临床实践，日间手术行人工膝关节置换在效果和安全性上与传统住院手术相当。

通过严格的患者筛选、优化的手术技术和术后管理，可以确保患者在短时间内恢复并出院。

挑战与展望

尽管日间手术行人工膝关节置换在我国已经取得了一些进展，但仍面临一些挑战，如患者选择、手术团队配合、术后管理、社区医疗服务水平等。

未来，随着医疗技术的不断进步和政策支持力度的加大，预计日间手术行人工膝关节置换将在我国得到更广泛的应用和推广。

综上所述，我国国情下日间手术行人工膝关节置换是可行的，并且已经取得了一些新的进展。通过不断完善和优化日间手术模式，可以为患者提供更加便捷、经济、高效的医疗服务。

3.125 假体周围骨折的固定或翻修，美国地区的流行病学特征如何？有哪些新趋势和预测？

全关节置换术（TJA）被认为是20世纪医学史上最成功的手术之一，随着人口老龄化和手术适应证的扩大，TJA相关并发症也相应增加，TJA术后假体周围骨折是非常严重的并发症，其治疗复杂且独特，它涉及关节外科和创伤骨科的专业知识，一般来说，这些损伤通常采用切开复位内固定（open reduction and internal fixation，ORIF）或关节翻修术。随着假体周围骨折发生率的上升，外科医生需精通其治疗方法。美国宾夕法尼亚大学医院Minutillo[134]研究团队分析了美国地区手术治疗假体周围骨折的趋势，并预测了未来趋势。该团队使用了包含美国1.57亿人的数据库，涵盖了2016年至2021年的数据，研究通过ICD-10诊断和手术代码查询，识别出假体周围骨折的病例。所有手术在诊断后2周内完成，感染相关的骨折则被排除在外。最终，研究团队筛选出121 298例假体周围骨折病例，患者的平均年龄为78.3岁，其中70.3%为女性，平均住院时间为5.2天。数据显示，从2016年至2021年，膝关节假体骨折增加了73%，髋关节假体周围骨折增加了60%，需行手术治疗的假体周围骨折数量显著增加（增长52%）。此外，手术方式的选择也发生了变化，与关节翻修术相比，膝关节假体周围骨折使用ORIF的比例相对增加，而髋关节骨折尽管ORIF的比例增加，但翻修性全髋关节置换术（THA）依然常见。统计学预测模型显示，到2032年，周围骨折的手术治疗需求将继续增加，其中约73%的膝关节假体周围骨折病例选择ORIF治疗，23%病例选择关节翻修术，4%病例选择ORIF联合关节翻修术。

总而言之，该团队认为关节假体周围骨折的数量正在增加，预计在未来十年将持续增加。假体周围膝关节骨折在未来主要采用ORIF治疗，而不是关节翻修术，髋关节假体周围骨折主要采用关节翻修术而非ORIF治疗。同时，关节置换术的适应证、假体设计、假体固定技术和患者特征不断变化，使得假体周围骨折的治疗方法不断发展。

3.126 外侧半月板切除术后并发外侧间室骨关节炎，外侧单髁置换的远期疗效如何？

膝关节镜手术是美国最常见的膝关节手术，每年有近百万例，但无论是部分半月板切除术还是全部半月板切除术，都会显著增加膝骨关节炎的风险。由于内侧和外侧胫骨平台的形状不同，使得外侧半月板在吸收震荡、负荷分布和关节稳定性方面比内侧半月板更为重要。因此，外侧半月板切除术的后果比内侧切除术更为严重，会加速外侧软骨的退化，导致更快的发展成骨关节炎。对于外侧半月板切除术后导致的晚期外侧骨关节炎，治疗选择包括内翻截骨术、全膝关节置换术（TKA）和外侧膝关节单髁置换术（UKA）。但截骨术对于已经完全丧失软骨的病例并不适用。而UKA在恢复速度、关节活动范围、功能结果、住院时间、并发症和手术难度等方面优于TKA。为了评估因外侧半月板切除术引起的外侧骨关节炎患者接受外侧UKA后的临床和功能结果、假体存活率及骨关节炎的进展情况，意大利学者 Marullo[135] 团队开展了一项回顾性研究。该团队分析了 2001 年至 2017 年间在其医疗机构接受外侧 UKA 的患者资料，纳入了接受初次外侧 UKA 的患者，所有患者使用同品牌假体，在排除了其他膝关节部位存在关节炎、韧带缺陷或其他严重条件的患者后，共有 161 例使用同一品牌假体的手术符合研究条件，A 组因外侧半月板切除术导致骨关节炎（42 例），并根据 A 组患者病例特征 1:1 对照匹配了 42 例因原发性外侧间室骨关节炎而接受外侧 UKA 的患者，定义为 B 组。收集了以上患者人口统计学资料并分别在术后 3 个月和 12 个月进行临床和影像学评估。

结果显示：两组患者的平均年龄为 63.3 岁，平均 BMI 为 26.7 kg/m^2。在进行了平均 10.2 年的随访中，两组患者术后的膝关节活动范围、髋 - 膝 - 踝角（HKA 角）、VAS 疼痛评分以及 KSS 评分均较术前显著改善。此外，研究发现两组在术后临床和功能结果、下肢冠状面对齐及患者报告的结果测量（PROMs）方面没有显著差异。值得注意的是，A 组患者接受外侧半月板切除术平均 9 年后进行 UKA，并且至少三分之一的半月板被切除。随访期间，两组患者的假体生存率为 90.5%，其中 A 组为 97.6%，显著高于 B 组的 83.3%。A 组中只有 1 名患者（2.4%）在术后 1 年因内侧间室骨关节炎进展接受了额外的内侧 UKA 手术，而 B 组有 7 名患者（16.7%）接受了 UKA 翻修手术，其中包括 5 例（11.9%）转为 TKA，1 例增加了内侧 UKA，1 例仅更换了胫骨假体。B 组在术后内侧间室骨关节炎的进展率方面显著高于 A 组（28.6% *vs.* 61.9%）。具体来看，A 组在术后内侧间室骨关节炎进展普遍较轻，K-L 等级主要在 0~2 级，而 B 组则更易于出现较严重的退化，K-L 等级达到 3~4 级的患者更多。这表明，接受过半月板切除术的患者在侧向 UKA 术后，内侧间室的骨关节炎进展较慢，手术效果更持久。

综上所述，该研究团队认为，接受外侧半月板切除术后继发骨关节炎而行外侧 UKA 的患者与因原发性骨关节炎而行外侧 UKA 的患者临床和功能结果相当。此外，在平均 10 年的随访期间，与原发骨关节炎患者相比，外侧半月板切除术继发骨关节炎患者的假体存活率更高，内侧间室骨关节炎进展率更低。

3.127　长期（术前和术后）口服皮质类固醇患者 TKA 术后 10 年的主要并发症发生率如何？

口服皮质类固醇药物是治疗许多慢性炎症性疾病的主要方法。但长期口服皮质类固醇药物治疗（＞3 个月）可对骨骼产生多种有害影响，增加患者发生骨质疏松症的风险。在细胞水平上，糖皮质激素会抑制骨髓中成骨细胞的形成，促进成骨细胞的凋亡，导致骨形成减少。同时，皮质类固醇也会促进肾和胃肠道的钙流失，这些变化会导致患者进行性骨质丢失，因此，服用皮质类固醇的患者被认为是高危人群。目前越来越多的研究表明，骨质疏松的全关节置换术患者术前和术后接受双膦酸盐治疗可降低翻修的风险，但 TKA 术前长期服用皮质类固醇激素的患者尚未得到充分研究，为了比较 TKA 术前长期服用糖皮质激素患者与未服用糖皮质激素患者在假体、骨骼和感染相关并发症的 10 年累积发生率，美国约翰斯·霍普金斯大学医学院 Haft[136] 研究团队进行了一项回顾性队列研究，研究人员排除了曾接受骨质疏松治疗、患有恶性肿瘤、有创伤史或随访少于 2 年的患者，但未排除骨坏死患者，因为骨坏死与长期使用皮质类固醇有关。主要结局包括术后 10 年内翻修、感染、骨折及其他并发症的发生率。共纳入 611 596 名患者，其中 5217 名为长期皮质类固醇使用者，并随机抽取 10 000 名未服用皮质类固醇药物的患者作为对照组，其中长期使用皮质类固醇的患者在骨质疏松、维生素 D 缺乏、吸烟、肥胖及共病指数方面显著高于对照组，且两组间性别分布存在统计学差异。

最终统计学分析显示，术前长期口服皮质类固醇治疗的患者在接受 TKA 后，其 10 年累计翻修（ACR）、骨质疏松性骨折（FF）和假体周围感染（PJI）的发生率显著高于未服用皮质类固醇的患者。其中，两组 ACR 的发生率分别为 3.55%（服用组）与 3.27%（未服用组），FF 的发生率分别为 8.72%（服用组）和 7.07%（未服用组），PJI 的发生率分别为 1.11%（服用组）和 0.77%（未服用组）。两组在假体周围骨折（PPF）和无菌性翻修（AR）方面则无显著差异。在多变量 Cox 比例风险回归分析中，长期口服皮质类固醇治疗的患者在 10 年间仍然表现出显著更高的 ACR、FF 和 PJI 风险。因此，研究人员认为术前长期口服皮质类固醇的患者与未口服皮质类固醇的患者相比，TKA 后 10 年内发生 ACR、PJI 和 FF 的风险更高。

关于慢性炎症性疾病围手术期是否应该继续服用糖皮质激素（GC）药物，北京协和医院翁习生 [137] 团队通过一项回顾性研究回答了这一问题，研究团队纳入了术后至少连续 1 年接受改善疾病的抗风湿药物（DMARDs）治疗或 DMARDs 联合 GC 治疗以及不使用药物治疗的 RA 患者，排除了诊断为其他关节疾病或非连续性接受 DMARDs 治疗的患者，并将纳入的患者分为三组：A 组（不使用药物）；B 组（使用 DMARDs，不使用 GC）；C 组（使用 DMARDs 和 GC 联合治疗）。分别于术后 3 个月、1 年以及每年进行一次随访，记录术前、术后 1 年和末次随访时的膝关节 HSS 评分、关节活动度（ROM）、VAS 评分和类风湿性关节炎 DSA-28 评分。记录术后 3 个月内的短期并发症，如急性感染、伤口延迟愈合、RA 发作等，长期并发症如假体周围感染、骨折、假体松动等也被记录下来。

最终研究人员纳入 51 名患者（91 例 TKA 手术），平均随访 11.4 年。B、C 组术后药物治疗的平均持续时间为 8 年。统计学分析显示，三组患者在 1 年随访时的 VAS 疼痛评分和 HSS 膝关节评分没有显著差异。然而，在末次随访中，C 组患者的 VAS 疼痛评分相比 B 组有显著改善，但在 HSS 疼痛评分上并无统计学差异。此外，C 组患者在术后 1 年及末次随访时的 ROM 显著高于 A 组和 B 组，显示出更好的功能恢复效果。对于术后短期并发症三组之间没有显著差异。在长期随访中，未见假体无菌性松动、关节不稳或假体周围骨折的病例。仅在 C 组中有 1 例患者在术后 3 年发生了假体关节感染，并接受了两次翻修手术。

研究团队认为，TKA 术后 GC 和 DMARDs 联合药物治疗可以更好地改善 TKA 的长期临床结果，通过 HSS 评分、ROM 和 VAS 疼痛评分可显示出更好的膝关节恢复效果，同时术后药物的使用不会增加手术相关并发症。

3.128 未侵犯膝关节的类风湿性关节炎患者能否行 UKA？

1989 年，Kozinn 和 Scott 首次对膝关节单髁置换术（UKA）的适应证和禁忌证进行了总结，并建议包括类风湿性关节炎（RA）在内的炎性关节炎患者不要采取 UKA。自此，RA 被认为是 UKA 的禁忌证。然而，随着改善疾病的抗风湿药物（DMARDs）的出现和广泛使用，RA 病程和严重程度有了显著改善。因此，现在一些外科医生认为膝关节尚未受到 RA 侵蚀的患者是 UKA 的相对禁忌证，但仍然存在争议。RA 在全膝关节置换术（TKA）和全髋关节置换术（THA）中被广泛研究。在 5~10 年的随访中，骨水泥和非骨水泥 TKA 均显示出良好的预后和生存率。尽管 TKA 在 RA 患者中的总体效果良好，但炎性关节病患者接受 UKA 的研究非常有限，为了研究接受 UKA 的 RA 患者假体生存情况，以及 RA 与 DMARDs 药物和翻修风险之间的关联，美国梅奥诊所 Deckey[138] 研究团队开展了一项回顾性队列研究。研究人员纳入了接受 UKA 的 RA 患者且这些患者膝关节未受到 RA 侵犯（周围型或中枢性 RA 患者），并且有至少 2 年完整随访记录（1422 例），记为 RA 组。根据 RA 组患者的年龄、性别、合并症指数和手术时间匹配没有 RA 或其他炎性关节病的骨关节炎患者作为对照组（1422 例）。研究的主要结局是患者在 2 年内是否转换为 TKA，次要结局则是患者在任意时间的翻修情况。此外，研究还跟踪了 RA 组和对照组患者在 UKA 术后 60 天内的药物使用情况，将 RA 组患者根据术后是否继续使用 DMARDs 分为两组，并比较转换为 TKA 的情况和翻修率。

结果显示，RA 组中有 37 名患者（2.6%）在 2 年内转换为 TKA，在任何时间内总共 48 名患者（3.4%）转换为 TKA。相比之下，在对照组中，28 名患者（2.0%）在 2 年内进行了 TKA 转换，在任何时间内共有 40 名患者（2.8%）进行了 TKA 转换。统计分析显示，RA 组与对照组患者在 2 年内或任何时间进行 TKA 转换的比例差异无统计学意义。整体来看，所有患者从 UKA 到 TKA 转换的平均时间为 548 天，中位时间为 425 天。对于 RA 组，平均转换时间为 528 天，中位时间为 462 天；而对照组的平均转换时间为 540 天，中位时间为 478 天，转换时间范围从术后 1 天到 1774 天不等。在 RA 组中，在术后 60 天内至少服用一次 DMARDs 并有 2 年随访记录的 RA 患者中，有 2.2% 患者进行了 TKA 转换。而在术后 60 天内未服用 DMARDs 的 RA 患者中，有 3.4% 患者进行了 TKA 转换，统计分析表明，这两组患者在最终转换为 TKA 的占比上没有显著差异。

综上所述，研究团队认为，与没有 RA 的患者相比，膝关节未受到侵犯的 RA 患者接受 UKA 后没有增加进一步转换为 TKA 风险，考虑到现代治疗方法和疾病控制的改善，RA 可能不是 UKA 的禁忌证。

陈百成教授根据多年的经验认为，膝关节 RA 是由于自身免疫系统疾病导致的以关节滑膜病变为基础进而影响全关节的疾病，而膝关节骨关节炎则是以关节软骨退化和丧失为特征的慢性退行性关节疾病。RA 若为周围型且未波及膝关节，若出现了单纯的单间室骨关节炎，则可行 UKA。倘若 RA 为中央型或周围型，但膝关节受到侵犯，则不能行 UKA，应行 TKA，并且术中彻底切除滑膜。

3.129 TKA 术后股四头肌肌腱伸肌机制破坏与应用氟喹诺酮类药物有关系吗?

全膝关节置换术（TKA）具有较高的成功率和患者满意度。然而，TKA 术后 1 个潜在的重大并发症是股四头肌肌腱伸肌机制破坏，包括髌骨骨折、股四头肌肌腱断裂或髌腱断裂。有研究显示 TKA 后，股四头肌肌腱伸肌机制破坏的发生率为 0.1%~2.5%，一些研究指出，TKA 后股四头肌肌腱伸肌机制破坏的可能原因有假体旋转不良、关节线过度抬高等。但探讨合并疾病与伸肌机制破坏的研究较少，有研究发现糖尿病、肾脏疾病和类风湿性关节炎等合并疾病与 TKA 后股四头肌肌腱伸肌机制破坏的风险增加有关，但这些研究的样本有限。其他合并疾病如肥胖、氟喹诺酮药物的使用可能也与股四头肌肌腱伸肌机制破坏有关，如氟喹诺酮类药物可通过坏死、细胞凋亡和细胞线粒体毒性引起直接组织损伤，但这些并没有明确的证据。为了确定 TKA 术后股四头肌肌腱伸肌机制破坏的危险因素，美国学者 Sproul[139] 团队开展了一项回顾性研究，在排除了初次 TKA 前或术中已被诊断为股四头肌肌腱伸肌机制破坏的患者和在初次 TKA 术后仅有 5 年以下随访记录的患者后，126 819 名患者符合纳入标准，其中 517 名患者出现了股四头肌肌腱伸肌机制破坏，发病率为 0.41%。

结果发现，517 例伸肌机制破坏的患者中，54 岁及以下年龄组中有 52 例（0.36%），55~64 岁年龄组有 161 例（0.40%），65~74 岁年龄组有 202 例（0.42%），75~100 岁年龄组有 102 例（0.41%），统计学分析显示，年龄与伸肌机制破坏无明显关联。同样，性别（男性 0.39%；女性 0.43%）与伸肌机制破坏也无明显统计学意义。吸烟、肥胖、长期皮质类固醇药物使用及氟喹诺酮类药物的使用均与股四头肌肌腱伸肌机制破坏显著相关。在 517 例伸肌机制破坏病例中，有吸烟史的患者有 121 例（0.51%），肥胖患者有 317 例（0.50%），长期皮质类固醇使用者有 29 例（0.67%），而氟喹诺酮使用者有 385 例（0.45%）。统计学分析显示，肥胖和氟喹诺酮类药物的使用与股四头肌肌腱伸肌机制破坏显著相关。多变量分析显示，性别、吸烟和长期皮质类固醇类药物的使用未显示出显著关联，但肥胖和氟喹诺酮使用仍然具有明显的统计学意义（P=0.036）。

综上所述，研究团队认为，肥胖和氟喹诺酮类药物的使用与 TKA 术后股四头肌肌腱伸肌机制破坏有关，吸烟和长期使用皮质类固醇与股四头肌肌腱伸肌机制破坏无关，因此，外科医生在对拟行 TKA 的患者中应综合考虑以上因素。

3.130 采用后稳定型假体行 TKA，术后 19~23 年临床随访效果如何?

目前临床上应用于初次全膝关节置换术（TKA）的假体主要有两种，即后稳定型（posterior stabilizing，PS）假体及交叉韧带保留型（cruciate-retaining，CR）假体，主要包括 LINK 假体、Nex Gen 假体、Vanguar 系统假体、Triathlon 系统假体、Legacy 系统假体、

AGC 的假体及瑞士 GMK 假体。PS 假体是一种后交叉韧带（PCL）替代型假体，在股骨假体髁间处有髁间盒设计，同时在聚乙烯垫片中央存在凸起的中柱。当膝关节屈曲时，股骨假体髁间盒后部抵在垫片中柱下方，形成向后作用力的杠杆，从而实现股骨后滚并维持膝关节的后稳定性。其优点有：①术中直接切除 PCL 使手术的暴露和韧带平衡更加容易，也可以避免 CR 假体因 PCL 松弛导致的股骨反常前移现象；②这种后凸轮结构能增加股四头肌的力臂，使股四头肌的发力更加轻松，也有利于术后康复锻炼过程中对股四头肌的保护；③通过扩大股骨后髁面积以及改良髁间盒机制所生产的高屈曲型 PS 假体的最大屈曲度可达 155°，能够满足患者对高屈曲度膝关节运动的需求。目前国内外有很多学者对 PS 假体进行了研究，但对 PS-TKA 术后超过 20 年的研究鲜有报道。

韩国学者 Kim[140] 前瞻性研究了 756 名患者，共行 1350 例 TKA，平均随访时间为 21.1 年（19~23 年），在 TKA 术后 3 个月、1 年及此后每 2~3 年随访一次（直至 TKA 术后至少 19 年），收集并评估患者的膝关节评分、WOMAC 评分，使用 UCLA 活动评分评估活动水平，使用测角器从测量患者的膝关节活动度，采用 5 分制 Likert 量表调查患者的术后满意度，使用 QoL 评分量表评价患者的生活质量。结果显示，在最终随访时，膝关节评分、WOMAC 评分和 UCLA 活动评分均显著改善。膝关节评分的总分及疼痛、功能和畸形评分在术前分别为 42 分、18 分、33 分和 5 分，而在最终随访时分别为 94 分、45 分、78 分和 1 分。平均膝关节评分从术前的 42 分增加到术后 1 年的 91 分，术后 10 年为 92 分，术后 20 年为 93 分。术前 WOMAC 评分的疼痛、僵硬、身体功能、社会功能和情感功能评分分别为 12 分、6 分、51 分、28 分和 50 分，而术后这些评分分别为 3 分、3 分、30 分、12 分和 11 分。术前的平均活动度为 124°，最终随访时为 128°。UCLA 活动评分在术前为 1.6 分，术后为 6.7 分。最终随访时总体满意度评分为 83.3 分。术后 1 年患者平均满意度评分为 80.1 分，术后 10 年患者平均满意度评分为 82.2 分，术后 20 年患者平均满意度评分为 82.5 分，术后 23 年患者平均满意度评分为 83.3 分。最后随访对 TKA 术后生活质量的评价为 2.1 分。约 70% 的患者报告生活质量“大幅改善”或“超出预期”。3% 的患者报告没有改善，0.8% 的患者报告其生活质量恶化。

PS-TKA 的手术技术难度低，更容易操作掌握，对于经验相对欠缺的术者，选用 PS 假体行 TKA 患者术后满意度较高。Kim 的研究表明，PS-TKA 在术后超过 20 年仍然具有很好的临床效果。

3.131 骨水泥型 TKA 与非骨水泥型 TKA，术后近期效果有何区别?

全膝关节置换术（TKA）中绝大多数骨 - 假体界面使用骨水泥固定，然而，传统骨水泥假体在使用中出现假体周围骨溶解、骨水泥渗漏、假体松动等一系列问题，这使得非骨水泥假体逐步进入学者们的视野。非骨水泥固定假体使用羟基磷灰石（hydroxyapatite，HA）作为新型被覆涂层附着于假体表面，可使假体与骨的接触表面增加，同时可促进骨细胞长入假体的喷涂层，利于假体内骨长入。而骨水泥和非骨水泥固定方式的最重要区别在于假体生存率，不少研究证明了非骨水泥型 TKA 远期的良好疗效，Ritter 等对 73 例非骨水泥型膝关节假体进行 20 年随访发现，胫骨平台假体 20 年生存率达 96.8%，无股骨假体失败病例。Lizaur 等对 93 例患者进行随机分组，股骨假体均为非骨水泥型，根据胫骨假体分为骨水泥组（48 例）、非骨水泥组（45 例），进行平均 6.7 年（5~12 年）随访，发现两者并无统计学差异；但发现在膝关节临床评分上非骨水泥组优于骨水泥组。然而非骨水泥型膝关节假体通过假体固定界面与平整的截骨面良好压配所产生的摩擦实现初始稳定，在假体 - 骨界面整合期间（6 个月内），任何假体微动可能导致骨长入失败和晚期松动的风险，因此，了解非骨水泥型 TKA 在骨整合期间（TKA 术后早期）与骨水泥型 TKA 的疗效差异至关重要。

Ailaney 等 [141] 通过对 11 项研究共纳入 4735 例（2 453 例骨水泥型 TKA 和 2282 例非骨水泥型 TKA）患者进行荟萃分析后发现，5 项研究中认为，骨水泥型 TKA 与非骨水泥型 TKA 在术后 6 个月时的疼痛并无明显差异；9 项研究中认为，两组患者的近期（术后 6 个月）效果，包括膝关节活动评分以及翻修率均无明显差异。因此 Ailaney 认为，对于非骨水泥型 TKA，不必担心会由于微动而增加患者的短期疼痛，骨水泥型 TKA 与非骨水泥型 TKA 的术后近期（6 个月）效果相似。

3.132 肥胖患者行 TKA，胫骨侧带柄假体和不带柄假体的术后短期效果有何区别?

随着肥胖人群的显著增加以及我国的人口老龄化趋势日益严峻，全膝关节置换（TKA）正面临越来越多的肥胖患者（BMI > 30 kg/m^2），而肥胖一直是膝关节置换失败的主要危险因素之一。肥胖的老龄患者常伴有不同程度的骨质疏松以及代谢相关性疾病，TKA 术后胫骨平台假体长期高负荷，致关节翻修率与并发症远高于非肥胖患者，对于行 TKA 的肥胖患者（BMI > 33.7 kg/m^2），假体无菌性松动是 TKA 术后失败的主要原因，其中又以胫骨假体松动最为常见。使用胫骨延长杆可以有效分散假体 - 骨界面的应力，维持假体的稳定性，降低假体松动的概率，但是胫骨柄长度的选择目前仍存在争议。

学者 Druel 等 [142] 为了研究肥胖患者使用短柄、长柄或无胫骨柄进行 TKA 的结果、失败率和应力分布，前瞻性研究了 180 名患者，其中中度肥胖组 90 名（MO 组，BMI：30~35 kg/m^2），重度肥胖组 90 名（SO 组，BMI > 35 kg/m^2），所有患者病例均使用后稳定型假体，并配备 3 种类型的胫骨假体。根据胫骨假体类型又分为短柄组（30 mm）、长柄组（100 mm）、无柄组，共 6 个亚组，每个亚组 30 名患者（短柄 MO 组、短柄 SO 组、长柄 MO 组、长柄 MO 组、无柄 MO 组、无柄 SO 组），收集并评估患者术前及术后 2 年的膝关节 KSS 评分和 IKS 评分（主观和客观），使用有限元模型来评估基于 BMI 的胫骨柄对软骨下骨应力分布的生物力学。结果显示：短柄胫骨假体的患者的术后 IKS 评分和 KSS 评分显著更高，在 SO 组和 MO 组中，无柄胫骨假体患者的 IKS 评分和术后 KSS 评分均低于短柄胫骨假体和长柄胫骨假体的患者；在 6 个亚组中，只有短柄 MO 组患者和长柄 SO 组患者的术后 2 年成功率为 90%，其余 4 组为 100%。生物力学研究表明，与胫骨假体接触的软骨下骨应力随 BMI 增加而增加。对于无柄胫骨假体，应力主要分布在胫骨切口处，对于短柄和长柄胫骨假体，应力主要分布在股骨柄处，而长柄假体的胫骨中下段应力高于短柄假体。

Druel 认为使用胫骨延长杆（尤其是短柄胫骨假体）后，IKS 功能评分和客观 KSS 评分显著改善，而在肥胖患者中，短柄胫骨假体的使用在功能结局方面与长柄胫骨假体等同，而长柄假体会使胫骨中下段应力集中，并对胫骨近端造成应力遮挡，容易造成胫骨近端骨溶解从而形成平台塌陷，其次使用短胫骨柄可能会降低在翻修手术骨量不足和假体周围骨折的可能性。

3.133 膝关节单髁置换术后不明原因疼痛的因素有哪些？

膝关节单髁置换术（UKA）已在临床工作中广泛开展，术后结果令人满意。但仍有部分患者术后存在疼痛，有原因的疼痛包括假体周围感染、假体安装位置不良、假体悬出过多、无菌性松动、邻近关节退变、垫片脱位、假体周围骨折等，还包括一些关节外因素，如股骨头坏死、髋关节骨关节炎、腰椎退变以及精神因素等。排除上述因素，仍有一部分患者术后疼痛无法从临床以及影像学、细菌学检查等方面考虑，找不出明显的病因，这类疼痛称为不明原因疼痛，它可导致患者术后功能障碍、满意度下降，甚至引起医疗纠纷，因此，众多学者对此进行了深入的研究，并提出以下见解。

关于 UKA 术后不明原因疼痛的发生率各家报道不一，Baker 等 [143] 认为，其发生率是 TKA 术后不明原因疼痛的 4~6 倍，由于不明原因疼痛而引起翻修的数量是 TKA 的 8 倍。Kim 等 [144] 对 3138 例 UKA 术后疼痛进行荟萃分析，不明原因疼痛占 0.8%。Ernstbrunner 等 [145] 对 14 篇文章进行系统分析与评价，336 例失败的外侧 UKA 患者中，不明原因疼痛的发生率为 5%，居翻修原因的第四位。世界各地报道的 UKA 术后不明原因疼痛的发生率不尽相同，但临床上确实经常见到，也给临床医生带来烦恼，处理上有些棘手，对此应高度重视，深入研究。

UKA 术后不明原因疼痛的因素分析

术前骨髓水肿的患者，UKA 术后疼痛发生率高，Jacobs 等 [146] 对 28 例 UKA 患者进行分析，其中 11 例合并术前骨髓水肿，17 例无术前骨髓水肿，术后 2 年随访发现，骨髓水肿组术前术后疼痛评分均高于无骨髓水肿组。创伤、骨质疏松、骨关节炎均可发生骨髓水肿，骨髓水肿是基于关节软骨、骨质、骨髓三者之间相互作用而产生的。骨关节炎会使骨的修复与重塑间失去动态平衡，这种平衡与关节软骨的降解有一定的相关性。但关节软骨缺乏疼痛感受器，不能直接成为骨关节炎疼痛的直接来源。但是骨髓内部仍有神经纤维，骨髓水肿程度、压力改变以及水肿范围大小都与疼痛有一定的相关性。即使做了 UKA，骨髓内的病理变化也不会很快解除，术后疼痛的时间与病理变化改善的速度有关。

张占丰等 [147] 对 65 例 UKA 患者进行了回顾性研究，术后 3 个月有 5 例发生膝内侧疼痛，术后 12 个月膝关节内侧疼痛 3 例，术后 2 年膝关节内侧疼痛 2 例，该研究通过对手术过程中的操作进行分析后发现，术后短期膝内侧疼痛与术中内侧副韧带不当松解有关，而晚期疼痛多与聚乙烯衬垫轨迹不良、伸屈过程有旋转有关。

UKA 术后胫骨内侧骨质硬化也是术后不明原因疼痛的一个因素。Scott 等[148]经过术后随访观察，由于安装假体之后内侧间室部位的松质骨产生了异常的载荷及应力改变，胫骨上端内侧的骨质发生硬化，这一改变可导致术后较长时间疼痛。但随着时间的推移，骨结构发生重塑，手术 1 年后疼痛可逐渐减轻，甚至消失。但是如果术中假体安装位置不良，应力异常变化，从而使胫骨上段内侧骨质重塑延迟，疼痛时间会延长甚至加重。该学者报道，18%~26% 的患者 UKA 术后不明原因疼痛的时间长达 5 年，甚至有的可长达 7 年。

UKA 术后邻近间室发生退变也是引起术后不明原因疼痛的原因。由于内侧间室进行了置换，特别是 UKA 术后发生了下肢力线的改变，外侧间室往往会增加较大负担，逐渐发生骨关节的改变，从而产生疼痛，髌股关节逐渐退变也可导致疼痛加重。所以，邻近间室的关节退变及滑膜炎症均可导致 UKA 术后不明原因的疼痛。

假体置入后胫骨平台承受的应力发生改变，接近关节面的骨质承受增大的应力，本身就可以引起 UKA 术后疼痛。Simpson 等[149]发现 UKA 术后胫骨前内侧压力增加 4%，从而导致术后早期前内侧疼痛。

此外，内侧磨损综合征即内侧滑膜皱襞增生、肥厚与假体内侧缘发生摩擦，内侧髌下脂肪垫缺失，外侧脂肪垫瘢痕牵拉等均可引起术后不明原因的疼痛，关节镜技术是很好的处理方法。

总之，UKA 术后不明原因疼痛的因素较多，例如假体因素、安装过紧、内侧副韧带牵拉、隐神经髌下支神经纤维瘤以及患者的因素等。医生需要根据病情进行多方面分析，去伪影的磁共振检查对诊断有一定的帮助，应针对不同发病因素采取综合的治疗方法，以解除不明原因疼痛，减少患者的功能不良，提高术后满意度。

3.134 TKA 术后腓总神经麻痹的发生率如何？危险因素和处理方法有哪些？

TKA 术后腓总神经麻痹的发生率

TKA 是治疗膝关节重度骨关节炎、类风湿性关节炎等疾病的有效治疗方法。随着人口的老龄化，每年 TKA 的手术量不断增加。随之而来也出现了许多并发症，其中就包括腓总神经麻痹。

TKA 术后腓总神经麻痹是一种非常少见、也是难以预料的并发症。既往文献报道的发病率是 0.3%~4%[150-153]。2001 年，Schinsky 等[153]研究报告 TKA 术后腓总神经麻痹的发病率是 1.3%。2013 年，Park 等[150]报告的 TKA 术后腓总神经麻痹的发病率为 0.53%；2019 年，Speelziek 等[154]报告 TKA 术后神经病变的发生率为 0.37%，腓总神经病变的发生率为 0.25%。而 Park 和他的同事报道认为，腓总神经麻痹的发病率相对被低估[150]。他们认为，一些有亚临床麻痹症状的患者没有被发现并给予诊断。在临床上，轻度的腓总神经麻痹会在短期内自行恢复，往往不会引起临床医生和患者的重视，而此类轻度损伤往往需要通过肌电图检查确诊。

TKA 术后腓总神经麻痹的危险因素

文献报道易引起腓总神经麻痹的危险因素包括：术前膝关节外翻畸形、屈曲挛缩[152]，类风湿性关节炎，延长止血带时间，敷料包扎过紧压迫，术后血肿压迫，术后硬膜外镇痛，巨大籽骨压迫，高体重指数（BMI），既往脊柱病史，假性肿瘤压迫，胫骨骨溶解囊肿压迫等[156-160]。

既往多项研究发现，TKA 术后腓总神经麻痹与矫正膝关节严重外翻畸形（＞12°）和严重屈曲挛缩（＞20°）相关。在 TKA 术中对膝关节外翻畸形、屈曲挛缩矫正时，腓总神经及其周围软组织受到牵拉使其张力大幅增加，引起神经延长或者外周血供受损，进而发生神经麻痹[157]。有研究表明，人类神经延长 4%~11% 可出现严重的轴索损伤。另外，术中矫正膝外翻畸形时，采用 pie-crusting 技术（拉花技术）松解、平衡外侧软组织也是腓总神经损伤的原因之一。

Horlocker 等研究发现，止血带使用时间超过 120 分钟是腓总神经麻痹的危险因素，并且每增加 30 分钟，神经损伤的风险会增加 2.8 倍，并建议在延长使用止血带时，放松 10~30 分钟，以提供组织再灌注时间。Idusuyi 等对 10 361 例初次 TKA 患者研究后认为，延长止血带使用时间是腓总神经麻痹的独立危险因素[155]。

Knutson 等[156]在一项研究中纳入 42 例类风湿性关节炎行 TKA 的患者，发现 7 例术后出现腓总神经麻痹，发生率高达 16.7%。他们认为与骨性关节炎病例相比，类风湿性关节炎患者术前常伴有更严重的膝关节外翻畸形和（或）屈曲挛缩，并且往往合并周围神经病变，手术中的过度牵拉更易使腓总神经损伤。

有研究认为，TKA 术后腓总神经麻痹与术前存在椎管狭窄、腰骶神经根病变、椎板切除术和腰椎间盘摘除术史或者通过电生理检查诊断的无症状周围神经病变显著相关，该危险因素可用“双卡综合征”来解释（双卡综合征是指事先存在的神经近端受压或者病变，导致轴浆流速变慢、离子通道上调或下调，从而使同一神经的远端部位对牵拉或卡压的易感性增高）[161]。

2021 年，笔者报道了 1 例双膝籽骨过大患者，对其行关节置换时籽骨未做处理，TKA 术后由于巨大籽骨压迫导致腓总神经麻痹。该患者术后即刻并无腓总神经麻痹症状，3 小时后逐渐出现踝关节和足趾背伸肌力下降，术后第 3 天背伸肌力降至 1~2 级，CT 等检查发现籽骨与腓总神经贴近，术后第 5 天行腓总神经探查术，将籽骨切除后腓总神经麻痹症状逐渐恢复正常[159]。因此建议术前发现籽骨过大时，术中应给予切除处理。

Nercessian 等[158]研究发现硬膜外麻醉也是引起 TKA 术后腓总神经麻痹的危险因素。Idusuyi 等[155]对 10 361 例 TKA 术后患者研究后认为，硬膜外麻醉及镇痛是腓总神经麻痹的重要危险因素。他们认为，硬膜外置管、局部麻醉药的神经毒性以及麻醉药中血管收缩剂引起的局部缺血均可造成脊神经及神经根损伤，同时硬膜外麻醉后下肢感觉和运动恢复延迟，使患者和医生不易发现术后因腓骨颈局部受压和敷料包扎压力过大而引起的腓总神经麻痹。

2018 年，Shetty 等 [162] 报道 TKA 术后神经损伤的发病率为 0.16%，女性、有腰椎病史与神经损伤风险增加相关，止血带压力 300 mmHg 和更长的麻醉时间也可能是危险因素。

TKA 术后腓总神经麻痹的诊断和处理

腓总神经麻痹主要表现为小腿前外侧及足背区皮肤感觉障碍，踝关节背伸、趾背伸肌力下降或不能背伸，可通过肌电图、神经传导速度和体感诱发电位等进行诊断。急性神经横断损伤需要立即手术修复。

通常，TKA 术后一旦发现腓总神经麻痹症状，应立即去除膝关节周围的绷带、屈膝 20°~30°，以减少对神经的压迫和牵拉。同时可通过踝关节被动背伸锻炼、穿戴足踝矫形器、给予神经营养药物、激素、物理治疗或针灸等进行保守治疗。Park 等 [150] 认为除非能找到引起腓总神经损伤的明确病因，否则经保守治疗，67.6% 的患者能完全恢复，研究人员还指出，腓总神经初始损伤程度是影响预后的唯一因素。

腓总神经麻痹的康复需要多种治疗方式联合使用，包括运动治疗、减少疼痛和水肿的治疗、使用足踝矫形器，以及运动再学习和感觉再教育等 [163]。神经损伤恢复缓慢，潜伏期 2~3 周，恢复速度为 1~3 mm/d，通常疗程较长。制订科学、细致的家庭康复计划是很必要的，同时要定期进行随访复诊，评价运动和感觉的改善情况，调整治疗方案。

Krackow 等 [164] 推荐对术后腓总神经麻痹严重且保守治疗 3 个月无改善的病例行神经探查减压手术。Williams 等 [165] 也建议在早期行积极的保守治疗，随访 3~4 个月后神经症状有恢复迹象者可继续保守治疗，对于症状无明显改善的病例可考虑行神经探查减压手术。Zywiel 等 [166] 则对手术治疗更为积极，他们建议对确诊为腓总神经损伤且伴有活动度恢复不理想的患者先给予物理治疗 4 周，若无好转可考虑神经探查松解手术。

第四部分　人工膝关节置换术后假体周围感染临床共识的变迁

4.1　TKA 术后感染如何分期？分为几期？

TKA 术后感染通常分为以下 3 个阶段。

早期感染（early infection）

在术后 3 个月内发生的感染被认为是早期感染，这种感染通常由手术过程中的细菌侵入引起，可能与手术创口感染有关。早期感染的症状可能包括发热、局部红肿、疼痛加剧等。

延迟性感染（delayed infection）

在术后 3 个月到 1 年之间发生的感染被归类为延迟性感染。这种类型的感染可能由术后的细菌侵入，或者是由于患者在术后一段时间内感染源未被完全清除而引起。延迟性感染都有一个同样的特征，就是延迟出现的 PJI 通常由术中污染进入假体周围组织的毒性较弱的微生物引起，从而在前几个月内不会出现明显的感染表现，后期的感染特征也相对温和，但延迟性感染往往容易在假体周围形成难以去除的微生物生物膜，延迟性感染的症状可能包括持续性的关节肿胀、疼痛、发热、窦道形成以及其他全身性症状。

晚期感染（chronic infection）

如果感染在手术 1 年后才被诊断出来，通常被归类为晚期感染。通常由血源性感染或由身体其他部位感染灶中的病原体或潜伏存在的病原体侵袭所致，相伴随的感染特征往往是急性起病且快速进展，同时还有可能存在全身性感染的炎症表现。

4.2　TKA 术后感染按临床症状可分为几期？

TKA 术后感染可以根据发生时间和症状的严重性分为 3 种类型，主要为急性感染、亚急性感染和慢性感染。

急性感染

这种类型的感染通常在手术后的前 4 周内出现，症状迅速发展，包括疼痛、红肿、发热和伤口破溃流脓。急性感染通常是由于手术中或手术后不久的细菌感染引起的。

亚急性感染

亚急性感染的症状通常在手术后 4 周到 3 个月内出现。这种感染的症状可能不如急性感染那么明显，但患者可能会经历持续的不适和疼痛，伴随轻微的红肿和发热。

慢性感染

慢性感染可能在手术后3个月以后出现，有时甚至几年后才显现。慢性感染的症状发展缓慢，可能包括慢性疼痛、关节功能障碍，而发热、红肿等急性炎症反应可能不那么明显。慢性感染可能由低毒力微生物引起，如某些类型的细菌，它们能在体内慢慢生长而不立即引起明显的免疫反应。

及时识别和治疗 TKA 术后感染至关重要，以防止感染的进一步扩散，避免关节损伤，并保持手术的长期成功。治疗方法可能包括抗生素治疗、清创手术，在某些情况下甚至需要进行二次手术来更换感染的假体。

4.3 对于粪肠球菌感染，抗生素的应用原则是什么？

粪肠球菌属于兼性厌氧型革兰氏阳性乳酸菌，是动物肠道中的一种正常菌群。虽然是一种低毒力细菌，但其引起的感染常较难治疗，其在假体周围感染（PJI）中的发病率为2.3%~15%，而且容易伴发其他细菌感染进而引起多重细菌感染。病原菌根据耐药性的产生原因可以分为天然耐药性和获得耐药性，多数研究表明，粪肠球菌对半合成青霉素、青霉素、头孢类、四环素类和复方磺胺甲噁唑具有天然耐药性，而通过获得性途径，粪肠球菌对氯霉素、红霉素、克林霉素、氨基糖苷类、氟喹诺酮类和万古霉素产生耐药。此外，粪肠球菌对β-内酰胺类抗生素（包括青霉素、头孢菌素类和碳青霉烯类）表现出相对或完全耐药性，对四环素类抗生素的耐药性可达60%~80%。在药敏试验中，产β-内酰胺酶的粪肠球菌菌株可能因接种菌量不足而隐藏耐药性，但接种足够量后会显现耐药性，对于糖肽类抗生素如万古霉素，有研究指出诱导型细胞质膜蛋白会阻止万古霉素破坏细胞壁，这是导致万古霉素治疗粪肠球菌效果不佳并产生耐药性的主要原因之一。

关于粪肠球菌感染的治疗，美国托马斯杰斐逊大学 Kheir 等[1]回顾性研究了87例粪肠球菌 PJI 患者的治疗，在这项研究中，87例患者中有43例进行了二期翻修，11例进行了一期翻修，33例接受了保留假体清创术，有50例（57.5%）存在包括粪肠球菌在内的多重病原菌感染，术后平均随访时间为4年。抗生素方案的使用显示，在所有治疗失败的患者中，万古霉素的使用率较高，而在治疗成功的5例中仅有1例使用了万古霉素。尽管样本量较少，但仍能观察到分布差异。最终随访结果显示，无论采取何种治疗方案，感染控制率均不理想，一期翻修成功率为45.5%，二期翻修成功率为62.8%，保留假体清创成功率为39.4%。另一项来自欧洲6国的大型研究报告发现，粪肠球菌感染患者中多重病原菌感染者占54%。患者的抗生素使用方案中万古霉素的使用率最高，但其成功率并不高。最终，保留假体清创的感染控制率为46.8%，一期翻修为77.2%，二期翻修为57.4%，总体失败率为44%[2]。

新疆医科大学第一附属医院曹力教授团队认为，在治疗这类患者时，不能仅依赖药敏试验结果即一味使用万古霉素，即使其对万古霉素敏感。根据耐药机制，静脉使用利奈唑胺是其推荐用于治疗该类 PJI 的首选抗生素。除了使用针对革兰氏阳性球菌的抗生素外，即使多次培养结果为阳性球菌，仍需警惕多重细菌混合感染的可能性。联合使用多种抗生素，通过静脉、关节腔内应用、口服等多途径给药，是治疗成功的关键因素[3]。

4.4　人工关节置换保留假体清创术和一期翻修术后，关节腔内注射抗生素的效果如何?

假体周围感染（PJI）仍然是髋膝关节置换术后一个灾难性的并发症，在PJI的治疗中，局部抗菌治疗的重要性已被越来越多的研究所关注，因为细菌在关节假体表面产生的生物膜常难以处理。有研究发现，清除生物膜内细菌所需的最小消除浓度是消除生物膜以外细菌所需最小浓度的100~1000倍。因此，如果通过静脉输注抗菌药物使关节腔内药物浓度达到最小消除浓度，会引起严重的全身药物反应。局部抗菌治疗的优势在于提供长时间、高浓度的抗生素，同时最大限度地减少全身抗生素的水平及其药物副作用。几十年来，关节腔内注射抗生素在动物实验中被证实可以有效地治疗感染性关节炎，因此也有学者提出在PJI患者关节腔内注射抗菌药物的治疗方法，但该治疗方法尚存争议。由张先龙教授主持编写的《中国人工关节感染诊断与治疗指南》中指出：目前尚无充分证据表明常规在关节腔内直接使用抗菌药物能够提高PJI治疗的成功率。国家卫生计生委2015年修订的《抗菌药物临床应用指导原则（2015年版）》中提出，骨、关节感染的治疗中不宜局部应用抗菌药物，暂不推荐将关节腔内注射、灌注等局部应用抗菌药物的方法作为治疗PJI的常规方法。

美国学者Whiteside等[4]对10例PJI患者进行了一期关节翻修并在术后关节腔内注射抗生素6周，在经过平均6.1年的随访后，10例患者中只有1例在翻修后复发感染。因此该团队认为一期翻修联合关节腔内抗生素注射对控制感染的效果较好。新疆医科大学第一附属医院曹力团队回顾性分析了该院骨科采用一期翻修术联合万古霉素关节腔用药治疗的9例慢性肠球菌PJI患者，临床资料显示术后均获成功[5]，最终随访结果发现，9例患者术后评分均有显著提高，其中，8例髋关节PJI患者Harris髋关节评分由术前的43分±6分升至84分±6分；1例膝关节PJI患者KSS膝关节功能评分由术前的33分升至85分，整体功能评分由术前的35分升至80分。经临床观察，关节腔内注射药物的患者总体评分高于其他组，说明在保留假体清创术（DAIR）和一期翻修后关节内给药对感染的控制有一定作用，但鉴于样本量的限制，该团队指出该方法对于混合菌感染的治疗仍有待进一步研究。该团队同样分析了在其医院接受DAIR联合关节腔内抗生素用药治疗早期PJI的患者，在经历了59.8个月±40.6个月的随访后发现，DAIR联合抗生素关节腔用药治疗早期PJI的感染控制率为78%，10年生存率为68.1%，初次置换术后PJI的DAIR治疗成功率为85%，既往有手术史者治疗成功率为56%。此方法针对革兰氏阳性菌PJI的治疗成功率为80%，其中葡萄球菌的控制率为79%；耐甲氧西林葡萄球菌PJI的感染控制率为75%；甲氧西林敏感葡萄球菌PJI的感染控制率为80%。DAIR联合抗生素关节腔用药治疗革兰氏阴性菌PJI的成功率为83%。统计学分析后，该团队认为对于真菌感染，DAIR

及一期翻修后静脉应用抗真菌药物的同时，需每日关节腔内注射氟立康唑 4 周，对有窦道的病例同时应用广谱抗生素控制混合感染，术后获得的成功率较高。

综上所述，人工关节置换保留假体清创术和一期翻修术后关节腔内注射抗生素效果可以用于 PJI 的辅助治疗，但限于目前相关研究较少，仍需要更多高质量的研究来证实这一观点。

4.5 TKA 术后感染的诊断要素有哪些?

TKA 术后感染的诊断通常基于临床表现、实验室检查结果以及影像学检查和微生物学证据。诊断 TKA 术后感染时，医生会综合考虑以下要素。

临床表现

术后关节周围红肿、热感持续或疼痛加重；发热和畏寒；伤口破溃流脓；膝关节功能障碍或活动受限。

实验室检查

血常规检查可能显示白细胞计数升高和（或）C 反应蛋白（CRP）和红细胞沉降率（ESR）升高，这些是感染的标志。Mcarthur 等[6] 指出，约有 4%的假体周围感染者 ESR 和 CRP 均正常。所以，诊断膝关节置换术后假体周围感染需要结合病史、体征及实验室检查，必要时结合关节腔穿刺。

白细胞介素 -6（IL-6）被认为是诊断假体周围感染的最敏感的血清实验室检查之一，IL-6 是全身炎症反应综合征的敏感指标，近年来逐渐应用于感染筛查。有研究认为，在关节置换术后 IL-6 可在 30~430 pg/ml 范围内波动，2 天内达到高峰并下降。关节置换术后 2 天内怀疑感染可以使用 IL-6 检测，为诊断感染早期提供依据。近年来，有学者已经证明血清降钙素原（procalcitonin，PCT）能提高对细菌感染和脓毒血症的诊断率。还有研究发现，当降钙素原 >0.5 ng/ml 时，其诊断假体感染的敏感性为 80%，特异性为 73.9%。另外，血液培养和敏感性测试也是重要的诊断方法，尤其是当怀疑血行感染时[7]。

关节液分析中，白细胞酯酶是由感染部位激活的中性粒细胞产生的酶，最初被用于协助诊断尿路感染，关节液白细胞酯酶测试是一种快速、廉价、微创的试验方法，可以早期对假体周围感染进行诊断。有文献研究报道，以“++”读数作为人工关节置换假体周围感染的临界值，敏感性为 80.6%。与血清 ESR、CRP、关节液白细胞计数和中性粒细胞百分比相比，白细胞酯酶测试对假体周围感染的诊断有更好的价值[8]。

α- 防御素由活化的中性粒细胞释放，是宿主内具有广谱抗菌性的活性小分子肽类，对革兰氏阳性、阴性菌均具有广谱抗菌活性。陈继营等认为，α- 防御素是诊断人工关节置换术后假体周围感染的理想标志物。

影像学检查

X 线平片在感染发生 3~6 个月后，X 线影像才会出现改变，动态连续监测可以作为区分感染性松动和机械性松动的标志。CT 与 MRI 对于钛或钽以外的假体在成像上会出现干扰伪影，在诊断假体周围感染时也缺乏特异性，不常规用于诊断假体感染。核医学为假体周围感染诊断带来新的思路。还有学者提出，可标记白细胞成像与骨或骨髓成像可用于诊断假体周围感染，如 18F- 氟代脱氧葡萄糖 - 正电子发射断层扫描（18F-FDG-PET）、镓成像或标记白细胞成像等。Trevail 等研究发现，通过锝骨扫描及铟标记白细胞扫描结合骨髓扫描可以使假体周围感染的诊断准确率达到 97.7%，特异性达到 99.5%，敏感性达到 80%[9]。

微生物学证据

关节液细菌培养是 2018 年发布的人工关节置换术后假体周围感染诊断新定义中的重要标准。细菌培养诊断特异性高，但培养结果阴性不能排除假体周围感染。抗生素的使用会导致培养结果阴性，故建议停用抗生素 2 周以上再行关节液穿刺培养。也有学者建议，在穿刺前需停抗生素药 2~3 周，并且将关节液培养时间延长至 5~10 天以增加培养阳性率，文献报道关节液细菌培养敏感性不超过 75%。使用血培养瓶培养对假体周围感染诊断的敏感性和特异性分别为 92.1% 和 99.7%，并且使用需氧瓶和厌氧瓶培养，其诊断敏感性与特异性均高于单纯使用血培养瓶培养。

超声裂解液培养通过扩增微生物细胞物质的采样，可以识别出传统组织和关节液检测中无法鉴定的病原体，从而提高细菌培养的敏感性。荟萃分析显示，与传统组织培养相比，超声裂解液培养对 PJI 的诊断具有较高的敏感性，尤其适用于之前使用过抗生素的患者。超声裂解液培养的敏感性不受术前抗生素干预时机的影响。研究中虽然术前 2 周内服用抗生素的患者并不多，但却发现超声裂解液培养确实较传统培养有更高的阳性率，因此有理由相信超声裂解液培养能够为这类 PJI 患者的诊断提供更多帮助。

在某些情况下，使用特殊的分子生物学技术，如聚合酶链反应（polymerase chain reaction，PCR）来检测微生物的 DNA 或 RNA 可以提高检测的敏感性和特异性。近年来，PCR 技术成为诊断假体周围感染的热门方法。其中细菌共有基因 16S rRNA 是微生物诊断的研究热点，文献对 115 例人工关节置换失败患者的关节液标本进行以 16S rRNA 作为引物的 PCR 分析，实验结果为 PCR 组诊断假体周围感染的敏感性为 71%，而常规培养组为 44%[10]。Trampuz 等[11]认为，PCR 技术可提高关节假体周围感染的细菌检出率，特别是对于培养阴性的标本。Birmingham 等[12]认为 PCR 技术虽然敏感性高，但在细菌被抗生素清除死亡时会表现出假阳性，因此，该学者使用 16S rRNA 逆转录 PCR 诊断假体周围感染，得到诊断感染的敏感性为 71%，特异性为 100%。因为逆转录 PCR 以 RNA 为模板，RNA 具有被分离出来后易降解的特性，这使检测结果不易受到样本污染干扰，结果更加准确。但是 PCR 技术的主要问题还是在于较高的假阳性率，导致该方法目前仍难以推广。

准确诊断 TKA 术后感染对于制订有效的治疗计划至关重要。在一些复杂的情况下，可能需要由多学科团队合作进行评估和治疗决策，包括骨科医生、感染病专家和微生物学家等共同协作，采取全面合理的综合治疗。

4.6 近年来世界各地 TKA 术后感染的发生率是多少?

Kurtz 等[13]研究发现，1997—2006 年间，在美国医疗保险人群中，全膝关节置换术（TKA）2 年内假体关节感染的发生率为 1.55%，2 年至 10 年内为 0.46%。Yokoe 等研究发现，包括其他中心诊断的感染在内，TKA 术后 1 年的累积感染发生率为 2%。Glassou 等[14]综合了 14 个欧洲国家对疾病预防和控制中心手术部位感染监测网络的数据发现，2010—2011 年膝关节置换术中，膝关节置换术后 1 年内感染的最新总体感染率为 0.7%（国际范围为 0.2%~3.2%），各国之间的感染率差异很大。Edwards 等[15]指出欧洲膝关节置换术的感染率与美国疾病控制与预防中心国家医疗安全网络的估计一致：2006—2008 年膝关节置换术感染率为 1.3%。来自西澳大利亚州医疗保健感染监测的数据显示，2008—2013 年，膝关节置换术的感染发生率为 1.4%（95%CI：1.2~1.5）。Rosenthal 等[16]通过对 2005—2010 年美洲、亚洲、非洲和欧洲的 30 个国家或地区对接受外科手术的患者进行统计发现，膝关节置换术后 1 年内的感染率为 1.6%。Grammatico 等[17]通过对欧洲和美国的关节置换术后感染的数据分析指出，TKA 术后假体关节感染的累积发生率为 0.7%~3.7%。Noailles 等[18]研究表明，膝关节手术部位感染率范围在 1.7%~7.3%。Parvizi 等[19]研究发现，在美国，2001 年膝关节置换术的感染率为 2.05%（95%CI：1.86%~2.23%），2009 年为 2.18%（95%CI：1.99%~2.37%），感染率有所上升。总之，文献报告的膝关节置换术后感染率通常在 1%~2%。然而，这一数字可能因为手术技术、术后护理、抗生素使用策略以及患者自身健康状况（如糖尿病、肥胖、吸烟等因素）而有所变化。

4.7 TKA 感染翻修术后再发生感染的比例是多少?

TKA 感染翻修术后再发生感染的比例因多种因素而异，包括患者的基础健康状况、原始感染的类型和严重程度、翻修手术的类型以及术后抗生素治疗的有效性等。根据不同的研究和文献报道，这一比例为 10%~20%。

翻修手术成功率

大多数研究表明，尽管翻修手术可以在许多病例中成功清除感染，但重新感染的风险仍然存在，这种风险的大小部分取决于翻修手术后患者的护理和监测。

感染类型

早期感染和延迟性感染的翻修手术后再感染率可能有所不同。一般来说，术后早期发生的感染如果能够及时且有效地处理，其再感染的风险可能相对较低。而晚期感染通常更难治疗，再感染的风险相对较高。

个体差异

患者的年龄、伴随疾病（如糖尿病、免疫系统疾病）、生活习惯（如吸烟）以及手术时的技术细节都会影响翻修手术后再感染的风险。

抗生素治疗

术后合适的抗生素治疗对预防再次感染至关重要，不正确的抗生素选择或治疗时间不足都可能增加再感染的风险。

重要的是，每位患者的情况都是独特的，再感染的实际风险取决于多种因素的综合影响。患者应与医疗团队密切合作，遵循术后护理和监测的建议，以最小化再感染的风险。

4.8 TKA 术后感染最常见的细菌有哪些?

TKA 术后感染常见的细菌包括以下几种。

（1）金黄色葡萄球菌（Staphylococcus aureus）：这是最常见的致病菌之一，它可以导致急性也可以导致慢性感染。

（2）表皮葡萄球菌（Staphylococcus epidermidis）：这种细菌通常存在于皮肤表面，但可以在手术中进入伤口，导致感染。它是医院获得性感染的常见原因，尤其是在有植入物（如关节置换）的情况下。

（3）链球菌（Streptococcus）：链球菌也是一个可能导致膝关节置换术后感染的细菌群。

（4）革兰阴性杆菌：如大肠埃希菌（Escherichia coli）、铜绿假单胞菌（Pseudomonas aeruginosa）等，它们在医院环境中较为常见，有时也可以引起关节置换术后的感染。

（5）厌氧菌：虽然不太常见，但某些厌氧菌也可能导致膝关节置换术后的感染。

除细菌外，在极少数情况下，如免疫力低下的患者，真菌（如酵母菌）也可能导致膝关节置换术后感染。

4.9 TKA 感染的来源对治疗有何指导意义?

TKA 感染是指在全膝关节置换术后出现的细菌感染。这种感染可能会导致术后并发症，如关节疼痛、肿胀、红斑、发热、关节功能障碍等。了解感染的来源对于治疗过程和结果具有重要的指导意义。

TKA 感染的来源可以分为以下两种。

手术室内感染

手术室内的细菌是最常见的感染来源之一。手术室内的细菌可以来自手术器械、医务人员或患者本身。在手术过程中，采取严格的无菌措施和预防性使用抗生素可以减少手术室内的细菌污染。

术后感染

术后感染是指手术后发生的感染，可以来自患者自身或外部环境因素。患者自身的因素可能包括存在慢性感染灶（如牙齿感染、尿路感染等）、免疫功能受损（如糖尿病、免疫抑制剂使用等）等；外部环境的因素可能包括医院环境、手术部位的皮肤污染等。

对于治疗 TKA 感染，了解感染的来源具有以下几方面指导意义。

预防措施

通过了解感染来源，可以采取相应的预防措施。在手术室内，可以加强无菌操作的实施，使用优质的手术器械和设备，定期检查和维护设备的清洁和消毒。术后，可以通过安排术后恢复期预防性使用抗生素、定期复查患者慢性感染灶等方式来减少感染的发生。

早期诊断和治疗

了解感染来源可以帮助医生进行更准确的早期诊断。如果感染是来自手术室内，可能需要采取更积极的抗感染治疗策略。如果感染是来自患者自身的因素，可能需要针对患者的病情进行个体化治疗。

治疗方案选择

针对感染来源的了解可以帮助医生选择合适的治疗方案。如果感染来源较为明确，可以选择特定的抗生素或手术治疗方法。如果感染来源不确定，可能需要进行更全面的感染性筛查和评估，以指导治疗方案的选择。

总之，了解 TKA 感染的来源对治疗具有重要指导意义，可以帮助预防感染的发生，提高早期诊断和治疗的准确性，并选择合适的治疗方案。

4.10 膝关节结核可以做 TKA 吗?

膝关节结核是膝关节遭受结核分枝杆菌感染的情况。在一些情况下，经过抗结核治疗后，如果关节破坏严重并且功能受限，可能会考虑进行全膝关节置换术（TKA）。

由于膝关节结核发病率低，疾病早期患者缺乏特征性的临床表现，被确诊时往往已经处于晚期，存在明显骨质破坏，膝关节功能严重受限，需要采取手术治疗。晚期活动性膝关节结核处于病变活跃期，通常存在持续性关节肿胀、疼痛，红细胞沉降率、C 反应蛋白等炎性指标增高，部分患者有结核中毒症状。以往对于晚期活动性膝关节结核患者，采用最多的手术方案是结核病灶清除、关节融合术，该方案可以有效控制结核，而且费用低，但往往会造成膝关节功能严重丧失。

研究表明，结核分枝杆菌繁殖缓慢，活动力差，很少黏附在金属内置物表面形成生物膜，在抗结核药物的作用下很容易被破坏并消灭，因此 TKA 逐渐成为主流的手术方案，许多文献报道效果良好，但是目前对于治疗方案的具体细节尚未形成统一意见。一些学者认为 TKA 手术风险较高，建议采取药物抗结核与分期手术治疗。越来越多的患者抗结核治疗后接受一期 TKA 治疗，并取得了不错的疗效。虽然一些学者甚至在缺乏术前抗结核药物治疗的情况下 TKA 取得了成功，但是围手术期抗结核治疗已经逐渐成为共识。对于晚期活动性膝关节结核患者 TKA 的手术时机，传统观念认为需要等膝关节结核得到完全控制 1 年以后，有学者强调需早期进行手术，即使结核活动期也不应该成为 TKA 的禁忌证 [20]。

同时，术后长期规律进行抗结核药物治疗已是共识，但用药时间存在一些争议。美国疾病控制与预防控中心建议对骨关节结核患者进行 6~9 个月的抗结核药物治疗，而一些学者认为大多数患者术后抗结核药物治疗 9~12 个月才可获得较好的疗效，对于红细胞沉降率仍然较高的患者可延长至 18 个月。

然而，能否一期进行 TKA 取决于以下多种因素。

结核活动性

在进行 TKA 之前，必须确保结核感染已经得到充分控制并且没有活动性病变。通常需要经过一段时间的抗结核药物治疗，以确保感染已经治愈或处于稳定状态。

骨质状况

结核性关节破坏可能导致关节骨质的严重损坏。在进行 TKA 之前，需要评估关节周围骨质状况，以确定有无足够的骨质支持植入物。

软组织情况

结核性关节炎可能导致关节周围软组织的破坏和纤维化。在进行 TKA 之前，需要评估软组织的情况，以确定是否需要进行软组织修复或重建。

全身情况

除了关节状况外，还需要考虑患者的全身健康状况。存在严重的全身感染、免疫功能抑制或其他严重疾病的患者可能不适合进行 TKA 手术。

术后管理

膝关节结核患者进行 TKA 手术后，需要特别注意术后管理和抗结核药物的继续使用。术后应密切监测患者的病情，并根据需要调整抗结核治疗方案。

总之，对于膝关节结核患者能否进行 TKA 需要综合考虑多种因素，并在结核感染得到充分控制的情况下谨慎决定。术前必须进行全面评估，并在患者和医疗团队之间进行充分沟通，以确保手术安全和成功。对于 TKA 术后结核分枝杆菌感染的患者，由于结核分枝杆菌不形成生物膜，翻修时可采用一期置换。

4.11　TKA 感染中，多重细菌感染的发生率是多少？

感染是全膝关节置换术（TKA）的常见并发症之一。有多种细菌可引起 TKA 术后感染，包括革兰氏阳性菌、革兰氏阴性菌、厌氧菌和其他微生物。然而，具体的细菌感染比例因地区、时间和个体差异而有所变化。

很多 TKA 感染的患者存在窦道，这会导致多种细菌侵入，其中多重细菌感染较多。一旦怀疑感染，首先要进行细菌培养（细菌的检出是感染诊断的金标准），明确细菌的种类和药物敏感性，这样能够有针对性地给药，提高治疗的效果。从窦道液体培养获得的细菌不一定代表了感染细菌，因为在液体流出过程中，可能受到表面细菌的污染。进行穿刺抽液前应该停用抗生素，部分患者需要停药 1 个月才能培养出细菌。

一项发表于 2018 年的研究对 147 个 TKA 术后感染进行了分析，发现大约 31% 的病例为多重细菌感染。另一项发表于 2020 年的回顾性研究显示，多重细菌感染在 TKA 术后感染中的比例为 19%[21]。

然而，需要注意的是，这些数据仅供参考，具体的多重细菌感染比例可能因研究设计、患者选择标准、感染定义和检测方法的差异而有所变化。另外，其他因素如手术室环境、手术技术、术后抗生素使用和个体免疫状态等也会对感染发生率和种类产生影响。

对于 TKA 感染的管理，精确的微生物学诊断和敏感性测试对于选择合适的抗生素治疗非常重要。对于可能存在多重细菌感染的情况，通常需要根据感染定位、病情严重性和细菌培养结果等来确定合适的治疗方案。

4.12 TKA 真菌感染的发生率是多少？

真菌感染是全膝关节置换术（TKA）非常少见的并发症。具体的真菌感染比例因地区、时间和个体差异而有所变化。由于 TKA 术后真菌感染的发生概率相对较低，因此有关真菌感染的确切比例数据相对有限。

2004 年在美国地区范围内的研究表明，全髋关节置换术后感染的经济负担和 TKA 术后感染的经济负担分别为 1.23%和 1.21%，且近年来以每年 2 倍的速度增长。人工关节置换术后假体周围真菌感染并不常见，大约占所有假体周围感染的 1%。大部分患者缺乏红、肿、热、痛等特殊的临床表现，且大部分真菌感染患者起病隐匿、发病缓慢且难以控制。目前世界范围内对关节置换术后假体周围真菌感染的诊断与治疗没有统一的指南。

根据可用的文献和研究结果，真菌感染在 TKA 术后的发生率通常在 1% 以下。一项针对 1119 例 TKA 术后感染的回顾性分析发现，真菌感染占所有感染病例的 4%。另一项针对 956 例 TKA 感染的研究发现，真菌感染占所有感染病例的 2%[22]。

1979 年，Phelan 等[23]报道了首例假体周围念珠菌感染，目前有超过 10 万种真菌被报道，大约有 150 种真菌是人类或动物的致病菌，但人工关节置换术后最重要的致病菌是念珠菌。2012 年，Hwang 等[24]报道了 30 例人工关节置换术后假体周围感染，在被确诊为真菌感染的患者中，全部是念珠菌感染。Jakobs 等[25]收集了 36 项研究资料，共报道 45 例 TKA 合并真菌性假体周围感染，念珠菌感染约占真菌性假体周围感染的 80%（36/45）。

尽管真菌感染在 TKA 术后相对少见，但其严重性和治疗复杂性较高。真菌感染常常需要经过严密的实验室检查和诊断确认，并进行个体化的抗真菌治疗。确切的真菌感染比例可能会因具体地区和患者群体的不同而有所差异。

总的来说，在 TKA 术后真菌感染的比例相对较低，但在疑似感染情况下，应及时进行评估，采取适当的真菌检测和治疗以确保患者的安全和预后。

4.13 TKA 真菌感染的临床表现有哪些特点？渗液是什么颜色？

TKA 真菌感染较复杂，多数真菌感染患者起病隐匿，缺乏红、肿、热、痛的典型感染表现，可出现关节肿胀、活动受限，可无明显全身症状，但可形成窦道、有渗出物，患者红细胞沉降率、C 反应蛋白可不升高，并且渗液的颜色一般为不透明的浑浊黄色或棕色，其临床表现可有以下特点。

延迟术后感染

TKA 真菌感染通常发生在术后较长时间，而不是在手术后早期。感染可能在术后数月或数年内发生。

持续或反复的关节痛

患者可能会出现长期、进行性加重的关节疼痛，即使在适当的治疗下也可能无效。疼痛可能会随着炎症的存在而加重。

渗液改变

真菌感染引起的关节渗液通常是不透明的浑浊黄色或棕色，其颜色和外观可能与细菌感染不同。渗液中可能有血液或脓液存在。

关节肿胀和红斑

患者的关节周围可能会出现肿胀和红斑，伴有触痛和压痛。这是由于关节炎病理过程和炎症反应引起的。

关节功能障碍

真菌感染可能导致关节活动度受限、关节僵硬和运动困难。患者可能会感到关节活动范围减小或关节变得僵硬。

全身症状

一些患者可能出现发热、畏寒、全身不适、乏力和体重减轻等全身性症状，这是由于全身炎症反应引起的。

需要注意的是，真菌感染的临床表现可因个体差异和感染的严重程度而有所不同。确诊真菌感染通常需要通过关节渗液分析、细菌培养和其他相关检测来确定。因此，如果怀疑 TKA 真菌感染，请及时就医进行评估和检查，以进行确切的诊断和治疗。

4.14　TKA 真菌感染如何诊断?

TKA 术后真菌感染是一种罕见但严重的并发症，其诊断和治疗比细菌感染更为复杂。真菌感染的诊断依赖于临床表现、实验室检查以及必要时的影像学检查。以下是诊断 TKA 真菌感染的一些关键步骤。

临床表现

患者可能出现疼痛、肿胀、局部温度升高和功能受限，这些症状可能与细菌性感染类似，但通常进展较慢。严重患者可能有发热、畏寒等全身症状。

实验室检查

血常规：可能显示白细胞轻度升高或正常。

炎症标志物：C 反应蛋白（CRP）和红细胞沉降率（ESR）可能升高，也可能正常，但这些指标不具特异性。

关节穿刺和培养：进行关节穿刺，并对获得的液体进行真菌培养是诊断真菌感染的金标准。这一步骤对于鉴别感染的微生物类型至关重要。真菌培养需要在特定培养基中，在25℃条件下培养4周以上。

组织活检：在某些情况下，可能需要进行受影响组织的活检并进行组织病理学检查和真菌培养，以确定感染的真菌种类。

影像学检查

X线检查：可以显示假体周围骨质破坏或变化，但在早期可能无明显异常。

MRI或CT检查：对于检测软组织感染、骨髓炎或假体周围感染的范围，MRI或CT检查更为敏感。

特殊检测

真菌抗原和抗体检测：血液中的某些特定真菌抗原和抗体检测，如(1,3)-β-D-葡聚糖检测，即G试验，可能有助于诊断某些类型的真菌感染。G试验和半乳甘露聚糖抗原试验（GM试验）联合检验效果好，但G试验只能确定存在真菌感染，不能确定为何种真菌感染，PCR（聚合酶链反应）技术对诊断真菌感染有更高的敏感度。

综合评估

真菌感染的诊断需要综合考虑临床表现、实验室检查和影像学检查结果。在很多情况下，诊断是基于排除其他更常见的感染原因（如细菌感染）以及对上述检测结果的综合分析。

确诊TKA术后真菌感染需要多学科团队的密切合作，包括骨科医生、感染病专家、微生物学家等，以确保诊断的准确性和治疗的及时性。

4.15 PJI细菌培养的阳性率是多少?

TKA术后人工关节假体周围感染（PJI）的发生率可达2%。在临床上，针对PJI的治疗与其他无菌性失败的人工关节假体置换病例的治疗存在极大的差异性，因此PJI的正确诊断是相当重要的一环，而病原微生物检测被认为是诊断PJI的金标准，针对疑似PJI的患者通常会在取组织进行培养前，对患者停用两周抗生素，并通过增加多种组织标本（假膜组织、关节液、假体超声振荡液等）联合送检的方式，来提高病原体培养的阳性率。

假膜组织是PJI用于病原诊断最传统的样本，也是关节翻修术中最容易获得的样本，假膜组织的病原检测率相对较低，Peel和Watanabe等发现阳性率仅在40%~60%[26]。Li等[27]对4项研究共1071例患者的荟萃分析发现，对假膜进行研磨匀浆再进行血培养接种，能够在一定程度上提高假膜组织的培养阳性率。关节滑液是术前关节穿刺进行假体感染病原诊断的最佳标本，是2018年人工关节置换术后假体周围感染诊断新定义中的重要标准，目前常规采用的是关节液血培养方案，能够实现拥有70%左右的培养阳性率，但也容易面临感染局部关节液量少或者缺失等问题。假体超声振荡液是近些年来越来越被认可的一种PJI培养标本，由于黏附在假体上的生物膜在PJI的发生发展过程中起重要作用，假体超声振荡能够有效将假体上的黏附菌裂解下来，而这部分的病原体往往具有更大的数量，从而能够增加培养的阳性率。2007 年，美国梅奥诊所的 Trampuz 等[28]在《新英格兰医学杂志》上首次提出了假体超声振荡处理后的振荡液培养能够极大提高 PJI 的病原培养阳性率，利用超声裂解黏附于 331 例人工关节置换假体上的细菌生物膜，样本经沉淀后培养，将传统假膜组织培养的阳性率从 45%提升到了 75%，因此超声裂解培养液细菌培养被很多学者接受。在 Tani 等[29]的前瞻性研究中通过比较超声振荡处理获得的样本培养与假体周围组织的常规培养，发现前者阳性率提高到了 77.04%，而常规培养的阳性率为 55.73%。

PJI 的致病原最主要的是凝固酶阴性葡萄球菌和金黄色葡萄球菌，两者占据了病原体总数的 50% 以上，而该类病原本身属于机会致病菌，与环境中的污染菌和人体定植菌存在一致性，因此一旦发生污染，会导致培养结果难以辨认，而病原体生物膜大大提高了 PJI 的发生率和根治困难性，目前针对 PJI 的培养，病原体的阴性率始终不低于 20%，其中还有未被检出的混合感染的病原体。因此，临床上除了常规微生物培养方法外，还需要一些新的诊断方法，如 PCR 和宏基因组二代测序（metagenomic next-generation sequencing，mNGS）技术等来提高 PJI 致病微生物的检出率。

4.16　多个医院细菌培养结果不一致时如何选择？

对于人工关节假体周围感染（PJI），关节液和假体周围组织培养被认为是诊断的标准方法，当通向关节腔内的窦道以及两次组织培养结果为同一型的致病菌，这两项诊断标准可以作为所有疑似 PJI 患者确诊的金标准。尽管在鉴定致病微生物方面已经有了很大的提高，但有 7.0%~42.1%的 PJI 患者，在整个治疗过程中均无法找到病原学证据，即培养阴性假体周围感染（CN-PJI）。为了提高细菌培养检测效率，可以采取停用抗生素至少 2 周后采样、收集 3~5 份假体周围组织标本、延长培养时间、利用超声裂解液培养、使用血培养瓶培养、多个医疗中心送检等策略。

关节液或组织样本通常被送至单一医疗中心，但细菌的培养技术并没有通用标准，各医疗机构的运输方式、样品制备、实验室涂板技术、培养基类型和培养时间等流程差别很大，因此多个医疗中心送检被认为是提高检测敏感性的方法之一。但当同一样本被多个医疗机构检测而出现不同结果时，则需结合详细病史、体格检查、血清学检查、关节液性质、非典型病原微生物检测（布鲁氏菌凝集试验、结核菌素试验、G 试验 + GM 试验）、影像学以及分子生物学等检查结果。

病史采集时，必须注意询问是否存在增加术后感染概率的危险因素，包括感染史、糖尿病史、吸烟史、肥胖、营养不良以及其他内科并存疾病；观察关节周围一般情况尤为重要，因为切口部位发红、渗出、关节周围肿胀、皮温升高均提示可能存在假体感染，而发现存在与假体相通的窦道则可以确诊假体感染；血清 CRP 和 ESR 是目前推荐用于筛查 PJI 的一线指标，当 CRP ＞ 10 mg/L，ESR ＞ 30 mm/h 时，应该高度怀疑 PJI，但约有 4% 的假体感染者 ESR 和 CRP 表现均正常，需进一步行关节穿刺以明确诊断。在进行穿刺时，关节液的性质对诊断 PJI 也有很大的帮助，若穿刺为脓性液体时，多为金黄色葡萄球菌感染；若穿刺为稀薄血性液体，多为链球菌感染；若穿刺为米汤样的液体，多为结核分枝杆菌感染。患者出现持续性疼痛则需行 X 线平片检查，通常将其与术前 X 线平片比较有助于发现假体松动、脱位或骨溶解。早期骨溶解或假体松动提示可疑感染，不过 X 线片通常不能显示早期骨吸收征象。Trevail 等 [9] 研究发现，通过 99m 锝骨扫描及 111 铟标记白细胞扫描结合骨髓扫描可以使 PJI 的诊断准确率达到 97.7%，特异性达到 99.5%，敏感性达到 80%。除此之外，也应该考虑到患者可能感染了某些非典型病原微生物，如结核分枝杆菌、布鲁氏菌、真菌等，并加做相应的实验室检测（结核菌素试验、布鲁氏菌凝集试验、G 试验 + GM 试验等）。若以上方法诊断困难时，对于关节液培养阴性、临床怀疑存在 PJI 的患者，PCR、mNGS 等生物学技术对致病菌的检出具有重要意义，是 PJI 诊断的一种新方法。

当多个医疗中心细菌培养结果不一致、不能排除感染时，需结合详细的病史、体格检查、血清学检查、关节液性质、非典型病原微生物检测（布鲁氏菌凝集试验、结核菌素试验、G 试验 + GM 试验）、影像学以及分子生物学等检查结果具体分析。

4.17 PJI 细菌的生存方式及特征是什么?

自然界中的细菌有两种主要的生长方式，一是附着在有生命或无生命物体的表面，以生物膜方式生长，另一种是以浮游方式生长。1987 年，Costerton 等 [30] 对细菌生物膜进行了系统的研究，并提出了细菌生物膜的相关理论，认为细菌生物膜是细菌在机体表面形成的高度组织化的多细胞膜状结构，细菌可在人体组织如牙齿、牙龈、皮肤、肺、尿道及其他器官的表面形成细菌生物膜，引起诸如牙周病、龋齿、慢性支气管炎、败血病、血栓性静脉炎、难治性肺部感染和心内膜炎等疾病。在血液、组织液和淋巴液等体液中则不形成生物膜，但这些细菌可在植入人体的医疗装置（如人工关节和心脏人工瓣膜）表面形成生物膜。细菌吸附于物体表面后，会分泌多糖基质、纤维蛋白、脂蛋白等多糖蛋白复合物，并形成生物膜得以存活，而游离的单个或单片菌落容易被抗生素杀死。

越来越多的临床研究和实验结果证实，与植入物有关的感染很难通过单独使用抗生素达到良好的效果。一旦人工关节假体感染了细菌，细菌很快在假体上黏附并产生胞外黏质类物质，形成生物膜，生物膜中的细菌对抗生素有明显的抵抗力，生物膜可保护细菌免受机体免疫系统的攻击并防止抗菌剂的渗透。人工关节植入后，植入物周围形成免疫抑制区，术中细菌污染或术后血源性细菌都易于在假体周围定植，人工关节负重面的相互磨损可产生大量的金属离子，如钴等能抑制巨噬细胞的趋化和吞噬并影响机体的防御功能。Elek 等 [31] 研究表明，细菌入侵数量与感染的发生有密切关系，皮下注射金黄色葡萄球菌的数量不足 10 万时，通常不会使实验动物发生感染，当细菌数量超过 20 万时，细菌的毒力将突破机体的防御功能而造成感染。但是，当皮下组织内有异物时，只需要 100 个细菌即可造成感染。假体的存在会导致局部粒细胞的功能丧失，这些粒细胞在假体周围聚集，部分脱颗粒，超氧化物歧化酶生成减少，使得对细菌尤其是对金黄色葡萄球菌的防御能力丧失。

关节假体感染病例以革兰氏阳性菌为主，主要为金黄色葡萄球菌和表皮葡萄球菌。革兰氏阴性杆菌和真菌（如念珠菌属）引起的感染在世界各地报告越来越频繁。假体周围感染具有特征性体征，可分为急性表现（剧烈疼痛、高热、毒血症、局部发热、发红和手术伤口分泌物）和慢性表现（进行性疼痛、皮肤瘘形成和脓性分泌物引流，无发热）。临床表现取决于病原体的毒力、感染组织的性质、感染途径和疾病演变的持续时间。

对于手术后 3 个月内发生的急性术后感染，病原菌多为医院来源，以金黄色葡萄球菌和表皮葡萄球菌为主；术后 3 个月至 2 年之间出现的深部晚期感染，病原体被认为是医院来源，因为污染可能发生在假体植入过程中，通常包括皮肤正常微生物群的细菌，如表皮葡萄球菌；术后 2 年以上发生的迟发性血液系统感染，病原体是群落来源的，由细菌的表观来源决定，牙齿感染与草绿色链球菌和厌氧菌引起的菌血症相关，而蜂窝织炎和皮肤脓肿与金黄色葡萄球菌或链球菌相关，肠杆菌科感染多起源于胃肠道和泌尿生殖道。

4.18　PJI 早期细菌培养及药敏试验尚未出结果时如何应用抗生素？

假体周围感染（PJI）按照起病及病程可分为三种：急性感染、慢性感染及晚期急性血源性感染。急性感染发生在 TKA 术后 3 个月内，通常由术中或术后细菌通过伤口定植引起，可能出现急性发热、明显的伤口渗漏和持续 CRP 升高，这种急性表现通常由毒力微生物（特别是金黄色葡萄球菌和革兰氏阴性杆菌）引起。感染也可表现为慢性，即低水平的 CRP 和轻微但持续的伤口渗漏，这种慢性表现通常由低毒力微生物引起，特别是凝固酶阴性葡萄球菌（金黄色葡萄球菌以外的葡萄球菌）和肠球菌。急性感染时经验性抗生素使用方案为头孢呋辛 + 万古霉素，脓毒症时添加妥布霉素。

晚期急性血源性感染可发生在任何阶段，但通常在 TKA 术后 3 个月以后。由其他传染源引起的血源性播散，例如蜂窝织炎或尿路感染引起的关节假体继发感染，以先前无症状关节出现急性疼痛和肿胀、伴或不伴发热为特征，一般由毒力微生物（特别是金黄色葡萄球菌、链球菌和革兰氏阴性杆菌）引起。晚期急性血源性感染经验性抗生素使用方案为头孢呋辛，脓毒症时添加妥布霉素。

慢性感染常发生在 TKA 术后 3 个月以后，通常由术中或术后细菌通过伤口定植引起，以关节假体处持续性疼痛为特征，伴或不伴假体关节松动。一般由来自皮肤的低毒力微生物引起，特别是凝固酶阴性葡萄球菌、棒状杆菌属和（或）痤疮丙酸杆菌。慢性感染经验性抗生素使用方案为头孢曲松钠 + 万古霉素。

以上抗生素使用为经验性方案，应待细菌培养及药敏试验结果回报后，再根据结果调整用药方案。一般来说，对于浮游菌感染的治疗，开始时要静脉注射大剂量抗生素，一般情况下，用药时间为 7~14 天。如果患者临床恢复良好，CRP 迅速下降，并且可以给予生物利用度良好的口服抗生素，则认为 7 日的静脉给药治疗已足够。肠球菌和念珠菌感染需要 4 周的静脉给药治疗，对于链球菌感染，静脉给药治疗应持续 2 周，然后转为口服治疗，因为现有口服药物的生物利用度和（或）抗生物膜作用有限。针对处于静止期（生物膜内）的细菌，口服抗生素方案的总疗程为 12 周（包括静脉治疗）。

4.19 PJI 细菌培养阴性时如何诊断?

假体周围感染（PJI）是关节置换术后最严重的并发症之一，一般来说细菌培养阴性的假体周围感染在诊断和治疗上要求更高，因为在没有阳性培养结果的情况下，感染的正确诊断就变得越来越不确定，而且辨别是真阴性还是由罕见病原菌（如真菌、分枝杆菌、李斯特菌等）引起的假阴性至关重要，因为前者为无菌性松动，而后者才是培养阴性假体周围感染（CN-PJI），两者的治疗方案截然相反，误诊将使患者接受不必要的手术和抗感染治疗。因此笔者将对如何提高细菌培养阴性 PJI 的诊断准确性进行描述。

血清炎性标志物

对于一些低毒力微生物感染，例如凝固酶阴性的葡萄球菌、痤疮丙酸杆菌、念珠菌、棒状杆菌、分枝杆菌和放线菌等，血清 ESR 和 CRP 水平可能不会升高。有报告表明，46% 的细菌培养阴性 PJI 由真菌引起，43% 由分枝杆菌引起，11% 由其他细菌引起，如痤疮杆菌、布鲁氏菌，所以血清 CRP、ESR 等炎性标志物在细菌培养阴性 PJI 的诊断中可能不准确。目前有大量的血清炎性标志物被研究用于 PJI 的诊断，比较有意义的血清炎性标志物包括 IL-4、IL-6、TNF-α、降钙素原、可溶性细胞间黏附分子。而近年来有证据表明血清 D- 二聚体水平可能在全身炎症和感染的环境中升高，因为局部和全身感染可激活纤溶系统，因此，血清 D- 二聚体的持续存在可能是 PJI 的迹象 [32]。

Lee 等进一步调查结果表明，在关节置换术后早期，D- 二聚体较 ESR 和 CRP 有更快的上升和下降，与直到术后第 5 天和第 3 天仍保持升高的 ESR 和 CRP 相比，D- 二聚体水平通常在术后第 2 天下降到基线水平，然后在术后第 2 周达到第二个高峰，所以 D- 二聚体对诊断术后早期感染具有重要的意义。但也有研究发现，血浆 D- 二聚体与传统的炎症标志物（ESR、CRP、IL-6）相比，在关节置换术前对 PJI 的诊断价值有限，而另一种凝血相关指标——血浆纤维蛋白原却显示出良较好的敏感性和特异性 [33]。

关节液检查

滑液中的 CRP 有较好的诊断价值，比血清 CRP 更准确，并且具有较高的阴性预测价值，但对可疑 PJI 不能作为单一诊断指标。近几年发现了一类具有高度特异性和敏感性的具有抗菌特性的蛋白质——抗菌肽（如 α- 防御素、β- 防御素 -2、β- 防御素 -3），其中 α- 防御素被专门用于检测 PJI，这种生物标志物的敏感性不受先前抗生素使用的影响，而 PJI 细菌培养阴性最重要的原因是样品培养前使用了抗生素。Deirmengian 等 [34] 研究表明，滑膜液中的 CRP 和 α- 防御素联合检测的敏感性和特异性分别为 97% 和 100%，联合检测的准确性为 99%。但其缺点是费用较高。

抗生物膜技术

细菌的生物膜理论被认为在 PJI 的发病机制中起重要作用。一般来说，感染时间与生物膜的存在有关。急性感染本质上是非生物膜相关的感染，而慢性 PJI 涉及生物膜的形成由于生物膜感染不易被常规方法检测或治疗，所以常规使用抗生物膜技术在诊断 PJI 方面具有潜在的优势，例如超声裂解液培养对 PJI 的微生物诊断较普通培养液敏感，可降低培养阴性 PJI 的发生率。

测序技术

宏基因组二代测序（metagenomic next-generation sequencing，mNGS）是当前最常用的方法，mNGS 可用于微生物培养阴性但临床高度怀疑 PJI 的疑难病例，mNGS 检测 PJI 患者关节液或超声裂解液的致病微生物，发现 mNGS 可在 16%~44% 的 CN-PJI 病例中检出潜在的致病微生物，但 PJI 关节液中游离微生物及其核酸少，且受人源核酸影响，mNGS 检出的微生物基因数据量少、基因组覆盖率低，可能会降低微生物种属鉴定的准确性和耐药基因检出的概率。PacBio 公司的 SMRT 测序技术和 Oxford Nanopore Technologies 公司的纳米孔单分子测序技术为第三代测序技术。与前两代相比，其最大的特点是单分子测序，测序过程无须进行 PCR 扩增，可直接从临床样本中实时、快速检出病原菌。因为不需要像其他大多数测序技术一样将 DNA 切成小块，所以可以具有更长的读长，显著提高物种鉴定和 AMR（抗微生物药耐药性）检测的准确性。Sanderson 等 [35] 对 7 个骨科内植物的超声处理液在 Oxford Nanopore Technologies MinION 平台上测序，通过实时分析序列，在测序开始后的几分钟内可靠地检测出致病微生物。然而，有关 mONS（基于 MinION 的宏基因组测序）在 PJI 诊断中的临床研究仍然很少，对此技术的可行性尚未达成共识。

重复采样、延长培养

对于怀疑有 PJI 的患者，应在确诊或者在最后一次使用抗生素后至少 2 周抽吸关节液，样本至少培养 8 天，且至少需要从代表性地区取 4 块组织进行培养，以最大限度地提高识别致病菌的概率。为提高培养阳性率，国际共识会议建议，在手术期间应收集 3~5 个不同的组织样本，进行有氧和厌氧培养，并保持培养 3~14 天，此外使用丰富的血液培养基可大大缩短细菌培养所需的时间，大多数微生物仅在 3 天内就能生长。

总的来说，治疗细菌培养阴性关节假体周围感染就像是与无形的对手进行对抗，找不到确实的敌人，失败率极高。面对日益增多的关节置换患者，我们将不得不面对更多的细菌培养阴性的患者，我们应该利用现有的诊断方法来确诊 PJI 以及找出致病菌。对于培养阴性、多重感染或罕见病原体感染的 PJI 病例，分子生物学技术（特别是二代测序技术），可以更有效地协助微生物的检出。

4.20 PJI 所有细菌检查均为阴性，但有典型临床症状，应如何处理?

众所周知，即便在明确病原菌的情况下，PJI 的治疗也极具挑战性，对于培养阴性患者的治疗就更加棘手。Mortazavi 等 [36] 报道，培养阴性假体周围感染（CN-PJI）的治疗失败率显著增加。PJI 手术方式的选择包括：保留假体清创、一期翻修、二期翻修、关节融合或截肢术。保留假体清创的创伤较小、费用相对较低，但其适应证较严格：适用于急性血源性感染（出现症状的时间应短于 3 周）、一般情况良好、表现为低毒力病原菌所致的感染。Gehrke 等 [37] 报道该术式治疗早期深部感染和急性血源性感染的成功率仅达 62% 和 25%。大部分学者不推荐一期翻修作为 CN-PJI 的首选手术方式，二期翻修的治疗成功率优于一期翻修，二期翻修能有效清除耐药菌、真菌或罕见菌所致的感染，能够取得较高的成功率（达 70%~100%）。此外，对部分即便行翻修手术也不能改善关节活动度和功能的患者，或许可考虑行关节融合或截肢术。

除手术治疗外，抗菌药物的应用对于治疗 CN-PJI 也是必需的，目前还未形成关于 CN-PJI 抗感染方案标准的共识。对于常见病原菌（金黄色葡萄球菌占 24%~43%，凝固酶阴性葡萄球菌占 12%~26%），氨基糖肽类（如万古霉素）、氨基糖肽类联合头孢菌素或氨基糖肽类联合喹诺酮类常被作为首选抗感染方案。Yoon 等 [38] 研究认为，单独使用头孢菌素、β- 内酰胺类、喹诺酮类或联合运用抗菌药物治疗 CN-PJI 也取得较高治疗成功率，Huang 等 [39] 建议应用于培养阳性假体周围感染的抗感染方案同样适用于培养阴性病例，如革兰氏阳性菌所致的感染选择利福平联合万古霉素或利奈唑胺，革兰氏阴性菌所致感染选择利福平联合喹诺酮类抗菌药物。CN-PJI 的抗菌药物使用疗程在 4 周至 6 个月，其中大部分研究建议静脉使用抗菌药物的疗程应在 6 周，长期使用广谱抗菌药物或联合运用多种抗菌药物尽管能覆盖常见病原菌，但有引起全身或局部脏器毒性反应、诱导多重耐药菌产生的风险，并且可能无法覆盖真菌或罕见病原菌所致感染，Santoso 等 [40] 为避免诱导病原菌产生耐药性，在治疗 CN-PJI 时，万古霉素的使用率仅达 29.6%。

目前关于 CN-PJI 手术方式的选择多倾向于二期翻修，抗菌药物种类的选择与使用疗程尚未达成共识，关于培养阳性假体周围感染的抗感染方案是否也适用于培养阴性病例，还是需要运用长疗程、广谱的抗感染方案，均需要进一步探索。

4.21 PJI 细菌培养与 PCR 检验结果不一致时应如何选择?

有许多方法可以检测骨科手术后感染中的微生物，PCR 诊断培养阴性 PJI 的敏感性高于传统培养，但存在相互矛盾的数据。在血液和滑液中使用炎症生物标志物也有效，但不能确定感染或相关生物体的性质。二代测序（next-generation sequencing，NGS）是一种新的检测方法，可以比传统培养更精确、更快地确定微生物的存在。此外，外植体的超声处理已显示出提高培养阳性率和 PCR 诊断假体感染的敏感性。在假体感染中使用 PCR 检测细菌核酸是一种有效检测微生物的方法，否则在培养中不会检出微生物。细菌核糖体核酸的 PCR 测序在检测细菌方面比培养有更高的敏感性，也能识别培养无法检出的混合微生物感染。Jahoda 等 [41] 的研究表明，PCR 可检出最少 590 个金黄色葡萄球菌集落形成单位，因此即使在抗生素存在的情况下也可检出 PJI，PCR 也显示出对检测生物膜产生和甲氧西林耐药性的基因有益。尽管有文献描述 PCR 的优点，但有数据表明，PCR 的检出率并不像以前人们所认为那样高，PCR 技术本身敏感性极高，因此取材和实验过程中引入的微生物污染极易造成假阳性结果。有研究表明，PCR 检测 PJI 中细菌的敏感性与传统培养相似或更低。PJI 分子分析的最佳标本类型仍然未知。在评估的技术和分析的样本方面，研究之间存在显著的异质性。当将这些技术作为诊断检查的一部分时，建议对特定技术进行仔细评估。

微生物培养技术是 PJI 诊断的金标准之一，经过优化培养方法（包括采用多种培养基、快速转运和恰当处理标本、延长培养时间和使用超声裂解方法等），PJI 的微生物培养阳性率得到了较大的提升。而现有分子诊断方法存在易受污染、价格高昂等问题，因此，最新的国际共识会议（International Consensus Meeting，ICM）PJI 诊疗共识中明确指出，推荐仅将分子诊断方法应用于培养阴性病例。目前存在一些问题造成分子诊断检测结果解读困难，如分子诊断方法敏感性过高造成核酸污染的放大，鉴于其高假阳性率，应审慎解读其检测结果。

4.22　宏基因组二代测序的缺点是什么?

宏基因组二代测序（mNGS）是近年来新兴的一种病原微生物分子诊断方法，mNGS 是利用测序技术对微生物基因组进行分析，该技术无须微生物培养，并且无须预先扩增靶序列即可获得所有微生物种类的详细信息。高通量测序技术的发展使 mNGS 在临床上成为可能。依靠 mNGS，在单次流程内即可完整地检出样本中所有的病原微生物。mNGS 测序技术因其检测敏感性高、非典型病原检出效能高、检测周期快、检测独立性强等优点，已经逐渐获得临床应用领域的认可。然而，mNGS 在现实应用和全膝关节置换术后假体周围感染（PJI）中的应用中也存在缺点，面临诸多问题的考量。

人类宿主 DNA 的浓度过高

一个典型的人体细胞含有的 DNA 是细菌细胞的近千倍。此外，在脓肿的液体标本或组织活检标本中，微生物病原体相对于中性粒细胞或其他宿主细胞的数量可能较少，特别是在抗生素治疗后。这两个因素可导致微生物 DNA 的占比减小。由于 mNGS 测序的 DNA 片段真实反映样本中 DNA 存在的情况，所以在某些情况下这可能会导致人体细胞的 DNA 片段占比大于 99.99%，影响结果的准确性。

mNGS 在分辨致病菌方面面临挑战

mNGS 在临床实际应用中，仍然需要医生的经验辅助和对测序技术中测序信息的深度认知。因为临床样本的性质问题，比如肺部组织样本、皮肤感染样本等开放性的组织样本，mNGS 的检测往往会伴随大量的背景病原体读数，这会导致为真正致病菌的分辨带来困难。此外，mNGS 的常规背景菌中本身就会产生不少对条件致病菌的假阳性读数，所以当真正感染的病原体与之相同时，就会产生干扰。

mNGS 的高额花费

目前，mNGS 在中国已经商业化，越来越多的机构对把握不准的 PJI 病例开始选择 mNGS 进行病原检测。但同时，现阶段 mNGS 的高额费用仍是其作为常规辅助检测参考手段的一大瓶颈。

mNGS 检测结果读取的局限性

对于 mNGS 检测最终结果的分析，目前国际上还没有标准和统一的方案。由于开展测序的机器不同，进行测序的具体通量大小不同，以及在测序前样本的具体处理上存在差异，使得关于 mNGS 的不同文献上的具体方案解释不完全相同。

PJI 检出真实病菌存在难度

由于 PJI 的病原大多数仍然是条件致病性病原，与环境污染常见病原重叠，而 mNGS 的常见背景菌也与 PJI 常见病原存在部分重叠（比如部分凝固酶阴性葡萄球菌），这使得在真实检出病原的区分上会存在一定难度。而 mNGS 的高敏感性特点也带来相应的问题：几乎所有的 mNGS 检测结果中均检出多种微生物。mNGS 检出结果中也包含了人体或环境中常见的定植或污染微生物。PJI 关节液中游离微生物及其核酸少，且受人源核酸影响，mNGS 检出的微生物基因数据量少、基因组覆盖率低，会降低微生物种属鉴定的准确性和耐药基因检出的概率。

mNGS 只能检测细菌

mNGS 只能检测出细菌，并不能进行药敏试验，因此还需要进行细菌培养并进行药敏试验。

4.23 PJI 单纯抗菌保守治疗的成功率如何?

假体周围感染（PJI），是全膝关节置换术（tTKA）后严重的并发症之一。PJI 的治疗包括长期抗生素治疗、保留假体清创术联合足量有效抗生素、一期翻修、二期翻修及关节融合术及截肢术。抗生素治疗 PJI 通常是应该联合手术的，单独应用抗生素只能控制感染的发展，很难成功治愈，主要是应用于长期抑菌治疗。但对于以下情况者可采用单纯抗菌保守治疗即抗生素抑制疗法（antibiotic inhibition therapy，SAT）：①患者拒绝外科治疗；②患者手术并发症风险高，不宜手术；③患者已接受不正规或不充分的手术，如对晚期慢性 PJI 采用保留假体清创；④患者临床症状、体征及实验室检查或影像学资料显示感染可能持续存在。

抗菌药物的选择仅通过药敏试验远远不够，还要求药物能够很好地透过生物膜、抑制生物膜的形成及对缓慢生长的菌体有杀灭作用，而利福平在这些方面有很大的优势。但有研究指出单独应用利福平会加速细菌耐药性的产生，喹喏酮类药物如左氧氟沙星、莫西沙星、加替沙星对抑制生物膜也有很好的疗效。Knig 等发现，环丙沙星治疗人工关节感染的有效率为 50%，利福平联合环丙沙星治疗的有效率为 100%。Pavoni 应用替考拉宁联合环丙沙星或利福平治疗 34 例关节置换术后感染患者，其中 31 例感染得到控制，可见联合应用抗生素是治疗 PJI 的有效方法[42]。

研究表明，口服抗生素抑制治疗的成功率在 60%~74.4%，Prendki 等[43]对 80 岁以上口服 β- 内酰胺类抗生素进行长期抑制的 PJI 患者进行分析，结果显示在平均随访 2 年后，60% 的患者未见感染复发。Wouthuyzen-Bakker 等[44]研究表明，使用 SAT 治疗慢性 PJI，67% 的患者获得成功，其中肿瘤假体以及金黄色葡萄球菌感染的 PJI 患者成功率低（50%）。Pradier 等[45]研究认为，长期口服四环素或多西环素（金黄色葡萄球菌）进行抑制，随访结束成功率分别为 71.8% 及 74.4%。近年来随着耐药菌株的不断增加，也为临床抗生素的选用提出了更大的挑战，传统的抗生素作用不确切，因此治疗人工关节感染主张根据药敏性来选择具有渗透生物膜的抗生素，并且要求联合用药以保证疗效。尽管这些学者报告的有效率比较高，但在临床实践中，单纯应用抗菌保守治疗的大多数病例临床效果较差。

4.24　PJI 关节清理加更换衬垫的适应证是什么?

关节清理加更换衬垫在 ICM 共识中称为保留假体清创。具体应包含以下几方面：关节清创、冲洗、保留假体、更换衬垫、术后抗生素治疗。ICM 共识中将保留假体清创简称为 DAIR。基于 2013 年 ICM 共识的法国 PJI 指南提出，DAIR 可应用于初次关节置换术后 3 个月内出现的感染，症状持续时间小于 3 周的患者。2018 版 ICM 共识对此治疗方案进行了详细讨论，列出了 14 个相关问题，其中 DAIR 联合抗生素治疗的适应证是最重要的问题之一。新版共识提出 DAIR 联合抗生素治疗适用于术后早期感染或急性血源感染，出现症状时间短于 4 周且假体稳定不松动。新疆医科大学曹力教授将其解读为假体寿命小于等于 3 个月的早期 PJI 或功能良好的假体突然出现症状且持续 3 周内的急性 PJI 患者符合 DAIR 的纳入标准。新版共识认为症状持续时间越短，治疗成功率越高，但鉴于感染的发生到确诊需要时间积累证据，而低度感染症状不典型，就需要更多的时间，因此将时间放宽为 4 周可以涵盖更多的患者，4 周内或更早发现的患者也拥有更高的成功率[45]。另外，共识也强调并不是所有 4 周内的 PJI 患者都适合 DAIR，许多其他因素也会影响手术的成功率，例如 KLIC 评分及 CRIME 80 评分较高时，意味着手术更容易失败，应谨慎选择 DAIR。丹麦哥本哈根学者 Ottesen 对 58 例经 DAIR 治疗的原发性 TKA 术后 PJI 患者进行了持续 2 年的随访[46]，结果发现 DAIR 的总体成功率约为 84%，而且该研究团队还发现当假体寿命超过 90 天时，患者进行 DAIR 后成功率显著降低，若初次关节置换与 DAIR 的时间间隔在 90 天内，成功率高达 90%。相反的是，在一项来自多个国家数据的回顾性研究中，Jaime 等[47]发现，无论术后 1 个月还是 3 个月，从初次关节置换术到 DAIR 的时间与 DAIR 干预后结果并无差异。基本可以确定的是，DAIR 并不适用于慢性感染，Maillet 等[48]经过系统评价后发现，DAIR 治疗慢性 PJI 的 29 名患者中成功率仅约为 50%。除了参考评分，患者身体状况、微生物毒力、假体固定方法及能否拆卸、出现症状的时间长短以及感染范围是否广泛等因素也影响着 DAIR 的成功率。这些也是在实行 DAIR 联合抗生素治疗时必须要考虑的重要因素。

以上对适应证的观点和共识是当下的认知，并不是必须执行的指南或条款，在法律上也不存在强制性。曹力教授指出，DAIR 并没有绝对禁忌证，但当保留假体可能增加治疗失败风险时不应选择此种治疗手段。究竟人工关节假体植入后多久出现感染，行 DAIR 能否获得最满意的效果，目前尚无定论。学者们在不断地总结经验、积累病例，治疗方法可能会随着时间和认知的改变而更新。因此，患者的治疗还需主治医生根据具体情况和经验定夺，参考共识的建议，采取当下最恰当的治疗措施。

4.25 PJI 的抗生素应用情况如何?

PJI 是导致人工膝关节术后失效的最常见原因。常用的治疗方法包括 DAIR、一期翻修、二期翻修以及长期抗生素抑制治疗。不论采取何种治疗方案，抗菌药物的合理有效使用始终是治疗成功的最重要一环。而如何应用抗生素，取决于感染类型、致病菌药敏试验、手术治疗的方案和阶段、患者对药物的耐受程度以及患者能否接受二次手术等因素。

获得明确诊断前抗生素的应用

对于高度疑似 PJI 的患者，在获得细菌培养标本之前，使用抗生素会导致无法获得病原学诊断。第二届骨骼肌肉感染国际共识会议（ICM）对这个问题有明确共识，所以强烈建议内科医生避免对疑似 PJI 的患者过早给予抗生素治疗，除非患者由于菌血症出现全身情况不稳定。根据 2011 年 AAOS 关于 PJI 诊断指南建议，获取标本之前应当停用抗生素 2 周以上，以提高细菌培养的阳性率。而临床上，对于疑似感染的翻修手术，在获取关节液或组织标本之前是否应当暂时停用抗生素仍难以抉择。针对这个问题，ICM 的建议是：如果是轻度疑似 PJI，或者如果术前已经明确了致病菌，则应当按照常规正常使用围手术期预防性抗生素，如果是高度怀疑 PJI 的病例，且术前培养为阴性，则应当暂时不用围手术期预防性抗生素，以提高术中标本的培养阳性率。

DAIR 治疗方案中抗生素的应用

早期急性 PJI 的致病菌中，葡萄球菌较为常见。对此，第二届 ICM 的建议指出，在葡萄球菌导致的 PJI 中，接受 DAIR 或者一期翻修的病例需要使用具有对抗生物膜活性的药物，常规药物为利福平。利福平的推荐强度虽然仅为“一般”，但却获得了 96% 的与会代表的投票支持，并且强调利福平必须与其他药物联合应用，否则极其容易产生抗药性。在无明确敏感药物的病例中，目前推荐的是与喹诺酮类药物联合应用，有敏感药物应与敏感药物联合应用。抗生素治疗的应用时间应为 3 个月。

尽管二期翻修仍然是目前多数医生治疗慢性 PJI 的首选方法，但越来越多的报道表示，在符合适应证的情况下选择合适的病例，一期翻修的治疗效果与二期翻修的效果接近。2018 年的共识对 2013 年的 PJI 国际共识进行了修改：“在一期翻修的情况下，静脉抗生素应当使用 10~14 天，然后使用口服抗生素；通常来说，抗生素治疗 4~6 周的总时间已足够充分”。但这一共识仅获得了 73% 的代表赞成。这说明新版共识对用药时长的建议仍值得商榷，并无定论。这里我们将 2013 年修改前的方案也列出，供各位同仁选择：“根据药敏试验静脉使用敏感抗生素联合利福平，口服至术后 2~6 周，之后使用利福平 + 环丙沙星或左氧氟沙星口服治疗，总疗程 3 个月；而对于非葡萄球菌感染病例，建议根据药敏试验静脉应用敏感抗生素或应用较高生物利用度的口服药至 4~6 周，之后根据情况，适当口服抑制性抗生素长期治疗”。

二期翻修方案中抗生素的应用

新版的共识表示，间隔物中要加入药敏试验结果敏感的抗生素，如果术前的培养为阴性，则应该加入广谱抗生素，以增加覆盖致病菌的概率，这一建议得到了 94% 的代表投票支持。如果致病菌由 MRSA（耐甲氧西林金黄色葡萄球菌）引起，万古霉素为强烈建议的抗生素，如果致病菌为万古霉素耐药菌，例如 VRE（万古霉素耐药肠球菌），则必须应用其敏感抗生素。虽然目前并没有令人信服的证据表明术后抗生素使用的时间到底应该多长，但常见的使用时长是 2~6 周，静脉给药或者口服都是可以接受的。同时推荐优先使用针对病原菌的、有较高生物利用度的口服抗生素治疗，这给二期翻修术后缩短抗菌药物应用提供了理论依据，因此共识建议“在彻底清创并植入抗菌素占位器后，可以考虑使用短于 2 周的全身抗生素治疗方案”。但这一共识仅得到了 64% 的代表赞同，可见多数医生对缩短抗生素使用时间持谨慎态度。在治疗团队认为感染被控制后即可进行二次翻修手术，但再次植入术后是否需要延长使用抗生素，医生对此争议较大。随着更多的文献报道，共识中建议“再次植入术后给予患者针对初始病原菌的口服抗生素治疗 3 个月，可以降低由于 PJI 导致的早期失败风险”。相信随着更多这方面研究结果的公布，会有越来越多的医生支持这一观点[49]。

4.26　在 PJI 治疗中，世界各地常规应用抗生素的时间有何不同？

人工关节假体周围感染（PJI）的治疗方案因地区、医院、甚至个别医生的偏好而异，特别是在抗生素治疗的持续时间方面。全球范围内，没有统一的指南或共识，但大多数治疗方案都旨在综合利用手术干预和抗生素治疗以达到最佳治愈效果。

医学界对于膝关节置换术后 PJI 需使用多长时间的抗生素仍无定论，但普遍认为抗生素的使用时长应根据与病原菌的种类、给药途径、PJI 的严重程度、采取的治疗方式来决定。Bernard 等[50]对 144 例髋、膝关节置换术后 PJI 的病例进行观察。分别予保留假体清创、一期翻修、二期翻修、膝关节融合等治疗，术后随机给予为期 6 周、12 周的抗感染治疗（基础疗程为静脉用药 1 周），发现进行为期 6 周的 PJI 抗感染治疗已足够，延长其疗程在一定程度上并不一定能提高疗效。对于已经形成窦道的患者也适用。国内研究认为，对于保留假体清创术结合药敏结果，选择利福平、环丙沙星联合用药，基于安全性考虑，药物治疗选择 6 个月。Osmon 等[51]认为非葡萄球菌感染应根据药敏结果使用敏感抗生素或应用较高生物利用度的口服抗生素 4~6 周。Keller 等[52]在 4 年时间内对 89 例 PJI 患者进行统计研究，发现口服抗生素治疗 3 个月可增加 PJI 治疗的成功率，但延长至 6 个月，并不增加治疗成功的可能性。此外，他还认为治疗的成功率不仅取决于抗生素的使用时长，还与感染的病原菌有直接联系，其中耐甲氧西林金黄色葡萄球菌以及革兰氏阴性菌感染的患者在手术后 1 年内都不太可能取得临床成功。Matthews 等[53] 研究则发现，口服抗生素最终效果与使用时长无关，口服抑制性抗生素治疗往往只是推迟而非阻止感染的复发。通过一期翻修的非葡萄球菌感染患者应根据药敏结果，推荐静脉使用敏感抗生素或生物利用度较高的口服药 4~6 周。而目前 PJI 国际共识尚未就长期抗生素抑制性治疗的时间达成共识，但多数专家认为其治疗应个体化，且理想状态下应终身使用。2013 年美国感染病学会的 PJI 指南则认为，在葡萄球菌感染后通过一期翻修的患者，推荐使用敏感抗生素联合利福平至术后 2~6 周，而后使用利福平配合环丙沙星或左氧氟沙星口服，总疗程应至少达到 3 个月。对于真菌性 PJI 目前用于全身治疗的药剂是口服或静脉给予至少 6 周的唑类和两性霉素制剂。

欧美地区指南

在美国和欧洲地区，对于 PJI 的抗生素治疗建议通常包括以下两个阶段。

（1）初始静脉给药期：手术后立即开始，持续时间通常为 4~6 周，具体取决于感染的微生物类型、感染的严重程度和患者的具体情况。

（2）口服抗生素治疗：继静脉给药后，可能会根据具体情况推荐口服抗生素，持续时间从数周到数月不等。对于一些复杂或难治性感染，口服抗生素的疗程可能需要长达 6 个月或更长时间。

亚洲地区指南

亚洲部分地区的指南和做法可能与欧美地区相似，但实际应用中可能存在更多的个体化治疗，并且会根据医院资源以及抗生素抗菌情况进行调整。抗生素的使用期限可能也会有所不同，有时可能更长，以确保感染完全被控制。

在 PJI 治疗中，世界各地常规抗生素应用时间存在差异，这反映了治疗策略的复杂性和个性化治疗的重要性。治疗方案的选择应基于病原体特性、抗生素敏感性测试结果、患者情况以及手术方案进行综合考虑。因此，重要的是遵循当地指南和专家意见，并根据患者的具体情况灵活调整治疗策略。

4.27 喹诺酮类和利福平的药理机制是什么？应用时限是多久？

喹诺酮类药物属于人工合成的抗生素，作用于细菌合成 DNA 过程中的关键酶，主要靶点是 DNA 回旋酶和拓扑异构酶Ⅳ，使细菌 DNA 不能形成超螺旋，染色体受损，从而起到抗菌作用。喹诺酮类药物抗菌活性强，可分为四代，第一代的代表药物是萘啶酸，第二代是吡哌酸，第三代是左氧氟沙星，第四代是莫西沙星。临床上常用氟喹诺酮类药物。左氧氟沙星可用于葡萄球菌和链球菌属感染的联合治疗。环丙沙星可以作为手术保留假体后初始抗生素治疗阶段的替代选择和后续治疗，以及铜绿假单胞菌感染的联合治疗选择。莫西沙星可以作为葡萄球菌引起的人工关节感染的无利福平替代方案选择。应用时限应参考红细胞沉降率和 C 反应蛋白等指标，建议至少使用 8 周以上。

利福平的药理机制主要包括抗菌作用、抗结核作用以及免疫调节和抗变态反应。利福平通过与细菌 RNA 多聚酶的 β 亚单位结合，阻断 mRNA 转录过程，抑制 RNA 合成，起到抗菌作用。利福平抗菌谱广，对分枝杆菌属、革兰氏阳性菌、革兰氏阴性菌和不典型病原体均有效。在人工关节感染的后续治疗阶段，利福平可用于生物膜相关的葡萄球菌属感染的治疗，可有效杀灭生物膜内的葡萄球菌属致病菌，对 MRSA 也有良好疗效，还可作为链球菌属、粪肠球菌感染的治疗选择。利福平单独应用易发生耐药，与其他抗生素联合应用可降低耐药发生率。对于葡萄球菌属感染，建议联合口服利福平和左氧氟沙星至少 8 周。

Osmon 等 [54] 学者总结了美国地区在临床实践中，对 PJI 患者常选择静脉给予抗生素，疗程以 2~6 周作为起始，进而改为口服用药。根据临床经验推荐在静脉用药后，对于髋关节 PJI 患者继续口服抗生素 3 个月，对于膝关节 PJI 患者继续口服 6 个月。相比于髋关节，膝关节周围软组织条件更不利于感染控制，因此推荐更长的口服疗程。对于骨质较差、全身情况不良而不能耐受进一步手术的患者，部分医生建议终身抗生素治疗。

4.28　对于 PJI 一期翻修，世界各地应用概况如何?

对于慢性或晚期 PJI，公认的最佳治疗方案始终在二期翻修和一期翻修之间存在争议。德国 Endo-Klinik 医院 Buchholz 医生于 1981 年首次提出使用一期翻修治疗髋关节置换术后感染 [55]，流程是术中彻底清创，移除感染假体后重新消毒铺单，更换手术器械，植入新的抗生素复合骨水泥假体，通过一次手术完成感染清理和人工关节重建。Freeman 等 [56] 于 1985 年应用一期翻修治疗膝关节置换术后感染。相比于二期翻修，一期翻修的优势是仅需一次手术同时完成原假体取出和新假体植入的过程，总体住院时间和康复疗程短，手术并发症发生率和死亡率低，患者可早期进行肢体功能康复，经济负担小，但在理论上也具有更高的感染复发风险。自一期翻修理念被提出以来，局部软组织严重受损、多重耐药菌感染、病原菌培养阴性以及患者免疫受限状态均被认为是该技术的禁忌证。随着医疗水平的进步，一期翻修的适应证逐步扩大。

一期翻修早期在欧洲应用广泛，在德国 Endo-Klinik 医院，超过 85% 的 PJI 患者采用一期翻修治疗，取得了良好效果。由于对感染复发的担忧以及二期翻修对于医患更为稳妥的治疗流程，一期翻修最初并没有获得广泛使用，二期翻修成为大多数医生治疗慢性 PJI 的金标准。随着诊治 PJI 经验的逐步积累，致病菌培养技术的进步，围术期诊疗方案的日益完善以及随访疗效证据的不断增加，使得一期翻修又重新回归并逐渐被世界范围内的医疗机构采纳。越来越多的专科医师开始尝试由“金标准”二期翻修转变为似乎更有效的一期翻修，并报道了一期翻修可获得与二期翻修相近的良好的临床结果。一项来自瑞典的荟萃分析显示，一期翻修术后 15 年的全因假体生存率为 75.0% ± 5.4%，二期翻修为 72.0% ± 3.6%，两者没有统计学差异。近 5 年在 PubMed 上发表了 83 篇一期翻修相关文献，比 2013 至 2017 年（46 篇）增长 55.4%。瑞典髋关节置换登记系统显示，2010 年至 2015

年一期翻修的比例与2000年至2009年相比增加了5.1%，而二期翻修下降了5%[57]。德国关节登记系统显示，2020年髋、膝关节一期翻修的数量与2015年相比分别增长了6.3%和6.6%。英格兰和威尔士关节登记系统同样显示，一期翻修的比例由2005年的10%增长到2014年的29%。近年来国内越来越多的关节中心接受了一期翻修的理念，曹力教授团队自1997年应用一期翻修治疗400余例慢性PJI，平均5年感染控制率约为90%。既往美国临床实践多采用二期翻修策略，随着PJI诊疗经验的不断丰富，部分医生开始尝试一期翻修。哈佛医学中心的van den Kieboom等[58]比较了一期和二期翻修中期随访结果，两组患者在感染复发率、再入院率和死亡率等方面均无统计学差异。

4.29 PJI二期翻修的成功率如何？

美国Insall教授于1983年首次提出二期翻修治疗PJI[59]，流程是在第一阶段彻底清创，移除感染假体，植入抗生素复合骨水泥间隔器，在感染确定根除后再二期植入新的假体。二期翻修的优势是可以有多次取样及病原菌培养的机会，多一次彻底清创的机会，同时可以通过间隔期患者的随访疗效判断前期治疗方案的合理性，以指导二期围手术期管理。尽管目前对于一期翻修和二期翻修治疗PJI仍有争议，二期翻修仍是治疗PJI的金标准，也是多数医生选择的治疗方案。尤其是对于长期慢性感染、合并免疫系统疾病、局部软组织条件差、致病菌毒力较强的患者，多数医生倾向于采取二期翻修的方法。

既往文献报道二期翻修的总体成功率为65%~100%。随着相关基础研究的进展和随访数据的完善，医生对翻修疗程的认识也不断深入。有基础研究报道，抗生素复合骨水泥间隔器无法长时间维持有效抗生素浓度，亚治疗浓度的抗生素环境可能更易使致病菌产生耐药性。临床研究也报道了与抗生素骨水泥间隔器相关的并发症，如间隔器脱位、移位、断裂等。文献报道采取二期翻修的患者中，11.1%~19.6%的患者由于各种原因未接受二期手术，考虑到这些因素，二期翻修的实际感染控制率为65%~70%[60]。

4.30 根据不同细菌，常规的抗生素药物应如何选择？

合理应用抗生素是治疗PJI的重要环节。根据感染时间和局部症状调整经验性抗生素治疗，建议在获得关节液细菌培养结果后，并排除败血症或严重感染等特殊情况后开始应用抗生素。经验性抗生素的选择至少应充分覆盖葡萄球菌（包括耐甲氧西林葡萄球菌）和需氧革兰氏阴性杆菌。治疗中通常包括具有抗生物膜活性的抗生素，如利福平和氟喹诺酮类药物；其他口服抗生素包括米诺环素、利奈唑胺和磺胺甲噁唑-甲氧苄啶。当患者长期卧床、体质极度虚弱或合并多种严重内科基础疾病无法耐受清创或翻修手术时，需长期使用抗生素控制感染。

在细菌培养和药敏结果阳性后要针对性调整抗生素方案。葡萄球菌是最常见的PJI病原体，占50%~60%，包括甲氧西林敏感的金黄色葡萄球菌（MSSA）、耐甲氧西林金黄色葡萄球菌（MRSA）和凝固酶阴性葡萄球菌。对MSSA常用药物是头孢唑林、左氧氟沙星、利福平，对 MRSA 常用药物是万古霉素、利福平，对凝固酶阴性葡萄球菌常用药物是万古霉素。链球菌属约占 PJI 感染的 10%，多表现为急性感染，常用药物是头孢曲松、青霉素、阿莫西林、左氧氟沙星和利福平。美国对无乳链球菌常用药物是青霉素 G 或氨苄西林加氨基糖苷类药物，对其他链球菌常用药物是青霉素 G 或头孢曲松。肠球菌属约占早发 PJI 病原体的 12%~15%，对青霉素敏感的肠球菌常用药物是青霉素 G、氨苄西林、氨基糖苷类、利福平，对青霉素耐药的肠球菌常用药物是万古霉素、利奈唑胺。对革兰氏阴性菌常用药物是环丙沙星。

4.31　关于长期应用抗生素有哪些争议?

美国感染病学会（IDSA）对 PJI 抗生素的使用发表了临床建议。对于翻修术中获取标本培养阴性的患者，通常不需要进一步的抗生素治疗。在翻修术后继续使用针对致病菌的抗生素治疗，可降低感染复发风险。对于某些感染复发风险较高的患者，一些医生选择口服抑制性抗生素 3~6 个月，甚至终身治疗。对于翻修术中获取标本培养阳性的患者，应继续使用针对性抗生素治疗 6 周，对髋关节 PJI 患者继续口服抗生素 3 个月，对膝关节 PJI 患者继续口服 6 个月。相比于髋关节，膝关节周围软组织条件更不利于感染控制，因此推荐更长的口服疗程。当患者长期卧床、体质极度虚弱或合并多种严重内科基础疾病无法耐受清创或翻修手术时，需长期使用抗生素控制感染，甚至终身口服抑制性抗生素治疗。

长期应用抗生素存在一定争议。一是长期用药会造成细菌耐药性增加，导致抗生素药效降低，还可能导致多重耐药菌的增加；二是抗生素的副作用长期累积，会造成肝、肾等器官损伤；其他副作用还有菌群失调和造血系统功能异常。Choong 等 [61] 对利福平在应用疗程中的风险进行了研究，在彻底治疗 PJI 的基础上，建议尽量缩短抗生素疗程，避免抗生素过度使用。对于需要长期应用抗生素的患者，一是建议多种抗生素联合使用，可有效降低细菌耐药的发生率；二是定期监测肝肾功能和造血系统功能，避免副作用累积损伤重要脏器；三是用药一段时间后可行关节液培养并复查血清学指标，综合判断感染控制情况，选择合适的停药时机。

4.32　关于 TKA 术前备皮有哪些新观点?

研究表明，应用抗菌剂进行全身沐浴有助于减少皮肤细菌的载荷量，降低术后发生手术部位感染（surgical site infection，SSI）的风险。美国 SSI 预防指南指出，术前一晚至少用抗菌剂沐浴一次可以明显降低细菌载荷量。PJI 费城共识建议术前居家清洁皮肤，推荐使用葡萄糖酸氯己定，可以降低 PJI 或 SSI 的发生率。若对氯己定过敏，也可考虑使用抗菌肥皂 [62]。

手术区域备皮是外科术前准备工作中的传统步骤。术区备皮作为预防措施，可减少毛发进入开放伤口的风险，毛发污染伤口的潜在不良事件包括组织对异物的排异反应、切口愈合过程中的机械刺激和感染。虽然多篇系统综述表明，备皮与否对SSI的发生率无显著影响，但多数关节置换术前仍需常规备皮。常规备皮的方法有剃刀备皮、剪刀备皮和化学备皮。Tanner等[63]纳入11篇RCT研究，综述指出，与剪除毛发备皮相比，剃刀备皮具有更高的感染率。由于剃刀使用过程中对皮肤造成了微小创面，产生了利于细菌滋生的病灶，造成术区感染率增加。化学备皮是近年出现的替代修剪备皮的方案，然而其效果报道不一。Lefebvre等[64]研究指出，化学备皮与剃刀备皮相比能够降低术区感染风险，该研究还对比了修剪备皮与化学备皮，其结果并无统计学差异。然而由于化学备皮耗时较长、化学物质对皮肤可能造成刺激，化学备皮并未广泛应用。多个RCT研究及PJI费城共识均推荐电动剪刀备皮。

目前尚缺乏文献报道术前备皮的合适时机。Alexander等[65]针对备皮时机对比了术前当晚备皮和手术当日早晨备皮，针对备皮方式对比了剃刀备皮和剪刀备皮，发现手术当日剪刀备皮的患者感染发生率最低。Lefebvre等[64]纳入19篇RCT研究，发现已有的研究并不能归纳出术前备皮的合理时机。根据临床经验和有限的文献总结可知，如果术前需要备皮，应尽可能接近手术开始的时间，由手术团队或经验丰富的护士完成。尽管没有专门文献研究备皮的理想环境，但学者们推荐尽量在手术室外进行。

4.33 PJI时红细胞沉降率升高的机制是什么?

假体周围感染（PJI）时，血液中会产生大量炎性介质（如肿瘤坏死因子、IL-6等）以及来自坏死组织的异常蛋白质，均可促进红细胞聚集，加速红细胞在血液中的沉降速度，从而使红细胞沉降率（ESR）升高。纤维素原或其他正常血浆蛋白的增加，也可促进红细胞聚集，加速沉降，导致ESR升高。与感染相鉴别的ESR升高的情况还有月经、妊娠、缺铁性贫血、类风湿性关节炎以及老年人群等。血清ESR的敏感性高，是目前推荐用于筛查PJI的一线指标，也是2013年国际共识会议修订的肌肉骨骼感染协会（Musculoskeletal Infection Society，MSIS）诊断标准和美国骨科医师学会（AAOS）诊断标准的组成部分。目前推荐的用于诊断PJI的ESR阈值为30 mm/h。文献报道的ESR敏感性和特异性差异较大，敏感性为42%~94%，特异性为33%~87%[66]。

4.34 TKA术前ESR和CRP轻度升高，是否会增加术后感染的可能性?

2013年国际共识会议修订的肌肉骨骼感染协会（MSIS）推荐用于诊断感染的CRP和ESR阈值分别为10 mg/L及30 mm/h，但是在文献中报道此阈值的诊断敏感性和特异性差异较大。CRP的敏感性为74%~94%，特异性为20%~100%；ESR的敏感性为42%~94%，特异性为33%~87%[67]。

如果是炎性关节病，如类风湿性关节炎，术前多伴有CRP和ESR升高，一般来说术后感染的可能性不大。如果是非炎性骨关节炎，术前CRP和ESR轻度升高，术后感染的可能性理论上会增加，但由于两个指标的特异性差异，单独一个指标的升高不能作为诊断感染的依据。Xu 等对初次 TKA 患者术前 ESR 和 CRP 指标与术后 PJI 的相关性进行研究后发现，如果术前 ESR > 30 mm/h、CRP > 10 mg/L 同时出现，与只有 ESR 或 CRP 一个指标升高以及与 ESR 和 CRP 均不升高相比，术后两个指标同时升高的 PJI 发生率明显增高。对于轻度升高的患者，首先要排除机体其他部位的感染，继而可在术中截骨后进行碘伏或过氧化氢（双氧水）冲洗，预防可能的感染。PJI 的诊断不能仅靠一项血清学指标，因为单一指标受多因素影响。部分慢性 PJI 低毒力感染患者、长期应用抗生素患者或免疫功能低下患者，可能无特异性血清学表现。因此，应联合多种血清学标志物，结合患者的个体情况，具体分析术前 ESR、CRP 轻度升高患者术后感染的可能性[68]。

4.35　关节液中白细胞酯酶和 α- 防御素对诊断 PJI 有意义吗？

白细胞酯酶是在感染环境中由中性粒细胞和其他粒细胞释放的酶，通过比色条即可检测，操作简便，可用于估计中性粒细胞局部浓度从而反映感染情况。白细胞酯酶对 PJI 检测的敏感性和特异性均较高。α- 防御素是一种由先天免疫系统产生的抗菌肽，在与细菌接触时由中性粒细胞释放。Wyatt 等[69]荟萃分析总结得出，α- 防御素用于诊断 PJI 的敏感性为 100%，特异性为 96%。

2011 版 MSIS 诊断标准以及 2013 版共识会议修订标准均将血清炎症指标（CPR、ESR 等）以及关节液白细胞酯酶纳入诊断标准。Parvizi 等[70]更新的 2018 版 PJI 诊断标准中又加入了关节液 α- 防御素和 CRP，关节液中的生物标志物（如白细胞酯酶、α- 防御素等）已经被证明在诊断 PJI 方面具有较高的敏感性和特异性，而且比血清学炎症指标更具有特异性。这些生物标志物相较于传统的培养方法，其优势体现在检测时间短、侵入性低，而且标志物的检测可以使用关节液标本，不需要获取组织标本，从而为术前诊断 PJI 提供更多便利。生物标志物检测的主要不足在于其仅能指示感染的存在，但是无法明确感染具体由哪种病原菌导致。因此，生物标志物最好作为一种初步诊断指标，用于判断感染是否存在，后续需要利用其他技术（如 PCR、基因测序、关节液或组织培养等）进行病原学检测来明确感染病原菌。

4.36　血清 CRP 与关节液 CRP 各有何临床意义？

C 反应蛋白（CRP）是肝细胞中白介素 -6（IL-6）诱导产生的一种急性期反应蛋白质，因其能与肺炎球菌的 C- 多糖发生反应而得名。血清 CRP 正常参考值 < 5 mg/L。检验技术的发展，提高了 CRP 检测的敏感性和准确性。现有检验仪器可测出样本血清中极低浓度的 CRP，即为超敏 C 反应蛋白（high-sensitivity C reactive protein，hs-CRP）。当机体受到感染或组织损伤时，CRP 在血浆中急剧上升，通过激活补体和加强吞噬细胞的吞噬发挥作用，清除入侵机体的病原微生物以及损伤、坏死、凋亡的组织细胞，因此在机体的天然免疫过程中发挥重要的保护作用。CRP 是一种非特异性的炎症标志物，其升高不能简单地断定细菌感染。除感染外，组织损伤、炎症、骨折以及肿瘤和应激反应也能使

CRP 在 6 小时后开始升高，并在 1~2 天达到高峰。其临床意义主要有以下几方面：一是对感染的预警及监测，各种急性感染、炎性组织损伤刺激机体后 CRP 均会升高，其升高幅度与感染程度呈正相关，手术创伤等患者术后患者 CRP 升高，7~10 天下降，若 CRP 再次升高，提示可能并发感染；二是判断抗生素的疗效，有效的抗生素治疗可显著降低 CRP；三是辅助辨别感染类型，细菌感染时 CRP 水平升高，病毒感染时 CRP 不升高或轻度升高。

血清 CRP 临床应用广泛，检测流程自动化程度高，检测速度快，成本低。有学者因而对关节液 CRP 能否辅助诊断 PJI 产生了疑问。Parvizi 等[71]研究假设关节液 CRP 升高可能反映了在炎症环境下蛋白质从血清向关节腔的迁移，一项纳入 95 例髋膝关节翻修手术患者的早期研究显示，关节液 CRP 诊断 PJI 的敏感性为 90%，特异性为 97%。在此基础上，Parrizi 等对 PJI 翻修患者进一步研究发现，关节液 CRP 和血清 CRP 之间没有显著统计学差异。Tetreault 等[72]后续研究显示，血清 CRP 和关节液 CRP 具有显著的相关性。然而，现有研究中所使用的辅助诊断 PJI 的关节液 CRP 临界值不同，检测流程与试剂尚需进一步规范，关节液 CRP 诊断 PJI 的效率仍有差异。而且目前的研究证据只能表明，CRP 可能在肝以外的部位合成，但没有在关节滑膜中合成的直接证据。关节液 CRP 的应用价值尚未明确，也没有被纳入目前的诊断体系。

4.37 全血 CRP、血清 CRP 和超敏 CRP 在诊断 TKA 术后假体感染方面有区别吗?

C 反应蛋白（CRP）最早于肺炎患者中发现，因其能与肺炎球菌的 C- 多糖相互作用而得名。美国骨科医师学会（AAOS）建议将血清 CRP＞10 mg/L 或 ESR＞30 mm/h（推荐强度：强烈推荐）作为怀疑假体周围感染（PJI）的基线。

全血 CRP（血常规）的检测采用乳胶增强免疫散射比浊法，即试剂与样本进行混合，试剂中的抗体标记乳胶微球与样本中的 CRP 产生凝集反应，导致浊度增加，通过比对浊度分析获得样本中 CRP 的浓度。全血 CRP 可进一步通过标本中的血细胞体积占比换算得到血清 CRP 值。

血清 CRP（血生化）的检测采用胶乳免疫比浊法，即样本中的 CRP 与超敏化的抗 CRP 抗体胶乳颗粒试剂反应，形成免疫复合物，在波长 570 nm 处检测其浊度变化，其变化程度与样本中的 CRP 含量成正比。

对于检测低浓度范围内（1~10 mg/L）的 CRP，主要采用更为敏感的乳胶增强散射比浊法，称为超敏 CRP（hs-CRP）。hs-CRP 是一种“急性期”蛋白，hs-CRP 与 CRP 并不是两种蛋白，只是从敏感性上加以区别，因其高敏感性的检测方法和更低的检测限而得名。hs-CRP 本质上与 CRP 一样，是在感染和非感染性炎症过程中产生的，普通方法的检测限通常为 5~10 mg/L，hs-CRP 可检测出更低水平（0.1~10.0 mg/L）的 CRP，血清或血浆浓度会在感染发生后 6~12 小时升高，24~48 小时达到最高峰。

全血CRP、血清CRP和超敏CRP的样本类型不同，全血CRP是从全血中提取的CRP，而血清CRP是从血清中提取的CRP。由于血液中各种成分的差异，不同样本类型的CRP含量会有所不同。全血CRP一般可通过外周血检测与血常规同时进行，其优点是采血量少，检测速度较快，但是血液中存在包括白细胞、中性粒细胞、血小板等多种有形成分，干扰因素较多，不如血清成分单一，因此准确性较血清CRP略逊色。血清CRP检测则是使用特种蛋白分析仪以及生化分析仪，存在采血量多、耗时长等不便，但是具有敏感性高、精度高等优点。同样，hs-CRP也具有敏感性高、结果精确和重复性好等优点，在感染性疾病早期，hs-CRP升高先于普通CRP及白细胞计数（WBC）等炎症标志物，其在体温升高之前以及细菌感染性疾病中均明显升高，在病毒感染性疾病中则无明显变化。hs-CRP还与许多疾病（如心血管疾病、心肌梗死、冠状动脉粥样硬化、脑血管病等）的发生和发展明显相关，可用于早期诊断及临床疾病的鉴别诊断，是一种评估病情和判断疗效的重要指标[73]。

4.38　细菌培养阴性的常见原因是什么?

细菌培养阴性的原因有很多，主要包括以下几个方面。

（1）部分慢性PJI患者关节腔内形成生物被膜（biofilm），病原微生物以休眠的形式藏匿于生物被膜下。生物被膜是病原微生物（主要为细菌和真菌）为了适应生存环境而黏附于生物材料或活性组织表面，并包被在自身产生的黏液性蛋白多糖基质中而形成的微生物集落复合体。关节液或假体周围组织内浮游病原微生物少，常规方法培养常显示阴性。

（2）标本取材不当是培养失败的常见原因。其一是取材部位不当，如未在病原微生物聚集的部位采集；在组织坏死区域取材，存活的病原微生物数量少；使用拭子对窦道部位取材。其二是取材方法不当，如使用电刀、电锯等产热工具取材，温度过高导致病原微生物死亡；取材后保存和转运方法不当，部分病原菌暴露后失去活性。

（3）获取标本前全身或局部使用抗生素。抗生素会杀灭大部分处于快速生长期的病原菌，并在一定时间内（可长达2~4周）抑制存活病原微生物的生长，大幅降低病原微生物培养的阳性率。

（4）部分病原微生物对实验室培养条件要求苛刻，需要采用特殊培养基或延长培养时间，甚至无法培养。例如，人型支原体无法在常规的血平板或血培养瓶内生长，痤疮丙酸杆菌需要培养1~2周。

（5）部分微生物实验室未遵照规范化操作流程处置送检样本。例如，组织标本未经研磨，直接简单划板培养；假体未经超声或振荡，取浸泡液直接培养；未行厌氧培养；培养时间过短；标本放置时间过长等。

（6）培养基的种类选取不当、培养时间过短。Bémer等[74]针对何种培养基最佳的问题研究发现，联合运用3种不同的培养基（血培养瓶、巧克力琼脂平板和Schaedler肉汤）是鉴定PJI最有效的方法。另外还报道，巧克力琼脂平板比厌氧琼脂平板具有更高的培养敏感性，特别是对于厌氧痤疮丙酸杆菌。Rieber 等[75]研究指出，应至少培养 5 天。怀疑低毒力微生物导致的 PJI 或临床高度怀疑 PJI 但术前培养阴性的病例，培养时间应延长到 14~21 天。

4.39 超声振荡处理后细菌培养阳性率有何变化？特别是取样前使用抗生素的患者结果如何？

超声振荡处理是 PJI 病原诊断的重要手段。慢性 PJI 患者关节腔内形成生物膜，生物膜中的病原微生物代谢物质的消耗或代谢产物的积累导致这些微生物进入缓慢生长或休眠状态。这种情况下，常规的培养方法可能无法检测到病原微生物。Tunney 等[76]于 1998 年首次报道超声振荡可以提高髋关节 PJI 细菌的分离率，但由于技术条件限制并未广泛应用。2007 年《新英格兰医学杂志》中一项研究发现，超声振荡液培养在诊断髋、膝关节假体感染方面具有比组织培养更好的敏感性和特异性[77]。近年来，超声振荡在 PJI 诊断中的应用日益广泛。研究表明，低强度超声能有效分离假体表面生物膜内 > 99.9% 的细菌，还能使黏附细菌分离的同时保持细菌活性。Liu 等[78]综述显示，超声振荡诊断 PJI 的敏感性为 79%，特异性为 95%。Trampuz 等[77]研究指出，术前 2 周内停用抗生素治疗可提高超声振荡阳性率。

病原微生物培养阴性是诊断 PJI 的难题，阴性培养结果的原因之一是标本采集前使用了抗生素。与假体周围组织培养相比，超声振荡可以降低抗生素治疗对培养结果的影响，这可能是因为组织中存在的浮游细菌比生物膜中的细菌更容易受到抗生素的影响。在样本采集前 14 天内接受抗生素治疗的患者中，超声振荡液培养对感染诊断的敏感性显著高于假体周围组织培养。与术中组织培养相比，无论是否使用过抗生素，超声振荡对 PJI 的诊断均更敏感。

4.40 超声振荡液血培养瓶细菌培养能否提高培养阳性率？

近年来，超声振荡液血培养瓶（blood culture bottle，BCB）细菌培养得到了越来越多的应用。Hughes 等[79]研究发现，血培养瓶中的肉汤会稀释宿主的免疫细胞（包括炎症因子和多核白细胞），因此部分在传统培养方法下无法生长的细菌能够继续生长。采用血培养瓶可以增加来源于可疑感染性关节炎患者的关节液中致病菌的检出率，但有可能会增加污染菌检出的可能。Peel 等[80]研究发现，使用血培养瓶收集假体周围组织可显著提高感染的检出率。假体周围组织培养是一种在术中采集标本并提供病原菌信息的方法，但常规组织培养的敏感性仅为 45%~78%。研究发现，假体周围组织 BCB 培养不仅提高了对 PJI 的诊断敏感性，而且缩短了微生物培养的时间。

Minassian 等[81]研究发现，与常规超声振荡液培养相比，BCB 培养的阳性率更高，培养时间更短。超声液和滑膜液 BCB 中的敏感性分别为 88% 和 64%。在术前 14 天内接受抗生素治疗的患者中，超声液和滑膜液培养阳性率分别为 81% 和 52%。在未接受抗生素治疗的患者中，超声液和滑膜液中阳性培养的比例分别为 93% 和 72%。一项荟萃分析显示，超声振荡液 BCB 培养诊断 PJI 汇总敏感性为 85%，特异性为 86%。

4.41　目前有哪些创新性的诊断技术?

目前有多种正处于探索阶段的创新性诊断技术，如微量量热法、电泳逆转录 PCR、荧光原位杂交、基因芯片技术、二代测序技术、二硫苏糖醇化学法等。但仍需要大量研究证明这些方法的敏感性和特异性。

微量量热法

微量量热法是利用细菌生长时产生热量的原理设计而成，微生物在生长和代谢的过程中，能产生大量的代谢热。由于各种微生物的代谢产物热效应不同，因此可显示出特异性的热效应曲线图。在细菌生长过程中，用微量量热计测量产热量等热数据，经过计算机处理，绘制出以产热量对比时间组成的热曲线图，以此推断细菌数量。Morgenstern 等[82]报道其可应用于 PJI 诊断。

二硫苏糖醇化学法

二硫苏糖醇（dithiothreitol，DTT）是一种强还原剂，常用于微生物实验室溶解样品。DTT 是一种很好的去除内植物表面生物膜的药物，在体内和体外都有使用。Drago 等[83]研究发现，DTT 处理与超声处理在诊断 PJI 上具有相同的特异性（94.1%），但 DTT 处理比超声处理具有更高的敏感性（85.7% *vs*. 71.4%）。Sambri 等[84]研究报道，当使用 MSIS 标准作为定义 PJI 的参考标准时，DTT 处理和超声处理的敏感性相似（91% *vs*. 89%）。在术前未怀疑感染的亚组患者中，DTT 处理的敏感性大于超声处理（100% *vs*. 70%）。

4.42　病原分子诊断技术有哪些?

病原分子诊断方法主要指通过检测临床获取样本中的微生物核酸或蛋白质分子来判断样本中有无微生物，鉴定微生物种属和分型，甚至可获取微生物致病或耐药基因信息。病原分子诊断技术具有无须培养、检测敏感性高、检测时间短、鉴定准确性高等特点，已被广泛应用于脓毒血症、脑膜炎、肺炎等感染性疾病的病原诊断，可有效弥补培养方法的不足，提高感染性疾病的微生物检出率，缩短检测时间。近年来，病原分子诊断技术也应用于 PJI 病原微生物检测和诊断，包括聚合酶链反应（PCR）及其衍生技术、核酸杂交技术、基因芯片技术、质谱技术以及二代测序技术等。

PCR 技术

PCR 技术是最早应用于检测 PJI 病原微生物的病原分子诊断技术，临床应用广泛。PCR 可以通过特异或非特异引物，简便快速地将病原微生物基因或片段扩增百万倍，扩增产物经各种方法检测获得核酸序列信息。根据 PCR 引物的特异性，可分为广谱 PCR 与特异 PCR。根据检测的核酸类型不同，可分为检测 DNA 的普通 PCR 与检测 RNA 的逆转录 PCR。同时，结合其他检测方法又衍生出多种不同技术，包括多重 PCR 技术或 PCR 结合微流控芯片技术等。

质谱分析技术

质谱分析技术是指利用质谱对样本进行定性、定量分析和结构分析的方法。PCR 联合电离质谱分析可通过 PCR 扩增结合质谱分离比对的方法，直接检测扩增产物，鉴定微生物种属和耐药基因。基质辅助激光解析电离飞行时间质谱分析是通过激光照射，使病原微生物样本中的分子与基质分子的结合体分离，在电离作用下通过飞行管道，检测器捕获并检测不同离子的质荷比，与离子图谱数据库比对，鉴定微生物种属。该方法可准确鉴定病原微生物的蛋白质或多肽分子，操作简单快捷、敏感性高、鉴定范围广，已被广泛应用于临床微生物检测领域。

核酸杂交技术

核酸杂交技术是将已知序列的核酸单链进行信号标记制成核酸探针，之后与样本中目标病原微生物的特征互补链按碱基配对原则进行杂交，根据杂交信号判断样品中有无目标病原微生物。最常用的方法是荧光原位杂交技术，该方法无须特殊仪器，操作相对简便，成本低，但敏感性不高，探针种类有限，在 PJI 病原微生物诊断中应用受限，也尚未见临床诊断敏感性和特异性的报道。

基因芯片技术

基因芯片技术是在核酸杂交技术基础上发展起来的高通量检测方法。在固相基片表面固定了数种序列已知的靶核苷酸探针，靶核酸与探针互补杂交时，在基片上位点即出现荧光，实现对相应病原微生物的诊断。商品化的基因芯片系统针对骨关节感染常见的 60 种细菌及耐药相关基因定制了探针库，在广谱 PCR 的基础上行芯片杂交反应。基因芯片技术提高了核酸杂交的反应效率和对病原微生物鉴定的准确率。但由于基因芯片样品制作和标记方法复杂，临床未广泛应用。

二代测序技术

二代测序（NGS）技术又称为新一代测序技术，指通过单次流程内实现对数百万条以上的序列大规模平行测序，短时间内获得大量基因序列数据。相对于一代测序方法，NGS 具有高通量、高准确性、低成本等优势。相对于其他分子诊断方法，NGS 最大的优势是短时间内即可获取样本中几乎所有的微生物核酸信息，为临床微生物诊断提供依据。目前常用的微生物 NGS 诊断技术包括扩增子 NGS 和宏基因组 NGS[85]。

4.43 对于 TKA 感染旷置术中载抗生素骨水泥，如何掌握抗生素的剂量？

Bini 等[86]研究证实，在 PJI 旷置术中使用载抗生素骨水泥可使感染复发率降低 50% 以上。一期旷置和二期翻修对载抗生素骨水泥的要求不同。在一期旷置术中，建议选用治疗剂量的抗生素控制感染；而在翻修假体植入时，考虑到抗生素对于骨水泥性状的影响，一般采用小剂量抗生素预防感染。

目前，关于骨水泥中抗生素的使用剂量没有统一标准。既往文献多是临床研究或会议共识。相关研究主要针对抗生素浓度对骨水泥物理性质的影响，而非抗生素的治疗效果。目前针对载抗生素骨水泥机械性能的研究都是体外研究，对 PJI 翻修术时体内骨假体界面所需的抗生素负荷条件知之甚少，没有合适的建模模型能将载抗生素骨水泥机械性能的体外研究结果转化到体内复杂的环境。

针对抗生素对骨水泥机械性能影响的研究表明，在 40 g 骨水泥中加入粉末状抗生素（如万古霉素）超过 4 g 时，骨水泥黏度明显降低，成团困难。在 40 g 骨水泥中添加 2 g 单一粉末状抗生素尚未显示出对骨水泥机械性能产生显著不良影响。通过量化双重抗生素负荷的骨水泥的机械性能发现，在抗压强度降低到低于 ISO 标准之前，共可将 3 g 粉末状抗生素（如万古霉素）混入 40 g 骨水泥中 [87]。

针对抗生素使用剂量的研究表明，骨水泥中抗生素剂量越大，抗生素释放量越多，但抗生素剂量过大会导致骨水泥孔隙率增加，聚合反应受抑制，所以应平衡有效药物释放和足够的骨水泥强度，选择合适的抗生素剂量 [88]。

综上所述，在感染旷置术中，一般建议在 40 g 骨水泥中添加 1~2 g 抗生素以保证其有效浓度，建议最大量不超过 4 g；以预防为目的时，建议添加较小的剂量至 40 g 骨水泥中，通常为 0.5~1 g，以减少抗生素对于骨水泥力学强度的干扰。

4.44　载抗生素骨水泥作为间隔物，联合使用抗生素与单独使用的效果有何区别?

针对部分难治性病原菌，可在骨水泥中联合使用抗生素，以增强抗菌效果。联合使用抗生素，其局部释放的效果要明显好于单独使用一种抗生素。联合应用抗生素的协同作用能促进水溶性差的抗生素释放，增强临床疗效，延长抗菌时间。例如，联合应用万古霉素和庆大霉素对于表皮葡萄球菌和 MRSA 抗菌效果更好；联合应用庆大霉素和克林霉素，其药物释放效果优于单独使用庆大霉素，具体原因尚不清楚，有人猜想这可能与载抗生素骨水泥刚开始时在表面大量释放，引起骨水泥与体液接触面积增大有关。研究表明，当表面积 / 体积比值从 0.24 增加到 0.30 时，抗生素释放可以增加 40%[89]。联合使用抗生素可以有效促进水溶性差的抗生素释放 [90]。

骨水泥中联合使用抗生素比单独使用具有更好的释放效应。多种抗生素间不仅可通过合作机制提高骨水泥的孔隙率来促进抗生素的释放，而且可完善抗菌谱，有利于减少生物膜的形成、减少耐药菌株产生。如氨基糖苷类（庆大霉素或妥布霉素）和糖肽类（万古霉素）混合能够提供最大的协同效应，增加总释放量。Penner 等 [91] 通过体外试验发现，妥布霉素和万古霉素联用与二者分别单用相比，联用时妥布霉素的释放量增加了 68%，万古霉素的释放量增加了 103%。

4.45　抗生素骨水泥间隔物有几种？各有何优缺点?

按照抗生素骨水泥与关节的关系，抗生素骨水泥间隔物（spacers）分为非关节型抗生素骨水泥间隔物（静态型）和关节型抗生素骨水泥间隔物（活动型）（图 4-1、图 4-2）。非关节型间隔物可局部释放高浓度的抗生素，同时还能保持关节空间，利于二期翻修；其缺点主要包括手术后关节活动度受限、股四头肌或外展肌缩短、瘢痕形成和骨丢失。关节型间隔物允许更多的关节运动，并且可以在第二阶段重新植入内植物之前改善功能。

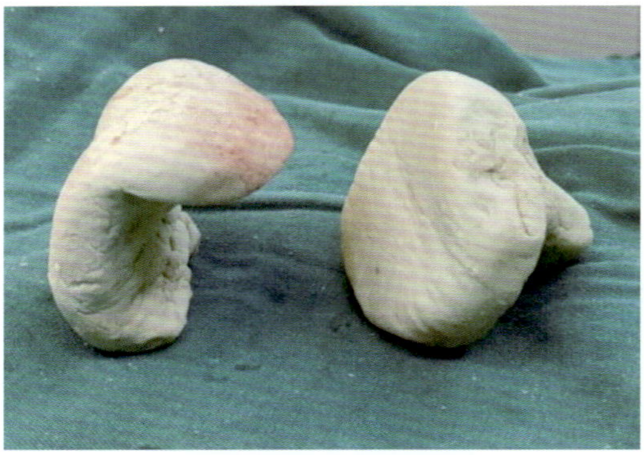

图 4-1 非关节型抗生素骨水泥间隔物（静态型）

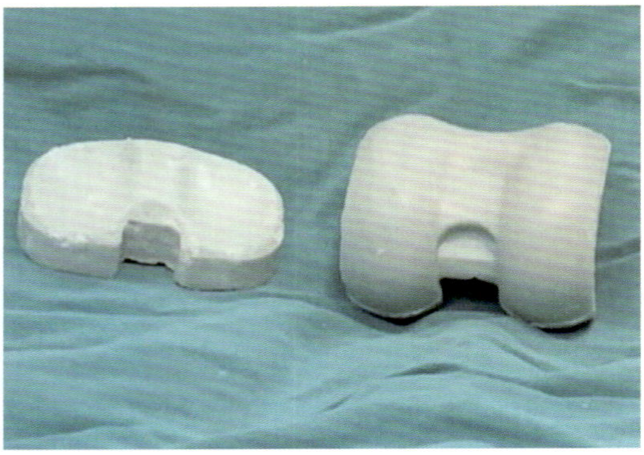

图 4-2 关节型抗生素骨水泥间隔物（活动型）

对于治疗 PJI 间隔物的理想类型尚未达成明确的共识。研究表明，使用塑性良好、匹配良好的关节型间隔物，可恢复软组织张力，允许更大程度的关节运动，比使用非关节型间隔物有更好的效果[92]。关节型间隔物可以使患者获得更大的活动度、更好的关节功能、更高的患者满意度，在二期翻修术中易于取出。根据现有循证医学证据推荐在一期旷置术中使用关节型间隔物。但有些特殊情况不适合使用关节型间隔物，如膝关节侧副韧带缺如、髋关节外展肌缺如的患者，合并这些情况的患者关节型间隔物脱位的风险较高。此外，有大块骨缺损的患者可能无法使用关节型间隔物，因为其固定效果较差，且可能增加假体周围骨折的风险。部分术者为使切口更好地愈合，倾向于使用非关节型间隔物并使关节制动[93]。

4.46 骨水泥中联合使用抗生素应怎样搭配?

对于多重耐药微生物，部分学者建议骨水泥间隔物中联合应用两种抗生素。通过评估不同抗生素在骨水泥中的药代动力学释放情况，发现万古霉素、妥布霉素、庆大霉素、莫西沙星和克林霉素的扩散均优于头孢类、达托霉素、美罗培南、氨苄西林、阿莫西林等。因此，与骨水泥混合的两类最常见抗生素是万古霉素和氨基糖苷类，如妥布霉素和庆大霉素等。

在骨水泥中加入抗生素的最佳配伍尚不明确。临床中关节医师常用配伍是在骨水泥中加入 2~4 g 万古霉素和相似剂量的氨基糖苷类抗生素，如庆大霉素或妥布霉素。在骨水泥中联合应用两种抗生素，一是抗生素的协同作用可增强药物疗效，如万古霉素和庆大霉素抗革兰氏阳性菌的协同作用；二是可增强抗生素的释放性能；三是可以降低细菌在骨水泥间隔物表面生长的风险，有利于感染控制。

研究发现，联合应用抗生素可增强临床疗效，Anagnostakos 等[94]研究了不同组合抗生素的抗菌效果，发现载庆大霉素和万古霉素骨水泥对表皮葡萄球菌和 MRSA 效果最好，而载庆大霉素和替考拉宁骨水泥对粪肠球菌和金黄色葡萄球菌效果最好。联合使用抗生素也可以延长抗菌作用时间，例如，联合使用庆大霉素和替考拉宁与单纯使用庆大霉素相比，联合使用的抗菌作用时间明显延长。

4.47　初次关节置换术中是否应使用骨水泥抗生素以预防感染?

自 20 世纪 90 年代以来，随着骨水泥制备技术和临床应用等方面的重大进展，为了预防和治疗 PJI，术中抗生素骨水泥的应用量不断增加。2003 年，抗生素骨水泥正式获得美国 FDA 的批准，可以用于临床中预防感染。但是，关于是否有必要在初次关节置换术中预防性使用抗生素骨水泥以及何时使用预防性抗生素骨水泥等问题一直存在争议，有不少临床医生和研究人员对术中预防性使用抗生素的作用，以及术中使用抗生素骨水泥是否能减少术后 SSI 或 PJI 的风险存在疑问。Josefsson 等[95]进行的一项纳入 1688 例患者的前瞻性随机对照研究发现，局部预防性使用抗生素（庆大霉素）骨水泥可有效预防 PJI，尤其是对于患有基础疾病、术前感染风险较高的患者更有效。Espehaug 等[96]进行的大型回顾性研究显示，全身使用抗生素联合预防性使用抗生素骨水泥能有效预防置换术后 PJI 的发生。而 Chiu 等[97]的前瞻性随机对照研究显示，术中是否使用抗生素骨水泥对术后感染的发生没有任何影响。

临床研究证明，使用抗生素骨水泥可以明显提高假体周围局部组织中抗生素的浓度，使药物浓度可以达到有效抗菌浓度，预防 PJI 发生。在临床应用过程中，在骨水泥中添加抗生素不仅可以作为内植物感染后的治疗手段，而且其是预防感染发生的一种重要协助手段。国内外多项临床研究证实，在人工关节置换中，预防性使用抗生素骨水泥可以有效减少组织深部 PJI 的发生率。由于关节置换术后感染率较低，过度使用预防性抗生素骨水泥也可能会导致一系列问题：一是可能引起耐药菌的产生；二是增加过敏反应的可能性；三是可能发生全身毒性反应；四是可能导致骨水泥的力学性能改变。在临床应用过程中总结发现，骨水泥中添加低剂量抗生素很少会引起人体毒性反应的发生，对骨水泥的力学性能改变也较小。因此，对预防性应用抗生素骨水泥的争议主要在于抗生素引起的过敏反应和细菌耐药性。鉴于此，一般情况下大部分临床医生不推荐在进行初次人工关节置换手术中使用含有抗生素的骨水泥进行假体固定。但对于特殊情况的患者，如手术风险较大，年龄较大，患有免疫抑制、糖尿病等基础疾病，既往有假体或假体周围感染以及患有类风湿性关节炎、系统性红斑狼疮等特殊疾病的患者，推荐在初次置换术中使用抗生素骨水泥，以降低术后 SSI 或 PJI 的风险。

4.48 亚胺培南与美罗培南，哪种可以放入骨水泥？

亚胺培南不耐高温，不能放入骨水泥；美罗培南可以放入骨水泥。Wang 等 [98] 对载美罗培南骨水泥的性能进行研究后建议，在 40 g 骨水泥中添加 4 g 美罗培南作为最佳治疗量，在 37°C 的恒定温度下，美罗培南可以从骨水泥中释放长达 24 天。

4.49 治疗性骨水泥抗生素如何选择？剂量如何掌握？

骨水泥抗生素的选择要针对术前培养获得的微生物和药敏信息。如术前成功培养出微生物并获得药敏试验结果，应根据致病菌调整治疗性骨水泥抗生素。在培养阴性的 PJI 中，建议在骨水泥占位器中加入对 PJI 常见菌敏感的广谱抗生素。治疗性抗生素的选择需满足以下要求：①良好的水溶性，可以有效地扩散到周围组织，并随时间推移使药量持续有效释放，达到持续杀菌效果；②良好的热稳定性，可耐受骨水泥聚合反应中的高温环境，且不会与骨水泥或聚合反应的中间产物发生化学反应；③对骨水泥的物理性能影响小，可制作为无菌粉剂，液体抗生素会稀释水泥固化所需的催化剂，降低骨水泥强度，因此应选用抗生素粉剂。综上，加入骨水泥中的治疗性抗生素应具备良好的安全性、热稳定性、低过敏性、水溶性，有足够的抗菌谱，并可制作为无菌粉剂。临床最常用的治疗性抗生素有万古霉素、庆大霉素、妥布霉素和头孢菌素。

目前，关于骨水泥中抗生素的使用剂量没有统一的标准。相关研究主要针对抗生素浓度对骨水泥物理性质的影响，而非抗生素的治疗效果。针对抗生素对骨水泥机械性能影响的研究表明，在 40 g 骨水泥中加入粉末状抗生素（如万古霉素）超过 4 g 时，骨水泥黏度明显降低，成团困难。在 40 g 骨水泥中添加 2 g 单一粉末状抗生素（如万古霉素）尚未显示出对骨水泥机械性能产生显著不良影响。通过量化双重抗生素负荷的骨水泥的机械性能发现，在抗压强度降低到低于 ISO 标准之前，可将高达 3 g 粉状抗生素混入 40 g 骨水泥中。针对抗生素使用剂量的研究表明，骨水泥中抗生素剂量越大，抗生素释放量越多，但抗生素剂量过大会导致骨水泥孔隙率增加，聚合反应受抑制，所以应平衡有效药物释放和足够的骨水泥强度，选择合适的抗生素剂量。因此，建议在 40 g 骨水泥中添加 1~2 g 治疗性抗生素，以保证其有效浓度，最大量建议不超过 4 g，以减少抗生素对于骨水泥力学强度的干扰 [99]。

4.50 治疗性骨水泥是否存在全身安全问题？对患者有何影响？

当微生物的抗生素敏感谱分析出来后，制订局部应用骨水泥抗生素的配伍方案时需考虑全身安全问题。应主要关注患者的过敏史和全身状况，尤其是肾功能。由骨水泥间隔物洗脱的抗生素引发的全身毒性虽然少见，但确有发生。因此，在假体取出放置间隔物，应确保考虑到患者的肾脏清除率和可能影响抗生素洗脱性能的骨水泥黏度。万古霉素的肾毒性是一个潜在的风险，因此应监测患者肾功能。然而，Hsieh 等 [100] 在 46 例髋关节 PJI

患者使用的骨水泥中加入了高剂量的万古霉素和氨曲南，未观察到全身不良反应。Evans 等[101]研究纳入 44 例 PJI 患者，每 40 g 骨水泥中使用 4 g 万古霉素和 4.6 g 妥布霉素粉末，随访至少 2 年，未见肾脏、前庭或听力变化。Springer 等[102]研究了高剂量抗生素骨水泥随时间的全身安全性，报告平均剂量为 10.5 g 万古霉素和 12.5 g 庆大霉素的临床安全性，没有急性肾功能不全或其他全身不良反应的证据。然而，van Raaij 等[103]报道了 1 例急性肾功能衰竭的病例，一名 83 岁女性术中在 40 g 骨水泥中加入 2 g 庆大霉素，加上 7 条含有庆大霉素的骨水泥链珠，术后血清庆大霉素水平很高，去除间隔物后肾功能恢复正常。Koo 等[104]报道了短暂的肝功能不全和骨髓抑制的病例。因此，术者应关注抗生素引起的潜在全身安全问题。

4.51 TKA 感染假体取出后需要应用抗生素多长时间?

对于假体取出后抗生素的治疗周期和给药途径尚无统一标准。当前大多数研究和临床经验主张抗生素治疗周期为 4~6 周。虽然有证据表明更短的治疗周期也可能有效，但仍需进一步研究。因抗生素静脉给药的时间有限制，可联合口服或续贯口服抗生素治疗。经多学科讨论，如果抗生素敏感性高，生物利用度高，也可单独使用口服抗生素治疗。

Duggal 和 Bernard 等[105]的研究均未发现延长抗生素治疗（大于 6 周）可显著提高成功率，但可能会增加抗生素相关并发症和医疗费用。大量文献报道了联合使用口服和静脉注射抗生素治疗 6 周或小于6 周的疗效，其成功率为 88%~100%。Bernard 等[106]纳入 144 例 PJI 患者，发现抗生素治疗 12 周与 6 周相比并没有表现出更好的治疗效果。Hsieh 等[107]纳入 99 例二期翻修患者，将抗生素静脉给药 4~6 周与 1 周进行对比，末次随访发现 4~6 周组感染治愈率为 91%，1 周组为 89%。对于耐药菌的治疗，大于 6 周的抗生素治疗并没有提高成功率。Mittal 等[108]进行的一项回顾性研究中，MRSA 和链球菌所致 PJI 二期翻修术后，抗生素静脉给药小于 6 周和超过 6 周相比，成功率相似。抗生素的治疗主要以静脉给药开始，在局部快速达到有效的血药浓度，一旦术后状态有所改善，可考虑改用口服。Bassetti 和 Darley 等研究中[109-110]，对患者行旷置术后选择静脉和口服联合使用，包括使用利福平作为辅助药物。美国感染病学会（IDSA）推荐，旷置术后静脉给予或口服生物利用率高且敏感抗生素 4~6 周。对于致病力更强的致病菌，如金黄色葡萄球菌，推荐联合口服利福平 6 周。意大利指南推荐假体取出术后静脉给药 2~3 周，口服抗生素 5~6 周，对于难治性致病菌，推荐取出所有内植物并静脉给药 6 周。西班牙感染病和临床微生物学会最新的指南与 IDSA 指南相似，推荐静脉或口服高生物利用率的敏感抗生素 4~6 周[111]。

4.52 何为二期翻修假体植入的最佳时机?

对于二期翻修从取出假体至再植入的最佳时机，目前尚无确切的证据来确定。大量研究报道了再植入前的占位器间隔时间[112]，短到数周、数月，长达数年。文献报道的二期翻修成功率为 70%~100%，且与占位器间隔时间无直接相关性。对于两期手术间隔时间，目前的研究提示，间隔期的延长并不会带来感染复发率的下降，同时，随着间隔期的延长，还会增加手术难度，影响二期手术后功能康复。大量研究报道了再植入的时机以及其对治疗效果的影响 [113]。Haddad 等 [114] 报道间隔期缩短至 3 周没有增加再感染的发生率。Sabry 等 [115] 纳入 314 例 PJI 二期翻修患者，平均间隔期为 103 天，发现间隔期的延长与感染复发率增高有关。Kubista 等 [116] 的研究也发现了较长的间隔期与 PJI 复发率增加有关。近期 Aalirezaie 等 [117] 进行了一项二期翻修大样本回顾性研究，显示再植入时机与治疗失败之间没有明确的关系，且延迟假体再植入并没有提高二期翻修的治疗成功率。

临床工作中，大部分医生倾向于依据临床综合评估来决策再植入的最佳时机，包括抗生素治疗一段时间后切口完全愈合、疼痛消失以及血清学指标呈下降趋势。大量研究建议假体再植入前应进行全面的实验室检查，待感染指标和临床症状均正常后再手术，以确保在术前已控制感染。

4.53 二期翻修假体再植术中细菌培养又呈阳性时应如何处理?

如果根据 MSIS 和 ICG 的 PJI 诊断标准，两个或更多个细菌培养标本分离出同种微生物，那么建议首先使用抗生素治疗。当单个术中标本分离出微生物时，一种可能为标本污染，不需要抗生素治疗；另一种可能为单个阳性培养物结合其他检测提示存在感染，此时有治疗指征。

术前评估接受二期翻修的患者是否存在感染的证据非常重要。在患者各项检查检测均提示没有感染时，可进行翻修手术。Cabo 等 [118] 指出，在这种情况下，术中培养阳性的发生率变化很大（0%~44%），且这些阳性培养的意义常常是不确定的。对于翻修术中培养阳性的患者，其临床结果的研究主要是回顾性的，并且结论有限且不一致。如果两个或更多术中标本培养出相同的微生物，那么根据 PJI 诊断标准，应针对 PJI 进一步治疗。而如果仅有一个术中标本有细菌生长，那么培养物发生污染的可能性会增加，这种情况下应用大量抗生素治疗患者的风险可能远远大于收益，对这类患者可临床随访观察，暂无须进行抗生素治疗，并选择合适时机对置换术后的关节进行穿刺培养，以帮助确定术中分离的细菌是污染还是真正的病原体。

4.54 二期翻修假体再植术后为预防感染，应如何使用抗生素?使用多长时间?

Byren 和 Zmistowski 等 [119-120] 研究表明，由原致病菌或新发致病菌导致的术后复发感染是二期翻修失败的主要原因。

对于二期翻修假体再植术后是否需要延长抗生素使用时间，至今临床仍存争议，尚未有统一的指南标准。随着新的循证医学证据的出现，新版 ICM 共识中对这一问题提出了比较温和的建议：“越来越多的证据表明，再植术后给予患者针对初始病原菌的口服抗生素治疗 3 个月，可以降低由于假体周围感染而导致的早期失败风险。”尽管共识专家组投票赞成率只有 76%，但随着更多的临床研究进展，会有越来越多的医生认同这一观点。对于二期手术术中标本培养仍为阳性的患者，推荐再次进行 4~6 周的抗生素治疗。对于接受二期置换手术的葡萄球菌感染患者是否需要利福平治疗仍无定论。在任何情况下使用抗生素都要权衡药物副作用、社会经济负担及潜在的耐药性等风险。

4.55　TKA 术后真菌感染的最佳诊断方法是什么？

TKA 术后真菌感染相比于细菌感染更难以诊断。Azzam 等 [121] 纳入 31 例真菌性 PJI 发现，早期临床表现仅为缓慢发展的关节肿胀和疼痛，通常无其他全身症状和感染征象，早期诊断难度大。Kuiper 等 [122] 研究发现，约 50% 的真菌性 PJI 患者有影像学松动表现，与无菌性松动很难鉴别。血清 CRP、ESR、关节液细胞计数及骨显像对真菌性 PJI 的诊断价值有限。传统诊断方法为关节液、术中组织和咽拭子样本的微生物培养，阳性结果为真菌性 PJI 的诊断标准。然而培养的敏感性较低。真菌培养难度相对较高，首先，培养真菌需要使用专门的培养基，为了分离不同种类的真菌，需要对培养基进行不同的改进或添加特定成分；其次，传统培养缓慢生长的真菌需要 4 周或更长时间。Bosshard 等 [123] 进行的一项大样本真菌性 PJI 培养的研究表明，培养 2 周可检测酵母菌或霉菌，而检测皮肤癣菌可能需要培养 4 周以上。为了尽快鉴定出真菌，我们需要用更现代、快速的方法。二代测序（NGS）技术可作为真菌性 PJI 诊断的辅助手段。

4.56　真菌性假体周围感染需使用哪些抗真菌药？给药途径和疗程如何？

真菌引起的 PJI 临床少见，约占所有 PJI 的 1%。Tande 等 [124] 研究指出，多达 20% 的真菌性 PJI 可能合并细菌感染，其治疗相比于单纯细菌感染更加复杂棘手。随着关节置换手术数量的增多，预计真菌性 PJI 的发病率会逐年上升。念珠菌属，尤其是白念珠菌，是目前最常见的致病菌。Cobe 等 [125] 研究指出，真菌性 PJI 的危险因素包括免疫抑制、全身性疾病和使用广谱抗生素，且生物膜的形成在念珠菌 PJI 的发生发展中起着重要作用。由于真菌性 PJI 发生率较低，目前还没有相应的治疗指南。现有文献包括回顾性病例系列研究和个案报道，还没有随机临床试验、前瞻性队列研究或病例对照研究可用来指导药物和手术治疗。由于 DAIR 以及一期翻修的失败率高，IDSA 推荐二期翻修联合围手术期抗真菌药治疗真菌性 PJI。治疗流程的重点是找出病原微生物以及获得相应药敏信息，采用目前广泛采用二期翻修术，使用抗真菌药物洗脱骨水泥和长期全身抗真菌治疗。然而真菌在内植物和组织表面上会形成生物膜，具有抗真菌药耐受性 [126]。

全身抗真菌治疗应在植入骨水泥占位器期间开始进行。选择和给予抗真菌药物时必须根据临床判断。除了可能产生抗真菌药物毒性之外，还必须根据培养物药敏试验结果和患者的用药史进行权衡。Pappas 等 [127] 推荐的 IDSA 的常用方案选择包括每日口服或静脉注射 400 mg（6 mg/kg）氟康唑，或每日静脉注射 3~5 mg/kg 两性霉素 B 脂质体；或使用棘白菌素类，如每日静脉注射 50~70 mg 卡泊芬净、每日静脉注射 100 mg 米卡芬净或每日静脉注射 100 mg 阿尼芬净。关节旷置术后抗真菌药物疗程最短 6 周，或考虑延长至 12 周。大多数情况下，二期假体再植术应该在旷置术后 3~6 个月进行。假体再植术前应停止抗真菌治疗且关节腔穿刺培养为阴性。假体再植术后，应继续每日口服 200~400 mg 氟康唑 6 周至 6 个月或更长时间。

对于抗真菌药物洗脱骨水泥的作用尚存争议。两性霉素 B 和伏立康唑是骨水泥间隔器中使用的主要抗真菌药物，有良好的热稳定性，均可添加到骨水泥中，而氟康唑目前还不能作为无菌粉剂使用。Silverberg 等[128]研究表明，伏立康唑能比两性霉素 B 更有效地释放，达到并维持较高的关节内浓度。综合文献报道，两性霉素 B 的剂量范围为每 40 g 骨水泥 150~1500 mg，伏立康唑的剂量范围为每 40 g 骨水泥 200~1000 mg。大多数研究报告彻底清创和全身抗真菌药物联合使用可获得临床成功，但是有报道称即使在部分或所有骨水泥间隔器中均未使用抗真菌药物，也能达到可接受的临床结果。

4.57 真菌性假体周围感染如何处理效果最好?

真菌性 PJI 是一种较少见的术后并发症，通常占 PJI 的 1%~3%，常见的病原菌是念珠菌属，以白念珠菌占大多数。许多真菌可以有效适应机体内不断变化的环境，能够吸附于假体表面并形成一层牢固的生物膜，这使治疗变得困难。关于真菌性 PJI 的治疗有很多，如二期翻修术联合抗真菌治疗、一期翻修术治疗、保留假体清创术联合抗真菌治疗和截肢等，由于治疗过程中的差异性，美国学者 Gross 等[129]对现有文献进行了一项综述并做出以下总结。

（1）发生 PJI 的患者常合并有 2 型糖尿病、心血管疾病或存在免疫抑制剂用药史；

（2）最常见的微生物是白念珠菌，部分患者还合并有细菌感染；

（3）抗真菌药物的选择通常根据具体微生物及其药物敏感性来决定，静脉给药治疗平均 2 个月，随后口服药物治疗平均 4 个月，其中以氟康唑的使用最为多见；

（4）关于手术治疗，二期翻修术为使用最多的技术（55%），其中使用的骨水泥假体通常含有万古霉素和庆大霉素联合抗真菌药物两性霉素 B 或氟康唑。据报道，两性霉素 B 的有效率为 79%，氟康唑的有效率 81%，二者均具有良好的关节穿透性。一期翻修术使用较少且成功率不高（59%）。使用抗真菌治疗的也很少，且有 27% 的患者进展到需要截肢或关节融合。

综上所述，二期翻修术在治疗真菌性 PJI 中广受青睐并具有较高的成功率。在他们的研究中，药物骨水泥垫的使用时间为平均 6 个月，其中药物的选择通常为抗生素 + 抗真菌药物，他们认为，万古霉素常规应用于骨水泥垫中，抗真菌药物根据药敏试验决定，一般常用氟康唑和两性霉素 B。但是该综述指出应用抗菌药物的持续时间并没有统一共识，有学者指出长期使用抗真菌药物与更高的治疗成功率有关，这有待进一步研究。

4.58　治疗真菌性假体周围感染有何独特方法？

真菌感染临床罕见，占所有 PJI 的 1%~3%，部分真菌感染合并细菌感染，比单纯细菌感染更难治愈。目前尚无人工关节置换术后真菌感染治疗的指南。现阶段，二期人工关节翻修术被视为治疗 PJI 的金标准，包括真菌感染，但对于两次手术之间的理想时间间隔、抗真菌药物的选择及用药时机、持续时间等问题仍存在争议，文献报道的术后感染复发率也有很大差异。近年来，PJI 一期翻修术受到广泛关注，临床使用率逐渐增加。一期翻修可以避免部分二期翻修手术中的技术困难，更利于患肢的功能恢复，降低并发症的发生率，减少患者总体住院费用。

曹力教授团队自 1997 年开始采用一期翻修术治疗 PJI，自 2004 年开始采用一期翻修联合关节腔内注射抗真菌药物治疗了 11 例真菌性 PJI 患者（4 例髋关节，7 例膝关节）。其大致治疗流程如下。对于确诊为 TKA 术后真菌性 PJI 的患者，术前至少停用 2 周抗菌药物，行关节腔穿刺术，微生物培养至少 3 周。对于术前真菌培养结果阴性的患者，术前 30 分钟给予静脉滴注万古霉素 0.5 g 预防性用药，术前真菌培养结果阳性的患者静脉滴注氟康唑 0.4 g。手术过程如下：第一步，暴露术野，再次取关节液样本及至少 3 处有明显感染性病变的组织样本。术中样本送至微生物实验室进行微生物培养及药敏试验。彻底清创，包括清除所有坏死组织、纤维组织、碎骨片及大量的增生性炎症性滑膜及手术缝线等。随后取出人工关节假体，彻底清除骨水泥碎片。使用至少 3~6 L 生理盐水冲洗术区，然后使用 100~200 ml 3% 过氧化氢溶液与 400~500 ml 0.5% 聚维酮碘溶液浸泡术区至少 15 分钟。手术人员更换手术衣及手套，更换手术器械，重新消毒铺单。将 0.5 g 万古霉素倒入股骨远端及胫骨近端髓腔中。第二步，安装新的人工关节翻修假体，在骨水泥中加入 0.5 g 庆大霉素。最后，在关闭深筋膜之前，将 0.5 g 万古霉素倒入整个关节腔，置入引流装置，缝合切口。引流装置至少保留 3 天，每日引流量 <50 ml 时可拔出引流管。术后静脉用药，一是使用真菌敏感的抗菌药物治疗，平均时间为 18 天（12~23 天）；二是静脉使用万古霉素（0.5 g，每 12 小时），持续至少 14 天。同时的重点治疗是，每天向关节腔内注射 15~50 ml 氟康唑（2 g/L），平均时间为 18 天（12~30 天）。具体持续治疗时间根据 CRP 水平和送检关节液中的白细胞计数及多核分类等情况决定。患者平均住院时间为 29 天（18~65 天）。根据美国感染病学会的临床实践指南，同时口服左氧氟沙星、利福平和氟康唑至少 3 个月，直到 CRP 和 ESR 恢复到正常水平或持续下降接近正常水平。

术后随访 5 年，7 例膝关节真菌性 PJI 患者中，5 例恢复良好，2 例感染复发。1 例患者术后 13 个月患重症肺炎后出现膝关节静息痛，行关节腔穿刺培养出真菌孢子。该患者 CRP、ESR 无明显变化且无影像学相关表现，症状持续时间较短，给予静脉滴注万古霉素 15 天，关节腔内注射氟康唑，口服左氧氟沙星、利福平和氟康唑 3 个月。末次随访时患者无感染症状，ESR 和 CRP 正常。另有 1 例患者一期翻修术后 16 个月复发感染。药敏试验结果显示病原体对氟康唑产生耐药性，改用口服伏立康唑 0.2 g（2 次 / 天）。再次行膝关节清创术，术后继续长期抗菌药物治疗控制感染。

曹力教授团队为真菌性 PJI 的治疗探索了一种新方法 [130]，并在临床工作中灵活运用，不断改进，取得了与真菌性 PJI 二期翻修相似的临床效果。其治疗方法有两个关键步骤，一是彻底清创，术后使用抗菌药物及抗真菌药物治疗，尤其是局部使用抗菌药物治疗。二是抗真菌药物与抗菌药物的联合应用，在术前、术中、术后联合使用喹诺酮类、利福平、氟康唑至少 3 个月，直到 CRP 和 ESR 恢复到正常水平或呈持续下降趋势并接近正常水平。

4.59 对于人工关节置换术后假体周围感染，抗生素的使用策略是什么?

PJI 的治疗一般采用外科治疗和抗菌药物治疗，其中抗菌药物治疗的选择和治疗持续时间应该与外科治疗相适应。

在 PJI 治疗中，抗菌药物的种类和应用方法的选择取决于感染类型、致病菌药敏试验结果、手术治疗的不同方案和阶段、患者对药物的耐受程度以及患者能否接受再次手术等多方面因素。由于 PJI 的发病率相对较低，治疗复杂，临床上有关 PJI 治疗中抗菌药物使用策略的高等级循证医学证据相对缺乏，临床工作中更多依赖于医生的经验或者专家共识。

PJI 的周围环境中存在着浮游菌和固着菌（形成生物膜），应充分认识这两类状态的病原体在抗生素治疗过程中的重要性，提供最优化的抗生素治疗方案。患者手术清创后，应提供对快速生长的浮游菌具有良好活性的抗菌药物，初始治疗 7 天后集中针对生物膜相关固着菌采取治疗。经验性治疗应覆盖 MRSA 和需氧革兰氏阴性杆菌（通常为万古霉素和头孢菌素类），并根据培养和药敏试验结果进行针对性治疗。在条件允许的情况下，适当延长抗菌药物治疗的疗程，通过关节穿刺、关节清创和（或）假体移除来获得培养样本，从而将经验性治疗尽早转为针对性治疗。对于培养阴性的人工关节感染，需要注意以下几点：①尽量避免在获得有效标本前使用抗菌药物；②治疗需对主要的致病微生物有效，同时考虑多重耐药菌问题；③若获得标本前已使用抗生素，且认为是导致培养阴性的可能原因，那么在选择抗菌方案时需考虑抗菌谱。

获得明确诊断之前的抗生素使用策略

明确 PJI 的致病菌是治疗能否取得成功的重要因素之一。对于高度疑似 PJI 的患者，在获得细菌培养标本之前使用抗生素是造成无法获得病原学诊断的最重要原因之一。ICM 共识认为，获得明确诊断之前过早使用抗生素会影响 PJI 诊断的准确性，不仅影响细菌培养的结果，也会影响其他常规检验检测方法以及关节液的准确性。所以，共识强烈建议内科医生避免对可疑 PJI 患者过早给予抗生素治疗；除非患者由于菌血症出现严重的全身情况不稳定，否则应当在与骨科医生沟通讨论之后再给予抗生素治疗。在高度怀疑 PJI，但未明确致病菌的情况下，应首先设法获得标本进行细菌培养。如已接受过抗生素治疗，AAOS 诊断指南建议获取标本之前应当停用抗生素 2 周以上。

DAIR 治疗方案的抗生素使用策略

早期急性 PJI 的致病菌以葡萄球菌较为常见。文献报道中，保留假体清创术（DAIR）的抗生素方案中加入利福平，治疗成功率可达 90%，如果不用利福平，成功率仅有 50%~60%[131]。对于葡萄球菌引起的 PJI 并接受 DAIR 或一期翻修患者，需要使用具有对抗生物膜活性的药物，建议使用利福平。需要注意的是，利福平只可与其他药物联合使用。文献报道的最佳组合是利福平与氟喹诺酮类药物联合使用。对于 MRSA 导致的 PJI 患者，建议 DAIR 手术后根据菌株的耐药性、患者的耐受性以及药物副作用，采用静脉抗生素和口服利福平治疗 1~6 周，继之以利福平联合具有较高生物利用度的口服抗生素，继续治疗 3 个月。对于革兰氏阴性菌导致的急性 PJI，建议 DAIR 手术后根据病原菌药敏情况接受 6~12 周的抗生素治疗。若患者对氟喹诺酮类药物敏感，则推荐首选氟喹诺酮类抗生素。DAIR 手术后是否局部应用抗生素一直存在争议，目前尚无文献证明常规在关节腔内直接使用抗生素治疗 PJI 的有效性和合理性[132]。

一期翻修术后的抗生素使用策略

越来越多的临床研究结果显示，在适应证选择合适的病例中，一期翻修的治疗结果与二期翻修接近[133]。与二期翻修相比，抗菌药物的合理使用对于一期翻修的成功与否更加重要。2013 年假体周围感染国际共识中，对于葡萄球菌感染的病例，建议根据药敏试验结果静脉使用敏感抗生素联合利福平口服至术后 2~6 周，继之以利福平 + 环丙沙星 / 左氧氟沙星（或复方磺胺甲噁唑、米诺环素、多西环素、第一代头孢菌素或抗金黄色葡萄球菌青霉素）口服治疗，总疗程 3 个月。对于非葡萄球菌感染病例，建议根据药敏试验结果，静脉应用敏感抗生素或应用较高生物利用度的口服药至 4~6 周，之后根据具体情况，可以适当口服抑制性抗生素长期治疗。2018 年的假体周围感染国际共识中，相关建议修改为："在一期翻修的情况下，静脉抗生素应当使用 10~14 天，然后使用口服抗生素；通常来说，抗生素治疗的总时间 4~6 周已足够充分。"

二期翻修方案的抗生素使用策略

在二期翻修方案中，取出假体彻底清创后可植入不同形式的抗生素骨水泥间隔物，包括非关节型（静态型）间隔物和关节型（活动型）间隔物，后者有利于在两期手术间隔期内减少肌肉萎缩、减少关节内纤维化形成以及使关节保持一定的活动度，有利于二期翻修手术操作。另有文献报道，间隔物的活动性并不影响抗感染治疗的结局。对治疗结局产生影响的是间隔物中加入的抗生素是否合适。新版国际共识建议，骨水泥间隔物加入的抗生素应当依据致病菌及其药敏检测结果来选择。在培养阴性的 PJI 病例中，应当考虑在骨水泥间隔物中加入广谱抗生素，以覆盖最有可能导致 PJI 的病原菌。加入骨水泥的常用抗生素有万古霉素、庆大霉素和妥布霉素。对于手术间隔期全身性抗生素的应用，应当根据病原菌的药敏情况、患者的耐受性以及药物副作用而制订个体化方案。对于间隔期抗生素到底需要使用多长时间这一问题，尚无高等级研究证据支持。目前推荐的治疗时间是 2~6 周。静脉给药、口服给药或者两者结合均可，单独口服给药时，所使用的药物必须有足够高的生物利用度并且能在感染部位达到所需的杀菌浓度。新版国际共识建议，在静脉使用抗生素至少 5~7 天后，可以换成针对病原菌的有较高生物利用度的口服抗生素治疗。对于间隔期可否使用短疗程（≤2 周）抗生素治疗方案也缺乏高等级证据支持，建议临床谨慎应用[134]。

总之，抗菌药物治疗是 PJI 成功治疗的基础，抗感染药物治疗策略取决于感染时间、病原微生物和患者个体情况，其治疗时机和疗程与手术和治疗方案密切相关。在这一领域仍有许多值得广泛、深入研究的问题。

4.60 TKA 术后行口腔炎症手术（特别是拔牙）是否会引起假体周围感染？

人工膝关节置换术后进行口腔炎症手术（特别是拔牙）可能会增加假体周围感染（PJI）的风险，这主要是因为以下几个关键因素。

微生物侵入

口腔是一个充满微生物的环境，包括各种细菌、真菌和病毒。拔牙手术过程中，口腔内的微生物可能通过伤口创面进入血液循环，尤其是当拔牙手术引起局部创伤或炎症时，这些微生物有可能通过血液循环到达人工膝关节置换部位生长繁殖，从而引发 PJI。

免疫系统影响

拔牙手术可能导致免疫系统功能一过性降低，特别是在术后恢复期。当免疫系统功能减弱时，身体对感染的抵抗力会下降，使得微生物更容易在人工膝关节置换部位引发感染。

术前危险因素

若口腔炎症手术患者同时存在其他易感染的因素，如肥胖（BMI＞35 kg/m²）和糖尿病等，则更易发生 PJI。

术中操作不当

拔牙手术中操作不当，如软组织损伤、骨组织损伤等，可能导致局部炎症反应和创伤，从而为微生物的侵入提供有利条件。

为了减少人工膝关节置换术后口腔炎症手术特别是拔牙引起的 PJI 风险，建议采取以下措施：①在拔牙手术前评估患者的整体健康状况和感染风险，特别是对于存在上述术前危险因素的患者；②在拔牙手术过程中采取严格的无菌操作技术，以减少微生物的侵入；③在拔牙手术后加强口腔卫生和护理，以减少口腔内微生物的数量和种类。如有必要，在拔牙手术前预防性使用抗菌药物，以降低感染风险。但需注意，抗菌药物的使用应遵循医生的建议和指导。

总之，人工膝关节置换术后行口腔炎症手术（特别是拔牙）可能会增加 PJI 的风险。通过评估患者的整体健康状况、采取严格的无菌操作技术、加强口腔卫生和护理以及必要时预防性使用抗菌药物等措施，可以有效降低这种风险。

4.61　阿片类药物是否会引起人工关节置换术后感染?

阿片类药物与人工关节置换术后感染之间并没有直接的因果关系。阿片类药物主要用于缓解疼痛和其他症状，如术后疼痛管理，但它们并不直接导致人工关节置换术后感染。

人工关节置换术后感染通常是由多种因素引起的，包括手术过程中的污染、患者自身的免疫功能、术后护理等。为了预防术后感染，医生会在手术前采取一系列预防措施，如使用抗生素、严格的无菌操作等。

然而，阿片类药物的某些副作用可能会影响患者的恢复和免疫功能，从而间接增加感染的风险。例如，阿片类药物可能导致便秘、胃肠道刺激等不良反应，这些可能会影响患者的营养吸收和健康状况。此外，阿片类药物也可能导致患者嗜睡、注意力不集中、免疫功能下降等，从而影响术后康复和护理，降低对病原体的抵抗。

因此，在使用阿片类药物进行术后疼痛管理时，医生需要权衡利弊，确保患者能够获得足够的疼痛缓解，避免不必要的药物副作用。同时，患者也需要注意保持良好的营养、卫生和康复习惯，以预防术后感染和其他并发症的发生。

总的来说，阿片类药物并不是人工关节置换术后感染的直接原因，但患者和医生需要注意药物可能带来的间接影响，并采取适当措施来预防术后感染的发生。

4.62　TKA 术后低度感染的临床特征是什么？如何诊断？如何治疗？

TKA 术后感染的发生率为 1%~3%。尽管发病率很低，但感染难以控制，并且会给患者带来毁灭性的打击。TKA 术后感染通常由葡萄球菌和链球菌引起，而需氧革兰氏阴性菌占所有感染的 10%~20%，厌氧菌占另外 10%。甲氧西林敏感葡萄球菌、链球菌和厌氧球菌通常被认为是低毒力细菌，可引起低级别假体周围感染，TKA 术后感染的诊断本身非常具有挑战性，在存在低毒力生物体时变得更加复杂，因为可能存在临床特征和诊断测试相互矛盾的现象，往往患者并不存在感染的典型临床症状，术前诊断的金标准也难以确诊。无论感染病原体或感染时间如何，两阶段人工膝关节置换术在世界范围内被认为是治疗 TKA 术后感染最成功的方法，但对于 TKA 术后低度感染的治疗仍然存在争议。微创和更可行的手术方法被提倡用于治疗 TKA 术后低度感染，特别是感染早期，假体置换清创和单阶段翻修具有手术较少、能够保持运动和软组织健康以及成本较低的优点。然而，关于这些不同治疗方法在低毒力细菌引起的 TKA 术后感染中的成功率数据记录很少。

临床表现

患者的临床表现通常较为隐匿，不如急性感染那样明显，通常仅表现为持续性的膝关节疼痛，可能在活动后加重，休息后缓解。患者可能会自觉膝关节功能逐渐下降、活动能力下降或术后康复困难，并且会延迟康复进度。通常患者不会出现持续性发热、剧烈疼痛、局部发热、红斑和肿胀，全身症状如乏力、疲倦感可能存在，但不明显。急性低度感染其特征是先前功能良好的关节突然恶化，也可能有急性疾病史，随后膝关节功能突然恶化，可能伴有发热和发冷。慢性低度感染无明显发病，典型的表现为疼痛，而窦道、红肿很少见。一般低度感染最常见的情况是患者仅主诉膝关节置换术后存在疼痛和膝关节僵硬，而无其他全身和局部表现。

诊断

TKA 术后低度感染的诊断通常较为困难，因为临床症状和诊断研究可能相互矛盾，很多时候患者只有临床症状而无阳性检查结果。此外，即使在急性感染中，患者假体也常常固定良好，没有松动。意大利学者 Vasso 认为标准 X 线片对 TKA 术后低度感染的诊断不是很有用 [135]，特别是在急性感染时，X 线片总显示正常。X 线片显示骨膜新生骨形成、散在性骨溶解灶和软骨下骨吸收可高度提示感染，但通常可能是感染晚期。关于实验室检查，外周血白细胞计数（WBC）在低度感染中通常是正常的。红细胞沉降率（ESR）和 C 反应蛋白（CRP）仍然是有用的实验室检查，虽然其敏感性可能会降低。ESR＞30 mm/h 或 CRP＞10 mg/L 应视为异常。血清白细胞介素 -6（IL-6）可以作为 TKA 术后低度感染更可靠的标志物。血清 IL-6 检测的阈值为 10 pg/ml，其敏感性、特异性、阳性预测值（positive predictive value，PPV）、阴性预测值（negative prediction value，NPV）和准确性分别为 1.0%、0.95%、0.89%、1.0% 和 97%，是比 ESR 和 CRP 更准确的标志物，IL-6 可能是诊断 TKA 术后低度感染的最佳工具。

在轻度感染的情况下，由于细菌负荷低，抽取膝关节积液培养可能表现出较差的敏感性，如果所有样本培养均呈阳性，则认定为感染，如果只有一个样本呈阳性或出现意外阳性结果，则必须重复抽取积液。利用 PCR 检测滑液中的细菌 DNA 或 RNA，可能有助于 TKA 术后低度感染的诊断，且 PCR 结果不受抗生素使用的影响。有研究表明，关节镜活检对低度 PJI 的诊断准确率高于滑液分析，Fuerst 等 [136] 对 TKA 术后疑似 PJI 患者抽取积液与关节镜活检，比较后发现关节镜活检具有较高的敏感性和 PPV。德国学者 Baumbach 等 [137] 通过关节镜下干活检取材（先不注水），而后湿活检取材发现，加入干活检病原体的检出率较单纯湿活检提高 49%。德国学者 Banke 在分析 TKA 术后低度感染患者的滑膜后发现，滑膜抗菌肽（antimicrobial peptide，AMP）有望作为诊断低度 PJI 的生物标志物 [138]。

锝扫描在检测假体部件周围骨重塑的变化方面非常可靠，但无法区别感染和无菌性松动，白细胞扫描敏感性高而特异性低，因此，Vasso 教授认为锝 -99 双膦酸盐扫描结合铟 -111 标记白细胞扫描有助于诊断 TKA 术后低度感染 [135]。在移除假体后，使用超声振荡可以机械性地破坏附着在假体上的细菌生物膜，从而可以增加细菌培养的阳性率，也有助于 PCR 技术检测出传统组织培养可能遗漏的细菌。

治疗

TKA 术后低度感染的治疗目标是根除感染并维持无痛且有功能的关节。在低度感染的情况下，对于急性革兰氏阳性菌感染的患者，如果假体稳定功能良好，软组织包膜完整且无瘘管，可以进行保留假体清创并联合局部和全身应用抗生素。由于感染病原体的低毒力，许多学者认为单阶段翻修也可达到治疗效果，特别是对于革兰氏阳性菌感染、没有窦道的患者且手术时使用含抗生素骨水泥固定的假体手术，其成功率更高。当然，无论感染病原体毒力的强弱程度如何，两阶段翻修都被认为是治疗 TKA 术后急性和慢性感染的最佳手术，据报道，两阶段翻修的成功率可高达 88%~96%。

4.63 关节置换术关闭切口前，使用碘伏稀释液冲洗伤口有用吗?

关节置换术后假体周围感染（PJI）是最严重的并发症之一，虽然并不常见，但其结果是灾难性的，并且加重了患者的经济负担。目前存在许多预防 PJI 的方法，包括预防性使用抗生素等。经证实碘伏具有广谱杀菌活性，且在适当稀释的情况下对宿主细胞也是安全的，之前有研究表明，在骨科手术关闭切口前使用稀释碘伏冲洗比使用生理盐水冲洗更能降低术后感染的风险。但迄今为止只有一项回顾性研究评估了稀释碘伏与生理盐水冲洗在初次 TKA 中的疗效，尚缺乏对翻修关节置换术后 PJI 疗效的比较。因此美国学者 Calkins 及其研究团队进行了一项随机对照试验[139]，意在观察使用稀释碘伏冲洗是否能够降低无菌性翻修关节置换术后发生急性 PJI 的风险。在经过筛查后研究人员纳入了 457 例因无菌性松动而进行关节翻修术的患者，这些患者被随机分配至稀释碘伏冲洗组（223 例）和生理盐水（234 例）冲洗组，稀释组使用 17.5 ml 倍他司汀与 500 ml 生理盐水进行稀释，在假体植入后浸泡 3 分钟，然后在关闭切口前使用脉冲枪冲洗干净，切口边缘使用棉签涂抹稀释碘伏。生理盐水组仅在关闭切口前用 1 L 生理盐水进行冲洗。分别在术后 3 周、6 周、3 个月和每年进行随访，观察是否出现急性 PJI 以及 90 天内发生任何切口并发症。结果显示：术后 90 天内生理盐水组有 8 例感染，稀释碘伏组有 1 例感染，排除术后出现急性 PJI 的患者，两组间出现创面并发症的患者比例无显著差异。最终这项随机对照试验表明，无菌性翻修关节置换术关闭切口前使用稀释碘伏冲洗是降低术后急性 PJI 风险的一种简单、安全、有效的措施。

4.64 对于 TKA 术后感染，采用 DAIR 的术后成功率如何?

假体周围感染（PJI）是行 TKA 翻修手术的常见原因，占所有 TKA 翻修的 20%~26%。在美国，治疗 PJI 的常规手术方法是二期翻修全膝关节置换术（rTKA）。研究报道，rTKA 术后 15 年无感染生存率为 83%，但 rTKA 患者的死亡率、假体的磨损率以及成本较高。有学者提出采用保留假体更换衬垫、彻底清创及抗生素使用（DAIR）来治疗 PJI，但其手术疗效及成功率的报道较少，观点不一。

在 Van 等[140]的一项回顾性研究中，收集了 2008—2020 年采用 DAIR 治疗的 191 例患者，并进行膝关节损伤和骨关节炎关节置换结局评分（KOOS-JR）和患者报告结局测量信息系统（PROMIS）评分；将平均评分与年龄、体重指数和性别匹配的非复杂性全膝关节置换术队列进行比较，使用广义线性模型调整随访时间，构建 PJI 的 Kaplan-Meier 生存率曲线。

结果显示，接受 DAIR 治疗的患者 PROMIS 评分显著低于单纯初次 TKA 患者，接受 DAIR 治疗患者的总体身体健康评分较低，而心理健康评分保持相似，初次 TKA 后行 DAIR 手术的膝关节功能结局可以恢复到感染前的水平，而且有基础病的患者 DAIR 治疗成功率并不受影响。

接受 DAIR 治疗患者 5 年随访的生存率为 79%，培养出金黄色葡萄球菌的 5 年生存率为 70%，培养出革兰氏阴性菌的 5 年生存率为 73%，培养阴性菌病例的生存率为 92%。对于假体周围感染（＜4 周）的患者，保留假体、彻底清创及抗生素使用和 rTKA 一样可获得较好的术后效果和成功率。

4.65 对于 TKA 术后感染，采用 DAIR 的成功率与细菌种类有关系吗?

假体周围感染（PJI）作为 TKA 术后最严重的并发症，往往会造成灾难性后果，目前对于 PJI 的治疗方式主要有保留假体清创术联合足量有效抗生素（DAIR）、一期翻修、二期翻修、关节融合术及截肢术等。以往的文献报道，DAIR 的成功率差异很大，从 14% 至 91% 不等，其取决于多种因素，如骨骼和软组织状况、假体稳定性、感染的性质和时间、患者的一般情况等。临床上选择 DAIR，一般应用于急性 PJI，此时关节假体上的细菌生物膜尚未成熟，并且假体的稳定性及骨组织及软组织条件尚可，此时的微生物仍然能够通过早期干预加以控制。但是使用 DAIR 治疗急、慢性 PJI 的成功率以及成功率与细菌种类的关系尚不明确。Tarity 的研究小组回顾性分析了 2008—2015 年 248 例接受 DAIR 治疗的 PJI 患者[141]，根据手术时间和症状发生时间将 PJI 分为急性 PJI（早期感染，TKA 术后 6 周内）、慢性 PJI（晚期感染，出现膝关节感染症状超过 6 周，TKA 术后超过 6 周）和急性血源性 PJI（出现膝关节感染症状在 6 周内，而 TKA 术后超过 6 周）。其中急性 PJI 患者 59 例，慢性 PJI 患者 54 例，急性血源性 PJI 患者 135 例，分析 DAIR 后 90 天和术后 2 年总体生存率，在急性组和慢性组之间进行比较，并研究不同病原体对急性 PJI 和慢性 PJI 的影响。

结果显示：DAIR 的成功率为 47%。39 例（15%）患者细菌培养阴性，78 例（31%）患者培养出金黄色葡萄球菌，131 例（52%）患者培养出非葡萄球菌菌株。在培养出葡萄球菌的患者中，有 20 例（26%）患者感染了耐甲氧西林金黄色葡萄球菌（MRSA），单变量分析显示微生物种类与 DAIR 失败存在显著关联，感染葡萄球菌的 PJI 患者接受 DAIR 治疗失败的概率更高。当单独评估发生 PJI 的时间时，慢性 PJI 患者接受 DAIR 治疗失败的概率更高；将微生物和 PJI 发生时间同时评估时，急性血源性 PJI 并且感染了葡萄球菌的患者其治疗失败概率最高，感染非葡萄球菌的急性血源性 PJI 患者术后 2 年生存率为 60%。

对于急性 PJI、慢性 PJI 和急性血源性 PJI，培养出葡萄球菌的患者在行 DAIR 治疗时失败的风险都较高，因此，在 DAIR 治疗前进行细菌培养可能比 PJI 的分类更具有临床意义。

4.66　对于多部位关节置换的患者，一个关节出现假体周围感染是否对其他置换关节产生影响?

人工关节置换术是当今世界上最成功的手术之一，据国外一项统计，未来全髋关节置换和全膝关节置换的需求将分别增加 2 倍和 7 倍。很多患者接受了多部位关节置换，其中大部分是成功的，但也有少数失败的病例，主要是由膝关节或髋关节假体周围感染（PJI）导致的。由于一期置换的数量越来越多，多关节假体的患者数也在增加，同样 PJI 病例数也随之增加，部分接受多关节置换术的患者出现了单处 PJI，但目前研究尚未明确单关节 PJI 对多关节假体患者的影响，对此 Haverstock 等[142]进行了一项回顾性队列研究，旨在确定发生单关节 PJI 后继发多关节假体周围感染（MPJI）的危险因素。

研究人员筛选出发生 PJI 时有多个假体关节的患者，研究排除了某些类型的感染患者，例如开放复位和内固定术后感染、原发性化脓性关节炎或同步性 PJI（同时发生的多个 PJI）患者，并进一步分析了导致异时性 PJI（在不同时间发生的多个 PJI）的结局和风险因素，研究定义的终点是另一个部位的 PJI，排除了同步性 PJI，根据患者的临床表现对 PJI 进行治疗。按照 Tsukayama 分类，对急性血源性感染进行清创和冲洗（DAIR）并更换聚乙烯垫。对于晚期慢性感染（发生在初次手术或症状发作后超过 4 周），进行两阶段关节翻修术，使用临时抗生素骨水泥间隔物。记录的患者信息包括人口统计学资料、并发症、关节置换术的部位和日期、首次感染的时间、处理首次感染部位的程序、PJI 之间的时间和每次 PJI 发作的致病菌。多微生物 PJI 被定义为从至少一个（或更多）假体周围组织或滑液培养中分离出一种以上的微生物，分析了所有感染发作的微生物学特征。

结果显示，在对患者进行筛选后，该团队对 96 名异时性 MPJI 的患者进行了 10 年的回访研究，在进行数据的比较和分析后，研究人员发现有 19.79% 的患者在 PJI 后发生其他关节的 PJI，MPJI 患者的危险因素有：出现过全身炎症反应综合征（systemic inflammatory response syndrome，SIRS）的患者、针对感染的治疗阶段 ≥ 3 个阶段和病原体为 MRSA。此外，研究人员对 MPJI 患者的特征进行总结后还发现：①在 63.13% 的病例中相同的病原体出现在不同的 PJI 位点；②多数 MPJI 的患者表现为发热、败血症或菌血症；③有 36.84% 的继发性 PJI 发生在首次 PJI 后的 3 个月内，有 68.42% 的患者出现了复发性感染。

最终，该研究团队得出结论：单处 PJI 有引起其他部位 PJI 的风险且发生率并不低，对于曾有 SIRS、治疗阶段 ≥ 3 个阶段以及感染 MRSA 的患者，发生 MPJI 的风险更大。而且可能由于菌血症，大部分 MPJI 患者的病原体种类相同。

4.67　国际共识会议提出 TKA 感染的术前次要标准有哪些?

全关节置换术后假体周围感染（PJI）所带来的后果是灾难性的，在过去十年里，学界在制订 PJI 的诊断标准方面进行了大量的努力，在 2018 年，Parvizi 等开发了一种用于

PJI 诊断的评分系统[70]，该系统改进了之前的肌肉骨骼感染协会（MSIS）和 2013 年国际共识会议（ICM）关于肌肉骨骼感染的诊断，使其敏感性提高到 97.7%，特异性保持在 99.5%。然而，2018 年 ICM 关于 PJI 的最新诊断对该评分系统进行了修改，将术前和术中的次要标准合并为一个类别。但是，只有 68% 的代表同意 2018 年 ICM 关于 PJI 的新定义，且很少有研究对其进行验证。德国 Endo-Klinik 医院关节置换中心 Mustafa[143] 研究团队针对该诊断标准提出了以下几个问题：①在髋关节和膝关节置换术中，哪种术前标志物对于 PJI 诊断最准确？②当前阈值下的诊断准确性如何？是否存在更好的血清 C 反应蛋白（CRP）、滑膜白细胞计数（WBC）和滑膜多形核中性粒细胞百分比（PMN%）的诊断阈值？③当前阈值下的综合诊断性能如何？为此，该团队开展了一项回顾性研究，收集了 2015 年至 2017 年在其关节置换中心接受翻修关节置换术的 206 名患者，所有患者在术前都接受了标准化的临床、血清和滑膜液评估，根据 2018 年 ICM 标准，将 PJI 定义为至少满足 2 个主要标准中的 1 个，并由多学科团队将这些患者分为无菌性（非感染性）翻修和感染性翻修，以评估术前次要标准的诊断性能。

结果发现：在 260 例患者中，有 109 例（41.9%）为感染性翻修，151 例（58.1%）为非感染性翻修，通过统计学分析发现，次要标准中 PMN%（AUC 0.926）、α- 防御素（AUC 0.922）和白细胞计数（AUC 0.916）诊断能力最佳。各项指标的诊断准确性分别为：α- 防御素 91.9%、白细胞计数 87.7%、PMN% 86.5%、白细胞酯酶 85.8%、CRP 78.1%。对于诊断阈值的问题，研究人员发现如果将 PMN% 诊断阈值提高到 77.8% 可以提高诊断准确性至 90.8%（敏感性为 89.9%，特异性为 91.4%），其余阈值指标与 2018 年 ICM 相比并无差距。

总而言之，该研究人员认为，PJI 术前次要诊断标准中 PMN%、α- 防御素和白细胞计数的诊断能力最佳，其次是白细胞酯酶和血清 CRP，其中 PMN% 显示出最佳的诊断效用。在当前 ICM 的诊断阈值下，α- 防御素具有最佳的诊断准确性，而所有 5 个术前变量的组合导致诊断准确性高达到 93.5%，敏感性为 95.4%，特异性为 92.1%。因此，2018 年 ICM 术前次要标准在排除 PJI 方面表现出色，并且具有很好的特异性，几乎没有假阳性结果。所有 5 个术前次要标准的组合表现出了最佳的诊断性能，并且使用最优阈值有进一步提高诊断效能的潜力。然而，PJI 的诊断在术前和术中仍然是一个挑战，因为无法达到 100% 的敏感性和特异性。

4.68 对于 TKA 假体周围感染，术前行关节液细菌培养与术中及术后行关节液细菌培养的区别是什么？

随着全膝关节置换术（TKA）数量的增加，假体周围感染（PJI）的发生率也在增加。有研究指出，TKA 术后 1 年和 5 年出现 PJI 的风险分别为 0.74% 和 1.38%，确定致病病原体对于及时准确地诊断 PJI 并加以治疗至关重要。既往文献已经充分论证微生物的培养对于 PJI 诊断的作用，但是培养物收集的方法也会对其诊断效能产生影响。根据美国骨科医师学会（AAOS）临床实践指南，术前抽吸滑膜液体进行需氧与厌氧细菌培养和术中组织收集培养病原体都被认为是诊断 PJI 的有效方法，有研究发现，假体周围组织培养的诊断敏感性（65%~94%）优于滑液培养（45%~75%）和拭子培养（39.5%）。滑液培养的假阴性风险较高，尤其在低毒力菌（如痤疮丙酸杆菌）感染的情况下。虽然不同培养方法在诊断效能上存在差异，但对准确识别病原体的影响尚不明确，在其他医学领域中已经发现，直接组织培养在识别病原体方面可能更为优越。目前，术前滑膜液中发现的病原体通常用于指导手术治疗决策，但这种收集方法与术中组织培养中识别的病原体是否等同尚不清楚。因此，为了比较术前滑液培养和术中组织培养在 PJI 诊断中的敏感性、特异性和预测性能，探讨两者之间的不一致性以及影响不一致性的因素，美国纽约州立大学骨科 Boyle[144] 研究团队进行了一项回顾性研究。

研究人员查询了 2009 年至 2017 年间全关节置换术后 PJI 患者的数据库，有 363 名患者在感染治疗后的 90 天内进行了术前关节内滑液培养和术中组织培养。仅纳入了术前关节内滑液穿刺的微生物结果为阳性的患者，评估了符合纳入标准患者人口统计学和并发症变量，记录了每个标本在翻修手术时的术前滑液培养和术中培养的微生物结果。通过查阅病例系统，确定了组织培养前后抗生素的使用情况，术中培养被视为金标准，患者被分为一致和不一致两组。培养一致性定义为相同细菌种类和相同的抗生素耐药性谱，对于多菌种病例，只有在穿刺和术中培养中有相同的微生物才被认为是一致性。不一致则定义为根据种类和抗生素耐药谱存在一种或多种不同微生物。

在这 363 名患者中，279 例术前滑液穿刺培养和术中组织培养结果一致，84 例培养不一致。在培养结果一致和不一致的 PJI 病例中，人口统计学数据没有显著差异。培养结果不一致组从滑液穿刺到组织培养的间隔时间显著更长（一致组 14 天 ±17.6 天，不一致组 20.0 天 ±20.4 天）。整个队列中，平均每例取 5.0±1.7 个术中组织培养样本，但在少于 3 个培养样本和 3 个及以上培养样本的病例中，培养结果不一致率无显著差异。术前滑液穿刺培养中，356 例（98.1%）为单菌种感染，7 例（1.9%）为多菌种感染。术中培养结果显示，292 例（80.2%）为单菌种感染，35 例（9.6%）为多菌种感染。涉及甲氧西林敏感金黄色葡萄球菌（MSSA）、凝固酶阴性葡萄球菌（CNS）、链球菌和革兰氏阴性菌的病例培养一致率更高。在 84 例培养不一致组中，有更多的多菌种 PJI 病例（39.2%），其中 81.8%（27/33）在术前穿刺培养中仅发现一种病原体，但在组织培养中发现了多种病原体，37 例（44.0%）无术中组织培养生长。术前抗生素使用率为 20.7%，在培养不一致组和一致组之间无显著差异。对于诊断效能，单菌种葡萄球菌 PJI 病例的敏感性（0.96）、特异性（0.85）、阳性预测值（0.85）和阴性预测值（0.96）均较高。链球菌同样表现出高敏感性（1）和特异性（0.95），而多菌种感染、其他革兰氏阳性菌、革兰氏阴性菌诊断效能稍低。

研究团队最终认为，对于 TKA 假体周围感染，术前抽取关节液培养在多数情况下具有较好的敏感性和特异性，尤其是针对 MSSA 和 MRSA 感染的效果最好，因此临床医生治疗 PJI 可以合理准确地根据单菌培养结果指导手术治疗选择和术后抗生素治疗，但应明确继续收集多种组织培养物以优化病原学诊断。

4.69 白细胞酯酶对 TKA 术后假体周围感染的诊断准确率如何？

感染是骨科手术中复杂且严重的并发症，假体周围感染（PJI）给社会和患者带来了巨大的负担，尽管临床医生进行了不懈努力，但假体周围感染（PJI）的总体治疗成功率并没有明显提高。因大多数 PJI 病例没有出现像窦道这种特别明显的感染征象，多数 PJI 的诊断通常依赖血液或滑液标志物等多因素的结合。滑液分析是疑似 PJI 患者诊断的关键因素，其许多指标包括白细胞计数、中性粒细胞百分比和各种生物标志物已经被证实对 PJI 的诊断有效。白细胞酯酶（leucocyte esterase，LE）也被证实是一种在 PJI 诊断中具有重要作用的生物标志物。大量研究表明，LE 试纸测试是一种快速、易操作、成本效益高且具有很高敏感性和特异性的方法。多项研究表明，LE 试纸测试的敏感性和特异性分别为 92.9%~100% 和 77.0%~88.8%，然而，肌肉骨骼感染国际共识会议（ICM）认为通过 LE 试纸诊断 PJI 尚无研究根据。因此，美国托马斯·杰斐逊大学罗斯曼骨科研究所 Chisari[145] 研究团队开展了一项回顾性研究，用以观察 LE 试纸测试的诊断性能。

研究人员纳入了接受全膝关节翻修术的患者，纳入标准包括：因无菌或感染相关失败而接受翻修全关节置换术，根据 ICM 标准进行了全面的 PJI 检查，初次关节置换的指征为骨关节炎。在 310 例翻修手术中，只有 259 例符合纳入标准，其余 51 例因数据不足而被排除，对每一位患者在关节切开前抽取关节积液并妥善保存，对每个采集的样本，使用比色测试法检测白细胞酯酶（LE）。所有测试在样本采集后不超过 2 小时内进行，每个样本至少测试 2 次试纸，结果按照厂家说明报告为阴性（白色）、微量（淡紫色）、+（浅紫色）或 ++（深紫色），作为 ICM 标准检查的一部分，还收集了其他血液和滑液生物标志物，包括红细胞沉降率（ESR）、C 反应蛋白（CRP）、滑液 CRP、滑液白细胞计数、多形核中性粒细胞百分比（PMN%）和 α- 防御素。

结果显示，研究队列的平均年龄为 65.3 岁 ±10.7 岁，平均 BMI 为 32.3 kg/m^2 ± 5.96 kg/m^2。在这些患者中，181 名（69.2%）因无菌性松动接受翻修手术，78 名（30.8%）因 PJI 接受翻修手术，LE 试纸测试的诊断准确性取决于使用的临界值，尽管使用“微量”作为临界值诊断 PJI 指征可以获得最佳的敏感性，但最佳准确性是通过临界值“+”及以上或仅“++”达到的。特别是，当使用 LE“+”和“++”作为临界值时，敏感性为 0.744，特异性为 0.906，准确性为 0.825（95%CI：0.773~0.891），阳性预测值为 0.773，阴性预测值为 0.891，阳性似然比为 7.917，阴性似然比为 0.283。当“++”被用作临界值时，特异性为 100%，但代价是准确性较低。总体而言，滑液 CRP、白细胞计数和 PMN% 的诊断准确性最佳，而 α 防御素与 LE“+”及以上相似，血液生物标志物中 CRP 在诊断准确性方面最高。

综上所述，LE 试纸检测是一种快速且廉价的方法，根据 ICM 对 PJI 的标准，LE 试纸检测性能是具有价值的。根据结果，研究人员建议使用 LE“+”作为临界值以排除感染。

4.70　假体周围感染的最佳筛查试验是什么？

假体周围感染（PJI）是全关节置换术（TJA）后导致手术失败的主要原因之一。目前，尚无单一检测方法能够绝对准确地诊断 PJI。虽然医生在检查假体关节疼痛的患者时，通常依赖于临床症状、血清学和滑液检查的结合，但 PJI 的诊断仍然具有挑战性，误诊的情况并不罕见。CRP 和 ESR 是接受翻修 TJA 患者常用的初步检测方法。2019 年，美国骨科医师学会的临床实践指南强烈推荐使用 CRP 和 ESR 来诊断 PJI，因其高敏感性、高阴性预测值和低成本，这些检测被认为是排除 PJI 的优秀筛查方法。然而，在慢性感染（如痤疮丙酸杆菌等生长缓慢的微生物）患者中，这些检验的结果往往呈假阴性。近期研究也表明，这些血清标志物在诊断 PJI 时有较高的假阴性率，因而不能完全依赖于此来排除 PJI。最近，D- 二聚体因其在识别菌血症和败血症患者不良结局中的潜在作用而受到关注。D- 二聚体被纳入 2018 年国际共识会议（ICM）对 PJI 的诊断方法中。然而，关于其准确性的报告存在分歧，而且由于大多数评估 D- 二聚体的研究受限于样本量小和使用过时的感染定义，因此其在 PJI 诊断中的真实准确性尚待确定。为了确定各种血液测试及其组合在 PJI 诊断中的准确性并且识别最佳筛查测试及其相应的阈值，美国托马斯 · 杰斐逊大学罗斯曼骨科研究所 Tarabichi[146] 研究团队进行了一项前瞻性队列研究，研究人员共对 412 名接受关节翻修术患者进行了研究。为了排除急性 PJI 的病例，研究未纳入在初次关节置换术后 90 天内就诊的患者。接受二期翻修术的患者和根据 2018 年修改版 ICM 标准评分不明确的患者也被排除在外。所有患者在术前进行了血浆 D- 二聚体、ESR、CRP 和纤维蛋白原水平的测量，研究人员还记录了患者的人口统计学数据、并发症、手术数据及其他相关结果。根据修改后的 2018 年 ICM 标准（排除 CRP、D- 二聚体和 ESR），患者被分为无菌（0~3 分）、不确定（4~5 分）或感染（6 分及以上）三类。

结果显示，412 名患者的平均年龄为 66.7 岁 ±9.7 岁，76.9% 的患者被诊断为无菌，23.1% 的患者为感染。在感染组中，25.2% 的病例为培养阴性，培养阳性者中表皮葡萄球菌是最常见的致病菌，其次是甲氧西林敏感金黄色葡萄球菌和耐甲氧西林金黄色葡萄球菌。与无菌组相比，PJI 组的 CRP、D- 二聚体、ESR 和纤维蛋白原水平显著升高。CRP 在诊断 PJI 中的表现最佳，敏感性为 90.4%，特异性为 70.0%；D- 二聚体的敏感性为 81.3%，特异性为 81.7%；ESR 的敏感性为 73.9%，特异性为 85.2%；纤维蛋白原的敏感性为 74.7%，特异性为 75.4%。在 4 种标志物中，D- 二聚体的最佳诊断截止值为 664 ng/ml，而当敏感性设置为 100% 确定临界值时，D- 二聚体的特异性为 40.2%，其次是 ESR（特异性 3.3%）、纤维蛋白原（特异性 2.3%）和 CRP（特异性 0%）。统计学显示，D- 二聚体的阳性预测值（PPV 32.9%）最高，其次是 CRP（PPV 23.9%）、ESR（PPV 23.8%）和纤维蛋白原（PPV 23.6%）。研究还发现，单独使用血清标志物在诊断 PJI 中的效能优于多种其他标志物组合，但 CRP 和 D- 二聚体的组合表现最好。

最终，研究团队认为，血清 CRP 和 ESR 可作为接受关节翻修术患者常规检查的一部分。但这两种血液检测在用作筛查试验时，不能可靠地排除感染。血浆 D- 二聚体作为筛查试验优于 CRP 和 ESR，对 PJI 的诊断具有较高的特异性和敏感性。

4.71 假体周围感染不同样本类型之间细菌培养诊断敏感性的差别如何?

假体周围感染（PJI）是关节置换术的严重并发症，PJI 的诊断标准基于几种检查，如细菌培养、血液学检查、滑液检查和其他检查结果。细菌培养是一项重要的检查方式，具有很高的优先级，常于鉴定致病微生物和指导抗生素治疗。然而，在临床中遇到了许多培养阴性的 PJI 病例，占 PJI 病例的 7%~42.1%。既往有研究指出，细菌培养阴性可能与培养基及培养时间有关，然而针对培养样本类型的研究较少，目前常用的样本为术前的关节液、术中组织和假体的超声振荡液，有研究发现假体超声振荡液可提高 PJI 诊断的敏感性。然而，关于样本类型对培养结果的影响尚未达成共识。为了探究不同样本类型之间诊断特性的差异，日本学者 Kobayashi 等 [147] 进行了一项荟萃分析，研究团队筛选了有关术前液体样本细菌培养、术中组织样本细菌培养或假体超声液培养对 PJI 诊断敏感性和特异性的文章。排除了 2012 年以前发表的文章、非原创临床研究文章、专家意见、综述文章、荟萃分析、个案汇报和不可获取全文文章的研究。最终有 32 项研究被纳入分析，结果显示，术前关节液培养诊断 PJI 的综合敏感性为 0.63（95%CI：0.56~0.70），综合特异性为 0.96（95%CI：0.93~0.98）。术中组织样本培养的综合敏感性为 0.71（95%CI：0.63~0.79），综合特异性为 0.92（95%CI：0.86~0.96）。超声振荡液培养的综合敏感性为 0.78（95%CI：0.68~0.85），综合特异性为 0.91（95%CI：0.83~0.95）。研究发现，假体超声振荡液培养敏感性最高，而术前关节液培养敏感性最低。

该团队认为，与传统的培养方法相比（如术中组织培养和术前液体培养），假体超声振荡液培养显示出更好的敏感性，但在选择 DAIR 治疗时，假体超声振荡液无法获得。由于术中组织诊断准确性可能受采样位置和培养方法的影响，术前关节液培养敏感性较低，在适当的情况下应考虑采用假体超声振荡液培养，并配合术前关节液和术中组织培养。

4.72 膝关节置换术后感染一期翻修术中，哪个取样部位细菌培养阳性预示翻修后再感染率高?

假体周围感染（PJI）作为关节置换术后最严重的并发症之一，其发生率随着关节置换数量的增多而呈上升趋势。细菌培养是诊断 PJI 的金标准，其中合适的标本组织取样是保证最终结果可信的重要前提。由于术中假体周围组织块的采样通常是根据术者的经验来选取，不可避免会出现取样不当的情况，这样会导致出现假阴性的结果。许多学者侧重于研究如何提高培养阳性率，如收集 3~5 份假体周围组织标本、延长培养时间、利用超声振荡液培养、使用血培养瓶培养，但对于样本组织的理想位置及其与翻修后再感染之间相关性的研究鲜有报道。

Zanna 等 [148] 回顾性分析了 2009—2017 年共 87 例因 PJI 而行翻修手术的患者，其中翻修后再次感染者 42 例，翻修成功者 45 例，从初次 TKA 到翻修手术的平均时间为 15.6 个月，收集了术中样本数量和取样位置的数据，这些样本可分为软组织样本、浅层骨组织样本、深层骨组织（IM）样本。其中软组织样本包括皮下组织、关节囊、肌腱和滑膜；浅层骨组织样本包括骨 - 胫骨假体或骨 - 股骨假体界面；IM 样本包括深部股骨和胫骨髓腔。对取样部位和 PJI 之间相关性进行分析，结果显示：两组患者的年龄、性别、吸烟与一期膝关节翻修术后再次感染风险增加没有显著相关性。两组翻修术中分离出的病原菌也没有显著性差异，软组织和浅层骨组织的培养阳性率在两组之间相似。但翻修后再次感染的 IM 样本阳性率显著高于翻修成功组（112 个样本中有 34 个样本为阳性，阳性率为 30.4%）。单变量分析表明，TKA 翻修后再次感染与高 CCI（Charlson 合并症指数，是一种应用较为普遍的合并症评分体系，根据患者所患疾病的种类、数量及严重程度进行量化，然后对疾病的死亡风险进行预测）、IM 样本培养阳性及体重超过 100 kg 密切相关。多变量分析显示，这些因素是独立风险因素，其中 IM 培养阳性的比值比为 4.94，表明发生一期膝关节翻修感染性失败的风险增加。

由此可见，阳性 IM 培养样本与翻修术后再感染显著相关，对于 TKA 翻修后 IM 培养结果为阳性的患者，需要更长时间的术后抗生素治疗，以降低翻修后再感染的风险。此外，较高的 CCI 评分以及体重超过 100 kg 的患者因 PJI 行翻修术时，术后再感染的概率也会更高。

4.73 DAIR 对单髁置换术后感染的治疗效果如何?

假体周围感染（PJI）目前多采用 Tsukayama 分型，其分型标准为：Ⅰ型，术中培养阳性的感染；Ⅱ型，术后早期感染，包括浅表感染和深部感染（术后 4 周以内）；Ⅲ型，急性血源性感染；Ⅳ型，晚期慢性感染。急性 PJI 包括术后早期感染和急性血源性感染。保留假体清创以及抗生素应用（DAIR）适用于术后早期感染、假体稳定且固定良好、症状持续时间短、软组织良好且无窦道形成的病例。不少研究证明了 DAIR 在全膝关节置换术（TKA）后 PJI 的良好成功率，但是对于膝关节单髁置换术（UKA）后 PJI 应用 DAIR 缺乏大样本量的研究。

美国学者 McCormick[149] 回顾性研究了 2000—2022 年间接受 DAIR 治疗急性 UKA 术后 PJI 的患者，共 52 名，收集了患者的人口统计数据、美国麻醉医师协会评分、初次 UKA 到诊断 PJI 的时间、术中手术细节、细菌培养信息、DAIR 术后 1 年的成功率。结果显示：从初次 UKA 到诊断 PJI 的平均时间为 11.1 周（1.4~48 周），诊断时间与 1 年成功率之间没有相关性；52 名患者中有 30 名（57.6%）接受了广泛彻底的滑膜切除术，在 DAIR 中接受滑膜切除术的 30 名患者，有 26 名患者感染根除（86.7%），而未接受滑膜切除术的 22 名患者中，有 16 名患者感染根除（72.7%），手术滑膜切除术与感染根除之间存在正相关性。总体而言，DAIR 术后 1 年时感染控制成功率为 80.8%（42/52）。在 DAIR 成功患者中，6 例（14.3%）在 5 年内因关节炎进展而需要转为 TKA。此外，10 例失败患者中有 7

例感染了甲氧西林敏感金黄色葡萄球菌（MSSA）或耐甲氧西林金黄色葡萄球菌（MRSA）。

对急性 UKA 术后 PJI 的患者，DAIR 是一种有效且安全的治疗方式。研究中 70% 的失败是由于 MSSA 或 MRSA 引起的，因此对于患有葡萄球菌感染（尤其是 MRSA 感染）的患者，应考虑进行一期或二期关节翻修手术。在 DAIR-UKA 期间对滑膜进行彻底切除，可以提高 1 年内成功根除 PJI 的可能性。9.6% 的患者在 1 年内出现骨关节炎快速进展，需要转为 TKA，这凸显了早期积极治疗 UKA 术后 PJI 的重要性。

4.74 滑液抗原检测对诊断膝关节假体周围感染的准确性如何？

目前全膝关节置换术后假体周围感染（PJI）的诊断主要依靠临床症状和微生物学检测，后者主要通过血、关节液培养和取出内植物进行细菌培养等手段进行检测。由于抗生素的使用，往往使培养结果出现假阴性。除常规的 X 线检查和放射性核素等影像学检查外，PJI 的实验室检查包括关节穿刺培养、血清学和免疫学检查、假体周围组织切片组织学检查和分子生物学检查等。滑液抗原检测是通过检测滑液中针对细菌抗原所产生抗体来进行诊断，是一种快速微创的诊断方法，但是其诊断效能不得而知。

最近在 Tarabichi[150] 的一项研究中比较了滑液抗原检测与传统培养对于诊断 PJI 的可靠性，回顾性研究了 526 例因 PJI 行翻修手术的患者，记录滑液标志物结果、组织病理学分析和培养结果（术前滑液培养和术中培养）的数据，结果显示：病原微生物培养阳性率为 86.4%，敏感性为 75.2%，特异性为 97.5%；而滑液抗原检测阳性率为 80.2%、敏感性为 61.6%，特异性为 98.8%。传统微生物培养的阳性率明显高于滑液抗原检测，但在细菌培养为阴性的病例中，有 41.9% 的滑液抗原检测呈阳性，说明细菌培养的假阴性率高，结果可能不准确。滑液抗原检测只能检测 4 类病原体抗原，即葡萄球菌属、肠球菌属、念珠菌属和痤疮丙酸杆菌，假阴性率 ＞20%，而且滑液抗原检测并不能进行药敏试验，不能指导抗生素的使用。

总的来说，尽管滑液抗原检测具有检测速度快的优点，但在 Tarabichi 的研究中，因其检测病菌种类较少、不能进行药敏试验等，使之没有证据支持其诊断 PJI 比传统的细菌培养更好，因此在滑液有限的情况下，应先对其进行常规细菌培养。另外，滑液抗原检测目前由商业公司进行，导致其检测成本较高。

4.75 妥布霉素联合万古霉素间隔物与头孢他啶联合万古霉素间隔物相比，二者对 PJI 的疗效有区别吗？

二期翻修是治疗 TKA 术后慢性感染的金标准，尤其是对于慢性感染的治疗。在二期翻修手术之前，植入抗生素骨水泥间隔物也已成为许多骨科医生的共同选择，抗生素骨水泥间隔物能在局部持续释放抗生素，并与全身静脉应用抗生素相结合，达到治疗感染的目的。旷置术中局部应用抗生素骨水泥可在局部持续缓慢地释放高浓度抗生素，同时又能够减少药物全身应用引发的毒性反应及其他副作用，TKA 术后假体周围感染（PJI）以革兰氏阳性球菌（金黄色葡萄球菌）及革兰氏阴性杆菌最多见，万古霉素作为最常用且有效的广谱抗革兰氏阳性耐药菌抗生素，在骨科感染的预防及治疗中被广泛使用，而氨基糖苷类药物如妥布霉素、庆大霉素等则对革兰氏阴性杆菌有效。普遍认为糖肽类（万古霉素）和氨基糖苷类（妥布霉素或庆大霉素）的组合是制作抗生素骨水泥以根除 PJI 的最佳抗生素组合，随着万古霉素、庆大霉素和妥布霉素在临床上的大量使用，有关其不良反应的报道也越来越多，如急性肾损伤、听力损伤、过敏等。已有研究表明，头孢菌素的抗感染效果与广谱抗生素相近，第三代头孢菌素有头孢他啶、头孢曲松钠等，其组织穿透性强，能广泛分布于体内，其抗菌谱更广，对革兰氏阴性菌的抗菌活性更强，对化脓性链球菌及肺炎链球菌具有抑菌作用。

Lewis 等[151]为了比较妥布霉素 - 万古霉素间隔物与头孢他啶 - 万骨霉素间隔物的疗效区别，回顾性研究了 243 名因 PJI 行二期翻修手术的患者，127 例使用妥布霉素 - 万古霉素间隔物（万古霉素组），116 例使用头孢他啶 - 万古霉素间隔物（头孢他啶组）。两组之间的 BMI、Charlson 合并症指数、美国麻醉医师协会体质状态分类系统、性别、糖尿病或全身万古霉素治疗均没有统计学差异。在一期治疗 1 年后，妥布霉素组感染复发率为 9.8%，而头孢他啶组为 7.8%（P=0.60）。最终随访结果无明显差异；妥布霉素组平均最终随访时间为 48 个月，头孢他啶组平均最终随访时间为 21 个月，头孢他啶组有 10 名患者接受重复一期治疗，妥布霉素组有 12 名患者接受重复一期治疗，两者之间并没有明显差异。头孢他啶组与妥布霉素组相比，每 100 名患者可节省 68 550 美元的费用。

对于 PJI 的治疗，抗生素骨水泥的主要作用在于控制感染并消灭死腔。临床上通常会在一期手术中取出假体，并对感染灶进行彻底清创后植入抗生素骨水泥来控制感染，待感染得到控制后再择期进行二期手术植入假体。Lewis 的研究表明，使用头孢他啶 - 万古霉素骨水泥在一期翻修手术中的效果与使用妥布霉素 - 万古霉素骨水泥的效果相似，而且头孢他啶比妥布霉素具有明显的成本优势，这可能会提高其在 PJI 治疗中的价值。

4.76　膝关节单髁置换术后 PJI 如何处理?

膝关节单髁置换（UKA）术后假体周围感染（PJI）的发生率仅为 0.2%~1.0%，仅占所有 UKA 术后翻修的 5%[152]，UKA 术后 PJI 的病例明显少于 TKA。

对于 UKA 术后感染的诊断，除了可采用 TKA 术后感染的诊断方法与标准之外，特别应提出滑液中的 α- 防御素和 D- 二聚体对诊断 UKA 术后 PJI 具有高度特异性，关节炎的细菌培养基分子诊断的二代测序等均是诊断 UKA 术后 PJI 的有效方法。

UKA 术后 PJI 的治疗主要包括：保留假体清创术（DAIR）、一期翻修、二期翻修。无论采用哪种方法，在治疗中应先明确致病菌及其敏感的抗生素，抗生素的选择十分重要。

保留假体清创术（DAIR）

采用 DAIR 治疗时，要先明确该方法的适应证：UKA 术后早期 PJI，也就是急性 PJI，一般发生在 4 周内，切口周围皮肤无明显炎性反应，没有窦道形成，X 线片示假体没有松动，关节液的细菌培养有明确的细菌诊断，同时有可靠的抗生素敏感试验。针对这类病例可采用 DAIR 治疗。治疗时需延长原 UKA 切口，彻底切除关节内的滑膜组织及炎性组织，使用过氧化氢及碘伏（为增加碘伏的渗透力，用完纯碘伏后，将其用生理盐水稀释至 1∶3 的碘伏液）浸泡，并反复冲洗、浸泡，浸泡时间不少于 15 分钟，浸泡过后更换新的衬垫，术后继续应用敏感抗生素治疗（图 4-3）。

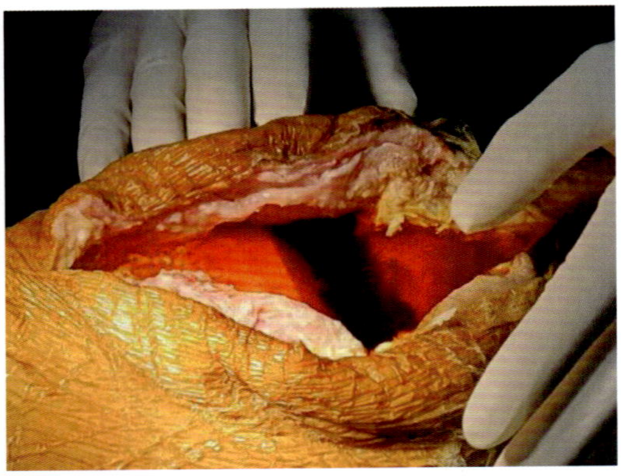

图 4-3　稀释碘伏浸泡

Hernandez 等 [153] 的临床观察显示，接受 DAIR 治疗的患者中，5 年无 PJI 复发的成功率为 61%，与 TKA 术后 PJI 采用 DAIR 治疗的成功率相仿。

一期翻修

采用一期翻修治疗 UKA 术后 PJI 也有报道，但均翻修成 TKA[154]，UKA 术后 PJI 采用一期翻修的成功率与 TKA 术后 PJI 一期翻修成功率相仿。

单髁置换只是单间室安装假体，其他部位仍然是正常骨与软骨，一旦发生感染将涉及全关节的感染，因此，在全膝关节内的炎性感染中，不可以单纯更换单髁假体，即使 UKA 感染一期翻修，也要行全膝关节置换，否则难以成功。

二期翻修

UKA 术后 PJI 二期置换，也是学者认可的治疗方法，对于二期置换，目前有以下两种手术方式。

第一种是关节切开，彻底清创，同 TKA 感染一样处理，然后放入骨水泥间隔物。应注意如何做间隔物，UKA 感染需将假体移除，但关节内骨与软骨、滑膜、关节囊及韧带等仍然是炎症状态，大量细菌渗入各种组织中，因此在做骨水泥间隔物时必须像做全膝置换那样进行股骨五个面截骨，股骨也要按单髁置换时的平面截平胫骨近端，然后按这些截骨面制作含有抗生素的骨水泥间隔物，一种是用模具挤压成关节假体样的骨水泥间隔物，另一种用手捏成类似关节形状的骨水泥间隔物（图 4-4）。

术后应用敏感抗生素 6 周，待 3~5 个月后关节内感染彻底得到控制，再行二次手术移除间隔物，装入新的关节假体。

根据骨缺损情况，可采用金属块或植骨来解决骨缺损，根据情况可采用胫骨及股骨侧假体延长杆。

第二种是 Yun 等 [155] 报道的较为少见的改良治疗方法，即一期移除感染的单髁假体，关节内彻底清创，将取下来的股骨及胫骨假体进行清理，去除表面的骨水泥，并采用高压无菌消毒后，以含有 2.4 g 妥布霉素及 4 g 万古霉素的骨水泥重新将消毒后的假体植入，并安装一个新的聚乙烯衬垫，待感染彻底控制后再进行二期翻修。二期翻修时，取出原单

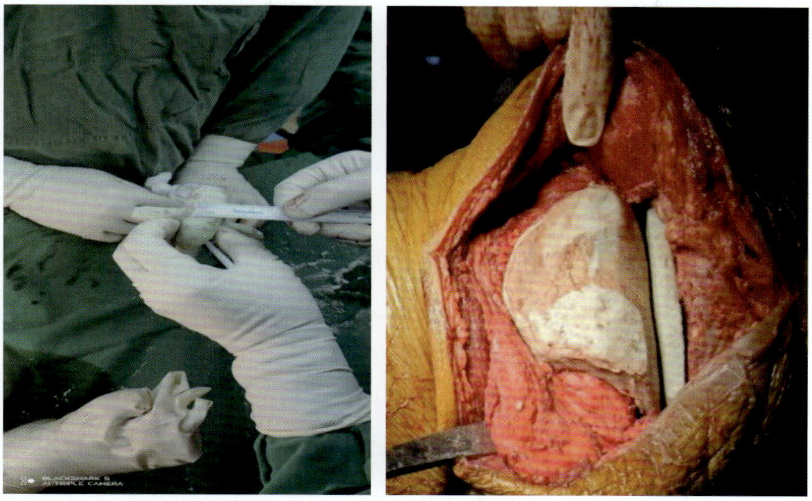

图 4-4　徒手捏骨水泥间隔物

髁假体，改为 TKA 翻修。由于改良的二期翻修保留了原来关节内骨及软骨的结构，其他间室骨与软骨基本正常，再行二期翻修比较容易，可不采用金属块、植骨及假体延长杆。术中将无菌的假体重新植入，术后可允许患者负重行走，保持了膝关节的活动功能。

总之，UKA 术后发生 PJI 非常少见，目前很多学者对 UKA 术后 PJI 的诊断与治疗研究较少，特别是对于 UKA 术后 PJI 与 TKA 术后 PJI 在诊断上的区别应进一步研究与探讨。在治疗方面，与 TKA 术后 PJI 的处理类似，只是制作抗生素骨水泥间隔物时对于未置换间室的骨与软骨以及韧带的处理，文献报道不一，需要学者们进一步研究与探讨。

4.77　对于人工关节假体周围感染，抗生素应用的国际共识是什么？

假体周围感染（PJI）是导致人工关节置换术后失败的最常见原因之一。在 PJI 治疗中，不管何种手术方法，都离不开抗生素的应用。因此，世界各地专家们对 PJI 治疗中抗生素的应用建议提出了新版国际共识，但其内容繁多，意见不一。张先龙教授全面客观地给予解读及总结，并提出以下 4 项建议，这对临床治疗 PJI 起到了很好的指导作用。

获得明确诊断前抗生素的应用

在 PJI 治疗中，很关键的问题是确诊 PJI 的致病菌，只有明确导致发病的致病菌及其对抗生素的敏感性，才能对症下药，获得治疗成功。对于高度怀疑 PJI 的患者，在其做细菌培养前应用抗菌药物将严重影响培养结果，导致无法明确真正的致病菌，这为抗生素的应用设置了难题。因此，专家们指出，在获得明确诊断之前过早使用抗生素将影响 PJI 的准确诊断，不仅会影响细菌培养的结果，也会影响其他检测指标的准确性，如血清 C 反应蛋白、红细胞沉降率以及关节液中白细胞等。故在细菌培养之前，必须停止应用抗菌药物 2 周以上。

保留假体清创术后抗生素的应用

Marculescu 等[152]临床研究表明，保留假体清创术后不应用利福平，其成功率为50%~60%，而应用利福平联合其他抗生素后，其成功率可达到90%。曾有学者指出，对于葡萄球菌导致的人工关节感染，接受保留假体清创术或者一期翻修，需要使用具有对抗生物膜活性的药物，提议使用利福平。但必须注意的是，利福平必须要与另一种抗生素联合使用方可有效。单独应用利福平很快会产生细菌的耐药性。文献报道，与氟喹诺酮类药物联合应用效果更佳。对于 MRSA 导致的人工关节感染，在保留假体清创术后静脉应用抗生素和口服利福平 1~6 周，然后应用利福平联合其他口服抗生素 3 个月。对于革兰氏阴性菌导致的假体感染，在采用保留假体清创术后，根据细菌培养的药敏试验结果应用敏感抗生素 6~12 周。若药敏试验显示对氟喹诺酮类药物敏感，可首选氟喹诺酮类抗生素。

保留假体清创术后关节内抗生素的应用一直是学界争议的课题。有的学者在保留假体清创术中，在关节内放置抗生素骨水泥链，其成功率达到75%~100%，但其缺点是将来还需切开取出。但用负载抗生素的可吸收硫酸钙颗粒则不需要再取出。

实际临床上有较多医生采用关节腔直接注射抗生素，其在关节腔内可保留较长时间以起到灭菌作用。有报道其效果理想，但也有学者持反对意见。因此，关节腔内注射抗生素仍没有完全统一的方法，至于疗效则众说纷纭。

一期翻修术后抗生素的应用

多数医生采用的常规术式的二期翻修，但是近年来，一期翻修在正确选择适应证的情况下，其成功率与二期翻修的效果相仿。而且接受一期翻修的理念越来越受到人们的认可，一期翻修手术逐渐增多。然而，与二期翻修相比，抗菌药物的正确使用对于一期翻修成功与否更为重要。在2013年假体周围感染国际共识中，对于葡萄球菌感染的病例，建议根据药敏试验结果静脉使用敏感的抗生素联合利福平口服至术后 2~6 周。继之以利福平 + 环丙沙星 / 左氧氟沙星（或复方磺胺甲噁唑、米诺环素、多西环素、第一代头孢菌素或抗金黄色葡萄球菌青霉素）口服治疗，总疗程 3 个月。而对于非葡萄球菌感染的病例，建议根据药敏试验结果静脉应用敏感的抗生素或者利用较高的药物作用的口服药物 4~6 周。随后可以根据情况长期应用抑制性抗生素。在2018年的国际共识中，相关建议修改为：在一期翻修情况下，静脉抗生素应当使用 10~14 天，然后使用口服抗生素。一般来说，抗生素治疗 4~6 周的总时间已足够充分。但这一建议并没有受到广大专家的认可，赞成票只有73%，说明很多专家认为证据不足，没有足够的说服力。事实上有多项研究提示，适当延长抗生素的治疗时间对翻修术后特别是保留假体清创术后成功率更高。所以，众多学者对2018年国际共识中关于缩短用药时限的建议并不完全认可，还应当进一步研究探讨。

二期翻修中抗生素的应用

文献报道关节型间隔物的活动性并不影响抗感染的结局。抗感染成功的关键是间隔物中加入的抗生素有效。新版国际共识建议，骨水泥中加入的抗生素应当根据致病菌及药敏试验的敏感性来选择。在培养阴性的 PJI 患者中，骨水泥中应加入广谱抗生素，这一建议获得了 94% 的专家认可。具体来说，在由 MRSA 导致的假体感染，骨水泥中应加入万古霉素，但对于万古霉素耐药的菌株，要根据具体情况采用个体化决策。必要时请微生物专家共同协作。

对于植入间隔物后全身抗生素的应用，应根据药敏试验用药 2~6 周，静脉给药，也可给予口服药物。口服给药的时限应根据患者情况，可以适当延长使用时间。

总之，PJI 的治疗中抗菌药物是不可缺少的。至于如何使用抗生素，要根据发病时间、病原微生物的种类与特点以及患者自身情况，只有科学合理地应用，才能取得手术成功。

第一部分参考文献

[1] 王慰年.人工膝关节理论基础与临床应用[M].上海:复旦大学出版社,2004.
[2] Weber P, Gollwitzer H. Arthroplasty of the knee: current techniques for implant alignment[J]. Z Orthop Unfall, 2022, 160(2): 149-159.
[3] Freeman MA, Swanson SA, Todd RC, et al. Total replacement of the knee using the Freeman-Swanson knee prosthesis[J]. Clin Orthop Relat Res, 1973(94): 153-170.
[4] Insall J, Ranawat CS, Scott WN, et al. Total condylar knee replacement: preliminary report. 1976[J]. Clin Orthop Relat Res, 2001(388): 3-6.
[5] Patil S, McCauley JC, Pulido P, et al. How do knee implants perform past the second decade? Nineteen-to 25-year followup of the Press-fit Condylar design TKA[J]. Clin Orthop Relat Res, 2015, 473(1): 135-140.
[6] 李俊彦,熊靓,潘建康,等.全膝关节置换术对线理念的研究现状[J].中国矫形外科杂志,2021,29(23): 2149-2153.
[7] Vanlommel L, Vanlommel J, Claes S, et al. Slight undercorrection following total knee arthroplasty results in superior clinical outcomes in varus knees[J]. Knee Surg Sports Traumatol Arthrosc, 2013, 21(10): 2325-2330.
[8] Iranpour F, Merican AM, Dandachli W, et al. The geometry of the trochlear groove[J]. Clin Orthop Relat Res, 2010, 468(3): 782-788.
[9] Eckhoff DG, Bach JM, Spitzer VM, et al. Three-dimensional mechanics, kinematics, and morphology of the knee viewed in virtual reality[J]. J Bone Joint Surg Am, 2005, 87(2): 71-80.
[10] Coughlin KM, Incavo SJ, Churchill DL, et al. Tibial axis and patellar position relative to the femoral epicondylar axis during squatting[J]. J Arthroplasty, 2003, 18(8): 1048-1055.
[11] Rivière C, Iranpour F, Harris S, et al. The kinematic alignment technique for TKA reliably aligns the femoral component with the cylindrical axis[J]. Orthop Traumatol Surg Res, 2017, 103(7): 1069-1073.
[12] Koh IJ, Lin CC, Patel NA, et al. Kinematically aligned total knee arthroplasty reproduces more native rollback and laxity than mechanically aligned total knee arthroplasty: A matched pair cadaveric study[J]. Orthop Traumatol Surg Res, 2019, 105(4): 605-611.
[13] Shelton TJ, Howell SM, Hull ML. A total knee arthroplasty is stiffer when the intraoperative tibial force is greater than the native knee[J]. J Knee Surg, 2019, 32(10): 1008-1014.
[14] Laende EK, Richardson CG, Dunbar MJ. A randomized controlled trial of tibial component migration with kinematic alignment using patient-specific instrumentation versus mechanical alignment using computer-assisted surgery in total knee arthroplasty[J]. Bone Joint J, 2019, 101(8): 929-940.
[15] Howell SM, Shelton TJ, Hull ML. Implant Survival and Function Ten Years After Kinematically Aligned Total Knee Arthroplasty[J]. J Arthroplasty, 2018, 33(12): 3678-3684.
[16] Young SW, Sullivan NPT, Walker ML, et al. No Difference in 5-year Clinical or Radiographic Outcomes Between Kinematic and Mechanical Alignment in TKA: A Randomized Controlled Trial[J]. Clin Orthop Relat Res, 2020, 478(6): 1271-1279.
[17] Yeo JH, Seon JK, Lee DH, et al. No difference in outcomes and gait analysis between mechanical and kinematic knee alignment methods using robotic total knee arthroplasty[J]. Knee Surg Sports Traumatol Arthrosc, 2019, 27(4): 1142-1147.
[18] Luo Z, Zhou K, Peng L, et al. Similar results with kinematic and mechanical alignment applied in total knee arthroplasty[J]. Knee Surg Sports Traumatol Arthrosc, 2020, 28(6): 1720-1735.
[19] Woon JTK, Zeng ISL, Calliess T, et al. Outcome of kinematic alignment using patient-specific instrumentation versus mechanical alignment in TKA: a meta-analysis and subgroup analysis of randomised trials[J]. Arch Orthop Trauma Surg, 2018, 138(9): 1293-1303.
[20] Courtney PM, Lee GC. Early Outcomes of Kinematic Alignment in Primary Total Knee Arthroplasty: A Meta-Analysis of the Literature[J]. J Arthroplasty, 2017, 32(6): 2028-2032.
[21] Winnock de Grave P, Kellens J, Luyckx T, et al. Inverse Kinematic Alignment for Total Knee Arthroplasty[J].

Orthop Traumatol Surg Res, 2022, 108(5): 103305.
[22] Almaawi AM, Hutt JRB, Masse V, et al. The Impact of Mechanical and Restricted Kinematic Alignment on Knee Anatomy in Total Knee Arthroplasty[J]. J Arthroplasty, 2017, 32(7): 2133-2140.
[23] Vendittoli PA, Martinov S, Blakeney WG. Restricted kinematic alignment, the fundamentals, and clinical applications[J]. Front Surg, 2021, 8: 697020.
[24] Matassi F, Pettinari F, Frasconà F, et al. Coronal alignment in total knee arthroplasty: a review[J]. J Orthop Traumatol, 2023, 24(1): 24.
[25] Vendittoli PA, Martinov S, Blakeney WG. Restricted Kinematic Alignment, the Fundamentals, and Clinical Applications[J]. Front Surg, 2021, 8: 697020.
[26] MacDessi SJ, Griffiths-Jones W, Chen DB, et al. Restoring the constitutional alignment with a restrictive kinematic protocol improves quantitative soft-tissue balance in total knee arthroplasty: a randomized controlled trial[J]. Bone Joint J, 2020, 102(1): 117-124.
[27] Oussedik S, Abdel MP, Victor J, et al. Alignment in total knee arthroplasty[J]. Bone Joint J, 2020, 102(3): 276-279.
[28] Hungerford DS, Kenna RV, Krackow KA. The porous-coated anatomic total knee[J]. Orthop Clin North Am, 1982, 13(1): 103-122.
[29] Weber P, Gollwitzer H. Arthroplasty of the Knee: Current Techniques for Implant Alignment[J]. Z Orthop Unfall, 2022, 160(2): 149-159.
[30] Kayani B, Konan S, Ayuob A, et al. Robotic technology in total knee arthroplasty: a systematic review[J]. EFORT Open Rev, 2019, 4(10): 611-617.
[31] Ko DO, Lee S, Kim JH, et al.The influence of femoral internal rotation on patellar tracking in total knee arthroplasty using gap technique[J]. Clin Orthop Surg, 2021, 13(3): 352-357.
[32] Matassi F, Pettinari F, Frasconà F, et al. Coronal alignment in total knee arthroplasty: a review[J]. J Orthop Traumatol, 2023, 24(1): 24.
[33] 王成焘. 骨科植入物工程学[M]. 上海: 上海交通大学出版社, 2016.
[34] 王伟, 刘振, 刘军, 等. 全膝关节置换术中是否需要保留后交叉韧带?[J]. 浙江大学学报(医学版), 2018, 47(03): 313-319.
[35] Insall JN, Easley ME. Surgical techniques and instrumentation in total knee arthroplasty[M]// Scott WN, Scuderi GR. Insall & Scott Surgery of the Knee. New York: Churchill Livingstone, 2001.
[36] Fukagawa S, Matsuda S, Tashiro Y, et al. Posterior displacement of the tibia increases in deep flexion of the knee[J]. Clin Orthop Relat Res, 2010, 468(4): 1107-1114.
[37] 罗世兴, 赵劲民, 苏伟. 人工全膝关节假体选择的研究进展[J].中国修复重建外科杂志, 2010, 24(03): 301-303.
[38] Conditt MA, Noble PC, Bertolusso R, et al. The PCL significantly affects the functional outcome of total knee arthroplasty[J]. J Arthroplasty, 2004, 19(7 Suppl 2): 107-112.
[39] 凌卓彦, 李柳炳, 董启榕. 全膝关节置换术中切除后交叉韧带的优缺点[J].中国骨与关节损伤杂志, 2009(10): 958-960.
[40] 罗世兴, 赵劲民, 苏伟. 人工全膝关节假体选择的研究进展[J].中国修复重建外科杂志, 2010, 24(03): 301-303.
[41] Sando T, McCalden RW, Bourne RB, et al. Ten-year results comparing posterior cruciate-retaining versus posterior cruciate-substituting total knee arthroplasty[J]. J Arthroplasty, 2015, 30(2): 210-215.
[42] Pritchett JW. Patients prefer a bicruciate-retaining or the medial pivot total knee prosthesis[J]. J Arthroplasty, 2011, 26(2): 224-228.
[43] 刘冠杰, 陈印忠, 徐栋, 等. 保留前后交叉韧带的全膝关节置换研究进展[J].中国矫形外科杂志, 2023, 31(6): 529-532.
[44] Townley CO. The anatomic total knee resurfacing arthroplasty[J].Clin Orthop Relat Res, 1985(192): 82-96.
[45] Kaneko T, Mochizuki Y, Hada M, et al. Greater postoperative relatively medial loose gap at 90° of flexion for varus knees improves patient-reported outcome measurements in anatomical bi-cruciate retaining total knee

arthroplasty[J]. Knee, 2020, 27(5): 1534-1541.
[46] Christensen JC, Brothers J, Stoddard GJ, et al. Higher Frequency of Reoperation With a New Bicruciate-retaining Total Knee Arthroplasty[J]. Clin Orthop Relat Res, 2017, 475(1): 62-69.
[47] De Mulder J, Berger P, Vandenneucker H. Bicruciate retaining total knee arthroplasty : results throughout history[J]. Acta Orthop Belg, 2021, 87(1): 73-83.
[48] Cools AS, Luyckx T, Victor J, et al. Bicruciate retaining total knee arthroplasty: current state and future promise[J]. Acta Orthop Belg, 2023, 89(3): 423-428.
[49] Theodoulou A, Bramwell DC, Spiteri AC, et al. The Use of Scoring Systems in Knee Arthroplasty: A Systematic Review of the Literature[J]. J Arthroplasty, 2016, 31(10): 2364-2370.
[50] Dennis DA, Komistek RD, Mahfouz MR, et al. Multicenter determination of in vivo kinematics after total knee arthroplasty[J]. Clin Orthop Relat Res, 2003, 416: 37-57.
[51] Lee SY, Matsui N, Kurosaka M, et al. A posterior-stabilized total knee arthroplasty shows condylar lift-off during deep knee bends[J]. Clin Orthop Relat Res, 2005(435): 181-184.
[52] Kuroyanagi Y, Mu S, Hamai S, et al. In vivo knee kinematics during stair and deep flexion activities in patients with bicruciate substituting total knee arthroplasty[J]. J Arthroplasty, 2012, 27: 122-128.
[53] Inui H, Taketomi S, Yamagami R, et al. The relationship between anteroposterior stability and medial-lateral stability of the bi-cruciate stabilized total knee arthroplasty[J]. Knee, 2018, 25(6): 1247-1253.
[54] Kaneko T, Kono N, Mochizuki Y, et al. Bi-cruciate substituting total knee arthroplasty improved medio-lateral instability in mid-flexion range(Article)[J]. Journal of Orthopaedics, 2017, 14(1): 201-206.
[55] Puloski SK, McCalden RW, MacDonald SJ, et al. Tibial post wear in posterior stabilized total knee arthroplasty. An unrecognized source of polyethylene debris[J]. J Bone Joint Surg Am, 2001, 83(3): 390-397.
[56] Li G, Papannagari R, Most E, et al. Anterior tibial post impingement in a posterior stabilized total knee arthroplasty[J]. J Orthop Res, 2005, 23(3): 536-541.
[57] Sun K, Wu Y, Wu L, et al. Comparison of clinical outcomes among total knee arthroplasties using posterior-stabilized, cruciate-retaining, bi-cruciate substituting, bi-cruciate retaining designs: a systematic review and network meta-analysis[J]. Chin Med J (Engl), 2023, 136(15): 1817-1831.
[58] Schimmel JJ, Defoort KC, Heesterbeek PJ, et al. Bicruciate substituting design does not improve maximal flexion in total knee arthroplasty: a randomized controlled trial[J]. J Bone Joint Surg Am, 2014, 96(10): e81.
[59] 国家卫生健康委办公厅. 髋膝关节置换术操作规范(2022年版)[EB/OL].[2022-03-18]. http: //www.nhc.gov.cn/cms-search/downFiles/006af8a1630e4db2beb5aea92cc2e8b1.pdf.
[60] Volkmar AJ, Elrod R, Vickery JW, et al. Cruciate Substituting Implants in Primary Total Knee Arthroplasty[J]. Adv Orthop, 2022, 2022: 2676715.
[61] Stiehl JB, Voorhorst PE, Keblish P, et al. Comparison of range of motion after posterior cruciate ligament retention or sacrifice with a mobile bearing total knee arthroplasty[J]. Am J Knee Surg, 1997, 10(4): 216-220.
[62] Zhang J, Li E, Zhang Y. Prostheses option in revision total knee arthroplasty, from the bench to the bedside: (1) basic science and principles[J]. EFORT Open Rev, 2022, 7(2): 174-187.
[63] Watts DT, Kendoff D, Sussmann P, et al. A comparison of joint line height after revision total knee replacement using a rotating hinge versus a condylar revision knee system[J]. J Clin Orthop Trauma, 2023, 47: 102315.
[64] 郑润龙, 黄迅悟. 人工膝关节置换假体的选择[J].中国医疗设备, 2015, 30(10): 20-24.
[65] 刘曙光, 王军伟, 张育民, 等. 髁限制型假体在复杂内翻膝关节置换中的应用[J]. 陕西医学杂志, 2015(6): 686-688.
[66] 肖建生. 人工膝关节置换假体的选择[J].中国医疗器械信息, 2017, 23(14): 24-25.
[67] Sabatini L, Risitano S, Rissolio L, et al. Condylar constrained system in primary total knee replacement: our experience and literature review[J]. Ann Transl Med, 2017, 5(6): 135.
[68] Vasso M, Beaufils P, Schiavone Panni A. Constraint choice in revision knee arthroplasty[J]. Int Orthop, 2013, 37(7): 1279-1284.
[69] Sabatini L, Risitano S, Rissolio L, et al. Condylar constrained system in primary total knee replacement: our experience and literature review[J]. Ann Transl Med, 2017, 5(6): 135.

[70] 郭丽英. 旋转式铰链膝关节置换术护理[J]. 当代护士: 下旬刊, 2013(2): 1.
[71] 郑秋坚, 肖丹, 刘斌. 旋转铰链式人工膝关节假体临床应用的初步体会[J]. 广东医学杂志, 2006(4): 508-509.
[72] 肖丹, 郑秋坚, 刘斌. 旋转铰链式膝关节假体临床使用的初步体会[J]. 岭南现代临床外科, 2006(05): 359-360.
[73] 李佩佳, 赵汉平, 刘明, 等. 可旋转铰链式膝关节置换的初步报告[J].中国矫形外科杂志, 2003, (22): 27-29.
[74] 殷增光, 赵劲松, 杨腾, 等. 铰链式人工膝关节置换治疗脊髓痨引发夏科氏关节1例[J].中国组织工程研究, 2012, 16 (13): 4.
[75] 严广斌. 可旋转铰链式膝关节假体[J].中华关节外科杂志(电子版), 2015(6): 803.
[76] 白剑锋, 贺靠团, 黄永玲, 等. 人工膝关节设计相关问题分析[J].中国康复医学杂志, 2006, 21(7): 5.
[77] Kouk S, Rathod PA, Maheshwari AV, et al. Rotating hinge prosthesis for complex revision total knee arthroplasty: A review of the literature[J]. J Clin Orthop Trauma, 2018, 9(1): 29-33.
[78] 路凡, 耿彬, 滕飞, 等. 多半径与单半径全膝关节假体的研究进展[J].中国矫形外科杂志, 2020, 28(23): 4.
[79] Frankel VH, Burstein AH, Brooks DB. Biomechanics of internal derangement of the knee. Pathomechanics as determined by analysis of the instant centers of motion[J]. J Bone Joint Surg Am, 1971, 53(5): 945-962.
[80] 任鹏, 柴伟, 陈继营, 等. 单半径后交叉韧带替代型假体人工膝关节置换术短期临床效果及放射学结果分析[J].中国临床医生杂志, 2015(5): 53-56.
[81] 王卓, 张琦, 吴奇, 等. 全膝关节置换术后皮温与血清指标变化的相关性研究[J]. 现代生物医学进展, 2018, 18(5): 889-893.
[82] 贺朋军. 单半径假体全膝关节置换术治疗重度膝骨性关节炎的效果[J]. 河南医学研究, 2021(025): 030.
[83] Fitzpatrick CK, Clary CW, Rullkoetter PJ. The Influence of Design on TKR Mechanics During Activities of Daily Living. 58th Annual Meeting of the Orthopaedic Research Society[R]. San Francisco, CA, 2012,
[84] Stiehl JB, Komistek RD, Dennis DA. Detrimental Kinematics of a Flat on Flat Total Condylar Arthroplasty[J]. Clin Orthop Relat Res, 1999(365): 139-148.
[85] 北京力达康.膝关节假体半径区别知多少[EB/OL].[2020-10-28]. https: //mp.weixin.qq.com/s/lT04OVNbxVH9oMy6y5mZhA.
[86] Ezechieli M, Dietzek J, Becher C, et al. The influence of a single-radius-design on the knee stability[J]. Technol Health Care, 2012, 20(6): 527-534.
[87] Liu S, Long H, Zhang Y, et al. Meta-Analysis of Outcomes of a Single-Radius Versus Multi-Radius Femoral Design in Total Knee Arthroplasty[J]. J Arthroplasty, 2016, 31(3): 646-654.
[88] Lee WC, Bin Abd Razak HR, Allen JC, et al. Achieving Minimum Clinically Important Difference in Oxford Knee Score and Short Form-36 Physical Component Summary Is Less Likely with Single-Radius Compared with Multiradius Total Knee Arthroplasty in Asians[J]. J Knee Surg, 2019, 32(3): 227-232.
[89] Li M, Fu G, Huang W, et al. Alterations of kinematics in knees after single versus multiple radius femoral prostheses total knee arthroplasty: a retrospective study[J]. BMC Musculoskelet Disord, 2020, 21(1): 434.
[90] 彭正午, 王波, 黄添隆, 等. 单半径和多半径后稳定型膝关节假体疗效的Meta分析[J].中华关节外科杂志(电子版), 2020, 14(04): 461-468.
[91] Collados-Maestre I, Lizaur-Utrilla A, Gonzalez-Navarro B, et al. Better functional outcome after single-radius TKA compared with multi-radius TKA[J]. Knee Surg Sports Traumatol Arthrosc, 2017, 25(11): 3508-3514.
[92] Palmer J, Sloan K, Clark G. Functional outcomes comparing Triathlon versus Duracon total knee arthroplasty: does the Triathlon outperform its predecessor?[J]. Int Orthop, 2014, 38(7): 1375-1378.
[93] Scott CE, Clement ND, MacDonald DJ, et al. Five-year survivorship and patient-reported outcome of the Triathlon single-radius total knee arthroplasty[J]. Knee Surg Sports Traumatol Arthrosc, 2015(6): 1676-1683.
[94] Hinarejos P, Puig-Verdie L, Leal J, et al. No differences in functional results and quality of life after single-radius or multiradius TKA[J]. Knee Surg Sports Traumatol Arthrosc, 2016, 24(8): 2634-2640.
[95] Kim DH, Kim DK, Lee SH, et al. Is Single-Radius Design Better for Quadriceps Recovery in Total Knee Arthroplasty?[J]. Knee Surg Relat Res, 2015, 27(4): 240-246.

[96] 江帆, 毛静研, 童雯雯, 等. 单半径与多半径假体全膝关节置换术治疗重度膝关节骨性关节炎的疗效比较[J].中国骨与关节损伤杂志, 2020, 35(4): 394-396.
[97] Hinarejos P, Puig-Verdie L, Leal J, et al. No differences in functional results and quality of life after single-radius or multiradius TKA[J]. Knee Surg Sports Traumatol Arthrosc, 2016, 24(8): 2634-2640.
[98] Chang MJ, So S, Park CD, et al. Long-term follow-up and survivorship of single-radius, posterior-stabilized total knee arthroplasty[J]. J Orthop Sci, 2018, 23(1): 92-96.
[99] Clary CW, Fitzpatrick CK, Maletsky LP, et al. Improving Dynamic Mid-stance Stability: An Experimental and Finite Element Study. 58th Annual Meeting of the Orthopaedic Research Society[R]. San Francisco, CA, 2012.
[100] 樊沛, 李振兴, 张宇. 应用内轴膝人工膝关节置换的进展[J].中华关节外科杂志(电子版), 2018, 12 (06): 802-805.
[101] Fitch DA, Sedacki K, Yang Y. Mid-to long-term outcomes of a medial-pivot system for primary total knee replacement: a systematic review and meta-analysis[J]. Bone Joint Res, 2014, 3(10): 297-304.
[102] Sydney M, Hodgeson MD, Tatsuya Soeno MD, et al. The Medial Pivot Design in Total Knee Arthroplasty[J]. Orthopedic Clinics of North America, 2024, 55(1): 49-59.
[103] Sabatini L, Risitano S, Parisi G, et al. Medial Pivot in Total Knee Arthroplasty: Literature Review and Our First Experience[J]. Clin Med Insights Arthritis Musculoskelet Disord, 2018, 11: 1179544117751431.
[104] Atzori F, Salama W, Sabatini L, et al. Medial pivot knee in primary total knee arthroplasty[J]. Ann Transl Med, 2016, 4(1): 6.
[105] 袁丁, 李涛, 徐浩, 等. 内轴型膝关节假体临床应用研究进展[J].中国矫形外科杂志, 2016, 24(14): 1304-1307.
[106] Garling EH, Valstar ER, Nelissen RG. Comparison of micromotion in mobile bearing and posterior stabilized total knee prostheses: a randomized RSA study of 40 knees followed for 2 years[J]. Acta Orthop, 2005, 76(3): 353-361.
[107] Iwaki H, Pinskerova V, Freeman MA. Tibiofemoral movement 1: the shapes and relative movements of the femur and tibia in the unloaded cadaver knee[J]. J Bone Joint Surg Br, 2000, 82(8): 1189-1195.
[108] Kujala UM, Osterman K, Kormano M, et al. Patellofemoral relationships in recurrent patellar dislocation[J]. Journal of Bone & Joint Surgery British Volume, 1989, 71(5): 788-792.
[109] Fitch DA, Sedacki K, Yang Y. Mid- to long-term outcomes of a medial-pivot system for primary total knee replacement: a systematic review and meta-analysis[J]. Bone Joint Res 2014, 3: 297-304.
[110] Atzori F, Salama W, Sabatini L, et al. Medial pivot knee in primary total knee arthroplasty[J]. Ann Transl Med, 2016, 4(1): 6.
[111] Shriya PCA, Pankaj D. Recent developments and advancements in knee implants materials, manufacturing: A review[J]. Materials Today: Proceedings, 2021, 46(1): 756-762.
[112] Kaivosoja VM, Tiainen Y, Takakubo B, et al.Materials used for hip and knee implants[J].Wear of Orthopaedic Implants and Artificial Joints, 2012: 178-218.
[113] Deenoi S, Dechjarern S. Effect of Cryogenic and Coating treatments on Wear and Friction between Titanium Alloy and UHMWPE for Knee Implants - ScienceDirect[J].Materials Today: Proceedings, 2019, 17(P4): 1939-1948.
[114] Koh YG, Park KM, Lee JA, et al. Total knee arthroplasty application of polyetheretherketone and carbon-fiber-reinforced polyetheretherketone: A review[J]. Mater Sci Eng C Mater Biol Appl, 2019, 100: 70-81.
[115] Deenoi S, Dechjarern S. Effect of Cryogenic and Coating treatments on Wear and Friction between Titanium Alloy and UHMWPE for Knee Implants - Science Direct[J].Materials Today: Proceedings, 2019, 17(4): 1939-1948.
[116] John R, Crockarell, John M, et al. Total knee arthroplasty with asymmetric femoral condyles and tibial tray[J]. J Arthroplasty, 2010, 25(1): 108-113.
[117] Gautam A, Callejas MA, Acharyya A, et al. Shape-memory-alloy-based smart knee spacer for total knee arthroplasty: 3D CAD modelling and a computational study[J]. Med Eng Phys, 2018, 55: 43-51.

[118] Nakasone CK, Abdeen A, Khachatourians AG, et al. Component alignment in revision total knee arthroplasty using diaphyseal engaging modular offset press-fit stems[J]. J Arthroplasty, 2008, 23(8): 1178-1181.

[119] Shannon BD, Klassen JF, Rand JA, et al. Revision total kneearthroplasty with cemented components and uncemented intramedullary stems[J]. Journal of Arthroplasty, 2003, 18(1): 27-32.

[120] 苏德君, 董万鹏, 董跃福, 等. 非对称型假体设计及全膝关节置换后的力学分析[J].中国组织工程研究, 2025, (3): 510-516.

[121] Wernecke, Gregory C, Harris, et al. Comparison of tibial bone coverage of 6 knee prostheses: a magnetic resonance imaging study with controlled rotation[J]. J Orthop Surg (Hong Kong), 2012, 20(2): 143-147.

[122] 曹东东, 刘爱峰, 吾米提·塔西, 等. 胫骨近端纵横比和胫骨假体匹配度的相关研究进展[J].中华外科杂志, 2023(8): 728-733.

[123] Shao L, Wang T, Liao J, et al. Effect of tibial component alignment and posterior slope on tibial coverage in a Chinese population: a three-dimensional anthropometric study[J]. J Knee Surg, 2020, 33(1): 53-61.

[124] Hegde V, Stambough JB, Levine BR, et al. Highlights of the 2022 American Joint Replacement Registry Annual Report[J]. Arthroplast Today, 2023, 21: 101137.

[125] Ryan SP, Stambough JB, Huddleston JI, et al. Highlights of the 2023 American Joint Replacement Registry Annual Report[J]. Arthroplast Today, 2024, 26: 101325.

[126] Achakri H, Ben-Shlomo Y, Blom A, et al. The National Joint Registry 20th Annual Report 2023. Australian Orthopaedic Association National Joint Replacement Registry, 2023.

[127] Pandit H, Ward T, Hollinghurst D, et al. Influence of surface geometry and the cam-post mechanism on the kinematics of total knee replacement[J]. J Bone Joint Surg Br, 2005, 87(7): 940-945.

[128] Fallahiarezoodar A, Abdul Kadir MR, Alizadeh M, et al. Geometric variable designs of cam/post mechanisms influence the kinematics of knee implants[J]. Knee Surg Sports Traumatol Arthrosc, 2014, 22(12): 3019-3027.

[129] 中国骨科菁英会. TKA中发现屈曲间隙大于伸直间隙，该怎么办？[EB/OL]. [2020-04-10]. https: //mp.weixin.qq.com/s/MeNRd_wV14fUsdJcNYhaow.

[130] 马建兵, 姚建锋, 李辉. 提高人工全膝关节置换术后屈曲度的临床研究[J]. 美中国际创伤杂志, 2014, 13(1): 18-20, 24.

[131] 王晓峰, 陈百成. 影响全膝关节置换术后膝关节活动度的因素[J].中国矫形外科杂志, 2008, 16(15): 1156-1160.

[132] Farahini H, Moghtadaei M, Bagheri A, et al. Factors influencing range of motion after total knee arthroplasty[J]. Iran Red Crescent Med J, 2012, 14(7): 417-421.

[133] Kaibo Sun, Yuangang Wu, Limin Wu, et al. Comparison of clinical outcomes among total knee arthroplasties using posterior-stabilized, cruciate-retaining, bi-cruciate substituting, bi-cruciate retaining designs: a systematic review and network meta-analysis[J]. Chinese medical journal, 2023, 136(15): 1817-1831.

[134] Hirsch HS, Lotke PA, Morrison LD. The posterior cruciate ligament in total knee surgery. Save, sacrifice, or substitute?[J]. Clin Orthop Relat Res, 1994(309): 64-68.

[135] Becker MW, Insall JN, Faris PM. Bilateral total knee arthroplasty. One cruciate retaining and one cruciate substituting[J]. Clin Orthop Relat Res, 1991(271): 122-124.

[136] Jiang C, Liu Z, Wang Y, et al. Posterior cruciate ligament retention versus posterior stabilization for total knee arthroplasty: a meta-analysis[J]. PLoS One, 2016, 11: e0147865.

[137] Bercik MJ, Joshi A, Parvizi J. Posterior cruciate-retaining versus posterior-stabilized total knee arthroplasty: a meta-analysis[J]. J Arthroplasty, 2013(28): 439-444.

[138] Huang HT, Su JY, Wang GJ. The early results of high-flex total knee arthroplasty: a minimum of 2 years of follow-up[J]. J Arthroplasty, 2005, 20(5): 674-679.

[139] Kim YH, Sohn KS, Kim JS. Range of motion of standard and high-flexion posterior stabilized total knee prostheses. A prospective, randomized study[J]. J Bone Joint Surg Am, 2005, 87(7): 1470-1475.

[140] Gupta SK, Ranawat AS, Shah V, et al. The P.F.C. sigma RP-F TKA designed for improved performance: a matched-pair study[J]. Orthopedics, 2006, 29(9): 49-52.

[141] 潘利平, 曹永平. 膝关节置换术后的关节摩擦音或弹响[J].中国矫形外科杂志, 2015, 23 (03): 254-259.

[142] Peralta-Molero JV, Gladnick BP, Lee YY, et al. Patellofemoral crepitation and clunk following modern, fixed-bearing total knee arthroplasty[J]. J Arthroplasty, 2014, 29(3): 535-540.
[143] Hwang BH, Nam CH, Jung KA, et al. Is further treatment necessary for patellar crepitus after total knee arthroplasty?[J]. Clin Orthop, 2013(2): 606-612.
[144] Choi WC, Ryu KJ, Lee S, et al. Painful patellar clunk or crepitation of contemporary knee prostheses[J]. Clin Orthop, 2013(5): 1512-1522.
[145] Ip D，Wu WC，Tsang WL. Comparison of two total knee prostheses on the incidence of patella clunk syndrome[J]. Int Orthop, 2002(1): 48-51.
[146] Clarke HD, Fuchs R, Scuderi GR，et al. The influence of femoral component design in the elimination of patellar clunk in posterior-stabilized total knee arthroplasty[J]. Arthroplasty，2006(2): 167-171.
[147] Schroer WC, Diesfeld PJ, Reedy ME, et al. Association of increased knee flexion and patella clunk syndrome after mini-subvastus total knee arthroplasty[J]. Arthroplasty, 2009(2): 281-287.
[148] Ip D, Wu WC, Tsang WL. Comparison of two total knee prostheses on the incidence of patella clunk syndrome[J].Int Orthop, 2002, 26: 48e51.
[149] Rajshekhar KT, Kumar MN, Venugopal P, et al. Patellar clunk in total knee arthroplasty using modified Sigma posterior stabilized femoral component[J]. J Clin Orthop Trauma, 2014(4): 211-214.
[150] 周一新, 张洪, 黄德勇, 等. 股骨假体设计对保留髌骨全膝关节置换术后膝前痛的影响[J].中华骨科杂志, 2003, 23(2): 82-85.
[151] 喻长纯, 王战朝, 杨明路. 全膝关节置换术后髌骨弹响的原因及对策[J].中国矫形外科杂志, 2006(15): 1149-1151.
[152] Chamseddine AH, Haidar I, Rahal MJ, et al. Patellar Clunk Syndrome Following Posterior Stabilized Total Knee Replacement: Report of Two Cases[J]. Cureus, 2020, 12(11): e11435.
[153] Sequeira SB, Scott J, Novicoff W, et al. Systematic review of the etiology behind patellar clunk syndrome[J]. World J Ortho, 2020, 11(3): 184-196.
[154] Lonner JH, Jasko JG, Bezwada HP, et al. Incidence of patellar clunk with a modern posterior-stabilized knee design[J]. Am J Orthop (Belle Mead NJ), 2007, 36: 550-553.
[155] Choi WC, Ryu KJ, Lee S, et al. Painful patellar clunk or crepitation of contemporary knee prostheses[J]. Clin Orthop Relat Res, 2013, 471: 1512-1522.
[156] 柴浩, 努尔买买提·艾尼瓦尔, 陈殿卿, 等. 膝关节保留后交叉韧带型假体和后稳定型假体置换术后步态及本体感觉比较[J].中国科技期刊数据库医药, 2022(8): 61-65.
[157] 吴彦生, 李永胜, 陈百成.后交叉韧带保留与否对膝关节本体感觉的影响[J].中国修复重建外科杂志, 2013, 27(7): 851-854.
[158] Warren PJ, Olanlokun TK, Cobb AG, et al. Proprioception after knee arthroplasty.The influence of prosthetic design[J]. Clinical orthopae dics and related research, 1993(297): 182-187.
[159] 谢海清.后交叉韧带保留与否对初次TKA早期临床疗效的影响[D]. 广州医科大学, 2017.
[160] Grassmayr MJ, Parker DA, Coolican MR, et al. Posterior cruciate ligament deficiency: biomechanical and biological consequences and the outcomes of conservative treatment. A systematic review[J]. J Sci Med Sport, 2008, 11(5): 433-443.
[161] Abdel MP, Morrey ME, Jensen MR, et al. Increased long-term survival of posterior cruciate-retaining versus posterior cruciate-stabilizing total knee replacements[J]. J Bone Joint Surg Am, 2011, 93(22): 2072-2078.
[162] Simon JC, Della Valle CJ, Wimmer MA. Level and Downhill Walking to Assess Implant Functionality in Bicruciate- and Posterior Cruciate-Retaining Total Knee Arthroplasty[J]. J Arthroplasty, 2018(9): 2884-2889.
[163] Arima J, Whiteside LA, Martin JW, et al. Effect of partial release of the posterior cruciate ligament in total knee arthroplasty[J]. Clin Orthop Relat Res, 1998(353): 194-202.
[164] Scott RD, Chmell MJ. Balancing the posterior cruciate ligament during cruciate-retaining fixed and mobile-bearing total knee arthroplasty: description of the pull-out lift-off and slide-back tests[J]. J Arthroplasty, 2008(4): 605-608.
[165] Baldini A, Castellani L, Traverso F, et al. The difficult primary total knee arthroplasty: a review[J]. Bone Joint J,

2015, 97(10): 30-39.

[166] Laskin RS. The Insall Award. Total knee replacement with posterior cruciate ligament retention in patients with a fixed varus deformity[J]. Clin Orthop Relat Res, 1996, 331: 29-34.

[167] Lombardi AV Jr, Berend KR. Posterior cruciate ligamentretaining, posterior stabilized, and varus/valgus posterior stabilized constrained articulations in total knee arthroplasty[J]. Instr Course Lect, 2006, 55: 419-427.

[168] Berend KR, Lombardi AV Jr, Adams JB. Total knee arthroplasty in patients with greater than 20 degrees flexion contracture[J]. Clin Orthop Relat Res, 2006, 452: 83-87.

[169] Lombardi AV Jr, Mallory TH, Fada RA, et al. An algorithm for the posterior cruciate ligament in total knee arthroplasty[J]. Clin Orthop Relat Res, 2001(392): 75-87.

[170] Song SJ, Park CH, Bae DK. What to Know for Selecting Cruciate-Retaining or Posterior-Stabilized Total Knee Arthroplasty[J]. Clin Orthop Surg, 2019, 11(2): 142-150.

[171] Dall'Oca C, Ricci M, Vecchini E, et al. Evolution of TKA design[J]. Acta Biomed, 2017, 88(2): 17-31.

[172] Batailler C, Swan J, Sappey Marinier E, et al. New Technologies in Knee Arthroplasty: Current Concepts[J]. J Clin Med, 2020, 10(1): 47.

[173] 时中洋, 傅宏, 马文辉, 等. 计算机辅助导航下全膝关节置换术治疗晚期膝骨性关节炎的疗效[J]. 浙江临床医学, 2023(8): 1161-1163.

[174] 张涛, 梁春雨, 张顶顶, 等. 计算机辅助导航人工全膝关节置换的临床应用与进展[J].中国组织工程研究, 2021, 25(33): 5388-5394.

[175] Fu Y, Wang M, Liu Y, et al. Alignment outcomes in navigated total knee arthroplasty: a meta-analysis[J]. Knee Surg Sports Traumatol Arthrosc, 2012, 20(6): 1075-1082.

[176] 周晓强, 虞宵, 佘远时, 等. 计算机辅助导航全膝关节置换术的当前概念和进展[J].中华关节外科杂志(电子版), 2021, 15(01): 92-97.

[177] 周晓强, 虞宵, 佘远时, 等. 计算机辅助导航全膝关节置换术的当前概念和进展[J].中华关节外科杂志(电子版), 2021, 15(01): 92-97.

[178] Petursson G, Fenstad AM, Gøthesen O, et al. Computer-Assisted Compared with Conventional Total Knee Replacement: A Multicenter Parallel-Group Randomized Controlled Trial[J]. J Bone Joint Surg Am, 2018, 100(15): 1265-1274.

[179] Panjwani TR, Mullaji A, Doshi K, et al. Comparison of Functional Outcomes of Computer-Assisted vs Conventional Total Knee Arthroplasty: A Systematic Review and Meta-Analysis of High-Quality, Prospective Studies[J]. J Arthroplasty, 2019, 34(3): 586-593.

[180] Saragaglia D, Sigwalt L, Gaillot J, et al. Results with eight and a half years average follow-up on two hundred and eight e-Motion FP® knee prostheses, fitted using computer navigation for knee osteoarthritis in patients with over ten degrees genu varum[J]. Int Orthop, 2018, 42(4): 799-804.

[181] Batailler C, Fernandez A, Swan J, et al. MAKO CT-based robotic arm-assisted system is a reliable procedure for total knee arthroplasty: a systematic review[J]. Knee Surg Sports Traumatol Arthrosc, 2021, 29(11): 3585-3598.

[182] Van Der List JP, Chawla H, Joskowicz L, et al. Current state of computer navigation and robotics in unicompartmental and total knee arthroplasty: A systematic review with meta-analysis[J]. Knee Surg Sports Traumatol Arthrosc, 2016, 24: 3482-3495.

[183] Batailler C, White N, Ranaldi FM, et al. Improved implant position and lower revision rate with robotic-assisted unicompartmental knee arthroplasty[J]. Knee Surg Sports Traumatol Arthrosc, 2019, 27: 1232-1240.

[184] Bell SW, Anthony I, Jones B, et al. Improved Accuracy of Component Positioning with Robotic-Assisted Unicompartmental Knee Arthroplasty: Data from a Prospective, Randomized Controlled Study[J]. J Bone Jt Surg Am, 2016, 98: 627-635.

[185] Citak M, Suero EM, Citak M, et al. Unicompartmental knee arthroplasty: Is robotic technology more accurate than conventional technique?[J]. Knee, 2013, 20: 268-271.

[186] Cobb J, Henckel J, Gomes P, et al. Hands-on robotic unicompartmental knee replacement: a prospective, randomised controlled study of the acrobot system[J]. J Bone Joint Surg Br, 2006, 88(2): 188-197.

[187] Lonner JH, Smith JR, Picard F, et al. High degree of accuracy of a novel image-free handheld robot for unicondylar knee arthroplasty in a cadaveric study[J]. Clin Orthop Relat Res, 2015, 473(1): 206-212.

[188] Herry Y, Batailler C, Lording T, et al. Improved joint-line restitution in unicompartmental knee arthroplasty using a robotic-assisted surgical technique[J]. Int Orthop, 2017, 41(11): 2265-2271.

[189] Plate JF, Mofidi A, Mannava S, et al. Achieving accurate ligament balancing using robotic-assisted unicompartmental knee arthroplasty[J]. Adv Orthop, 2013, 2013: 837167.

[190] Kayani B, Konan S, Tahmassebi J, et al. An assessment of early functional rehabilitation and hospital discharge in conventional versus robotic-arm assisted unicompartmental knee arthroplasty: A prospective cohort study[J]. Bone Jt J, 2019, 101: 24-33.

[191] Jinnah AH, Augart MA, Lara DL, et al. Decreased Time to Return to Work Using Robotic-Assisted Unicompartmental Knee Arthroplasty Compared to Conventional Techniques[J]. Surg Technol Int, 2018, 32: 279-283.

[192] Canetti R, Batailler C, Bankhead C, et al. Faster return to sport after robotic-assisted lateral unicompartmental knee arthroplasty: a comparative study[J]. Arch Orthop Trauma Surg, 2018, 138(12): 1765-1771.

[193] Marcovigi A, Zambianchi F, Sandoni D, et al. Robotic-arm assisted partial knee arthroplasty: A single centre experience[J]. Acta Biomed, 2017, 88: 54-59.

[194] Gilmour A, MacLean AD, Rowe PJ, et al. Robotic-Arm-Assisted vs. Conventional Unicompartmental Knee Arthroplasty. The 2-Year Clinical Outcomes of a Randomized Controlled Trial[J]. J Arthroplast, 2018, 33: 109-115.

[195] Batailler C, Fernandez A, Swan J, et al. MAKO CT-based robotic arm-assisted system is a reliable procedure for total knee arthroplasty: a systematic review[J]. Knee Surg Sports Traumatol Arthrosc, 2021, 29(11): 3585-3598.

[196] Kim YH, Yoon SH, Park JW. Does Robotic-assisted TKA Result in Better Outcome Scores or Long-Term Survivorship than Conventional TKA? A Randomized, Controlled Trial[J]. Clin Orthop Relat Res, 2020, 478: 266-275.

[197] Khlopas A, Sodhi N, Hozack WJ, et al. Patient-Reported Functional and Satisfaction Outcomes after Robotic-Arm-Assisted Total Knee Arthroplasty: Early Results of a Prospective Multicenter Investigation[J]. J Knee Surg, 2020, 33(7): 685-690.

[198] Marchand RC, Sodhi N, Anis HK, et al. One-Year Patient Outcomes for Robotic-Arm-Assisted versus Manual Total Knee Arthroplasty[J]. J Knee Surg, 2019, 32: 1063-1068.

[199] Naziri Q, Cusson BC, Chaudhri M, et al. Making the transition from traditional to robotic-arm assisted TKA: What to expect? A single-surgeon comparative-analysis of the first-40 consecutive cases[J]. J Orthop, 2019, 16: 364-368.

[200] Smith AF, Eccles CJ, Bhimani SJ, et al. Improved Patient Satisfaction following Robotic-Assisted Total Knee Arthroplasty[J]. J Knee Surg, 2021, 34(7): 730-738.

[201] 雷雪枫, 张文正, 薛华明, 等. 双间室膝关节单髁置换术较全膝关节置换术的潜在优势及技术挑战[J]. 生物骨科材料与临床研究, 2024(2): 61-64.

[202] Fuchs S, Tibesku CO, Genkinger M, et al. Clinical and functional comparison of bicondylar sledge prostheses retaining all ligaments and constrained total knee replacement[J]. Clin Biomech (Bristol, Avon), 2004, 19(3): 263-269.

[203] 张国宁, 鲁怡然, 程千. 一期双间室单髁置换治疗膝关节骨性关节炎1例报道并文献复习[J].中国骨与关节损伤杂志, 2023(12): 1331-1333.

[204] Heesterbeek PJC, Haffner N, Wymenga AB, et al. Patient-related factors influence stiffness of the soft tissue complex during intraoperative gap balancing in cruciate-retaining total knee arthroplasty[J]. Knee Surg Sports Traumatol Arthrosc, 2017, 25: 2760-2768.

[205] Wyss TF, Schuster AJ, Münger P, et al. Does total knee joint replacement with the soft tissue balancing surgical technique maintain the natural joint line?[J]. Arch Orthop Trauma Surg, 2006, 126: 480-486.

[206] Mihalko WM, Saleh KJ, Krackow KA, et al. Soft-tissue Balancing during Total Knee Arthroplasty in the Varus

Knee[J]. J Am Acad Orthop Surg, 2009, 17: 766-774.
[207] Cho KJ, Seon JK, Jang WY, et al. Objective quantification of ligament balancing using VERASENSE in measured resection and modified gap balance total knee arthroplasty[J]. BMC Musculoskelet Disord, 2018, 19(1): 266.
[208] Geller JA, Lakra A, Murtaugh T. The Use of Electronic Sensor Device to Augment Ligament Balancing Leads to a Lower Rate of Arthrofibrosis after Total Knee Arthroplasty[J]. J Arthroplast, 2017, 32: 1502-1504.
[209] Ng VY, De Claire JH, Berend KR, et al. Improved Accuracy of Alignment With Patient-specific Positioning Guides Compared With Manual Instrumentation in TKA[J]. Clin Orthop Relat Res, 2012, 470: 99-107.
[210] Mannan A, Smith T. Favourable rotational alignment outcomes in PSI knee arthroplasty: A Level 1 systematic review and meta-analysis[J]. Knee, 2016, 23: 186-190.
[211] Jiang J, Kang X, Lin Q. Accuracy of Patient-Specific Instrumentation Compared With Conventional Instrumentation in Total Knee Arthroplasty[J]. Orthopedics, 2015, 38: e305-e313.
[212] Randelli PS, Menon A, Pasqualotto S, et al. Patient-Specific Instrumentation Does Not Affect Rotational Alignment of the Femoral Component and Perioperative Blood Loss in Total Knee Arthroplasty: A Prospective, Randomized, Controlled Trial[J]. J Arthroplast, 2019, 34: 1374-1381.
[213] Lustig S, Scholes C, Oussedik SI, et al. Unsatisfactory Accuracy as Determined by Computer Navigation of VISIONAIRE Patient-Specific Instrumentation for Total Knee Arthroplasty[J]. J Arthroplast, 2013, 28: 469-473.
[214] Scholes C, Sahni V, Lustig S, et al. Patient-specific instrumentation for total knee arthroplasty does not match the pre-operative plan as assessed by intra-operative computer-assisted navigation[J]. Knee Surg Sports Traumatol Arthrosc, 2013, 22: 660-665.
[215] Bonnin MP, Beckers L, Leon A, et al. Custom total knee arthroplasty facilitates restoration of constitutional coronal alignment[J]. Knee Surg Sports Traumatol Arthrosc, 2022, 30(2): 464-475.
[216] Arbab D, Reimann P, Brucker M, et al. Alignment in total knee arthroplasty-A comparison of patient-specific implants with the conventional technique[J]. Knee, 2018, 25: 882-887.
[217] Reimann P, Brucker M, Arbab D, et al. Patient satisfaction-A comparison between patient-specific implants and conventional total knee arthroplasty[J]. J Orthop, 2019, 16: 273-277.
[218] Kwak DS, Kim YD, Cho N, et al. Guided-Motion Bicruciate-Stabilized Total Knee Arthroplasty Reproduces Native Medial Collateral Ligament Strain[J]. Medicina (Kaunas), 2022, 58(12): 1751.
[219] Walker PS, Sathasivam S. Design forms of total knee replacement[J]. Proc Inst Mech Eng H, 2000, 214(1): 101-119.
[220] Park CH, Song SJ. Sensor-Assisted Total Knee Arthroplasty: A Narrative Review[J]. Clin Orthop Surg, 2021(1): 1-9.
[221] Pawar P, Naik L, Sahu D, et al. Comparative Study of Pinless Navigation System versus Conventional Instrumentation in Total Knee Arthroplasty[J]. Clin Orthop Surg, 2021, 13(3): 358-365.
[222] Grieco TF, Sharma A, Dessinger GM, et al. In Vivo Kinematic Comparison of a Bicruciate Stabilized Total Knee Arthroplasty and the Normal Knee Using Fluoroscopy[J]. J Arthroplasty, 2018, 33(2): 565-571.
[223] Christen B, Neukamp M, Aghayev E. Consecutive series of 226 journey bicruciate substituting total knee replacements: early complication and revision rates[J]. BMC Musculoskelet Disord, 2014, 15: 395.
[224] Hommel H, Wilke K. Good Early Results Obtained with a Guided-Motion Implant for Total Knee Arthroplasty: A Consecutive Case Series[J]. Open Orthop J, 2017, 11: 51-56.
[225] Iriuchishima T, Ryu K. Bicruciate Substituting Total Knee Arthroplasty Improves Stair Climbing Ability When Compared with Cruciate-Retain or Posterior Stabilizing Total Knee Arthroplasty[J]. Indian J Orthop, 2019, 53: 641-645.
[226] Iranpour F, Merican AM, Dandachli W, et al.The geometry of the trochlear groove[J]. Clin Orthop Relat Res, 2010, 468(3): 782-788.
[227] Petersilge WJ, Oishi CS, Kaufman KR, et al.The effect of trochlear design on patellofemoral shear and compressive forces in total knee arthroplasty[J]. Clin Orthop Relat Res, 1994, 309: 124-130.

[228] Varadarajan KM, Rubash HE, Li G. Are current total knee arthroplasty implants designed to restore normal trochlear groove anatomy?[J]. J Arthroplast, 2011, 26(2): 274-281.
[229] Dejour D, Ntagiopoulos PG, Saffarini M. Evidence of trochlear dysplasia in femoral component designs[J]. Knee Surg Sports Traumatol Arthrosc, 2014, 22(11): 2599-2607.
[230] Gattu N, Sutton M, Doherty DB, et al. Variations in Trochlear Morphology of Contemporary and Legacy Total Knee Arthroplasty Prostheses: A Review of 22 Designs[J]. J Arthroplasty, 2024, 39(6): 1583-1588.
[231] Gattu N, Sutton M, Doherty DB, et al. Variations in Trochlear Morphology of Contemporary and Legacy Total Knee Arthroplasty Prostheses: A Review of 22 Designs[J]. J Arthroplasty, 2024, 39(6): 1583-1588.
[232] Aglietti P, Buzzi R, Gaudenzi A . Patellofemoral functional results and complications with the posterior stabilized total condylar knee prosthesis[J]. J Arthroplast, 1988, 3(1): 17-25.
[233] Amis AA. Current concepts on anatomy and biomechanics of patellar stability[J]. Sports Med Arthrosc Rev, 2007, 15(2): 48-56.
[234] Dejour D, Le Coultre B. Osteotomies in Patello-Femoral Instabilities[J]. Sports Med Arthrosc Rev, 2018, 26(1): 8-15.
[235] Eckhoff DG, Burke BJ, Dwyer TF, et al.The ranawat award. sulcus morphology of the distal femur[J]. Clin Orthop Relat Res, 1996(331): 23-28.
[236] Grelsamer RP. The sulcus angle and malalignment of the extensor mechanism of the knee[J]. J Bone Joint Surg Br, 2001, 83(5): 777.
[237] Healy WL, Wasilewski SA, Takei R, et al. Patellofemoral complications following total knee arthroplasty. Correlation with implant design and patient risk factors[J]. J Arthroplast, 1995, 10(2): 197-201.
[238] Barink M, van de Groes S, Verdonschot N, et al. The trochlea is bilinear and oriented medially[J]. Clin Orthop Relat Res, 2003(411): 288-295.
[239] Eckhoff DG, Burke BJ, Dwyer TF, et al. The ranawat award. sulcus morphology of the distal femur[J]. Clin Orthop Relat Res, 1996(331): 23-28.
[240] Eckhoff DG, Montgomery WK, Stamm ER, et al. Location of the femoral sulcus in the osteoarthritic knee[J].J Arthroplast, 1996, 11(2): 163-165.
[241] Feinstein WK, Noble PC, Kamaric E, et al. Anatomic alignment of the patellar groove[J]. Clin Orthop Relat Res, 1996(331): 64-73.
[242] Yoshioka Y, Siu D, Cooke TD. The anatomy and functional axes of the femur[J]. J Bone Joint Surg Am, 1987, 69(6): 873-880.
[243] Dejour D, Ntagiopoulos PG, Saffarini M. Evidence of trochlear dysplasia in femoral component designs[J]. Knee Surg Sports Traumatol Arthrosc, 2014, 22(11): 2599-2607.
[244] Gattu N, Sutton M, Doherty DB, et al. Variations in Trochlear Morphology of Contemporary and Legacy Total Knee Arthroplasty Prostheses: A Review of 22 Designs[J]. J Arthroplasty, 2024, 39(6): 1583-1588.
[245] Barink M, Van de Groes S, Verdonschot N, et al. The difference in trochlear orientation between the natural knee and current prosthetic knee designs; towards a truly physiological prosthetic groove orientation[J]. J Biomech, 2006, 39(9): 1708-1715.
[246] Borukhov I, Esposito CI, Ismailidis P, et al. The trochlear sulcus of the native knee is consistently orientated close to the sagittal plane despite variation in distal condylar anatomy[J]. Knee Surg Sports Traumatol Arthrosc, 2023, 31(9): 3618-3626.
[247] Gattu N, Sutton M, Doherty DB, et al. Variations in Trochlear Morphology of Contemporary and Legacy Total Knee Arthroplasty Prostheses: A Review of 22 Designs[J]. J Arthroplasty, 2024, 39(6): 1583-1588.
[248] Saffarini M, Demey G, Nover L, et al. Evolution of trochlear compartment geometry in total knee arthroplasty[J]. Ann Transl Med, 2016, 4(1): 7.
[249] 巴洛克. 人工髋膝关节置换[M]. 周勇刚, 王岩, 译. 北京: 人民军医出版社, 2009.
[250] 王成焘. 骨科植入物工程学[M]. 上海: 上海交通大学出版社, 2016.
[251] Loudon JK. Biomechanics and pathomechanics of the patellofemoral joint[J]. Int J Sports Phys Ther, 2016, 11(6): 820-830.

[252] Flynn TW Soutas-Little RW. Patellofemoral joint compressive forces in forward and backward running[J]. J Orthop Sports Phys Ther, 1995, 21(5): 277-282.
[253] 南丁,傅兰谷,过邦辅.临床骨科生物力学基础[M].上海:上海远东出版社,1993.
[254] 秦廷武.临床生物力学基础[M].北京:军事医学科学出版社,2015.
[255] 王以进,王介麟.骨科生物力学[M].北京:人民军医出版社,1989.
[256] Xiang S, Zhao Y, Li Z, et al. Clinical outcomes of ceramic femoral prosthesis in total knee arthroplasty: a systematic review[J]. J Orthop Surg Res, 2019, 14(1): 57.
[257] Callaghan JJ, Martin CT, Gao Y, et al. What can be learned from minimum 20-year followup studies of knee arthroplasty?[J]. Clin Orthop Relat Res, 2015, 473(1): 94-100.
[258] Harrysson OL, Robertsson O, Nayfeh JF. Higher cumulative revision rate of knee arthroplasties in younger patients with osteoarthritis[J]. Clin Orthop Relat Res, 2004, 421: 162-168.
[259] Frigerio E, Pigatto PD, Guzzi G, et al. Metal sensitivity in patients with orthopaedic implants: a prospective study[J]. Contact Dermatitis, 2011, 64(5): 273-279.
[260] Sathasivam S, Walker PS. The conflicting requirements of laxity and conformity in total knee replacement[J]. J Biomech, 1999, 32(3): 239-247.
[261] Gomoll A, Wanich T, Bellare A. J-integral fracture toughness and tearing modulus measurement of radiation cross-linked UHMWPE[J]. J Orthop Res, 2002, 20(6): 1152-1156.
[262] Boutin P. Total hip arthroplasty using a ceramic prosthesis. Pierre Boutin (1924-1989)[J]. Clin Orthop Relat Res, 2000(379): 3-11.
[263] Bizot P, Hannouche D, Nizard R, et al. Hybrid alumina total hip arthroplasty using a press-fit metal-backed socket in patients younger than 55 years. A six- to 11-year evaluation[J]. J Bone Joint Surg Br, 2004, 86(2): 190-194.
[264] Hamadouche M, Boutin P, Daussange J, et al. Alumina-onalumina total hip arthroplasty: a minimum 18.5-year follow-up study[J]. J Bone Joint Surg Am, 2002, 84(1): 69-77.
[265] 程兴旺.陶瓷型膝关节的现状[EB/OL].[2019-07-26]. https://mp.weixin.qq.com/s/4dsuSqmdjHpSB4UQ3f6mZA.
[266] Solarino G, Piconi C, De Santis V, et al. Ceramic Total Knee Arthroplasty: Ready to Go?[J]. Joints, 2017, 5(4): 224-228.
[267] Nakamura S, Minoda Y, Nakagawa S, et al. Clinical results of alumina medial pivot total knee arthroplasty at a minimum follow-up of 10 years[J]. Knee, 2017, 24(2): 434-438.
[268] 程补元.外科植入物材料(六)锆铌合金Oxinium Alloy for Surgical Implants[EB/OL].[2023-10-15]. https: //mp.weixin.qq.com/s/Ssvef_JhXfhLp28Op9Mr7A.
[269] Tiulpin A, Thevenot J, Rahtu E, et al. Automatic Knee Osteoarthritis Diagnosis from Plain Radiographs: A Deep Learning-Based Approach[J]. Sci Rep, 2018, 8(1): 1727.
[270] Swiecicki A, Li N, O'Donnell J, et al. Deep learning-based algorithm for assessment of knee osteoarthritis severity in radiographs matches performance of radiologists[J]. Comput Biol Med, 2021, 133: 104334.
[271] Lan Q, Li S, Zhang J, et al. Reliable prediction of implant size and axial alignment in AI-based 3D preoperative planning for total knee arthroplasty[J]. Sci Rep, 2024, 14(1): 16971.
[272] 安浩铭,平航宇,李海峰,等.国产"鸿鹄"骨科手术机器人辅助与传统人工全膝关节置换术近期疗效比较研究[J].中国修复重建外科杂志,2023,37(04): 404-409.
[273] Gilmour A, MacLean AD, Rowe PJ, et al. Robotic-Arm-Assisted vs Conventional Unicompartmental Knee Arthroplasty. The 2-Year Clinical Outcomes of a Randomized Controlled Trial[J]. J Arthroplasty, 2018, 33(7S): S109-S115.
[274] Yeo I, Klemt C, Robinson MG, et al. The Use of Artificial Neural Networks for the Prediction of Surgical Site Infection Following TKA[J]. J Knee Surg, 2023, 36(6): 637-643.
[275] Kuo FC, Hu WH, Hu YJ. Periprosthetic Joint Infection Prediction via Machine Learning: Comprehensible Personalized Decision Support for Diagnosis[J]. J Arthroplasty, 2022, 37(1): 132-141.
[276] Tao Y, Hu H, Li J, et al. A preliminary study on the application of deep learning methods based on

convolutional network to the pathological diagnosis of PJI[J].Arthroplasty, 2022, 4(1): 49.

[277] Paranjape PR, Thai-Paquette V, Miamidian JL, et al. Achieving High Accuracy in Predicting the Probability of Periprosthetic Joint Infection From Synovial Fluid in Patients Undergoing Hip or Knee Arthroplasty: The Development and Validation of a Multivariable Machine Learning Algorithm[J]. Cureus., 2023, 15(12): e51036.

[278] Chen W, Hu X, Gu C, et al. A machine learning-based model for "In-time" prediction of periprosthetic joint infection[J]. Digit Health, 2024, 10(9): 1193-1195.

[279] Gunaratne R, Pratt DN, Banda J, et al. Patient Dissatisfaction Following Total Knee Arthroplasty: A Systematic Review of the Literature[J]. J Arthroplasty, 2017, 32(12): 3854-3860.

[280] Kunze KN, Polce EM, Sadauskas AJ, et al. Development of Machine Learning Algorithms to Predict Patient Dissatisfaction After Primary Total Knee Arthroplasty[J]. J Arthroplasty, 2020, 35(11): 3117-3122.

[281] Farooq H, Deckard ER, Ziemba-Davis M, et al. Predictors of Patient Satisfaction Following Primary Total Knee Arthroplasty: Results from a Traditional Statistical Model and a Machine Learning Algorithm[J]. J Arthroplasty, 2020, 35(11): 3123-3130.

[282] 南少奎, 李铁键, 肖龙涛, 等. 机器人辅助膝关节单髁置换可以获得良好的术后软组织平衡: 一项单间室压力传感器研究[J].骨科, 2024, 15(05): 388-393.

[283] Selvanathan N, Ayeni FE, Sorial R. Incidence of soft tissue releases in robotic assisted cementless TKA with mechanical alignment and flexion gap balancing[J]. Arthroplasty, 2023, 5(1): 28.

[284] Clark G, Steer R, Tippett B, et al. Short-Term Benefits of Robotic Assisted Total Knee Arthroplasty Over Computer Navigated Total Knee Arthroplasty Are Not Sustained With No Difference in Postoperative Patient-Reported Outcome Measures[J]. Arthroplast Today, 2022, 14: 210-215.

[285] 张洪美.人工智能数字骨科技术在关节置换中的应用[J]. 中国骨伤, 2024, 37(09): 843-847.

[286] He R, Sun ML, Xiong R, et al. A Newly Designed "SkyWalker" Robot Applied in Total Knee Arthroplasty: A Retrospective Cohort Study for Femoral Rotational Alignment Restoration[J]. Orthop Surg, 2022, 14(8): 1681-1694.

[287] Dorling IM, Geenen L, Heymans MJLF, et al. Cost-effectiveness of patient specific vs conventional instrumentation for total knee arthroplasty: a systematic review and meta-analysis[J].World J Orthop, 2023, 14(6): 458-470.

[288] Orsi AD, Wakelin EA, Plaskos C, et al. Predictive Gap-balancing Reduces the Extent of Soft-tissue Adjustment Required After Bony Resection in Robot-assisted Total Knee Arthroplasty-A Comparison With Simulated Measured Resection[J]. Arhroplast Today, 2022, 16: 1-8.

[289] Yue Y, Gao Q, Zhao M, et al. Prediction of Knee Prosthesis Using Patient Gender and BMI With Non-marked X-Ray by Deep Learning[J]. Front Surg, 2022, 9: 798761.

[290] Hernández-Vaquero D, Noriega-Ferandez A, Roncero-Gonzalez S, et al. Agreement incomponent size between preoperative measurement, navigation and final implant in totalknee replacement[J]. Journal of orthopaedic translation, 2019, 18: 84-91.

[291] Stephen J, Wallace MPME. Demographic data is more predictive of component size thandigital radiographic templating in total knee arthroplasty[J]. Knee Surg Relat Res, 2020, 32(1): 63.

[292] 孙志丹, 王海涛. 增强现实技术与HoloLens应用开发[M]. 北京: 冶金工业出版社, 2021.

[293] Shaikh HJF, Hasan SS, Woo JJ, et al. Exposure to Extended Reality and Artificial Intelligence-Based Manifestations: A Primer on the Future of Hip and Knee Arthroplasty[J]. J Arthroplasty, 2023, 38(10): 2096-2104.

[294] 肖骏. 数智骨科：开启骨科医疗新未来[J].骨科, 2024, (5): 385-387.

[295] Verhey JT, Haglin JM, Verhey EM, et al. Virtual, augmented, and mixed reality applications in orthopedic surgery[J]. Int J Med Robot, 2020, 16(2): e2067.

[296] Batailler C, Shatrov J, Sappey-Marinier E, et al. Artificial intelligence in knee arthroplasty: current concept of the available clinical applications[J]. Arthroplasty, 2022, 4(1): 17.

[297] McKnight RR, Pean CA, Buck JS, et al. Virtual Reality and Augmented Reality-Translating Surgical Training

into Surgical Technique[J]. Curr Rev Musculoskelet Med, 2020, 13(6): 663-674.
[298] Goh GS, Lohre R, Parvizi J, et al. Virtual and augmented reality for surgical training and simulation in knee arthroplasty[J]. Arch Orthop Trauma Surg, 2021, 141(12): 2303-2312.
[299] Esteban-Sopeña J, Beltran-Alacreu H, Terradas-Monllor M, et al. Effectiveness of Virtual Reality on Postoperative Pain, Disability and Range of Movement after Knee Replacement: A Systematic Review and Meta-Analysis[J]. Life (Basel), 2024, 14(3): 289.
[300] 李瑶, 王爱平. 虚拟现实技术在全膝关节置换术患者康复中的应用进展[J]. 中国护理管理, 2022(6): 934-937.
[301] Matthews JH, Shields JS. The Clinical Application of Augmented Reality in Orthopaedics: Where Do We Stand? [J]. Curr Rev Musculoskelet Med, 2021, 14(5): 316-319.
[302] Castellarin G, Bori E, Barbieux E, et al. Is Total Knee Arthroplasty Surgical Performance Enhanced Using Augmented Reality? A Single-Center Study on 76 Consecutive Patients[J]. J Arthroplasty, 2024, 39(2): 332-335.
[303] Fucentese SF, Koch PP. A novel augmented reality-based surgical guidance system for total knee arthroplasty[J]. Arch Orthop Trauma Surg, 2021, 141(12): 2227-2233.
[304] Shaikh HJF, Hasan SS, Woo JJ, et al. Exposure to Extended Reality and Artificial Intelligence-Based Manifestations: A Primer on the Future of Hip and Knee Arthroplasty[J]. J Arthroplasty, 2023, 38(10): 2096-2104.
[305] Kanno H, Handa K, Murotani M, et al. A Novel Intraoperative CT Navigation System for Spinal Fusion Surgery in Lumbar Degenerative Disease: Accuracy and Safety of Pedicle Screw Placement[J]. J Clin Med, 2024, 13(7): 2105.
[306] Sabatini L, Ascani D, Vezza D, et al. Novel Surgical Technique for Total Knee Arthroplasty Integrating Kinematic Alignment and Real-Time Elongation of the Ligaments Using the NextAR System[J]. J Pers Med, 2024, 14(8): 794.
[307] Sakellariou E, Alevrogiannis P, Alevrogianni F, et al. Single-center experience with Knee+™ augmented reality navigation system in primary total knee arthroplasty[J]. World J Orthop, 2024, 15(3): 247-256.
[308] Lambrechts J, Vansintjan P, Lapierre C, et al. Accuracy of a New Augmented Reality Assisted Technique for Total Knee Arthroplasty: An In Vivo Study[J]. Arthroplast Today, 2024, 30: 101565.
[309] Bennett KM, Griffith A, Sasanelli F, et al. Augmented Reality Navigation Can Achieve Accurate Coronal Component Alignment During Total Knee Arthroplasty[J]. Cureus, 2023, 15(2): e34607.
[310] Sakellariou E, Alevrogiannis P, Alevrogianni F, et al. Single-center experience with Knee+™ augmented reality navigation system in primary total knee arthroplasty[J]. World J Orthop, 2024, 15: 247-256S.
[311] Waitzman J, Kassab S. Pixee Knee + augmented reality assisted navigation for total knee arthroplasty in an ambulatory surgical center[J]. Int J Res Orthop, 2024, 10: 416-419.
[312] Castellarin G, Bori E, Barbieux E, et al. Is total knee arthroplasty surgical performance enhanced using augmented reality? A single-center study on 76 consecutive patients[J]. J Arthroplasty, 2024, 39: 332-335.
[313] Tsukada S, Ogawa H, Nishino M, et al. Augmented reality-based navigation system applied to tibial bone resection in total knee arthroplasty[J]. J Exp Orthop, 2019, 6(1): 44.
[314] Bennett KM, Griffith A, Sasanelli F, Park I, Talbot S. Augmented Reality Navigation Can Achieve Accurate Coronal Component Alignment During Total Knee Arthroplasty[J]. Cureus, 2023, 15(2): e34607.
[315] Tsukada S, Ogawa H, Nishino M, et al. Augmented Reality-Assisted Femoral Bone Resection in Total Knee Arthroplasty[J]. JB JS Open Access, 2021, 6(3): e21.00001.
[316] Su S, Lei P, Wang C, et al. Mixed Reality Technology in Total Knee Arthroplasty: An Updated Review With a Preliminary Case Report[J]. Front Surg, 2022, 804029.
[317] Shaikh HJF, Hasan SS, Woo JJ, Lavoie-Gagne O, Long WJ, Ramkumar PN. Exposure to Extended Reality and Artificial Intelligence-Based Manifestations: A Primer on the Future of Hip and Knee Arthroplasty[J]. J Arthroplasty, 2023, 38(10): 2096-2104.
[318] Su S, Lei P, Wang C, et al. Mixed Reality Technology in Total Knee Arthroplasty: An Updated Review With a

Preliminary Case Report[J]. Front Surg, 2022, 9: 804029.
[319] 医疗器械商业评论. 全球首例！混合现实技术用于全膝关节置换术[EB/OL]. [2025.02.01]. https: //mp.weixin.qq.com/s?__biz=Mzg4NzUxNzgzMA==&mid=2247535363&idx=3&sn=573c6f041b97e4827e7f2ee3cee6fe1e&scene=0.
[320] D'Anchise R, Andreata M, Balbino C, et al. Posterior cruciate ligament-retaining and posterior-stabilized total knee arthroplasty: differences in surgical technique[J]. Joints, 2013, 1(1): 5-9.
[321] Archibeck MJ, Berger RA, Barden RM, et al. Posterior cruciate ligament-retaining total knee arthroplasty in patients with rheumatoid arthritis[J]. J Bone Joint Surg Am, 2001, 83(8): 1231-1236.
[322] SIERRA RJ, BERRY DJ. Surgical technique differences between posterior-substituting and cruciate-retaining total knee arthroplasty[J]. J Arthroplasty, 2008, 23(7): 20-23.
[323] Song SJ, Park CH, Bae DK. What to Know for Selecting Cruciate-Retaining or Posterior-Stabilized Total Knee Arthroplasty[J]. Clinics in Orthopedic Surgery, 2019, 11(2): 142.

第二部分参考文献

[1] 吴羽, 王振虎. 胫骨后倾角在全膝关节表面置换术中的临床应用研究[J].中国矫形外科杂志, 2015, 23(21): 1959-1963.
[2] Jeffery RS, Morris RW, Denham RA. Coronal alignment after total knee replacement[J]. The Bone & Joint Journal, 1991, 73(5): 709-714.
[3] 李霏霰, 吴齐英. 人工膝关节表面置换260例临床分析[J]. 现代医药卫生, 2007(15): 2255-2256.
[4] 吕厚山, 人工膝关节置换术的进展和现状[J].中华外科杂志, 2004(01): 26-29.
[5] Genin P, Weill G, Julliard R. The tibial slope. Proposal for a measurement method[J]. Journal De Radiologie, 1993, 74(1): 27-33.
[6] Yoo JH, Chang CB, Shin KS, et al. Anatomical references to assess the posterior tibial slope in total knee arthroplasty: a comparison of 5 anatomical axes[J]. J Arthroplasty, 2008, 23(4): 586-592.
[7] Ahmad R, Patel A, Mandalia V, et al. Posterior Tibial Slope: Effect on, and Interaction with, Knee Kinematics[J]. JBJS Rev, 2016, 4(4): 31-36.
[8] Kayani B, Konan S, Tahmassebi J, et al. A prospective double-blinded randomised control trial comparing robotic arm-assisted functionally aligned total knee arthroplasty versus robotic arm-assisted mechanically aligned total knee arthroplasty[J]. Trials, 2020, 21(1): 194.
[9] 汪小健, 吕帅洁, 李少广, 等. 全膝关节置换术中下肢机械轴的研究进展[J].中国骨伤, 2021, 34(02): 191-194.
[10] Nam D, Nunley RM, Barrack RL. Patient dissatisfaction following total knee replacement: a growing concern?[J]. Bone & Joint Journal, 2014, 96(11): 96-100.
[11] Hess, SilvanMoser, Lukas B, et al. Highly variable coronal tibial and femoral alignment in osteoarthritic knees: a systematic review[J]. Knee Surg Sports Traumatol Arthrosc, 2019, 27(5): 1368-1377.
[12] Blakeney W, Beaulieu Y, Puliero B, et al. Bone resection for mechanically aligned total knee arthroplasty creates frequent gap modifications and imbalances[J]. Knee Surg Sports Traumatol Arthrosc, 2020, 28(5): 1532-1541.
[13] Macdessi SJ, Griffiths-Jones W, Chen DB, et al. Restoring the constitutional alignment with a restrictive kinematic protocol improves quantitative soft-tissue balance in total knee arthroplasty: a randomized controlled trial[J]. Bone Joint J, 2020, 102(1): 117-124.
[14] Howell SM, Stacey J, Howell BS. Does A Kinematically Aligned Total Knee Arthroplasty Restore Function Without Failure Regardless of Alignment Category?[J]. Clin Orthop Relat Res, 2013, 471(3): 1000-1007.
[15] Hsu RWW, Himeno S, Coventry MB, et al. Normal axial alignment of the lower extremity and load-bearing distribution at the knee[J]. Clin Orthop Relat Res, 1990, 255(255): 215-227.
[16] Hirschmann MT, Hess S, Behrend H, et al. Phenotyping of hip-knee-ankle angle in young non-osteoarthritic

knees provides better understanding of native alignment variability[J]. Knee Surg Sports Traumatol Arthrosc, 2019, 27(5): 1378-1384.

[17] Howell SM, Hodapp EE, Kuznik K, et al. In vivo adduction and reverse axial rotation (external) of the tibial component can be minimized[J]. Orthopedics, 2009, 32(5): 319-322.

[18] Mullaji AB. Which factors increase risk of malalignment of the hip-knee-ankle axis in TKA?[J]. Clin Orthop Relat Res, 2013, 471(1): 134-141.

[19] Lampart M. Due to great variability fixed HKS angle for alignment of the distal cut leads to a significant error in coronal TKA orientation[J]. Knee Surg Sports Traumatol Arthrosc, 2019, 27(5): 1434-1441.

[20] Abdel MP, Pulido L, Severson EP, et al. Stepwise surgical correction of instability in flexion after total knee replacement[J]. Bone Joint J, 2014, 96(12): 1644-1948.

[21] 王友, 朱振安, 史定伟, 等. 膝关节屈曲挛缩畸形全膝关节置换术的软组织平衡[J].中华骨科杂志, 2004, 24(4): 4-6.

[22] 吕厚山, 林剑浩. 严重屈膝畸形的人工膝关节表面置换术[J].中华外科杂志(7期), 414-417.

[23] 陈建文, 秦泗河. 膝关节屈曲挛缩外科治疗进展[J].中国矫形外科杂志, 2004, 12(17): 3-5.

[24] Maderbacher G, Keshmiri A, Schaumburger J, et al. Accuracy of bony landmarks for restoring the natural joint line in revision knee surgery: an MRI study[J]. Int Orthop, 2014, 38(6): 1173-1181.

[25] 蔡文翔, 彭昊. 多针穿刺内侧韧带技术在全膝关节置换术中纠正膝内翻的疗效和安全性分析[J]. 武汉大学学报(医学版), 2024, 45(3): 1-6.

[26] Martin JW, Whiteside LA. The influence of joint line position on knee stability after condylar knee arthroplasty [J]. Clin Orthop, 1990(1): 146-156.

[27] Nam D, Vajapey S, Haynes JA, et al. Does Use of a Variable Distal Femur Resection Angle Improve Radiographic Alignment in Primary Total Knee Arthroplasty?[J]. Journal of Arthroplasty, 2016: 91-96.

[28] Hino K, Ishimaru M, Iseki Y, et al. Mid-flexion laxity is greater after posterior-stabilised total knee replacement than with cruciateretaining procedures: a computer navigation study[J]. Bone Joint J, 2013, 95: 493-497.

[29] Minoda Y, Hata K, Ikebuchi M, et al. Comparison of in vivo polyethylene wear particles between mobile- and fixed-bearing TKA in the same patients[J]. Knee Surg Sports Traumatol Arthrosc, 2017, 25(9): 2887-2893.

[30] Vajapey SP, Pettit RJ, Li, et al. Risk Factors for Mid-Flexion Instability After Total Knee Arthroplasty: A Systematic Review[J]. J Arthroplasty, 2020, 35(10): 3046-3054.

[31] Evangelista PJ, Laster SK, Lenz NM, et al. A computer model of mid-flexion instability in a balanced total knee arthroplasty [J]. J Arthroplasty, 2018, 33: 265-269.

[32] Cross MB, Nam D, Plaskos C, et al. Recutting the distal femur to increase maximal knee extension during TKA causes coronal plane laxity in mid-flexion[J]. Knee, 2012, 19(6): 875-879.

[33] Tan H, Wang Y, Long T, et al. How to accurately determine the distal femoral valgus cut angle in the valgus knee arthroplasty[J]. Int Orthop, 2018, 42(3): 537-542.

[34] Stoddard JE, Deehan DJ, Bull AM, et al. The kinematics and stability of single-radius versus multi-radius femoral components related to mid-range instability after TKA[J]. J Orthop Res, 2013, 31(1): 53-58.

[35] Bengs BC, Scott RD. The effect of patellar thickness on intraoperative knee flexion and patellar tracking in total knee arthroplasty[J]. J Arthroplasty, 2006, 21(5): 650-655.

[36] Krackow KA, Mihalko WM. The effects of severe femoral bone loss on the flexion extension joint space in revision total knee arthroplasty: a cadaveric analysis and clinical consequences[J]. Orthopedics, 2001, 24(2): 121-126.

[37] Bagsby D, Pierson JL.Functional outcomes of simultaneous bilateral versus unilateral total knee arthroplasty[J]. Orthopedics, 2015, 38(1): 43-47.

[38] Daluga D, Lombardi Jr AV, Mallory TH, et al. Knee manipulation following total knee arthroplasty: analysis of prognostic variables[J]. J Arthroplasty, 1991, 6: 119-120.

[39] De Jong PT, Tigchelaar W, Van Noorden CJ, et al. Polyethylene wear particles do not induce inflammation or gelatinase (MMP-2 and MMP-9) activity in fibrous tissue interfaces of loosening total hip arthroplasties[J]. ACTA Histochem, 2010, 113(5): 556-563.

[40] Coughlin TR, Schiavi J, Alyssa VM, et al. Primary cilia expression in bone marrow in response to mechanical stimulation in explant bioreactor culture[J]. Eur Cell Mater, 2016, 32: 111-122.

[41] Van der Vis HM, Aspenberg P, Marti RK, et al. Fluid pressure causes bone resorption in a rabbit model of prosthetic loosening[J]. Clinical Orthopaedics and Related Research, 1998, 350: 201-208.

[42] Robertsson O, Dunbar M, Pehrsson T, et al. Patient satisfaction after knee arthroplasty: a report on 27, 372 knees operated on between 1981 and 1995 in Sweden[J]. Acta Orthop Scand, 2000, 71(3): 262-267.

[43] Anthony CA, Wasko MK, Pashos GE, et al. Total Hip Arthroplasty in Patients With Osteoarthritis Associated With Legg-Calve-Perthes Disease: Perioperative Complications and Patient-Reported Outcomes[J]. J Arthroplasty, 2021, 36(7): 2518-2522.

[44] Fahlgren A, Bostrom MP, Yang X, et al. Fluid pressure and flow as a cause of bone resorption[J]. Acta Orthop, 2010, 81(4): 508-516.

[45] Gold DA, Scott SC, Scott WN. Soft tissue expansion prior to arthroplasty in the multiply-operated knee. A new method of preventing catastrophic skin problems[J]. J Arthroplasty, 1996, 11(5): 512-521.

[46] Greenfield EM. Do genetic susceptibility, Toll-like receptors, and pathogen-associated molecular patterns modulate the effects of wear?[J]. Clin Orthop Relat Res, 2014, 472(12): 3709-3717.

[47] Greenfield EM, Bi Y, Ragab AA, et al. Does endotoxin contribute to aseptic loosening of orthopedic implants?[J]. J Biomed Mater Res B Appl Biomater, 2005, 72(1): 179-185.

[48] Petersen MM, Lauritzen JB, Pedersen JG, et al. Decreased bone density of the distal femur after uncemented knee arthroplasty. A 1-year follow-up of 29 knees[J]. Acta Orthop Scand, 1996, 67(4): 339-344.

[49] Srinivasan P, Miller MA, Verdonschot N, et al. Strain shielding in trabecular bone at the tibial cement-bone interface[J]. J Mech Behav Biomed Mater, 2017, 66: 181-186.

[50] Malkoc M, Korkmaz O. Results of arthroscopic synovectomy for treatment of synovial lipomatosis (lipoma arborescens) of the knee[J]. J Knee Surg, 2018, 31: 536-540.

[51] Attur M, Samuels J, Krasnokutsky S, et al. Targeting the synovial tissue for treating osteoarthritis (OA): where is the evidence?[J]. Best Pract Res Clin Rheumatol, 2010, 24: 71-79.

[52] Berger RA, Crossett LS, Jacobs JJ, et al. Malrotation causing patellofemoral complications after total knee arthroplasty[J]. Clin Orthop Relat Res, 1998(356): 144-153.

[53] Gupta S, Andersen C, Black J, et al. Management of Chronic Wounds: Diagnosis, Preparation, Treatment, and Follow-up[J]. Wounds, 2017, 29(9): 19-36.

[54] 赵春涛, 卿明松, 余浪波, 等. 运动学对线和机械力学对线指导全膝关节置换效果的Meta分析[J].中国组织工程研究, 2020, 24(9): 1435-1442.

[55] Schelker BL, Nowakowski AM, Hirschmann MT. What is the "safe zone" for transition of coronal alignment from systematic to a more personalised one in total knee arthroplasty? A systematic review[J]. Knee Surg Sports Traumatol Arthrosc, 2022, 30(2): 419-427.

[56] Mullaji AB, Shetty GM, Lingaraju AP, et al. Which factors increase risk of malalignment of the hip-knee-ankle axis in TKA?[J]. Clin Orthop Relat Res, 2013, 471(1): 134-141.

[57] Veltman ES, Van Wensen R, Defoort KC, et al. Single-stage total knee arthroplasty and osteotomy as treatment of secondary osteoarthritis with severecoronal deviation of joint surface due to extra-articulardeformity[J]. Knee Surg Sports Traumatol Arthrosc, 2017, 25(9): 2835-2840.

[58] 贺强, 孙彩虹, 马建兵, 等. 陈旧性股骨骨折畸形愈合继发膝关节骨关节炎的手术治疗[J].中华骨科杂志, 2018, 038(007): 411-417.

[59] Luyckx L, Luyckx T, Bellemans J, et al. Iliotibial band traction syndrome in guided motion TKA. A new clinical entity after TKA[J]. Acta orthopaedica Belgica, 2010, 76(4): 507-512.

[60] Salem KH, Sheth MR. Variables affecting patellar height in patients undergoing primary total knee replacement[J]. Int Orthop, 2021, 45(6): 1477-1482.

[61] 徐长明, 吴海山, 吴宇黎, 等. 髌骨切除病人的全膝关节置换术[J].中国矫形外科杂志, 2004, 12(13): 995-997.

[62] Cottino U, Sculco PK, Sierra RJ, et al. Instability After Total Knee Arthroplasty[J]. Orthop Clin North Am,

2016, 47(2): 311-316.
[63] Lachiewicz PF, Watters TS, Jacobs JJ. Metal Hypersensitivity and Total Knee Arthroplasty[J]. J Am Acad Orthop Surg, 2016, 24(2): 106-112.
[64] Bellemans J, Banks S, Victor J, et al. Fluoroscopic analysis of the kinematics of deep flexion in total knee arthroplasty: Influence of posterior condylar offset[J].The Journal of Bone and Joint Surgery-American Volume, 2002, 84(1): 50-53.
[65] Peacock CJH, Fu H, Asopa V, et al. The effect of Nickel hypersensitivity on the outcome of total knee arthroplasty and the value of skin patch testing: a systematic review[J]. Arthroplasty, 2022, 4(1): 40.
[66] Cho WS, Byun SE, Lee SJ, et al. Laxity after complete release of the medial collateral ligament in primary total knee arthroplasty[J]. Knee Surg Sports Traumatol Arthrosc, 2015, 23(6): 1816-1823.
[67] 张先龙, K HSeow. 人工全膝置换在严重膝内翻畸形患者中的应用[J].中国矫形外科杂志, 2001(12): 10-13, 106.
[68] Sim JA, Lee YS, Kwak JH, et al. Comparison of complete distal release of the medial collateral ligament and medial epicondylar osteotomy during ligament balancing in varus knee total knee arthroplasty[J]. Clin Orthop Surg, 2013, 5(4): 287-291.
[69] Desimone V, Demey G, Magnussen RA, et al. Iatrogenic popliteus tendon injury during total knee arthroplasty results in decreased knee function two to three years postoperatively[J]. Int Orthop, 2012, 36(10): 2061-2065.
[70] Tantavisut S, Tanavalee A, Ngarmukos S, et al. Gap changes after popliteus-tendon resection in PS-TKA: a cadaveric study in Thai female knees[J]. Knee, 2012, 19(5): 597-600.
[71] Ghosh KM, Hunt N, Blain A, et al. Isolated popliteus tendon injury does not lead to abnormal laxity in posterior-stabilised total knee arthroplasty[J]. Knee Surg Sports Traumatol Arthrosc, 2015, 23(6): 1763-1769.
[72] Kesman TJ, Kaufman KR, Trousdale RT. Popliteus Tendon Resection During Total Knee Arthroplasty: An Observational Report[J]. Clin Orthop Relat Res, 2011, 469(1): 76-81.
[73] Bonnin MP, Dekok A, Verstraete M, et al. Popliteus impingement after TKA may occur with well-sized prostheses[J]. Knee Surg Sports Traumatol Arthrosc, 2017, 25(6): 1720-1730.
[74] Cottino U, Bruzzone M, Rosso F, et al. The role of the popliteus tendon in total knee arthroplasty: a cadaveric study: SIGASCOT Best Paper Award Finalist 2014[J]. Joints, 2015, 3(1): 15-18.
[75] Bertin KC, Lloyd WWS. Effect of total knee prosthesis design on patellar tracking and need for lateral retinacular release[J]. Journal of Arthroplasty, 2013, 28(5): 772-777.
[76] Bellemans J, Mueller JKP, Komistek RD, et al. In Vivo Kinematics after a Cruciate-substituting TKA[J]. Clinical Orthopaedics and Related Research, 2009, 468(3): 807-814.
[77] Morawiel A, Fundenberger JJ, Bouzy E, et al. Orientation mapping by transmission-SEM with an on-axis detector[J]. Ultramicroscopy, 2016, 161: 17-22.
[78] Malkoc M, Korkmaz O. Results of arthroscopic synovectomy for treatment of synovial lipomatosis (lipoma arborescens) of the knee[J]. J Knee Surg, 2018, 31: 536-540.
[79] Attur M, Samuels J, Krasnokutsky S, et al. Targeting the synovial tissue for treating osteoarthritis (OA): where is the evidence?[J]. Best Pract Res Clin Rheumatol, 2010, 24: 71-79.
[80] Stalman A, Berglund L, Dungnerc E, et al.Temperature-sensitive release of prostaglandin E(2) and diminished energy requirements in synovial tissue with postoperative cryotherapy: a prospective randomized study after knee arthroscopy[J]. J Bone Joint Surg Am, 2011, 93: 1961-1968.
[81] Panni AS, Ascione F, Rossini M, et al. Tibial internal rotation negatively affects clinical outcomes in total knee arthroplasty: a systematic review[J]. Knee Surg Sports Traumatol Arthrosc, 2018, 26(6): 1636-1644.
[82] Bell SW, Young P, Drury C, et al. Component rotational alignment in unexplained painful primary total knee arthroplasty[J]. Knee, 2014, 21(1): 272-277.
[83] Nicoll D, Rowley DI. Internal rotational error of the tibial component is a major cause of pain after total knee replacement[J]. J Bone Joint Surg Br, 2010, 92(9): 1238-1244.
[84] Manning WA, Ghosh KM, Blain AP, et al. Does Maximal External Tibial Component Rotation Influence Tibiofemoral Load Distribution in the Primary Knee Arthroplasty Setting: A Comparison of Neutral vs

Maximal Anatomical External Rotatory States[J]. J Arthroplasty, 2017, 32(6): 2005-2011.
[85] Mannen EM, Rullkoetter PJ, Shelburne KB. In vivo comparison of medialized dome and anatomic patellofemoral geometries using subject-specific computational modeling[J]. J Orthop Res, 2018, 36(7): 1910-1918.
[86] Ranawat AS, Ranawat CS, Elkus M, et al. Total knee arthroplasty for severe valgus deformity[J]. J Bone Joint Surg Am, 2005, 87(2): 271-284.
[87] Shi J, Gu Y, Wang Y, et al. Inhibitory effect of Acetyl-11-KetoBeta-Boswellic acid on titanium particle-induced bone loss by abrogating osteoclast formation and downregulating the erk signaling pathway[J]. Int Immunopharmacol, 2021, 94: 107459.
[88] Ismailidis P, Kuster MS, Jost B, et al. Clinical outcome of increased flexion gap after total knee arthroplasty. Can controlled gap imbalance improve knee flexion?[J]. Knee Surg Sports Traumatol Arthrosc, 2017, 25(6): 1705-1711.
[89] Boettner F, Sculco P, Faschingbauer M, et al. Clinical outcome of posterior-stabilized total knee arthroplasty using an increased flexion gap in patients with preoperative stiffness[J]. Bone Joint J, 2020, 102(4): 426-433.
[90] Migliorini F, Eschweiler J, Niewiera M, et al. Better outcomes with patellar resurfacing during primary total knee arthroplasty: a meta-analysis study[J]. Arch Orthop Trauma Surg, 2019, 139(10): 1445-1454.
[91] 贾承奇, 倪明, 付君, 等. 人工全膝关节置换术中髌骨置换对疗效影响的比较研究[J].中国修复重建外科杂志, 2018, 32(4): 6.
[92] Tang X, He Y, Pu S, et al. Patellar Resurfacing in Primary Total Knee Arthroplasty: A Meta-analysis and Trial Sequential Analysis of 50 Randomized Controlled Trials[J]. Orthop Surg, 2023, 15(2): 379-399.
[93] Sun YQ, Yang B, Tong SL, et al. Patelloplasty versus traditional total knee arthroplasty for osteoarthritis[J]. Orthopedics, 2012, 35(3): 343-348.
[94] Wyles CC, Jacobson SR, Houdek MT, et al. The Chitranjan Ranawat Award: Running Subcuticular Closure Enables the Most Robust Perfusion After TKA: A Randomized Clinical Trial[J]. Clin Orthop Relat Res, 2016, 474(1): 47-56.
[95] Van Ijsseldijk EA, Valstar ER, Stoel BC, et al. A model-based approach to measure the minimum joint space width of total knee replacements in standard radiographs[J]. J Biomech, 2012, 45(12): 2171-2175.
[96] Fransen BL, Van dujjvenbode DC, Hoozemans JM, et al. No differences between fixed- and mobile-bearing total knee arthroplasty[J]. Knee Surg Sports Traumatol Arthrosc, 2017, 25(6): 1757-1777.
[97] Mandalia V, Eyres K, Schranz P, et al. Evaluation of patients with a painful total knee replacement[J]. J Bone Joint Surg Br, 2008, 90(3): 265-271.
[98] 于华鹏, 刘朝晖, 郭万首, 等. 连续股神经阻滞在全膝关节置换术后镇痛及早期康复锻炼中的作用[J].中国骨伤, 2010, 23(11): 825-827.
[99] Zalzal P, Papini M, Petruccelli D, et al. An in vivo biomechanical analysis of the soft-tissue envelope of osteoarthritic knees[J]. Journal of Arthroplasty, 2004, 19(2): 217-223.
[100] Bengs BC, Scott RD. The Effect of Distal Femoral Resection On Passive Knee Extension in Posterior Cruciate Ligament-Retaining Total Knee Arthroplasty[J]. Journal of Arthroplasty, 2006, 2: 161-166.
[101] Completo A, Fonseca F, Simões JA. Strain shielding in proximal tibia of stemmed knee prosthesis: Experimental study[J]. Journal of Biomechanics, 2008, 41(3): 560-566.
[102] Soudry M, Walker PS, Reilly DT, et al. Effect of total knee replacement design on femoral - Tibial contact conditions[J]. J Arthroplasty, 1986, 1(1): 35-45.
[103] Hick M. Cementless fixation in total knee arthroplasty down the boulevard of broken dreams - opposes[J]. J Bone Joint Surg Br, 2012, 94(11): 85-89.
[104] Perillo-Marcone A, Taylor M. Effect of varus/valgus malalignment on bone strains in the proximal tibia after TKR: an explicit finite element study[J]. J Biomech Eng, 2007, 129(1): 1-11.
[105] Wevers HW, Simurda M, Griffin M, et al. Improved fit by asymmetric tibial prosthesis for total knee arthroplasty[J]. Med Eng Phys, 1994, 16(4): 297-300.
[106] Dubin JA, Muskat A, Westrich GH. Design Modifications of the Posterior-Stabilized Knee System May

Reduce Anterior Knee Pain and Complications Following Total Knee Replacement[J]. HSS J, 2020, 16(2): 344-348.

[107] Scuderi GR, Komistek RD, Dennis DA, et al. The impact of femoral component rotational alignment on condylar lift-off[J]. Clin Orthop Relat Res, 2003(410): 148-154.

[108] Laskin RS, O'Flynn HM. Total knee replacement with posterior cruciate ligament retention in rheumatoid arthritis: Problems and complications[J]. Clin Orthop, 1997(345): 24-28.

[109] Gkiatas I, Xiang W, Karasavvidis T, et al. Relatively Low Rate of Heterotopic Ossification Following Primary Total Knee Arthroplasty: A Systematic Review and Meta-analysis. J Am Acad Orthop Surg Glob Res Rev, 2021, 5(7): e21.00096.

[110] Kim J, Nelson CL, Lotke PA. Stiffness after total knee arthroplasty: prevalence of the complication and outcomes of revision[J]. J Bone Joint Surg, 2004, 7: 1479-1484.

[111] Gandhi R, De Beer J, Lone J. Predictive risk factors for stiff knees in total knee arthroplasty[J]. J Arthroplasty, 2006, 1: 46-52.

[112] Yercan HS, Sugun TS, Bussiere C, et al. Stiff knees after total knee arthroplasty: prevalence, managementand outcomes[J]. Knee, 2006, 2: 111-117.

[113] Ritter MA, Leesa HD, Davis K, et al. Predicting range of motion after total knee arthroplasty: clustering, log-linear regression and regression tree analysis[J]. J Bone Joint Surg, 2003, 85: 1278-1282.

[114] Daluga D, Lombardi Jr AV, Mallory TH, et al. Knee manipulation following total knee arthroplasty: analysis of prognostic variables[J]. J Arthroplasty, 1991, 6: 119-120.

[115] Shoji H, Solomonow M, Yoshino S, et al. Factors affecting post opera-tive flexion in total knee arthroplasty[J]. Orthopedics, 1990, 13: 643-645.

[116] 陈百成, 高石军, 孙然, 等. 全膝关节置换术后严重异位骨化与关节僵硬[J].中国矫形外科杂志, 2006, 14(10): 725-727.

[117] Keays AC, Mason M, Keays SL, et al. The effect of anticoagulation on the restoration of range of motion after total knee arthroplasty: enoxaparin versus aspirin[J]. J Arthroplast, 2003, 18: 180-185.

[118] Haidukewych GJ, Jacofsky DJ, Pagano Mw. Functional results after revision of well-fixed components for stiffness after primary total knee arthroplasty[J]. J Arthroplasty, 2005, 2: 133-138.

[119] Moya-Angeler J, Bas MA, Cooper HJ, et al. Revision Arthroplasty for the Management of Stiffness After Primary TKA[J]. J Arthroplasty, 2017, 32(6): 1935-1939.

[120] Rutherford RW, Jennings JM, Levy DL, et al. Revision Total Knee Arthroplasty for Arthrofibrosis[J]. J Arthroplasty, 2018, 33(7): 177-181.

[121] Rockov ZA, Byrne CT, Rezzadeh KT, et al. Revision total knee arthroplasty for arthrofibrosis improves range of motion[J]. Knee Surg Sports Traumatol Arthrosc, 2023, 31(5): 1859-1864.

[122] Pakos EE, Papadopoulos DV, Gelalis ID, et al. Is prophylaxis for heterotopic ossification with radiation therapy after THR associated with early loosening or carcinogenesis?[J]. Hip Int, 2020, 30(5): 559-563.

[123] Oni JK, Pinero JR, Saltzman BM, et al. Effect of a selective COX-2 inhibitor, celecoxib, on heterotopic ossification after total hip arthroplasty: a case-controlled study[J]. Hip Int, 2014, 24(3): 256-262.

[124] Pavey GJ, Qureshi AT, Hope DN, et al. Bioburden Increases Heterotopic Ossification Formation in an Established Rat Model[J]. Clin Orthop Relat Res, 2015, 473(9): 2840-2847.

[125] Chiavetta J, Fehring TK, Odum S, et al. Importance of a balanced-gap technique in rotating-platform knees[J]. Orthopedics, 2006, 29(9): 45-48.

[126] Elwood JJ, Callaghan JJ, Liu SS, et al. Posterior cruciate-retaining, rotating-platform total knee arthroplasty: minimum 4-year follow-up study[J]. Orthopedics, 2012, 35(12): 1699-1704.

[127] Fisher DA, Bernasek TL, Puri RD, et al. Rotating platform spinouts with cruciate-retaining mobile-bearing knees[J]. J Arthroplasty, 2011, 26(6): 877-882.

[128] Khatib Y, Madan A, Naylor JM, et al. Do Psychological Factors Predict Poor Outcome in Patients Undergoing TKA? A Systematic Review[J]. Clin Orthop Relat Res, 2015, 473(8): 2630-2638.

[129] Takahashi M, Miyamoto S, Nagano A. Arthroscopic treatment of soft-tissue impingement under the patella

after total knee arthroplasty[J]. Arthroscopy, 2002, 18(4): 20.
[130] Pollock DC, Ammeen DJ, Engh GA. Synovial entrapment: a complication of posterior stabilized total knee arthroplasty[J]. J Bone Joint Surg Am, 2002, 84(12): 2174-2178.
[131] Barnes CL, Scott RD. Popliteus tendon dysfunction following total knee arthroplasty[J]. J Arthroplasty, 1995, 10(4): 543-545.
[132] Mason JB, Fehring Tk, Odum SM, et al. The value of white blood cell counts before revision total knee arthroplasty[J]. Arthroplasty, 2003, 18(8): 1038-1043.
[133] Orrego LM, Pérez CM, Pérez YM, et al. Valores plasmáticos de proteína C reactiva (PCR) en cirugía ortopédica electiva Plasma C reactive protein in elective orthopedic surgery[J]. Rev Med Chil, 2005, 133(11): 1341-1348.
[134] Austin MS, Ghanem E Joshi A, et al. A simple, cost-effective screen-ing protocol to ruleout periprosthetic infection[J]. Arthroplasty, 2008, 23(1): 65-68.
[135] Yuan K, Li WD, Qiang Y, et al. Comparison of procalcitonin and C-reactive protein for the diagnosis of periprosthetic joint infection before revision total hip arthroplasty[J]. Surg Infect (Larchmt), 2015, 16(2): 146-150.
[136] Takahashi T, Ansari J, Pandit HG. Kinematically Aligned Total Knee Arthroplasty or Mechanically Aligned Total Knee Arthroplasty[J]. J Knee Surg, 2018, 31(10): 999-1006.
[137] Blakeney WG, Vendittoli PA. Restricted Kinematic Alignment: The Ideal Compromise?[J]. Personalized Hip and Knee Joint Replacement, 2020: 197-206.
[138] Fritz J, Fritz B, GK, et al. Advanced metal artifact reduction MRI of metal-on-metal hip resurfacing arthroplasty implants: compressed sensing acceleration enables the time-neutral use of SEMAC [J]. Skeletal Radiol, 2016, 45(10): 1345-1356.
[139] Endo Y, Burge AJ, Koff MF, et al. Diagnostic Performance of MRI for Component Loosening in Total Knee Arthroplasty Compared with Radiography[J]. Radiology, 2022, 304(1): 128-136.
[140] Mosher TJ, Davis CM. Magnetic Resonance Imaging to Evaluate Osteolysis Around Total Knee Arthroplasty [J]. J Arthroplasty, 2006, 21(3): 460-463.
[141] Solomon LB, Stamenkov RB, MacDonald AJ, et al. Imaging Periprosthetic Osteolysis Around Total Knee Arthroplasties Using a Human Cadaver Model[J]. J Arthroplasty, 2012, 27(6): 1069-1074.
[142] Plodkowski AJ, Hayter CL, Miller TT, et al. Lamellated Hyperintense Synovitis: Potential MR Imaging Sign of an Infected Knee Arthroplasty[J]. Radiology, 2013, 266(1): 256-260.
[143] Heyse TJ, Chong LR, Davis J, et al. MRI analysis of the component–bone interface after TKA[J]. The Knee, 2012, 19(4): 290-294.
[144] Love C, Marwin SE, Palestro CJ. Nuclear medicine and the infected joint replacement[J]. Seminars in Nuclear Medicine, 2009, 39(1): 66-78.
[145] Basu S, Kwee TC, Saboury B, et al. FDG PET for diagnosing infection in hip and knee prostheses: prospective study in 221 prostheses and subgroup comparison with combined (111)In-labeled leukocyte/(99m)Tc-sulfur colloid bone marrow imaging in 88 prostheses[J]. Clin Nucl Med, 2014, 39(7): 609-615.
[146] Kindsfater K, Scott R. Recurrent hemarthrosis after total kneearthroplasty[J]. J Arthroplasty, 1995(10): 52-55.
[147] Worland RL, Jessup DE. Recurrent hemarthrosis after totalknee arthroplasty[J]. J Arthroplasty, 1996, 11(8): 977-978.
[148] Kapetanos GA, Papavasiliou KA, Makris V, et al. Recurrent Spontaneous Hemarthrosis After Total Knee Arthroplasty Successfully Treated with Synoviorthesis [J]. J Arthroplasty, 2008, 23(6): 931-933.
[149] Fine S, Klestoy A. Recurrent hemarthroses after TKA treated with an intraarticular injection of yttrium-90J. Clin OrthopRelat Res, 2016, 474(3): 850-853.
[150] Deal DN, Tipton J, Rosencrance E, et al. Ice reduces edema. A study of microvascular permeability in rats[J]. J Bone Joint Surg Am, 2002, 84: 1573-1578.
[151] 武中庆, 许侃娜, 谢晶军, 等. 经皮穴位电刺激改善全膝关节置换术后疼痛临床研究[J]. 山东中医药大学学报, 2017, 41(3): 245-246.

[152] 刘苗苗, 童莺歌, 柴玲, 等. 耳穴压豆治疗急性及慢性非癌性疼痛效果及实施方法的系统评价[J].中国实用护理杂志, 2019, 9(11): 2072-2080.
[153] 韩济生, 金真, 罗非, 等. 经皮穴位电刺激诱发的大脑fMRI信号与镇痛的关系[J]. 针刺研究, 2001, 026(003): 193-194.
[154] Laskin RS. Management of the patella during revision total knee replacement arthroplasty[J]. Orthop Clin North Am, 1998, 29(2): 355-360.
[155] Gao Z, Mao X, Xiang C, et al. An accurate method for locating the joint line during revision total knee arthroplasty: A radiologic study in the Chinese population[J]. Knee, 2021, 29: 510-519.
[156] Snider MG, Macdonald SJ. The influence of the posterior cruciate ligament and component design on joint line position after primary total knee arthroplasty[J]. J Arthroplasty, 2009, 24(7): 1093-1098.
[157] Krackow KA, Mihalko WM. The effects of severe femoral bone loss on the flexion extension joint space in revision total knee arthroplasty: a cadaveric analysis and clinical consequences[J]. Orthopedics, 2001, 24(2): 121-126.
[158] Engh GA, Ammeen DJ. Classification and preoperative radiographic evaluation: knee[J]. Orthop Clin North Am, 1998, 29(2): 205-217.
[159] Hossain F, Patel S, Haddad FS. Midterm assessment of causes and results of revision total knee arthroplasty[J]. Clin Orthop Related Res, 2010, 468(5): 1221-1228.
[160] Hernández-Vaquero D, Sandoval-García MA. Hinged total knee arthroplasty in the presence of ligamentous deficiency[J]. Clin Orthop Relat Res, 2010, 468(5): 1248-1253.
[161] Jones RE, Barrack RL, Skedros J. Modular, mobile-bearing hinge total knee arthroplasty. Clin Orthop Relat Res[J]. 2001(392): 306-314.
[162] Vega J, Golano P. Electrosurgical Arthroscopic Patellar Denervation[J]. Arthroscopy: The Journal of Arthroscopic & Related Surgery, 2006, 22(9): 1028.
[163] Altay MA, Ertürk C, Altay N, et al. Patellar denervation in total knee arthroplasty without patellar resurfacing: a prospective, randomized controlled study[J]. Orthop Traumatol Surg Res, 2012, 98(4): 421-425.
[164] Alomran A. Effect of patellar denervation on mid-term results after non-resurfaced total knee arthroplasty. A randomised, controlled trial[J]. Acta Orthop Belg, 2015, 81(4): 609-613.
[165] Li T, Zhou L, Zhuang Q, et al. Patellar denervation in total knee arthroplasty without patellar resurfacing and postoperative anterior knee pain: a meta-analysis of randomized controlled trials[J]. J Arthroplasty, 2014, 29(12): 2309-2313.
[166] Cheng T, Zhu C, Guo Y, et al. Patellar denervation with electrocautery in total knee arthroplasty without patellar resurfacing: a meta-analysis[J]. Knee Surg Sports Traumatol Arthrosc, 2014, 22(11): 2648-2654.
[167] Motififard M, Nazem K, Zarfeshani A, et al. Effect of Patellar Electrocautery Neurectomy on Postoperative Pain among Patients Referred for Total Knee Arthroplasty[J]. Adv Biomed Res, 2018, 7: 9.
[168] Xie X, Pei F, Huang Z, et al. Does patellar denervation reduce post-operative anterior knee pain after total knee arthroplasty?[J]. Knee Surg Sports Traumatol Arthrosc, 2015, 23(6): 1808-1815.
[169] Robinson JR, Bull AM, Thomas RR, et al. The role of the medial collateral ligament and posteromedial capsule in controlling knee laxity[J]. Am J Sports Med, 2006, 34(11): 1815-1823.
[170] Meding JB, Wing IT, Ritter MA. Does high tibialosteotomy affect the success or survival of a total knee replacement?[J]. Clin Orthop, 2011(469): 1991-1994.
[171] Laskin RS, O'Flynn HM. Total knee replacement with posterior cruciate ligament retention in rheumatoid arthritis: Problems and complications[J]. Clin Orthop, 1997(345): 24-28.
[172] Evangelista PJ, Laster SK, Lenz NM, et al. A computer model of mid-flexion instability in a balanced total knee arthroplasty[J]. J Arthroplasty, 2018, 33: 265-269.
[173] Hino K, Ishimaru M, Iseki Y, et al. Mid-flexion laxity is greater after posterior-stabilised total knee replacement than with cruciateretaining procedures: a computer navigation study [J]. Bone Joint J, 2013, 95: 493-497.
[174] Hamai S, Okazaki K, Shimoto T, et al. Continuous sagittal radiological evaluation of stair-climbing in cruciate-retaining and posteri-or-stabilized total knee arthroplasties using image-matching techniques[J]. J Arthroplasty,

2015, 30: 864-969.

[175] Zorzi AR, Foss BS, Moraes PHC, et al. Lateral epicondyle sliding osteotomy in knee arthroplasties with valgus deformity[J]. Acta Ortop Bras, 2024, 32(1): e268054.

[176] Scior W, Hilber F, Hofstetter M, et al. Short-term and mid-term results of lateral condyle sliding osteotomy in the treatment of valgus total knee arthroplasty: a successful therapy option in Grade 2 valgus total knee arthroplasty[J]. Knee, 2018, 25(3): 466-472.

[177] Li F, Liu N, Li Z, et al. Lateral femoral sliding osteotomy in total knee arthroplasty with valgus deformity greater than twenty degrees[J]. Int Orthop, 2019, 43(11): 2511-2517.

[178] Mullaji AB, Shetty GM. Lateral epicondylar osteotomy using computer navigation in total knee arthroplasty for rigid valgus deformities[J]. J Arthroplasty, 2010, 25(1): 166-169.

[179] Demir B, Ózkul B, Saygl MS, et al. Deformity correction with total knee arthroplasty for severe knee osteoarthritis accompanying extra-articular femoral deformity: the results are promising[J].Knee Surg Sports Traumatol Arthrosc, 2018, 26(11): 3444-3451.

[180] Veltman ES, Van Wensen R, Defoort KC, et al. Single-stage total knee arthroplasty and osteotomy as treatment of secondary osteoarthritis with severecoronal deviation of joint surface due to extra-articulardeformity[J]. Knee Surg Sports Traumatol Arthrosc, 2017, 25(9): 2835-2840.

[181] Tawari G, Maheshwari R, Madan SS. Extra-articular deformity correction using Taylor spatial frameprior to total knee arthroplasty[J]. Strategies Trauma Limb Reconstr, 2018, 13(3): 179-184.

[182] Wang IW, Wang CL. Total knee arthroplasty for arthritis of the knee with extra-articulardeformity[I]. J Bone Joint Surg Am, 2002, 84(10): 1769-1774.

[183] Paredes-Carnero X, Escobar J, Galdo JM, et al. Total knee arthroplasty for treatment of osteoarthritis associated with extra-articular deformity[J]. J Clin Orthop Trauma, 2018, 9(2): 125-132.

[184] 徐饶, 刘杰, 徐松, 等. 3D打印技术辅助全膝关节置换术治疗合并关节外畸形的膝骨关节炎的疗效[J].中华骨与关节外科杂志, 2021, 14(07): 600-605.

[185] De Pablos FJ, Arbeloa-Gutierrez L, Arenas-Miquelez A. One-stage total knee arthroplasty plus corrective osteotomy for osteoarthritis associatedwith severe extra-articular deformity[J]. Arthrosc Tech, 2019, 8(11): e1403-e1410.

[186] Paredes-Carnero X, Escobar J, Galdo JM, et al. Total knee arthroplasty for treatment of osteoarthritis associated with extra-articular deformity[J]. J Clin Orthop Trauma, 2018, 9(2): 125-132.

[187] Takaym AK, Matsumot OT, Murats UH, et al. The influence of posterior tibial slope changes on joint gap and range of motion in unicompartmental knee arthroplasty[J]. Knee, 2016, 23(3): 517-522.

[188] Okazaki K, Tashiro Y, Mizu-uchi H, et al. Influence of the posterior tibial slope on the flexion gap in total knee arthroplasty[J]. Knee, 2014, 21(4): 806-809.

[189] Mihalko WM, Saeki K, Whiteside LA. Effect of medial epicondylar osteotomy on soft tissue balancing in total knee arthroplasty[J]. Orthopedics, 2013, 36(11): e1353-1357.

[190] Hsu CE, Huang JT, Tong KM, et al. Total knee arthroplasty according to the original knee phenotypes with kinematic alignment surgical technique-early clinical and functional outcomes[J]. BMC Musculoskelet Disord, 2020, 21(1): 839-844.

[191] 孙强, 王英振, 王昌耀, 等. 人工膝关节置换术中后交叉韧带切除对关节间隙影响[J]. 青岛大学医学院学报, 2013, 49(3): 266-268.

[192] 邵俊杰. 初次全膝关节置换术中伸屈间隙的软组织平衡方法[J]. 上海交通大学学报(医学版), 2006, 26(2): 120-123.

[193] 刘璞, 蔡谞, 吴厦. 全膝关节置换术中切除后交叉韧带和松解内侧副韧带浅层对关节间隙的影响[J]. 解放军医学院学报, 2015, 5(5): 454-457.

[194] Bonnin MP, Schmidt A, Basiglini L, et al. Mediolateral oversizing influences pain, function, and flexion after TKA[J]. Knee Surg Sports Traumatol Arthrosc, 2013, 21(10): 2314-2324.

[195] Nielsen CS, Nebergall A, Huddleston J, et al. Medial Overhang of the Tibial Component Is Associated With Higher Risk of Inferior Knee Injury and Osteoarthritis Outcome Score Pain After Knee Replacement[J]. J

Arthroplasty, 2018, 3(5): 1394-1398.
[196] Abolghasemian M, Samiezadeh S, Sternheim A, et al. Effect of patellar thickness on knee flexion in total knee arthroplasty: a biomechanical and experimental study[J]. J Arthroplasty, 2014, 29(1): 80-84.
[197] Franceschini V, Nodzo SR, Gonzalez Della Valle A. Femoral component rotation in total knee arthroplasty: a comparison between transepicondylar axis and posterior condylar line referencing[J]. J Arthroplasty, 2016, 31(12): 2917-2921.
[198] Victor J, Van Doninck D, Labey L, et al. A common reference rame for describing rotation of the distal femur: a ct-based kine matic study using cadavers[J]. J Bone Joint Surg Br, 2009, 91 (5): 683-690.
[199] 徐福稳，曹力，阿斯哈尔江·买买提依明，等. 新疆多民族膝骨关节炎病人股骨后髁角的测量及其临床意义[J]. 骨科, 2022, 13(3): 193-197.
[200] Victor J, Van Doninck DLAbey L, et al. How precise can bony landmarks be determined on a CT scan of the knee?[J]. Knee, 2009, 16(5): 358-365.
[201] Moon YW, Kim HY, Ahn HS, et al. Comparison of soft tissue balancing, femoral component rotation, and joint line change between the gap balancing and measured resection techniques in primary total knee athroplasty: a meta-analysis[J]. Medicine(Baltimore), 2016, 95(39): e5006.
[202] Walde TA, Bussert Y, Sehmisch S, et al. Optimized functional femoral rotation in navigated total knee arthroplasty considering ligament ten-sion[J]. Knee, 2010, 17(6): 381-386.
[203] Cheng T, Zhao S, Peng X, et al. Does computer-assisted surgery improve postoperative leg alignment and implant positioning following total knee athroplasty? A meta-analysis of randomized controled trials[J]. Knee Surg Sports Traumatol Arthrosc, 2012, 20 (7).307-322.
[204] Insall JN, Binazzi R, Soudry M, et al. Total knee arthroplasty[J]. Clinical orthopaedics and related research, 1985(192): 13-22.
[205] Lawrie CM, Noble PC, Ismaily SK, et al. The flexion-extension axis of the knee and its relationship to the rotational orientation of the tibial plateau[J]. J Arthroplasty, 2011, 26(6): 53-58.
[206] Lützner J, Krummenauer F, Günther KP, et al. Rotational alignment of the tibial component in total knee arthroplasty is better at the medial third of tibial tuberosity than at the medial border[J]. BMC musculoskeletal disorders, 2010, 11: 57.
[207] Incavo SJ, Coughlin KM, Pappas C, et al. Anatomic rotational relationships of the proximal tibia, distal femur, and patella: implications for rotational alignment in total knee arthroplasty[J]. Arthroplasty, 2003, 18(5): 643-648.
[208] Watanabe S, Sato T, Omori G, et al. Change in tibiofemoral rotational alignment during total knee arthroplasty[J]. Journal of orthopaedic science: official journal of the Japanese Orthopaedic Association, 2014, 19(4): 571-578.
[209] Akagi M, Oh M, Nonaka T, et al. An anteroposterior axis of the tibia for total knee arthroplasty[J]. Clinical orthopaedics and related research, 2004(420): 213-219.
[210] Baldini A, Indelli PF, L DEL, et al. Rotational alignment of the tibial component in total knee arthroplasty: the anterior tibial cortex is a reliable landmark[J]. Joints, 2013, 1(4): 155-160.
[211] Kawaguchi K, Inui H, Taketomi S, et al. Intraoperative Tibial Anteroposterior Axis Could Not Be Replicated After Tibial Osteotomy in Total Knee Arthroplasty[J]. J Arthroplasty, 2019, 34(10): 2371-2375.
[212] Barrack RL, Schrader T, Bertot AJ, et al. Component rotation and anterior knee pain after total knee arthroplasty[J]. Clinical orthopaedics and related research, 2001(392): 46-55.
[213] Bédard M, Vince KG, Redfern J, et al. Internal rotation of the tibial component is frequent in stiff total knee arthroplasty[J]. Clinical orthopaedics and related research, 2011, 469(8): 2346-2355.
[214] Osano K, Nagamine R, Todo M, et al. The effect of malrotation of tibial component of total knee arthroplasty on tibial insert during high flexion using a finite element analysis[J]. The Scientific World Journal, 2014, 2014: 1-7.
[215] Cui WQ, Won YY, Baek MH, et al. Variations of the ‘grand-piano sign’ during total knee replacement. A computer-simulation study[J]. J Bone Joint Surg Br, 2006, 88: 1441-1447.

[216] Kim SH, Park YB, Baek SH, et al. "Boot Sign" of anterior femoral condylar resectional shape during total knee arthroplasty is more frequent in asian patients[J]. J Pers Med, 2023, 13(12): 1684.
[217] Kokubu Y, Kawahara S, Hamai S, et al. "Grand-piano sign" as a femoral rotational indicator in both varus and valgus knees: a simulation study of anterior resection surface in total knee arthroplasty[J]. Knee Surg Sports Traumatol Arthrosc, 2023, 31(8): 3259-3267.
[218] Cho BW, Nam JH, Koh YG, et al. Gender-Based Quantitative Analysis of the Grand Piano Sign in Mechanically Aligned Total Knee Arthroplasty in Asians[J]. J Clin Med, 2021, 10(9): 1969.
[219] 张宝, 许建中, 李广恒, 等. 膝关节置换股骨髁前后径与内外径测量的临床意义[J].中国骨与关节外科, 2016, 4(9): 145-148.
[220] Popescu R, Haritinian EG, Cristea S. Methods of intra-and post-operative determination of the position of the tibial component during total knee replacement[J]. Int Orthop, 2020, 44(1): 119-128.
[221] Tsukeoka T, Tsuneizumi Y, Lee TH. Accuracy of the second metatarsal as a landmark for the extramedullary tibial cutting guide in total knee arthroplasty[J]. Knee Surg Sports Traumatol Arthrosc, 2014, 22(12): 2969-2974.
[222] Eckhoff DG, Kramer RC, Alongi CA, et al. Femoral anteversion and arthritis of the knee[J]. J Pediatr Orthop, 1994, 14(5): 608-610.
[223] Ikeuchi M, Kamimoto Y, Izumi M, et al. Effects of dexame thasone on local infiltration analgesia in total knee arthroplasty: a randomized controlled trial[J]. Knee Surg Sports Traumatol Arthrosc, 2014, 22(7): 1638-1643.
[224] Cancienne JM, Werner BC, Luetkemeyer LM, et al. Does timing of previous intra-articular steroid injection affect the post-operative rate of infection in total knee arthroplasty?[J]. J Arthroplasty, 2015, 30(11): 1879-1882.
[225] Amin NH, Omiyi D, Kuczynski B, et al. The risk of a deep infection associated with intraarticular injections before a total knee arthroplasty[J]. J Arthroplasty, 2016, 31(1): 240-244.
[226] Charalambous CP, Prodromidis AD, Kwaees TA. Do intra-articular steroid injections increase infection rates in subsequent arthroplasty? A systematic review and meta-analysis of comparative studies[J]. J Arthroplasty, 2014, 29(11): 2175-2180.
[227] Kapadia BH, Pivec R, Johnson AJ, et al. Infection prevention methodologies for lower extremity total joint arthroplasty[J]. Expert Rev Med Devices, 2013, 10(2): 215-224.
[228] Demirkale I, Tecimel O, Sesen H, et al. Nondrainage decreases blood transfusion need and infection rate in bilateral total knee arthroplasty[J]. J Arthroplasty, 2014, 29(5): 993-997.
[229] Quinn M, Bowe A, Galvin R, et al. The use of postoperative suction drainage in total knee arthroplasty: a systematic review[J]. Int Orthop, 2015, 39(4): 653-658.
[230] Gold PA, Garbarino LJ, Ramkumar PN, et al. Psoriasis and post-surgical infections in primary total knee arthroplasty: an analysis of 10727 patients[J]. J Arthroplasty, 2022, 37(8): 1575-1578.
[231] Andrews SN, Beeler DM, Parke EA, et al. Fixed distal femoral cut of 6 degrees valgus in total knee arthroplasty: a radiographic review of 788 consecutive cases[J]. J Arthroplasty, 2019, 34(4): 755-759.
[232] Sodha S, Kim J, Lotke PA. Lateral retinacular release as a function of femoral component rotation in total knee arthroplasty[J]. J Arthroplasty, 2004, 19(4): 459-463.
[233] Duparc F, Thomine JM, Simonet J, et al. Femoral and tibial bone torsions associated with medial femoro-tibial osteoarthritis. Index of cumulative torsions[J]. Orthop Traumatol Surg Res, 2014, 100(1): 69-74.
[234] Lim HC, Bae JH, Kim SJ. Postoperative femoral component rotation and femoral anteversion after total knee arthroplasty in patients with distal femoral deformity[J]. J Arthroplasty, 2013, 28(7): 1084-1088.
[235] 吴伟, 郭万首, 李传东, 等. CT三维重建分析不同体位下股骨侧弓对下肢力线测量的影响[J].中国组织工程研究, 2017, 21(11): 1764-1769.
[236] 谢树峰, 柳庆坤, 刘晓松, 等. 全膝关节置换术中股骨远端外翻截骨角与股骨形态的相关性研究[J]. 西北国防医学杂志, 2018, 39(04): 224-228.
[237] Preston S, Howard J, McAuley J. Total knee arthroplasty after high tibial osteotomy: no differences between medial and lateral osteotomy approaches[J]. Clin Orthop Relat Res, 2014, 472(1): 105-110.

[238] 陈文昊, 周一新, 刘文革. 外翻膝骨性结构的形态学及分型研究[J]. 福建医科大学学报, 2013, 47(01): 39-45.
[239] 张斌, 吕厚山. 髌骨表面置换术中髌骨骨床保留厚度的探讨[J].中华骨科杂志, 2002, 22(5): 280-283.
[240] Hsu RW. The management of the patella in total knee arthroplasty[J]. Chang Gung Med J, 2006, 29(5): 448-457.
[241] Holst DC, Dennis DA. Pearls: Early Removal of Posterior Osteophytes in TKA[J]. Clin Orthop Relat Res, 2018, 476(4): 684-686.
[242] Yagishita K, Muneta T, Ikeda H. Step-by-step measurements of soft tissue balancing during total knee arthroplasty for patients with varus knees[J]. J Arthroplasty, 2003, 18(3): 313-320.
[243] Winemaker MJ. Perfect balance in total knee arthroplasty: the elusive compromise[J]. J Arthroplasty, 2002, 17(1): 2-10.
[244] Chou TA, Ma HH, Tsai SW, et al. Dialysis patients have comparable results to patients who have received kidney transplant after total joint arthroplasty: a systematic review and meta-analysis[J]. EFORT Open Rev, 2021, 6(8): 618-628.
[245] Hungerford DS. Measured resection: a valuable tool in TKA[J]. Orthopedics, 2008, 31(9): 941-942.
[246] Klasan A, Kapshammer A, Miron V, et al. Kinematic alignment in total knee arthroplasty reduces polyethylene contact pressure by increasing the contact area, when compared to mechanical alignment-a finite element analysis[J]. J Pers Med, 2022, 12(8): 1285.
[247] Lee YS, Howell SM, Won YY, et al. Kinematic alignment is a possible alternative to mechanical alignment in total knee arthroplasty[J]. Knee Surg Sports Traumatol Arthrosc, 2017, 25(11): 3467-3479.
[248] Liu B, Feng C, Tu C. Kinematic alignment versus mechanical alignment in primary total knee arthroplasty: an updated meta-analysis of randomized controlled trials[J]. J Orthop Surg Res, 2022, 17(1): 201-205.
[249] Hsu CE, Huang JT, Tong KM, et al. Total knee arthroplasty according to the original knee phenotypes with kinematic alignment surgical technique-early clinical and functional outcomes[J]. BMC Musculoskelet Disord, 2020, 21(1): 839-844.
[250] Knoop J, Steultjens MP, van der Leeden M, et al. Proprioception in knee osteoarthritis: a narrative review[J]. Osteoarthritis Cartilage, 2011, 19(4): 381-388.
[251] Naili JE, Iversen MD, Esbjörnsson AC, et al. Deficits in functional performance and gait one year after total knee arthroplasty despite improved self-reported function[J]. Knee Surg Sports Traumatol Arthrosc, 2017, 25(11): 3378-3386.
[252] 曲铁兵, 曾纪洲, 林源, 等. 华北地区成人正常胫骨内侧平台后倾角的测量及临床意义[J].中华骨科杂志, 2003, 23(8): 455-458.
[253] Okamotos S, Matsui T. Relationship between cytokine concentration and activities of daily living in rehabilitation patients with stroke[J]. Rinsho Byori, 2007, 55(6): 522-527.
[254] Bianconi M, Ferraro L, Traina GC, et al. Pharmacokinetics and efficacy of ropivacaine continuous wound instillation after joint replacement surgery[J]. Br J Anaesth, 2003, 91(6): 830-835.
[255] 冯殿鹏, 刘广慧, 姜涛. 鸡尾酒在膝关节置换术后的应用效果[J].中国当代医药, 2017, 24(29): 103-105.
[256] Tsukada S, Wakui M, Hoshino A. Postoperative epidural analgesia compared with intraoperative periarticular injection for pain control following total knee arthroplasty under spinal anesthesia: a randomized controlled trial[J]. J Bone Joint Surg Am, 2014, 96(17): 1433-1438.
[257] Ikeuchi M, Kamimoto Y, Izumi M, et al. Effects of dexame thasone on local infiltration analgesia in total knee arthroplasty: a randomized controlled trial[J]. Knee Surg Sports Traumatol Arthrosc, 2014, 22(7): 1638-1643.
[258] Yue DB, Wang BL, Liu KP, et al. Efficacy of multimodal cocktail periarticular injection with or without steroid in total knee arthroplasty[J]. Chin Med J (Engl), 2013, 126(20): 3851-3855.
[259] 张鑫, 胡金明, 张之智. 复方倍他米松注射液在全膝关节置换术后的镇痛效果分析[J]. 临床医学工程, 2018, 25(01): 93-94.
[260] Liu W, Cong R, Li X, et al. Reduced opioid consumption and improved early rehabilitation with local and intraarticular cocktail analgesic injection in total hip arthroplasty: a randomized controlled clinical trial[J]. Pain

Med, 2011, 12(3): 387-393.
[261] Christensen CP, Jacobs CA, Jennings HR. Effect of periarticular corticosteroid injections during total knee arthroplasty. A double-blind randomized trial[J]. J Bone Joint Surg Am, 2009, 91(11): 2550-2555.
[262] Song SJ, Bae DK, Kim KI, et al. Conversion Total Knee Arthroplasty after Failed High Tibial Osteotomy[J]. Knee Surg Relat Res, 2016, 28(2): 89-98.
[263] Hevesi M, Wilbur RR, Keyt LK, et al. Total knee arthroplasty function at 25 years following proximal tibial osteotomy: paired outcomes of bilateral tkas following unilateral osteotomy[J]. J Bone Joint Surg Am, 2022, 104(6): 552-558.
[264] Smith E, Lee D, Masonis J, et al. Lateral Unicompartmental Knee Arthroplasty[J]. JBJS Rev, 2020, 8(3): e0044.
[265] Nakagawa S, Kadoya Y, Todo S, et al. Tibiofemoral movement 3: full flexion in the living knee studied by MRI[J]. J Bone Joint Surg Br, 2000, 82(8): 1199-200.
[266] 盛东, 宋琼, 白新文, 等. 膝关节外侧单髁置换术的研究进展[J].中国骨与关节损伤杂志, 2022, 37(01): 106-108.
[267] Fujita M, Hiranaka T, Mai B, et al. External rotation of the tibial component should be avoided in lateral unicompartmental knee arthroplasty[J]. Knee, 2021, 30: 70-77.
[268] Akagi M, Oh M, Nonaka T, et al. An anteroposterior axis of the tibia for total knee arthroplasty[J]. Clin Orthop Relat Res, 2004(420): 213-219.

第三部分参考文献

[1] Blevins JL, Chiu YF, Lyman S, et al. Comparison of expectations and outcomes in rheumatoid arthritis versus osteoarthritis patients undergoing total knee arthroplasty[J]. J Arthroplasty, 2019, 34(9): 1946-1952.
[2] Delgadillo LE, Jones HL, Ismaily SK, et al. How flat is the tibial osteotomy in total knee arthroplasty?[J]. J Arthroplasty, 2020, 35(3): 870-876.
[3] Malahias MA, Gu A, Adriani M, et al. Comparing the Safety and Outcome of Simultaneous and Staged Bilateral Total Knee Arthroplasty in Contemporary Practice: A Systematic Review of the Literature[J]. J Arthroplasty, 2019, 34(7): 1531-1537.
[4] Clavé A, Ros F, Letissier H, et al. A case-control comparison of single-stage bilateral vs unilateral medial unicompartmental knee arthroplasty[J]. J Arthroplasty, 2021, 36(6): 1926-1932.
[5] Agarwal AR, Gu A, Wang KY, et al. Interval time of at least 6 weeks between bilateral total knee arthroplasties is associated with decreased postoperative complications[J]. J Arthroplasty, 2023, 38(6): 1063-1069.
[6] Klutzny M, Singh G, Hameister R, et al. Screw track osteolysis in the cementless total knee replacement design [J]. J Arthroplasty, 2019, 34(5): 965-973.
[7] Darrith B, Bohl DD, Karadsheh MS, et al. Periprosthetic fractures of the distal femur: is open reduction and internal fixation or distal femoral replacement superior?[J]. J Arthroplasty, 2020, 35(5): 1402-1406.
[8] Xu J, Twiggs J, Parker D, et al. The association between anxiety, depression, and locus of control with patient outcomes following total knee arthroplasty [J]. J Arthroplasty, 2020, 35(3): 720-724.
[9] Pua YH. The time course of knee swelling post total knee arthroplasty and its associations with quadriceps strength and gait speed[J]. J Arthroplasty, 2015, 30(7): 1215-1219.
[10] Abolghasemian M, Huether TW, Soever LJ, et al. The use of a closed-suction drain in revision knee arthroplasty may not be necessary [J]. J Arthroplasty, 2016, 31(7): 1544-1548.
[11] Van der List JP, Benner JL, Temmerman OPP, et al. Preoperative pain catastrophizing prior to total knee arthroplasty is associated with worse preoperative symptoms and more clinical improvement: a prospective comparative study[J]. J Arthroplasty, 2023, 38(3): 470-475.
[12] Gerow DE, Small SR, Lackey WG, et al. What role does patello-femoral joint degeneration have on pain and function after unicompartmental knee arthroplasty? A prospective observational cohort study [J]. J

Arthroplasty, 2024, 39(1): 76-80.
[13] Apinyankul R, Hwang K, Segovia NA, et al. Isolated versus full component revision in total knee arthroplasty for aseptic loosening[J]. J Arthroplasty, 2023, 38(2): 335-340.
[14] Ayers DC, Zheng H, Yang W, et al. How back pain affects patient satisfaction after primary total knee arthroplasty [J]. J Arthroplasty, 2023, 38(6): 103-108.
[15] Oladeji LO, Albracht BG, Keeney JA. Conversion total knee arthroplasty after failed osteochondral allograft reconstruction: similar functional performance with lower patient satisfaction[J]. J Arthroplasty, 2023, 38(6): 1045-1051.
[16] Siljander BR, Chandi SK, Debbi EM, et al. A comparison of clinical outcomes after total knee arthroplasty in patients with preoperative nickel allergy receiving cobalt chromium or nickel-free implant [J]. J Arthroplasty, 2023, 38(7): 194-198.
[17] Abouharb ALZ, Mehta S, Rathnayake H, et al. Withholding of hormone replacement therapy prior to total joint arthroplasty surgery to reduce the risk of postoperative thromboembolic events: is it justified?—A systematic review of clinical practice guidelines[J]. J Arthroplasty, 2024, 39(2): 541-548.
[18] Abouharb ALZ, Mehta S, Rathnayake H, et al. Withholding of hormone replacement therapy prior to total joint arthroplasty surgery to reduce the risk of postoperative thromboembolic events: is it justified?—A systematic review of clinical practice guidelines[J]. J Arthroplasty, 2024, 39(2): 541-548.
[19] Du G, Qiu H, Zhu J, et al. No difference unicompartmental knee arthroplasty for medial knee osteoarthritis with or without anterior cruciate ligament deficiency: A systematic review and meta-analysis [J]. J Arthroplasty, 2023, 38(3): 586-593.
[20] Garlapaty AR, Rucinski KJ, Leary E, et al. Do patients living in rural areas report inferior 1-year outcomes after total knee arthroplasty? A matched cohort analysis [J]. J Arthroplasty, 2023, 38(12): 2537-2540.
[21] Bernstein JA, Schaffler BC, Jimenez E, et al. Regional trends in unicondylar and patellofemoral knee arthroplasty: An analysis of the american joint replacement registry[J]. J Arthroplasty, 2024, 39(3): 625-631.
[22] Duensing IM, Stewart W, Novicoff WM, et al. The impact of robotic-assisted total knee arthroplasty on resident training[J]. J Arthroplasty, 2023, 38(6): 227-231.
[23] Shichman I, Oakley CT, Thomas J, et al. Comparison of aseptic partial- and full-component revision total knee arthroplasty [J]. J Arthroplasty, 2023, 38(7): 360-368.
[24] Eiel ES, Donnelly P, Chen AF, et al. Outcomes and survivorships of total knee arthroplasty comparing resurfaced and unresurfaced patellae[J]. J Arthroplasty, 2023, 38(7): 227-232.
[25] Singh G, Prentice HA, Winston BA, et al. Comparison of 90-day adverse events associated with aspirin and potent anticoagulation use for venous thromboembolism prophylaxis: A cohort study of 72, 288 total knee and 35, 142 total hip arthroplasty patients[J]. J Arthroplasty, 2023, 38(8): 1602-1612.
[26] Nowak LL, Schemitsch EH. Trends in outpatient total knee arthroplasty from 2012 to 2020[J]. J Arthroplasty, 2023, 38(6): 21-25.
[27] Meding JB, Meding LK. Cementless and cemented dual-pivot total knee arthroplasty: A matched comparison with a minimum two-year follow-up[J]. J Arthroplasty, 2023, 38(6): 151-156.
[28] Bayoumi T, ten Noever de Brauw GV, Ruderman LV, et al. Magnitude of change in leg length and clinical impact following medial unicompartmental knee arthroplasty[J]. J Arthroplasty, 2024, 39(1): 68-75.
[29] Zhao FC, Zheng L, Hui ZG, et al. Leg-length change after unilateral unicompartmental knee arthroplasty in varus knee and its clinical implications[J]. J Arthroplasty, 2021, 36(4): 1262-1268.
[30] Sappey-Marinier ET, Howell SM, Nedopil A J, et al. A torn or reconstructed anterior cruciate ligament does not adversely affect clinical outcome scores and the incidence of reoperation after unrestricted kinematically aligned total knee arthroplasty[J]. J Arthroplasty, 2023, 38(12): 2612-2617.
[31] Arshi A, Khan IA, Ciesielka KA, et al. Participation in sports and physical activities after total joint arthroplasty[J]. J Arthroplasty, 2023, 38(5): 806-814.
[32] Chatterji U, Ashworth MJ, Lewis PL. Effect of total knee arthroplasty on recreational and sporting activity[J]. Knee, 2005, 75: 405-413.

[33] Pioger C, Bellity JP, Simon R, et al. A playtime and handicap analysis of 143 regular golfers after total knee arthroplasty at minimum 2-year follow-up[J]. J Arthroplasty, 2020, 35(5): 1257-1261.

[34] Lancaster A, Christie M, Blackburn BE, et al. Can i ski doc: Return to skiing following total joint arthroplasty [J]. J Arthroplasty, 2022, 37(3): 460-467.

[35] Wylde V, Blom A, Dieppe P, et al. Return to sport after joint replacement[J]. J Bone Joint Surg Br, 2008, 90: 920-923.

[36] Chang MJ, Kim SH, Kang YG, et al. Activity levels and participation in physical activities by Korean patients following total knee arthroplasty[J]. BMC Musculoskeletal Disorders, 2014, 15(1): 240.

[37] Swanson EA, Schmalzried TP, Dorey FJ. Activity recommendations after total hip and knee arthroplasty[J]. J Arthroplasty, 2009, 24(6): 120-126.

[38] Martin JR, Archibeck MJ, Gililland JM, et al. Trends in total knee arthroplasty cementing technique among arthroplasty surgeons—A survey of the american association of hip and knee surgeons members[J]. J Arthroplasty, 2023, 38(7): 233-238.

[39] Bannister GC, Miles AW. The influence of cementing technique and blood on the strength of the bone-cement interface[J]. N Engl J Med, 1989, 17: 131-133.

[40] Martin JR, Wronski PT, Schilkowsky RM, et al. Ranawat award: motion during total knee cementing significantly decreases tibial implant fixation strength[J]. J Arthroplasty, 2022, 37: 12.

[41] Hofmann AA, Goldberg TD, Tanner AM, et al. Surface cementation of stemmed tibial components in primary total knee arthroplasty: minimum 5-year follow-up[J]. J Arthroplasty, 2006, 21: 353-357.

[42] Wall R, Goldstein W, Branson JJ. Incidence of tibial loosening in cemented total knee arthroplasty when a keeled stem is press fit and not cemented[R]. Procs Annual Meeting of the American Academy of Orthopaedic Surgeons, San Francisco, 2001.

[43] Meyer PR Jr, Lautenschlager EP, Moore BK. On the setting properties of acrylic bone cement[J]. J Bone Joint Surg, 1973, 55: 149-156.

[44] Kopec M, Milbrandt JC, Kohut N, et al. Effect of bone cement viscosity and set time on mantle area in total knee arthroplasty[J]. Am J Orthop (Belle Mead NJ), 2009, 38(10): 519-522.

[45] Hegde V, Bracey DN, Johnson RM, et al. Tourniquet use improves cement penetration and reduces radiolucent line progression at 5 years after total knee arthroplasty[J]. J Arthroplasty, 2021, 36: 209.

[46] Touzopoulos P, Ververidis A, Mpogiatzis C, et al. The use of tourniquet may influence the cement mantle thickness under the tibial implant during total knee arthroplasty[J]. Eur J Orthop Surg Traumatol, 2019, 29: 869.

[47] Gerow DE, Small SR, Lackey WG, et al. Incidence of anterior knee pain and functional difficulty in a prospectively recruited cohort following total knee arthroplasty with selective patellar resurfacing[J]. J Arthroplasty, 2024, 39(1): 81-86.

[48] Bosler AC, Deckard ER, Buller LT, et al. Obesity is associated with greater improvement in patient-reported outcomes following primary total knee arthroplasty[J]. J Arthroplasty, 2023, 38(12): 2484-2491.

[49] Chen XT, Korber SS, Gettleman BS, et al. Risk factors for peripheral nerve injury following revision total knee arthroplasty in 132, 960 patients [J]. J Arthroplasty, 2024, 39(4): 1031-1035.

[50] Holst DC, Angerame MR, Dennis DA, et al. What is the value of component loosening assessment of a preoperatively obtained bone scan prior to revision total knee arthroplasty?[J]. J Arthroplasty, 2019, 34(7): 256-261.

[51] Cherian NJ, Ohnoutka C, Peissig EJ, et al. Cemented patellar implant malposition: A non-issue for the painful total knee arthroplasty[J]. J Arthroplasty, 2022, 37(8): 859-863.

[52] Trieu J, Schilling CG, Spelman T, et al. No difference in quality-of-life outcomes in the first 7 years following primary total knee arthroplasty performed using computer navigation versus conventional referencing: A propensity score-matched analysis[J]. J Arthroplasty, 2022, 37(9): 1783-1792.

[53] Bernasek TL, Stoops TK, Gill M, et al. Comparison of cruciate-sacrificing vs posterior-stabilized total knee replacement using a contemporary total knee system[J]. J Arthroplasty, 2022, 37(1): 45-48.

[54] Fenelon C, Murphy EP, Fahey EJ, et al. Total knee arthroplasty in hemophilia: survivorship and outcomes—A systematic review and meta-analysis[J]. J Arthroplasty, 2022, 37(3): 581-592.
[55] Buller LT, Metzger CM, Deckard ER, et al. The effect of joint line elevation on patient-reported outcomes after contemporary revision total knee arthroplasty[J]. J Arthroplasty, 2022, 37(6): 146-1152.
[56] Carender CN, An Q, Tetreault MW, et al. Use of cementless metaphyseal fixation in revision total knee arthroplasty in the united states[J]. J Arthroplasty, 2022, 37(3): 554-558.
[57] Spangehl M. Preoperative prophylactic antibiotics in total hip and knee arthroplasty: What, when, and how[J]. J Arthroplasty, 2022, 37(8): 1432-1434.
[58] Jones HL, Braly HL, Parsley BS, et al. Do ultraviolet air disinfection units reduce contamination by particulates in total knee replacement procedures?[J]. J Arthroplasty, 2022, 37(6): 301-305.
[59] Majors IB, Mears SC, Oholendt CK, et al. Does blood flow restriction therapy improve leg strength in patients with a painful total knee arthroplasty?[J]. J Arthroplasty, 2022, 37(6): 1064-1068.
[60] Carmody D, Keighley G, Salmon L, et al. Foot pain is common, but frequently improves 1 year after total knee arthroplasty[J]. J Arthroplasty, 2022, 37(6): 1069-1073.
[61] Pritchett JW. Disease progression after unicompartmental arthroplasty: add a compartment or revise to total knee arthroplasty?[J]. J Arthroplasty, 2022, 37(10): 2004-2008.
[62] Haffar A, Ali R, Mehta N, et al. Prior anterior cruciate ligament reconstruction does not compromise the functional outcomes of medial unicompartmental knee arthroplasty although revision for progressive arthritis may occur earlier[J]. J Arthroplasty, 2022, 37(2): 238-242.
[63] Wyatt RWB, Chang RN, Royse KE, et al. The association between cement viscosity and revision risk after primary total knee arthroplasty[J]. J Arthroplasty, 2021, 36(6): 1987-1994.
[64] Rizzo MG, Hall AT, Downing JT, et al. High-viscosity versus a lower-viscosity cement penetration at dough phase in vivo in primary total knee arthroplasty[J]. J Arthroplasty, 2021, 36(6): 1995-1999.
[65] Panesar K, Al-Mouazzen L, Nessa L, et al. Revision total knee arthroplasty using an uncemented metaphyseal sleeve, rotating hinge prosthesis: A case series of 99 patients[J]. J Arthroplasty, 2021, 36(6): 2121-2125.
[66] Yeroushalmi D, Zak S, Sharan M, et al. Patellar tracking in revision total knee arthroplasty: does retaining a patella from a different implant system matter?[J]. J Arthroplasty, 2021, 36(6): 2126-2130.
[67] Matar HE, Bloch BV, Snape SE, et al. Septic revision total knee arthroplasty is associated with significantly higher mortality than aseptic revisions: Long-term single-center study (1254 patients)[J]. J Arthroplasty, 2021, 36(6): 2131-2136.
[68] Jin QH, Lee WG, Song EK, et al. Comparison of long-term survival analysis between open-wedge high tibial osteotomy and unicompartmental knee arthroplasty[J]. J Arthroplasty, 2021, 36(5): 1562-1567.
[69] Chang JS, Kayani B, Moriarty PD, et al. A prospective randomized controlled trial comparing medial-pivot versus posterior-stabilized total knee arthroplasty[J]. J Arthroplasty, 2021, 36(5): 1584-1589.
[70] Pinsornsak P, Pinitchanon P, Boontanapibul K. Effect of different tourniquet pressure on postoperative pain and complications after total knee arthroplasty: A prospective, randomized controlled trial[J]. J Arthroplasty, 2021, 36(5): 1638-1644.
[71] Veizi E, Fırat A, Tecimel O, et al. The change in posterior tibial slope after cementless unicondylar knee arthroplasty[J]. J Arthroplasty, 2021, 36(5): 1784-1791.
[72] Chapleau J, Lambert BS, Sullivan TC, et al. Impact of valgus vs varus mechanical axis correction during primary total knee arthroplasty on postoperative periarticular bone mineral density[J]. J Arthroplasty, 2021, 36(5): 1792-1798.
[73] Dossett HG, Arthur JR, Makovicka JL, et al. A randomized controlled trial of kinematically and mechanically aligned total knee arthroplasties: Long-term follow-up[J]. J Arthroplasty, 2023, 38(6): 209-214.
[74] Kim YH, Park JW, Jang YS. Long-term (up to 27 years) prospective, randomized study of mobile-bearing and fixed-bearing total knee arthroplasties in patients ＜60 years of age with osteoarthritis [J]. J Arthroplasty, 2021, 36(4): 1330-1335.
[75] Smith LA, Nachtrab J, LaCour M, et al. In vivo knee kinematics: How important are the roles of femoral

geometry and the cruciate ligaments?[J]. J Arthroplasty, 2021, 36(4): 1445-1454.

[76] Miller KC, Morrow BR, Sorrels JH, et al. Electrocautery induced damage of total knee implants[J]. J Arthroplasty, 2021, 36(3): 1126-1132.

[77] Khow YZ, Liow MHL, Lee M, et al. Coronal alignment of fixed-bearing unicompartmental knee arthroplasty femoral component may affect long-term clinical outcomes[J]. J Arthroplasty, 2021, 36(2): 478-487.

[78] Kim YH, Park JW, Jang YS. The 22 to 25-year survival of cemented and cementless total knee arthroplasty in young patients[J]. J Arthroplasty, 2021, 36(2): 566-572.

[79] Kim YH, Park JW, Jang YS. 20-Year minimum outcomes and survival rate of high-flexion versus standard total knee arthroplasty[J]. J Arthroplasty, 2021, 36(2): 560-565.

[80] Raymond AC, Liddle AD, Alvand A, et al. Clinical outcome of free latissimus dorsi flaps for coverage of soft tissue defects in multiply revised total knee arthroplasties[J]. J Arthroplasty, 2021, 36(2): 664-669.

[81] Jacquet C, Ros F, Guy S, et al. Trabecular metal cones combined with short cemented stem allow favorable outcomes in aseptic revision total knee arthroplasty[J]. J Arthroplasty, 2021, 36(2): 657-663.

[82] Cregar WM, Khazi ZM, Lu Y, et al. Lysis of adhesion for arthrofibrosis after total knee arthroplasty is associated with increased risk of subsequent revision total knee arthroplasty[J]. J Arthroplasty, 2021, 36(1): 339-34.

[83] Han S, Patel RV, Ismaily SK, et al. Micromotion and migration of cementless tibial trays under functional loading conditions[J]. J Arthroplasty, 2021, 36(1): 349-355.

[84] Tille E, Beyer F, Lützner C, et al. Better flexion but unaffected satisfaction after treatment with posterior stabilized versus cruciate retaining total knee arthroplasty - 2-year results of a prospective, randomized trial[J]. J Arthroplasty, 2024, 39(2): 368-373.

[85] Deckard ER, Jansen K, Ziemba-Davis M, et al. Does patellofemoral disease affect outcomes in contemporary medial fixed-bearing unicompartmental knee arthroplasty?[J]. J Arthroplasty, 2020, 35(8): 2009-2015.

[86] Chang CB, Chung CY, Park MS, et al. Aggravation of ankle varus incongruency following total knee replacement correcting ⩾10°of genu varum deformity: a radiographic assessment[J]. J Arthroplasty, 2020, 35(11): 3305-3310.

[87] Goodman SB, Lachiewicz PF, Liu N, et al. Knee or spine surgery first? A survey of treatment order for patients with concurrent degenerative knee and lumbar spinal disorders[J]. J Arthroplasty, 2020, 35(8): 2039-2043.

[88] Greenberg A, Kandel L, Liebergall M, et al. Total knee arthroplasty for valgus deformity via a lateral approach: clinical results, comparison to medial approach, and review of recent literature[J]. J Arthroplasty, 2020, 35(8): 2076-2083.

[89] Houskamp DJ, Tompane T, Barlow BT. What is the critical tibial resection depth during unicompartmental knee arthroplasty? A biomechanical study of fracture risk[J]. J Arthroplasty, 2020, 35(8): 2244-2248.

[90] Koks S, Wood DJ, Reimann E, et al. The genetic variations associated with time to aseptic loosening after total joint arthroplasty[J]. J Arthroplasty, 2020, 35(4): 981-988.

[91] Khasian M, Sharma A, Fehring TK, et al. Kinematic performance of gradually variable radius posterior-stabilized primary tka during various activities: An in vivo study using fluoroscopy[J]. J Arthroplasty, 2020, 35(4): 1101-1108.

[92] Slaven SE, Cody JP, Sershon RA, et al. Alignment in medial fixed-bearing unicompartmental knee arthroplasty: the limb has a leg up on the component[J]. J Arthroplasty, 2021, 36(12): 3883-3887.

[93] Rodkey DL, McMillan LJ, Slaven SE, et al. Unicompartmental knee arthroplasty: more conversions, fewer complications than proximal tibial osteotomy in a young population[J]. J Arthroplasty, 2021, 36(12): 3878-3882.

[94] Goh GS, D'Amore T, Lonner JH, et al.Tranexamic acid is associated with decreasing the risk of complications in patients undergoing arthroplasty with preoperative coagulopathy[J]. J Arthroplasty, 2021, 36(12): 3864-3869.

[95] Wester C, Zhang TS, Harrington MA, et al. Sodium abnormalities are an independent predictor of complications in total joint arthroplasty: A cautionary tale! [J]. J Arthroplasty, 2021, 36(12): 3859-3863.

[96] Garner AJ, Dandridge OW, Amis AA, et al. Partial and combined partial knee arthroplasty: greater anterior-posterior stability than posterior cruciate-retaining total knee arthroplasty[J]. J Arthroplasty, 2021, 36(11): 3765-3772.

[97] Baker CE, Chalmers BP, Taunton MJ, et al. Primary and revision total hip arthroplasty in patients with pulmonary hypertension: High perioperative mortality and medical complications[J]. J Arthroplasty, 2023, 38(6): 1115-1119.

[98] Lin TL, Tsai CH, Fong YC, et al. Cruciate-retaining vs posterior-stabilized antibiotic cement articulating spacers for two-stage revision of prosthetic knee infection: a retrospective cohort study[J]. J Arthroplasty, 2021, 36(11): 3750-3759.

[99] Goh GS, Corvi JJ, Grace TR, et al. Octogenarians undergoing medial unicompartmental knee arthroplasty have similar patient-reported outcomes as their younger counterparts[J]. J Arthroplasty, 2021, 36(11): 3656-3661.

[100] Aali-Rezaie A, Kuo FC, Kozaily E, et al. Red cell distribution width: commonly performed test predicts mortality in primary total joint arthroplasty[J]. J Arthroplasty, 2021, 36(11): 3646-3649.

[101] Peng Z, Jia Y, Li J, et al. Diagnostic performance of single-photon emission computed tomography/computed tomography in aseptic loosening: a systematic review and meta-analysis[J]. J Arthroplasty, 2021, 36(12): 4003-4012.

[102] Sayah SM, Karunaratne S, Beckenkamp PR, et al. Clinical course of pain and function following total knee arthroplasty: a systematic review and meta-regression[J]. J Arthroplasty, 2021, 36(12): 3993-4002.

[103] Gkiatas I, Xiang W, Nocon AA, et al. Heterotopic ossification negatively influences range of motion after revision total knee arthroplasty[J]. J Arthroplasty, 2021, 36(8): 2907-2912.

[104] Massaglia J, Yayac M, Star A, et al. Gastrointestinal complications following total joint arthroplasty are rare but have severe consequences[J]. J Arthroplasty, 2021, 36(8): 2974-2979.

[105] Owen AR, Tibbo ME, van Wijnen AJ, et al. Acquired idiopathic stiffness after contemporary total knee arthroplasty: incidence, risk factors, and results over 25 years[J]. J Arthroplasty, 2021, 36(8): 2980-2985.

[106] Smith AF, Usmani RH, Wilson KD, et al.Effect of tourniquet use on patient outcomes after cementless total knee arthroplasty: a randomized controlled trial[J]. J Arthroplasty, 2021, 36(7): 2331-2334.

[107] Hegde V, Bracey DN, Johnson RM, et al.Tourniquet use improves cement penetration and reduces radiolucent line progression at 5 years after total knee arthroplasty[J]. J Arthroplasty, 2021, 36(7): 209-214.

[108] Khasian M, Meccia BA, LaCour MT, et al. Effects of the medial plateau bearing insert conformity on mid-flexion paradoxical motion in a posterior-stabilized total knee arthroplasty design[J]. J Arthroplasty, 2021, 36(7): 2386-2392.

[109] Crawford DA, Lapsley L, Hurst JM, et al. Impact of polyethylene thickness on clinical outcomes and survivorship in medial mobile-bearing unicondylar knee arthroplasty[J]. J Arthroplasty, 2021, 36(7): 2440-2444.

[110] Martin JR, Otero JE, Mason JB, et al. Where is the “weak link” of fixation in contemporary cemented total knee replacements?[J]. J Arthroplasty, 2021, 36(7): 2497-2501.

[111] Tracey RW, Akram F, Della Valle CJ, et al. Clinical outcomes in isolated tibial revision with cruciate retaining total knee arthroplasty[J]. J Arthroplasty, 2021, 36(7): 2536-2540.

[112] Carlson VR, Anderson LA, Lu CC, et al. Perioperative continuation of biologic medications increases odds of periprosthetic joint infection in patients with inflammatory arthropathy[J]. J Arthroplasty, 2021, 36(7): 2546-2550.

[113] Villa JC, Paoli AR, Nelson-Williams HW, et al. Onlay patellofemoral arthroplasty in patients with isolated patellofemoral arthritis: a systematic review[J]. J Arthroplasty, 2021, 36(7): 2642-2649.

[114] Khasian M, Meccia BA, LaCour MT, et al. Effects of posterior tibial slope on a posterior cruciate retaining total knee arthroplasty kinematics and kinetics[J]. J Arthroplasty, 2021, 36(7): 2379-2385.

[115] Shaw JH, Lindsay-Rivera KG, Buckley PJ, et al. Minimal clinically important difference in robotic-assisted total knee arthroplasty versus standard manual total knee arthroplasty[J]. J Arthroplasty, 2021, 36(7): 233-241.

[116] Grau LC, Ong AC, Restrepo S, et al. Survivorship, clinical and radiographic outcomes of a novel cementless metal-backed patella design[J]. J Arthroplasty, 2021, 36(7): 221-226.

[117] Singh V, Fiedler B, Simcox T, et al. Does the use of intraoperative technology yield superior patient outcomes following total knee arthroplasty?[J]. J Arthroplasty, 2021, 36(7): 227-232.

[118] Chalmers BP, Kolin DA, Mayman DJ, et al.Three degrees external to the posterior condylar axis has little relevance in femoral component rotation: a computed tomography-based total knee arthroplasty simulation study[J]. J Arthroplasty, 2021, 36(7): 380-385.

[119] Mannen EM, Ali AA, Dennis DA, et al. Influence of component geometry on patellar mechanics in posterior-stabilized rotating platform total knee arthroplasty[J]. J Arthroplasty, 2019, 34(5): 974-980.

[120] Clark AN, Hounat A, O'Donnell S, et al. Electromagnetic navigated versus conventional total knee arthroplasty-a five-year follow-up of a single-blind randomized control trial[J]. J Arthroplasty, 2021, 36(10): 3451-3455.

[121] Smith LA, LaCour MT, Dennis DA, et al. Anatomic vs dome patella: Is there a difference between fixed- vs mobile-bearing posterior-stabilized total knee arthroplasties?[J]. J Arthroplasty, 2021, 36(11): 3773-3780.

[122] Han GJ, Deren ME. A complication profile of total hip and knee arthroplasty in liver transplantation patients: A meta-analysis[J]. J Arthroplasty, 2021, 36(10): 3623-3630.

[123] Azboy I, Çatal B, Başarır K, et al. The natural course of serum d-dimer, c-reactive protein, and erythrocyte sedimentation rate levels after uneventful primary total joint arthroplasty[J]. J Arthroplasty, 2021, 36(9): 3118-3122.

[124] Plancher KD, Shanmugam JP, Brite JE, et al. Relevance of the tibial slope on functional outcomes in acl-deficient and acl intact fixed-bearing medial unicompartmental knee arthroplasty[J]. J Arthroplasty, 2021, 36(9): 3123-3130.

[125] Mesnard G, Batailler C, Fary C, et al. Posterior-stabilized tka in patients with severe genu recurvatum achieves good clinical and radiological results at 5-year minimum follow-up: A case-controlled study[J]. J Arthroplasty, 2021, 36(9): 3154-3160.

[126] Breuer R, Fiala R, Trieb K, et al. Prospective mid-term results of a completely metal-free ceramic total knee endoprosthesis: A concise follow-up of a previous report[J]. J Arthroplasty, 2021, 36(9): 3161-3167.

[127] Rashed S, Lakhani S, Mann A, et al. The impact of the largest national joint registry on current knee replacement longevity estimates: An analysis and review of knee prosthesis brand and fixation technique[J]. J Arthroplasty, 2021, 36(9): 3168-3173.

[128] Parente A, Legnani C, Bargagliotti M, et al. Medial unicompartmental knee arthroplasty after failed open-wedge high tibial osteotomy[J]. J Arthroplasty, 2021, 36(8): 2746-2751.

[129] Keppler L, Klingbeil S, Navarre F, et al. Implantation accuracy of a lateral unicompartmental knee arthroplasty: a hoffa's fat pad-preserving medial approach versus the transpatellar lateral approach[J]. J Arthroplasty, 2021, 36(8): 2752-2758.

[130] Park SJ. Midterm results of medial unicompartmental knee arthroplasty performed in patients with lateral meniscus abnormalities on preoperative mri without symptoms related to lateral meniscus[J]. J Arthroplasty, 2021, 36(8): 2759-2764.

[131] Karachalios T, Komnos G, Hantes M, et al. Evaluating the "Patella-Friendly" concept in total knee arthroplasty: A minimum 15-year follow-up outcome study comparing constant radius, multiradius cruciate-retaining, and nonanatomical cruciate-retaining implants[J]. J Arthroplasty, 2021, 36(8): 2771-2778.

[132] Cao L, Sun K, Yang H, et al. Influence of patellar morphology classified by wiberg classification on knee joint function and patellofemoral tracking after total knee arthroplasty without patellar resurfacing[J]. J Arthroplasty, 2021, 36(9): 3148-3153.

[133] Angerame MR, Eschen CL, Johnson RM, et al. Ten-year follow-up of high-flexion versus conventional total knee arthroplasty: A matched-control study[J]. J Arthroplasty, 2021, 36(8): 2795-2800.

[134] Minutillo GT, Karnuta JM, Koressel J, et al. Fixation or revision for periprosthetic fractures: epidemiology, new trends, and projections in the United States[J]. J Arthroplasty, 2024, 106(12): 1054-1061.

[135] Marullo M, Russo A, Spreafico A, et al. Lateral unicompartmental knee arthroplasty for osteoarthritis

secondary to lateral meniscectomy: High functional results and survivorship and low osteoarthritis progression at a mean 10 years of follow-up[J]. J Bone Joint Surg Am, 2024, 106(11): 992-999.
[136] Haft M, Kubsad S, Pirtle JM, et al. Chronic oral corticosteroid use and 10-year incidence of major complications following total knee arthroplasty[J]. J Arthroplasty, 2024, 39(9): 2266-2271.
[137] Ren Y, Yang Q, Luo T, et al. Better clinical outcome of total knee arthroplasty for rheumatoid arthritis with perioperative glucocorticoids and disease-modifying anti-rheumatic drugs after an average of 11.4-year follow-up[J]. J Orthop Surg Res, 2021, 16(1): 84.
[138] Deckey DG, Boddu SP, Christopher ZK, et al. Rheumatoid arthritis is not a contraindication to unicompartmental knee arthroplasty[J]. J Arthroplasty, 2024, 39(8): 2003-2006.
[139] Lin S, Sproul D, Agarwal A, et al. Risk factors associated with quadriceps tendon extensor mechanism disruption following total knee arthroplasty[J]. J Arthroplasty, 2024, 39(7): 1840-1844.
[140] Kim YH, Park JW, Jang YS, et al. Minimum 19-year clinical results and patient satisfaction after total knee arthroplasty[J]. J Arthroplasty, 2024, 39(8): 2068-2073.
[141] Ailaney N, Barra MF, Schloemann DT, et al. Short-term (6 months or less) pain in cemented versus cementless total knee arthroplasty: A systematic review and meta-analysis[J]. J Arthroplasty. 2024, 39(8): 2137-2146.
[142] Druel J, Gelin N, Ollivier M, et al. Outcomes of short and long tibial stems for primary total knee arthroplasty in a population of obese patients at two-year follow-up: A clinical and biomechanical study [J]. J Arthroplasty, 2024, 39(8): 174-182.
[143] Baker PN, Jameson SS, Deehan DJ, et al. Mid-term equivalent survival of medial and lateral unicondylar knee replacement: an analysis of data from a National Joint Registry[J]. Journal of Bone & Joint Surgery British Volume, 2012, 94(12): 1641-1648.
[144] Kim S. Causes of revision following Oxford phase 3 unicompartmental knee arthroplasty[J].Knee surgery, sports traumatology, arthroscopy: official journal of the ESSKA, 2014, 22(8): 1895-1901.
[145] Ernstbrunner L , Imam M A , Andronic O, et al. Lateral unicompartmental knee replacement: a systematic review of reasons for failure[J].International Orthopaedics, 2018, 42(8): 1827-1833.
[146] Jacobs CA, Christensen CP, Karthikeyan T. Subchondral Bone Marrow Edema Had Greater Effect on Postoperative Pain After Medial Unicompartmental Knee Arthroplasty Than Total Knee Arthroplasty. J Arthroplasty. 2016 , 31(2): 491-494.
[147] 张占丰, 王丹, 闵继康, 等. 膝关节单髁置换术65例的中期随访效果分析[J].中国骨与关节外科, 2016, 9(6): 472-475.
[148] Scott CE, Wade FA, Bhattacharya R, et al. Changes in Bone Density in Metal-Backed and All-Polyethylene Medial Unicompartmental Knee Arthroplasty[J]. J Arthroplasty, 2016, 31(3): 702-709.
[149] Simpson DJ, Kendrick BJ, Dodd CA, et al. Load transfer in the proximal tibia following implantation with a unicompartmental knee replacement: a static snapshot[J]. Proc Inst Mech Eng H. 2011, 225(5): 521-529.
[150] Park JH, Restrepo C, Norton R, et al. Common Peroneal Nerve Palsy Following Total Knee Arthroplasty Prognostic Factors and Course of Recovery[J].The Journal of Arthroplasty 2013, 28(9): 1538-1542.
[151] Kaushal SP, Galante JO, McKenna R, et al. Complications following total knee replacement[J]. Clin Orthop Relat Res 1976, 121: 181-187.
[152] Rose HA, Hood RW, Otis JC, et al. Peroneal-nerve palsy following total knee arthroplasty. A review of The Hospital for Special Surgery experience[J]. J Bone Joint Surg Am, 1982, 64(3): 347-351.
[153] Schinsky MF, Macaulay W, Parks ML, et al. Nerve injury after primary total knee arthroplasty[J]. J Arthroplasty, 2001, 16(8): 1048-1054.
[154] Speelziek SJA, Staff NP, Johnson RL, et al. Clinical spectrum of neuropathy after primary total knee arthroplasty. A series of 54 cases[J]. Muscle Nerve, 2019, 59: 679-682.
[155] Idusuyi OB, Morrey BF. Peroneal nerve palsy after total knee arthroplasty. Assessment of predisposing and prognostic factors[J]. J Bone Joint Surg Am, 996, 78(2): 177-184.
[156] Knutson K, Leden I, Sturfelt G, et al. Nerve palsy after knee arthroplasty in patients with rheumatoid arthritis[J]. Scand J Rheumatol, 1983, 12(3): 201-205.

[157] Horlocker TT, Hebl JR, Gali B, et al. Anesthetic, patient, and surgical risk factors for neurologic complications after prolonged total tourniquet time during total knee arthroplasty[J]. Anesth Analg, 2006, 102(3): 950-955.
[158] Nercessian OA, Ugwonali OF, Park S. Peroneal nerve palsy after total knee arthroplasty[J]. J Arthroplasty, 2005, 20: 1068-1073.
[159] Shen K, Bai P, Sun R, et al. Common Peroneal Nerve Palsy Due to Giant Fabella After Total Knee Arthroplasty[J]. Orthop Surg, 2021, 13(2): 669-672.
[160] Deshmukh AJ, Kuczynski B, Scuderi GR. Delayed peroneal nerve palsy after total knee arthroplasty-rare complication of tibial osteolysis[J]. The Knee, 2014, 21: 624-627.
[161] Kane PM, Daniels AH, Akelman E. Double crush syndrome[J]. J Am Acad Orthop Surg, 2015, 23(9): 558-562.
[162] Shetty T, Nguyen JT, Sasaki M, et al. Risk factor for acute nerve injury after total knee arthroplasty[J]. Muscle Nerve, 2018, 57: 946-950.
[163] Ewald SG, Beckmann-Fries V. Rehabilitation following peripheral nerve injury[M]//Haastert-Talini K, Assmus H, Antoniadis G. Modern concepts of peripheral nerve repair. Cham: Springer, 2017: 109-125.
[164] Krackow KA, Maar DC, Mont MA, et al. Surgical decompression for peroneal nerve palsy after total knee arthroplasty[J]. Clin Orthrop Relat Res, 1993, 292: 223-228.
[165] Williams EH , Williams CG, Rosson GD, et al. Combined peroneal and proximal tibial nerve palsies[J]. Microsurgery, 2009, 4: 259-264.
[166] Zywiel MG, Mont MA, McGrath MS, et al. Peroneal nerve dysfunction after total knee arthroplasty: characterization and treatment[J]. J Arthroplasty, 2011, 26(3): 379-385.

第四部分参考文献

[1] Kheir MM, Tan TL, Higuera C, et al. Periprosthetic joint infections caused by enterococci have poor outcomes. J Arthroplasty. 2017, 32(3): 933-947.
[2] Whiteside LA, Nayfeh TA, LaZear R, et al. Reinfected revised TKA resolves with an aggressive protocol and antibiotic infusion[J]. Clin Orthop Relat Res. 2012, 470(1): 236-243.
[3] 李亦丞, 张晓岗, 郭晓斌, 等. 一期翻修术联合万古霉素关节腔用药治疗慢性肠球菌关节假体周围感染的临床效果[J]. 中华外科杂志, 2023, 61(02): 120-128.
[4] Whiteside LA, Peppers M, Nayfeh TA, et al. Methicillin-resistant Staphylococcus aureus in TKA treated with revision and direct intra-articular antibiotic infusion[J]. Clin Orthop Relat Res, 2011, 469(1): 26-33.
[5] 陈权, 曹力, 李亦丞, 等. 保留假体清创术联合抗生素关节腔用药治疗早期假体周围感染失败的危险因素[J]. 中华骨科杂志, 2023, 43(16): 1085-1093.
[6] Mcarthur BA, Abdel MP, Taunton MJ, et al. Seronegative infections in hip and knee arthroplasty: periprosthetic infections with normal erythrocyte sedimentationrate and C-reactive protein level[J]. Bone Joint J, 2015, 97(7): 939-944.
[7] Anagnostakos K, Kelm J, Schmitt E, et al. Fungal periprosthetic hip and knee joint infections clinical experience with a 2-stage treatment protocol[J]. J Arthroplasty, 2012, 27: 293-298.
[8] Alvand A, Rezapoor M, Parvizi J. The role of biomarkers for the diagnosis of implant-related infections in orthopaedics and trauma[J]. Adv Exp Med Biol, 2017, 2017: 1-9.
[9] Trevail C, Ravindranath-Reddy P, Sulkin T, et al. An evaluation of the role of nuclear medicine imaging in the diagnosis of periprosthetic infections of the hip[J]. Clin Radiol, 2016, 71(3): 211-219.
[10] Deirmengian C, Kardos K, Kilmartin P, et al. Combined measurement of synovial fluid α- defensin and c-reactive protein levels: highly accurate for diagnosing periprosthetic joint infection[J]. J Bone Joint Surg Am, 2014, 96(17): 1439-1445.
[11] Trampuz A, Osmon DR, Hanssen AD, et al. Molecular and antibiofilm approaches to prosthetic joint infection[J]. Clin Orthop Relat Res, 2003(414): 69-88.
[12] Birmingham P, Helm JM, Manner PA, et al. Simulated joint infection assessment by rapid detection of live

bacteria with real time reverse transcription polymerase chain reaction[J]. J Bone Joint Surg Am, 2008, 90(3): 602-608.
[13] Kurtz SM, Ong KL, Lau E, et al. Prosthetic joint infection risk after TKA in the medicare population[J]. Clin Orthop Relat Res, 2010, 468(1): 52-56.
[14] Glassou EN, Pedersen AB, Hansen TB. Risk of readmission, reoperation, and mortality within 90 days of total hip and knee arthroplasty in fast-track departments in Denmark from 2005 to 2011[J]. Acta Orthopaedica, 2014, 85(5): 493-500.
[15] Edwards JR. et al. National Healthcare Safety Network (NHSN) report: Data summary for 2006 through 2008, issued December 2009[J]. American Journal of Infection Control, 2009, 37(10): 783-805.
[16] Rosenthal VD. Surgical Site Infections, International Nosocomial Infection Control Consortium (INICC) Report, Data Summary of 30 Countries, 2005-2010[J]. Infection Control & Hospital Epidemiology, 2013, 34(6): 597-604.
[17] Grammatico-Guillon L, Rusch E, Astagneau P. Surveillance of prosthetic joint infections: international overview and new insights for hospital databases[J]. J Hosp Infect, 2015, 89(2): 90-98.
[18] Noailles T, Brulefert K, Chalopin A, et al. What are the risk factors for post-operative infection after hip hemiarthroplasty? Systematic review of literature[J]. Int Orthop, 2016, 40(9): 1843-1848.
[19] Kurtz SM, Ong KL, Lau E, et al. Prosthetic Joint Infection Risk after TKA in the Medicare Population[J]. Clin Orthop Relat Res, 2010, 468(1): 52-56.
[20] Peel TN, Cole NC, Dylla BL, et al. Matrix-assisted laser desorption ionization time of flight mass spectrometry and diagnostic testing for prosthetic joint infection in the clinical microbiology laboratory[J]. Diagnostic Microbiology and Infectious Disease, 2015, 81(3): 163-168.
[21] Kunutsor SK, Beswick AD, Whitehouse MR, et al. Debridement, antibiotics and implant retention for periprosthetic joint infections: A systematic review and meta-analysis of treatment outcomes[J]. J Infect, 2018, 77(6): 479-488.
[22] Birmingham P, Helm JM, Manner PA, et al. Simulated joint infection assessment by rapid detection of live bacteria with real time reverse transcription polymerase chain reaction[J]. J Bone Joint Surg Am, 2008, 90(3): 602-608.
[23] Phelan DM, Osmon DR, Keating MR, et al. Delayed reimplantation arthroplasty for candidal prosthetic joint infection: a report of 4 cases and review of the literature[J]. Clin Infect Dis, 2002, 34(7): 930-938.
[24] Hwang BH, Yoon JY, Nam CH, et al. Fungal peri-prosthetic joint infection after primary total knee replacement[J]. J Bone Joint Surg Br, 2012, 94(5): 656-659.
[25] Jakobs O, Schoof B, Klatte TO, et al. Fungal periprosthetic joint infection in total knee arthroplasty: a systematic review[J]. Orthop Rev(Pavia), 2015, 7(1): 5623.
[26] Watanabe S, Kobayashi N, Tomoyama A, et al. Differences in Diagnostic Properties Between Standard and Enrichment Culture Techniques Used in Periprosthetic Joint Infections[J]. J Arthroplasty, 2020, 35(1): 235-240.
[27] Li R, Shao HY, Hao LB, et al. Plasma fibrinogen exhibits better performance than plasma d-dimer in the diagnosis of periprosthetic joint infection: a multicenter retrospective study[J]. J Bone Joint Surg Am, 2019, 101(7): 613-619.
[28] Trampuz A, Piper KE, Jacobson MJ, et al. Sonication of removed hip and knee prostheses for diagnosis of infection[J]. N Engl J Med, 2007, 357: 654-663.
[29] Tani S, Lepetsos P, Stylianakis A, et al. Superiority of the sonication method againstconventional periprosthetic tissue cultures for diagnosis of prosthetic joint infections [J]. European Journal of Orthopaedic Surgery & Traumatology, 2017, 28(1): 51-57.
[30] Costerton Jw, Cheng kJ, Geesey GG, et al. Bacterial biofilms in nature and disease[J]. Annu Rev Microbiol, 1987, 41: 435-464.
[31] Elek SD, Conen PE. The virulence of Staphylococcus pyogenes for man, a study of the problems of wound infection[J]. Br J Exp Pathol, 1957, 38: 573-586.
[32] Gehrke T, Alijanipour P, Parvizi J. The management of an infected total knee arthroplasty[J]. Bone Joint, 2015,

97(10): 20-29.
[33] Yoon HK, Cho SH, Lee DY, et al. A Review of theliterature on culture negative periprosthetic joint infection: epidemiology, diagnosis and treatment[J]. Knee Surg Relat Res, 2017, 29(3): 155-164.
[34] Deirmengian C, Kardos K, Kilmartin P, et al. Combined measurement of synovial fluid α-defensin and C-reactive protein levels: highly accurate for diagnosing periprosthetic joint infection[J]. J Bone Joint Surg Am, 2014, 96 (17): 1439-1445.
[35] Street TL, Sanderson ND, Atkins BL, et al. Molecular diagnosis of orthopaedic device infection direct from sonication fluid by metagenomic sequencing[J]. Journal of Clinical Microbiology, 2017, 55(8): 2334-2347.
[36] Mortazavi SM, Vegari D, Ho A, et al. Two stage exchange arthroplasty for infected total knee arthroplasty: predictors of failure[J]. Clin Orthop RelatRes, 2011, 469(11): 3049-3054.
[37] Gehrke T, Alijanipour P, Parvizi J. The management of an infected total knee arthroplasty[J]. Bone Joint, 2015, 97(10): 20-29.
[38] Yoon HK, Cho SH, Lee DY, et al. A Review of theliterature on culture negative periprosthetic joint infection: epidemiology, diagnosis and treatment[J]. Knee Surg Relat Res, 2017, 29(3): 155-164.
[39] Huang R, Hu CC, Adeli B, et al. Culture-negative periprosthetic joint infection does not preclude infection control[J]. Clin Orthop Relat Res, 2012(470): 2717-2723.
[40] Santoso A, Park KS, Shin YR. Two stage revision forperiprosthetic joint infection of the hip: culture-negative versus culture positive infection[J]. J Orhtop, 2018, 15(2): 391-395.
[41] Jahoda D. Economic Analysis of the Costs of Hospital Stay of Patients with Infection as a Complication of Total Replacements-Part 2: Total Hip Arthroplasty[J]. Acta chirurgiae orthopaedicae et traumatologiae Cechoslovaca, 2019, 86(4): 241-248.
[42] Knig DP, Schiedaolz JM. Treatment of staphylococeal implant infect with rifampicinciprofloxacin in stable implants[J]. Arch Orthop Trauma Surg, 2001, 121: 297-299.
[43] Prendki V, Sergent P, Barrelet A, et al. Efficacy of indefinite chronic oral antimicrobial suppression for prosthetic joint infection in the elderly: a comparative study[J]. International Journal of Infectious Diseases, 2017, 60: 57-60.
[44] Wouthuyzen-Bakker M, Scheper H. Rifampicin in periprosthetic joint infections: where do we stand and where are we headed?[J]. Expert Rev Anti Infect Ther, 2023, 21(7): 695-701.
[45] Pradier M, Robineau O, Boucher A, et al. Suppressive antibiotic therapy with oral tetracyclines for prosthetic joint infections: a retrospective study of 78 patients[J]. Infection, 2018, 46(1): 39-47.
[46] Ottesen CS, Troelsen A, Sandholdt H, et al. Acceptable success rate in patients with periprosthetic knee joint infection treated with debridement, antibiotics, and implant retention[J]. J Arthroplasty, 2019, 34(2): 365-368.
[47] Jaime, Lora-Tamayo, Jorge, et al. High doses of daptomycin (10 mg/kg/d) plus rifampin for the treatment of staphylococcal prosthetic joint infection managed with implant retention: a comparative study[J]. Diagnostic Microbiology & Infectious Disease, 2014, 80(1): 66-71.
[48] Maillet M, Pavese P, Bruley D, et al. Is prosthesis retention effective for chronic infections in hip arthroplasties? A systematic literature review[J]. European Journal of Clinical Microbiology & Infectious Diseases, 2015, 34(8): 1495-1502.
[49] Ollivier M, Senneville E, Drancourt M, et al. Potential changes to French recommendations about periprosthetic infections based on the international consensus meeting (ICMPJI)[J]. Orthop Traumatol Surg Res, 2014, 100(6): 583-587.
[50] Bernard L, Legout L, Zürcher-Pfund L, et al. Six weeks of antibiotic treatment is sufficient following surgery for septic arthroplasty[J]. J Infect, 2010, 61: 125-132.
[51] Osmon DR, Berbari EF, Berendt AR, et al. Diagnosis and management of prosthetic joint infection: clinical practice guidelines by the Infectious Diseases Society of America[J]. Clinical Infectious Diseases, An Official Publication of the Infectious Diseases Society of America, 2013, 56(1): 1-10.
[52] Keller SC, Cosgrove SE, Higgins Y, et al. Role of suppressive oral antibiotics in orthopedic hardware infections for those not undergoing two-stage replacement surgery[J]. Open Forum Infect Dis, 2016, 3(4): 176.

[53] Matthews PC, Berendt AR, Mcnally MA, et al. Diagnosis and management of prosthetic joint infection[J]. BMJ, 2009, 338: 1773.
[54] Osmon DR, Berbari EF, Berendt AR, et al. Diagnosis and management of prosthetic joint infection: clinical practice guidelines by the Infectious Diseases Society of America[J]. Clin Infect Dis, 2013, 56(1): 1-25.
[55] Buchholz HW, Elson RA, Engelbrecht E, et al. Management of deep infection of total hip replacement [J]. J Bone Joint Surg Br, 1981, 63(3): 342-353.
[56] Freeman MA, Sudlow RA, Casewell MW, et al. The management of infected total knee replacements [J]. J Bone Joint Surg Br, 1985, 67(5): 764-768.
[57] Ji B, Wahafu T, Li G, et al. Single-stage treatment of chronically infected total hip arthroplasty with cementless reconstruction: results in 126 patients with broad inclusion criterial[J]. Bone Joint J, 2019, 101(4): 396-402.
[58] van den Kieboom J, Tirumala V, Box H, et al. One-stage revision is as effective as two-stage revision for chronic culture-negative periprosthetic joint infection after total hip and knee arthroplasty[J]. Bone Joint J, 2021, 103(3): 515-521.
[59] Insall JN, Thompson FM, Brause BD. Two-stage reimplantation for the salvage of infected total knee arthroplasty[J]. J Bone Joint Surg Am, 1983, 65(8): 1087-1098.
[60] Corona PS, Vicente M, Carrera L, et al. Current actual success rate of the two-stage exchange arthroplasty strategy in chronic hip and knee periprosthetic joint infection[J]. Bone Joint J, 2020, 102(12): 1682-1688.
[61] Choong PF, Dowsey MM, Carr D, et al. Risk factors associated with acute hip prosthetic joint infections and outcome of treatment with a rifampinbased regimen[J]. Acta Orthopaedica, 2007, 78(6): 755-765.
[62] Mangram AJ, Horan TC, Pearson ML, et al. Guideline for Prevention of Surgical Site Infection, 1999. Centers for Disease Control and Prevention (CDC) Hospital Infection Control Practices Advisory Committee[J]. Am J Infect Control, 1999, 27(2): 97-132.
[63] Tanner J, Woodings D, Moncaster K. Preoperative air removal to reduce surgical site infection[J]. Cochrane Database Syst Rev, 2006: CD004122.
[64] Lefebvre A, Saliou P, Lucet JC, et al. Preoperative hair removal and surgical site infections: network meta-analysis of randomized controlled trials[J]. Hosp Infect, 2015, 91: 100-108.
[65] Alexander JW, Fischer JE, Boyajian M, et al. The influence of hair-removal methods on wound infection[J]. Arch Surg, 1983, 118: 347-352.
[66] Ghanem E, Antoci V, Pulido L, et al. The use of receiver operating characteristics analysis in determining erythrocyte sedimentation rate and C reactive protein levels in diagnosing periprosthetic infection prior to revision total hip arthroplasty[J]. International Journal of Infectious Diseases, 2009, 13(6): 444-449.
[67] Johnson AJ, Zywiel MG, Stroh A, et al. Serological markers can lead to false negative diagnoses of periprosthetic infections following total knee arthroplasty[J]. Int Orthop, 2011, 35(11): 1621-1626.
[68] Cipriano CA, Brown NM, Michael AM, et al. Serum and synovial fluid analysis for diagnosing chronic periprosthetic infection in patients with inflammatory arthritis [J]. J Bone J Surg, 2012, 94(7): 594-600.
[69] Wyatt MC, Beswick AD, Kunutsor SK, et al. The Alpha-defensin immunoassay and leukocyte esterase colorimetric strip test for the diagnosis of periprosthetic infection: a systematic review and meta-analysis [J]. J Bone Joint Surg Am, 2016, 98: 992-1000.
[70] Parvizi J, Tan TL, Goswami K, et al. The 2018 definition of periprosthetic hip and knee infection: an evidence-based and validated criteria[J]. J Arthroplasty, 2018, 33: 1309-1314.
[71] Parvizi J, Mckenzie JC, Cashman JP. Diagnosis of periprosthetic joint infection using synovial c-reactive protein[J]. J Arthroplasty, 2012, 27(8): 12-16.
[72] Tetreault MW, Wetters NG, Moric M, et al. Is synovial C-reactive protein a useful marker for periprosthetic joint infection?[J]. Clinical Orthopaedics and Related Research, 2014, 472(12): 3997-4003.
[73] Park KK, Kim TK, Chang CB, et al. Normative temporal values of CRP and ESR in unilateral and staged bilateral TKA[J]. Clin Orthop Relat Res, 2008, 466(1): 179-188.
[74] Bémer P, Léger J, Tandé D, et al. How many samples and how many culture media to diagnose a prosthetic joint infection: a clinical and microbiological prospective multicenter study[J]. J Clin Microbiol, 2016, 54(2):

385-391.
[75] Rieber H, Frontzek A, Jerosch J, et al. Periprosthetic joint infection caused by anaerobes. Retrospective analysis reveals no need for prolonged cultivation time if sensitive supplemented growth media are used[J]. Anaerobe, 2018, 50: 12-18.
[76] Tunney MM, Patrick S, Gorman SP, et al. Improved detection of infection in hip replacements. A currently underestimated problem J[J]. The Bone & Joint Journal, 1998, 80(4): 568-572.
[77] Trampuz A, Piper KE, Jacobson MJ, et al. Sonication of removed hip and knee prostheses for diagnosis of infection [J]. N Engl J Med, 2007, 357: 654-663.
[78] Liu H, Zhang Y, Li L, Zou HC. The application of sonication in diagnosis of periprosthetic joint infection[J]. Eur J Clin Microbiol Infect Dis, 2017, 36(1): 1-9.
[79] Hughes JG, Vetter EA, Patel R, et al. Culture with BACTEC Peds Plus/F bottle compared with conventional methods for detection of bacteria in synovial fluid[J]. J Clin Microbiol, 2001, 39(12): 4468-4471.
[80] Peel TN, Dylla BL, Hughes JG, et al. Improved diagnosis of prosthetic joint infection by culturing periprosthetic tissue specimens in blood culture bottles[J]. mBio, 2016, 7(1): e01776-15.
[81] Minassian AM, Newnham R, Kalimeris E, et al. Use of an automated blood culture system (BD BACTEC™) for diagnosis of prosthetic joint infections: easy and fast[J]. BMC Infect Dis, 2014, 14: 233.
[82] Morgenstern C, Renz N, Cabric S, et al. Thermogenic diagnosis of periprosthetic joint infection by microcalorimetry of synovial fluid[J]. BMC Musculoskelet Disord, 2020, 21(1): 345.
[83] Drago L, Signori V, De Vecchi B, et al. Use of dithiothreitol to improve the diagnosis of prosthetic joint infections[J]. J Orthop Res, 2013, 31: 1694-1699.
[84] Sambri A, Cadossi M, Giannini S, et al. Is Treatment with dithiothreitol more effective than sonication for the diagnosis of prosthetic joint infection[J]. Clin Orthop Relat Res, 2018, 476: 137-145.
[85] Hartley JC, Harris KA. Molecular techniques for diagnosing prosthetic joint infections[J]. Journal of Antimicrobial Chemotherapy, 2014, 69(1): 21-24.
[86] Bini SA, Chan PH, Inacio MC, et al. Antibiotic cement was associated with half the risk of re-revision in 1, 154 aseptic revision total knee arthroplasties[J]. Acta Orthop, 2016, 87(1): 55-59.
[87] Jiranek WA, Hanssen AD, Greenwald AS. Antibiotic-loaded bone cement for infection prophylaxis in total joint replacement[J]. J Bone Joint Surg Am, 2006, 88(11): 2487-2500.
[88] Martinez-Moreno J, Merino V, Nacher A, et al. Antibiotic-loaded bone cement as prophylaxis in total joint replacement[J]. Orthop Surg, 2017, 9(4): 331-341.
[89] Holtom PD, Warren CA, Greene NW, et al. Relation of surface area to in vitro elution characteristics of vancomycin impregnated polymethylmethacrylate spacers[J]. Am J Orthop, 1998, 27(3): 207-210.
[90] Isiklar ZU, Demirors H, Akpinar S, et al. Two-stage treatment of chronic staphylococcal orthopaedic implant-related infections using vancomycin impregnated PMMA spacer and rifampin containing antibiotic protocol[J]. Bull Hosp Jt Dis, 1999, 58(2): 79-85.
[91] Penner MJ, Masri BA, Duncan CP. Elution characteristics of vancomycin and tobramycin combined in acrylic bone-cement[J]. J Arthroplasty, 1996, 11(8): 939-944.
[92] Durbhakula SM, Czajka J, Fuchs MD, et al. Spacer endoprosthesis for the treatment of infected total hip arthroplasty[J]. J Arthroplasty, 2004, 19(6): 760-767.
[93] Pearle AD, Sculco TP. Technique for fabrication of an antibiotic loaded cement hemiarthroplasty (ANTILOCH) prosthesis for infected total hip arthroplasty [J]. Am J Orthop, 2002, 31(7): 425-427.
[94] Anagnostakos K, Kelm J, Schmitt E, et al. Fungal periprosthetic hip and knee joint infections clinical experience with a 2-stage treatment protocol[J]. J Arthroplasty, 2012, 27: 293-298.
[95] Josefsson G, Kolmert L. Prophylaxis with systematic antibiotics versus gentamicin bone cement in total hip arthroplasty. A ten-year survey of 1688 hips[J]. Clinical Orthopaedics and Related Research, 1993: 210-214.
[96] Espehaug B, Engesaeter LB, Vollset SE, et al. Antibiotic prophylaxis in total hip arthroplasty. Review of 10 905 primary cemented total hip replacements reported to the Norwegian arthroplasty register, 1987 to 1995[J]. Journal of Bone & Joint Surgery British Volume, 1997, 79(4): 590-595.

[97] Chiu FY, Chen CM, Lin CFJ, et al. Cefuroxime impregnated cement in primary total knee arthroplasty: A prospective, randomized study of three hundred and forty knees[J]. The Journal of Bone and Joint Surgery, 2002, 84(5): 759-762.

[98] Wang LH, Feng YD, Zhang XW, et al. Elution and Biomechanical Properties of Meropenem-Loaded Bone Cement[J]. Orthop Surg, 2021, 13(8): 2417-2422.

[99] Durbhakula SM, Czajka J, Fuchs MD, et al. Antibiotic-loaded articulating cement spacer in the 2-stage exchange of infected total knee arthroplasty[J]. J Arthroplasty, 2004, 19(6): 768-774.

[100] Hsieh PH, Chen LH, Chen CH, et al. Two stage revision hip arthroplasty for infection with a custom-made, antibiotic loaded, cement prosthesis as an interim spacer[J]. J Trauma, 2004, 56(6): 1247-1252.

[101] Evans RP. Successful treatment of total hip and knee infection with articulating antibiotic components: a modified treatment method[J]. Clin Orthop Relat Res, 2004, 427: 37-46.

[102] Springer BD, Lee GC, Osmon D, et al. Systemic safety of high dose antibiotic-loaded cement spacers after resection of an infected total knee arthroplasty[J]. Clin Orthop Relat Res, 2004, 427: 47-51.

[103] Van Raaij TM, Visser LE, Vulto AG, et al. Acute renal failure after local gentamicin treatment in an infected total knee arthroplasty[J]. J Arthroplasty, 2002, 17(7): 948-950.

[104] Koo KH, Yang JW, Cho SH, et al. Impregnation of vancomycin, gentamicin, and cefotaxime in a cement spacer for two stage cementless reconstruction in infected total hip arthroplasty [J]. J Arthroplasty, 2001, 16(7): 882-892.

[105] Duggal A, Barsoum W, Schmitt SK. Patients with prosthetic joint infection on IV antibiotics are at high risk for readmission[J]. Clin Orthop Relat Res, 2009, 467: 1727-1731.

[106] Bernard L, Legout L, Zürcher-Pfund L, et al. Six weeks of antibiotic treatment is sufficient following surgery for septic arthroplasty[J]. J Infect, 2010, 61: 125-132.

[107] Hsich PH, Huang KC, Lec PC, et al. Two stage revision of antibiotic-loaded retrospective comparison between short-term and prolonged antibiotic therapy[J]. J Antimicrob Chemother, 2009, 64: 392-397.

[108] Mittal Y, Fehring TK, Hanssen A, et al. Two-stage reimplantation for periprosthetic knee infection involving resistant organisms[J]. J Bone Joint Surg Am, 2007, 89: 1227-1231.

[109] Bassetti M, Cadco B, Villa G, et al. A Current antibiotic management of prosthetic joint infections in Italy: the “Udine strategy.” [J]. J Antimicrob Chemother, 2014, 69: 141-145.

[110] Darley ESR, Bannister GC, Blom AW, et al. Role of early intravenous to oral antibiotic switch therapy in the management of prosthetic hip infection treated with one- or two-stage replacement [J]. Antimicrob Chemother, 2011, 66: 2405-2408.

[111] Ariza J, Cobo J, Baraa-Etxaburu J, et al. Executive summary of management of prosthetic joint infections. Clinical practice guidelines by the Spanish Society of Infectious Discases and Clinical Microbiology (SEIMC) [J]. Enferm Infecc Microbiol Clin, 2017, 35: 189-195.

[112] Lange J, Troelsen A, Seballe K. Chronic periprosthetic hip joint infection. A retrospective, observational study on the treatment strategy and prognosis in 130 non-selected patients[J]. PLoS ONE, 2016, 11: c0163457.

[113] Sakellariou VI, Poultsides LA, Vasilakakos T, et al. Risk factors for recurrence of periprosthetic knee infection[J]. J Arthroplasty, 2015, 30: 1618-1622.

[114] Haddad FS, Muirhead-Allwood SK, Manktelow AR, et al. Two-stage uncemented revision hip arthroplasty for infection[J]. Bone Joint, 2000, 82: 689-694.

[115] Sabry FY, Buller L, Ahmed S, et al. Preoperative prediction of failure following two-stage revision for failure following two-stage revision for knee prosthetic joint infection[J]. J Arthroplasty, 2014, 29: 115-121.

[116] Kubista B, Hartzler RU, Wood CM, et al. Reinfection after two-stage revision for periprosthetic infection of total knee arthroplasty[J]. Int Orthop, 2012, 36: 65-71.

[117] Aalirezaie A, Goswami K, Shohat N, et al. Time to reimplantation: waiting longer confers no added benefit[J]. J Arthroplasty, 2018, 33(6): 1850-1854.

[118] Cabo J, Euba G, Saborido A, et al. Clinical outcome and microbiological findings using antibioticloaded spacers in two-stage revision of prosthetic joint infections[J]. J Infect, 2011, 63: 23-31.

[119] Byren I, Bejon P, Atkins BL, et al. One hundred and twelve infected arthroplasties treated with "DAIR" (debridement, antibiotics and implant retention): antibiotic duration and outcome[J]. J Antimicrob Chemother, 2009, 63: 1264-1271.

[120] Zmistowski B, Tetreault MW, Alijanipour P, et al. Recurrent periprosthetic joint infection: persistent or new infection?[J]. Arthroplasty, 2013, 28: 1486-1489.

[121] Azzam K, Parvizi J, Jungkind D, et al. Microbiological, clinical, and surgical features of fungal prosthetic joint infections: a multi-institutional experience[J]. J Bone Joint Surg Am, 2009, 91(6): 142-149.

[122] Kuiper JWP, Van den Bekerom MPJ, Van der Stappen J, et al. 2-stage revision recommended for treatment of fungal hip and knee prosthetic joint infections[J]. Acta Orthop, 2013, 84: 517-523.

[123] Bosshard PP. Incubation of fungal cultures: How long is long enough?[J]. Mycoses, 2011, 54(5): 539-545.

[124] Tande AJ, Patel R. Prosthetic joint infections[J]. Clin Microbiol Rev, 2014, 27: 302-345.

[125] Cobo F, Rodriguez-Granger, López EM, et al. Candida-induced prosthetic joint infection. A literature review including 72 cases and a case report[J]. Infect Dis, 2017, 49: 81-94.

[126] Osmon DR, Berbari EF, Berendt AR, et al. Diagnosis and management of prosthetic joint infection: clinical practice guidelines by the infectious diseases Society of America[J]. Clin Infect Dis, 2013: 56.

[127] Pappas PG, Kauffman CA, Andes DR, et al. Clinical practice guideline for the management of Candidiasis: 2016 update by the Infectious Diseases Society of America[J]. Clin Infect Dis, 2015, 62: 1-50.

[128] Silverberg D, Kodali P, Dipersio J, et al. In vitro analysis of antifungal impregnated polymethylmethacrylate bone cement[J]. Clin Orthop Relat Res, 2002: 228-231.

[129] Gross CE, Valle CJD, Rex JC, et al. Fungal Periprosthetic Joint Infection: A Review of Demographics and Management[J].J Arthroplasty, 2020(6): 1758-1764.

[130] 邹晨, 胥伯勇, 曹力, 等. 一期翻修联合关节腔内注射抗真菌药物治疗慢性假体周围真菌感染的效果评价[J].中华外科杂志, 2019, 57(5): 5

[131] Bourne RB. Prophylactic use of antibiotic bone cement: an emerging standard - in the affirmative[J]. J Arthroplasty, 2004, 19(4): 69-72.

[132] Fish DN, Hoffman HM, Danziger LH. Antibiotic impregnated cement use in U.S. hospitals[J]. American Journal of Hospital Pharmacy, 1992, 49(10): 2469-2474.

[133] Jiranek W. Antibiotic-loaded cement in total hip replacement: current indications, efficacy, and complications [J]. Orthopedics, 2005, 28(8): 873-877.

[134] Westberg M, Frihagen F, Brun OC, et al. Effectiveness of gentamicin containing collagen sponges for prevention of surgical site infection after hip arthroplasty: a multicenter randomized trial [J]. Clinical infectious diseases: an official publication of the Infectious Diseases Society of America, 2015, 60(12): 1752-1759.

[135] Vasso, Scorzolini, Miriam, et al. Sonication technique improves microbiological diagnosis in patients treated with antibiotics before surgery for prosthetic joint infections[J]. The new microbiologica, 2014, 37(3): 321-328.

[136] Fink B, Gebhard A, Fuerst M, et al. High Diagnostic Value of Synovial Biopsy in Periprosthetic Joint Infection of the Hip[J]. Clinical Orthopaedics and Related Research, 2013, 471(3): 956-964.

[137] Baumbach SF, Prall WC, Scharpf AM, et al. Significant increase of pathogen detection rate by dry arthroscopic biopsies at suspected low-grade infection following total knee arthroplasty: a prospective observational study[J]. Arch Orthop Trauma Surg, 2018, 138(11): 1583-1590.

[138] Banke IJ, Harrasser N, Pohlig F, et al. Prospective Analysis of a Sterile, Semi-automated Tissue Biopsy Homogenization Method in the Diagnosis of Prosthetic Joint Infections[J]. Vivo, 2017, 31(5): 937-942.

[139] Calkins TE, Culvern C, Nam D, et al. Dilute Betadine Lavage Reduces the Risk of Acute Postoperative Periprosthetic Joint Infection in Aseptic Revision Total Knee and Hip Arthroplasty: A Randomized Controlled Trial[J]. J Arthroplasty, 2020, 35(2): 538-543.

[140] Van Engen MG, Carender CN, Glass NA, et al. Outcomes After Successful Debridement, Antibiotic, and Implant Retention Therapy for Periprosthetic Joint Infection in Total Knee Arthroplasty[J]. J Arthroplasty, 2024, 39(2): 483-489.

[141] Tarity TD, Gkiatas I, Nocon AA, et al. Irrigation and Debridement With Implant Retention: Does Chronicity of

Symptoms Matter?[J]. J Arthroplasty, 2021, 36(11): 3741-3749.
[142] Haverstock JP, Somerville LE, Naudie DD, et al. Multiple Periprosthetic Joint Infections: Evidence for Decreasing Prevalence[J]. J Arthroplasty, 2016, 31(12): 2862-2866.
[143] Mustafa C, Masri BA, Bryan S, et al. Are preformed articulating spacers superior to surgeon-made articulating spacers in the treatment of PJI in THA? A literature review[J]. Open Orthopaedics Journal, 2015, 9(1): 255-261.
[144] Boyle KK, Kapadia M, Chiu YF, et al. The James A. Rand Young Investigator’ s Award: Are Intraoperative Cultures Necessary If the Aspiration Culture Is Positive? A Concordance Study in Periprosthetic Joint Infection[J]. J Arthroplasty, 2021, 36(7S): S4-S10.
[145] Chisari E, Yacovelli S, Goswami K, et al. Leukocyte Esterase Versus ICM 2018 Criteria in the Diagnosis of Periprosthetic Joint Infection[J]. J Arthroplasty, 2021, 36(8): 2942-2945.
[146] Shahi A, Kheir MM, Tarabichi M, et al. Serum D-dimer test is promising for the diagnosis of periprosthetic joint infection and timing of reimplantation[J]. Journal of Bone & Joint Surgery-american Volume, 2017, 99(17): 1419-1427.
[147] Watanabe S, Kobayashi N, Tomoyama A, et al. Differences in diagnostic properties between standard and enrichment culture techniques used in periprosthetic joint infections[J]. J Arthroplasty, 2020, 35(1): 235-240.
[148] Zanna L, Lee M, Karlidag T, et al. Intramedullary positive tissue culture increases the risk of reinfection following one-stage septic revision total knee arthroplasty[J]. J Arthroplasty, 2024, 39(8): 2094-2099.
[149] McCormick KL, Xu W, Cozzarelli NF, et al. Debridement, antibiotics, and implant retention in unicompartmental knee arthroplasty infection [J]. J Arthroplasty, 2024, 39(8): 285-289.
[150] Tarabichi S, Johnson RM, Quinlan ND, et al. Commercial synovial antigen testing is inferior to traditional culture for the diagnosis of periprosthetic joint infection in patients undergoing revision total knee arthroplasty[J]. J Arthroplasty, 2024, 39(8): 300-304.
[151] Lewis DC, Blackburn BE, Archibeck J, et al. Similar efficacy and lower cost associated with ceftazidime compared to tobramycin coupled with vancomycin in antibiotic spacers in the treatment of periprosthetic joint infection [J]. J Arthroplasty, 2024, 39(8): 323-327.
[152] Labruyère C, Zeller V, Lhotellier L, et al. Chronic infection of unicompartmental knee arthroplasty: One-stage conversion to total knee arthroplasty[J]. Orthopaedics & Traumatology: Surgery & Research, 2015, 101(5): 553-557.
[153] Hernandez NM, Petis SM, Hanssen AD, et al. Infection after unicompartmental knee arthroplasty: a high risk of subsequent complications[J]. Clinical Orthopaedics and Related Research, 2018, 477(1): 70-77.
[154] Singer J, Merz A, Frommelt L, et al. High rate of infection control with one-stage revision of septic knee prostheses excluding MRSA and MRSE[J]. Clinical Orthopaedics and Related Research®, 2012, 470(5): 1461-1471.
[155] Yun AG, Qutami M, Pasko KBD. Modified two-stage exchange for periprosthetic joint infection in UKA[J]. Case Reports in Orthopedics, 2020(2): 1-6.
[156] Marculescu CE, Mabry T, Berbari EF. Prevention of surgical site infections in joint replacement surgery[J]. Surg Infect (Larchmt), 2016, 17(2): 152-157.